执业医师资格考试医学综合名师通关笔记（精华背诵版）丛书

中医执业医师资格考试医学综合名师通关笔记

（精华背诵版）

主　编　徐　雅

副主编　穆　岩　李彦杰

编　委　孙圣楠　于明直　于欣萍　黄雪杰
赵东欣　王竹葳　李　雪　穆　青
穆千祥　张国亮　张明霞　范德会
穆志超　张春艳　许建德　韩宁宁
徐　强　李　爽　李　刚　郭轩轩
唐博杰　王宇同　宋楚玉　张晓栋
叶吴洁　陈佳易

扫码关注公众号
获取本书数字资源
看视频学要点
备考好书推荐
读者专属福利

全国百佳图书出版单位
中国中医药出版社
·北　京·

图书在版编目（CIP）数据

中医执业医师资格考试医学综合名师通关笔记：精华背诵版 / 徐雅主编 .—北京：中国中医药出版社，2023.12

ISBN 978 – 7 – 5132 – 8509 – 4

Ⅰ .①中…　Ⅱ .①徐…　Ⅲ .①中医师—资格考试—自学参考资料　Ⅳ .① R2

中国国家版本馆 CIP 数据核字（2023）第 202076 号

融合出版说明

本书为融合出版物，微信扫描右侧二维码，关注“悦医家中医书院”微信公众号，即可访问相关数字化资源和服务。

中国中医药出版社出版

北京经济技术开发区科创十三街 31 号院二区 8 号楼

邮政编码　100176

传真　010–64405721

三河市同力彩印有限公司印刷

各地新华书店经销

开本 787×1092　1/16　印张 47　字数 1520 千字

2023 年 12 月第 1 版　2023 年 12 月第 1 次印刷

书号　ISBN 978 – 7 – 5132 – 8509 – 4

定价　186.00 元

网址　www.cptcm.com

服 务 热 线　010–64405510

购 书 热 线　010–89535836

维 权 打 假　010–64405753

微信服务号　zgzyycbs

微商城网址　https://kdt.im/LIdUGr

官 方 微 博　http://e.weibo.com/cptcm

天猫旗舰店网址　https://zgzyycbs.tmall.com

如有印装质量问题请与本社出版部联系（010–64405510）

编写说明

执业（助理）医师资格考试是行业准入考试，是评价申请医师资格者是否具备从事医师工作所必需的专业知识与技能的考试。编者长期从事执业医师考试培训工作，对考试规律、特点，以及命题方向和出题规律有深刻的认识，同时也深谙考生的心理和需求，在研究了市场上同类图书的长短优劣，总结多年医考培训经验的基础上，编写了这套“执业医师资格考试医学综合名师通关笔记（精华背诵版）丛书”。

本套丛书根据《医师资格考试大纲（中医、中西医结合）2020年版》（后简称《大纲》）编写。包括《中医执业医师资格考试医学综合名师通关笔记（精华背诵版）》《中医执业助理医师资格考试医学综合名师通关笔记（精华背诵版）》《中西医结合执业（助理）医师资格考试医学综合名师通关笔记（精华背诵版）》三个分册。

本套丛书从考生的实际需求出发，注重应试的实用性，具有以下特色：

1. 设置通关攻略

每科目开头设有【本章通关解析】，向考生介绍该科目的性质特点，历年执业医师资格考试中所占的分值，考试的重点内容和学习的基本方法，使考生能把握好重点，合理分配时间。

2. 突出重点难点

根据最新版《大纲》要求，在每个细目下讲解重点难点知识，并对常考考点以彩色文字突出标示，使读者对考试的出题点一目了然。

3. 解析易混考点

在单元、细目或要点下专门设置【易混考点解析】，主要是针对考生在学习过程中遇到的容易混淆的知识点进行归纳、比较和鉴别，从纵向和横向两个维度梳理，帮助考生加深记忆。如纵向比较方面，中医内科肺系病证中的咳嗽、哮证、喘证、肺胀等，中西医结合内科呼吸系统疾病中的慢性支气管炎、慢性阻塞性肺疾病和慢性肺源性心脏病，其在证型、治疗方剂方面有很多相同或相近之处，很容易记混，鉴于此，书中就以表格的形式对其进行了比较。再如，横向方面，中医内科和中医儿科均有感冒、泄泻等同名的疾病，中西医结合内科和中西医结合儿科均有上呼吸道感染等同名的疾病，其证候类型和使用方剂也有相同和相近的地方，书中也以表格的形式对类似情形进行梳理。通过比较，不仅能帮助考生厘清易混考点，更能提高考生的记忆效率。

4. 删繁就简，浓缩精华

本套丛书在编写过程中，大幅删减与考试无关的内容，并对重点内容重新进行梳理归纳，采用图表、歌诀等形式，减轻考生负担，缓解复习压力，消除考生的畏难情绪，节省考生的复习时间，提高复习效率。

本套丛书集备考攻略、考点解析和易混考点鉴别于一体，非常适合基础薄弱、工作繁忙、复习时间紧张的考生在第一阶段系统学习使用。希望本套丛书能成为广大考生顺利通过执业医师资格考试的通关利器。

徐　雅

2023年12月6日于北京

目　录

中医学基础

中医经典

中医临床

西医综合

医学人文

中医学基础

第一章　中医基础理论

【本章通关解析】

中医基础理论是中医学的基础课程，也是入门课程。在历年中医执业医师资格考试中占据重要地位。其中在综合笔试考试中，平均每年出题所占分值约 35 分（医学综合总分 600 分）。

本章考点主要分布在阴阳学说、五行学说、五脏、气血津液、经络、病因、病机、治则 8 个单元。要求考生掌握中医的基本概念和基本理论，并能与临床中医内、外、妇、儿、针灸等课程有机结合，做到融会贯通，提高辨证论治能力。

第一单元　中医学理论体系

细目一　中医学概念与学科属性

1. 中医学的概念　中医学是研究人体生理、病理，以及疾病的诊断、预防和治疗的一门学科。

2. 中医学的学科属性　它具有自然科学和社会科学双重属性。中医学按照研究内容、对象和方法，分为基础医学、临床医学和养生康复预防医学。

细目二　中医学理论体系的形成与发展

1. 中医学理论体系的形成

形成时间	最迟在战国至秦汉时期	
形成条件	实践基础	长期医疗经验的丰富积累和总结
	文化基础	古代社会科学和自然科学的相互渗透
	哲学渊源	古代哲学思想的深刻影响
形成标志	《黄帝内经》	此书的问世
确立标志	《黄帝内经》	现存最早的医学典籍
	《难经》	补《黄帝内经》之不足
	《伤寒杂病论》	汉代张仲景著，是我国第一部临床医学专著，确立了辨证论治体系
	《神农本草经》	我国第一部药物学专著，创“四气五味”理论

2. 中医学理论体系的发展

（1）魏、晋、隋、唐时期

年代	代表人物	著作	学术价值
晋	皇甫谧	《针灸甲乙经》	我国最早的针灸学专著
晋	王叔和	《脉经》	我国最早的脉学专著
隋	巢元方	《诸病源候论》	第一部病理（病机）学专著

续表

年代	代表人物	著作	学术价值
唐	孙思邈	《千金要方》和《千金翼方》	代表了盛唐医学的先进水平和成就，从理论到临床均有新的发展
唐	王 焘	《外台秘要》	

（2）宋、金、元时期

年代	代表人物	著作或学术主张	学术价值	
宋	钱乙	《小儿药证直诀》	开创脏腑证治之先河	
宋	陈言	《三因极一病证方论》	提出了著名的“三因学说”	
金元时期	刘完素	“六气皆从火化”“五志过极皆能生火”	为后世“寒凉派”医家的代表	被称为“金元四大家”
	张从正	“病由邪生”，“邪去则正安”	为后世“攻下派”（“攻邪派”）医家的代表	
	李杲	“内伤脾胃，百病由生”	为后世“补土派”（“补脾派”）医家的代表	
	朱震亨	倡“相火论”，谓“阳常有余，阴常不足”	为后世“养阴派”（“滋阴派”）医家的代表	

（3）明、清时期

年代	代表人物	学术思想及价值
明	薛己	创“温补学派”，重视脾肾，提出了“命门学说”，认为命门寓有阴阳水火，为脏腑阴阳之根本，是调控全身阴阳的枢纽
明	张介宾	
明	赵献可	
明	李中梓	“肾为先天之本，脾为后天之本”“乙癸同源”

年代	代表人物		学术思想及价值
明	温病学派	吴又可	著《温疫论》，首提“戾气”学说，认为“温疫”的病原是“非风非寒非暑非湿，乃天地间别有一种异气所成”
清		叶天士	著《外感温热论》，创卫气营血辨证
清		吴鞠通	著《温病条辨》，创立三焦辨证
清		薛生白	著《湿热病篇》，提出“湿热之病，不独与伤寒不同，且与温病大异”的独到见解
清		王孟英	著《温热经纬》，系统总结了明清时期有关外感热病的发病规律，突破了“温病不越伤寒”的传统观念，创立了以卫气营血和三焦为核心的温热病辨证论治法则，使温热病学在病因、病机及辨证论治等方面形成了较为完整的理论体系

此外，明代李时珍的《本草纲目》和清代医家王清任的《医林改错》，对中医学理论体系的发展亦有一定的贡献。

（4）近现代时期

1）近代时期（1840—1949 年）：以唐宗海、朱沛文、恽铁樵、张锡纯为代表的中西汇通学派，提倡既要坚持中医学之所长，又提倡要学习西医学先进之处，试图将中西医学术加以汇通，从理论到临床提出了一些汇通中西医的见解。而陆渊雷、谭次仲等则主张中医科学化，提倡吸收其他学科知识，用科学方法研究中医，并对中医科学化的途径和方法亦做了某些探索。

2）现代时期（1949 年至今）：中华人民共和国成立之后，党和政府制定了中医政策，强调“中西医并重”，且把“发展现代医药和传统医药”“实现中医学现代化”正式载入宪法，为中医药学的发展提供了法律保证。

细目三　中医学理论体系的主要特点

1. 整体观念

（1）整体观念的概念：整体观念，是中医学关于人体自身的完整性及人与自然、社会环境的统一性的认识。

（2）整体观念的内容

整体观念的内容	具体体现
人体是一个有机整体	①五脏一体观；②形神一体观
人与自然环境的统一性	人与自然环境息息相关，即“天人一体”的整体观
人与社会环境的统一性	社会因素通过与人的信息交换影响着人体的各种生理、心理活动和病理变化

2. 辨证论治

（1）病、证、症的概念和关系

	病	证	症
定义	即疾病，是致病邪气作用于人体，人体正气与之抗争而引起的机体阴阳失调、脏腑组织损伤、生理功能失常或心理活动障碍的一个完整的异常生命过程	是疾病过程中某一阶段或某一类型的病理概括	即症状和体征的总称，是疾病过程中表现出的个别、孤立的现象，可以是患者异常的主观感觉或行为表现，也可以是医生检查患者时发现的异常征象
构成	症状和体征	症状和体征	—
举例	感冒、胸痹、痛经、积滞、湿疮	心脉痹阻、肝阳上亢	头痛、恶寒、无汗、舌红、脉数

（2）辨证论治的概念：辨证论治，是运用中医学理论辨析有关疾病的资料以确立其证候，论证其治则、治法与方药并付诸实施的思维和实践过程。

辨证，是在认识疾病的过程中确立证的思维和实践过程，即将四诊（望、闻、问、切）所收集的有关疾病的所有资料，包括症状和体征，运用中医学理论进行分析、综合，辨清疾病的原因、性质、部位及发展趋向，然后概括、判断为某种性质的证的过程。

论治，是在通过辨证思维得出证的诊断的基础上，确立相应的治疗原则和方法，选择适当的治疗手段和措施来处理疾病的思维和实践过程。论治过程一般分为因证立法、随法选方、据方施治三个步骤。

（3）同病异治和异病同治

	同病异治	异病同治
概念	指同一种病，由于发病的时间、地域不同，或所处的疾病的阶段或类型不同，或患者的体质有异，故反映出的证候不同，因而治疗也就有异	指几种不同的疾病，在其发展变化过程中出现了大致相同的病机，即大致相同的证候，故可用大致相同的治法和方药来治疗
举例	感冒分风寒证和风热证，分别采用辛温解表和辛凉解表方法治疗	胃下垂、肾下垂、子宫脱垂、脱肛，都由中气下陷所致，故均可采用补益中气、升阳举陷的方法治疗
精神实质	证异则治异	证同则治同

易混考点解析

病和证的比较

知识点	相同点	不同点	举例
病	都是对疾病本质的认识，均由症状和体征构成	强调全过程	感冒、泄泻、消渴、痹证、内伤发热
证		强调现阶段	肝阳上亢证、心脉痹阻证、肾精亏虚证

同病异治和异病同治的比较

知识点	相同点	不同点		
		病	证	治法
同病异治	都是辨证论治在临床的具体应用	同一种病	不同	不同
异病同治		不同疾病	相同	相同

第二单元　精气学说

细目一　精气学说的概念

1. 精　在中国古代哲学中，一般泛指气，是一种充塞宇宙之中的无形而运动不息的极细微物质，是构成宇宙万物的本原（广义）。在某些情况下专指气中的精粹部分，是构成人类的本原（狭义）。精概念的产生源于“水地说”。

2. 气　在古代哲学中，指存在于宇宙之中的无形而不断运动的极细微物质，是宇宙万物的共同构成本原。气的概念源于“云气说”。

3. 精气　“精”与“气”同义，指一切细微、精粹的物质，亦是生成宇宙万物的原始物质。

细目二　精气学说的基本内容

①精气是构成宇宙的本原。②精气的运动与变化。③精气是天地万物的中介。④天地精气化生为人。

第三单元　阴阳学说

细目一　阴阳的概念

1. 阴阳的含义　阴阳，是中国古代哲学的一对范畴，是对自然界相互关联的某些事物或现象对立双方属性的概括。阴阳，既可以标示相互对立的事物或现象，又可以标示同一事物或现象内部对立着的两个方面。

属性	性质						
阳	运动	外向	上升	弥散	温热	明亮	兴奋
阴	静止	内守	下降	凝聚	寒冷	晦暗	抑制

寒热、动静、明暗是阴阳的标志性属性，而水火皆具备，故称“水火者，阴阳之征兆也”。

2. 事物阴阳属性的绝对性和相对性　事物阴阳属性的绝对性，主要表现在其属阴或属阳的不可变性，即绝对性。

事物阴阳属性的相对性，主要体现在三个方面：一是阴阳属性可互相转化；二是阴阳之中复有阴阳；

三是因比较对象的改变而发生改变。

阴阳属性	阳（中之）		阴（中之）	
	阳	阴	阴	阳
昼夜	上午	下午	前半夜	后半夜
四季	夏季（太阳）	秋季（少阴）	冬季（太阴）	春季（少阳）

细目二　阴阳学说的基本内容

1. 对立制约　指属性相反的阴阳双方在一个统一体中的相互斗争、相互制约和相互排斥。生理上，“阴平阳秘，精神乃治”“动极者镇之以静，阴亢者胜之以阳”。病理上“阴胜则阳病，阳胜则阴病”“阳虚则阴盛”“阴虚则阳亢”。

2. 互根互用　阴阳互根，指一切事物或现象中相互对立着的阴阳两个方面，具有相互依存、互为根本的关系；阴阳互用，指阴阳双方具有相互资生、促进和助长的关系。生理上，“阴在内，阳之守也；阳在外，阴之使也”。病理上，“孤阴不生，独阳不生”“阴阳离决，精气乃绝”。

3. 交感互藏　阴阳交感，指阴阳二气在运动中相互感应而交合，即发生相摩、相错、相荡的相互作用；阴阳互藏，指相互对立的阴阳双方中的任何一方都包含着另一方，即阴中有阳，阳中有阴。如“天地氤氲，万物化醇，男女构精，万物化生”。

4. 阴阳消长　阴阳消长是阴阳运动变化的一种形式，而导致阴阳出现消长变化的根本原因在于阴阳之间存在着的对立制约与互根互用的关系。

5. 阴阳转化　阴阳转化，指事物的总体属性，在一定条件下可以向其相反的方向转化，即属阳的事物可以转化为属阴的事物，属阴的事物可以转化为属阳的事物。如“重阴必阳，重阳必阴”“寒极生热，热极生寒”“寒甚则热，热甚则寒”。

6. 自和与平衡　阴阳自和，指阴阳双方自动维持和自动恢复其协调平衡状态的能力和趋势。阴阳平衡，指阴阳双方在相互斗争、相互作用中处于大体均势的状态，即阴阳协调和相对稳定状态。

细目三　阴阳学说在中医学中的应用

1. 阴阳学说在组织结构和生理功能方面的应用

（1）脏腑及形体组织的阴阳属性

阴阳属性	身体部位					生理功能
阳	上	体表	背	四肢外侧	六腑	气藏于脏腑，运行于全身
阴	下	体内	腹	四肢内侧	五脏	精藏于脏腑之中，主内守

（2）五脏阴阳的划分

五脏	人体位置	五行属性	方位	相应季节	阴阳属性	《素问·金匮真言论》
心	膈上	火	南方	夏	阳中之阳的太阳	阳中之阳
肺	膈上	金	西方	秋	阳中之阴的少阴	阳中之阴
脾	膈下	土	中央	四时	阴中之至阴	阴中之至阴
肝	膈下	木	东方	春	阴中之阳的少阳	阴中之阳
肾	膈下	水	北方	冬	阴中之阴的太阴	阴中之阴

（3）经络系统的阴阳属性

阴阳属性	十二经脉		奇经八脉		络脉
	所属	循行	跷脉与维脉	督脉与任脉	阳络与阴络
阳	腑	肢体外侧面	行于身之外侧——阳跷脉和阳维脉	行于背，称“阳脉之海”——督脉	分布于体表及身体上部——阳络
阴	脏	肢体内侧面	行于身之内侧——阴跷脉和阴维脉	行于腹，称“阴脉之海”——任脉	分布于内脏、肢体深层及身体下部——阴络

2. 阴阳学说在病理方面的应用

	邪气	正气	阴阳失调（寒热性疾病的病理总纲）		
阳	阳邪（六淫）	阳气	阳胜则热	阳胜则阴病	阳虚则寒
阴	阴邪（饮食居处、情志失调）	阴气	阴胜则寒	阴胜则阳病	阴虚则热

易混考点解析

阴胜则寒和阳虚则寒的比较

知识点	相同点	不同点
阴胜则寒	二者均有寒象	实寒证：形寒肢冷、脘腹冷痛、吐泻物清冷味小、舌淡苔白、脉沉迟，虚象不明显
阳虚则寒		虚寒证：畏寒肢冷、面色皖白、舌淡白胖嫩、脉沉迟无力，虚象明显

阳胜则热和阴虚则热的比较

知识点	相同点	不同点
阳胜则热	二者均有热象	实热证：高热、面赤、大汗、口渴喜饮、大便秘结、小便短赤、舌红而干、苔黄、脉洪数，虚象不明显
阴虚则热		虚热证：潮热、盗汗、五心烦热、两颧潮红、舌红少苔、脉细数，虚象明显

3. 在疾病诊断方面的应用

（1）四诊分阴阳

四诊	阴	阳
望诊	面色晦暗	面色鲜明
	蜷卧静默	躁动不安
闻诊	语声低微无力、少言而沉静者，多属虚、属寒	语声高亢洪亮、多言而躁动者，多属实、属热
问诊	身寒喜暖	身热恶热
脉诊	尺脉	寸脉
	迟脉	数脉
	脉去	脉至
	沉涩细小	浮大洪滑

（2）辨证分阴阳：在临床辨证中，阴阳学说用来概括分析错综复杂的各种证候。

八纲辨证		表里	寒热	虚实
总纲	阳	表	热	实
	阴	里	寒	虚

4. 在疾病预防和治疗方面的应用 调整阴阳，使之保持或恢复相对平衡，达到阴平阳秘，是防治疾病的基本原则，也是阴阳学说用于疾病防治的主要内容。

（1）指导养生：养生最根本的原则就是要“法于阴阳”。“春夏养阳，秋冬养阴”，即遵循自然界阴阳的变化规律来调理人体之阴阳，使人体中的阴阳与四时阴阳的变化相适应。如以“春夏养阳，秋冬养阴”及“冬病夏治，夏病冬养”之法，调养“能夏不能冬”“能冬不能夏”之人。

（2）确定治疗原则

1）阴阳偏盛：治疗原则是“实则泻之”，即损其有余。阳偏盛而导致的实热证，用“热者寒之”的治疗方法；阴偏盛而导致的寒实证，用“寒者热之”的治疗方法。

2）阴阳偏衰：治疗原则是“虚则补之”，即补其不足。①通过阴阳互制调补阴阳：阴偏衰产生的是“阴虚则热”的虚热证，治疗当滋阴制阳，《黄帝内经》称之为“阳病治阴”，即“壮水之主，以制阳光”；阳偏衰产生的是“阳虚则寒”的虚寒证，治疗当扶阳抑阴，《黄帝内经》称之为“阴病治阳”，即“益火之源，以消阴翳”。②通过阴阳互济调补阴阳：对于阴偏衰导致的虚热证，采用“阳中求阴”的方法；阳偏衰导致的虚寒证，采用“阴中求阳”的方法。

3）阴阳互损：导致阴阳两虚应采用阴阳双补的治疗原则。对阳损及阴导致的以阳虚为主的阴阳两虚证，当以补阳为主，兼以补阴；对阴损及阳导致的以阴虚为主的阴阳两虚证，当以补阴为主，兼以补阳。

（3）分析和归纳药物的性能：药物的性能，一般来说，主要靠它的气（性）、味和升降浮沉来决定。而药物的气、味和升降沉浮，又皆可以用阴阳来归纳说明。

药物的性能	阳			阴		
四气	温		热	寒		凉
作用趋势	升		浮	降		沉
五味	辛	甘	淡	酸	苦	咸

易混考点解析

阴病治阳与阴中求阳、阳病治阴与阳中求阴的鉴别

	相同点	不同点	
		内涵不同	依据的阴阳关系不同
阴病治阳	都用于治疗阳虚则寒的虚寒证	指对于阳虚则寒的虚寒证，采用温阳以抑阴的方法来治疗，即“益火之源，以消阴翳”	阴阳的对立制约
阴中求阳		指对于阳虚则寒的虚寒证，在大剂温阳的同时，少佐滋阴药，即阴中求阳	阴阳的互根互用
阳病治阴	都用于治疗阴虚则热的虚热证	指对于阴虚则热的虚热证，采用滋阴以抑阳的方法来治疗，即“壮水之主，以制阳光”	阴阳的对立制约
阳中求阴		指对于阴虚则热的虚热证，在大剂滋阴的同时，少佐温阳药，即阳中求阴	阴阳的互根互用

第四单元　五行学说

细目一　五行学说的概念

1. 五行的概念　五行，即木、火、土、金、水五种物质及其运动变化，是归纳宇宙万物并阐释其相互关系的五种基本属性。

2. 五行的特性和事物与现象的五行归类

（1）五行特性

五行	特性	引申义
木	“木曰曲直”	凡具有生长、升发、条达、舒畅等性质或作用的事物和现象
火	“火曰炎上”	凡具有温热、上升、光明等性质或作用的事物和现象
土	“土爰稼穑”	凡具有生化、承载、受纳性质或作用的事物和现象
金	“金曰从革”	凡具有沉降、肃杀、收敛等性质或作用的事物和现象
水	“水曰润下”	凡具有滋润、下行、寒凉、闭藏等性质或作用的事物和现象

（2）事物与现象的五行归类

自然界							五行	人体						
五音	五味	五色	五化	五气	方位	季节		五脏	五腑	五官	形体	情志	五声	变动
角	酸	青	生	风	东	春	木	肝	胆	目	筋	怒	呼	握
徵	苦	赤	长	暑	南	夏	火	心	小肠	舌	脉	喜	笑	忧
宫	甘	黄	化	湿	中	长夏	土	脾	胃	口	肉	思	歌	哕
商	辛	白	收	燥	西	秋	金	肺	大肠	鼻	皮	悲	哭	咳
羽	咸	黑	藏	寒	北	冬	水	肾	膀胱	耳	骨	恐	呻	栗

3. 事物五行属性的归类依据和方法　事物和现象五行归类的方法，主要有取象比类法和推演络绎法两种。

细目二　五行学说的基本内容

1. 五行正常情况（生理状态）下的关系

（1）相生：指木、火、土、金、水之间存在着有序的递相资生、助长和促进的关系。顺序是木生火，火生土，土生金，金生水，水生木。比喻为母子关系。

（2）相克：指木、火、土、金、水之间存在着有序的递相克制、制约的关系。顺序是木克土，土克水，水克火，火克金，金克木。又被称为“所胜”“所不胜”关系。

（3）五行制化：指五行之间既相互资生，又相互制约，维持平衡协调，推动事物间稳定有序的变化与发展。相生中有克制，在克制中求发展。

2. 五行异常情况（病理状态）下的关系

（1）相生关系紊乱：包括母病及子和子病及母。

1）母病及子：是指五行中的某一行异常，累及其子行，导致母子两行皆异常。顺序是木→火→土→金→水。发生条件是母行虚弱，引起子行亦不足，终致母子两行皆不足。

2）子病及母：是指五行中的某一行异常，影响到其母行，终致子母两行皆异常。顺序是木←火←土←金←水。发生条件一是子行亢盛，引起母行亦亢盛，结果是子母两行皆亢盛，一般称为“子病犯母”；

二是子行虚弱，上累母行，引起母行亦不足，终致子母俱不足；三是子行亢盛，损伤母行，以致子盛母衰，一般称为“子盗母气”。

（2）相克关系紊乱：包括相乘和相侮。

1）相乘：是指五行中一行对其所胜的过度制约或克制。相乘的次序与相克相同，即木乘土，土乘水，水乘火，火乘金，金乘木。发生条件是所不胜太过和（或）所胜不足。

2）相侮：是指五行中一行对其所不胜的反向制约和克制。顺序是木侮金，金侮火，火侮水，水侮土，土侮木，发生条件是所胜太过和（或）所不胜不足。

细目三　五行学说在中医学中的应用

1. 在生理方面的应用　①说明五脏的生理特点。②构建天人一体的五脏系统。③说明五脏之间的生理联系。

2. 在病理方面的应用　五行学说可以说明脏腑疾病的传变。相生关系的传变，包括“母病及子”和“子病及母”两个方面；相克关系的传变，包括“相乘”和“相侮”两个方面。

3. 在疾病诊断方面的应用　观察分析望、闻、问、切四诊所搜集的外在表现，依据事物属性的五行归类和五行生克乘侮规律，可确定五脏病变的部位，推断病情进展和判断疾病的预后，即所谓“视其外应，以知其内脏”。

4. 在疾病治疗方面的应用

（1）指导脏腑用药：药物的五色、五味与五脏的关系是以天然色味为基础，以不同性能与归经为依据，按照五行归属来确定的。

五行	木	火	土	金	水
五色	青	赤	黄	白	黑
五味	酸	苦	甘	辛	咸
五脏	肝	心	脾	肺	肾

（2）控制疾病的传变：临床治疗时除对所病本脏进行治疗之外，还要依据其传变规律，治疗其他脏腑，以防止其传变。如“见肝之病，则知肝当传之于脾，故先实其脾气”（《难经·七十七难》）。

（3）确定治则治法

	治则	治法			
相生规律	补母和泻子	滋水涵木法	益火补土法	培土生金法	金水相生法
相克规律	抑强与扶弱	抑木扶土法	培土制水法	佐金平木法	泻南补北法

（4）指导针灸取穴

五行	木	火	土	金	水
阳经	输	经	合	井	荥
阴经	井	荥	输	经	合

（5）指导情志疾病的治疗：依据五行的相生相克，人的情志活动也有相互抑制的作用。临床上可以运用不同情志变化的相互抑制关系来达到治疗目的。如“怒伤肝，悲胜怒……喜伤心，恐胜喜……思伤脾，怒胜思……忧伤肺，喜胜忧……恐伤肾，思胜恐”。

易混考点解析

五行相乘与相侮的比较

相互关系	主要联系	主要区别
相乘	二者都属不正常的相克现象。相乘与相侮可同时发生，均可由“太过”“不及”引起	是按五行相克次序发生的过度克制
相侮		是按五行相克次序发生的反向克制

第五单元　藏象学说

1. 藏象及藏象学说的概念与特点　藏象，是指藏于体内的内脏及其表现于外的生理病理现象，以及与自然界相通应的应时而表现于外的生理现象。

“藏”，是藏于体内的内脏，包括五脏、六腑和奇恒之腑。由于五脏是所有内脏的中心，故“藏”之所指，实际上是以五脏为中心的五个生理病理系统。

“象”，是这五个生理病理系统的外在现象和比象。其含义有二：一是表现于外的生理病理征象；二是内在以五脏为中心的五个生理病理系统与外在自然环境的事物与现象类比所获得的比象。

藏象学说的主要特点是以五脏为中心的整体观，主要体现在以五脏为中心的人体自身的整体性及五脏与自然环境的统一性两个方面。

2. 藏象学说形成的基础　①古代解剖学知识的积累，认识了内脏的某些功能；②长期生活实践的观察总结，认识了人体的复杂功能，并赋予相应的脏腑；③古代哲学思想的渗透，使藏象理论系统化；④临床经验的大量积累，可升华而形成理论，并通过临床疗效来探索和反证脏腑的生理病理，使藏象理论不断得到丰富充实和修正完善。

3. 五脏、六腑、奇恒之腑的分类

脏腑分类	包含器官	结构特点	生理特点	临床意义
五脏	心、肺、脾、肝、肾	实体脏器	藏而不泻，满而不实	“脏病多虚”“五脏宜补”
六腑	胆、胃、小肠、大肠、膀胱、三焦	中空有腔	藏而不藏，实而不满	“腑病多实”“六腑宜泻”
奇恒之腑	脑、髓、骨、脉、胆、女子胞	中空有腔	贮藏精气	“精气易虚”“虚者宜补”

第六单元　五　脏

细目一　五脏的生理功能与特性

1. 心的生理功能与特性

心	具体内容	含义
生理功能	①主血脉	指心气推动和调控血液在脉道中运行，流注全身，发挥营养和滋润作用
	②藏神	又称主神明或主神志，指心有统帅全身脏腑、经络、形体、官窍的生理活动和主司意识、思维、情志等精神活动的作用
生理特性	①心为阳脏而主通明	心在五行属火，属阳中之阳的太阳，故称为阳脏，又称“火脏”。心主通明指心脉以通畅为本，心神以清明为要
	②心气下降	心火在心阴的牵制下合化为心气下行以温肾，维持人体上下协调

2. 肺的生理功能与特性

（1）主气司呼吸：包括主呼吸之气和主一身之气两个方面。

肺主气司呼吸	含义	具体表现
主呼吸之气	指肺是气体交换的场所	是肺气的宣发与肃降运动在气体交换过程中的具体表现
主一身之气	指肺有主司一身之气的生成和运行的作用	①宗气的生成；②对全身气机的调节作用

（2）主行水：指肺气的宣发肃降运动推动和调节全身水液的输布和排泄，故说"肺主行水"。又因为肺为华盖，故称"肺为水之上源"。

（3）朝百脉，主治节

1）肺朝百脉：指全身的血液都通过百脉流经于肺，经肺的呼吸，进行体内外清浊之气的交换，然后再通过肺气宣降作用，将富有清气的血液通过百脉输送到全身。肺气具有助心行血的作用。宗气有"贯心脉"以推动血液运行的作用。

2）肺主治节：指肺气具有治理调节肺之呼吸及全身之气、血、水的作用，是对肺的主要生理功能的高度概括。《素问·灵兰秘典论》说："肺者，相傅之官，治节出焉。"肺主治节主要表现在四个方面：①治理调节呼吸运动；②调理全身气机；③治理调节血液的运行；④治理调节津液代谢。

（4）生理特性

1）肺为华盖：肺位于胸腔，覆盖五脏六腑之上，位置最高，因而有"华盖"之称。

2）肺为娇脏：肺脏清虚而娇嫩，不耐寒热燥湿诸邪之侵；外感六淫之邪从皮毛或口鼻而入，常易犯肺而为病。

3）肺气宣降：肺气宣发，是肺气向上向外的布散运动，主要体现在以下三个方面：一是呼出体内浊气；二是将脾所转输来的津液和部分水谷精微上输头面诸窍，外达于全身皮毛肌腠；三是宣发卫气于皮毛肌腠，以温分肉、充皮肤、肥腠理、司开阖，将代谢后的津液化为汗液，并控制和调节其排泄。肺气肃降，是肺气向内向下的布散运动，主要体现在以下三个方面：一是吸入自然界之清气，并将吸入之清气与谷气相融合而成的宗气向下布散至脐下，以资元气；二是将脾转输至肺的津液及部分水谷精微向下向内布散于其他脏腑以濡润之；三是将脏腑代谢后产生的浊液下输于膀胱，成为尿液生成之源。

3. 脾的生理功能与特性

（1）主运化：指脾具有把饮食水谷转化为水谷精微（即谷精）和津液（即水精），并把水谷精微和津液吸收、转输到全身各脏腑的生理功能，包括运化食物和运化水液两个方面。

1）运化食物：食物经胃的受纳腐熟，被初步消化后，变为食糜，下送于小肠作进一步消化，经脾气的作用，则分为清浊两部分。其精微部分，经脾气的激发作用由小肠吸收，再由脾气的转输作用输送到其他四脏，内养五脏六腑，外养四肢百骸。

2）运化水液：指脾气将水液化为水精，亦即津液，并将其吸收、转输到全身脏腑的生理功能。脾气转输津液的途径及方式有四：一是上输于肺，通过肺气宣降输布全身；二是向四周布散，"以灌四傍"，发挥其滋养濡润脏腑的作用；三是将胃、小肠、大肠中的部分水液经过三焦（六腑之一的三焦）下输膀胱，成为尿液生成之源；四是居中枢转津液，使全身津液随脾胃之气的升降而上腾下达：肺之上源之水下降，膀胱水府之津液上升，脾气健运，津液化生充足，输布正常，脏腑形体官窍得养。

运化食物和运化水液，是脾主运化的两个方面，二者是同时进行的。饮食物的消化及其精微的吸收、转输都由脾所主，脾气不但将饮食物化为水谷精微，而且能将水谷精微吸收并转输至全身促进人体的生长发育，是维持人体生命活动的根本，故称为"后天之本"。脾为"后天之本"的理论，对养生防病有着重要意义。

（2）主统血：指脾气具有统摄、控制血液在脉中正常运行而不逸出脉外的作用。脾气统摄血液，实际上是气的固摄作用的体现。脾气是一身之气分布到脾脏的部分，一身之气充足，脾气必然充盛；而脾气健运，一身之气自然充足。气足则能摄血，故脾统血与气摄血是统一的。

（3）生理特性

1）脾气上升：指脾气具有向上运动以维持水谷精微的上输和内脏位置相对稳定的生理特性。①脾主升清，指脾气的升动转输作用，将胃肠道吸收的水谷精微和水液上输于心、肺等脏，通过心、肺的作用化生气血，以营养濡润全身。②脾主升举内脏。

2）喜燥恶湿：脾的喜燥恶湿的特性，与其运化水饮的生理功能相关。脾气健旺，运化水饮正常，水精四布，自然无痰饮水湿的停聚。脾气升动，才能将水液布散全身，而脾气升运的条件之一就是脾体干燥而不被痰饮水湿所困，因而有"脾生湿""湿困脾""脾恶湿""脾燥则升"等说法。

3）脾为孤脏：脾属土，居中央，与四方、四时无配。脾主运化，为精血津液生化之源，"灌四傍"而长养四脏，称为后天之本，属人体中最大最重要的脏，故称孤脏。

4. 肝的生理功能与特性

（1）主疏泄：指肝气具有疏通、畅达全身气机的作用。主要表现在：①促进血液与津液的运行输布；②促进脾胃运化和胆汁的分泌排泄；③调畅情志；④促进男子排精与女子排卵行经。

（2）主藏血：指肝脏具有贮藏血液、调节血量和防止出血的功能。肝藏血的生理意义：①涵养肝气；②调节血量；③濡养肝及筋目；④化生和濡养魂，维持正常神志及睡眠；⑤为经血之源；⑥防止出血。

（3）生理特性：①肝为刚脏：指肝气主升主动，具有刚强躁急的生理特性而言。②肝气升发：指肝气的向上升动和向外发散以调畅气机的生理特性。

5. 肾的生理功能与特性

（1）藏精，主生长发育生殖与脏腑气化

1）肾藏精：指肾具有贮存、封藏精的生理功能。

2）主生长发育与生殖：指肾精、肾气促进机体生长发育与生殖功能成熟的作用。

3）脏腑气化：指由脏腑之气的升降出入运动推动和调控着各脏腑形体官窍的生理功能，进而推动和调控着机体精气血津液各自的新陈代谢及其与能量的相互转化的过程。

（2）主水：指肾气具有主司和调节全身水液代谢的作用。主要体现在两方面：①肾气对参与水液代谢脏腑的促进作用；②肾气的生尿和排尿作用。

（3）主纳气：指肾气有摄纳肺所吸入的自然界清气，保持吸气的深度，防止呼吸表浅的作用。《难经·四难》说："呼出心与肺，吸入肾与肝。"《类证治裁·喘证》说："肺为气之主，肾为气之根。"

（4）生理特性

1）主蛰守位：主蛰，喻指肾有潜藏、封藏、闭藏之生理特性，是对其藏精功能的高度概括。肾的藏精、主纳气、主生殖、主二便等功能，都是肾主蛰藏生理特性的具体体现。守位，是指肾中相火（肾阳）涵于肾中，潜藏不露，以发挥其温煦、推动等作用。

2）肾气上升：肾阳鼓动肾阴，合化为肾气上升以济心，维持人体上下的协调。

6. 命门的概念和功用 《难经》将命门始作为内脏，指右肾。关于命门的功用，有主火、水火共主、非水非火为肾间动气之不同。

历代医家大多认为命门与肾同为五脏之本，内寓真阴真阳。肾阳即命门之火，肾阴即命门之水。肾阴、肾阳，即是真阴、真阳，或元阴、元阳。

细目二 五脏之间的关系

五脏之间的关系	具体表现		
心与肺	血液运行与呼吸吐纳之间的协同调节关系，即气血关系。积于胸中的宗气是连接心之搏动和肺之呼吸的中心环节		
心与脾	血液生成	血液运行	—
心与肝	行血与藏血	精神调节	—

续表

五脏之间关系	具体表现		
心与肾	心肾相交		
	水火既济	精神互用	君相安位
肺与脾	气的生成	水液代谢	—
肺与肝	主要体现在人体气机升降的调节方面。肝升肺降是气机调节的重要环节		
肺与肾	水液代谢	呼吸运动	阴阳互资
肝与脾	疏泄与运化的相互为用	藏血与统血的相互协调	
肝与肾	精血同源，“肝肾同源”或“乙癸同源”	藏泄互用	阴阳互滋互制
脾与肾	先天、后天相互资生	水液代谢	—

细目三　五脏与五体、五官九窍、五志五神、五液和五时的关系

五脏	心	肺	肝	脾	肾
五体	脉	皮	筋	肉	骨
五华	面	毛	爪	唇	发
五官九窍	舌	鼻	目	口	耳和二阴
五志	喜	忧（悲）	怒	思	恐
五神	神	魄	魂	意	志
五液	汗	涕	泪	涎	唾
五时	夏	秋	春	长夏	冬

第七单元　六　腑

细目一　六腑的生理功能

六腑，即胆、胃、小肠、大肠、膀胱、三焦六个脏器的总称。其共同生理特点是传化物而不藏，实而不能满。后世医家将此概括为“六腑以通为用”。

1. 胆的生理功能　胆为“中正之官”，是中空的囊状器官，内盛胆汁。因胆汁清静，称为“精汁”，故《灵枢·本输》称胆为“中精之腑”，亦有医家将其称为“中清之腑”。胆的生理功能主要有两个方面：①贮藏和排泄胆汁；②主决断。

2. 胃的生理功能与生理特性　胃的生理功能：①主受纳水谷；②主腐熟水谷。胃的生理特性：①胃气下降；②喜润恶燥。

3. 小肠的生理功能　小肠为“受盛之官”，主要生理功能：①主受盛化物；②主泌别清浊；③小肠主液。

4. 大肠的生理功能　大肠为“传导之官”，主要生理功能：①主传化糟粕；②大肠主津。

5. 膀胱的生理功能　膀胱为“州都之官”“津液之腑”，主要生理功能：①汇聚水液；②贮存和排泄尿液。

6. 三焦的概念和生理功能　三焦是上焦、中焦、下焦的合称。三焦概念有六腑三焦、部位三焦与辨证三焦的不同。

（1）六腑三焦：三焦（“决渎之官”）作为六腑之一，位于腹腔中，与其他五腑相同，有着特定形态结构与生理功能。六腑三焦的主要生理功能是疏通水道，运行津液。

（2）部位三焦：三焦作为人体上中下部位的划分，已经超出了实体六腑的概念。张介宾等医家将其称之为“孤府”。部位三焦的总体生理功能有二：①通行诸气；②运行津液。

上、中、下三焦的生理特点如下：

1）“上焦如雾”：是对心肺输布营养至全身的作用和形式的形象描写与概括，喻指上焦宣发卫气，敷布水谷精微和津液，如雾露之灌溉。

2）“中焦如沤”：是对脾胃、肝胆等脏腑的消化饮食物的作用和形式的形象描写与概括，喻指中焦消化饮食物，如发酵酿造之过程。

3）“下焦如渎”：是对小肠、大肠、肾和膀胱的排泄糟粕的作用和形式的描写与概括，喻指肾、膀胱、大肠等脏腑排泄二便，如沟渠之通导。

（3）辨证三焦：既非六腑三焦，亦非部位三焦，而是温病发生发展过程中由浅及深的三个不同病理阶段。究其概念的来源，则可能是由部位三焦的概念延伸而来。

细目二　五脏与六腑之间的关系

脏与腑的关系	经脉属络	生理配合	病理相关
心与小肠	手少阴经与手太阳经	心主血脉，心阳之温煦，心血之濡养，有助于小肠的化物等功能。小肠化物，泌别清浊，清者经脾上输心肺，化赤为血，以养心脉	心经实火，可移热于小肠。反之，小肠有热，亦可循经上熏于心
肺与大肠	手太阴经与手阳明经	肺气的下降可以推动大肠的传导，有助于糟粕下行。大肠传导正常，腑气通畅，亦有利于肺气的下降	肺失清肃，津液不能下达，大肠失润，传导失常，可见大便干结难下。若肺气虚弱，推动无力，大肠传导无力，可见气虚便秘。反之，若大肠腑气不通，传导不利，则肺气壅塞而不能下降，出现胸闷、咳喘、呼吸困难等
脾与胃	足太阴经与足阳明经	①纳运相成	胃之受纳失常则脾之运化不利，脾失健运则胃纳失常，出现恶心呕吐、脘腹胀满、不思饮食等，称为“脾胃不和”
		②升降相因	脾气不升，水谷夹杂而下，出现泄泻，甚则完谷不化。胃气不降反而上逆，可见恶心呕吐、呃逆嗳气。故《素问·阴阳应象大论》有“清气在下，则生飧泄；浊气在上，则生䐜胀”
		③燥湿相济	脾属阴，阳气易损；胃属阳，津液和阴气易伤。如湿困脾运，可导致胃纳不振；胃津不足，亦可影响脾气运化。脾湿则其气不升，胃燥则其气不降，可见中满痞胀、排便异常等症
肝与胆	足厥阴经与足少阳经	①同司疏泄	肝气郁滞可影响胆汁疏利，胆腑郁热也可影响肝气疏泄，最终均可导致肝胆气滞、肝胆湿热，或郁而化火、肝胆火旺之证
		②共主勇怯	肝胆气滞，或胆郁痰扰，均可导致情志抑郁或惊恐胆怯等病证

续表

脏与腑关系	经脉属络	生理配合	病理相关
肾与膀胱	足少阴经与足太阳经	肾为主水之脏，开窍于二阴；膀胱为津液之腑。肾与膀胱相互协作，共同完成尿液的生成、贮存与排泄	若肾气虚弱，蒸化无力，或固摄无权，可影响膀胱的汇聚水液及贮尿排尿，而见尿少、癃闭或尿失禁。膀胱湿热，或膀胱失约，也可影响到肾气的蒸化和固摄，出现尿液排泄异常

易混考点解析

胃与小肠生理功能的比较

	相同点	不同点		
		接受	加工	运输
胃	功能均是三步：接受→加工→运输	受纳	腐熟	通降
小肠		受盛	化物	泌别清浊

小肠与大肠生理功能的比较

	津液代谢方面	《素问·灵兰秘典论》
小肠	小肠主液	小肠者，受盛之官，化物出焉
大肠	大肠主津	大肠者，传导之官，变化出焉

第八单元　奇恒之腑

奇恒之腑，包括脑、髓、骨、脉、胆、女子胞六个脏器组织。它们在形态上类腑，但其功能上似脏，主贮藏精气，与六腑传化水谷有别，故称之为奇恒之腑，亦即有别于六腑的腑。如《素问·五脏别论》所说："脑、髓、骨、脉、胆、女子胞，此六者，地气之所生也，皆藏于阴而象于地，故藏而不泻，名曰奇恒之腑。"

细目一　脑

脑位于头部的颅腔之内，为髓汇聚之处，故《灵枢·海论》说"脑为髓之海"。

1. 脑的生理功能　①主宰生命活动；②主司感觉运动；③主司精神活动。

2. 脑与脏腑精气的关系　脑的生理病理统归于心而分属于五脏。神、魂、魄、意、志五种不同的表现，分别由心、肝、肺、脾、肾五脏主司。

细目二　女子胞

女子胞，又称胞宫、胞脏、子宫、子脏等。女子胞位于小腹部，膀胱之后，直肠之前，通过阴道与外界相通，是女性的生殖器官。

1. 女子胞的生理功能　①主持月经；②孕育胎儿。

2. 女子胞与脏腑经脉的关系

（1）与天癸的关系：天癸，是肾精、肾气充盈到一定程度时体内出现的一种精微物质，有促进生殖器官发育成熟、女子月经来潮及排卵、男子精气溢泻，因而具备生殖能力的作用。

（2）与经脉的关系：女子胞与冲、任、督、带及十二经脉，均有密切关系。其中与冲脉和任脉联系最紧密，有“冲为血海”“冲为十二经脉之海”“任主胞胎”之说。

（3）与脏腑的关系：女子以血为本，经水为血液所化，月经的来潮和周期，以及孕育胎儿，均离不开气血的充盈和血液的正常运行。而心主血，肝藏血，脾胃为气血生化之源又主统血，肾藏精，关乎天癸，且精能化血。因此五脏之中，女子胞与心、肝、脾、肾的关系尤为密切。

第九单元　精、气、血、津液、神

细目一　精

1. 人体之精的概念　精，是由禀受于父母的生命物质与后天水谷精微相融合而形成的一种精华物质，是人体生命的本源，是构成人体和维持人体生命活动的最基本物质。

人体之精的概念与古代哲学中精的概念有严格的区别：人体之精是人体生命的本源；古代哲学的精是宇宙万物生成的本源。

2. 人体之精的生成　先天之精，来源于父母，是禀受于父母的生殖之精；与生俱来，是构成胚胎发育的原始物质。人出生后，这种精藏于肾，成为繁衍下一代的物质基础。后天之精，来源于脾胃，是胎儿出生以后，通过脾胃的运化功能从饮食物摄取来的精微物质。二者之间的关系可概括为“先天生后天，后天养先天”。

3. 人体之精的功能　①繁衍生命。②濡养作用。③化血作用。④化气作用。⑤化神作用。

4. 人体之精的分类　①先天之精与后天之精。②生殖之精。③脏腑之精。

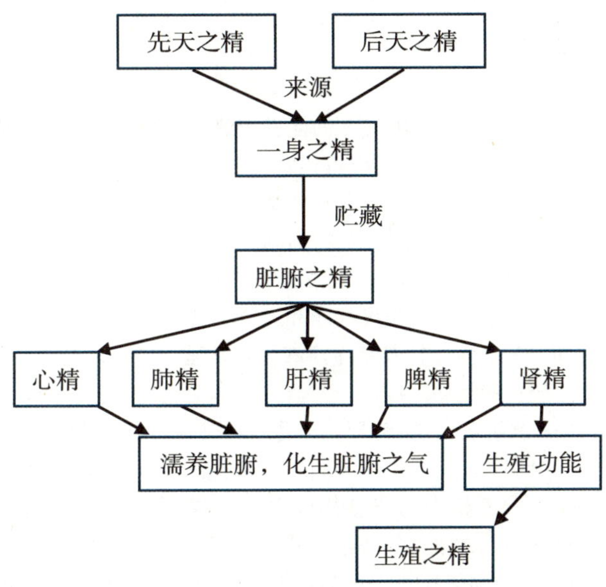

图1　先天之精、后天之精、脏腑之精、生殖之精的关系图

细目二　气

1. 人体之气的概念　气是人体内活力很强、运行不息的极精微物质，是构成人体和维持人体生命活动的基本物质之一。

（1）哲学之气与人体之气的区别：哲学之气是宇宙万物包括人类的生成本原。人体之气是客观存在于人体中的运动不息的细微物质，既是构成人体的基本物质，又对生命活动起着推动和调控作用。

（2）人体之气与人体之精的区别与联系：人体之气是客观存在于人体中的运动不息的细微物质，即是构成人体的基本物质。气是推动和调控脏腑生理功能的动力，是人体生命的维系。人体之精是构成人体的最基本物质，也是维持人体生命活动的基本物质。精为脏腑功能活动的物质基础，是人体生命的本源。人体之气是由人体之精化生的。

2. 人体之气的生成

（1）人体之气的生成之源：人体之气来源于先天之精所化生的先天之气（即元气）、水谷之精所化生的水谷之气和自然界的清气，后两者又合称为后天之气（即宗气），并通过肺、脾、胃和肾等脏腑的综合作用，将此三者结合起来而成一身之气。《黄帝内经》称为“人气”。

（2）与气生成的相关脏腑

与气生成的关系	脏腑	功能描述
生气之根	肾	肾藏先天之精，并受后天之精的充养。先天之精化生元气
生气之源	脾、胃	胃主受纳，共同完成对饮食水谷的消化和水谷精微的吸收。水谷之精化生水谷之气
生气之主	肺	肺主气，主司宗气的生成，在气的生成过程中占有重要地位

3. 人体之气的功能

（1）推动与调控作用

1）气的推动作用：指气中属阳部分（阳气）的激发、兴奋、促进等作用。主要体现于：①激发和促进人体的生长发育及生殖功能；②激发和促进各脏腑经络的生理功能；③激发和促进精血津液的生成及运行输布；④激发和兴奋精神活动。

2）气的调控作用：指气中属阴部分（阴气）的减缓、抑制、宁静等作用。主要体现于：①抑制和减缓人体的生长发育及生殖功能；②抑制和宁静各脏腑经络的生理功能；③抑制和减缓精血津液的生成及运行输布；④抑制和宁静精神活动。

（2）温煦与凉润作用

1）气的温煦作用：指气中属阳部分（阳气）的促进产热，消除寒冷，使人体温暖的作用。气的温煦作用对人体有重要的生理意义：①温煦机体，维持相对恒定的体温；②温煦各脏腑、经络、形体、官窍，助其进行正常的生理活动；③温煦精血津液，助其正常疏泄、循行、输布。

2）气的凉润作用：指气中属阴部分（阴气）的抑制产热，消除热量，使人体寒凉的作用。气的凉润作用对人体有重要的生理意义：①凉润机体，维持相对恒定的体温；②凉润各脏腑、经络、形体、官窍，防其生理功能过亢；③凉润精血津液，防其过度代谢和运行失常。

人体体温的恒定、脏腑功能的稳定发挥及精血津液的正常运行输布，是一身之气中阳气部分的温煦作用和阴气部分的凉润作用对立统一的结果。

（3）防御作用：气既能护卫肌表，防御外邪入侵，同时也可以祛除侵入人体内的病邪。《素问遗篇·刺法论》说：“正气存内，邪不可干。”说明气的防御功能正常，则邪气不易入侵。若气的防御作用低下，邪气易于入侵而发生疾病。故《素问·评热病论》说：“邪之所凑，其气必虚。”

（4）固摄作用：指气对体内血、津液、精等液态物质的固护、统摄和控制作用，防止其无故流失，保证它们发挥正常的生理作用。气的固摄作用表现为：①统摄血液，使其在脉中正常运行，防止其逸出脉外；②固摄汗液、尿液、唾液、胃液、肠液，控制其分泌量、排泄量，使之有度而规律地排泄，防止其过多排出及无故流失；③固摄精液，防止其妄泄。

（5）中介作用：指气能感应传导信息以维系机体的整体联系。

4. 人体之气的分类 人体之气，因其生成来源、分布部位及功能特点的不同而有着各自不同的名称。

	元气	宗气	营气	卫气
定义	是人体最根本、最重要的气，是人体生命活动的原动力	是由谷气与自然界清气相结合而积聚于胸中的气，属后天之气的范畴。宗气的生成直接关系到一身之气的盛衰	是行于脉中而具有营养作用的气	是运行于脉外而具有保卫作用的气
生成	由肾精化生	脾胃运化的水谷之精所化生的水谷之气和肺从自然界中吸入的清气二者相结合生成	由水谷精微中的精华部分化生	由水谷精微中的慓悍滑利部分化生
分布运行	根于命门，通过三焦流行于全身	聚于胸中，通过上出息道（呼吸道），贯注心脉及沿三焦下行的方式布散全身	行于脉中，运行全身	在脉外运行
功能	①推动和调节人体的生长发育和生殖功能；②推动和调控各脏腑、经络、形体、官窍的生理活动	①走息道以行呼吸；②贯心脉以行血气；③下蓄丹田以资先天	①化生血液；②营养全身	①防御外邪；②温养全身；③调控腠理

5. 人体之气的气化　气的运动称之为气机。升降出入是气运动变化的基本形式。气的运动而产生的各种变化称为气化。

气化的形式多种多样。体内精气血津液各自的代谢及其相互转化，是气化的基本形式。

细目三　血

1. 血的基本概念　血是循行于脉中而富有营养的红色液态物质，又称血液。它是构成人体和维持人体生命活动的基本物质之一，具有很高的营养和滋润作用。血液必须在脉管中循行，才能发挥其正常的生理效应。如因某些原因而致血液逸出于脉外，则失去其正常的生理作用，即为出血，又称为“离经之血”。

2. 血的生成

（1）血液生化之源

1）水谷之精化血：中焦脾胃受纳运化饮食水谷，吸取其中的精微物质，即所谓“汁”，其中包含营气和津液，二者进入脉中，变化而成红色的血液。

2）肾精化血：精与血之间存在着相互资生和相互转化的关系，因而肾精充足，则可化为肝血以充实血液。

（2）与血生成相关的脏腑：①脾胃是血液生化之源。②心肺对血液的生成起重要作用。③肾藏精，精生髓。

3. 血的运行

（1）影响血液运行的因素：①血液的正常运行需要气的推动与调控作用的协调、温煦与凉润作用的平衡。②血的运行还需要气的固摄作用的发挥。③血的运行需要脉道的完好无损与通畅无阻。④血的运行还与血液的清浊及黏稠状态相关。⑤血液的或寒或热，直接影响着血运的或迟或速。⑥阳邪侵入则阳盛，易致血液妄行；阴邪侵袭则阴盛，可致血行缓慢，甚至出现瘀血。

（2）影响血液运行的相关脏腑：心、肝、脾、肺等脏生理功能的相互协调与密切配合，共同保证了血液的正常运行。心阳的推动和温煦、肺气的宣发与肃降、肝气的疏泄是推动和促进血液运行的重要因素。心阴的宁静与凉润、脾气的统摄、肝气的藏血是控制和固摄血液运行的重要因素。

4. 血的功能

血的功能	含义	生理表现	病理表现
濡养作用	血液由水谷精微所化生，含有人体所需的丰富的营养物质，对全身各脏腑组织器官起着濡养和滋润作用	血量充盈，濡养作用正常，则面色红润、肌肉壮实、皮肤和毛发润泽、感觉灵敏、运动自如	血量亏少，濡养作用减弱，则可能出现面色萎黄、肌肉瘦削、肌肤干涩、毛发不荣、肢体麻木或运动无力失灵等
	血液亦是化生经水、乳汁，养育胎儿，哺育婴儿的物质基础	经水按期而至，经量适中、乳汁充足	血液亏虚，则经水无源，乳汁亦见缺少，可见经少，甚则经闭，以及缺乳等
化神作用	血是机体精神活动的主要物质基础。人体的精神活动必须得到血液的营养。只有物质基础充盛，才能产生充沛而舒畅的精神活动	人体血气充盛，则精力充沛，神志清晰，感觉灵敏，思维敏捷	血液亏耗，血行异常时，都可能出现不同程度的精神方面的病症，如精神疲惫、健忘、失眠、多梦、烦躁、惊悸，甚至神志恍惚、谵妄、昏迷

细目四　津液

1. 津液的基本概念　津液，是机体一切正常水液的总称，包括各脏腑、形体、官窍的内在液体及其正常的分泌物。津液是构成人体和维持生命活动的基本物质之一。

津液是津和液的总称。质地较清稀，流动性较大，布散于体表皮肤、肌肉和孔窍，并能渗入血脉之内，起滋润作用的，称为津。质地较浓稠，流动性较小，灌注于骨节、脏腑、脑、髓等，起濡养作用的，称为液。

2. 津液的生成输布与排泄

（1）津液的生成：津液来源于饮食水谷，通过脾胃的运化及有关脏腑的生理功能而生成。胃主受纳腐熟，"游溢精气"而吸收饮食水谷的部分精微。小肠泌别清浊，将水谷精微和水液大量吸收后并将食物残渣下送大肠。大肠主津，在传导过程中吸收食物残渣中的水液，促使糟粕成形为粪便。

（2）津液的输布：津液的输布主要是依靠脾、肺、肾、肝和三焦等脏腑生理功能的协调配合来完成的：①脾气转输布散津液。②肺气宣降以行水。③肾气蒸腾气化水液。④肝气疏泄促水行。⑤三焦决渎利水道。

（3）津液的排泄：津液的排泄主要通过排出尿液和汗液来完成。除此之外，呼气和粪便也将带走一些水分。因此，津液的排泄主要与肾、肺、大肠的生理功能有关。由于尿液是津液排泄的最主要途径，因此肾在津液排泄中的地位最为重要。

3. 津液的功能　①滋润濡养。②充养血脉。③调节体温。

细目五　神

1. 人体之神的基本概念　人体之神是人体生命活动的主宰及其外在总体表现的统称。人体之神的含义有广义与狭义之分：广义之神指人体生命活动的主宰及其外在的表现，包括形色、眼神、言谈、表情、应答、举止、精神、情志、声息、脉象等方面；狭义之神指人的意识、思维、情感等精神活动。

2. 人体之神的生成

（1）人体内的精气血津液，是神产生的物质基础。

（2）脏腑精气对自然环境与社会环境的各种刺激作出应答，便产生了意识、思维、情感等精神活动。

3. 人体之神的分类　人体之神有广义与狭义之分，而狭义之神又有五神、情志及思维活动之别。

分类	包含内容	与脏腑的关系	主导
五神	神、魂、魄、意、志	心藏神，肺藏魄，肝藏魂，脾藏意，肾藏志	心神的统摄
情志	七情是喜、怒、忧、思、悲、恐、惊；五志是喜、怒、忧、思、恐	心在志为喜，肝在志为怒，肺在志为忧，脾在志为思，肾在志为恐	
思维活动	意、志、思、虑、智	所以任物者谓之心，心有所忆谓之意，意之所存谓之志，因志而存变谓之思，因思而远慕谓之虑，因虑而处物谓之智	

4. 人体之神的作用 ①调节精气血津液的代谢。②调节脏腑的生理功能。③主宰人体的生命活动。

细目六 精、气、血、津液之间的关系

1. 气与血的关系

气与血的关系	具体表现	含义
气为血之帅	①气能生血	气能参与、促进血液的化生
	②气能行血	气能推动与调控血液在脉中稳定运行
	③气能摄血	气能控制血液在脉中正常循行而不逸出脉外
血为气之母	①血能养气	血液对气的濡养作用，血足则气旺
	②血能载气	气存于血中，依附于血而不致散失，赖血之运载而运行全身

2. 气与津液的关系

气与津液的关系	具体表现	含义
气对津液的作用	①气能生津	气是津液生成的动力。津液的生成依赖于气的推动作用和气化作用
	②气能行津	气是津液在体内正常输布运行的动力。津液的输布、排泄等代谢活动离不开气的推动与调控作用的协调和升降出入运动的有序
	③气能摄津	气的固摄作用可以防止体内津液无故地大量流失
津液对气的作用	①津能生气	津液在输布过程中受到各脏腑阳气的蒸腾温化，可以化生为气，以敷布于脏腑、组织、形体、官窍，促进正常的生理活动
	②津能载气	津液是气运行的载体之一。在血脉之外，气的运行必须依附于津液，否则也会使气漂浮失散而无所归

3. 精、血、津液之间的关系

精、血、津液之间的关系	含义	临床意义
精血同源	精与血都由水谷精微化生和充养，化源相同。两者之间又相互资生、相互转化，并都具有濡养和化神等作用	肝藏血，肾藏精，精血同源也称“肝肾同源”或“乙癸同源”。精血过度耗损，则出现肝肾两虚
津血同源	血和津液都由饮食水谷精微所化生，都具有滋润濡养作用。二者之间可以相互资生、相互转化	《灵枢·营卫生会》有“夺血者无汗，夺汗者无血”之论

4. 精、气、神之间的关系 精是生命产生的本原，气是生命维系的动力，神是生命活动的体现及主宰。精、气、神三者为人身之“三宝”，可分而不可离。

精、气、神之间的关系	含义	临床意义
气能化精、摄精	气的运行不息能促进精的化生。气又能固摄精，防止其无故耗损外泄	精亏或失精等病证，采用补气生精、补气固精的治疗方法
精能化气	人体之精在气的推动激发作用下可化生为气	精为气化生的本源，各脏之精充足则各脏之气化生充沛，自能推动和调控各脏腑形体官窍的生理活动
精气化神	精与气都是神得以化生的物质基础。神必须得到精和气的滋养才能正常发挥作用。精盈则神明，精亏则神疲	《黄帝内经》倡导“积精全神”以养生。气充则神明，气虚则神衰，故称气为“神之母”
神驭精气	神以精气为物质基础，但神又能驭气统精。人体脏腑形体官窍的功能活动及精、气、血等物质的新陈代谢，都必须受神的调控和主宰	形是神之宅，但神乃形之主。神安则精固气畅，神荡则精失气衰

第十单元　经　络

细目一　经络学说概述

1. 经络的基本概念　经络，是经脉和络脉的总称，是运行全身气血，联络脏腑形体官窍，沟通上下内外，感应传导信息的通路系统，是人体结构的重要组成部分。

2. 经络系统的组成　人体的经络系统由经脉、络脉及其连属部分组成。

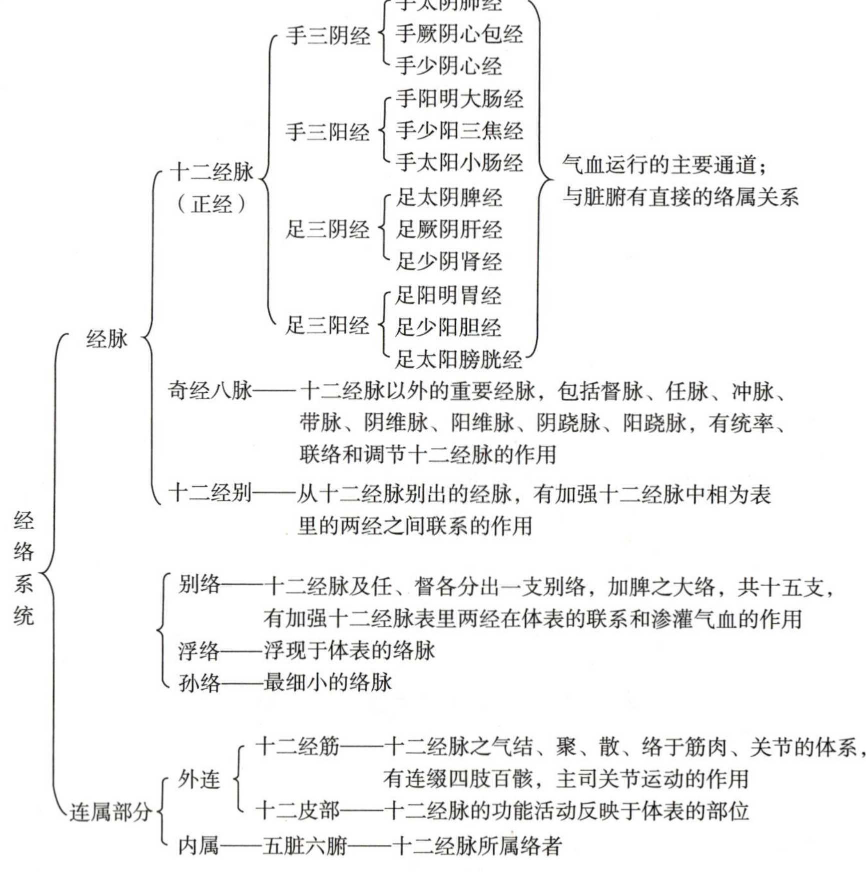

图2　经络系统组成示意图

细目二　十二经脉

1. 十二经脉的走向规律　记忆歌诀：手之三阴胸内手，手之三阳手外头；足之三阳头外足，足之三阴足内腹（胸）。

手三阳经从手走头，足三阳经从头走足，手足六阳经均行经头面部，故称“头为诸阳之会”。

2. 十二经脉的交接规律　①相为表里的阴经与阳经在四肢末端交接。②同名手足阳经在头面部交接。③异名的手足阴经在胸部交接。

3. 十二经脉的分布规律

（1）头面部的分布规律

经脉名称		头面部分布规律
阳明经	手	面部
	足	面部、额部
少阳经		侧头部
太阳经	手	面颊部
	足	头顶和头后部

（2）四肢部的分布规律

		前缘	中线	后缘
上肢	内侧面	太阴（肺）	厥阴（心包）	少阴（心）
	外侧面	阳明（大肠）	少阳（三焦）	太阳（小肠）
下肢	内侧面	太阴（脾）	厥阴（肝）	少阴（肾）
	外侧面	阳明（胃）	少阳（胆）	太阳（膀胱）

特殊记忆：下肢内侧，内踝尖上 8 寸以下为厥阴在前，太阴在中，少阴在后；内踝尖上 8 寸以上则太阴在前，厥阴在中，少阴在后。

（3）躯干部的分布规律

经脉名称		躯干部分布规律
手三阴经		从胸部浅出于腋下
手三阳经		行于肩部和肩胛部
足三阳经	阳明经	前（胸腹面）
	少阳经	侧面
	太阳经	后（背面）
足三阴经		腹胸面（由中线向外依次是足少阴肾经、足阳明胃经、足太阴脾经和足厥阴肝经）

4. 十二经脉的表里关系

	表	里
手经	手阳明大场经	手太阴肺经
	手少阳三焦经	手厥阴心包经
	手太阳小肠经	手少阴心经

续表

	表	里
足经	足阳明胃经	足太阴脾经
	足少阳胆经	足厥阴肝经
	足太阳膀胱经	足少阴肾经

5. 十二经脉的流注次序

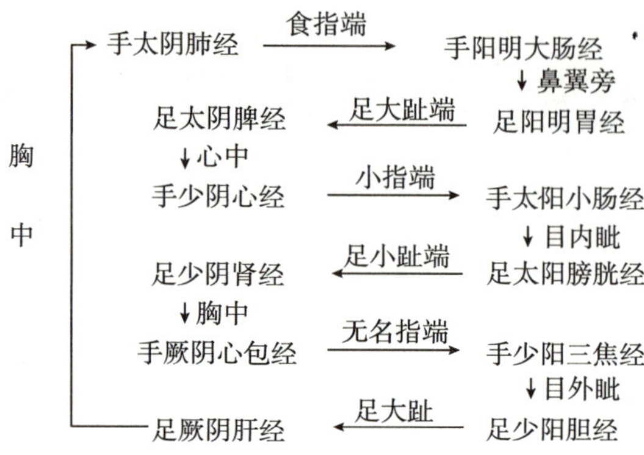

图3 十二经脉的流注次序示意图

6. 十二经脉循行中的重要部位和交接点

重要部位和交接点	经脉
舌	脾经连舌本，散舌下；肾经循喉咙，夹舌本
齿	大肠经连下齿；胃经连上齿（记忆要点：上胃下大肠）
喉咙	肺经联络喉咙（少商为咽痛要穴；列缺任脉连肺系）
目眦	既到目内眦，又走目外眦的经脉是小肠经
阴器	足厥阴肝经

细目三　奇经八脉

1. 奇经八脉的含义及功能

（1）含义：奇经八脉，是督脉、任脉、冲脉、带脉、阴跷脉、阳跷脉、阴维脉、阳维脉的总称。奇经是与正经相对而言的，由于其分布不如十二经脉那样有规律，与五脏六腑没有直接的属络联系，相互之间也没有表里关系，又异于十二正经，故曰“奇经”。又因其数有八，故曰“奇经八脉”。

（2）功能：①密切十二经脉的联系；②调节十二经脉气血；③与奇恒之腑关系密切。

2. 督脉、任脉、冲脉、带脉、跷脉和维脉的循行特点和基本功能

（1）督脉

1）循行特点：督脉起于胞中，下出会阴，沿脊柱里面上行，至项后风府穴处进入颅内，络脑，并由项沿头部正中线，经头顶、额部、鼻部、上唇，到上唇系带处。分支：从脊柱里面分出，络肾。分支：从小腹内分出，直上贯脐中央，上贯心，到喉部，向上到下颌部，环绕口唇，再向上到两眼下部的中央。

2）基本功能：①调节阳经气血，为“阳脉之海”；②与脑、髓和肾的功能有关。

（2）任脉

1）循行特点：任脉起于胞中，下出会阴，经阴阜，沿腹部和胸部正中线上行，至咽喉，上行至下颌部，环绕口唇，沿面颊，分行至目眶下。分支：由胞中别出，与冲脉相并，行于脊柱前。

2）基本功能：①调节阴经气血，为“阴脉之海”；②任主胞胎。

（3）冲脉

1）循行特点：冲脉起于胞中，下出会阴，从气街部起与足少阴经相并，夹脐上行，散布于胸中，再向上行，经喉，环绕口唇，到目眶下。分支：从少腹输注于肾下，浅出气街，沿大腿内侧进入腘窝，再沿胫骨内缘，下行到足底。分支：从内踝后分出，向前斜入足背，进入大趾。分支：从胞中分出，向后与督脉相通，上行于脊柱内。

2）基本功能：①调节十二经气血，又称其为“十二经脉之海”“血海”；②与女子月经及孕育功能有关。

（4）带脉

1）循行特点：带脉起于季胁，斜向下行到带脉穴，绕身一周，并于带脉穴处再向前下方沿髂骨上缘斜行到少腹。

2）基本功能：①约束纵行诸经；②固护胞胎。

（5）跷脉的基本功能：①主司下肢运动；②司眼睑开阖。

（6）维脉的基本功能：①阴维脉维系联络全身阴经；②阳维脉维系联络全身阳经。

细目四　经别、别络、经筋、皮部

1. 经别的概念、特点和生理功能

（1）经别的概念：经别，即别行的正经。十二经别，是从十二经别行分出，深入躯体深部，循行于胸腹及头部的重要支脉。

（2）经别的分布特点：十二经别，多分布于肘膝、脏腑、躯干、颈项及头部。其循行分布特点，可用“离、入、出、合”来加以概括。

（3）经别的生理功能：①加强十二经脉表里两经在体内的联系；②加强体表与体内、四肢与躯干的向心性联系；③加强十二经脉和头面部的联系；④扩大十二经脉的主治范围；⑤加强足三阴、足三阳经脉与心脏的联系。

2. 别络的概念、特点和生理功能

（1）别络的概念：别络，也是从经脉分出的支脉，大多分布于体表。别络有十五条，即十二经脉各有一条，加之任脉、督脉的别络和脾之大络。另外，若再加胃之大络，也可称为“十六别络”。

（2）别络的特点：在四肢部，十二经脉的别络都是从四肢肘、膝以下分出，阴经的络脉走向与其相为表里的阳经，阳经的络脉走向与其相为表里的阴经，以沟通表里两经。在躯干部，共有三络分布于身前、身后、身侧，即任脉的络脉散布于腹部，督脉的络脉行于背部，散于头上并别走足太阳经，脾之大络散布于胸胁部。

（3）别络的生理功能：①加强十二经脉表里两经在体表的联系；②加强人体前、后、侧面统一联系，统率其他络脉；③渗灌气血以濡养全身。

3. 经筋的概念、特点和生理功能

（1）经筋的概念：经筋，是十二经脉之气濡养和支持筋肉骨节的体系，为十二经脉的附属部分，具有约束骨骼、屈伸关节的作用。

（2）经筋的特点：经筋均起于四肢末端，走向头身。

（3）经筋的生理功能：经筋多附于骨和关节，具有约束骨骼、主司关节运动的作用。

4. 皮部的概念和应用

（1）皮部的基本概念：皮部，是十二经脉及其所属络脉在体表的分区，经气布散之所在，具有保卫机体、抗御外邪的作用，并能反映十二经脉的病证。

（2）皮部的应用：①用于疾病的诊断：由于十二皮部分属于十二经脉，而十二经脉又内属于脏腑，所以脏腑、经络的病变亦能在相应的皮部分区反映出来。故在临床上观察不同部位皮肤的色泽和形态变化，即可以诊断某些脏腑、经络的病变。②用于疾病的治疗：通过对浅表皮部的刺激和渗透作用，结合经络穴位的敷贴、药浴、温灸、热熨、梅花针等疗法，可温通气血、疏通经络、增强机体抗病能力，治疗内在脏腑的病变。

细目五　经络的生理功能和经络学说的应用

1. 经络的生理功能　①沟通联系作用；②运输渗灌作用；③感应传导作用；④调节作用。

2. 经络学说的应用

（1）阐释病理变化及其传变：①外邪由表传里的途径；②体内病变反映于外的途径；③脏腑病变相互传变的途径。

（2）指导疾病的诊断：①循经诊断；②分经诊断。

（3）指导疾病的治疗：①指导针灸推拿治疗；②指导药物治疗。

第十一单元　体　质

细目一　体质的概念和构成

1. 体质的概念　体质是指人体生命过程中在先天禀赋和后天获得的基础上所形成的形态结构、生理功能和心理状态方面综合的相对稳定的固有特质。

2. 体质的构成　①形态结构的差异性；②生理功能的差异性；③心理状态的差异性。

3. 体质的特点　①先天遗传性；②差异多样性；③形神一体性；④群类趋同性；⑤相对稳定性；⑥动态可变性；⑦连续可测性；⑧后天可调性。

细目二　体质的生理学基础

1. 体质与脏腑精气血津液的关系

（1）体质与脏腑经络的关系：脏腑经络的盛衰偏倾决定体质的差异。

（2）体质与精气血津液的关系：精气血津液是决定体质特征的重要物质基础，其中精的多少优劣是体质差异的根本。

2. 影响体质的因素　①先天禀赋；②年龄因素；③性别差异；④饮食因素；⑤劳逸所伤；⑥情志因素；⑦地理因素；⑧疾病针药及其他因素。

细目三　体质学说的应用

1. 体质与病因病机　①决定个体对某些病因的易感性；②决定病变的从化和传变。

2. 体质与诊治

（1）指导辨证

（2）指导治疗：①区别体质特征而治；②根据体质特征注意针药宜忌；③兼顾体质特征，重视善后调理。

3. 体质与养生　根据各自不同的体质特征，选择相应的措施和方法。

第十二单元　病　因

细目一　六淫

1. 六淫的概念　六淫，指风、寒、暑、湿、燥、火（热）六种外感病，又称为“六邪”。

2. 六淫的共同致病特点　①外感性；②季节性；③地域性；④相兼性。

3. 六淫各自的性质及致病特点

（1）风邪的性质及致病特点：①风性轻扬开泄，易袭阳位；②风性善行而数变；③风性主动；④风为百病之长。

（2）寒邪的性质及致病特点：①寒为阴邪，易伤阳气；②寒性凝滞主痛；③寒性收引。

（3）暑邪的性质及致病特点：①暑为阳邪，其性炎热；②暑性升散，易扰心神，易伤津耗气；③暑多夹湿。

（4）湿邪的性质及致病特点：①湿为阴邪，易伤阳气；②湿性重浊；③湿性黏滞，易阻气机；④湿性趋下，易袭阴位。

（5）燥邪的性质及致病特点：①燥性干涩，易伤津液；②燥易伤肺。

（6）火（热）邪的性质及致病特点：①火热为阳邪，其性燔灼趋上；②火热易扰心神；③火热易伤津耗气；④火热易生风动血；⑤火邪易致疮痈。

易混考点解析

暑邪和火热之邪的比较

	相同点	不同点
暑邪	均为阳邪，其性炎热，易于扰神、伤津、耗气	暑性升散，暑多夹湿
火热之邪		火热之邪燔灼趋上，易于生风动血，易致疮痈

寒邪和湿邪的比较

	相同点	不同点
寒邪	均为阴邪，易伤人体阳气	寒性凝滞，寒性收引
湿邪		湿性黏滞，湿性重浊，湿性趋下，易袭阴位

细目二　疠气

1. 疠气的概念　疠气，是一类具有强烈致病性和传染性病邪的统称，又称为“疫毒”“疫气”“异气”“戾气”“毒气”“乖戾之气”等。

疠气可通过空气传染，多从口鼻侵犯人体而致病，也可随饮食污染、蚊虫叮咬、虫兽咬伤、皮肤接触、性接触、血液传播等途径感染而发病。

疠气种类繁多，其所引起的疾病，统称为疫疠，又称疫病、瘟病，或瘟疫病。

2. 疠气的致病特点　①发病急骤，病情危笃；②传染性强，易于流行；③一气一病，症状相似。

易混考点解析

六淫与疠气的比较

	相同点	不同点
六淫	均属于外感病邪，从肌表或口鼻侵入人体	外感性、季节性、地域性、相兼性、不具有传染性
疠气		传染性、流行性

细目三　七情内伤

1. 七情内伤的基本概念　七情，指喜、怒、忧、思、悲、恐、惊七种正常的情志活动，是人体脏腑生理和精神活动对内外环境变化产生的情志反应，一般不会导致或诱发疾病。

七情内伤，指喜、怒、忧、思、悲、恐、惊七种引发和诱发疾病的情志活动。过于突然、强烈或持久不解的七情反应，超越了人体生理和心理的适应和调节能力，导致脏腑精气损伤，功能失调；或人体正气虚弱，脏腑精气虚衰，对情志刺激的适应和调节能力低下，引发或诱发疾病时，七情则成为病因。因病从内发，故而称之为“七情内伤”。

2. 七情与脏腑精气的关系 情志活动与脏腑精气有着密切的关系。五脏精气是情志活动产生和保持正常的物质基础。

3. 七情内伤的致病特点

（1）直接伤及内脏：①损伤相应之脏：过喜则伤心，过怒则伤肝，过度思虑则伤脾，悲忧过度则伤肺，过恐则伤肾；②首先影响心神；③数情交织，易伤心肝脾；④易损伤潜病之脏腑。

（2）影响脏腑气机：怒则气上，喜则气缓，悲则气消，恐则气下，惊则气乱，思则气结。

（3）多发为情志病

（4）影响病情变化

细目四　饮食失宜

饮食失宜		致病特点
饮食不节	过饥	一方面因气血亏虚而脏腑组织失养，功能衰退，全身虚弱；另一方面因正气不足，抗病力弱，易感邪而发病
	过饱	轻则饮食积滞不化，以致“宿食”内停；重则食滞日久，可致脾胃大伤，或可聚湿、化热、生痰而变生他病
饮食不洁	指因食用不清洁、不卫生，或陈腐变质，或有毒的食物而成为致病因素。饮食不洁所致病变以胃肠病为主	
饮食偏嗜	寒热偏嗜	如偏食生冷寒凉之品日久，则易损伤脾胃阳气，导致寒湿内生；如偏嗜辛温燥热饮食日久，则易致肠胃积热等
	五味偏嗜	五味各入五脏，如果长期嗜好某种性味的食物，就会导致该脏的脏气偏盛，功能失调而发生多种病变
	食类偏嗜	过食肥甘厚味，可聚湿、生痰、化热，易致肥胖、眩晕、中风、胸痹、消渴等病变。若嗜酒成癖，久易聚湿、生痰、化热而致病，甚至变生癥积

细目五　劳逸失度

劳逸失度		致病特点
过度劳累	劳力过度	①过度劳力而耗气，出现少气懒言、体倦神疲、喘息汗出等；②劳伤筋骨
	劳神过度	长思久虑，暗耗心血，损伤脾气，以致心神失养而心悸、健忘、失眠、多梦，或脾失健运而纳少、腹胀、便溏、消瘦
	房劳过度	耗伤肾精肾气而致病，常见腰膝酸软、眩晕耳鸣、精神萎靡、性功能减退、早衰
过度安逸	体力过逸	①安逸少动，气机不畅；②阳气不振，正气虚弱；③长期用脑过少，加之阳气不振，可致神气衰弱，常见精神萎靡、健忘、反应迟钝等
	脑力过逸	

细目六　痰饮

1. 痰饮的概念 痰饮是人体水液代谢障碍所形成的病理产物。

痰饮分类		特点
痰	有形	视之可见，闻之有声，触之有形
	无形	见其征象，不见其形质
饮	痰饮	水走肠间，沥沥有声
	悬饮	饮停胸胁，咳唾引痛
	溢饮	饮溢四肢，身体疼重
	支饮	饮停胸膈，喘息不得卧

2. 痰饮的形成 多因外感六淫，或七情内伤，或饮食不节等，以致脏腑功能失调，气化不利，水液代谢障碍，津液停聚而形成。由于肺、脾、肾、肝及三焦等对水液代谢起着重要作用，故痰饮的形成，多与肺、脾、肾、肝及三焦的功能失常密切相关。

3. 痰饮的致病特点 ①阻滞气血运行；②影响水液代谢；③易于蒙蔽心神；④致病广泛，变幻多端。

细目七 瘀血

1. 瘀血的概念 瘀血是指体内因血行滞缓或血液停积而形成的病理产物，又称“恶血”“衃血”“蓄血”“败血”“污血”等。瘀血既是病理产物，又是具有致病作用的“死血”。“瘀血”与“血瘀”的概念不同。血瘀是指血液运行不畅或血液瘀滞不通的病理状态，属于病机学概念。瘀血是指具有致病性的病理产物，属于病因学概念。

2. 瘀血的形成 凡是影响血液正常运行，引起血液运行不畅，或致血离经脉而瘀积的内外因素，均可导致瘀血。

（1）血出致瘀：①各种外伤，如跌打损伤、金刃所伤、手术创伤；②脾不统血、肝不藏血、热灼脉络；③妇女经行不畅、流产。

（2）血行不畅致瘀：①气滞致瘀；②因虚致瘀（气虚而推动无力、阳虚而脉道失于温通、阴虚而脉道失于柔润、津液亏虚而无以充养血脉）；③血寒致瘀；④血热致瘀。

3. 瘀血的致病特点 ①易于阻滞气机；②影响血脉运行；③影响新血生成；④病位固定，病证繁多。

4. 瘀血致病的症状特点 ①疼痛：多为刺痛，痛处固定不移，拒按，夜间痛甚；②肿块：瘀血积于皮下或体内则可见肿块，肿块部位固定；③出血：因瘀血阻滞，损伤血络，血溢脉外而见出血色紫黯，或夹有瘀血块；④色紫黯：一是面色紫黯，口唇、爪甲青紫等；二是舌质紫黯，或舌有瘀斑、瘀点等；⑤可出现肌肤甲错，脉涩或脉结代等。

第十三单元 发 病

细目一 发病的基本原理

1. 正气与邪气的概念

（1）正气的基本概念：正气，相对“邪气”而言，指人体内具有抗病、祛邪、调节、修复等作用的一类细微物质。正气含有阴气、阳气两部分。阴气能抵抗阳邪的侵袭，并能抑制、祛除阳邪，阻止阳热病证的发展以使病情向愈；阳气能抵抗阴邪的入侵，并能制约、祛除阴邪，阻止阴寒病证的传变并使之康复。

正气的防御作用主要表现为：①抵御外邪；②祛除病邪；③修复调节；④维持脏腑经络功能的协调，防止痰饮、瘀血、结石等病理产物以及内风、内寒、内湿、内燥、内火等内生五“邪”的产生。

（2）邪气的基本概念：邪气，泛指各种致病因素，简称为“邪”，包括由外而入或由体内产生的各种具有致病作用的因素，如六淫、疠气、外伤、虫兽伤、寄生虫、七情内伤、饮食失宜、痰饮、瘀血、结石等。

邪气对机体的损害作用：①导致生理功能失常；②造成脏腑组织的形质损害；③改变体质类型。

2. 发病的原理

（1）正气不足是疾病发生的基础：①正虚感邪而发病；②正虚生邪而发病；③正气强弱可决定发病的证候性质。

（2）邪气是发病的重要条件：①邪气是疾病发生的原因；②影响发病的性质、类型和特点；③影响病情和病位；④某些情况下主导疾病的发生。

（3）邪正相搏的胜负与发病：正胜邪退则不发病；邪胜正负则发病。

细目二　影响发病的主要因素

1. 环境　①气候变化；②地域因素；③生活工作环境；④社会环境。

2. 体质　①决定发病倾向；②决定对某种病邪的易感性；③决定某些疾病发生的证候类型。

3. 精神状态　精神状态好，情志舒畅，气机通畅，气血调和，脏腑功能协调，则正气强盛，邪气难以入侵，或虽受邪也易祛除。

细目三　发病类型

1. 感邪即发　又称为猝发、顿发，即感邪后立即发病。

2. 徐发　又称为缓发，指感邪后缓慢发病。

3. 伏而后发　指感受邪气后，并不立即发病，病邪在机体内潜伏一段时间，或在诱因的作用下，过时而发病。

4. 继发　指在原发疾病的基础上，继发新的疾病。

5. 合病与并病　合病，指外感病初起时两经同时受邪而发病；并病，指一经病证未罢又出现另一经病证的发病特点。

6. 复发　指疾病初愈或慢性疾病的缓解阶段，在某些诱因的作用下，引起疾病再度发作或反复发作的一种发病形式。

第十四单元　病　机

病机，即疾病发生、发展与变化的规律和机理。《素问·至真要大论》总结归纳了脏腑病机和六气病机，被后世称为“病机十九条”：“诸风掉眩，皆属于肝；诸寒收引，皆属于肾；诸气膹郁，皆属于肺；诸湿肿满，皆属于脾；诸热瞀瘛，皆属于火；诸痛痒疮，皆属于心；诸厥固泄，皆属于下；诸痿喘呕，皆属于上；诸禁鼓栗，如丧神守，皆属于火；诸痉项强，皆属于湿；诸逆冲上，皆属于火；诸胀腹大，皆属于热；诸躁狂越，皆属于火；诸暴强直，皆属于风；诸病有声，鼓之如鼓，皆属于热；诸病胕肿，疼酸惊骇，皆属于火；诸转反戾，水液浑浊，皆属于热；诸病水液，澄澈清冷，皆属于寒；诸呕吐酸，暴注下迫，皆属于热”。

细目一　邪正盛衰

1. 邪正盛衰与虚实变化

（1）虚实病机

病机类型	实	虚
概念	指以邪气亢盛为主，而正气未衰，正邪激烈相争，出现一系列以太过、亢奋、有余为特征的一种病理变化	指以正气虚损为主，而邪气已退或不明显，正邪难以激烈相争，出现一系列以虚弱、衰退和不足为特征的一种病理变化

续表

病机类型	实	虚
临床表现	壮热、狂躁、声高气粗、腹痛拒按、二便不通、脉实有力、舌苔厚腻	神疲体倦、面色无华、气短、自汗、盗汗，或五心烦热，或畏寒肢冷、脉虚无力
常见情况	外感六淫和疠气致病的初期和中期，或由于湿、痰、水饮、食积、气滞、瘀血等引起的内伤病变	素体虚弱，精气不充；或外感病的后期及各种慢性病证日久，耗伤人体的精血津液；或因暴病吐利、大汗、亡血等致使正气脱失的病变

（2）虚实变化

病机类型		概念	举例
虚实错杂	虚中夹实	以正虚为主，又兼有实邪为患的病理变化	脾虚湿滞病变
	实中夹虚	以邪实为主，又兼有正气虚损的病理变化	邪热炽盛兼津液损伤之证
虚实真假	真实假虚	病机的本质为“实”，但表现出“虚”的假象，又称为“大实有羸状”	瘀血内阻而出现的妇女崩漏下血；热结肠胃而见泻下稀水臭秽的“热结旁流”
	真虚假实	病机的本质为“虚”，但表现出“实”的假象，又称为“至虚有盛候”	脾气虚腹胀；血虚经闭

2. 邪正盛衰与疾病转归

邪正盛衰	疾病转归
正盛邪退	好转和痊愈
邪去正虚	重病的恢复期，最终转归趋向好转、痊愈
邪盛正衰	疾病趋于恶化、危重，甚至向死亡方面转归
邪正相持	病势处于迁延状态
正虚邪恋	疾病缠绵难愈

易混考点解析

虚和实的比较

病机类型	概念	病机特点	好发阶段	临床表现
虚	指正气不足，是以正气虚损为矛盾主要方面的一种病理状态	正气亏虚，邪气不盛，正邪斗争不激烈	素体虚弱或疾病后期，以及多种慢性病证	虚弱、衰退和不足的证候，可见神疲体倦、面色无华、气短、自汗、盗汗，或五心烦热，或畏寒肢冷、脉虚无力
实	指邪气亢盛，是以邪盛为矛盾主要方面的病理状态	邪气亢盛，正气不亏，正邪剧烈交争	外感病初期和中期，或由于痰、食、水、饮等留滞于体内而引起的病证	病理性反应比较剧烈的证候，外感病实证常见壮热、狂躁、声高气粗、腹痛拒按、二便不通、脉实有力、舌苔厚腻等；而内伤病实证则表现为痰涎壅盛、食积不化、水湿泛滥、气滞血瘀等各种病变

真虚假实和真实假虚的比较

病机类型	概念	病机本质	举例
真实假虚	指病机的本质为“实”，但表现出“虚”的临床假象，又称“大实有羸状”	实	饮食积滞导致的腹泻，其中食积（实）为病变的本质，但是出现泻下（假虚）之象
真虚假实	指病机的本质为“虚”，但表现出“实”的临床假象，又称“至虚有盛候”	虚	脾虚所致的腹胀，其中脾虚（虚）为病变的本质，但是由于脾运化无力，导致腹胀（假实）之象

细目二　阴阳失调

1. 阴阳偏盛　指人体在邪正斗争及其盛衰变化中，阴或阳一方病理性亢盛的病变，属于“邪气盛则实”的实性病机。

病机类型	阳偏盛	阴偏盛
概念	即阳盛，指机体在疾病过程中所出现的一种阳气病理性偏盛、功能亢奋、机体反应性增强、热量过剩的病理变化	即阴盛，指机体在疾病过程中所出现的一种阴气病理性偏盛、功能抑制、热量耗伤过多的病理变化
病机特点	阳盛而阴未虚	阴盛而阳未虚
形成原因	感受温热阳邪；或阴邪从阳化热；或情志内伤，五志过极化火；或气滞、血瘀、食积等郁而化热	感受寒湿阴邪；或过食生冷，寒邪中阻
证候特点	实热证——热、动、燥	实寒证——寒、静、湿
临床表现	壮热、烦渴、面红、目赤、尿黄、便干、苔黄、脉数	形寒、肢冷、蜷卧、舌淡而润、脉迟
病机转化	阳偏盛（实热证）→阳盛则阴病（实热兼阴虚证）→阴偏衰（虚热证）	阴偏盛（实寒证）→阴盛则阳病（实寒兼阳虚证）→阳偏衰（虚寒证）

2. 阴阳偏衰　指人体在疾病过程中，阴或阳一方虚衰不足的病变，属于“精气夺则虚”的虚性病机。

病机类型	阳偏衰	阴偏衰
概念	即阳虚，指机体阳气虚损，温煦、推动、兴奋等作用减退，出现功能减退或衰弱、代谢减缓、产热不足的病理变化	即阴虚，指机体阴气不足，凉润、宁静、抑制等作用减退，出现代谢相对增快、功能虚性亢奋、产热相对增多的病理变化
病机特点	阳气不足，阳不制阴，阴气相对偏亢	阴气不足，阴不制阳，阳气相对偏盛
形成原因	先天禀赋不足，或后天失养，或劳倦内伤，或久病损伤阳气	阳邪伤阴；或因五志过极，化火伤阴；或因久病伤阴
证候性质	虚寒证	虚热证
临床表现	面色㿠白、畏寒肢冷、脘腹冷痛、舌淡、脉迟等寒象，还有喜静蜷卧、脉微细等虚象	低热、五心烦热、骨蒸潮热、面红升火、消瘦、盗汗、舌红少苔、脉细数
易发脏腑	心、脾和肾易于发生阳虚，以肾阳虚最为重要	肺、脾、胃、心、肝和肾皆可发生阴虚病变，但以肾阴亏虚为主

3. 阴阳互损　指在阴或阳任何一方虚损的前提下，病变发展损及另一方，形成阴阳两虚的病机。

病机类型	阴损及阳	阳损及阴
概念	指由于阴气亏损日久，以致阳气生化不足，形成以阴虚为主的阴阳两虚病理变化	指由于阳气虚损日久，以致阴气化生不足，形成以阳虚为主的阴阳两虚病理变化
病机转化	阴偏衰→阴损及阳	阳偏衰→阳损及阴
证候性质	以阴虚为主的阴阳两虚证	以阳虚为主的阴阳两虚证

4. 阴阳格拒 指在阴阳偏盛或偏衰至极的基础上，阴阳双方相互排斥而出现寒热真假病变的一类病机。

病机类型	阴盛格阳	阳盛格阴
概念	阴气偏盛至极，壅闭于里，寒盛于内，逼迫阳气浮越于外的一种病理变化	阳气偏盛至极，深伏于里，热盛于内，格阴于外的一种病理变化
病机特点	寒盛于内是疾病的本质，格阳于外	热盛于内是疾病的本质，格阴于外
证候性质	真寒假热证	真热假寒证
临床表现	在原有面色苍白、四肢逆冷、精神萎靡、畏寒蜷卧、脉微欲绝等寒盛于内表现的基础上，又出现面红、烦热、口渴、脉大无根等假热之象	在原有壮热、面红、气粗、烦躁、舌红、脉数大有力等热盛于内表现的基础上，又出现四肢厥冷、脉象沉伏等假寒之象

5. 阴阳亡失 指机体的阴气或阳气突然大量地脱失，导致生命垂危的一种病理变化。

病机类型	亡阳	亡阴
概念	机体的阳气突然大量脱失，而致全身功能严重衰竭的一种病理变化	机体阴气发生突然大量消耗或丢失，而致全身功能严重衰竭的一种病理变化
病因	因邪气过盛，正不敌邪，阳气突然脱失所致；或因汗出过多，或吐泻太过，气随津泄，阳气外脱；或由于素体阳虚，劳伤过度，阳气消耗过多；亦可因慢性疾病，长期大量耗散阳气	多由于热邪炽盛，或邪热久留，大量伤耗阴气，煎灼津液，或逼迫津液大量外泄而为汗，以致阴气随之大量消耗而突然脱失；也可由于长期大量耗损津液和阴气，日久导致亡阴者
证候性质	亡阳证	亡阴证
临床表现	冷汗淋漓、面色苍白、四肢逆冷、精神萎靡、脉微欲绝	手足虽温而大汗不止、烦躁不安、心悸气喘、体倦无力、脉数疾躁动

6. 阴阳转化 是指事物或现象的阴阳属性，在一定的条件下，当阴阳两方面的消长运动发展到一定的阶段，其消长变化达到一定的阈值，就可能导致阴阳属性的转化，即阴可以转化为阳，阳也可以转化为阴。

易混考点解析

阳偏盛和阴偏衰的比较

病机类型	概念	病因病机特点	临床表现
阳偏盛	机体在疾病过程中出现的一种阳气偏盛、功能亢奋、机体反应性增强、热量过剩的病理状态	多表现为阳热亢盛而阴液未亏的实热病变 病因：感受温热阳邪；或感受阴邪，从阳化热；或情志内伤，五志过极化火；或气滞、血瘀、食积等郁而化热	“阳胜则热”，表现为壮热、面红耳赤、舌红、脉弦数洪等；“阳胜则阴病”，表现为口干、口渴等（热、动、燥）

续表

病机类型	概念	病因病机特点	临床表现
阴偏衰	机体精、血、津液等物质亏耗，以及阴不制阳，导致阳相对亢盛，功能活动虚性亢奋的病理状态	多表现为阴不制阳，阳气相对偏盛的虚热证——“阴虚则热” 病因：热性病证，邪热炽盛，灼耗阴液；或五志过极，化火伤阴；或久病耗损阴液所致	五心烦热、骨蒸潮热、面红升火、盗汗、咽干燥、舌红少苔、脉细数等阴虚内热、阴虚火旺和阴虚阳亢之象

阴偏盛和阳偏衰的比较

病机类型	概念	病因病机特点	临床表现
阴偏盛	机体在疾病过程中所出现的一种阴气偏盛、功能障碍或减退、产热不足，以及病理性代谢产物积聚的病理状态	多表现为阴盛而阳未虚的实寒证 病因：感受寒湿阴邪；或过食生冷，寒邪中阻	“阴胜则寒”“阴胜则阳病”，表现为形寒、肢冷、舌淡而润、脉沉迟等（寒、静、湿）
阳偏衰	机体阳气虚损、功能减退、热量不足的病理状态	多表现为机体阳不制阴，阴气相对偏亢的虚寒证——“阳虚则寒” 病因：先天禀赋不足，后天饮食失养；或五志过极，化火伤阴；或久病损伤阳气所致	畏寒肢冷、舌淡、脉迟等寒象，以及喜静踡卧、小便清长、下利清谷等阳虚之象

细目三　精、气、血失常

1. 精的失常

（1）精虚：指肾精（主要为先天之精）和水谷之精不足及其功能低下所产生的病理变化。

	肾精不足	水谷之精不足
病因	先天禀赋不足，或后天失养，或过劳伤肾，或脏腑精亏不足，日久累及于肾	脾失健运，或饮食不当
临床表现	生长发育不良、女子不孕、男子精少不育或滑遗过多、精神委顿、耳鸣、健忘，以及体弱多病、未老先衰	面黄无华、肌肉瘦削、头昏目眩、疲倦乏力
形成证候	肾精不足证	气血两虚证

（2）精的施泄失常：主要包括失精或精瘀。

	失精	精瘀
概念	指生殖之精和水谷之精大量丢失的病理变化	指男子精滞留精道，排精障碍而言
病因	—	房劳过度，忍精不泄，少年手淫，或久旷不交，或惊恐伤肾，或瘀血、败精、湿热瘀阻，或手术所伤
临床表现	生殖之精大量丢失，表现为精液排泄过多，或兼有滑精、梦遗、早泄等症，并兼有精力不支、思维迟钝、失眠健忘、少气乏力、耳鸣目眩 水谷之精大量丢失，表现为长期蛋白尿或乳糜尿，并兼有少气乏力、精力不支、面黄无华、肌肉瘦削、失眠健忘	排精不畅或排精不能，可伴精道疼痛、睾丸小腹重坠、精索小核硬结如串珠、腰痛、头晕

2. 气的失常

（1）气虚：指一身之气不足及其功能低下的病理变化。多因先天禀赋不足，或后天失养，或肺、脾、肾的功能失调而致气的生成不足，也可因劳倦内伤，或久病不复等，过多耗气而致。常见神疲、乏力、眩晕、自汗、易感冒、面白、舌淡、脉虚等。

（2）气机失调：即气的升降出入运动失常，包括气滞、气逆、气陷、气闭、气脱等病理变化。

	气滞	气逆	气陷	气闭	气脱
概念	气的运行不畅，或郁滞不通的病理变化	气升之太过，或降之不及，以致气逆于上的一种病理变化	气的上升不足或下降太过，以气虚升举无力而下陷为特征的一种病理变化	指气机闭阻，失于外达，甚至清窍闭塞，出现昏厥的一种病理变化	指气虚至极，不能内守而大量脱失，以致生命功能突然衰竭的一种病理变化
成因	情志抑郁，或痰、湿、食积、热郁、瘀血等的阻滞，影响气的流通；或因脏腑功能失调	情志所伤，或饮食不当，或外邪侵犯，或痰浊壅阻所致，亦可因虚而无力下降导致气机上逆者	气陷多由气虚发展而来，与脾的关系最为密切，通常又称“脾气下陷”	与情志刺激，或外邪、痰浊等闭塞气机有关	由于正不敌邪，或慢性疾病，长期耗气而衰竭，以致突然气不内守而外脱；或因大出血、大汗等气随血脱，或气随津泄而致气脱
易受累脏腑	肺、肝、脾、胃	肺、肝、胃	脾	—	—
症状特点	闷、胀、痛	—	—	—	—
临床表现	肺气壅塞，见胸闷、咳喘；肝郁气滞，见情志不畅、胁肋或少腹胀痛；脾胃气滞，见脘腹胀痛，休作有时，大便秘结	肺气上逆，发为咳逆上气；胃气上逆，发为恶心、呕吐、嗳气、呃逆；肝气上逆，发为头痛头胀、面红目赤、易怒	“上气不足”，以致头目失养，可见头晕、目眩、耳鸣等症；“中气下陷”，常见气短乏力、语声低微、小腹坠胀、便意频频，以及胃下垂、子宫脱垂、脱肛等	有因触冒秽浊之气所致的闭厥，突然精神刺激所致的气厥，剧痛所致的痛厥，痰闭气道之痰厥等	面色苍白、汗出不止、目闭口开、全身瘫软、手撒、二便失禁、脉微欲绝或虚大无根

3. 血的失常

病机类型	概念	成因	临床表现
血虚	指血液亏少，濡养功能减退的病理变化	失血过多，或脾胃虚弱，血液生化乏源，或血液的化生障碍，或久病消耗等因素致营血暗耗	面色淡白或萎黄、唇舌爪甲色淡无华、神疲乏力、头目眩晕、心悸不宁、脉细
血瘀	指血液的运行不畅，甚至血液瘀滞不通的病理变化	与气虚、气滞、痰浊、瘀血、血寒、血热、津亏等致血行不畅有关	疼痛，痛有定处，面目黧黑，唇舌紫暗，或有瘀斑，肌肤失荣
出血	指血液溢出血脉的病理变化	血热、气虚、外伤及瘀血内阻	以出血为主，伴有热证、气虚证和瘀血证的表现

4. 精、气、血关系失调

（1）精与气血关系的失调

1）精气两虚：由于精可化气，气聚为精，故精气两虚或精伤及气、气伤及精，都可见精气两虚。肾主藏精化元气，因此，精气两虚多与肾有关。肾之精气亏虚，以生长、发育迟缓，生殖功能障碍以及早衰等为临床特征。

2）精血不足：肾藏精，肝藏血，两者精血同源。病及肝肾，或肝病及肾、肾病及肝皆可形成肝肾精血不足的病机。常见面色无华、眩晕、耳鸣、神疲健忘、毛发脱落稀疏、腰膝酸软，男子精少、不育，女子月经愆期、经少、不孕等。

3）气滞精瘀和血瘀精阻：气机阻滞，疏泄失司，或瘀血内阻，血瘀气滞，皆可致精道瘀阻而形成气滞精瘀或血瘀精阻的病机变化。

（2）气与血关系的失调

病机类型	概念	成因	临床表现
气滞血瘀	指气机阻滞，导致血液运行障碍，出现血瘀的病理变化	肝肺气滞而致心血、肝血瘀滞	疼痛、瘕聚、癥积、咳喘、心悸、胸痹
气虚血瘀	指因气虚推动无力而致血行不畅，甚至瘀阻不通的病理变化	心气不足，运血无力	惊悸怔忡、喘促、胸闷、水肿
气不摄血	因气虚统摄无力，以致血溢脉外而出血的病理变化	脾气亏虚，统血无权	各种出血，脾气虚症状
气随血脱	指在大量出血的同时，气随血液的流失而脱失，形成气血两脱的危重病理变化	外伤失血、呕血，或妇女产后大出血	突然出现面色苍白，四肢厥冷，大汗淋漓，甚至晕厥，舌淡，脉微细欲绝，或浮大而散
气血两虚	气虚和血虚同时存在的病理变化	久病气血耗伤；或先有失血，气随血耗；或先因气虚，血液生化障碍而日渐衰少，形成气血两虚	面色淡白或萎黄、少气懒言、疲乏无力、形体瘦怯、心悸失眠、肌肤干燥、肢体麻木，甚至感觉障碍、肢体痿废不用

细目四　津液代谢失常

1. 津液不足　指津液亏损，脏腑组织失于滋养，表现为一系列干燥枯涩征象的病理变化。导致津液不足的原因：一是热邪伤津，如外感燥热之邪，灼伤津液；二是耗失过多，如吐泻、大汗、多尿或久病耗津等；三是生成不足，如脏腑功能减退，津液生成不足。轻者，常见口渴引饮、大便燥结、小便短少色黄及口、鼻、皮肤干燥等；重者可出现目眶深陷、小便全无、精神委顿，甚至大肉尽脱、手足震颤、舌光红无苔等。

2. 津液输布、排泄障碍　津液的输布障碍和排泄障碍，均可导致痰饮、水湿形成，且两者常相互影响，导致湿浊困阻、痰饮凝聚、水液潴留等多种病变。

3. 津液与气血关系的失调

病机类型	概念	成因
水停气阻	指津液代谢障碍，水湿痰饮停留导致气机阻滞的病理变化	水湿痰饮的形成，可因气滞而水停，而痰饮等有形之邪停滞，又易阻碍气的运行，故水停与气滞常常并见
气随津脱	指津液大量耗失，气失其依附而出现暴脱亡失的病理变化	高热伤津或大汗伤津，或严重吐泻耗伤津液 “吐下之余，定无完气”
津枯血燥	指津液亏损，导致血燥虚热内生或血燥生风的病理变化	因高热伤津或烧伤，导致津液耗损；或阴虚痨热，津液暗耗，而致津枯血燥
津亏血瘀	指津液耗损导致血行瘀滞不畅的病理变化	因高热、烧伤，或吐泻、大汗等因素，致使血中津液大量亏耗，则血液循行滞涩不畅，从而发生血瘀之病变
血瘀水停	指因血脉瘀阻，血行不畅导致津液输布障碍而水液停聚的病理变化	血瘀则津液不行，从而导致津停为水湿痰饮

易混考点解析

津亏血瘀与津枯血燥的比较

病机类型	相同点	不同点
津枯血燥	都是在津液不足的基础上产生的，均有津液不足的表现，如口干咽燥、鼻干少津、小便短少	津液不足导致血燥虚热内生或血燥生风，临床除津液不足表现外，尚有虚热和生风表现，如五心烦热、皮肤瘙痒
津亏血瘀		津液不足致血行瘀滞不畅，临床除津液不足表现外，尚有瘀血特点，如舌质紫降，有瘀点或瘀斑，斑疹显露

细目五 内生“五邪”

1. 内生“五邪”的概念 内生“五邪”，指在疾病过程中，机体自身由于脏腑功能异常而导致化风、化火、化寒、化燥、化湿的病理变化。因病起于内，又与风、寒、湿、燥、火外邪所致病证的临床征象类似，故分别称为“内风”“内寒”“内湿”“内燥”和“内火”，统称为内生“五邪”。内生“五邪”并不是致病因素，而是由于脏腑功能失调及精气血津液代谢失常所引起的综合性病机变化。

易混考点解析

病机类型	相似点	不同点
外感六淫	风、寒、暑、湿、燥、火（热）	外感病的病因
内生“五邪”	风、寒、湿、燥、火（热）	内伤病的病机

2. 风气内动 即“内风”，与外风相对，指脏腑精气阴阳失调，体内阳气亢逆而致风动之征的病理变化。凡是在疾病发展过程中，因为阳盛，或阴虚不能制阳，阳升无制，出现动摇、眩晕、抽搐、震颤等类似风动的征象，都是风气内动的具体表现。

病机类型	概念	成因	临床表现
肝阳化风	指肝阳偏亢，或肝肾阴亏，阴不制阳，致肝阳亢逆无制而动风的病理变化	情志所伤，肝郁化火，或年老肝肾阴亏，或操劳过度等，耗伤肝肾之阴，导致阴虚阳亢，风气内动	轻者可见筋惕肉瞤、肢麻震颤、眩晕欲仆，或见口眼歪斜、半身不遂；严重者则因血随气升而猝然仆倒，或为闭证，或为厥证
热极生风	指邪热炽盛，燔灼津液，劫伤肝阴，筋脉失养而动风的病理变化	由于火热亢盛，煎灼津液，致使筋脉失养，动而生风，见于热性病的极期	在高热不退基础上出现痉厥、抽搐、鼻翼扇动、目睛上吊、神昏谵语等
阴虚风动	阴气虚衰，宁静、抑制作用减退而动风的病理变化	多见于热病后期，或由于久病耗伤，阴气和津液大量亏损，阴虚则阳亢，抑制能力减弱，加之筋脉失于滋润，变生内风	筋挛肉瞤、手足蠕动等动风症状，并见低热起伏、舌光红少苔、脉细如丝等阴气衰少表现
血虚生风	指血液虚少，筋脉失养而动风的病理变化	生血不足或失血过多；或久病耗伤营血，肝血不足，筋脉失养；或血不荣络，致虚风内动	肢体麻木不仁、筋肉跳动，甚则手足拘挛不伸等症
血燥生风	指血虚津亏，失润化燥，肌肤失于濡养而生风的病理变化	—	皮肤干燥或肌肤甲错，并有皮肤瘙痒或脱屑等症状

3. 寒从中生 又称“内寒”，指机体阳气虚衰，温煦作用减退，阳不制阴而虚寒内生的病理变化。多因先天禀赋不足，阳气素虚，或久病伤阳，或外感寒邪，过食生冷，损伤阳气，以致阳气虚衰所致。常见

面色苍白、畏寒喜热、四肢不温、舌质淡胖、苔白滑润、脉沉迟弱或筋脉拘挛、肢节痹痛等症。

易混考点解析

病机类型	相互联系	不同点
内寒（寒从中生）	寒邪侵犯人体，必然会损伤机体阳气，日久可致阳虚。阳气素虚之体，易感寒邪而致病	虚而有寒，以虚为主
外寒（外感寒邪）		以寒为主，多为实寒

4. 湿浊内生　又称“内湿”，指因体内水液输布排泄障碍而致湿浊停滞的病理变化。多因过食肥甘，嗜烟好酒，恣食生冷，内伤脾胃，以致脾失健运；或喜静少动，素体肥胖，情志抑郁，以致气机不利，津液输布障碍，聚而成湿所致。相关脏腑主要是脾，其次是肾。

其临床表现常因湿邪阻滞部位不同而异。如湿邪留滞经脉之间，则见头闷重如裹、肢体重着或屈伸不利；湿犯上焦，则胸闷咳嗽；湿阻中焦，则脘腹胀满、食欲不振、口腻或口甜、舌苔厚腻；湿滞下焦，则腹胀便溏、小便不利。

易混考点解析

病机类型	相互联系
外感湿邪	湿邪外袭每易伤脾，困遏脾气；脾失健运，内湿素盛之体，又易外感湿邪而发病
内生湿浊	

5. 津伤化燥　又称“内燥”，指津液耗伤，各脏腑形体官窍失其滋润而出现干燥枯涩的病理状态。多因久病伤津耗液，或大汗、大吐、大下，或亡血失精导致津亏，也可因热性病过程中热盛伤津，或气虚或气滞，津液不得布散而发挥滋润作用，也可导致内燥产生。内燥病变可发生于各脏腑形体官窍，但以肺、胃及大肠为多见。常见肌肤干燥不泽，起皮脱屑，甚则皲裂，口燥咽干，舌上无津，大便燥结，小便短赤等症。如以肺燥为主，还兼见干咳无痰，甚则咯血；以胃燥为主时，可见食少、舌干少津；若系肠燥，则兼见便秘等症。

6. 火热内生　火热内生有虚实之分，其病机也各有不同。

（1）实火：①阳气过盛化火的“壮火”，又称为“气有余便是火”；②外感六淫病邪，郁而从阳化火；③病理性代谢产物（如痰饮、瘀血、结石等）和食积、虫积等邪郁化火；④情志刺激，气机郁结，日久化火等。临床多表现为壮热、烦渴、尿赤、便结、舌苔黄、脉数有力等。

（2）虚火：阴气亏虚，不能制阳，阳气相对亢盛而化热化火，虚热虚火内生。一般说来，阴虚内热多见全身性的虚热征象，如五心烦热、骨蒸潮热、面部烘热、消瘦、盗汗、舌红少苔、脉细数无力等。阴虚火旺，多见集中于机体某一部位的火热征象，如虚火上炎所致的牙痛、齿衄、咽痛、升火颧红等。此外，气虚无力推动机体的精血津液代谢，可致代谢迟缓或郁滞而虚火内生。

细目六　疾病传变

1. 疾病传变的形式

（1）病位传变：包括表里之间与内脏之间的传变。

	表邪入里	里病出表
概念	指外邪侵袭肌表之后，由表传里，病及脏腑的病理传变过程	指病邪原本位于脏腑，由于正气渐复，抗邪有力，病邪由里透达于外的病理传变过程
成因	由于机体正气受损，抗病能力减退，病邪入里；或因邪气过盛，或因失治、误治等，以致表邪不解，迅速传变入里所致	如温热病变之汗出而热邪外解，脉静身凉，症状缓解等

（2）外感病传变：外感病的发展变化可表现为自表入里、由浅而深的传变。

传变类型	概念	基本形式	特殊形式
六经传变	指疾病的病位在六经之间的传移，实际上是对伤寒热病六个不同发展阶段的病变规律和本质的概括	循经传：由阳入阴，即先太阳、阳明、少阳，而后太阴、少阴、厥阴	①越经传； ②直中
三焦传变	指外感病循上、中、下三焦发生传移	顺传：温热病邪，多自口鼻而入，首先侵犯上焦肺卫，病邪深入，则从上焦传入中焦脾胃，再入下焦肝肾。这是疾病由浅入深、由轻而重的一般发展过程	逆传：病邪从肺卫直接传入心包，病情恶化
卫气营血传变	指温热病过程中，病变部位在卫、气、营、血四个阶段的传移变化	顺传：卫分→气分→营分→血分，病邪由浅入深、病势由轻而重的发展过程	逆传：邪入卫分后，不经过气分阶段，直接深入营分或血分

（3）内伤病传变：内伤病的病位在脏腑，其基本传变形式是脏腑传变，包括：①脏与脏之间的传变。②脏与腑传变。③腑与腑传变。

2. 病性转化

（1）寒热转化

转化类型	常见形式
由寒化热	实寒转为实热
	虚寒转为虚热
由热转寒	实热转为虚寒
	实热转为实寒
	虚热转为以阴虚为主的阴阳两虚

（2）虚实转化

转化类型	含义	成因
由实转虚	指疾病本来是以邪气盛为矛盾主要方面的实性病变，转化为以正气虚损为矛盾主要方面的虚性病变	由于邪气过于强盛，正不敌邪，正气耗损所致；或因失治、误治等原因，致使病程迁延，虽邪气渐去，然正气已伤，亦可由实转虚
因虚致实	指疾病本来是以正气亏损为矛盾主要方面的虚性病变，转变为以邪气盛为主的实性病变	由于脏腑功能减退，气化失常，以致全身气血津液等代谢障碍，从而产生食积、水饮、痰浊、瘀血等病理变化；或因正虚病证，复感外邪，邪盛致实

第十五单元　防治原则

细目一　预防

治未病的概念　预防，就是采取一定的措施，防止疾病的发生与发展，传统称为“治未病”。治未病，包括未病先防和既病防变两个方面。

（1）未病先防：指在未病之前，采取各种措施，以防止疾病的发生。一方面养生以增强正气。其措施包括：①顺应自然；②养性调神；③护肾保精；④形体锻炼；⑤调理饮食；⑥针灸、推拿、药物调养。另一方面防止病邪侵害，其措施包括：①避其邪气；②药物预防。

（2）既病防变：指在疾病发生之后，力求做到早期诊治，防止疾病的传变。一方面应早期诊治；另一方面要防止传变，具体措施是：①阻截病传途径；②先安未受邪之地。

细目二　治则

1. 治则、治法的基本概念　治则，是治疗疾病时所必须遵循的基本原则，是在整体观念和辨证论治精神指导下而制定的治疗疾病的准绳。如扶正祛邪、调整阴阳、正治反治、治标治本、调理精气血津液及三因制宜等属于基本治则。

治法，是在一定治则指导下制订的针对疾病与证的具体治疗大法、治疗方法和治疗措施。其中治疗大法是针对一类相同病机的证而确立的，如汗、吐、下、和、清、温、补、消八法。

2. 正治与反治　是针对疾病过程中病变本质与征象是否一致而提出的治则。

（1）正治：指采用与疾病的证候性质相反的方药以治疗的一种原则。适用于疾病的征象与其本质相一致的病证。由于采用的方药与疾病证候性质相逆，如热证用寒药，故又称“逆治”。包括寒者热之、热者寒之、虚者补之、实者泻之。

（2）反治：指顺从病证的外在假象而治的一种治疗原则。适用于疾病的征象与其本质不相符的病证，即病有假象者。

由于采用的方药性质与病证假象性质相同，故又称为“从治”。究其实质，仍然是针对疾病本质而进行的治疗，包括：①热因热用，即以热治热，是用热性药物来治疗具有假热征象的病证。适用于阴盛格阳的真寒假热证。②寒因寒用，即以寒治寒，是用寒性药物来治疗具有假寒征象的病证。适用于阳盛格阴的真热假寒证。③塞因塞用，即以补开塞，是用补益药物来治疗具有闭塞不通症状的虚证。适用于“至虚有盛候”的真虚假实证。④通因通用，即以通治通，是用通利的药物来治疗具有通泻症状的实证。适用于“大实有羸状”的真实假虚证。

3. 治标与治本

（1）缓则治本：是指在病情缓和、病势迁延、暂无急重症状的情况下。此时必须着眼于疾病本质的治疗。如痨病肺肾阴虚之咳嗽，肺肾阴虚是本，咳嗽、潮热、盗汗是标，标病不至于危及生命，故治疗多不选用单纯止咳、敛汗之剂来治标，而是滋补肺肾之阴以治其本。

（2）急则治标：病情严重，在疾病过程中又出现某些急重症状的情况。这时则应当先治或急治，此时的危重症状已成为疾病矛盾的主要方面，若不及时解决就要危及生命，或影响本病的治疗，故必须采取紧急措施先治其标。如大出血、二便不通、剧烈呕吐等情况。

（3）标本兼治：病变过程中标本错杂并重时，当标本兼治。如气虚感冒者宜益气解表；津亏便秘者宜增液行舟。

4. 扶正与祛邪　扶正，即扶助正气以提高机体的抗病能力，适用于各种虚性病变，即“虚则补之”。祛邪，即祛除邪气以安正气，适用于各种实性病变，即所谓“实则泻之”。

扶正祛邪的运用，包括：①单独运用。扶正，适用于虚性病变或真虚假实。祛邪，适用于实性病变或真实假虚。②同时运用。即攻补兼施，适用于虚实夹杂的病变。按主次有扶正兼祛邪和祛邪兼扶正的不同。③先后运用。适用于虚实夹杂病变。先扶正后祛邪，即先补后攻，适用于正虚为主，兼祛邪反更伤正气，或机体不能耐受攻伐者。先祛邪后扶正，即先攻后补，适用于邪盛为主，兼扶正反会助邪，或正气尚能耐受攻伐者。

5. 调整阴阳　即针对疾病过程中机体阴阳的偏盛偏衰，损其有余、补其不足，以恢复人体阴阳的相对平衡的治则。

调整阴阳	病机	证候	治法
损其有余（实则泻之）	阴阳偏盛	阳盛则热——实热证	热者寒之
		阴盛则寒——实寒证	寒者热之

续表

调整阴阳	病机	证候	治法
补其不足（虚则补之）	阴阳偏衰	阳虚则寒——虚寒证	益火之源，以消阴翳（阴阳互制）
			阴中求阳（阴阳互济）
		阴虚则热——虚热证	壮水之主，以制阳光（阴阳互制）
			阳中求阴（阴阳互济）
阴阳双补	阴阳两虚	阳损及阴——阴阳两虚	补阳的基础上辅以补阴
		阴损及阳——阴阳两虚	补阴的基础上辅以补阳

6. 调理精气血津液

	病机	治法
调理气与血的关系	气虚致血虚	补气为主，辅以补血，或气血双补
	血虚致气虚	补血为主，辅以益气
	气虚血瘀	补气为主，辅以活血化瘀
	气滞血瘀	行气为主，辅以活血化瘀
	气不摄血	补气为主，辅以收涩止血
	气随血脱	先益气固脱以止血，病势缓和后再补血
调理气与津液的关系	气不生津	补气生津
	气不行津	补气、行气以行津
	气不摄津	补气以摄津
	津停气阻	治水湿痰饮的同时，应辅以行气导滞
	气随津脱	补气以固脱，辅以补津
调理气与精的关系	气滞精阻	疏利精气
	精不化气	补气填精
	气不化精	
调理精血津液的关系	血虚	补血同时填精补髓
	精亏	填精补髓同时补血
	津血亏少	补血养津
	津枯血燥	养血润燥

7. 三因制宜

	概念	举例
因时制宜	根据时令气候特点，考虑用药的治则	用寒远寒，用凉远凉，用温远温，用热远热，食宜同法
因地制宜	根据不同地域环境特点，考虑用药的治则	南方者，天地所长养，阳之所盛处也。其地下，水土弱，雾露之所聚也。其民嗜酸而食胕，故其民皆致理而赤色，其病挛痹，其治宜微针
因人制宜	根据患者的年龄、性别、体质等不同特点，考虑用药的治则	老年慎泻，少年慎补

易混考点解析

阴病治阳与阴中求阳及阳病治阴与阳中求阴的鉴别

	相同点	不同点		
		概念	依据的阴阳关系	使用的药物
阴病治阳	都用于治疗阳虚则寒的虚寒证	是指对于阳虚则寒的虚寒证，采用温阳以抑阴的方法来治疗，即“益火之源，以消阴翳”	阴阳的对立制约	纯用温阳药
阴中求阳		是指对于阳虚则寒的虚寒证，在大剂温阳的同时，少佐滋阴药，即阴中求阳	阴阳的互根互用	大剂温阳药中少佐滋阴药
阳病治阴	都用于治疗阴虚则热的虚热证	是指对于阴虚则热的虚热证，采用滋阴以抑阳的方法来治疗，即“壮水之主，以制阳光”	阴阳的对立制约	纯用滋阴药
阳中求阴		是指对于阴虚则热的虚热证，在大剂滋阴的同时，少佐温阳药，即阳中求阴	阴阳的互根互用	大剂滋阴药中少佐温阳药

第十六单元　养生与寿夭

细目一　养生

1. 养生的基本概念　养生，又称道生、摄生、保生，即采取各种方法以保养身体，增强体质，预防疾病，延缓衰老。

2. 养生的原则与方法

（1）养生的原则：①顺应自然。②形神兼养。③调养脾肾。④因人而异。

（2）养生的方法：①适应自然，避其邪气；②调摄精神，内养真气；③饮食有节，谨和五味；④劳逸结合，不可过劳；⑤和于术数，适当调补。

细目二　生命的寿夭

1. 生命的寿夭规律　关于人体生命的产生，《内经》有两种说法：一是人体生命由父母媾精而产生。如《灵枢·天年》说：“人之始生……以母为基，以父为楯。”《素问·金匮真言论》说：“夫精者，身之本也。”《灵枢·经脉》说：“人始生，先成精，精成而脑髓生。骨为干，脉为营，筋为刚，肉为墙，皮肤坚而毛发长。”这是中医学的生命观。二是人类如同宇宙万物，由天地精气相合而生成。如《素问·宝命全形论》说：“人以天地之气生……天地合气，命之曰人。”这是中国古代哲学的生命观。

关于人体生命进程及其规律，《内经》有多篇作了描述。《素问·上古天真论》以女子七七、男子八八之数论述人体生长发育到衰老的过程：“女子七岁，肾气盛，齿更发长……五七，阳明脉衰，面始焦……七七，任脉虚，太冲脉衰少……丈夫八岁，发长齿更……八八，则齿发去》。”《灵枢·天年》以十岁为纪描述了人体生命活动的进程和发展变化规律：“人生十岁，五脏始定，血气已通，其气在下，故好走。二十岁，血气始盛，肌肉方长，故好趋。三十岁，五脏大定，肌肉坚固，血气盛满，故好步。四十岁，五脏六腑十二经络皆大盛以平定，腠理始疏，荣华颓落，发颇斑白，平盛不摇，故好坐。五十岁，肝气始衰，肝叶始薄，胆汁始灭，目始不明。六十岁，心气始衰，苦忧悲，血气懈惰，故好卧。七十岁，脾气虚，皮肤枯。八十岁，肺气衰，魄离，故言善误。九十岁，肾气焦，四脏经脉空虚。百岁，五脏皆虚，神皆去，形骸独居而终矣。”

《内经》对人体生命的产生及其发展变化的论述，主要强调三点：一是脏腑精气的充盛及其生理功能的协调是生命进程的基础；二是形神合一是生命的保证；三是肾精、肾气是构成生命、维持生命活动的根本。

2. 决定寿夭的基本因素 ①脏腑功能协调者寿。②肾精肾气充盛者寿。③与天地融为一体，顺应自然规律者寿。

第二章　中医诊断学

【本章通关解析】

中医诊断学是中医基础理论与中医临床各科的桥梁课程，是临床诊断病证的依据和基础。本章内容在中医执业医师资格考试中，实践技能部分常考四诊操作及病史采集，第二站操作技能中常考望诊、按诊、脉诊操作，第三站临床答辩中常考问诊，共20分（实践技能总分100分）；综合笔试考试中，平均每年出题约占35分（医学综合总分600分）。

本学科重点考查四诊、八纲辨证、气血辨证和脏腑辨证的内容。要求考生重点掌握各证的辨证要点，以及类似证候间的鉴别，以便为后面临床各科辨证能力的提升打好基础。

第一单元　绪　论

细目　绪论

1. 中医诊断的基本原理　司外揣内、见微知著、以常衡变。

2. 中医诊断的基本原则　整体审察、四诊合参、病证结合。

第二单元　望　诊

细目一　望神

1. 得神、失神、少神、假神的常见临床表现及意义

		临床表现	临床意义
得神		神志清楚，语言清晰；目光明亮，精彩内含；面色荣润含蓄，表情丰富自然；反应灵敏，动作灵活，体态自如；呼吸平稳，肌肉不削	提示精气充盛，体健神旺，为健康的表现；或虽病而精气未衰，病轻易治，预后良好
少神		精神不振，两目乏神，面色少华，肌肉松软，倦怠乏力，少气懒言，动作迟缓等	提示正气不足，精气轻度损伤，脏腑功能减弱。常见于虚证患者，或病后恢复期患者
失神	精亏神衰	精神萎靡，意识模糊，反应迟钝；面色无华，晦暗暴露；目无光彩，眼球呆滞；呼吸微弱，或喘促无力；肉削著骨，动作艰难等	提示脏腑精气亏虚已极，正气大伤，功能活动衰竭。多见于慢性久病重病之人，预后不良
	邪盛神乱	神昏谵语，躁扰不宁，循衣摸床，撮空理线；或猝然昏倒，双手握固，牙关紧闭等	提示邪气亢盛，热扰神明，邪陷心包；或肝风夹痰，蒙蔽清窍，阻闭经络。多见于急性患者，亦属病重

续表

	临床表现	临床意义
假神	如久病、重病患者，本已神昏或精神极度萎靡，突然神识清楚，想见亲人，言语不休，但精神烦躁不安；或原本目无光彩，突然目光转亮，但却浮光外露，目睛直视；或久病面色晦暗无华，突然两颧泛红如妆；或原本身体沉重难移，忽思起床活动，但并不能自己转动；或久病本无食欲，而突然欲进饮食等	提示脏腑精气耗竭殆尽，正气将绝，阴不敛阳，虚阳外越，阴阳即将离决，属病危。常见于临终之前，为死亡的预兆，故古人比喻为回光返照、残灯复明

2. 神乱的常见临床表现及意义

	临床表现	临床意义
焦虑恐惧	患者时时恐惧，焦虑不安，心悸气促，不敢独处	多由心胆气虚，心神失养所致，常见于脏躁等
狂躁不安	患者毫无理智，狂躁不安，胡言乱语，少寐多梦，甚则打人毁物，不避亲疏	多由痰火扰乱心神所致，常见于狂病等
淡漠痴呆	患者表情淡漠，神识痴呆，喃喃自语，哭笑无常，悲观失望	多由痰浊蒙蔽心神，或先天禀赋不足所致，常见于癫病、痴呆等
猝然昏倒	患者突然昏倒，不省人事，口吐白沫，目睛上视，四肢抽搐，移时苏醒，醒后如常	多由脏气失调，肝风夹痰上逆，蒙蔽清窍所致，常见于痫病

细目二 望面色

1. 常色的分类、临床表现及意义 常色指健康人面部皮肤的色泽，表示人体精神气血津液充盈。我国正常人的面色应是红黄隐隐，明润含蓄，是有神气、有胃气的表现。

（1）主色：主色为人生来就有的基本面色，属于个体特征，终生基本不变。但由于种族、禀赋的原因，主色也有偏白、偏黑、偏红、偏黄、偏青的差异。

（2）客色：客色是指因外界因素（如季节、昼夜、阴晴气候等）的不同，或生活条件的差异，而微有相应变化的面色。如春应稍青，夏应稍红，长夏应稍黄，秋应稍白，冬应稍黑等。

2. 病色的分类、临床表现及意义 病色是指人体在疾病状态时面部显示的色泽。病色是以晦暗（即面部皮肤枯槁发暗而无光泽）、暴露（即某种面色异常明显地显露于外）为特点。

（1）善色：善色指病人面色虽有异常，但仍光明润泽。说明病变尚轻，脏腑精气未衰，胃气尚能上荣于面。其病易治，预后较好。

（2）恶色：恶色指病人面色异常，且枯槁晦暗。说明病变深重，脏腑精气已衰，胃气不能上荣于面。其病难治，预后较差。

3. 五色主病的临床表现及其意义

五色	主病	临床表现及意义
赤色	主热证、戴阳证	①满面通红者——外感发热，或脏腑火热炽盛（实热证）
		②两颧潮红者——阴虚阳亢（虚热证）
		③久病、重病患者面色苍白，却颧部嫩红如妆，游移不定者——戴阳证——脏腑精气衰竭殆尽，阴阳虚极，阴不敛阳，虚阳浮越所致，属病重
白色	主虚证（血虚、气虚、阳虚）、寒证、失血证	①面色淡白无华，舌、唇色淡者——血虚证或失血证
		②面色㿠白者——阳虚证；面色白而虚浮者——阳虚水泛
		③面色苍白（白中透青）者——阳气暴脱之亡阳证；或阴寒凝滞，血行不畅之实寒证；或大失血之人

续表

五色	主病	临床表现及意义
黄色	主虚证、湿证	①面色淡黄，枯槁无华者——萎黄——脾胃气虚，气血不足
		②面黄虚浮者——黄胖——脾气虚衰，湿邪内阻
		③面目一身俱黄——黄疸。黄而鲜明如橘子色者——阳黄——湿热熏蒸；黄而晦暗如烟熏者——阴黄——寒湿郁阻
青色	主寒证、痛证、气滞、瘀血、惊风	①面色淡青或青黑者——寒盛、痛剧
		②突然面色青灰，口唇青紫，肢凉脉微者——心阳暴脱，心血瘀阻
		③久病面色口唇青紫者——心气、心阳虚衰，血行瘀阻（气虚血瘀）；或肺气闭塞，呼吸不利（通气障碍）
		④面色青黄（苍黄）者——肝脾不调
		⑤小儿眉间、鼻柱、唇周色青者——惊风或惊风先兆
黑色	主肾虚、寒证、水饮、瘀血、疼痛	①面黑暗淡者——肾阳虚
		②面黑干焦者——肾阴虚
		③眼眶周围色黑者——肾虚水饮或寒湿带下
		④面色黧黑、肌肤甲错者——瘀血日久

4. 面部色诊的意义 ①判断气血的盛衰；②识别病邪的性质；③确定疾病的部位。

细目三　望形态

1. 形体强弱胖瘦的临床表现及意义

（1）形体强弱

形体异常	临床表现	临床意义
强	骨骼肌肉强壮	脏腑坚实，气血旺盛，不易患病，预后好
弱	骨骼肌肉羸弱	脏腑虚衰，气血不足，易患病，预后差

（2）形体胖瘦

形体异常	临床表现	临床意义	原因
肥胖	胖而能食	形气有余	嗜食肥甘，喜静少动，脾失健运
	胖而食少	形盛气虚、“肥人多痰”“肥人湿多”	
消瘦	形瘦食多	中焦有火、“瘦人多火”、消渴、瘿病	脾胃虚弱，气血亏虚
	形瘦食少	中气虚弱	
	大骨枯槁，大肉陷下	脏腑精气衰竭，属病危	

2. 姿态异常的临床表现及意义

（1）动静姿态

形态	临床表现	临床意义
坐形	坐而仰首	哮病、肺胀、气胸、痰饮停肺、肺气壅滞
	坐而喜俯，少气懒言	体弱气虚
	但卧不能坐，坐则眩晕，不耐久坐	气血俱虚、脱血夺气、肝阳化风
	坐时常以手抱头，头倾不能昂，凝神熟视	精神衰败

续表

形态	临床表现	临床意义
卧式	卧时面常向里，喜静懒动，身重不能转侧	阴证、寒证、虚证
	卧时面常向外，躁动不安，身轻自能转侧	阳证、热证、实证
	仰卧伸足，掀去衣被	实热证
	蜷卧缩足，喜加衣被	虚寒证
	但坐不能卧，卧则气逆，咳逆倚息	肺胀、心阳不足、水气凌心、肺有伏饮
立姿	站立不稳，其态似醉，常伴见眩晕者	肝风内动、气血亏虚
	以手扪心，闭目蹙额	心悸、心痛
	不耐久站，站立时常欲依靠他物支撑	气血虚衰
	以两手护腹，俯身前倾者	腹痛
行态	以手护腰，弯腰曲背，行动艰难	腰腿病
	行走之际，突然止步不前，以手护心	脘腹痛或心痛
	行走时身体震动不定	肝风内动、筋骨受损

（2）异常动作：①病人睑、面、唇、指（趾）不时颤动者，在外感热病中，多是动风预兆；在内伤杂病中，多是气血不足，筋脉失养，虚风内动。②四肢抽搐或拘挛，项背强直，角弓反张者，常见于小儿惊风、痫病、破伤风、子痫、马钱子中毒等。③猝然昏倒，不省人事，口眼歪斜，半身不遂者，属中风；猝倒神昏，口吐涎沫，四肢抽搐，醒后如常者，属痫病。④恶寒战栗（寒战），见于疟疾发作，或伤寒、温病邪正剧争欲作战汗之时。⑤肢体软弱无力，行动不灵而无痛，多是痿病；关节拘挛，屈伸不利，多属痹病。⑥儿童手足伸曲扭转，挤眉眨眼，呶嘴伸舌，状似舞蹈，不能自制，多由气血不足，风湿内侵所致。

细目四　望头面五官

1. 望头、发的主要内容及临床意义

望头	临床表现	临床意义
囟门	突起（囟填）	多属实证
	凹陷（囟陷）	多属虚证
	迟闭（解颅）	多属肾气不足，发育不良
形	头形过大或过小	先天不足，肾精亏损
态	头摇不能自主	动风先兆，或气血不足，筋脉失养

望发	临床表现	临床意义
发黄	①指发黄干枯，稀疏易落	多属精血不足，可见于慢性虚损患者或大病之后精血未复
	②小儿头发稀疏黄软，生长迟缓，甚至久不生发，或枕后发稀，或头发稀疏不匀	多因先天不足，肾精亏损而致
	③小儿发结如穗，枯黄无泽，伴见面黄肌瘦	多为疳积病
发白	①发白伴有耳鸣、腰酸	属肾虚
	②伴有失眠健忘症状	为劳神伤血所致
	③因先天禀赋不足所致	

续表

望发	临床表现	临床意义
脱发	①突然片状脱发，脱落处显露圆形或椭圆形光亮头皮而无自觉症状，称为斑秃	多为血虚受风所致
	②青壮年头发稀疏易落，伴有眩晕、健忘、腰膝酸软	多为肾虚
	③头发已脱，头皮瘙痒、多屑多脂	多为血热化燥

2. 面肿、腮肿及口眼歪斜的临床表现及意义

（1）面肿：面部浮肿，按之凹陷者，为水肿病，属全身水肿的一部分。

①颜面浮肿，发病迅速者，为阳水，多为外感风邪，肺失宣降所致。

②颜面浮肿，兼见面色㿠白，发病缓慢者，属阴水，多由脾肾阳虚，水湿泛滥所致。

③颜面浮肿，兼见面唇青紫，心悸气喘，不能平卧者，多属心肾阳虚，多由血行瘀滞，水气凌心所致。

（2）腮肿

①痄腮：指一侧或两侧腮部以耳垂为中心肿起，边缘不清，局部灼热疼痛的症状。为外感温毒之邪所致，多见于儿童，属传染病。

②发颐：指颧下颌上耳前发红肿起，伴有寒热、疼痛的症状。为阳明热毒上攻所致。

（3）口眼歪斜

①口僻：单见口眼歪斜，肌肤不仁，面部肌肉患侧偏缓、健侧紧急，患侧目不能合，口不能闭，不能皱眉鼓腮，饮食言语皆不利者，为风邪中络所致。

②中风：若口眼歪斜兼半身不遂者，则为中风。

3. 目的脏腑分属，以及望目色、目形、目态的主要内容及临床意义

（1）目的脏腑分属

部位	脏腑分属	名称
目内眦及外眦	心	血轮
黑珠	肝	风轮
白睛	肺	气轮
瞳仁	肾	水轮
眼胞	脾	肉轮

（2）望目色

目色		临床意义
目赤肿痛（实热证）	白睛色红	肺火或外感风热
	全目赤痛	肝经风热上攻
	两眦赤痛	心火上炎
	睑缘赤烂	脾有湿热
白睛发黄		黄疸的标志——多因湿热或寒湿内蕴，肝胆疏泄失常，胆汁外溢
目眦淡白		属血虚、失血——多因血少不能上荣于目
黑睛灰白浑浊		目生翳——多因邪毒侵袭，或肝胆实火，或湿热熏蒸，或阴虚火旺

续表

目色		临床意义
目胞色黑晦暗	目眶周围色黑	多因肾虚水泛或寒湿下注
	目眶色黑	瘀血内阻

（3）望目形

目形	临床意义
目胞浮肿	水肿
眼窠凹陷	吐泻伤津或气血虚衰——多为伤津耗液或气血不足
	久病重病——脏腑精气竭绝，正气衰竭，属病危
眼球突出	兼见喘满上气者——肺胀——痰浊阻肺、肺气不宣、呼吸不利
	兼颈前微肿，急躁易怒者——瘿病——肝郁化火、痰气壅结
胞睑红肿	睑缘肿起结节如麦粒，红肿较轻者，为针眼；胞睑漫肿，红肿较重者，为眼丹——风热邪毒或脾胃蕴热上攻于目

（4）望目态

目态	临床意义
瞳孔缩小	川乌、草乌、毒蕈、有机磷类农药及吗啡、氯丙嗪等药物中毒
瞳孔散大	颅脑损伤（如头部外伤）、出血中风病——危重；临床死亡指征；也可见于青风内障或颠茄类药物中毒
目睛凝视	指患者两眼固定，不能转动，固定前视者，称瞪目直视；固定上视者，称戴眼反折；固定侧视者，称横目斜视——多属肝风内动
昏睡漏睛	脾气虚弱，气血不足，胞睑失养所致，常见于吐泻伤津和慢脾风的患儿
胞睑下垂	双——多因先天禀赋不足，脾肾亏虚
	单——脾气虚衰，脉络失养，肌肉松弛，亦见于外伤

4. 望口、唇、齿、龈的主要内容及临床意义

（1）望口

望口	临床表现	临床意义
形色	口角流涎	小儿——脾虚湿盛；成人——中风口歪不收
	口疮	心脾二经积热上熏，或阴虚火旺
	口糜	口腔黏膜糜烂成片，口气臭秽，多由湿热内郁，上蒸口腔
	鹅口疮	小儿口腔、舌上出现片状白屑，状如鹅口，多由感受邪毒，心脾积热，上熏口舌
动态	口张	口开而不闭，如鱼张口，气但出不入，为肺气将绝
	口噤	可见于中风、痫病、惊风、破伤风、中毒
	口撮	新生儿脐风——撮口不能吮乳；破伤风——兼见角弓反张
	口歪	口僻或中风——风痰阻络
	口振	可见于外感寒邪，温病、伤寒战汗，疟疾发作
	口动	胃气虚弱——口频繁开合，不能自禁；热极生风或脾虚生风——口角掣动不止

（2）望唇

望唇	临床表现	临床意义
色泽	唇色红润	正常人，胃气充足，气血调匀
	唇色淡白	血虚或失血
	唇色深红	热盛
	嘴唇红肿而干	热极
	嘴唇呈樱桃红色	煤气中毒
	嘴唇青紫	血瘀证
	嘴唇青黑	寒盛、痛极
形态	唇干而裂	燥热伤津或阴虚液亏
	嘴唇糜烂	脾胃积热
	唇内溃烂	虚火上炎
	唇边生疮	心脾积热
	人中满唇反（久病而人中沟变平，口唇翻卷不能覆齿）	脾气将绝，属病危

（3）望齿

望齿	临床表现	临床意义
色泽	牙齿洁白润泽	津液内充，肾气充足
	牙齿干燥	胃阴已伤
	牙齿光燥如石	阳明热盛，津液大伤
	牙齿燥如枯骨	肾阴枯竭，温热病晚期
	牙齿枯黄脱落	见于久病者，多为骨绝
	齿焦有垢	胃肾热盛，但气液未竭
	齿焦无垢	胃肾热甚，气液已竭
动态	牙关紧急	风痰阻络或热极生风
	咬牙龂齿	热盛动风
	睡中龂齿	胃热、虫积、正常人

（4）牙龈

望牙龈	临床表现		临床意义
色泽	牙龈淡红而润泽		胃气充足，气血调匀
	牙龈淡白		血虚或失血
	牙龈红肿疼痛		胃火亢盛
形态	齿衄（齿缝出血）	痛而红肿	胃热伤络
		不痛、不红、微肿	气虚，或肾火伤络
	牙宣	龈肉萎缩，牙根暴露，牙齿松动	肾虚或胃阴不足
	牙疳	牙龈溃烂，流腐臭血水	外感疫疠之邪，积毒上攻所致

5. 望咽喉的主要内容及临床意义

<table>
<tr><th>望咽喉</th><th colspan="3">临床表现</th><th>临床意义</th></tr>
<tr><td rowspan="3">色泽</td><td colspan="3">咽部深红，肿痛明显</td><td>属实热证——肺胃热毒壅盛</td></tr>
<tr><td colspan="3">咽部嫩红，肿痛不显</td><td>属阴虚证——肾水亏少，阴虚火旺</td></tr>
<tr><td colspan="3">咽喉淡红漫肿</td><td>属痰湿凝聚</td></tr>
<tr><td rowspan="9">形态</td><td>乳蛾</td><td colspan="2">一侧或两侧喉核红肿肥大，形如乳头或乳蛾，表面或有脓点，咽痛不适</td><td>属肺胃热盛，邪客喉核；或虚火上炎，气血瘀滞所致</td></tr>
<tr><td>喉痈</td><td colspan="2">咽喉部红肿高突，疼痛剧烈，吞咽困难</td><td>多因脏腑蕴热，复感外邪，热毒客于咽喉所致</td></tr>
<tr><td rowspan="3">咽喉腐烂</td><td colspan="2">溃烂成片或凹陷者</td><td>肺胃热毒壅盛</td></tr>
<tr><td colspan="2">腐烂分散浅表者</td><td>肺胃之热尚轻</td></tr>
<tr><td colspan="2">溃腐日久，周围淡红或苍白者</td><td>属虚证</td></tr>
<tr><td rowspan="2">伪膜</td><td rowspan="2">咽部溃烂处上覆白腐，形如白膜者</td><td>如伪膜松厚，容易拭去，去后不复生</td><td>属肺胃热浊上壅于咽，证较轻</td></tr>
<tr><td>如伪膜坚韧，不易剥离，重剥则出血，或剥去随即复生</td><td>属重证，多是白喉，又称“疫喉”，因肺胃热毒伤阴而成，属烈性传染病</td></tr>
<tr><td rowspan="2">成脓</td><td rowspan="2">咽喉局部红肿高突</td><td>压之有波动感，压之柔软凹陷者</td><td>已成脓</td></tr>
<tr><td>压之坚硬</td><td>尚未成脓</td></tr>
</table>

细目五　望躯体四肢

1. 望颈项

<table>
<tr><th>望颈项</th><th>临床表现</th><th>临床意义</th></tr>
<tr><td>瘿瘤</td><td>颈部结喉处有肿块突起，或大或小，或单侧或双侧，可随吞咽而上下移动</td><td>多因肝郁气结痰凝，或水土失调，痰气搏结所致</td></tr>
<tr><td>瘰疬</td><td>颈侧颌下有肿块如豆，累累如串珠</td><td>多由肺肾阴虚，虚火内灼，炼液为痰，结于颈部；或外感风火时毒，夹痰结于颈部所致</td></tr>
<tr><td>颈瘘</td><td>颈部痈肿、瘰疬溃破后，久不收口，形成管道，病名曰鼠瘘</td><td>因痰火久结，气血凝滞，疮孔不收而成</td></tr>
<tr><td>项痈、颈痈</td><td>项部或颈部两侧焮红漫肿，疼痛灼热，甚至溃烂流脓者</td><td>多由风热邪毒蕴蒸，气血壅滞，痰毒互结于颈项所致</td></tr>
<tr><td>气管偏移</td><td>气管不居中，向一侧偏移</td><td>多为胸膈有水饮或气体，或因单侧瘿瘤、肿物等挤压、牵拉气管所致，可见于悬饮、气胸、石瘿、肉瘿、肺部肿瘤等疾病</td></tr>
<tr><td rowspan="4">项强</td><td>项部拘急牵引不舒，兼有恶寒、发热</td><td>风寒侵袭太阳经脉，经气不利所致</td></tr>
<tr><td>项部强硬，不能前俯，兼壮热、神昏、抽搐者</td><td>多属温病火邪上攻，或脑髓有病</td></tr>
<tr><td>项强不适，兼头晕者</td><td>多属阴虚阳亢，或经气不利所致</td></tr>
<tr><td>睡眠之后，项强而痛，并无他苦者</td><td>为落枕，多因睡姿不当，项部经络气滞所致</td></tr>
<tr><td rowspan="2">项软</td><td>小儿颈项软弱，抬头无力</td><td>多因先天不足，肾精亏损；后天失养，发育不良，可见于佝偻病患儿</td></tr>
<tr><td>久病、重病颈项软弱，头垂不抬，眼窝深陷</td><td>多为脏腑精气衰竭之象，属病危</td></tr>
</table>

续表

望颈项	临床表现	临床意义
颈脉搏动	在安静状态时出现颈侧人迎脉搏动明显	可见于肝阳上亢或血虚重证患者
颈脉怒张	颈部脉管明显胀大，平卧时更甚	多见于心血瘀阻、肺气壅滞及心肾阳衰、水气凌心的患者

2. 望四肢的主要内容及临床意义

（1）外形

1）四肢萎缩：指四肢或某一肢体肌肉消瘦、萎缩、松软无力。多因气血亏虚或经络闭阻，肢体失养所致。

2）肢体肿胀：指四肢或某一肢体肿胀。①四肢红肿疼痛者，多为热壅血瘀所致。②足部或下肢肿胀，甚至兼全身浮肿者，多见于水肿。③下肢肿胀，皮肤粗厚如象皮者，多见于丝虫病。

3）膝部肿大：①膝部红肿热痛，屈伸不利，多见于热痹，为风湿郁久化热所致。②膝部肿大而股胫消瘦，称为"鹤膝风"，多因寒湿久留，气血亏虚所致。

4）小腿青筋：指小腿青筋暴露，形似蚯蚓，多因寒湿内侵，络脉血瘀所致。

5）下肢畸形：指膝内翻、膝外翻、足内翻、足外翻等，均属先天不足，肾气不充，或后天失养，发育不良。①直立时两踝并拢而两膝分离，称为膝内翻（又称"O"形腿）。②两膝并拢而两踝分离，称为膝外翻（又称"X"形腿）。③踝关节呈固定型内收位，称足内翻。④踝关节呈固定型外展位，称足外翻。

（2）动态

1）肢体痿废：指肢体肌肉萎缩，筋脉弛缓，痿废不用，多见于痿病。常因精津亏虚或湿热浸淫，筋脉失养所致；若双下肢痿废不用者，多见于截瘫病人。

2）四肢抽搐：指四肢筋脉挛急与弛张间作，舒缩交替，动作有力。多因肝风内动，筋脉拘急所致。

3）手足拘急：指手足筋肉挛急不舒，屈伸不利。多因寒邪凝滞，或气血亏虚，筋脉失养所致。

4）手足颤动：指双手或下肢颤抖，或振摇不定，不能自主。多由血虚筋脉失养，或饮酒过度所致。

5）手足蠕动：指手足时时掣动，动作弛缓无力，如虫之蠕行。多为阴虚动风所致。

6）扬手掷足：指热病中，神志昏迷，手足躁动不宁，是热扰心神所致。

7）循衣摸床，撮空理线：指重病神志不清，病人不自主地伸手抚摸衣被、床沿，或伸手向空，手指时分时合，为病重失神之象。

细目六　望皮肤

1. 望皮肤色泽的内容及临床意义

（1）皮肤发赤：皮肤突然鲜红成片，色如涂丹，边缘清楚，灼热肿胀者，为丹毒。①发于头面者，名抱头火丹。②发于小腿足部者，名流火。③发于全身、游走不定者，名赤游丹。发于上部者，多由风热化火所致；发于下部者，多因湿热化火而成；亦有因外伤染毒而引起者。

（2）皮肤发黄：面目、皮肤、爪甲俱黄者，为黄疸。多因外感湿热、疫毒，内伤酒食，或脾虚湿困，血瘀气滞等所致。①黄色鲜明如橘皮色者，属阳黄，因湿热蕴蒸，胆汁外溢肌肤而成。②黄色晦暗如烟熏色者，属阴黄，因寒湿阻遏，胆汁外溢肌肤所致。

（3）皮肤紫黑：面、手、乳晕、腋窝、外生殖器、口腔黏膜等处呈弥漫性棕黑色改变者，多为黑疸，由劳损伤肾所致，周身皮肤发黑亦可见于肾阳虚衰的病人。

（4）皮肤白斑：四肢、面部等处出现白斑，大小不等，界限清楚，病程缓慢者，为白驳风。多因风湿侵袭，气血失和，血不荣肤所致。

2. 望斑疹的内容及其临床意义

（1）斑：指皮肤黏膜出现深红色或青紫色片状斑块，平摊于皮肤，摸之不碍手，压之不退色的症状。

可由外感温热邪毒，热毒窜络，内迫营血，或脾虚血失统摄，或阳衰寒凝血瘀，或外伤血溢肌肤所致。

（2）疹：指皮肤出现红色或紫红色、粟粒状疹点，高出皮肤，抚之碍手，压之退色的症状。常见于麻疹、风疹、瘾疹等病，也可见于温热病中。多因外感风热时邪，或过敏，或热入营血所致。

①麻疹：疹色桃红，形似麻粒，先见于耳后发际，渐延及颜面、躯干和四肢，疹发透彻后按出疹顺序依次消退。因外感时邪所致，属儿科常见传染病。

②风疹：疹色淡红，细小稀疏，瘙痒不已，时发时止。为外感风热时邪所致。

③瘾疹：皮肤上出现淡红色或苍白色风团，大小形态各异，瘙痒，搔之融合成片，高出皮肤，发无定处，出没迅速，时隐时现。为外感风邪或过敏所致。

细目七　望排出物

1. 望痰、涕的内容及其临床意义

（1）望痰

①痰黄黏稠，坚而成块者，属热痰。因热邪煎熬津液之故。

②痰白而清稀，或有灰黑点者，属寒痰。因寒伤阳气，气不化津，湿聚为痰之故。

③痰白滑而量多，易咳出者，属湿痰。因脾虚不运，水湿不化，聚而成痰之故。

④痰少而黏，难于咳出者，属燥痰。因燥邪伤肺，或肺阴虚津亏所致。

⑤痰中带血，色鲜红者，为热伤肺络。多因肺阴亏虚，或肝火犯肺，或痰热壅肺所致。

⑥咳吐脓血腥臭痰，属肺痈。是热毒蕴肺，化腐成脓所致。

（2）望涕

①新病鼻塞流清涕，是外感风寒；鼻流浊涕，是外感风热。

②阵发性清涕，量多如注，伴喷嚏频作，多属鼻鼽，是风寒束于肺卫所致。

③久流浊涕，质稠、量多、气腥臭者，为鼻渊，是湿热蕴阻所致。

2. 望呕吐物的内容及临床意义

（1）呕吐物清稀无臭，多因胃阳不足，难以腐熟水谷；或寒邪犯胃，损伤胃阳，导致水饮内停，胃失和降所致。

（2）呕吐物秽浊酸臭，多因邪热犯胃，胃失和降所致。

（3）呕吐清水痰涎，伴胃脘振水声，多为饮停胃脘，胃失和降所致。

（4）呕吐物酸腐，夹杂不消化食物，多属伤食，因暴饮暴食，损伤脾胃，宿食不化，胃气上逆所致。

（5）呕吐黄绿苦水，多为肝胆湿热或郁热所致。

（6）吐血色暗红或紫暗有块，夹杂食物残渣，多属胃有积热，或肝火犯胃，或胃腑素有瘀血所致。

细目八　望小儿食指络脉

1. 小儿食指络脉的正常表现　在食指掌侧前缘，隐隐显露于掌指横纹附近，纹色浅红略紫，呈单支且粗细适中。

2. 小儿食指络脉病理变化的临床表现及意义

要点	临床意义
红紫辨寒热	纹色鲜红浮露，多为外感风寒；纹色紫红，多为邪热郁滞；纹色淡红，多为内有虚寒；色青主疼痛、惊风或肝风内动；淡白属脾虚、疳积；紫黑为血络郁闭，病属危重
淡滞定虚实	指纹色淡，推之流畅，主气血亏虚；指纹色紫，推之滞涩，复盈缓慢，主实邪内滞，如瘀热、痰湿、积滞
浮沉分表里	“浮”指指纹浮现，显露于外，主病邪在表；“沉”指指纹沉伏，深而不显，主病邪在里
三关测轻重	纹在风关，示病邪初入，病情轻浅；纹达气关，示病邪入里，病情较重；纹进命关，示病邪深入，病情加重；纹达指尖，称透关射甲，若非一向如此，则示病情危重

第三单元　望　舌

细目一

1. 舌诊原理

脏腑	与舌的关系	原理
心	舌为心之苗，手少阴心经之别系舌本	脏腑的病变亦必然通过经络气血的变化而反于舌
脾	舌为脾之外候，足太阴脾经连舌本、散舌下	
肝	肝藏血，主筋，足厥阴肝经络舌本	
肾	肾藏精，足少阴肾经循喉咙、夹舌本	
膀胱	足太阳膀胱经经筋结于舌本	
肺	肺系上达咽喉，与舌根相连	
其他脏腑组织	由经络沟通，也直接、间接与舌产生联系	

2. 脏腑病变反映于舌的规律　①舌质多候五脏病变，侧重血分。②舌苔多候六腑病变，侧重气分。③舌尖多反映上焦心肺的病变。④舌中多反映中焦脾胃的病变。⑤舌根多反映下焦肾的病变。⑥舌两侧多反映肝胆的病变。⑦另外，还有“舌尖属上脘，舌中属中脘，舌根属下脘”的说法。

3. 舌诊的方法

（1）望舌的体位和伸舌姿势：望舌时，医者姿势可略高于患者，以便俯视口舌部位，患者可以采用坐位或仰卧位，面向自然光线，头略扬起，自然地将舌伸出口外，舌体放松，舌面平展，舌尖略向下，尽量张口使舌体充分暴露。

（2）诊舌的方法：望舌的顺序是先看舌尖，再看舌中、舌边，最后看舌根部。先看舌质，再看舌苔，再根据舌质、舌苔的基本特征，分项察看。望舌质，主要观察舌质的颜色、光泽、形状、动态、舌下脉络等；察舌苔，重点观察舌苔的有无、色泽、质地及分布状态等。

（3）刮舌与揩舌：刮舌可用消毒压舌板的边缘，以适中的力量，在舌面上由舌根向舌尖刮三五次。若刮之不去或刮而留有污质，多为里有实邪；刮之即去，舌体明净光滑者，多为虚证。揩舌可用消毒纱布卷在食指上，蘸少许清洁水在舌面上揩抹数次，可用于鉴别舌苔有根无根，以及是否属于染苔。

细目二　正常舌象

1. 正常舌象的主要特征　淡红舌，薄白苔。

2. 影响因素　年龄，性别，体质、禀赋，气候、环境。

3. 临床意义　正常舌象说明胃气旺盛，气血津液充盈，脏腑功能正常。

细目三　望舌质

1. 舌神变化（荣、枯）的特征与临床意义

舌神	表现特征	临床意义
荣舌	舌色红活明润，舌体活动自如者，为有神之舌	阴阳气血精神皆足，生机旺盛，虽病也是善候，预后较好
枯舌	舌色晦暗枯涩，舌体活动不灵者，为无神之舌	阴阳气血精神皆衰，生机已微，预后较差

2. 舌色变化（淡白、淡红、红、绛、青紫）的特征与临床意义

（1）淡白舌：舌色较正常人的淡红色浅淡，白色偏多，红色偏少，甚至全无血色者（枯白舌）的表现。主气血两虚、阳虚。

舌色	表现特征	临床意义
淡白舌	枯白舌	主脱血夺气
	淡白湿润，舌体胖嫩	多为阳虚水湿内停
	淡白光莹，舌体瘦薄	属气血两亏

（2）淡红舌：舌体颜色淡红润泽、白中透红的表现，多见于正常人，或病之轻者。

（3）红舌：舌色较淡红色为深，甚至呈鲜红色的表现，可见于整个舌体，亦可只见于舌尖。主实热、阴虚。

舌色	表现特征	临床意义
红舌	舌色稍红，或舌边尖略红	外感风热表证初期
	舌色鲜红，舌体不小，或兼黄苔	实热证
	舌尖红	多为心火上炎
	舌两边红	多为肝经有热
	舌体小，舌鲜红而少苔，或有裂纹，或光红无苔	属虚热证

（4）绛舌：舌色较红色更深，或略带暗红色的表现。主里热亢盛、阴虚火旺。

舌色	表现特征	临床意义
绛舌	舌绛有苔，伴有红点、芒刺	温病热入营血，或脏腑内热炽盛
	舌绛少苔或无苔，或有裂纹	久病阴虚火旺，或热病后期阴液耗损

（5）青紫舌：全舌呈现青紫色，或局部出现青紫斑点的表现。舌淡而泛现青紫者，为淡紫舌；舌红而泛现紫色者，为紫红舌；舌绛而泛现紫色者，为绛紫舌；舌体局部出现青紫色斑点者，为斑点舌。主血行不畅。

舌色	表现特征	临床意义
青紫舌	全舌青紫	多是全身性血行瘀滞
	舌有紫色斑点	多属瘀血阻滞于局部
	舌色淡红中泛现青紫	多因肺气壅滞，或肝郁血瘀，亦可见于先天性心脏病或某些药物、食物中毒
	舌淡紫而湿润	阴寒内盛，或阳气虚衰致寒凝血瘀
	舌紫红或绛紫而干枯少津	热盛伤津，气血壅滞

3. 舌形变化（老嫩、胖瘦、点刺、裂纹、齿痕）的特征与临床意义

舌形	表现特征	临床意义
老舌	舌质纹理粗糙或皱缩，坚敛而不柔软，舌色较暗者，为苍老舌	多见于实证
嫩舌	舌质纹理细腻，浮胖娇嫩，舌色浅淡者，为娇嫩舌	多见于虚证
胖舌（胖大舌）	舌体较正常舌大而厚，伸舌满口者，称为胖大舌；舌体肿大，盈口满嘴，甚者不能闭口，不能缩回者，称为肿胀舌	多主水湿内停、痰湿热毒上泛
	舌淡胖大	多为脾肾阳虚，水湿内停
	舌红胖大	多属脾胃湿热或痰热内蕴
	舌红绛肿胀者	多见于心脾热盛，热毒上壅
	舌青紫肿胀	多见于先天性舌血管瘤患者

续表

舌形	表现特征	临床意义
瘦舌（瘦薄舌）	舌体比正常舌瘦小而薄者，称为瘦薄舌	多主气血阴液不足
	舌体瘦薄而色淡	多是气血两虚
	舌体瘦薄而色红绛干燥	多见于阴虚火旺，津液耗伤
点、刺舌	点是指突起于舌面的红色或紫红色星点，大者为星，称红星舌；小者为点，称红点舌。刺是指舌乳头突起如刺，摸之棘手的红色或黄黑色点刺，称为芒刺舌。点、刺相似，多见于舌的边尖部分	提示脏腑热极，或血分热盛
	舌红而起芒刺	多为气分热盛
	舌红而点刺色鲜红	多为血热内盛，或阴虚火旺
	舌红而点刺色绛紫	多为热入营血而气血壅滞
裂纹舌	舌面出现各种多少不等、深浅不一、各种形态的裂沟，有深如刀割剪碎的，有横直皱纹而短小的，有纵形、横形、“井”字形、“爻”字形，以及辐射状、脑回状、鹅卵石状等	多属阴血亏损，不能荣润舌面所致
	舌红绛而有裂纹	多是热盛伤津，或阴液虚损
	舌淡白而有裂纹	多为血虚不润
	舌淡白胖嫩，边有齿痕、裂纹	属脾虚湿侵
	健康人舌面上出现裂纹、裂沟，裂纹中一般有舌苔覆盖，且无不适感觉者	为先天性舌裂
齿痕舌	舌体边缘见牙齿压迫的痕迹	多主脾虚、水湿内停证，常与胖大舌同见
	舌淡胖润有齿痕	多属寒湿壅盛，或阳虚水湿内停
	舌淡红而有齿痕	多是脾虚或气虚
	舌红肿胀而有齿痕	为内有湿热痰浊壅滞
	舌淡红而嫩，舌体不大而边有轻微齿痕	可为先天性齿痕；如病中见之，提示病情较轻，多见于小儿或气血不足者

4. 舌态变化（强硬、痿软、颤动、歪斜、吐弄、短缩）的特征与临床意义

舌态	表现特征	临床意义
强硬舌	舌体板硬强直，运动不灵活	多见于热入心包，或高热伤津，或风痰阻络
	舌红绛少津而强硬	多因邪热炽盛
	舌强胖大兼厚腻苔	多见于风痰阻络
	舌强语謇，伴肢麻、眩晕	多为中风先兆
痿软舌	舌体软弱，无力屈伸，痿废不灵	多见于伤阴，或气血俱虚
	舌淡白而痿软	多是气血俱虚
	新病舌干红而痿软	多是热灼津伤
	久病舌绛少苔或无苔而痿软	多见于外感病后期，热极伤阴，或内伤杂病，阴虚火旺

续表

舌态	表现特征	临床意义
颤动舌	舌体震颤抖动，不能自主的表现，轻者仅伸舌时颤动，重者不伸舌时亦抖颤难宁	多属肝风内动
	久病舌淡白而颤动	多属血虚动风
	新病舌绛而颤动	多属热极生风
	舌红少津而颤动	多属阴虚动风
	长期饮酒者舌体颤动	多因酒毒内蕴
歪斜舌	伸舌时舌体偏向一侧，或左或右	多见于中风、喑痱或中风先兆
吐弄舌	舌伸于口外，不即回缩者，为“吐舌”；舌微露出口，立即收回，或舐口唇上下左右，摇动不停者，叫作“弄舌”	皆因心、脾二经有热
	吐舌	可见于疫毒攻心或正气已绝
	弄舌	多见于热甚动风先兆
	吐弄舌	可见于小儿智能发育不全
短缩舌	舌体卷短、紧缩，不能伸长	多属危重证候
	舌短缩，色淡白或青紫而湿润	多属寒凝筋脉
	舌短缩，色淡白而胖嫩	多属气血俱虚
	舌短缩，体胖而苔滑腻	多属痰浊内蕴
	舌短缩，色红绛而干	多属热盛伤津

细目四　望舌苔

1. 苔质变化（厚薄、润燥、腐腻、剥落、真假）的特征与临床意义

（1）厚薄、润燥

苔质	代表意义	表现特征	临床意义
薄、厚	邪正盛衰和邪气深浅	薄苔	正常舌苔
		厚苔	邪热入里、痰湿、食积
		由薄转厚	邪气渐盛，表邪入里，为病进
		由厚转薄	正气胜邪，内邪消散外达，为病退
		骤然消退	正不胜邪，胃气暴绝
润、燥	津液的盈亏和输布	润苔	正常舌苔
		滑苔	寒证、湿证、痰饮
		燥苔	津液已伤
		糙苔	热盛伤津之重证
		由润变燥	热重津伤，津失输布
		由燥变润	热退津复，饮邪始化

（2）腐腻、剥落、真假

<table>
<tr><th>苔质</th><th>分类</th><th>表现特征</th><th>临床意义</th></tr>
<tr><td rowspan="9">腐、腻</td><td rowspan="4">腐苔</td><td>苔质颗粒疏松，粗大而厚，形如豆腐渣堆积舌面，揩之可去</td><td>多见于食积胃肠，或痰浊内蕴</td></tr>
<tr><td>若舌上黏厚一层，有如疮脓，则称“脓腐苔”</td><td>多见于内痈，或邪毒内结，是邪盛病重的表现</td></tr>
<tr><td>病中腐苔渐退，续生薄白新苔</td><td>为正气胜邪之象，是病邪消散</td></tr>
<tr><td>病中腐苔脱落，不能续生新苔</td><td>为病久胃气衰败，属于无根苔</td></tr>
<tr><td rowspan="5">腻苔</td><td>苔质颗粒细腻致密，揩之不去，刮之不脱，如涂有油腻之状，中间厚边周薄</td><td>多由湿浊内蕴，阳气被遏，湿浊痰饮停聚于舌面所致</td></tr>
<tr><td>苔薄腻，或腻而不板滞</td><td>多为食积，或脾虚湿困</td></tr>
<tr><td>苔白腻而滑</td><td>为痰浊、寒湿内阻</td></tr>
<tr><td>苔黏腻而厚，口中发甜</td><td>为脾胃湿热</td></tr>
<tr><td>苔黄腻而厚</td><td>为痰热、湿热、暑湿等邪内蕴</td></tr>
<tr><td rowspan="8">剥落苔</td><td>光剥苔</td><td>舌苔全部退去，以致舌面光洁如镜（又称为光滑舌或镜面舌）</td><td rowspan="8">观苔之剥落，可了解胃气胃阴之存亡及气血的盛衰，判断疾病的预后。
①舌红苔剥，多为阴虚；②舌淡苔剥或类剥，多为血虚或气血两虚；③舌色红绛如镜，主胃阴枯竭，胃乏生气；④舌色白如镜，主营血大虚，阳气虚衰；⑤舌苔部分脱落，未剥处仍有腻苔者，为正气亏虚，痰浊未化；⑥舌苔从全到剥是胃的气阴不足，正气衰败的表现；⑦舌苔剥脱后，复生薄白之苔，为邪去正胜，胃气渐复之佳兆</td></tr>
<tr><td>花剥苔</td><td>舌苔剥落不全，剥脱处光滑无苔，余处斑斑驳驳地残存舌苔，界限明显</td></tr>
<tr><td>地图舌</td><td>舌苔不规则地大片脱落，边缘凸起，界限清楚，形似地图</td></tr>
<tr><td>类剥苔</td><td>剥脱处并不光滑，似有新生颗粒</td></tr>
<tr><td>前剥苔</td><td>舌前半部分苔剥脱</td></tr>
<tr><td>中剥苔</td><td>舌中部分苔剥脱</td></tr>
<tr><td>根剥苔</td><td>舌根部分苔剥脱</td></tr>
<tr><td>鸡心苔</td><td>舌苔周围剥脱，仅留中心一小块</td></tr>
<tr><td rowspan="2">真、假苔</td><td>真苔</td><td>舌苔紧贴舌面，似从舌里生出，乃胃气所生，又称为有根苔</td><td>①病之初期、中期，舌见真苔且厚，为胃气壅实，病邪深重；②久病见真苔，说明胃气尚存</td></tr>
<tr><td>假苔</td><td>舌苔浮涂舌上，不像从舌上长出来者，又称为无根苔</td><td>①新病出现假苔，乃邪浊渐聚，病情较轻；②久病出现假苔，是胃气匮乏，不能上潮，病情危重</td></tr>
</table>

2. 苔色变化（白、黄、灰黑）的特征与临床意义

<table>
<tr><th>苔色</th><th>特征</th><th>临床意义</th></tr>
<tr><td rowspan="5">白苔</td><td>苔薄白而润</td><td>主表证初期、里证病轻、阳虚内寒</td></tr>
<tr><td>苔薄白而干</td><td>外感风热</td></tr>
<tr><td>苔薄白而滑</td><td>外感寒湿，或脾肾阳虚，水湿内停</td></tr>
<tr><td>苔白厚腻</td><td>痰饮、湿浊、食积内停</td></tr>
<tr><td>积粉苔</td><td>温病秽浊湿邪与热毒相结</td></tr>
</table>

续表

苔色	特征	临床意义
黄苔	淡黄苔、深黄苔、焦黄苔	主热证、里证
		苔色愈黄，邪热愈甚
		黄腻、黄滑，主湿热、痰热
灰黑苔	灰苔与黑苔同类，只有轻重之别	主里热和里寒重证
		苔色深浅与寒热程度相应
		灰黑而润主寒；灰黑而燥主热

细目五　舌下络脉

舌下络脉变化的特征与临床意义　①舌下络脉粗胀，或呈青紫、绛、绛紫、紫黑色，或舌下细小络脉呈暗红色或紫色网络，或舌下络脉曲张如紫色珠子大小不等的结节改变，均为血瘀的征象。②舌下络脉短而细，周围小络脉不明显，舌色偏淡者，多属气血不足。

细目六　舌象综合分析

1. 舌质和舌苔的综合诊察

（1）*舌质*：察舌体可以了解脏腑虚实，气血津液的盛衰。

（2）*舌苔*：察舌苔重在辨病邪的寒热、邪正消长及胃气的存亡。

2. 舌诊的临床意义　①判断邪正盛衰；②区别病邪性质；③辨别病位浅深；④推断病势进退；⑤估计病情预后。

第四单元　闻　诊

细目一　听声音

1. 音哑与失音的临床表现及意义　语声嘶哑者为音哑，语而无声者为失音，或称为“喑”。前者病轻，后者病重。

（1）新病音哑或失音者，多属实证。多因外感风寒或风热袭肺，或痰湿壅肺，肺失清肃，邪闭清窍所致，即所谓“金实不鸣”。

（2）久病音哑或失音者，多属虚证。多因各种原因导致阴虚火旺，肺肾精气内伤所致，即所谓“金破不鸣”。

（3）暴怒喊叫或持续高声宣讲，伤及喉咙所致音哑或失音者，亦属气阴耗伤。

（4）久病重病，突见语声嘶哑，多是脏气将绝之危象。

（5）妇女妊娠末期出现音哑或失音者，称为妊娠失音（子喑），系因胎儿渐长，压迫肾之络脉，使肾精不能上荣于舌咽所致。

2. 谵语、郑声、独语、错语、狂言、言謇的临床表现及意义

	临床表现	临床意义
谵语	神识不清，语无伦次，声高有力	多因邪热内扰神明所致，属实证，故《伤寒论》谓“实则谵语”。见于外感热病，温邪内入心包或阳明实热证、痰热扰乱心神等

续表

	临床表现	临床意义
郑声	神识不清，语言重复，时断时续，语声低弱模糊	多因久病脏气衰竭，心神散乱所致，属虚证，故《伤寒论》谓"虚则郑声"。见于多种疾病的晚期、危重阶段
独语	自言自语，喃喃不休，见人语止，首尾不续	多因心气虚弱，神气不足，或气郁痰阻，蒙蔽心神所致，属阴证。常见于癫病、郁病
错语	患者神识清楚而语言时有错乱，语后自知言错	证有虚实之分，虚证多因心气虚弱，神气不足所致，多见于久病体虚或老年脏气衰微之人；实证多为痰湿、瘀血、气滞阻碍心窍所致
狂言	精神错乱，语无伦次，狂叫骂詈	多因情志不遂，气郁化火，痰火互结，内扰神明所致。多属阳证、实证。常见于狂病、伤寒蓄血证
言謇	神志清楚、思维正常而吐字困难，或吐字不清	因习惯而成者，不属病态。病中言语謇涩，每与舌强并见者，多因风痰阻络所致，为中风之先兆或后遗症

3. 咳嗽、喘、哮的临床表现及意义

		临床表现	临床意义
咳嗽		咳声重浊沉闷	多属实证。多因寒痰湿浊停聚于肺，肺失肃降所致
		咳声轻清低微	多属虚证。多因久病肺气虚损，失于宣降所致
		咳声不扬，痰稠色黄，不易咳出	多属热证。多因热邪犯肺，肺津被灼所致
		咳有痰声，痰多易咳	多因痰湿阻肺所致
		干咳无痰或少痰	多因燥邪犯肺或阴虚肺燥所致
		咳声短促，呈阵发性、痉挛性，连续不断，咳后有鸡鸣样回声，并反复发作者	多因风邪与痰热搏结所致，常见于小儿顿咳（百日咳）
		咳声如犬吠，伴有声音嘶哑、吸气困难	多因肺肾阴虚，疫毒攻喉所致，多见于白喉
喘	实喘	发作急骤，呼吸深长，息粗声高，唯以呼出为快者	多因风寒袭肺或痰热壅肺，痰饮停肺，肺失宣肃，或水气凌心所致
	虚喘	病势缓慢，呼吸短浅，急促难续，息微声低，唯以深吸为快，动则喘甚者	多因肺肾亏虚，气失摄纳，或心阳气虚所致
哮		呼吸急促似喘，喉间有哮鸣音	多因痰饮内伏，复感外邪所诱发，或因久居寒湿之地，或过食酸咸生冷所诱发

4. 短气、少气的临床表现及意义

	临床表现	临床意义
短气	自觉呼吸短促而不相接续，气短不足以息的轻度呼吸困难。其表现似喘而不抬肩，气急而无痰声。即只自觉短促，他觉征象不明显	虚证短气，兼有形瘦神疲、声低息微等，多因体质衰弱或元气虚损所致
		实证短气，兼有呼吸声粗，或胸部窒闷，或胸腹胀满等，多因痰饮、胃肠积滞，或气滞、瘀阻所致
少气（气微）	呼吸微弱而声低，气少不足以息，言语无力	少气属诸虚劳损，多因久病体虚或肺肾气虚所致

5. 呕吐、呃逆、嗳气的临床表现及意义

	临床表现	临床意义
呕吐	饮食物、痰涎从胃中上涌，由口中吐出者	胃失和降，胃气上逆
	吐势徐缓，声音微弱，呕吐物清稀者	多属虚寒证。常因脾胃阳虚，脾失健运，胃失和降，胃气上逆所致
	吐势较猛，声音壮厉，呕吐黏稠黄水，或酸或苦者	多属实热证。常因热伤胃津，胃失濡养所致
	呕吐呈喷射状者	多为热扰神明，或因头颅外伤，颅内有瘀血、肿瘤等，使颅内压力增高所致
	呕吐酸腐味的食糜	多因暴饮暴食，或过食肥甘厚味，以致食滞胃肠，胃失和降，胃气上逆所致
	共同进餐者皆发吐泻	多为食物中毒
	朝食暮吐、暮食朝吐者	为胃反。多属脾胃阳虚证
	口干欲饮，饮后则吐者	称为水逆。多因饮邪停胃，胃气上逆所致
呃逆	从咽喉发出的一种不由自主的冲击声，声短而频，呃呃作响者	是胃气上逆的表现
	呃声频作，高亢而短，其声有力者	多属实证
	呃声低沉，声弱无力	多属虚证
	新病呃逆，其声有力	多属寒邪或热邪客于胃
	久病、重病呃逆不止，声低气怯无力者	属胃气衰败之危候
	突发呃逆，呃声不高不低，无其他病史及兼症者	多属饮食刺激，或偶感风寒
嗳气	胃中气体上出咽喉所发出的一种声长而缓的症状，古称“噫”	是胃气上逆的表现
	嗳气酸腐，兼脘腹胀满者	多因宿食内停，属于实证
	嗳气频作而响亮，嗳气后脘腹胀减；嗳气发作因情志变化而增减者	多为肝气犯胃，属于实证
	嗳气频作，兼脘腹冷痛，得温症减者	多为寒邪犯胃，或为胃阳亏虚
	嗳声低沉断续，无酸腐气味，兼见纳呆食少者	为胃虚气逆，属虚证。多见于老年人或体虚之人

6. 太息的临床表现及意义 太息又称叹息，指情志抑郁、胸闷不畅时发出的长吁或短叹声。不自觉地发出太息声，太息之后自觉宽舒者，是情志不遂，肝气郁结之象。

细目二 嗅气味

1. 口气、排泄物之气味异常的临床意义

	临床表现	临床意义
口气	口中散发臭气者——口臭	口腔不洁、龋齿、便秘或消化不良
	口气酸臭，并伴食欲不振、脘腹胀满者	多属食积胃肠
	口气臭秽者	多属胃热
	口气腐臭，或兼咳吐脓血者	多是内有溃腐脓疡
	口气臭秽难闻，牙龈腐烂者	为牙疳

续表

		临床表现	临床意义
排泄物	大便	大便酸臭难闻	多属肠有郁热
		大便溏泄而腥者	多属脾胃虚寒
		大便泄泻，臭如败卵，或夹有未消化食物，矢气酸臭者	为伤食
	小便	小便黄赤浑浊，有臊臭味者	多属膀胱湿热
		小便甜并散发烂苹果样气味者	为消渴病
	经血	经血臭秽者	多为热证
		经血气腥者	多为寒证
	带下	带下臭秽而黄稠者	多属湿热
		带下腥而清稀者	多属寒湿
		带下奇臭而色杂者	多见于癌症

2. 病室气味异常的临床意义

（1）病室臭气触人，多为瘟疫类疾病。

（2）病室有血腥味，病者多患失血。

（3）病室散有腐臭气，病者多患溃腐疮疡。

（4）病室尸臭，多为脏腑衰败，病情重笃。

（5）病室尿臊气（氨气味），见于肾功能衰竭。

（6）病室有烂苹果样气味（酮体气味），多为消渴并发症患者，属危重病症。

（7）病室有蒜臭气味，多见于有机磷中毒。

第五单元　问　诊

细目一　问诊内容

1. 主诉的概念与意义

（1）主诉的概念：主诉是病人就诊时最感痛苦的症状、体征及持续时间。

（2）主诉的意义：主诉通常是病人就诊的主要原因，也是疾病的主要矛盾所在，是调查、认识、分析及处理疾病的重要线索。

2. 十问歌　“一问寒热二问汗，三问头身四问便，五问饮食六胸腹，七聋八渴俱当辨，九问旧病十问因，再兼服药参机变，妇女尤必问经期，迟速闭崩皆可见，再添片语告儿科，天花麻疹全占验”。

细目二　问寒热

1. 恶寒发热的临床表现及意义

（1）恶寒重发热轻：是风寒表证的特征。因寒为阴邪，束表伤阳，故恶寒明显。

（2）发热轻而恶风：是伤风表证的特征。因风性开泄，使玄府开张，故自汗恶风。

（3）发热重恶寒轻：是风热表证的特征。因热为阳邪，易致阳盛，故发热明显。

2. 但寒不热的临床表现及意义

	概念	临床表现	临床意义
新病恶寒	指患者突然感觉怕冷，且体温不高的症状	四肢不温，或脘腹、肢体冷痛，或呕吐泄泻，或咳喘痰鸣，脉沉紧	主要见于里实寒证

续表

	概念	临床表现	临床意义
久病畏寒	指患者经常怕冷、四肢凉，得温可缓的症状	面色㿠白，舌淡胖嫩，脉弱	主要见于里虚寒证

3. 但热不寒（壮热、潮热、微热）的临床表现及意义

		临床表现	临床意义
壮热	患者身发高热，持续不退（体温超过 39℃以上），伴有满面通红、口渴饮冷、大汗出、脉洪大等症		属里实热证。多见于伤寒阳明经证和温病气分阶段
潮热	日晡潮热	热势较高，日晡热甚，兼见腹胀便秘	阳明腑实证
	阴虚潮热	午后或夜间潮热。其特点是午后和夜间有低热。有热自骨内向外透发的感觉者，称为骨蒸发热	多为阴虚火旺所致
	湿温潮热	午后发热明显。其特点是身热不扬，肌肤初扪之不觉很热，扪之稍久即觉灼手	此属湿温，为湿郁热蒸之象
	瘀血潮热	午后和夜间有低热，可兼见肌肤甲错，舌有瘀点瘀斑者	属瘀血积久，郁而化热
微热	发热不高，体温一般在 37～38℃，或仅自觉发热		常见于某些内伤病和温热病的后期
	气虚发热	长期微热，烦劳则甚，兼见少气自汗、倦怠乏力等症	
	血虚发热	时有低热，兼面白、头晕、舌淡、脉细等症	
	阴虚发热	长期低热，兼颧红、五心烦热	
	气郁发热	每因情志不舒而时有微热，兼胸闷、急躁易怒等症	
	小儿夏季热	小儿在夏季气候炎热时长期发热不已，兼见烦躁、口渴、无汗、多尿等症	是由于小儿气阴不足，不能适应夏令炎热气候所致

4. 寒热往来的临床表现及意义　寒热往来是指病人自觉恶寒与发热交替发作的症状，是正邪相争，互为进退的病理反映，为半表半里证寒热的特征。在临床上有以下两种类型：

（1）寒热往来无定时：病人自觉时冷时热，一日多次发作而无时间规律的症状，多见于少阳病。兼见口苦、咽干、目眩、胸胁苦满、不欲饮食、脉弦等症。

（2）寒热往来有定时：病人恶寒战栗与高热交替发作，发有定时，每日发作一次，或二三日发作一次的症状，兼见头痛剧烈、口渴、多汗等症，常见于疟疾。

细目三　问汗

1. 特殊汗出（自汗、盗汗、绝汗、战汗）的临床表现及意义

	临床表现	临床意义
自汗	醒时经常汗出，活动后尤甚的症状，兼见畏寒、神疲、乏力等症	多见于气虚证和阳虚证
盗汗	睡时汗出，醒则汗止的症状，兼见潮热、颧红等症	多见于阴虚证
绝汗	在病情危重的情况下，出现大汗不止的症状	常是亡阳或亡阴的表现
	亡阳之汗——患者冷汗淋漓，兼见面色苍白、四肢厥冷、脉微欲绝者	属亡阳证
	亡阴之汗——汗热而黏腻如油，兼见躁扰烦渴、脉细数疾者	属亡阴证

续表

	临床表现	临床意义
战汗	患者先恶寒战栗，表情痛苦，几经挣扎，而后汗出	见于温病或伤寒病邪正相争剧烈之时，是疾病发展的转折点
	如汗出后热退脉缓	是邪去正安、疾病好转的表现
	汗出后仍身发高热，脉来急疾	是邪盛正衰、疾病恶化的表现

2. 黄汗的临床表现及意义 黄汗指病人汗出沾衣，色如黄柏汁的症状。多因风湿热邪交蒸所致。

3. 局部汗出（头汗、半身汗、手足心汗、阴汗）的临床表现及意义

	临床表现	临床意义
头汗	患者仅头部或头颈部出汗较多，又称为“但头汗出”	多因上焦热盛，或中焦湿热蕴结，或病危虚阳上越，或进食辛辣、热汤，饮酒，使阳气旺盛，热蒸于头
半身汗	患者仅半侧身体汗出，或左侧，或右侧，或上半身，或下半身（病侧无汗）	可见于中风、痿证、截瘫等患者。多因风痰、痰瘀、风湿等阻滞经络，营卫不能周流，气血失和所致
手足心汗	患者手足心汗出较多	可因阴经郁热熏蒸，或阳明燥热内结，或阴虚阳亢，或中焦湿热郁蒸，或阳气内郁所致
阴汗	外生殖器及其周围汗出	多因下焦湿热郁蒸所致

细目四 问疼痛

1. 疼痛的性质及临床意义

疼痛性质	临床表现	临床意义
胀痛	疼痛带有胀满的症状	是气滞作痛的特点
刺痛	疼痛如针刺之状	是瘀血致痛的特点
冷痛	疼痛伴有冷感而喜暖的症状	是寒证疼痛的特点（有虚实之分）
灼痛	疼痛伴有灼热感而喜凉的症状	是热证疼痛的特点（有虚实之分）
重痛	疼痛伴有沉重感的症状	多因湿邪困阻气机所致
酸痛	疼痛伴有酸软不适感的症状	多因风湿侵袭，气血运行不畅，或肾虚、气血不足，组织失养所致
绞痛	疼痛剧烈如刀绞一般而难于忍受的症状	多因瘀血、气滞、结石、虫积等有形实邪阻闭气机，或寒邪凝滞气机所致
空痛	疼痛带有空虚感的症状	是虚证疼痛的特点
隐痛	痛势较缓，尚可忍耐，但绵绵不休的症状	是虚证疼痛的特点
走窜痛	疼痛的部位游走不定，或走窜攻冲作痛的症状	或为气滞所致，或见于行痹
固定痛	疼痛部位固定不移的症状	若胸胁、脘腹等处固定作痛，多是瘀血为患；若四肢关节固定作痛，多因寒湿、湿热阻滞，或热壅血瘀所致
掣痛	抽掣牵引作痛，由一处连及他处的症状，也称引痛、彻痛	多因筋脉失养，或筋脉阻滞不通所致

注：新病疼痛，痛势剧烈，持续不解，或痛而拒按，多属实证；久病疼痛，痛势较轻，时痛时止，或痛而喜按，多属虚证。

2. 头痛、胸痛、胁痛、胃脘痛、腹痛、腰痛的临床表现及意义

	临床表现	临床意义
头痛	前额部连眉棱骨痛	属阳明经头痛
	侧头部痛，痛在两侧太阳穴附近为甚者	属少阳经头痛
	后头部连项痛	属太阳经头痛
	颠顶痛	属厥阴经头痛
	全头重痛	多为太阴经头痛
	脑中痛，或牵及于齿	多属少阴经头痛
	头痛连项，遇风加重者	风寒头痛
	头痛怕热，面红目赤者	风热头痛
	头痛如裹，肢体困重者	风湿头痛
	头痛绵绵，过劳则盛者	气虚头痛
	头痛眩晕，面色苍白者	血虚头痛
	头脑空痛，腰膝酸软者	肾虚头痛
胸痛	左胸心前区憋闷作痛，时痛时止者	多因痰、瘀等邪气阻滞心脉所致
	胸痛剧烈，面色青灰，手足青冷者	多因心脉急骤闭塞不通所致，可见于真心痛等病
	胸痛，壮热面赤，喘促鼻扇者	多因热邪壅肺，脉络不利所致，可见于肺热病等
	胸痛，颧赤盗汗，午后潮热，咳痰带血者	多因肺阴亏虚，虚火灼络所致，可见于肺痨等病
	胸痛，壮热，咳吐脓血腥臭痰者	多因痰热阻肺，热壅血瘀所致，可见于肺痈等病
胁痛	胁肋胀痛，太息易怒者	为肝郁气滞
	胁肋胀痛，纳呆厌食，身目发黄者	为肝胆湿热
	胁肋灼痛，面红目赤者	为肝胆火盛
	胁肋刺痛，或胁下触及肿块，固定而拒按者	属肝血瘀阻
	胁痛，患侧肋间饱胀，咳唾引痛者	为悬饮痛，是饮邪停留胸胁所致
胃脘痛	胃痛多在进食后疼痛加剧	多为实证
	胃痛多在进食后疼痛缓解	多为虚证
	胃脘突然剧痛暴作，出现压痛及反跳痛者	多因胃脘穿孔所致
	胃痛失去规律，痛无休止而明显消瘦者	考虑胃癌
腹痛	腹部持续性疼痛，阵发性加剧，伴腹胀、呕吐、便闭者	多见于肠痹或肠结，因肠道麻痹、梗阻、扭转或套叠，气机闭塞不通所致
	全腹痛，有压痛及反跳痛者	多因腹部脏器穿孔或热毒弥漫所致
	脐外侧及下腹部突然剧烈绞痛，向大腿内侧及阴部放射，尿血者	多系结石所致
	破裂脏器或癌瘤所在部位疼痛	腹部脏器破裂，或癌瘤
	妇女小腹及少腹部疼痛	常见于痛经、异位妊娠破裂等病

续表

	临床表现	临床意义
腰痛	腰部经常酸软而痛	多因肾虚所致
	腰部冷痛沉重，阴雨天加重	多因寒湿所致
	腰部刺痛，或痛连下肢者	多因瘀血阻络所致
	腰部突然剧痛，向少腹部放射，尿血者	多因结石阻滞所致
	腰痛连腹，绕如带状	多因带脉损伤所致

细目五　问头身胸腹

1. 问头晕、胸闷、心悸、脘痞、腹胀、麻木、疲乏的临床表现及意义

	临床表现	临床意义
头晕	头晕而胀，烦躁易怒，舌红苔黄，脉弦数者	多因肝火上炎
	头晕胀痛，头重脚轻，舌红少津，脉弦细者	多因肝阳上亢
	头晕面白，神疲乏力，舌淡，脉细弱者	多因气血亏虚
	头晕且重，如物裹缠，痰多苔腻者	多因痰湿内阻
	头晕耳鸣，腰酸遗精者	多因肾虚精亏
	若外伤后头晕刺痛者	多属瘀血阻络
胸闷	胸闷，心悸气短者	多属心气不足，或心阳不足
	胸闷，咳喘痰多者	多属痰饮停肺
	胸闷，壮热，鼻翼扇动者	多因热邪或痰热壅肺
	胸闷气喘，畏寒肢冷者	多因寒邪客肺
	胸闷气喘，少气不足以息者	多因肺气虚或肾气虚
心悸	惊悸：因惊恐而心悸，或心悸易惊，恐惧不安者	病情轻
	怔忡：无明显外界诱因，心跳剧烈，上至心胸，下至脐腹，悸动不安者	病情重
	突受惊吓，气短神疲，惊悸不安，舌淡苔薄，脉细数	为心胆气虚
	心神不安，惊惕不宁，胆怯烦躁，失眠眩晕，呕恶	为胆郁痰扰
	心悸，胸闷，气短，精神疲倦，或有自汗，活动后诸症加重，面色淡白，舌质淡，脉虚	为心气虚
	心悸怔忡，心胸憋闷或痛，气短，自汗，畏冷肢凉，舌质淡胖或紫暗，苔白滑，脉弱或结或代	为心阳虚
	心悸，兼见面色无华，舌淡脉细	为心血不足
	心悸，兼见心烦少寐，头晕目眩，五心烦热，盗汗，舌红少苔，脉细数	为心阴虚
	心悸怔忡，心胸憋闷疼痛，痛引肩背内臂，时作时止	为心脉痹阻
	心悸，气短，咳喘痰鸣，形寒肢冷，下肢浮肿，舌质淡胖，苔白滑，脉沉迟无力	为肾虚水泛
	心悸，头晕目眩，纳差乏力，失眠多梦，舌淡，脉细弱	为心脾两虚

续表

	临床表现	临床意义
脘痞	脘痞，嗳腐吞酸者	为食积胃脘
	脘痞，食少，便溏者	为脾胃气虚
	脘痞，饥不欲食，干呕者	为胃阴亏虚
	脘痞，纳呆呕恶，苔腻者	为湿邪困脾
	脘痞，胃脘有振水声者	为饮邪停胃
腹胀	腹部时胀时减而喜按者	多属虚证。因脾胃虚弱，健运失司所致
	持续胀满不减而拒按者	多属实证。因食积胃肠，或实热内结，气机阻塞所致
	若腹部胀大如鼓，皮色苍黄，腹壁青筋暴露者，称为鼓胀	多因酒食不节、情志内伤或房劳太过，致使肝脾肾功能失常，气、血、水等邪结聚于腹内而成
麻木	肌肤麻木，神疲乏力，舌淡白者	多为气血亏虚
	肢体麻木，眩晕欲仆者	属肝风内动
	半身麻木，兼有口眼歪斜者	多属痰瘀阻结
	四肢麻木，伴关节疼痛者	多为寒湿阻滞，见于痹证
疲乏	患者自觉肢体倦怠，运动无力	常因气血亏虚，或阳气虚衰，或脾虚湿困等导致，常见于虚劳、肝病、消渴、肾病、瘿病等

2. 身重、身痒的要点及临床意义

	临床表现	临床意义
身重	患者自觉身体沉重	与水湿泛溢及气虚不运有关
	身重，脘闷，苔腻者	多因湿困脾阳，阻滞经络所致
	身重，浮肿	系水湿泛溢肌肤所致
	身重，嗜卧，疲乏者	多因脾气虚，不能运化精微布达四肢、肌肉所致
	热病后期见身重乏力	多系邪热耗伤气阴，形体失养所致
身痒	患者自觉全身皮肤瘙痒不适	多由风邪袭表、血虚风燥、湿热浸淫等所致。多见于风疹、瘾疹、疮疥、黄疸等疾患

细目六　问耳目

1. 耳鸣、耳聋的临床表现及意义

证型	临床表现	临床意义
实证	突发耳鸣，声大如雷，按之鸣声不减，或新病暴聋者	可因肝胆火盛、肝阳上亢、痰火壅结、气血瘀阻、风邪上袭，或药毒损伤耳窍等所致
虚证	渐起耳鸣，声细如蝉，按之可减，或耳渐失聪而听力减退者	多属虚证。可因肾精亏虚、脾气亏虚、肝阴血不足等引起

2. 目眩的临床表现及意义　目眩是指病人自觉视物旋转动荡，如在舟车之上，或眼前如有蚊蝇飞动的症状。实者，多因肝阳上亢、肝火上炎、肝阳化风及痰湿上蒙清窍所致；虚者，多因气虚、血亏、阴精不足，目失充养所致。

3. 目昏、雀盲的临床表现及意义　目昏是指视物昏暗不明，模糊不清的症状。雀盲是指白昼视力正常，每至黄昏视物不清，如雀之盲的症状。

目昏、雀盲的病因、病机基本相同，多由肝肾亏虚，精血不足，目失充养而致，常见于久病或年老、体弱之人。

细目七　问睡眠

1. 失眠的临床表现及意义　失眠是指病人经常不易入睡，或睡而易醒不能再睡，或睡而不酣时易惊醒，甚至彻夜不眠的病症，常伴有多梦，又称“不寐”或“不得眠”。

（1）不易入睡，甚至彻夜不眠，兼心烦不寐者，多见于心肾不交。

（2）睡后易醒，不易再睡者，兼心悸、便溏，多见于心脾两虚。

（3）睡眠时时惊醒，不易安卧者，多见于胆郁痰扰。

（4）夜卧不安，腹胀嗳气酸腐者，多为食滞内停。

2. 嗜睡的临床表现及其意义　嗜睡指患者神疲困倦，睡意很浓，经常不自主地入睡的症状。嗜睡常因痰湿内盛，或阳虚阴盛导致。

（1）困倦嗜睡，伴头目昏沉，胸闷脘痞，肢体困重者，乃痰湿困脾，清阳不升所致。

（2）饭后嗜睡，兼神疲倦怠，食少纳呆者，多由脾失健运，清阳不升所致。

（3）大病之后，精神疲乏而嗜睡，是正气未复的表现。

（4）精神极度疲惫，神识蒙眬，困倦欲睡，肢冷脉微者，系心肾阳衰，神失温养所致。

细目八　问饮食与口味

1. 口渴与饮水：口渴多饮、渴不多饮的临床表现及意义

口渴与饮水	临床表现	临床意义
口渴多饮	口渴咽干，鼻干唇燥，发于秋季者	多因燥邪伤津
	口干微渴，兼发热者	多见于外感温热病初期，伤津较轻
	大渴喜冷饮，兼壮热面赤、汗出、脉洪数者	属里热炽盛，津液大伤，多见于里实热证
	口渴多饮，伴小便量多、多食易饥、体渐消瘦者	为消渴
	口渴咽干，夜间尤甚，兼颧红盗汗、舌红少津者	属阴虚证
渴不多饮	渴不多饮，兼身热不扬、头身困重、苔黄腻者	属湿热证
	口渴饮水不多，兼身热夜甚、心烦不寐、舌红绛者	属温病营分证
	渴喜热饮，饮水不多，或饮后即吐者	多为痰饮内停
	口干但欲漱水而不欲咽，兼面色黧黑，或肌肤甲错者	多为瘀血内停

2. 食欲与食量：食欲减退、厌食、消谷善饥、饥不欲食、除中的临床表现及意义

食欲与食量	临床表现	临床意义
食欲减退	食欲减退，兼见面色萎黄、食后腹胀、疲乏无力者	多属脾胃虚弱
	纳呆食少，兼见脘闷腹胀、头身困重、便溏苔腻者	多属湿邪困脾
	纳呆食少，兼见脘腹胀闷、嗳腐食臭者	多属食滞胃肠

续表

食欲与食量	临床表现	临床意义
厌食	厌食，兼脘腹胀满、嗳气酸腐、舌苔厚腻者	多属食滞胃肠
	厌食油腻之物，兼脘腹痞闷、呕恶便溏、肢体困重者	多属湿热蕴脾
	厌食油腻厚味，伴胁肋胀痛灼热、口苦泛呕、身目发黄者	为肝胆湿热
	妇女在妊娠早期，若有择食或厌食反应	多为冲气上逆，胃失和降
	妇女妊娠期，反复出现恶心呕吐，厌食，甚至食入即吐	多为妊娠恶阻
消谷善饥	消谷善饥，兼多饮多尿、形体消瘦者	多见于消渴
	消谷善饥，兼大便溏泄者	多属胃强脾弱
饥不欲食	饥不欲食，兼脘痞，胃中有嘈杂、灼热感，舌红少苔，脉细数者	胃阴不足，虚火内扰
除中	危重患者，本来毫无食欲，突然索食，食量大增，称为“除中”	是假神的表现之一，因胃气败绝所致

3. 口味：口淡、口甜、口黏腻、口酸、口涩、口苦、口咸的临床表现及意义

口味	临床表现	临床意义
口淡	患者味觉减退，口中乏味，甚至无味	多见于脾胃虚弱证
口甜	患者自觉口中有甜味	多见于脾胃湿热或脾虚之证
口黏腻	患者自觉口中黏腻不爽	常见于痰热内盛、湿热蕴脾及寒湿困脾之证
口酸	患者自觉口中有酸味，或泛酸	多因肝胃郁热或饮食停滞所致
口涩	患者自觉口有涩味，如食生柿子	为燥热伤津，或脏腑热盛所致
口苦	患者自觉口中有苦味	多见于心火上炎，或肝胆火热之证
口咸	患者自觉口中有咸味	多见于肾病，或寒水上泛的病证

细目九　问二便

1. 大便异常（便次、便质、排便感觉）的临床表现及意义

大便异常			临床表现	临床意义
便次异常	便秘		大便燥结，排出困难，便次减少，甚则多日不便	可因胃肠积热，或阳虚寒凝，或气血阴津亏损，或腹内癥块阻结等，导致肠道燥化太过，肠失濡润，或推运无力，传导迟缓，气机阻滞所致
	泄泻		大便次数增多，粪质稀薄不成形，甚至呈水样的症状	可因外感风寒湿热疫毒之邪，或饮食所伤，食物中毒，痨虫或寄生虫寄生于肠道，或情志失调，肝气郁滞，或脾肾阳气亏虚等，导致脾失健运所致
便质异常	完谷不化		大便中含有较多未消化食物	多见于脾虚、肾虚或食滞胃肠的泄泻
	溏结不调		大便时干时稀	多因肝脾不调所致，若大便先干后溏，多属脾虚
	脓血便		大便中含有脓血黏液	多见于痢疾或肠癌，常因湿热疫毒等邪阻滞肠道，肠络受损所致
	便血	远血	便黑如柏油，或便血紫暗，其来较远	多见于胃脘等部位出血
		近血	便血鲜红，血附着在大便表面，或于排便前后滴出者	多见于内痔、肛裂等

续表

大便异常		临床表现	临床意义
排便感异常	肛门灼热	指排便时肛门有灼热感	多因大肠湿热下注，或大肠郁热下迫直肠所致，见于湿热泄泻或湿热痢疾
	里急后重	指腹痛窘迫，时时欲便，肛门重坠，便出不爽	多因湿热内阻，肠道气滞所致，常见于湿热痢疾
	排便不爽	排便不通畅，有滞涩难尽之感	多因湿热蕴结，肠道气机不畅；或肝气犯脾，肠道气滞；或因食滞胃肠等所致
	大便失禁	大便不能控制，滑出不禁，甚则便出而不自知	多因脾肾虚衰、肛门失约所致，见于久病年老体衰，或久泻不愈的患者
	肛门重坠	肛门有下坠之感	常于劳累或排便后加重，多属脾虚中气下陷，常见于久泻久利不愈的患者

2. 小便异常（尿次、尿量、排尿感觉）的临床表现及意义

小便异常		临床表现	临床意义
尿次异常	小便频数	小便短赤，频数急迫者	为淋证，是湿热蕴结下焦，膀胱气化不利所致
		小便澄清，频数量多，夜间明显者	是因肾阳虚或肾气不固，膀胱失约所致
	癃闭	小便不畅，点滴而出为“癃”；小便不通，点滴不出为“闭”，一般统称为“癃闭”	癃闭有虚实的不同，因湿热蕴结，或瘀血、结石，或败精阻滞、阴部手术者，多属实证；因老年气虚，肾阳不足，膀胱气化不利者，多属虚证
尿量异常	尿量增多	小便清长量多	属虚寒证
		多饮多尿而形体消瘦者	属消渴
	尿量减少	小便短赤量少	多属实热证，或汗、吐、下后伤津所致
		尿少浮肿	是肺、脾、肾三脏功能失常，气化不利，水湿内停所致
排尿感异常	尿道涩痛	排尿不畅，且伴有急迫、疼痛、灼热感	可因湿热蕴结、热灼津伤、结石或瘀血阻塞等所致，多见于淋证
	余沥不尽	排尿后小便点滴不尽	多因老年人肾阳亏虚，肾气不固所致
	小便失禁	患者神志清醒时，小便不能随意控制而自遗	多属肾气不固，膀胱失约所致
	遗尿	即 3 岁以上小儿睡时不自主排尿	多属肾气不足，膀胱虚衰所致

细目十　问经带

1. 经期、经量异常的临床表现及其意义

		临床表现	临床意义	
经期异常	月经先期	月经周期提前 7 天以上，并连续两个月经周期以上	虚	脾气亏虚、肾气不足，冲任不固
			实	阳盛血热、肝郁化热、阴虚火旺，热扰冲任，血海不宁
	月经后期	月经周期延后 7 天以上，并连续两个月经周期以上	虚	因营血亏损，肾精不足；或因阳气虚衰，生血不足，使血海空虚所致
			实	因气滞或寒凝血瘀，痰湿阻滞，冲任受阻所致
	月经先后无定期	经期不定，月经或提前或延后 7 天以上，并连续两个月经周期以上	多因肝气郁滞，或脾肾虚损，使冲任气血失调，血海蓄溢失常所致	

续表

		临床表现	临床意义	
经量异常	月经过多	月经周期、经期基本正常，但经量较常量明显增多	多因热伤冲任，迫血妄行（热）；或气虚，冲任不固（虚）；或瘀阻胞络，络伤血溢（瘀）等所致	
	月经过少	月经周期基本正常，但经量较常量明显减少，甚至点滴即净	虚	多因精血亏少，血海失充所致
			实	常因寒凝瘀阻、痰湿阻滞、冲任气血不畅所致

2. 闭经、痛经、崩漏的临床表现及其意义

	临床表现	临床意义
闭经	女子年逾18周岁，月经尚未来潮，或已行经，未受孕、不在哺乳期，而停经达6个月以上	多因肝肾不足，气血亏虚，阴虚血燥，血海空虚；或因痨虫侵及胞宫，或气滞血瘀、阳虚寒凝、痰湿阻滞胞脉，冲任不通所致
痛经	经前或经期小腹胀痛或刺痛	多属气滞或血瘀
	小腹冷痛，得温痛减	多属寒凝或阳虚
	经期或经后小腹隐痛	多属气血两虚或肾精不足，胞脉失养所致
崩漏	非行经期间，阴道内大量出血，或持续下血，淋沥不止者，称为崩漏。一般来势急，出血量多者，称为崩，或称崩中；来势缓，出血量少者，称为漏，或称漏下	多因热伤冲任，迫血妄行；或脾肾气虚，冲任不固；或瘀阻冲任，血不归经所致

3. 带下异常（白带、黄带）的临床表现及意义

带下异常	临床表现	临床意义
白带	带下色白量多，质稀如涕，淋沥不绝	多属脾肾阳虚，寒湿下注所致
黄带	带下色黄，质黏，气味臭秽	多属湿热下注或湿毒蕴结所致

第六单元　脉　诊

细目一　脉诊概说

1. 脉象形成原理　①心、脉是形成脉象的主要脏器；②气血是形成脉象的物质基础；③其他脏腑与脉象形成的关系（肺、脾胃、肝、肾）。

2. 诊脉部位

（1）寸口：寸口又称气口或脉口，是指单独切按桡骨茎突内侧一段桡动脉的搏动。寸口脉分为寸、关、尺三部。通常以腕后高骨（桡骨茎突）为标记，其内侧的部位为关，关前（腕侧）为寸，关后（肘侧）为尺。两手各有寸、关、尺三部，共六部脉。寸、关、尺三部又可施行浮、中、沉三候。

（2）其他诊脉部位：①三部九候诊法。②人迎寸口诊法。③仲景三部诊法。

3. 诊脉的方法

诊脉	操作方法
患者体位	诊脉时患者应取正坐位或仰卧位，前臂自然向前平展，与心脏置于同一水平，手腕伸直，手掌向上，手指微微弯曲，在腕关节下面垫一松软的脉枕，使寸口部位充分伸展，局部气血畅通，便于诊察脉象

续表

<table>
<tr><th colspan="2">诊脉</th><th colspan="2">操作方法</th></tr>
<tr><td rowspan="9">医生指法</td><td>选指</td><td colspan="2">医生用左手或右手的食指、中指和无名指三个手指指目诊察。三指平齐，手指略呈弓形，与受诊者体表约呈 45° 为宜</td></tr>
<tr><td>布指</td><td colspan="2">中指定关，医生先以中指按在掌后高骨内侧动脉处，然后食指按在关前（腕侧）定寸，无名指按在关后（肘侧）定尺。布指的疏密要与患者手臂长短、医生手指粗细相适应</td></tr>
<tr><td rowspan="7">运指</td><td colspan="2">医生运用指力的轻重、挪移及布指变化以体察脉象</td></tr>
<tr><td>举法</td><td>是指医生用较轻的指力，按在寸口脉搏跳动部位，以体察脉搏部位的方法，亦称“轻取”或“浮取”</td></tr>
<tr><td>按法</td><td>是指医生用较重的指力，甚至按到筋骨体察脉象的方法。此法又称“重取”或“沉取”</td></tr>
<tr><td>寻法</td><td>是指切脉时指力从轻到重，或从重到轻，左右推寻，调节最适当指力的方法。在寸口三部细细寻找脉动最明显的部位，统称寻法，以捕获最丰富的脉象信息。医生手指用力适中，按至肌肉以体察脉象的方法称为“中取”</td></tr>
<tr><td>循法</td><td>是指切脉时三指沿寸口脉长轴循行，诊察脉之长短，比较寸、关、尺三部脉象的特点</td></tr>
<tr><td>总按</td><td>即三指同时用力诊脉的方法。从总体上辨别寸、关、尺三部和左右两手脉象的形态、脉位的浮沉等。总按时一般指力均匀，但亦有三指用力不一致的情况</td></tr>
<tr><td>单诊</td><td>是用一个手指诊察一部脉象的方法。主要用于分别了解寸、关、尺各部脉象的形态特征</td></tr>
<tr><td colspan="2">平息</td><td colspan="2">医生在诊脉时注意调匀呼吸</td></tr>
<tr><td colspan="2">切脉时间</td><td colspan="2">一般每次诊脉每手应不少于 1 分钟，两手以 3 分钟左右为宜</td></tr>
</table>

4. 脉象要素

（1）四要素

①脉位：指脉搏跳动显现的部位和长度。

②脉数：指脉搏跳动的至数和节律。

③脉形：指脉搏跳动的宽度等形态。

④脉势：指脉搏应指的强弱、流畅等趋势。

（2）八要素

①脉位：指脉动显现部位的浅深。

②脉率（至数）：指脉搏的频率。

③脉长：指脉动应指的轴向范围长短。

④脉势（脉力）：指脉搏的强弱。

⑤脉宽：指脉动应指的径向范围大小，即手指感觉到脉道的粗细。

⑥流利度：指脉搏来势的流利通畅程度。

⑦紧张度：指脉管的紧急或弛缓程度。

⑧均匀度：一是脉动节律是否均匀，二是脉搏力度、大小是否一致。

细目二　正常脉象

1. 正常脉象的表现　正常脉象的主要特点是：寸关尺三部有脉，一息四五至，相当于 72 ～ 90 次 / 分，不浮不沉，不大不小，从容和缓，节律一致，尺部沉取有一定力量，并随生理活动、气候、季节和环境不同而有相应变化。这些特征在脉学中称为有胃、有神、有根。

2. 正常脉象的特点（胃、神、根）

（1）胃：胃也称胃气。脉之胃气主要反映脾胃运化功能的盛衰和营养状况的优劣。脉有胃气的特点是从容、和缓、流利的感觉。

（2）神：脉搏有力是有神的标志，故有胃即有神。脉之有神是指有力柔和、节律整齐。
（3）根：脉之有根关系到肾。脉之有根主要表现在尺脉有力、沉取不绝两个方面。

细目三　常见脉象的特征与临床意义

常见脉象的特征与临床意义

脉纲	脉名	脉象特征	临床意义
浮脉类	浮	轻取即得，重取稍减而不空	主表证、虚证。主虚证时必虚大无力
	散	浮取散漫，中候似无，沉取不应，伴节律不齐或脉力不均	多见于元气离散，脏腑经气衰败，尤其是心肾之气将绝的危重病证
	芤	浮大中空，如按葱管	主失血、亡阴，多见于大失血和亡津液
	革	弦急中空，如按鼓皮	多见于亡血、失精、半产、漏下等
沉脉类	沉	轻取不应，重按始得	主里证。有力为里实，无力为里虚
	伏	重按推筋着骨始得	常见于邪闭、厥病和痛极
	牢	沉按实大弦长，坚牢不移	多见于阴寒内盛，疝气、癥积之实证
迟脉类	迟	脉来迟慢，一息不足四至	寒证：迟而有力为实寒；迟而无力为虚寒。亦见于邪热结聚的里实证
	缓	一息四至，脉来怠缓	①脾虚，气血不足； ②湿证，浮缓为风，沉缓为湿； ③常人
数脉类	数	脉来急数，一息五至以上而不满七至	主热证。有力为实热，无力为虚热
	疾	脉来急疾，一息七至以上	多见于阳极阴竭，元气将脱
虚实类	虚	举之无力，按之空虚	主虚证，为气虚、血虚、阴阳两虚
	实	举按均有力	主实证。实而偏浮数为实热，实而偏沉迟为实寒，实而柔和有力为常人
洪脉类	洪	指下极大，如波涛汹涌，来盛去衰	里热亢盛
	长	首尾端直，超过本位	阳热有余之实热证
滑脉类	滑	往来流利，应指圆滑，如珠走盘	痰浊、食积、实热，或见于青壮年
	涩	往来艰涩不畅，如轻刀刮竹	气滞血瘀、精伤血少
	动	脉短如豆，滑数有力	主惊恐、痛证等
弦脉类	弦	端直以长，如按琴弦	主肝胆病、疟疾、痛证、痰饮
	紧	紧张有力，如转绳索	主寒证、痛证、宿食
细脉类	细	脉细如线，但应指明显	主诸虚劳损，又主湿
	濡	浮而细软	主诸虚证、湿证
	弱	沉而细软	气血不足，以阳气不足为主
	微	极细极软，似有似无，至数不明	元阳衰微，或气血阴阳俱虚
	短	首尾俱短，不及本位	病在气分。短而有力为气郁，短而无力为气虚
结脉类	结	脉来缓而时见一止，止无定数	阴盛气结、气血虚衰
	代	脉来而时一止，止有定数，良久方来	脏气衰微、风证、痛证、七情惊恐、跌打损伤
	促	脉来数而时一止，止无定数，良久复来	阳热亢盛、邪实阻滞、脏气衰微

易混考点解析

相似脉部位比较

脉位	脉名	特征
脉位表浅	浮脉	举之有余，重按稍减而不空
	芤脉	浮大中空，有边无中
	濡脉	浮细无力而软
	革脉	浮取弦大搏指，外急中空，如按鼓皮
	散脉	浮而无根，至数不齐，脉力不匀
脉位在皮下深层	沉脉	轻取不应，重按始得
	伏脉	脉位比沉脉更深更沉，须推筋着骨始得，甚则暂时伏而不见
	牢脉	沉取实大弦长，坚牢不移
	弱脉	沉而细软无力

相似脉至数比较

脉率	脉名	特征
脉率快于正常脉象	数脉	一息五至以上，不足七至（91 ～ 120 次 / 分）
	疾脉	一息七八至（121 次 / 分以上）
	促脉	脉率每息在五至以上，且有不规则的歇止
脉率慢于正常脉象	迟脉	一息不足四至（60 次 / 分以下）
	缓脉	一息四至，脉来怠缓无力（60 ～ 71 次 / 分）
	结脉	脉来缓慢，且有不规则的歇止

相似脉节律不整比较

节律不整	脉名	节律
节律有间歇的脉象	促脉	数而时止，止无定数
	结脉	缓而时止，止无定数
	代脉	脉来一止，止有定数，良久方还
无间歇的脉象	涩脉	脉律不齐，三五不调，往来艰涩，形态不匀
	散脉	脉律不齐，浮散无根
	微脉	极细极软，似有似无

相似脉脉宽比较

脉象宽细	脉名	脉宽
具有细的特征的脉象	细脉	脉细如线，应指显然
	濡脉	浮细无力而软
	弱脉	沉细无力而软
	微脉	脉极细极软，似有若无
具有宽的特征的脉象	洪脉	脉体宽大，充实有力，来盛去衰
	实脉	三部脉充实有力，其势来去皆盛

相似脉脉长比较

脉象长短	脉名	特征
具有长的特征的脉象	长脉	脉动应指超逾三部
	弦脉	端直以长，如按琴弦
	牢脉	长而沉实弦
具有短的特征的脉象	短脉	脉动应指不及三部
	动脉	短而滑数

相似脉脉紧张度比较

脉体紧张度	脉名	特征
脉体较硬	弦脉	端直以长，如按琴弦
	紧脉	紧张有力，如按绳索，在脉势绷急和脉形宽大两方面超过弦脉
	革脉	浮大搏指，弦急中空，如按鼓皮
脉体柔软	濡脉	脉浮细而软
	弱脉	沉而软小无力
	缓脉	脉来怠缓无力，弛纵不鼓

相似脉脉流利度比较

脉流利度	脉名	特征
脉来流利	数脉	频率快，一息五至以上而不满七至（91 ～ 120 次 / 分）
	滑脉	往来流利圆滑，如珠走盘
	动脉	短而滑数，厥厥动摇
脉来艰涩	涩脉	形细而行迟，往来艰涩不畅，脉势不匀，如轻刀刮竹

细目四　相兼脉与真脏脉

1. 相兼脉的主病

相兼脉	临床意义
浮紧脉	多见于外感寒邪之表寒证，或风寒痹证疼痛
浮缓脉	多见于风邪伤卫，营卫不和之太阳中风证
浮数脉	多见于风热袭表之表热证
浮滑脉	多见于表证夹痰，尤常见于素体多痰湿而又感受外邪者
沉迟脉	多见于里寒证
沉弦脉	多见于肝郁气滞，或水饮内停
沉涩脉	多见于血瘀，尤常见于阳虚而寒凝血瘀者
沉缓脉	多见于脾虚，水湿停留
沉细数脉	多见于阴虚内热或血虚
弦紧脉	多见于寒证、痛证，尤常见于寒滞肝脉，或肝郁气滞等所致的疼痛
弦数脉	多见于肝郁化火或肝胆湿热、肝阳上亢

续表

相兼脉	临床意义
弦滑数脉	多见于肝火夹痰，肝胆湿热，或肝阳上扰，痰火内蕴等
弦细脉	多见于肝肾阴虚，或血虚肝郁，或肝脾不调等
滑数脉	多见于痰热（火）、湿热或食积内热
洪数脉	多见于阳明经证、气分热盛、外感热病

2. 真脏脉的概念与临床意义

真脏脉	脉形特征	临床意义
无胃之脉	无胃的脉象以无冲和之意，应指坚搏为主要特征	邪盛正衰，胃气不能相从，心、肝、肾等脏气独现，是病情重危的征兆之一
	偃刀脉：脉来弦急，如循刀刃	
	转豆脉：脉动短小而坚搏，如循薏苡仁	
	弹石脉：脉急促而坚硬如弹石	
无神之脉	无神之脉象以脉律无序，浮形散乱为主要特征	主要由脾（胃）、肾阳气衰败所致，提示神气涣散，生命即将告终
	雀啄脉：脉在筋肉间连连数急，三五不调，止而复作，如雀啄食状	
	屋漏脉：脉如屋漏残滴，良久一滴者	
	解索脉：脉来乍疏乍密，如解乱绳状	
无根之脉	无根的脉象以虚大无根或微弱不应指为主要特征	为三阴寒极，亡阳于外，虚脉阳浮越的征象
	釜沸脉：浮数之极，至数不清，如釜中沸水，浮泛无根，为三阳热极，阴液枯竭之候	
	鱼翔脉：脉在皮肤，头定而尾摇，似有似无，如鱼在水中游动	
	虾游脉：脉在皮肤，如虾游水，时而跃然而去，须臾又来，伴有急促躁动之象	

3. 七怪脉的形态及临床意义

怪脉歌诀	形态	临床意义
雀啄连来三五啄	脉位较深，脉来数急，三五不调，止而复作	脾胃之气将绝
屋漏半日一滴落	脉位较深，脉良久一滴间歇不匀	胃气、营气俱绝
弹石硬来寻即散	脉位深，脉来急促，坚硬如弹石	肾绝
搭指散乱真解索	脉位较深，乍疏乍密，散乱无序	肾与命门皆亡
鱼翔似有又似无	脉位表浅，头定尾摇，至数不清，似有似无	三阴寒极，亡阳之候
虾游静中跳一跃	脉位表浅，如虾跃水，伴急促躁动	神魂将去
更有釜沸涌如羹	脉位表浅，浮数之极，至数不清，泛泛无根	三阳热极，阴液枯竭

细目五　诊小儿脉

诊小儿脉

脉象	临床意义
正常脉象	平和脉象，较成人脉软而速，年龄越小，脉搏越快

续表

脉象		临床意义
病脉	浮脉	多见于表证。浮而有力为表实，浮而无力为表虚
	沉脉	多见于里证。沉而有力为里实，沉而无力为里虚
	迟脉	多见于寒证。迟而有力为实寒，迟而无力为虚寒
	数脉	多见于热证。浮数为表热，沉数为里热，数而有力为实热，数而无力为虚热

细目六　诊妇人脉

月经脉与妊娠脉的脉象及临床意义

脉象		临床意义
月经脉	常脉	妇人左关、尺脉忽洪大于右手，口不苦，身不热，腹不胀，是月经将至
	病脉	寸、关脉调和而尺脉弱或细涩者，月经多不利。妇人闭经，尺脉虚细而涩者，多为精血亏少的虚闭；尺脉弦或涩者，多为气滞血瘀的实闭；脉象弦滑者，多为痰湿阻于胞宫
妊娠脉	常脉	已婚妇女，平时月经正常，突然停经，脉来滑数冲和，兼饮食偏嗜者，多为妊娠之征
		妇人两尺脉搏动强于寸脉，或左寸脉滑数动甚者，均为妊娠之征

第七单元　按　诊

细目　按诊

1. 按诊的方法

按诊方法			具体操作
触			医生将自然并拢的第二、三、四、五手指掌面或全手掌轻轻接触或轻柔地进行滑动触摸的方法
摸			医生用指掌稍用力寻抚局部的方法
按			医生以重手按压或推寻局部的方法
叩	直接叩击法		医生用中指指尖或并拢的二、三、四、五指的掌面轻轻地直接叩击或拍打按诊部位
	间接叩击法	拳掌叩击法	医生用左手掌平贴在患者的诊察部位，右手握成空拳叩击左手背，边叩边询问患者叩击部位的感觉
		指指叩击法	医生用左手中指第二指节紧贴病体需诊察的部位，其他手指稍微抬起，勿与体表接触，右手指自然弯曲，第二、四、五指微翘起，以中指指端叩击左手中指第二指节前端

2. 按肌肤的内容及临床意义

	内容	临床意义
诊寒热	肌肤寒冷，体温偏低者	阳虚
	肌肤冷而大汗淋漓、面色苍白、脉微欲绝者	亡阳之象
	肌肤灼热，体温升高者	阳盛——实热证
	若汗出如油，四肢肌肤尚温而脉躁疾无力者	亡阴之象
	身灼热而肢厥	阳盛格阴——真热假寒证
	外感病，汗出热退身凉	表邪已解

续表

	内容	临床意义
诊寒热	皮肤无汗而灼热者	热甚
	身热初按热甚，久按热反转轻者	热在表
	身热初按热甚，久按其热反甚者	热在里
	肌肤初扪之不觉很热，但扪之稍久即感灼手者	身热不扬，常兼头身困重、脘痞、苔腻——湿热蕴结证
	皮肤不热，红肿不明显者	多为阴证
	皮肤灼热，而红肿疼痛者	多为阳证
诊润燥滑涩	肌肤滑润者	为气血充盛
	肌肤枯涩者	为气血不足
	新病，皮肤多滑润而有光泽者	为气血未伤之表现
	久病，肌肤枯涩者	为气血两伤
	肌肤甲错者	多为血虚失荣或瘀血所致
诊疼痛	肌肤濡软，按之痛减者	为虚证
	硬痛拒按者	为实证
	轻按即痛者	病在表浅
	重按方痛者	病在深部
诊肿胀	按之凹陷，举手不能即起者	为水肿
	按之凹陷，举手即起者	为气肿
诊疮疡	肿硬不热者	属寒证
	肿处灼手而压痛者	属热证
	根盘平塌漫肿者	属虚证
	根盘收束而隆起者	属实证
	患处坚硬多无脓，边硬顶软者	已成脓
诊尺肤	尺肤热甚，其脉象洪滑数盛者	多为热证
	尺肤凉，而脉象细小者	多为泄泻、少气
	按尺肤窅而不起者	多为风水
	尺肤粗糙如枯鱼之鳞者	多为精血不足，或瘀血内阻，或脾阳虚衰，水饮不化之痰饮病

3. 按手足的内容及临床意义

（1）阳虚之证，四肢犹温，为阳气尚存；若四肢厥冷，多病情深重。

（2）手足俱冷者，为阳虚寒盛，属寒证。

（3）手足俱热者，多为阳盛热炽，属热证。

（4）热证见手足热者，属顺候；热证反见手足逆冷者，属逆候。

（5）手足心与手足背比较，若手足背热甚者，多为外感发热；手足心热甚者，多为内伤发热。

（6）手心热与额上热比较，若额上热甚于手心热者为表热；手心热甚于额上热者为里热。

4. 按腹部辨疼痛、痞满、积聚的要点

		内容	临床意义
辨疼痛	腹痛	腹痛喜按，按之痛减，腹壁柔软者	多为虚证
		腹痛拒按，按之痛甚，伴有腹部硬满者	多为实证
		局部肿胀拒按者	多为内痈
		按之疼痛，固定不移	多为内有瘀血
		按之胀痛，病处按此联彼者	为病在气分，多为气滞、气闭
	腹部压痛	右季肋部压痛	见于肝、胆、右肾和升结肠的病变
		上腹部压痛	见于肝、胆、胃腑、胰和横结肠病变
		左季肋部压痛	见于脾、左肾、降结肠病变
		脐部压痛	见于小肠、横结肠、输尿管病变
		下腹部压痛	见于肠痈或膀胱、女性生殖器官病变
		左少腹作痛，按之累累有硬块者	多为肠中有宿粪
		右少腹作痛而拒按，或见“反跳痛”	常见于肠痈等病
辨痞满	脘腹痞满	心下部按之较硬而疼痛者	多属实证，多因邪实积聚胃脘部
		按之濡软而无疼痛者	属于虚证，多因胃腑虚弱所致
	脘腹胀满	凡腹部按之手下饱满充实而有弹性，有压痛者	多为实满
		若腹部虽膨满，但按之手下虚软而缺乏弹性，无压痛者	多为虚满
		腹部高度胀大，如鼓之状者	称为鼓胀
辨积聚	癥瘕积聚	凡肿块推之不移，肿块痛有定处者	为癥积，病属血分
		肿块推之可移，或痛无定处，聚散不定者	为瘕聚，病属气分
		肿块大者	为病深
		形状不规则，表面不光滑者	为病重
		坚硬如石者	为恶候
		腹中结块，按之起伏聚散，往来不定；或按之形如条索状，久按转移不定；或按之手下如蚯蚓蠕动者	多为虫积
		小腹部触及肿物，若触之有弹性，不能被推移，呈横置的椭圆形或球形，按压时有压痛，有尿意，排空尿后肿物消失者	多因积尿所致
		排空尿后小腹肿物不消	若系妇女停经后，多为怀孕而胀大的胞宫，否则可能是石瘕等胞宫或膀胱的肿瘤
	妇女妊娠	妊娠后腹形明显大于正常，皮肤光亮，按之胀满者	多为胎水肿满
		腹形明显小于正常，而胎儿尚存活者	多为胎萎不长

5. 按胸部虚里的内容及其临床意义

（1）虚里的部位：虚里即心尖搏动处，位于左乳下第四、五肋间，乳头下稍内侧，当心脏收缩时，心尖向胸壁冲击而引起的局部胸壁的向外搏动，可用手指指尖触到。

（2）正常表现：虚里为诸脉之所宗。虚里按之应手，动而不紧，缓而不怠，动气聚而不散，节律清晰一致，一息 4 ～ 5 至，是心气充盛，宗气积于胸中的正常征象。

（3）按虚里的病理表现与临床意义：①虚里按之其动微弱者为不及，是宗气内虚之征，或为饮停心包之支饮。②搏动迟弱，或久病体虚而动数者，多为心阳不足。③按之弹手，洪大而搏，或绝而不应者，是心肺气绝，属于危候。④孕妇胎前产后，虚里动高者为恶候。⑤虚损劳瘵之病，虚里日渐动高者为病进。⑥虚里搏动数急而时有一止，为宗气不守。⑦胸高而喘，虚里搏动散漫而数者，为心肺气绝之兆。⑧虚里动高，聚而不散者，为热甚，多见于外感热邪、小儿食滞或痘疹将发之时。⑨因惊恐、大怒或剧烈运动后，虚里动高，片刻之后即能平复如常不属病态；肥胖之人因胸壁较厚，虚里搏动不明显，亦属生理现象。

6. 按腧穴的内容及临床意义

脏腑病变	常用腧穴
肺病	中府、肺俞、太渊
心病	巨阙、膻中、大陵
肝病	期门、肝俞、太冲
脾病	章门、太白、脾俞
肾病	气海、太溪
大肠病	天枢、大肠俞
小肠病	关元
胆病	日月、胆俞
胃病	胃俞、足三里
膀胱病	中极

第八单元　八纲辨证

细目一　概述

八纲辨证的概念　八纲指表、里、寒、热、虚、实、阴、阳八个纲领。

细目二　表里

表证与里证的临床表现和辨证要点

证型	临床表现	辨证要点
表证	发热恶寒（或恶风），头身痛，舌淡红苔薄白，脉浮，兼见鼻塞、流涕、喷嚏、咽喉痒痛、咳嗽等	起病急，病位浅，病程短，有发热恶寒或恶风
里证	凡非表证的一切证候	病情较重，病位较深，病程较长，无新起恶寒发热并见

易混考点解析

表证与里证的鉴别

	表证	里证
热型	发热恶寒并见	但热不寒或但寒不热
常见症状	头身疼痛、喷嚏、鼻塞流涕，脏腑症状不明显	以脏腑症状为主，如咳喘、心悸、腹痛、呕吐，鼻塞、头身疼痛少见
舌象	舌苔变化不明显	舌苔多有变化
脉象	多见浮脉	多见沉脉或其他脉象

细目三　寒热

寒证与热证的临床表现和辨证要点

证型	临床表现	辨证要点
寒证	恶寒喜暖，口淡不渴，面色苍白，肢冷蜷卧，小便清长，大便稀溏，舌淡苔白而润滑，脉迟或紧等	冷、白、静、稀、润
热证	发热喜凉，口渴饮冷，面红目赤，烦躁不宁，小便短赤，大便燥结，舌红苔黄而干燥，脉数等	热、赤、动、稠、燥

易混考点解析

寒证与热证的鉴别

	寒证	热证
寒热喜恶	恶寒喜温	恶热喜凉
口渴	不渴	渴喜冷饮
面色	白	红
四肢	冷	热
大便	稀溏	秘结
小便	清长	短赤
舌象	舌淡苔白润	舌红苔黄
脉象	迟或紧	数

细目四　虚实

虚证与实证的临床表现和辨证要点

证型	临床表现	辨证要点
虚证	面色淡白或萎黄，精神萎靡，身疲乏力，心悸气短，形寒肢冷，自汗，大便滑脱，小便失禁，舌淡胖嫩，脉虚沉迟；或为五心烦热，消瘦颧红，口咽干燥，盗汗潮热，舌红少苔，脉虚细数	以不足、虚弱为主
实证	发热，腹胀痛拒按，胸闷烦躁，甚或神昏谵语，呼吸气粗，痰涎壅盛，大便秘结，小便不利，舌苔厚腻，脉实有力	以有余、亢盛为主

易混考点解析

虚证与实证的鉴别

	虚证	实证
病程	长（久病）	短（新病）
体质	多虚弱	多壮实
精神	萎靡	兴奋
声息	声低息微	声高气粗
疼痛	喜按	拒按
胸腹胀满	按之不痛，胀满时减	按之疼痛，胀满不减

续表

	虚证	实证
发热	五心烦热，午后微热	蒸蒸壮热
恶寒	畏寒，得衣近火则减	恶寒，添衣加被不减
舌象	质嫩，苔少或无苔	质老，苔厚
脉象	无力	有力

细目五 阴阳

1. 阴证与阳证的概念与鉴别要点

（1）阴证与阳证的概念：凡见抑制、沉静、衰退、晦暗等表现的里证、寒证、虚证，以及症状表现于内的、向下的、不易发现的，或病邪性质为阴邪致病、病情变化较慢等，均属阴证范畴。凡见兴奋、躁动、亢进、明亮等表现的表证、热证、实证，以及症状表现于外的、向上的、容易发现的，或病邪性质为阳邪致病、病情变化较快等，均属阳证范畴。

（2）阴证与阳证的鉴别

四诊	阴证	阳证
问	恶寒畏冷，喜温，食少乏味，不渴或喜热饮，小便清长或短少，大便溏泄气腥	身热，恶热，喜凉，恶食，心烦，口渴引饮，小便短赤涩痛，大便干硬，或秘结不通，或有奇臭
望	面色苍白或暗淡，身重蜷卧，倦怠无力，精神萎靡，舌淡胖嫩，舌苔润滑	面色潮红或通红，狂躁不安，口唇燥裂，舌红绛，苔黄燥或黑而生芒刺
闻	语声低微，静而少言，呼吸怯弱，气短	语声壮厉，烦而多言，呼吸气粗，喘促痰鸣
切	腹痛喜按，肢凉，脉沉、细、迟、无力等	腹痛拒按，肌肤灼热，脉浮、洪、数、大、滑、有力等

2. 阳虚证与阴虚证的临床表现和辨证要点

证型	临床表现	辨证要点
阳虚证	畏寒肢凉，口淡不渴或喜热饮，或自汗，小便清长或小便不利，大便溏薄，面色㿠白，舌淡胖，苔白滑，脉沉迟无力；兼有神疲、气短、乏力	畏寒肢冷，小便清长，面色㿠白，舌淡胖
阴虚证	形体消瘦，口燥咽干，两颧潮红，五心烦热，潮热盗汗，小便短黄，大便干结，舌红少津或少苔，脉细数	两颧潮红，五心烦热，潮热，盗汗，舌红少津或少苔，脉细数

3. 亡阳证、亡阴证的临床表现和辨证要点

证型	临床表现	辨证要点
亡阳证	冷汗淋漓，汗质稀淡，神情淡漠，肌肤不温，手足厥冷，呼吸气弱，面色苍白，舌淡而润，脉微欲绝	大汗淋漓＋寒象
亡阴证	汗热味咸而黏、如珠如油，身灼肢温，虚烦躁扰，恶热，口渴饮冷，皮肤皱瘪，小便极少，面赤颧红，呼吸急促，唇舌干燥，脉细数疾	大汗淋漓＋寒象

易混考点解析

亡阳证与亡阴证的鉴别

证名	汗出	寒热	四肢	面色	气息	口渴	舌象	脉象
亡阳证	汗冷清稀	身冷畏寒	厥冷	苍白	微弱	不渴或渴喜热饮	苔白润	脉微欲绝
亡阴证	汗热黏稠	身热恶热	温暖	面赤颧红	急促	渴喜冷饮	舌红干	脉细数疾而无力

细目六　八纲证候间的关系

1. 八纲证候间的关系

（1）证候相兼：即在疾病某一阶段，出现不相对立的两纲或两纲以上的证候同时存在的情况。

（2）证候错杂：指疾病某一阶段同时存在八纲中对立两纲的证候。

（3）证候转化：指疾病在其发展变化过程中，其病位、病性，或邪正盛衰的状态发生变化，由一种证候转化为对立的另一种证候。证候的转化包括表里出入、寒热转化、虚实转化。

2. 寒热真假的临床表现及鉴别要点

寒热真假	真热假寒	真寒假热
含义	指内有真热而外见某些假寒的“热极似寒”证候，又称热极肢厥证或阳盛格阴证	指内有真寒而外见某些假热的“寒极似热”证候，又称虚阳浮越证，或阴盛格阳证、戴阳证
临床表现	四肢凉甚至厥冷，神识昏沉，面色紫暗，脉沉迟（假寒之象），身热，胸腹灼热，口鼻气灼，口臭息粗，口渴引饮，小便短黄，舌红苔黄而干，脉有力（真热之象）	自觉发热，欲脱衣揭被，触之胸腹无灼热，下肢厥冷，面色浮红如妆，非满面通红，神志躁扰不宁，疲乏无力，口渴但不欲饮，咽痛而不红肿，脉浮大或数，按之无力，便秘而便质不燥，或下利清谷，小便清长（或尿少浮肿），舌淡，苔白
鉴别要点	辨别寒热证候的真假，应以表现于内部、中心的症状为准、为真。肢末、外部的症状是现象，可能为假象，故胸腹的冷热是辨别寒热真假的关键，胸腹灼热者为热证，胸腹部冷而不灼热者为寒证	

3. 虚实真假的临床表现及鉴别要点

虚实真假	真实假虚	真虚假实
概念	指本质为实证，反见某些虚羸现象的证候	指本质为虚证，反见某些盛实现象的证候
临床表现	神情默默，倦怠懒言，身体羸瘦，脉象沉细等表现。虽默默不语却语时声高气粗，虽倦怠乏力却动之觉舒，肢体羸瘦而腹部硬满拒按，脉沉细而按之有力	腹部胀满，呼吸喘促，或二便闭涩，脉数等表现。腹虽胀满而有时缓解，或触之腹内无肿块而喜按，虽喘促但气短息弱，虽大便闭塞而腹部不甚硬满，虽小便不利但无舌红口渴等症；并有神疲乏力、面色萎黄或淡白、脉虚弱、舌淡胖嫩等症
鉴别要点	①脉象的有力无力、有神无神，其中尤以沉取之象为真谛； ②舌质的嫩胖与苍老，言语呼吸的高亢粗壮与低怯微弱； ③患者体质状况、病之新久、治疗经过等	

易混考点解析

真寒假热和真热假寒的比较

证型	假象	本质
真寒假热	自觉发热，欲脱衣揭被	触之胸腹无灼热、下肢厥冷
	面色浮红如妆	非满面通红
	神志躁扰不宁	疲乏无力
	口渴	不欲饮
	咽痛	不红肿
	脉浮大或数	按之无力
	便秘	便质不燥，或下利清谷
	—	小便清长（或尿少浮肿），舌淡，苔白

续表

证型	假象	本质
真热假寒	四肢凉甚至厥冷，神识昏沉，面色紫暗，脉沉迟	身热，胸腹灼热，口鼻气灼，口臭息粗，口渴引饮，小便短黄，舌红苔黄而干，脉有力

真虚假实和真实假虚的比较

证型	假象	本质
真虚假实	腹部胀满	腹虽胀满而有时缓解，或触之腹内无肿块而喜按
	呼吸喘促	虽喘促但气短息弱
	二便闭涩	虽大便闭塞而腹部不甚硬满；虽小便不利但无舌红、口渴
	脉数	脉虚弱
	—	神疲乏力，面色萎黄或淡白
	—	舌淡胖嫩
真实假虚	神情默默	虽默默不语却语时声高气粗
	倦怠懒言	倦怠乏力却动之觉舒
	身体羸瘦	肢体羸瘦而腹部硬满拒按
	脉象沉细	按之有力

第九单元　病因辨证

细目一　六淫辨证

风淫证、寒淫证、暑淫证、湿淫证、燥淫证、火淫证的临床表现

（1）风淫证：恶风寒，微发热，汗出，脉浮缓，苔薄白，或有鼻塞、流清涕、喷嚏，或伴咽喉痒痛、咳嗽，或为突发皮肤瘙痒、丘疹，或为突发肌肤麻木、口眼歪斜，或肢体关节游走作痛，或新起面睑肢体浮肿等。

（2）寒淫证：恶寒重，或伴发热，无汗，头身疼痛，鼻塞或流清涕，脉浮紧，或见咳嗽、哮喘、咳稀白痰，或为脘腹疼痛、肠鸣腹泻、呕吐，或为肢体厥冷、局部拘急冷痛等，口不渴，小便清长，面色白甚或青，舌苔白，脉弦紧或脉伏。

①伤寒证：指寒邪外袭于肌表，阻遏卫阳，阳气抗邪于外所表现的表实寒证，又称外寒证、表寒证、寒邪束表证、太阳表实证、太阳伤寒证等。寒邪袭表，郁闭肌肤，阳气失却温煦，故见恶寒、头身疼痛、无汗、苔白、脉浮紧等症。

②中寒证：指寒邪直接内侵脏腑、气血，遏制及损伤阳气，阻滞脏腑气机和血液运行所表现的里实寒证，又称内寒证、里寒证等。寒邪客于不同脏腑，可有不同的证候特点，寒邪客肺，肺失宣降，故见咳嗽、哮喘、咳稀白痰等症；寒滞胃肠，使胃肠气机失常，运化不利，则见脘腹疼痛、肠鸣腹泻、呕吐等症。

（3）暑淫证：发热恶热，汗出，口渴喜饮，气短，神疲，肢体困倦，小便短黄，舌红，苔白或黄，脉虚数；或发热，猝然昏倒，汗出不止，气喘，甚至昏迷、惊厥、抽搐等；或见高热，神昏，胸闷，腹痛，呕恶，无汗等。

（4）湿淫证：昏沉如裹，嗜睡，身体困重，胸闷脘痞，口腻不渴，纳呆，恶心，肢体关节、肌肉酸

痛，大便稀，小便浑浊，或为局部渗漏湿液，或皮肤出现湿疹、瘙痒；妇女可见带下量多，面色晦垢，舌苔滑腻，脉濡缓或细等

（5）燥淫证：皮肤干燥甚至皲裂、脱屑，口唇、鼻孔、咽喉干燥，口渴饮水，舌苔干燥，大便干燥，或见干咳少痰，痰黏难咳，小便短黄，脉象偏浮等。

有凉燥与温燥之分。除以上临床表现外，凉燥常有恶寒发热、无汗、头痛、脉浮缓或浮紧等表寒症状；温燥常见发热有汗、咽喉疼痛、心烦、舌红、脉浮数等表热症状。

（6）火淫证：发热恶热，烦躁，口渴喜饮，汗多，大便秘结，小便短黄，面色赤，舌红或绛，苔黄干燥或灰黑，脉数有力（洪数、滑数、弦数等），甚者或见神昏、谵语、惊厥、抽搐、吐血、衄血、痈肿疮疡等。

细目二　情志辨证

喜证、怒证、悲证、忧证、恐证、思证的临床表现

（1）喜证：喜笑不休，心神不安，精神涣散，思想不集中，甚则语无伦次，举止失常，肢体疲软，脉缓。

（2）怒证：烦躁多怒，胸胁胀闷，头胀头痛，面红目赤，眩晕，或腹胀、泄泻，甚至呕血、发狂、昏厥，舌红苔黄，脉弦劲有力。

（3）悲证：善悲喜哭，精神沮丧，面色惨淡，神疲乏力，甚者心悸怔忡，健忘失眠，意志消沉。

（4）忧证：情绪抑郁，闷闷不乐，善叹息，胸闷脘痞，干咳少痰，甚则咯血或痰中带血，面白无华，消瘦，神疲乏力。

（5）恐证：怵惕不安，常欲闭户独处；暴病则二便失禁，身体不支；久病则骨瘦痿厥，遗精遗尿。

（6）思证：表情淡漠，神思恍惚，食少纳呆，胸闷脘痞，腹胀便溏，甚者心悸健忘，失眠消瘦，面色萎黄。

第十单元　气血津液辨证

细目一　气病辨证

气病的常见证型、临床表现和辨证要点

气病	临床表现	辨证要点
气虚证	气短声低，少气懒言，精神疲惫，体倦乏力，脉虚，舌质淡嫩，或有头晕目眩，自汗，动则诸症加重	病体虚弱，以神疲、乏力、气短、脉虚为主
气陷证	头晕眼花，气短疲乏，脘腹坠胀感，大便稀溏，形体消瘦，或见内脏下垂、脱肛、阴挺等	体弱而瘦，以气短、气坠、脏器下垂为主
气不固证	气短，疲乏，面白，舌淡，脉虚无力，或见自汗不止，或为流涎不止，或见遗尿、余溺不尽、小便失禁，或为大便滑脱失禁，或各种慢性出血，妇女出现崩漏，或为滑胎、小产，或见男子遗精、滑精、早泄等	病体虚弱，以疲乏、气短、脉虚及自汗或出血，或二便、精等的不固为主
气脱证	呼吸微弱而不规则，汗出不止，口开目合，全身瘫软，神识朦胧，二便失禁，面色苍白，口唇青紫，脉微，舌淡，舌苔白润	病势危重，以气息微弱、汗出不止、脉微等为主

续表

气病	临床表现	辨证要点
气滞证	胸胁、脘腹等处或损伤部位的胀闷或疼痛，疼痛性质可为胀痛、窜痛、攻痛，症状时轻时重，部位不固定，按之一般无形，通常随嗳气、肠鸣、矢气等而减轻，或症状随情绪变化而增减，脉象多弦，舌象可无明显变化	以胸胁、脘腹或损伤部位的胀闷、胀痛、窜痛为主
气逆证	咳嗽频作，呼吸喘促，呃逆、嗳气不止，或恶心呕吐、呕血；头痛、眩晕，甚至昏厥、咯血等	以咳喘或呕吐、呃逆等为突出表现
气闭证	突然发生势急、症重之昏厥，或内脏绞痛，或二便闭塞，呼吸气粗，声高，脉沉弦有力等	以突发昏厥或绞痛、二便闭塞、息粗、脉实为主

细目二　血病辨证

血病的常见证型、临床表现和辨证要点

血病	临床表现	辨证要点
血虚证	面色淡白或萎黄，眼睑、口唇、舌质、爪甲的颜色淡白，头晕，或见眼花、两目干涩，心悸，多梦，健忘，神疲，手足发麻，或妇女月经量少、色淡、延期甚或经闭，脉细无力等	病体虚弱，以面、睑、唇、舌、爪甲的颜色淡白、脉细为主
血脱证	面色苍白，头晕，眼花，心悸，气短，四肢逆冷，舌色枯白，脉微或芤	有血液严重损失的病史，以面色苍白、脉微或芤为主
血瘀证	①疼痛特点为刺痛，痛久拒按，固定不移，常在夜间痛甚；②肿块的性状是在体表者包块色青紫，腹内者触及质硬而推之不移；③出血的特征是出血反复不止，色紫暗或夹血块，或大便色黑如柏油状，或妇女血崩、漏血；④瘀血色脉征主要有面色黧黑，或唇甲青紫，或皮下紫斑，或肌肤甲错，或腹露青筋，或皮肤出现丝状红缕，或舌有紫色斑点、舌下络脉曲张，脉多细涩或结、代、无脉等	以固定刺痛、肿块、出血、瘀血色脉征为主要表现
血热证	身热夜甚，或潮热，口渴，面赤，心烦，失眠，躁扰不宁，甚或狂乱、神昏谵语，或见各种出血色深红，或斑疹显露，或为疮痈，舌绛，脉数疾等	以身热口渴、斑疹吐衄、烦躁谵语、舌绛、脉数等为主要表现
血寒证	畏寒，手足或少腹等患处冷痛拘急、得温痛减，肤色紫暗发凉；或为痛经，月经愆期，经色紫暗，夹有血块，唇舌青紫，苔白滑，脉沉迟弦涩等	以患处冷痛拘急，畏寒，唇舌青紫，妇女月经愆期、经色紫暗夹块等为主要表现

细目三　气血同病辨证

气血同病的常见证型、临床表现和辨证要点

气血同病	临床表现	辨证要点
气滞血瘀证	胸胁胀满疼痛，乳房胀痛，情志抑郁或易怒，兼见痞块刺痛、拒按，妇女痛经，经血紫暗有块，或闭经，舌紫暗或有瘀点瘀斑，脉弦涩	气滞证＋血瘀证
气虚血瘀证	面色淡白，神疲乏力，气短懒言，食少纳呆，面色晦滞，局部青紫、肿胀、刺痛不移而拒按，或肢体瘫痪、麻木，或可触及肿块，舌淡紫或有瘀点瘀斑，脉细涩	气虚证＋血瘀证
气血两虚证	头晕目眩，少气懒言，神疲乏力，自汗，面色淡白或萎黄，唇甲淡白，心悸失眠，形体消瘦，舌淡而嫩，脉细弱	气虚证＋血虚证

续表

气血同病	临床表现	辨证要点
气不摄血证	吐血、便血、崩漏、皮下瘀斑、鼻衄，神疲乏力，气短懒言，面色淡白，舌淡，脉弱	出血证＋气虚证
气随血脱证	大出血时，突然面色苍白，大汗淋漓，四肢厥冷，呼吸微弱，甚至晕厥，舌淡，脉微欲绝或见芤脉	大出血＋气脱证

细目四　津液病辨证

津液病的辨证分型及临床表现

津液病	临床表现	辨证要点
痰证	咳嗽痰多，痰质黏稠，胸脘痞闷，呕恶，纳呆，或头晕目眩，或形体肥胖，或神昏而喉中痰鸣，或神志错乱而为癫、狂、痴、痫，或某些部位出现圆滑柔韧的包块等，舌苔腻，脉滑	以咳吐痰多、胸闷、呕恶、眩晕、体胖，或局部有圆滑包块、苔腻、脉滑为主要表现
饮证	脘腹痞胀，泛吐清水，脘腹部水声辘辘，肋间饱满，咳唾引痛，胸闷，心悸，息促不得卧，身体、肢节疼重，咳吐清稀痰涎，或喉间哮鸣有声，头目眩晕，舌苔白滑，脉弦或滑等	以胸闷脘痞、呕吐清水、咳吐清稀痰涎、肋间饱满、苔滑等为主要表现
水停证	头面、肢体甚或全身水肿，按之凹陷不易起，或为腹水而见腹部膨隆，叩之音浊，小便短少不利，身体困重，舌淡胖，苔白滑，脉濡缓等	以肢体浮肿、小便不利，或腹大痞胀、舌淡胖等为主要表现
津液亏虚证	口、鼻、唇、舌、咽喉、皮肤、大便等干燥，皮肤枯瘪而缺乏弹性，眼球深陷，口渴欲饮水，小便短少而黄，舌红，脉细数无力等	以口渴尿少，口、鼻、唇、舌、皮肤、大便干燥等为主要表现

易混考点解析

痰饮、悬饮、支饮、溢饮的鉴别

	饮停部位	临床表现	病机
痰饮	饮停胃肠	脘腹痞胀，呕吐清涎，胃中振水音，肠间水声辘辘	饮停胃肠，胃失和降
悬饮	饮停胸胁	胸胁饱满、胀痛，咳嗽、转侧则痛增，脉弦	饮停胸胁，阻碍气机
支饮	饮停心肺	胸闷心悸，气短不能平卧	饮停心包，阻遏心阳
溢饮	饮溢四肢	肢体沉重、酸痛，或浮肿，小便不利	饮邪流行，溢于四肢

阳水和阴水的鉴别

	病因	病机	性质	发病特点	临床表现
阳水	多因外邪侵袭所致	风邪犯肺，通调失职，湿邪困脾，脾失健运	实证	发病急，病程短	眼睑、颜面先肿，迅速遍及全身，皮薄光亮，小便短少，伴咽喉肿痛、咳嗽及表证
阴水	多因久病，脾肾阳气虚衰所致	脾肾阳气虚衰，运化、主水失职	虚实夹杂	发病缓，病程长	足胫、下肢先肿，渐至全身，腰以下肿甚，按之凹陷难复，小便短少，兼脾肾阳虚的表现

第十一单元　脏腑辨证

细目一　心与小肠病辨证

1. 心气虚、心阳虚、心阳虚脱证的临床表现、鉴别要点

证型	临床表现	辨证要点
心气虚证	心悸，胸闷，气短，精神疲倦，或有自汗，活动后诸症加重，面色淡白，舌质淡，脉虚	以心悸、神疲与气虚症状共见为主
心阳虚证	心悸怔忡，心胸憋闷或痛，气短，自汗，畏冷肢凉，神疲乏力，面色㿠白，或面唇青紫，舌质淡胖或紫暗，苔白滑，脉弱或结或代	以心悸怔忡、心胸憋闷与阳虚症状共见为主
心阳虚脱证	在心阳虚证的基础上，突然冷汗淋漓，四肢厥冷，面色苍白，呼吸微弱；或心悸，心胸剧痛，神志模糊或昏迷，唇舌青紫，脉微欲绝	以心悸、胸痛、冷汗、肢厥、脉微等为主

易混考点解析

心气虚证、心阳虚证、心阳虚脱证的鉴别

证型	相同症状	不同症状
心气虚证	心的功能损伤由轻到重的三个阶段，共有心悸、胸闷等定位症状	兼有气虚证
心阳虚证		气虚证＋寒象，如畏寒肢冷、面色㿠白
心阳虚脱证		冷汗淋漓，四肢厥冷，脉微欲绝

2. 心血虚证、心阴虚证的临床表现、鉴别要点

证型	临床表现	辨证要点
心血虚证	心悸，头晕眼花，失眠，多梦，健忘，面色淡白或萎黄，舌色淡，脉细无力	久病、失血病史＋心悸、失眠、多梦＋血虚症状
心阴虚证	心烦，心悸，失眠，多梦，口燥咽干，形体消瘦，或见手足心热，潮热盗汗，两颧潮红，舌红少苔乏津，脉细数	心烦、心悸、失眠＋阴虚症状

易混考点解析

心血虚证与心阴虚证的鉴别

证型	相同症状	不同症状
心血虚证	心失所养，心神不安，心悸，失眠多梦	有血虚表现，面色淡白或萎黄、唇舌色淡、脉细无力
心阴虚证		有阴虚表现，如口燥咽干、形体消瘦、五心烦热、潮热盗汗、两颧潮红、舌红少苔乏津、脉细数

3. 心脉痹阻证的临床表现及瘀阻心脉、痰阻心脉、寒凝心脉、气滞心脉四证的鉴别

证型	临床表现	辨证要点
心脉痹阻证	心悸怔忡，心胸憋闷疼痛，痛引肩背内臂，时作时止；或以刺痛为主，舌质晦暗或有青紫斑点，脉细、涩、结、代；或以心胸憋闷为主，体胖痰多，身重困倦，舌苔白腻，脉沉滑或沉涩；或以遇寒痛剧为主，得温痛减，畏寒肢冷，舌淡苔白，脉沉迟或沉紧；或以胀痛为主，与情志变化有关，喜太息，舌淡红，脉弦	心悸怔忡、心胸憋闷疼痛＋瘀血症状

易混考点解析

瘀阻心脉、痰阻心脉、寒凝心脉、气滞心脉四证的鉴别

证型	相同症状	不同症状
瘀阻心脉证	心悸怔忡，心胸憋闷作痛，痛引肩背内臂，时作时止	心胸刺痛，舌暗或有青紫斑点，脉细涩或结代
痰阻心脉证		心胸闷痛，体胖痰多，身重困倦，苔白腻，脉沉滑或沉涩
寒凝心脉证		心胸剧痛，遇寒加重，得温痛减，形寒肢冷，舌淡苔白，脉沉迟或沉紧
气滞心脉证		心胸胀痛，胁胀善太息，舌淡红，脉弦

4. 痰蒙心神证、痰火扰神证的临床表现、鉴别要点

证型	临床表现	辨证要点
痰蒙心神证	神情痴呆，意识模糊，甚则昏不知人；或神情抑郁，表情淡漠，喃喃独语，举止失常；或突然昏仆，不省人事，口吐涎沫，喉有痰声，并见面色晦暗，胸闷，呕恶，舌苔白腻，脉滑等症	神志异常＋痰湿证
痰火扰神证	发热口渴，胸闷气粗，咳吐黄痰，喉间痰鸣，心烦失眠，甚则神昏谵语，或狂躁妄动，打人毁物，不避亲疏，胡言乱语，哭笑无常，面赤，舌质红，苔黄腻，脉滑数	神志异常＋痰热证

易混考点解析

痰蒙心神证与痰火扰神证的鉴别

证型	相同症状	不同症状
痰蒙心神证	均有神志异常的表现，均可或见神昏	以抑郁、痴呆、错乱为主，有痰无火，无热证表现
痰火扰神证		以神志狂躁、神昏谵语为主，既有痰，又有火

5. 心火亢盛证的临床表现及辨证要点

证型	共同表现	辨证要点
心火亢盛证	发热，口渴，心烦，失眠，便秘，尿黄，面红，舌尖红绛，苔黄，脉数有力；甚或口舌生疮、溃烂疼痛，或见小便短赤、灼热涩痛，或见吐血、衄血，或见狂躁谵语、神识不清	以发热、心烦、吐衄、舌赤生疮、尿赤涩灼痛等症为辨证的主要依据
心火上炎证		以口舌生疮、赤烂疼痛为主
心火下移证		兼小便赤、涩、灼、痛，习称心移热于小肠
心火迫血妄行证		吐血、衄血表现突出
热扰（闭）心神证		以狂躁谵语、神识不清为主症

6. 瘀阻脑络证的临床表现及辨证要点

证型	临床表现	辨证要点
瘀阻脑络证	头晕、头痛经久不愈，痛如锥刺，痛处固定，或健忘，失眠，心悸，或头部外伤后昏不知人，面色晦暗，舌质紫暗或有斑点，脉细涩	头痛、头晕＋瘀血症状

7. 小肠实热证的临床表现和辨证要点

证型	临床表现	辨证要点
小肠实热证	心烦失眠，面赤口渴，口舌生疮，溃烂灼痛，小便赤涩，尿道灼痛，尿血，舌红苔黄，脉数	以小便赤涩灼痛与心火炽盛为辨证的主要依据

易混考点解析

心火亢盛证和小肠实热证的鉴别

证型	相同症状	不同症状
心火亢盛证	心烦失眠，面赤口渴，口舌生疮，溃烂灼痛，小便赤涩、尿道灼痛	侧重火性炎上特性，以热证+口舌生疮、溃烂灼痛为主
小肠实热证		侧重心火下移至小肠，以热证+小便赤涩、尿道灼痛、尿血为主

细目二　肺与大肠病辨证

1. 肺气虚证、肺阴虚证的临床表现、鉴别要点

证型	临床表现	辨证要点
肺气虚证	咳嗽无力，气短而喘，动则尤甚，咳痰清稀，声低懒言，或有自汗、畏风，易于感冒，神疲体倦，面色淡白，舌淡苔白，脉弱	咳嗽无力、气短而喘、自汗+气虚症状
肺阴虚证	干咳无痰，或痰少而黏、不易咳出，或痰中带血，声音嘶哑，口燥咽干，形体消瘦，五心烦热，潮热盗汗，两颧潮红，舌红少苔乏津，脉细数	干咳、痰少难咳+潮热、盗汗等阴虚症状

易混考点解析

肺气虚证、肺阴虚证的鉴别

证型	相同症状	不同症状
肺气虚证	咳嗽	有气虚表现——咳嗽无力，气短而喘，伴有气虚症状
肺阴虚证		有阴虚表现——干咳少痰，伴有虚热内扰、潮热盗汗等阴虚症状

2. 风寒犯肺证、寒痰阻肺证、饮停胸胁证的临床表现、鉴别要点

证型	临床表现	辨证要点
风寒犯肺证	咳嗽，咳少量稀白痰，气喘，微有恶寒发热，鼻塞，流清涕，喉痒，或见身痛无汗，舌苔薄白，脉浮紧	外感风寒病史+咳嗽、咳稀白痰+风寒表证
寒痰阻肺证	咳嗽，痰多色白、质稠或清稀、易咳，胸闷，气喘，或喉间有哮鸣声，恶寒，肢冷，舌质淡，苔白腻或白滑，脉弦或滑	咳喘、痰白量多易咳+白腻苔、滑脉
饮停胸胁证	胸廓饱满，胸胁部胀闷或痛，咳嗽，气喘，呼吸、咳嗽或身体转侧时牵引胁痛，或有头目晕眩，舌苔白滑，脉沉弦	胸廓饱满、胸胁胀闷或痛+白滑苔、沉弦脉

易混考点解析

风寒犯肺证、寒痰阻肺证、饮停胸胁证的鉴别

证型	相同症状	不同症状
风寒犯肺证	咳嗽、咳痰、痰色白	多为风寒侵袭，伴有风寒表证，舌苔薄白，脉浮紧
寒痰阻肺证		寒饮或痰浊停聚于肺，伴有寒象，舌质淡，苔白腻或白滑，脉弦或滑
饮停胸胁证		水饮停于胸胁，伴有胸廓饱满、胸胁胀闷或痛，舌苔白滑，脉沉弦

3. 风热犯肺证、肺热炽盛证、痰热壅肺证、燥邪犯肺证的临床表现、鉴别要点

证型	临床表现	辨证要点
风热犯肺证	咳嗽，痰少而黄，气喘，鼻塞，流浊涕，咽喉肿痛，发热，微恶风寒，口微渴，舌尖红，苔薄黄，脉浮数。	多有感受风热的病史，咳嗽、痰少色黄＋风热表证
肺热炽盛证	发热，口渴，咳嗽，气粗而喘，甚则鼻翼扇动，鼻息灼热，胸痛，或有咽喉红肿疼痛，小便短黄，大便秘结，舌红苔黄，脉洪数	新病势急，咳喘气粗、鼻翼扇动＋火热症状
痰热壅肺证	咳嗽，咳痰黄稠而量多，胸闷，气喘息粗，甚则鼻翼扇动，喉中痰鸣，或咳吐脓血腥臭痰，胸痛，发热口渴，烦躁不安，小便短黄，大便秘结，舌红苔黄腻，脉滑数	发热、咳喘、痰多黄稠
燥邪犯肺证	干咳无痰，或痰少而黏、不易咳出，甚则胸痛，痰中带血，或见鼻衄，口、唇、鼻、咽、皮肤干燥，尿少，大便干结，舌苔薄而干燥少津，或微有发热恶风寒，无汗或少汗，脉浮数或浮紧	与气候干燥有关，干咳痰少、鼻咽口舌干燥

易混考点解析

风热犯肺证、肺热炽盛证、痰热壅肺证、燥邪犯肺证的鉴别

证型	病机	辨证要点	临床表现
风热犯肺证	风热犯肺，肺卫失宣	咳嗽，痰黄稠＋风热表证	咳嗽痰稠色黄，恶寒轻发热重，鼻塞流黄浊涕，身热恶风，口干咽痛，舌尖红苔薄黄，脉浮数
肺热炽盛证	火热炽盛，壅积于肺	咳喘气粗，鼻翼扇动＋实热症状	发热，口渴，咳嗽，气粗而喘，甚则鼻翼扇动，鼻息灼热，咽喉红肿，小便短黄，舌红苔黄，脉洪数
痰热壅肺证	痰热交结，壅滞于肺	发热、咳喘、痰多黄稠	咳嗽，咳痰黄稠而量多，胸闷，气喘息粗，发热口渴，烦躁不安，舌红苔黄腻，脉滑数
燥邪犯肺证	燥邪犯肺，肺卫失宣	干咳，痰少质黏＋燥邪犯表证	干咳痰少质黏，口舌咽喉干燥，恶寒发热，无汗或少汗，舌苔薄白而干燥，脉浮偏数或浮紧

4. 风水相搏证的临床表现及辨证要点

证型	临床表现	辨证要点
风水相搏证	眼睑头面先肿，继而遍及全身，上半身肿甚，来势迅速，皮肤薄而发亮，小便短少，或见恶寒重发热轻，无汗，舌苔薄白，脉浮紧；或见发热重恶寒轻，咽喉肿痛，舌苔薄黄，脉浮数	突起头面浮肿＋卫表症状

5. 肠道湿热证、肠热腑实证、肠燥津亏证的临床表现及辨证要点

证型	临床表现	辨证要点
肠道湿热证（大肠湿热证）	身热口渴，腹痛腹胀，下痢脓血，里急后重，或暴泻如水，或腹泻不爽，粪质黄稠秽臭，肛门灼热，小便短黄，舌质红，苔黄腻，脉滑数	腹痛、暴泻如水、下痢脓血、大便黄稠秽臭等＋湿热症状
肠热腑实证（大肠热结证、大肠实热证）	高热或日晡潮热，汗多，口渴，脐腹胀满硬痛、拒按，大便秘结或热结旁流，大便恶臭，小便短黄，甚则神昏谵语、狂乱，舌质红，苔黄厚而燥，或焦黑起刺，脉沉数（或迟）有力	发热、大便秘结、腹满硬痛
肠燥津亏证	大便干燥如羊屎，艰涩难下，数日一行，腹胀作痛，或可于左少腹触及包块，口干或口臭，或头晕，舌红少津，苔黄燥，脉细涩	病久而势缓，大便燥结、排便困难＋津亏症状

易混考点解析

肠道湿热证、肠热腑实证、肠燥津亏证的鉴别

证型	病机	辨证要点	临床表现
肠道湿热证	湿热内蕴，阻滞肠道	腹痛，暴泻如水，下痢脓血，大便黄稠秽臭	身热口渴，下痢脓血，里急后重，或暴泻如水，或腹泻不爽，粪质黄稠秽臭，肛门灼热，小便短黄，舌质红，苔黄腻，脉滑数
肠热腑实证	里热炽盛，腑气不通	发热，大便秘结，腹满硬痛	高热或日晡潮热，汗多，口渴，脐腹胀满硬痛、拒按，大便秘结，或热结旁流，大便恶臭，小便短黄，甚则神昏谵语、狂乱，舌质红，苔黄厚而燥，或焦黑起刺，脉沉数或迟有力
肠燥津亏证	津液亏损，肠失濡润	大便燥结、排便困难与津亏症状	大便干燥如羊屎，艰涩难下，数日一行，腹胀作痛，或可于左少腹触及包块，口干或口臭，或头晕，舌红少津，苔黄燥，脉细涩

细目三　脾与胃病辨证

1. 脾气虚、脾阳虚、脾虚气陷、脾不统血证的临床表现、鉴别要点

证型	临床表现	辨证要点
脾气虚证	不欲食，纳少，脘腹胀满，食后胀甚，或饥时饱胀，大便溏稀，肢体倦怠，神疲乏力，少气懒言，形体消瘦，或肥胖、浮肿，面色淡黄或萎黄，舌淡苔白，脉缓或弱	食少，腹胀，便溏 + 气虚症状
脾阳虚证（脾虚寒证）	食少，腹胀，腹痛绵绵，喜温喜按，畏寒怕冷，四肢不温，面白少华或虚浮，口淡不渴，大便稀溏，甚至完谷不化，或肢体浮肿，小便短少，或白带清稀量多，舌质淡胖或有齿痕，舌苔白滑，脉沉迟无力	食少、腹胀腹痛、便溏 + 虚寒症状
脾虚气陷证（中气下陷证）	脘腹重坠作胀，食后益甚，或便意频数，肛门重坠，或久泻不止，甚或脱肛，或小便浑浊如米泔，或内脏、子宫下垂，气短懒言，神疲乏力，头晕目眩，面白无华，食少，便溏，舌淡苔白，脉缓或弱	脘腹重坠、内脏下垂 + 气虚症状
脾不统血证（脾（气）不摄血证）	各种慢性出血，如便血、尿血、吐血、鼻衄、紫斑，妇女月经过多、崩漏，食少便溏，神疲乏力，气短懒言，面色萎黄，舌淡，脉细无力	各种慢性出血 + 气血两虚症状

易混考点解析

脾气虚证与脾阳虚证、脾虚气陷证、脾不统血证的鉴别

证型	病机	相同症状	不同症状	舌象	脉象
脾气虚证	脾气亏虚，失职运化	纳呆腹胀，食后尤甚，便溏肢倦，食少懒言，神疲乏力，面色萎黄	或浮肿，或消瘦	舌质淡或胖嫩有齿痕，苔白润	脉缓弱或沉细弱或虚大
脾阳虚证	脾阳虚衰，失于温运，阴寒内生		腹痛喜温喜按，形寒肢冷等	舌质淡胖或边有齿痕，苔白滑	脉沉迟无力
脾虚气陷证	脾气亏虚，升举无力而反下陷		脘腹坠胀，或便意频数，肛门坠重，甚则脱肛，或子宫下垂等脏器脱垂表现	舌质淡，苔薄白	脉缓弱
脾不统血证	脾气虚弱，不能统摄血液		便血，尿血，鼻衄，或妇女月经过多、崩漏等各种出血证	舌淡苔白	脉细弱

2. 湿热蕴脾、寒湿困脾证的临床表现、鉴别要点

证型	临床表现	辨证要点
湿热蕴脾证 （中焦湿热证、脾经湿热证）	脘腹胀闷，纳呆，恶心欲呕，口中黏腻，渴不多饮，便溏不爽，小便短黄，肢体困重，或身热不扬，汗出热不解，或见面目发黄鲜明，或皮肤发痒，舌质红，苔黄腻，脉濡数或滑数	腹胀、纳呆、发热、身重、便溏不爽、苔黄腻
寒湿困脾证 （湿困脾阳证、寒湿中阻证、太阴寒湿证）	脘腹胀闷，口腻纳呆，泛恶欲呕，口淡不渴，腹痛便溏，头身困重，或小便短少，肢体肿胀，或身目发黄，面色晦暗不泽，或妇女白带量多，舌体淡胖，舌苔白滑或白腻，脉濡缓或沉细	纳呆、腹胀、便溏、身重、苔白腻

易混考点解析

湿热蕴脾证与寒湿困脾证的鉴别

证型	病机	相同症状	不同症状	舌象	脉象
湿热蕴脾证	湿热内蕴，脾失健运	脘腹痞闷，纳呆，恶心呕吐，便溏，肢体困重	身热起伏，汗出热不解，肌肤发黄色泽鲜明，皮肤发痒，小便短赤	舌红苔黄腻	濡数
寒湿困脾证	寒湿内盛，困阻脾阳，脾失温运		口淡不渴，肢体浮肿，小便不利	舌淡苔白腻	濡缓

3. 胃气虚证、胃阳虚证、胃阴虚证的临床表现、鉴别要点

证型	临床表现	辨证要点
胃气虚证	胃脘隐痛或痞胀，按之觉舒，食欲不振，或得食痛缓，食后胀甚，嗳气，口淡不渴，面色萎黄，气短懒言，神疲倦怠，舌质淡，苔薄白，脉弱	胃脘痞满、隐痛喜按、食少＋气虚症状
胃阳虚证	胃脘冷痛，绵绵不已，时发时止，喜温喜按，食后缓解，泛吐清水或夹有不消化食物，食少脘痞，口淡不渴，倦怠乏力，畏寒肢冷，舌淡胖嫩，脉沉迟无力	胃脘冷痛，喜温喜按，畏冷肢凉
胃阴虚证	胃脘嘈杂，饥不欲食，或痞胀不舒，隐隐灼痛，干呕，呃逆，口燥咽干，大便干结，小便短少，舌红少苔乏津，脉细数	胃脘嘈杂、灼痛，饥不欲食＋虚热症状

易混考点解析

胃气虚证、胃阳虚证、胃阴虚证的鉴别

证型	病机	相同症状	不同症状	舌象	脉象
胃气虚证	胃气亏虚，胃失和降	胃痛痞胀	胃部按之觉舒，气短懒言，神疲乏力	舌质淡，苔薄白	脉弱
胃阳虚证	胃阳不足，胃失温煦		胃脘冷痛，喜温喜按，畏寒肢冷	舌淡胖嫩	脉沉迟无力
胃阴虚证	胃阴亏虚，胃失濡润		胃脘嘈杂，饥不欲食，或痞胀不舒，隐隐灼痛，干呕，呃逆，口燥咽干	舌红少苔乏津	脉细数

4. 胃热炽盛、寒饮停胃证的临床表现、鉴别要点

证型	临床表现	辨证要点
胃热炽盛证	胃脘灼痛、拒按，渴喜冷饮，或消谷善饥，或口臭，牙龈肿痛溃烂，齿衄，小便短黄，大便秘结，舌红苔黄，脉滑数	胃脘灼痛、消谷善饥＋实火症状

续表

证型	临床表现	辨证要点
寒饮停胃证	脘腹痞胀，胃中有振水音，呕吐清水痰涎，口淡不渴，眩晕，舌苔白滑，脉沉弦	脘腹痞胀、胃中有振水音、呕吐清水

易混考点解析

胃热炽盛证与寒饮停胃证的鉴别

证型	病机	相同症状	不同症状	舌象	脉象
胃热炽盛证	火热壅滞于胃，胃失和降	胃痛痞胀	胃部灼痛，渴喜冷饮，口臭，牙龈肿痛溃烂	舌红苔黄	脉滑数
寒饮停胃证	寒饮停积于胃，胃失和降		胃脘痞胀，呕吐清水痰涎，口淡不渴	舌苔白滑	脉沉弦

5. 寒滞胃肠证、食滞胃肠证、胃肠气滞证的临床表现、鉴别要点

证型	临床表现	辨证要点
寒滞胃肠证（中焦实寒证、寒滞胃脘证）	胃脘冷痛，痛势暴急，遇寒加剧，得温则减，恶心呕吐，吐后痛缓，口淡不渴，或口泛清水，腹泻清稀，或腹胀便秘，面白或青，恶寒肢冷，舌苔白润，脉弦紧或沉紧	多有寒冷刺激的诱因，胃脘冷痛，痛势急剧
食滞胃肠证（食滞胃脘证）	脘腹胀满疼痛、拒按，厌食，嗳腐吞酸，呕吐酸馊食物，吐后胀痛得减，或腹痛，肠鸣，矢气臭如败卵，泻下不爽，大便酸腐臭秽，舌苔厚腻，脉滑或沉实	多有伤食病史，脘腹痞胀疼痛、呕泻酸馊腐臭
胃肠气滞证	胃脘、腹部胀满疼痛，走窜不定，痛而欲吐或欲泻，泻而不爽，嗳气，肠鸣，矢气，得嗳气、矢气后痛胀可缓解，或无肠鸣、矢气则胀痛加剧，或大便秘结，苔厚，脉弦	脘腹胀痛走窜、嗳气、肠鸣、矢气

易混考点解析

寒滞胃肠证、食滞胃肠证、胃肠气滞证的鉴别

证型	病机	相同症状	不同症状	舌象	脉象
寒滞胃肠证	寒邪犯胃，阻滞气机	胃脘疼痛痞胀	胃脘部冷痛，痛势剧烈，得温则减	舌苔白润	脉弦紧或沉紧
食滞胃肠证	饮食阻滞肠胃，气机受阻		脘腹痞胀疼痛、呕泻酸馊腐臭	舌苔厚腻	脉滑或沉实
胃肠气滞证	肠胃气机阻滞		脘腹胀痛走窜，肠鸣嗳气	苔厚	脉弦

细目四　肝与胆病辨证

1. 肝血虚、肝阴虚证的临床表现、鉴别要点

证型	临床表现	辨证要点
肝血虚证	头晕眼花，视力减退或夜盲，或肢体麻木，关节拘急，手足震颤，肌肉瞤动，或为妇女月经量少、色淡，甚则闭经，爪甲不荣，面白无华，舌淡，脉细	眩晕、视力减退、经少、肢麻手颤＋血虚症状

续表

证型	临床表现	辨证要点
肝阴虚证	头晕眼花，两目干涩，视力减退，或胁肋隐隐灼痛，面部烘热或两颧潮红，或手足蠕动，口咽干燥，五心烦热，潮热盗汗，舌红少苔乏津，脉弦细数	头晕、目涩、胁痛 + 虚热症状

易混考点解析

肝血虚证与肝阴虚证的鉴别

证型	相同症状	不同症状
肝血虚证	头晕眼花，视力减退	兼血虚证，无热象，常见眩晕、视物模糊、经少、肢麻手颤等症
肝阴虚证		兼阴虚证，虚热象明显，常见两目干涩、潮热、颧红、手足蠕动等症

2. 肝郁气滞证、肝火炽盛证、肝阳上亢证的临床表现、鉴别要点

证型	临床表现	辨证要点
肝郁气滞证	情志抑郁，善太息，胸胁、少腹胀满疼痛，走窜不定，或咽部异物感，或颈部瘿瘤、瘰疬，或胁下肿块，妇女可见乳房作胀疼痛，月经不调，痛经，舌苔薄白，脉弦。病情轻重与情绪变化关系密切	与情志因素有关，情志抑郁、胸胁或少腹胀痛
肝火炽盛证（肝火上炎证、肝经实火证）	头晕胀痛，痛如刀劈，面红目赤，口苦口干，急躁易怒，耳鸣如潮，甚或突发耳聋，失眠，噩梦纷纭，或胁肋灼痛，吐血、衄血，小便短黄，大便秘结，舌红苔黄，脉弦数	头痛、烦躁、耳鸣、胁痛 + 火热症状
肝阳上亢证	眩晕耳鸣，头目胀痛，面红目赤，急躁易怒，失眠多梦，头重脚轻，腰膝酸软，舌红少津，脉弦有力或弦细数	眩晕耳鸣、头目胀痛、面红、烦躁、腰膝酸软

易混考点解析

肝火炽盛证与肝阳上亢证的鉴别

证型	相同点	不同点
肝火炽盛证	头晕胀痛，面红目赤，口苦口干，急躁易怒，耳鸣，失眠	属火热过盛的实证，以目赤头痛、胁肋灼痛、口苦口渴、便秘尿黄等火热症状为主，阴虚证候不突出，病程较短，病势较急
肝阳上亢证		属上实下虚，虚实夹杂，系肝肾阴虚阳亢所致，以眩晕、头目胀痛、头重脚轻等上亢症状为主，且见腰膝酸软、耳鸣等下虚症状，阴虚证候明显，病程较长

3. 肝风内动四证的临床表现、鉴别要点

证型	临床表现	辨证要点
肝阳化风证	眩晕欲仆，步履不稳，头胀头痛，急躁易怒，耳鸣，项强，头摇，肢体震颤，手足麻木，语言謇涩，面赤，舌红，或有苔腻，脉弦细有力，甚至突然昏仆，口眼歪斜，半身不遂，舌强语謇	眩晕、肢麻震颤、头胀痛、面赤，甚至突然昏仆、口眼歪斜、半身不遂等
热极生风证	高热口渴，烦躁谵语或神昏，颈项强直，两目上视，手足抽搐，角弓反张，牙关紧闭，舌质红绛，苔黄燥，脉弦数	高热、神昏、抽搐
阴虚动风证	手足震颤、蠕动，或肢体抽搐，眩晕耳鸣，口燥咽干，形体消瘦，五心烦热，潮热颧红，舌红少津，脉弦细数	眩晕，手足震颤、蠕动 + 阴虚内热症状

续表

证型	临床表现	辨证要点
血虚生风证	眩晕，肢体震颤、麻木，手足拘急，肌肉动，皮肤瘙痒，爪甲不荣，面白无华，舌质淡白，脉细或弱	眩晕、肢麻、震颤、瘙痒、拘急、瞤动＋血虚症状

易混考点解析

肝风内动四证的鉴别

证型	性质	主症	兼症	舌象	脉象
肝阳化风证	上实下虚证	眩晕欲仆，头摇肢颤，言语謇涩或舌强不语	手足麻木，步履不正	舌红，苔白或腻	弦而有力
热极生风证	实热证	手足抽搐，颈项强直，两目上视，牙关紧闭，角弓反张	高热神昏，躁热如狂	舌质红绛	弦数
阴虚动风证	虚证	手足蠕动	午后潮热，五心烦热，口咽干燥，形体消瘦	舌红少津	弦细数
血虚生风证	虚证	手足震颤，肌肉瞤动，关节拘急不利，肢体麻木	眩晕耳鸣，面白无华	舌淡，苔白	细

4. 寒滞肝脉证的临床表现

证型	临床表现	辨证要点
寒滞肝脉证	少腹冷痛，阴部坠胀作痛，或阴器收缩引痛；或颠顶冷痛，得温则减，遇寒痛增，恶寒肢冷，舌淡，苔白润，脉沉紧或弦紧	少腹、前阴、颠顶冷痛＋实寒症状

5. 肝胆湿热证的临床表现

证型	临床表现	辨证要点
肝胆湿热证	身目发黄，胁肋胀痛，或胁下有痞块，纳呆，厌油腻，泛恶欲呕，腹胀，大便不调，小便短赤，发热或寒热往来，口苦口干，舌红，苔黄腻，脉弦滑数；或阴部潮湿、瘙痒、湿疹，阴器肿痛，带下黄稠、臭秽等	胁肋胀痛、身目发黄，或阴部瘙痒、带下黄臭等＋湿热症状

6. 胆郁痰扰证的临床表现

证型	临床表现	辨证要点
胆郁痰扰证	胆怯易惊，惊悸不宁，失眠多梦，烦躁不安，胸胁胀闷，善太息，头晕目眩，口苦呕恶，舌淡红或红，苔白腻或黄滑，脉弦缓或弦数	胆怯、惊悸、烦躁、失眠、眩晕、呕恶

细目五　肾与膀胱病辨证

1. 肾阳虚、肾阴虚、肾精不足、肾气不固、肾虚水泛证的临床表现、鉴别要点

证型	临床表现	辨证要点
肾阳虚证	目眩晕，面色㿠白或黧黑，腰膝酸冷疼痛，畏冷肢凉，下肢尤甚，精神萎靡，性欲减退，男子阳痿早泄、滑精精冷，女子宫寒不孕，或久泻不止，完谷不化，五更泄泻，或小便频数清长，夜尿频多，舌淡，苔白，脉沉细无力，尺脉尤甚	腰膝酸冷、性欲减退、夜尿多＋虚寒症状

续表

证型	临床表现	辨证要点
肾阴虚证	腰膝酸软而痛，头晕，耳鸣，齿松，发脱，男子阳强易举、遗精、早泄，女子经少或经闭、崩漏，失眠，健忘，口咽干燥，形体消瘦，五心烦热，潮热盗汗，骨蒸发热，午后颧红，小便短黄，舌红少津、少苔或无苔，脉细数	腰酸而痛、遗精、经少、头晕耳鸣等＋虚热症状
肾精不足证	小儿生长发育迟缓，身体矮小，囟门迟闭，智力低下，骨骼痿软，男子精少不育，女子经闭不孕，性欲减退，成人早衰，腰膝酸软，耳鸣耳聋，发脱齿松，健忘恍惚，神情呆钝，两足痿软，动作迟缓，舌淡，脉弱	与先天不足有关，以生长发育迟缓、早衰、生育机能低下等为主
肾气不固证	腰膝酸软，神疲乏力，耳鸣失聪，小便频数而清，或尿后余沥不尽，或遗尿，或夜尿频多，或小便失禁，男子滑精、早泄，女子月经淋沥不尽，或带下清稀量多，或胎动易滑，舌淡，苔白，脉弱	腰膝酸软，小便、精液、经带、胎气不固＋气虚症状
肾虚水泛证	腰膝酸软，耳鸣，身体浮肿，腰以下尤甚，按之没指，小便短少，畏冷肢凉，腹部胀满，或见心悸、气短、咳喘痰鸣，舌质淡胖，苔白滑，脉沉迟无力	以水肿下肢为甚、尿少、畏冷肢凉等为主

易混考点解析

肾阳虚证与肾虚水泛证的鉴别

证型	病机	相同症状	不同症状	舌象	脉象
肾阳虚证	命门火衰，温煦失职，火不暖土，气化不行	腰膝酸冷，性欲减退，夜尿频多等与虚寒症状共见	头晕目眩，面色㿠白或黧黑，腰膝酸冷疼痛，畏寒肢冷，下肢尤甚，精神萎靡，性欲减退，男子阳痿早泄、滑精精冷，女子宫寒不孕，或久泻不止，完谷不化，五更泄泻，或小便频数清长，夜尿频多	舌淡苔白	沉细无力，尺部尤甚
肾虚水泛证	肾阳虚弱，气化无权，水液泛滥		腰膝酸软，耳鸣，身体浮肿，腰以下为甚、按之没指，小便短少	舌质淡胖，苔白滑	沉迟无力

肾阴虚证与肾精不足证的鉴别

证型	病机	相同症状	不同症状	舌象	脉象
肾阴虚证	肾阴亏损，失于滋养，虚热内扰	腰膝酸软	失眠多梦，阳强易举，遗精早泄，潮热盗汗，咽干颧红，溲黄便干	舌红少津	细数
肾精不足证	肾精亏损，脑与骨髓失充		成人精少，经闭，发脱齿摇，健忘耳聋，动作迟缓，足痿无力，精神呆钝	舌淡红苔白	沉细

2. 膀胱湿热证的临床表现

证型	临床表现	辨证要点
膀胱湿热证	小便频数，排尿灼热涩痛，小便短赤，尿血或有砂石，小腹胀痛，腰痛，发热口渴，舌红苔黄腻，脉濡数	新病势急，小便频急、灼涩疼痛等与湿热症状共见

细目六　脏腑兼病辨证

1. 心肾不交、心脾气血虚证的临床表现、鉴别要点

证型	临床表现	辨证要点
心肾不交证	心烦失眠，惊悸健忘，头晕，耳鸣，腰膝酸软，梦遗，口咽干燥，五心烦热，潮热盗汗，便结尿黄，舌红少苔，脉细数	心烦、失眠、腰酸、耳鸣、梦遗 + 虚热症状
心脾气血虚证（简称心脾两虚证）	心悸怔忡，头晕，多梦，健忘，食欲不振，腹胀，便溏，神疲乏力，或见皮下紫斑，女子月经量少色淡、淋沥不尽，面色萎黄，舌淡嫩，脉弱	心悸、神疲、头晕、食少、腹胀、便溏

易混考点解析

心肾不交证与心脾气血虚证的鉴别

证型	相同点	不同点
心肾不交证	心悸、失眠	多由心肾阴液亏虚所致，可兼有腰酸、腰痛、耳鸣及虚热症状
心脾血虚证		多由脾气亏虚，心血不足所致，多伴有食少、腹胀、便溏等症状

2. 肝火犯肺、肝胃不和、肝脾不调证的临床表现、鉴别要点

证型	临床表现	辨证要点
肝火犯肺证	胸胁灼痛，急躁易怒，头胀头晕，面红目赤，口苦口干，咳嗽阵作，痰黄稠黏，甚则咳血，舌红，苔薄黄，脉弦数	胸胁灼痛、急躁、咳嗽痰黄或咳血等 + 实热症状
肝胃不和证	胃脘、胁肋胀满疼痛，走窜不定，嗳气，吞酸嘈杂，呃逆，不思饮食，情绪抑郁，善太息，或烦躁易怒，舌淡红，苔薄黄，脉弦	脘胁胀痛、嗳气、吞酸、情绪抑郁
肝脾不调证（肝郁脾虚证）	胸胁胀满窜痛，善太息，情志抑郁，或急躁易怒，食少，腹胀，肠鸣矢气，便溏不爽，或腹痛欲便，泻后痛减，或大便溏结不调，舌苔白，脉弦或缓	胁胀作痛、情志抑郁、腹胀、便溏

易混考点解析

肝火犯肺证、肝胃不和证、肝脾不调证的鉴别

证型	相同症状	不同症状
肝火犯肺证	胸胁胀痛、急躁易怒	由肝火炽盛，上逆犯肺所致，临床多见胸胁灼痛、面红目赤、口苦口干，伴有咳嗽阵作、痰黄稠黏
肝胃不和证		由肝郁气滞引起，导致胃失和降，可见嗳气、吞酸
肝脾不调证		由肝郁气滞引起，导致脾失健运，可见食少、腹胀、便溏

3. 心肺气虚、脾肺气虚、肺肾气虚证的临床表现、鉴别要点

证型	临床表现	辨证要点
心肺气虚证	胸闷，咳嗽，气短而喘，心悸，动则尤甚，吐痰清稀，神疲乏力，声低懒言，自汗，面色淡白，舌淡苔白，或唇舌淡紫，脉弱或结或代	咳喘、心悸、胸闷 + 气虚症状

续表

证型	临床表现	辨证要点
脾肺气虚证	食欲不振，食少，腹胀，便溏，久咳不止，气短而喘，咳痰清稀，面部虚浮，下肢微肿，声低懒言，神疲乏力，面白无华，舌淡，苔白滑，脉弱	咳嗽、气喘、咳痰，食少、腹胀、便溏＋气虚症状
肺肾气虚证（肾不纳气证）	咳嗽无力，呼多吸少，气短而喘，动则尤甚，吐痰清稀，声低，乏力，自汗，耳鸣，腰膝酸软，或尿随咳出，舌淡紫，脉弱	久病咳喘、呼多吸少、动则尤甚＋气虚症状

易混考点解析

心肺气虚证、脾肺气虚证、肺肾气虚证的鉴别

证型	相同点	不同点
心肺气虚证	均有肺气虚，呼吸功能减退，而见咳喘无力、气短、咳痰清稀等症	兼有心悸怔忡、胸闷等心气不足的症状
和肺肾气虚		兼有食少、腹胀、便溏等脾失健运的症状
肺肾气虚证		兼有呼多吸少、腰酸耳鸣、尿随咳出等肾失摄纳的症状

4. 心肾阳虚、脾肾阳虚证的临床表现、鉴别要点

证型	临床表现	辨证要点
心肾阳虚证（水气凌心证）	畏寒肢冷，心悸怔忡，胸闷气喘，肢体浮肿，小便不利，神疲乏力，腰膝酸冷，唇甲青紫，舌淡紫，苔白滑，脉弱	心悸、水肿＋虚寒症状
脾肾阳虚证	腰膝、下腹冷痛，畏冷肢凉，久泻久利，或五更泄泻，完谷不化，便质清冷，或全身水肿，小便不利，面色㿠白，舌淡胖，苔白滑，脉沉迟无力	久泻久利、水肿、腰腹冷痛等＋虚寒症状

易混考点解析

心肾阳虚证与脾肾阳虚证的鉴别

证候	相同症状	不同症状
心肾阳虚证	均有畏冷肢凉、舌淡胖、苔白滑等虚寒证候，且有腰膝酸冷、小便不利、浮肿等肾阳虚水湿内停的表现	心悸怔忡、胸闷气喘、面唇紫暗等心阳不振，血行不畅的症状突出
脾肾阳虚证		有久泻久利、完谷不化等脾阳虚，运化无权的表现

5. 心肝血虚、肝肾阴虚、肺肾阴虚证的临床表现、鉴别要点

证型	临床表现	辨证要点
心肝血虚证	心悸心慌，多梦健忘，头晕目眩，视物模糊，肢体麻木、震颤，女子月经量少色淡，甚则经闭，面白无华，爪甲不荣，舌质淡白，脉细	心悸、多梦、眩晕、肢麻等＋血虚症状
肝肾阴虚证	头晕，目眩，耳鸣，健忘，胁痛，腰膝酸软，口燥咽干，失眠多梦，低热或五心烦热，颧红，男子遗精，女子月经量少，舌红，少苔，脉细数	腰酸胁痛、眩晕、耳鸣、遗精等＋虚热症状
肺肾阴虚证	咳嗽痰少，或痰中带血，或声音嘶哑，腰膝酸软，形体消瘦，口燥咽干，骨蒸潮热，盗汗，颧红，男子遗精，女子经少，舌红，少苔，脉细数	干咳、少痰、腰酸、遗精等＋虚热症状

易混考点解析

心肝血虚证、肝肾阴虚证、肺肾阴虚证的鉴别

证候	相同症状	不同症状
心肝血虚证	心肝阴血不足的表现	心悸、失眠多梦、眩晕、肢麻、视力减退
肺肾阴虚证	都有肾阴虚的证候，均见腰膝酸软、耳鸣、遗精及阴虚内热的表现	兼肺阴亏损，肺失清肃，故有干咳、痰少难咳等症
肝肾阴虚证		兼肝阴虚损，失于滋养，常见胁痛、目涩、眩晕等症

细目七　脏腑辨证各相关证候的鉴别

1. 心脾气血虚证与心肝血虚证的鉴别

证型	相同点	不同点
心脾气血虚证	心血不足，心及心神失养，而见心悸、失眠、多梦	兼有脾虚失运，血不归经的表现，常见食少、腹胀、便溏、慢性失血等症
心肝血虚证		兼有肝血不足，失于充养的表现，常见眩晕、肢麻、视力减退、经少等症

2. 肝胃不和、肝脾不调、胃肠气滞的鉴别

证型	病机	相同症状	不同症状	舌象	脉象
肝胃不和证	肝失疏泄，横逆犯胃，胃失和降	抑郁易怒、胸胁胀痛、纳少	脘胀、呕恶、呃逆、嗳气、嘈杂等胃气上逆的症状	舌苔薄白或薄黄	脉弦或带数
肝脾不调证	肝失疏泄，横逆犯脾，脾失健运		腹痛肠鸣，腹泻不爽	舌苔白	脉弦或缓弱
胃肠气滞证	多因情志不遂，外邪内侵，病理产物或病邪停滞，导致胃肠气机阻滞而成	脘腹胀痛走窜、嗳气、肠鸣、矢气	肝气郁结的表现不明显，脘腹胀痛走窜、嗳气、肠鸣、矢气等	苔厚	脉弦

3. 肝胆湿热证与湿热蕴脾证的鉴别

证候	相同点	不同点
肝胆湿热证	均因湿热内蕴所致，见湿热证候及脾胃纳运升降失职的表现，均可出现脘腹胀满、纳呆呕恶、身目发黄色鲜明、大便不调、小便短黄、舌质红苔黄腻、脉滑数等症	病位主要在肝胆（疏泄功能失职），故以胁肋胀痛、胁下痞块、黄疸、口苦等肝胆疏泄失常症状为主，尚可出现寒热往来及阴部瘙痒、妇女带下黄臭等症
湿热蕴脾证		病位主要在脾胃（纳运升降失职），故以脘腹胀闷、纳呆呕恶、大便溏泄等受纳运化功能失常症状为主，还可以出现肢体困重、身热不扬等症

4. 肝火犯肺证与燥邪犯肺证、热邪壅肺证、肺阴虚证的鉴别

证型	病机	相同症状	不同症状	舌象	脉象
肝火犯肺证	肝经气火上逆犯肺，肺失清肃	咳嗽、咳血	急躁易怒、胁肋灼痛等肝火内炽的症状	舌红苔薄黄	脉弦数
燥邪犯肺证	外界燥邪侵犯肺卫，肺系津液耗伤		只发于秋季，必兼发热恶寒之表证	苔薄而干燥少津	脉浮数或浮紧
热邪壅肺证	邪热内盛，痰热互结，壅闭于肺		新病势急、咳喘气粗、鼻翼扇动与火热症状共见	舌红苔黄或黄腻	脉数或滑数
肺阴虚证	内伤久病，肺津受损，虚热内生		潮热盗汗等阴虚内热症状	舌红少苔乏津	脉细数

5. 肝肾阴虚证与肝阳上亢证的鉴别

证型	病机	相同症状	不同症状	舌象	脉象
肝肾阴虚证	肝肾阴液亏虚，阴不制阳，虚热内扰	头晕目眩、耳鸣、腰膝酸软	颧红盗汗、五心烦热、男子遗精、女子月经量少等肾阴虚症状	舌红少苔	脉细数
肝阳上亢证	肝肾阴亏，阴不制阳，亢阳上扰		面红目赤、急躁易怒、头目胀痛、头重脚轻等肝阳亢逆，气血上冲的症状	舌红	脉弦或弦细数

第十二单元　六经辨证

细目一　太阳病证

1. 太阳经证（太阳中风证、太阳伤寒证）临床表现与辨证要点

证型	临床表现	辨证要点
太阳中风证	发热，恶风，头痛，汗出，脉浮缓，或见鼻鸣、干呕	恶风、发热、汗出、脉浮缓
太阳伤寒证	恶寒，发热，头项强痛，肢体疼痛，无汗而喘，脉浮紧	恶寒、无汗、头身疼痛、脉浮紧

2. 太阳腑证（太阳蓄水证、太阳蓄血证）临床表现与辨证要点

证型	临床表现	辨证要点
太阳蓄水证	发热，恶寒，小腹满，小便不利，口渴或水入则吐，脉浮或浮数	小腹满、小便不利 + 太阳经证症状
太阳蓄血证	少腹急结或硬满，小便自利，如狂或发狂，善忘，大便色黑如漆，脉沉涩或沉结	少腹急硬、小便自利、便黑

细目二　阳明病证

阳明病证（阳明经证和阳明腑证）临床表现与辨证要点

证型	临床表现	辨证要点
阳明经证	身大热，汗出，口渴引饮，或心烦躁扰，气粗似喘，面赤，苔黄燥，脉洪大	壮热、汗出、口渴、脉洪大（四大症）
阳明腑证	日晡潮热，手足濈然汗出，脐腹胀满硬痛而拒按，大便秘结不通，甚则谵语、狂乱、不得眠，舌苔黄厚干燥，或起芒刺，甚至苔焦黑燥裂，脉沉迟而实或滑数	潮热汗出、腹满硬痛、大便秘结、苔黄燥、脉沉实

细目三　少阳病证

少阳病证临床表现与辨证要点

证型	临床表现	辨证要点
少阳病证	寒热往来，口苦，咽干，目眩，胸胁苦满，默默不欲饮食，心烦喜呕，脉弦	寒热往来、胸胁苦满、口苦、咽干、目眩、脉弦

细目四　太阴病证

太阴病证临床表现与辨证要点

证型	临床表现	辨证要点
太阴病证	腹满而吐，食不下，口不渴，自利，时腹自痛，四肢欠温，脉沉缓而弱	腹满时痛、自利、口不渴 + 虚寒症状

细目五　少阴病证

少阴病证（少阴寒化证和少阴热化证）临床表现与辨证要点

证型	临床表现	辨证要点
少阴寒化证	无热恶寒，但欲寐，四肢厥冷，下利清谷，呕不能食，或食入即吐，脉微细甚或欲绝，或见身热反不恶寒，甚则面赤	无热恶寒、四肢厥冷、下利清谷、脉微细
少阴热化证	心烦不得眠，口燥咽干，或咽痛，舌尖红少苔，脉细数	心烦失眠、口燥咽干、舌尖红、脉细数

细目六　厥阴病证

厥阴病证临床表现与辨证要点

证型	临床表现	辨证要点
厥阴病证	消渴，气上撞心，心中疼热，饥而不欲食，食则吐蛔	消渴、心中疼热、饥而不欲食

细目七　六经病证的传变

传经、直中、合病、并病的概念

类型	概念	
传经	病邪自外侵入，逐渐向里发展，由某一经病证转变为另一经病证	
	循经传	按伤寒六经的顺序相传，即太阳病证→阳明病证→少阳病证→太阴病证→少阴病证→厥阴病证
	越经传	隔一经或两经以上相传
	表里传	相互表里的两经相传，如太阳病证→少阴病证等
直中	伤寒病初起，不从阳经传入，而病邪直入于三阴者，称为“直中”	
合病	伤寒病不经过传变，两经或三经同时出现的病证，称为“合病”，如太阳阳明合病、太阳太阴合病等	
并病	伤寒病凡一经病证未罢，又见他经病证者，称为“并病”，如太阳少阴并病、太阴少阴并病等	

第十三单元　卫气营血辨证

细目一　卫分证

卫分证临床表现与辨证要点

证型	临床表现	辨证要点
卫分证	发热，微恶风寒，头痛，口干微渴，舌边尖红，苔薄黄，脉浮数，或伴有咳嗽、咽喉肿痛	发热、微恶风寒、舌边尖红、脉浮数

细目二　气分证

气分证临床表现与辨证要点

证型	临床表现	辨证要点
气分证	发热，不恶寒，反恶热，汗出，口渴，尿黄，舌红苔黄，脉数有力；或见咳喘，胸痛，咳痰黄稠；或见心烦懊侬，坐卧不安；或见日晡潮热，便秘腹胀，痛而拒按，甚或谵语、狂乱，苔黄干燥甚则焦黑起刺，脉沉实；或见口苦咽干，胸胁满痛，心烦，干呕，脉弦数	发热、汗出、口渴、舌红苔黄、脉数有力

细目三　营分证

营分证临床表现与辨证要点

证型	临床表现	辨证要点
营分证	身热夜甚，口不甚渴或不渴，心烦不寐，甚或神昏谵语，斑疹隐隐，舌质红绛无苔，脉细数	身热夜甚、心烦、舌红绛、脉细数

细目四　血分证

血分证临床表现与辨证要点

证型	临床表现	辨证要点
血分证	身热夜甚，躁扰不宁，甚或神昏谵语，斑疹显露、色紫黑，吐血、衄血、便血、尿血，舌质深绛，脉细数；或见四肢抽搐，颈项强直，角弓反张，目睛上视，牙关紧闭，脉弦数；或见手足蠕动、瘛疭等；或见持续低热，暮热早凉，五心烦热；或见口干咽燥，形体干瘦，神疲耳聋，舌干少苔，脉虚细	发热、神昏谵语、斑疹紫暗、出血动风、舌质深绛

细目五　卫气营血证的传变

顺传与逆传的概念

（1）顺传：顺传是指病变多从卫分开始，依次传入气分、营分、血分，反映了温病由浅入深的演变规律。

（2）逆传：逆传是指邪入卫分后，不经过气分阶段而直接深入营、血分。实际上“逆传”只是顺传规律中的一种特殊类型，病情更加急剧、重笃。

第十四单元　三焦辨证

细目一　上焦病证

上焦病证的临床表现、辨证要点

证型	临床表现	辨证要点
邪犯肺卫证	发热，微恶风寒，微汗出，头痛，咳嗽，鼻塞，口渴，舌边尖红，脉浮数	发热、微恶风寒、舌边尖红、脉浮数
邪热壅肺证	但热不寒，多汗，烦躁口渴，咳嗽，气喘，苔黄，脉数	但热不寒、咳喘痰黄、脉数
邪陷心包证	高热神昏，谵语，舌謇，肢厥，舌质红绛	高热神昏、肢厥、舌质红绛

细目二　中焦病证

中焦病证的临床表现、辨证要点

证型	临床表现	辨证要点
阳明燥热证	身热气粗，面红目赤，腹满便秘，渴欲饮冷，口燥咽干，唇裂舌焦，小便短赤，大便干结，苔黄燥或焦黑，甚则神昏谵语，脉沉实有力	发热口渴、腹满便秘、苔黄燥、脉沉实
太阴湿热证	身热不扬，头身困重，胸脘痞闷，泛恶欲呕，小便不利，大便不爽或溏泄，舌苔黄腻，脉细而濡数	身热不扬、脘痞呕恶、便溏、苔黄腻、脉濡数

细目三　下焦病证

下焦病证的临床表现、辨证要点

证型	临床表现	辨证要点
下焦病证	身热，手足心热甚于手足背，颧红，口舌干燥，神倦，耳聋，舌红少苔，脉虚大；或见手足蠕动或瘛疭，心中憺憺大动，神倦，脉虚，舌绛苔少，甚或时时欲脱	身热颧红、手足蠕动或瘛疭、舌绛苔少

细目四　三焦病证的传变

顺传与逆传的概念

（1）*顺传*：三焦病证多由上焦手太阴肺经开始，传入中焦，进而传入下焦，为顺传，标志着病情由浅入深，由轻到重的病理进程。

（2）*逆传*：病邪从肺卫而传入心包者，称为逆传，说明邪热炽盛，病情重笃。

第十五单元　中医诊断思维与应用

细目一　中医诊断思维方法

1. 比较法　是区分患者的某些临床症状之间或某些证之间的相同点或不同点的方法。

2. 类比法　是将患者的临床表现和某一常见的证进行比较，如两者主要特征相吻合，诊断便可成立。

3. 分类法　是根据临床症状或病证之间的共同点和差异点，将其区分为不同种类的方法。

4. 归纳法　是将患者表现的各种症状、体征，按照辨证的基本内容进行归类，归纳出各症状、体征所反映的共性特征，从而抓住病证本质的思维方法。

5. 演绎法　是运用从一般到个别、从抽象到具体的思维，对病情进行层层深入的辨证分析、推理的方法。

6. 反证法　是寻找不属于某证的依据，通过否定其他诊断而达到确定某一诊断的目的。

7. 模糊判断法　是通过对多种不够精确、非特征性的模糊信息，进行模糊的综合评判，而达到明确诊断的思维方法。

细目二　中医诊断思维的应用

1. 辨病　病是疾病发展全过程的概括。辨病是中医诊断的重要内容。

2. 辨证　辨证是中医临床的核心环节。中医的辨证是以整体思维作为基础的。

3. 辨症　症是中医诊断的依据，包括症状和体征，还包含了与疾病发生发展相关的因素，如气候条件、地理环境，以及部分客观指标。

第三章　中药学

【本章通关解析】

中药学是中医学的四大基础学科之一，在中医执业医师资格考试中占据重要地位。在医学综合笔试中，本科目分值为35分左右（医学综合总分600分）。考试侧重考查中药的功效、主治和中药的特殊用法。

本科目各章节均有考题出现，其中重点考查的章节有药性理论、解表药、清热药、祛风湿药、理气药、化痰止咳平喘药、补益药等。本科目的特点是需要记忆的药物很多，所以想掌握全部考点，要善于横向总结、纵向对比，而不仅仅是死记硬背。

第一单元　中药的性能

中药的性能又称药性，是中药作用的基本性质和特征的概括，又称中药的偏性。其主要内容包括四气、五味、升降、浮沉、归经、毒性等。

细目一　四气

四气的作用及适应证　一般来讲，寒凉药分别具有清热泻火、凉血解毒、滋阴除蒸、泄热通便、清热利尿、清化热痰、清心开窍、凉肝息风等作用；而温热药则分别具有温里散寒、暖肝散结、补火助阳、温阳利水、温经通络、引火归原、回阳救逆等作用。

细目二　五味

五味的作用及适应证

五味	作用	常见药物	适应证
辛	发散、行气、行血	解表药、行气药、活血药	表证及气血阻滞之证
甘	补益、和中、调和药性和缓急止痛	滋养补虚、调和药性及缓解疼痛的药物	正气虚弱、脘腹挛急疼痛，以及调和药性、中毒解救等
酸	收敛、固涩	固表止汗、敛肺止咳、涩肠止泻、固精缩尿、固崩止带的药物	体虚多汗、肺虚久咳、久泻滑肠、遗精滑精、遗尿尿频、崩带不止等证
苦	泄、燥、坚阴，即具有清泻火热、泄降气逆、通泄大便、燥湿、坚阴（泻火存阴）等作用	清热泻火、下气平喘、降逆止呕、通利大便、清热燥湿、苦温燥湿、泻火存阴的药物	火热证、喘证、呕恶、便秘、湿证、阴虚火旺等证
咸	软坚散结、泻下通便	泻下或润下通便及软化坚结、消散结块的药物	大便燥结、痰核、瘰疬、瘿瘤、癥瘕痞块等证
淡	渗湿、利小便	利水渗湿的药物	水肿、脚气、小便不利等证
涩	收敛固涩	同酸味药	虚汗、泄泻、尿频、遗精、滑精、出血等证

细目三　升降浮沉

1. 各类药物的升降浮沉趋向

	作用趋向	药物种类
升	上升提举，趋向于上	发表、透疹、升阳、涌吐、开窍类药
浮	向外发散，趋向于外	
降	下达降逆，趋向于下	收敛固涩、泻下、利水、潜阳、镇惊安神、止咳平喘、止呕类药
沉	向内收敛，趋向于内	

2. 影响升降浮沉的主要因素　主要与四气、五味、药物质地轻重有密切关系，并受到炮制和配伍的影响。

细目四　归经

归经的含义及实例　归经指药物对于机体某部分的选择性作用，即某药对某些脏腑经络有特殊的亲和作用，因而对这些部位的病变起着主要的或特殊的治疗作用，药物归经不同，其治疗作用也不同。如朱砂、远志能治疗心悸、失眠，说明它们归心经；桔梗、杏仁能治疗胸闷、咳喘，说明它们归肺经；而选用白芍、钩藤能治疗胁痛、抽搐，则说明它们归肝经。

细目五　毒性

毒性的含义及产生原因

含义	产生原因	
	药物因素	患者因素
药物对机体所产生的不良影响及损害性	药物贮存、加工炮制、配伍、剂型、给药途径、用量、使用时间的长短	患者的体质、年龄、证候性质等

易混考点解析

药物毒性与副作用的鉴别

鉴别要点	毒性	副作用
含义	药物对机体所产生的不良影响及损害性	在常用剂量时出现与治疗需要无关的不适反应
轻重程度	对人体的危害性较大，甚至可危及生命	一般比较轻微，对机体危害不大，停药后可自行消失
分类	急性毒性、亚急性毒性、亚慢性毒性、慢性毒性和特殊毒性	—

第二单元　中药的作用

细目一　中药的作用与副作用

中药的作用与副作用　中药的作用是指中药对机体的影响，或机体对药物的反应。中药的作用包括治疗作用和不良作用（不良反应）。中药的治疗作用又称为中药的功效。

中药的不良作用包括副作用和毒性反应。副作用是指在常用剂量即治疗剂量时出现与治疗需要无关的不适反应，一般都较轻微，对机体危害不大，停药后能消失。中药的治疗作用和副作用是相对的，在一定条件下是可以相互转化的。

细目二　中药的功效

1. 功效与主治的关系　中药的主治，是指其所主治的病证，又称为“应用范围”或“适应证”。从认识方法而言，主治是确定功效的依据；从临床运用的角度来看，功效提示中药的适应范围。

2. 功效的分类

（1）对因治疗功效：在中医学中，病因的概念除指引起疾病的各种致病因素外，更重要的是指这些因素引起的机体的一系列病理改变和病理产物，这需要从因果链的关系来理解。中药的对因治疗功效包含祛邪、扶正、调理脏腑功能、消除病理产物等方面的内容。

（2）对症治疗功效：对症治疗功效是指能缓解或消除疾病过程中出现的某些症状，具有减轻痛苦、防止病势恶化的意义。止痛、止咳、止血、止呕、止咳平喘、止汗、涩肠止泻、涩精止遗等皆属对症治疗功效。

对因治疗与对症治疗，前者属治本，后者属治标。临床遣方用药时，应根据具体病情，或治其本，或治其标，或标本兼治。

第三单元　中药的配伍

细目一　中药配伍的意义

中药配伍的意义　①增进药物疗效；②扩大治疗范围；③减少毒副作用。

细目二　中药配伍的内容

各种配伍关系的意义

七情配伍	含义	实例
单行	就是单用一味药物治疗某种病情单一的疾病。对病情比较单纯的病证，往往选择一种针对性强的药物即可达到治疗目的	独参汤
相须	就是两种功效相似的药物配合应用，可以增强原有药物的疗效	如麻黄配桂枝，能增强发汗解表、祛风散寒的作用；石膏与知母配合，能明显增强清热泻火的治疗效果
相使	就是以一种药物为主，另一种药物为辅，两种药物合用，辅药可以提高主药的功效	黄芪补气利水，茯苓利水健脾，两药配合，茯苓能提高黄芪补气利水的治疗效果
相畏	就是一种药物的毒副作用能被另一种药物所抑制	生半夏和生南星的毒性能被生姜减轻或消除，所以说生半夏和生南星畏生姜
相杀	就是一种药物能够减轻或消除另一种药物的毒副作用	生姜能减轻或消除生半夏和生南星的毒性或副作用，所以说生姜杀生半夏和生南星的毒
相恶	就是两药合用，一种药物能使另一种药物原有的功效降低，甚至丧失	人参恶莱菔子，莱菔子能削弱人参的补气作用
相反	就是两种药物同用能产生或增强毒性或副作用	甘草反甘遂，贝母反乌头等，详见用药禁忌“十八反”“十九畏”中的若干药物

第四单元　中药的用药禁忌

用药禁忌包括配伍禁忌、证候禁忌、妊娠禁忌和服药饮食禁忌四个方面。

细目一　配伍禁忌

1.“十八反”的内容　甘草反甘遂、大戟、海藻、芫花；乌头类（川乌、草乌、附子）反贝母、瓜蒌、天花粉、半夏、白蔹、白及；藜芦反人参、西洋参、党参、沙参、丹参、玄参、苦参、细辛、芍药。

十八反歌诀：本草明言十八反，半蒌贝蔹及攻乌，藻戟遂芫俱战草，诸参辛芍叛藜芦。

2.“十九畏”的内容　硫黄畏朴硝，水银畏砒霜，狼毒畏密陀僧，巴豆畏牵牛，丁香畏郁金川乌、草乌畏犀角，牙硝畏三棱，官桂畏赤石脂，人参畏五灵脂。

十九畏歌诀：硫黄原是火中精，朴硝一见便相争，水银莫与砒霜见，狼毒最怕密陀僧；巴豆性烈最为上，偏与牵牛不顺情，丁香莫与郁金见，牙硝难合京三棱；川乌草乌不顺犀，人参最怕五灵脂，官桂善能调冷气，若逢石脂便相欺。

易混考点解析

十九畏与相畏的鉴别

鉴别要点	十九畏	相畏
含义	产生或增强毒副作用，也可能是削弱或抵消另一种药物的功效	减弱或消除毒副作用
属性	药物配伍禁忌	药物配伍应用

细目二　证候禁忌

证候禁忌的概念与内容　凡用药与论治相违，即属证候禁忌，寒证忌用寒药，热证忌用热药，邪盛而正不虚者忌用补虚药，正虚而无邪者忌用攻邪药，皆属一般的用药原则。

细目三　妊娠用药禁忌

1. 妊娠用药禁忌的概念　妊娠用药禁忌是指妇女妊娠期治疗用药的禁忌。某些药物具有损害胎元或致流产堕胎的副作用，所以应作为妊娠禁忌的药物。根据药物对胎元损害的程度不同，一般可分为慎用与禁用两类。

2. 妊娠禁忌药的分类与使用原则

（1）禁用药物：指毒性较强或药性猛烈的药物，如巴豆、牵牛子、大戟、商陆、麝香、三棱、莪术、水蛭、斑蝥、雄黄、砒霜等。

（2）慎用的药物：包括通经祛瘀、行气破滞及辛热滑利之品，如桃仁、红花、牛膝、大黄、枳实、附子、肉桂、干姜、木通、冬葵子、瞿麦等。

慎用的药物可以根据病情需要酌情使用，禁用的药物一般来说应避免使用。

细目四　服药饮食禁忌

1. 服药时一般的饮食禁忌　一般忌食生冷、油腻、腥膻、有刺激性的食物，根据病情的不同，饮食禁忌也有区别。

（1）热性病应忌食辛辣、油腻、煎炸性食物。

（2）寒性病应忌食生冷食物、寒性饮料等。

（3）胸痹应忌食肥肉、脂肪、动物内脏及烟、酒等。

（4）肝阳上亢头晕目眩、烦躁易怒等应忌食胡椒、辣椒、大蒜、白酒等辛热助阳之品。

（5）黄疸胁痛应忌食动物脂肪及辛辣烟酒刺激物品。

（6）脾胃虚弱应忌食油炸黏腻、寒冷固硬、不易消化的食物。

（7）肾病水肿应忌食盐、碱过多和酸辣太过的刺激食品。

（8）疮疡、皮肤病患者应忌食鱼、虾、蟹等腥膻发物及辛辣刺激性食品。

2. 特殊疾病的饮食禁忌 古代文献记载，甘草、黄连、桔梗、乌梅忌猪肉，鳖甲忌苋菜，常山忌葱，地黄、何首乌忌葱、蒜、萝卜，丹参、茯苓、茯神忌醋，土茯苓、使君子忌茶，薄荷忌蟹肉，以及蜜反生葱、柿反蟹等，也应作为服药禁忌的参考。

第五单元　中药的剂量与用法

细目一　剂量

影响中药剂量的因素 ①药物性质；②剂型、配伍；③年龄、体质、病情；④季节变化。

细目二　中药的用法

1. 煎煮方法

（1）先将药材浸泡 30 ～ 60 分钟，用水量以高出药面为度。

（2）一般中药煎煮 2 次，第二煎加水量为第一煎的 1/3 ～ 1/2。两次煎液去渣滤净混合后分 2 次服用。

（3）煎煮的火候和时间，要根据药物性能而定。一般来讲，解表药、清热药宜武火煎煮，时间宜短，煮沸后煎 10 ～ 20 分钟即可；补养药需用文火慢煎，时间宜长，煮沸后再续煎 30 ～ 60 分钟。

（4）某些药物因其质地不同，煎法比较特殊，处方上需加以注明，归纳起来包括先煎、后下、包煎、另煎、溶化、泡服、冲服、煎汤代水等不同煎煮法。

1）先煎：①有效成分难溶于水的金石、矿物、介壳类药物，应打碎先煎，煮沸 20 ～ 30 分钟，再下其他药物同煎，以使有效成分充分析出。如磁石、赭石、生铁落、生石膏、寒水石、紫石英、龙骨、牡蛎、海蛤壳、瓦楞子、珍珠母、石决明、紫贝齿、龟甲、鳖甲等。②毒副作用较强的药物，宜先煎 45 ～ 60 分钟后再下他药，久煎可以降低毒性，安全用药。如附子、乌头等。

2）后下：①某些气味芳香的药物，久煎其有效成分易于挥发而降低药效，须在其他药物煎沸 5 ～ 10 分钟后放入，如薄荷、青蒿、香薷、木香、砂仁、沉香、豆蔻、草豆蔻等。②久煎也能破坏其有效成分的药物，如钩藤、大黄、番泻叶等亦属后下之列。

3）包煎：主要指那些黏性强、粉末状及带有绒毛的药物，宜先用纱布袋装好，再与其他药物同煎，以防止药液混浊或刺激咽喉引起咳嗽及沉于锅底，加热时引起焦化或煳化。如蛤粉、滑石粉、旋覆花、车前子、蒲黄及灶心土等。

4）另煎：又称另炖，主要是指某些贵重药材，为了更好地煎出有效成分，还应单独另煎，即另炖 2 ～ 3 小时。煎液可以另服，也可与其他煎液混合服用。如人参、西洋参、羚羊角、鹿茸等。

5）溶化：又称烊化，主要是指某些胶类药物及黏性大而易溶的药物，为避免入煎粘锅或黏附其他药物影响煎煮，可单用水或黄酒将此类药加热溶化即烊化后，用煎好的药液冲服，也可将此类药放入其他药物煎好的药液中加热烊化后服用。如阿胶、鹿角胶、龟甲胶、鳖甲胶、鸡血藤胶及蜂蜜、饴糖等。

6）泡服：又叫焗服，主要是指某些有效成分易溶于水或久煎容易破坏药效的药物，可以用少量开水或复方中其他药物的煎出液趁热浸泡，加盖闷润，减少挥发，半小时后去渣即可服用。如藏红花、番泻叶、胖大海、肉桂等。

7）冲服：主要指某些贵重药，用量较轻，为防止散失，常需要研成细末制成散剂，用温开水或复方中其他药物煎液冲服。如麝香、牛黄、珍珠、羚羊角、猴枣、马宝、西洋参、鹿茸、人参、蛤蚧等。某些药物，根据病情需要，为提高药效，也常研成散剂冲服。如用于止血的三七、花蕊石、白及、紫珠草、血余炭、棕榈炭及用于息风止痉的蜈蚣、全蝎、僵蚕、地龙和用于制酸止痛的乌贼骨、瓦楞子、海蛤壳、延胡索等。某些药物高温容易破坏药效或有效成分难溶于水，也只能做散剂冲服。如雷丸、鹤草芽、朱砂等。此外，还有一些液体药物如竹沥汁、姜汁、藕汁、荸荠汁、鲜地黄汁等也需冲服。

8）煎汤代水：煎汤代水主要指为了防止某些药物与其他药物同煎使煎液混浊，难于服用，宜先煎后取其上清液代水再煎煮其他药物，如灶心土等。此外，某些药物质轻用量多，体积大，吸水量大，如玉米须、丝瓜络、金钱草等，也需煎汤代水用。

2. 服药时间　汤剂一般每日 1 剂，煎 2 次分服，两次间隔时间为 4 ～ 6 小时。

第六单元　解表药

细目一　发散风寒药

1. 麻黄

【性能】辛、微苦，温。归肺、膀胱经。

【功效】发汗散寒，宣肺平喘，利水消肿。

【主治病证】①风寒感冒；②喘咳胸闷；③风水水肿；④风寒痹证，阴疽，痰核。

【用法用量】煎服，2 ～ 10g。发汗解表宜生用，止咳平喘多炙用。

【使用注意】本品发汗宣肺力强，凡表虚自汗、阴虚盗汗及肺肾虚喘者均当慎用。

【常用配伍】麻黄配桂枝、麻黄配石膏、麻黄配苦杏仁。

2. 桂枝

【性能】辛、甘，温。归心、肺、膀胱经。

【功效】发汗解肌，温经通脉，助阳化气，平冲降气。

【主治病证】①风寒感冒；②寒凝血滞诸痛证；③痰饮、水肿；④心悸、奔豚。

【使用注意】本品辛温助热，易伤阴动血，凡外感热病、阴虚火旺、血热妄行等证，均当忌用。孕妇及月经过多者慎用。

【常用配伍】桂枝配白芍。

易混考点解析

麻黄与桂枝的比较

中药名称	相同点	不同点
麻黄	两药均辛温，发汗解表，治疗风寒表证，常相须为用	发汗力强，多治风寒表实无汗证；兼有宣肺平喘、利水消肿的作用
桂枝		发汗力缓，风寒表虚有汗、表实无汗均适用；兼能温经通阳，用治寒凝经脉、风寒湿痹、痰饮蓄水、胸痹、心动悸、脉结代等证

3. 紫苏叶

【性能】辛，温。归肺、脾经。

【功效】解表散寒，行气宽中，解鱼蟹毒。

【主治病证】①风寒感冒；②脾胃气滞，胸闷呕吐；③进食鱼蟹中毒引起的腹痛吐泻。

4. 生姜

【功效】解表散寒，温中止呕，温肺止咳，解鱼蟹毒。

【主治病证】风寒感冒，脾胃寒证，胃寒呕吐，肺寒咳嗽。此外，能解生半夏、生南星和鱼蟹之毒。

易混考点解析

生姜与紫苏的比较

中药名称	相同点	不同点
生姜	二药均为发汗解表药，有解表散寒、止呕之功，可用于风寒感冒、呕吐，并且均可用于解鱼蟹毒	生姜能够温中止呕，温肺止咳，用治中焦虚寒引起的冷痛、呕吐，肺寒咳嗽。生姜还可解生半夏、生南星之毒。
紫苏		紫苏能够行气宽中，用治中焦气机郁滞之胸脘胀满、恶心呕吐

5. 香薷

【功效】发汗解表，化湿和中，利水消肿。

【主治病证】①暑湿感冒；②水肿脚气，小便不利。

【用法用量】煎服，3～10g。用于发表，量不宜过大，且不宜久煎；用于利水消肿，量宜稍大，且须浓煎。

【使用注意】本品发汗力强，表虚多汗者忌用。

6. 荆芥

【性能】辛，微温。归肺、肝经。

【功效】解表散风，透疹消疮，止血。

【主治病证】①外感表证；②麻疹不透、风疹瘙痒；③疮疡初起兼有表证；④吐衄下血。

【用法用量】煎服，5～10g，不宜久煎。发表透疹消疮宜生用；止血宜炒炭用。荆芥穗长于祛风。

7. 防风

【性能】辛、甘，微温。归膀胱、肝、脾经。

【功效】祛风解表，胜湿止痛，止痉。

【主治病证】①外感表证；②风疹瘙痒；③风湿痹痛；④破伤风。

此外，以其升清燥湿之性，也可用于脾虚湿盛、清阳不升之泄泻，以及土虚木乘、肝郁侮脾、肝胃不和、腹泻而痛者，如痛泻要方。

易混考点解析

荆芥与防风的比较

中药名称	相同点	不同点
荆芥	二药皆性微温，温而不燥，长于祛风解表，用于风寒或风热表证，二药常相须为用。	荆芥质轻透散，发汗之力较防风强，并有透疹消疮、止血功效
防风		防风祛风之力较强，为风药之润剂，并能胜湿、止痛和止痉，可治风湿痹证及破伤风等证

8. 羌活

【性能】辛、苦，温。归膀胱、肾经。

【功效】解表散寒，祛风胜湿，止痛。

【主治病证】①风寒感冒，头痛项强；②风寒湿痹，肩背酸痛，尤以上半身疼痛更为适宜。

9. 白芷

【性能】辛，温。归胃、大肠、肺经。

【功效】解表散寒，祛风止痛，宣通鼻窍，燥湿止带，消肿排脓。

【主治病证】①风寒感冒；②头痛，牙痛，风湿痹痛；③鼻渊；④带下证；⑤疮痈肿毒。

此外，本品祛风止痒，可用治皮肤风湿瘙痒。

10. 细辛

【功效】解表散寒，祛风止痛，通窍，温肺化饮。

【主治病证】①风寒感冒，阳虚外感；②头痛，牙痛，风湿痹痛；③鼻渊鼻鼽；④肺寒痰饮咳喘。

【用法用量】煎服，1 ～ 3g；散剂每次服 0.5 ～ 1g。外用适量。

【使用注意】阴虚阳亢头痛，肺燥阴伤干咳者忌用。不宜与藜芦同用。

【常用配伍】细辛配干姜、五味子。

11. 藁本

【功效】祛风散寒，除湿止痛。

【主治病证】风寒感冒，巅顶头痛；风寒湿痹。

12. 苍耳子

【功效】散风寒，通鼻窍，祛风湿。

【主治病证】①风寒感冒；②鼻渊头痛；③风湿痹痛；④风疹瘙痒。

【使用注意】血虚头痛不宜使用。过量服用易致中毒。

13. 辛夷

【功效】散风寒，通鼻窍。

【主治病证】风寒感冒；头痛鼻塞，鼻鼽鼻渊。

【用法用量】煎服，3 ～ 10g。本品有毛，易刺激咽喉，入汤剂宜包煎。

易混考点解析

发散风寒药的功效比较和高频考点

中药名称	相似功效	不同功效	高频考点
麻黄	发汗散寒	宣肺平喘，利水消肿	治肺气壅遏之喘咳要药，用于风寒表实证
桂枝	发汗解肌	温通经脉，助阳化气，平冲降气	外感风寒表实证和表虚证皆可使用
紫苏	解表散寒	行气宽中，解鱼蟹毒	解鱼蟹毒
生姜	解表散寒	温中止呕，温肺止咳，解鱼蟹毒	呕家圣药；解鱼蟹毒
香薷	发汗解表	化湿和中，利水消肿	夏月麻黄
荆芥	祛风解表	透疹消疮，止血	既可散风寒，又能散风热
防风	祛风解表	胜湿止痛，止痉	既可散风寒，又能散风热
羌活	解表散寒	祛风胜湿，止痛	善治上半身风湿痹痛；治太阳头痛
白芷	解表散寒	祛风止痛，宣通鼻窍，燥湿止带，消肿排脓	治阳明头痛
细辛	解表散寒	祛风止痛，通窍，温肺化饮	治寒饮伏肺之要药
藁本	祛风散寒	除湿止痛	治厥阴头痛
苍耳子	散发风寒	通鼻窍，祛风湿	
辛夷	散发风寒	通鼻窍	治鼻渊要药；需包煎

细目二　发散风热药

1. 薄荷

【性能】辛，凉。归肺、肝经。

【功效】疏散风热，清利头目，利咽透疹，疏肝行气。

【主治病证】①风热感冒，温病初起；②风热头痛，目赤多泪，咽喉肿痛；③麻疹不透，风疹瘙痒；

④肝郁气滞，胸闷胁痛；⑤夏令感受暑湿秽浊之气，脘腹胀痛，呕吐泄泻。

【用法】煎服，3～6g；宜后下。薄荷叶长于发汗解表；薄荷梗偏于行气和中。

【使用注意】本品芳香辛散，发汗耗气，故体虚多汗者不宜使用。

2. 牛蒡子

【性能】辛、苦，寒。归肺、胃经。

【功效】疏散风热，宣肺透疹，解毒。

【主治病证】①风热感冒，温病初起；②麻疹不透，风热疹痒；③痈肿疮毒，丹毒，痄腮，喉痹。

【使用注意】本品性寒，滑肠通便，脾虚便溏者慎用。

3. 蝉蜕

【性能】甘，寒。归肺、肝经。

【功效】疏散风热，利咽开音，透疹，明目退翳，息风止痉。

【主治病证】①风热感冒，温病初起，咽痛音哑；②麻疹不透，风疹瘙痒；③目赤翳障；④急慢惊风，破伤风；⑤小儿夜啼不安。

易混考点解析

薄荷、牛蒡子与蝉蜕的比较

中药名称	相同点	不同点
薄荷	三药均可疏散风热，透疹，利咽，用治风热感冒、温病初起、麻疹不透、风疹瘙痒、咽喉肿痛等	薄荷宣散表邪力强，还可清利头目，利咽喉，疏肝行气，用治风热头痛、目赤咽痛、肝郁胁痛等
牛蒡子		牛蒡子疏风发散之力不及薄荷，但长于宣肺祛痰、清利咽喉，对咽痛或咳痰不利者尤为适宜
蝉蜕		蝉蜕长于疏散肺热、宣肺利咽、开音疗哑，还可明目退翳、息风止痉，多用治目赤翳障、急慢惊风、破伤风及小儿夜啼不安

4. 桑叶

【性能】甘、苦，寒。归肺、肝经。

【功效】疏散风热，清肺润燥，平抑肝阳，清肝明目。

【主治病证】①风热感冒，温病初起；②肺热咳嗽，燥热咳嗽；③肝阳上亢，头晕头痛；④目赤昏花；⑤血热妄行之吐血、衄血轻症。

【用法】煎服；或入丸散。外用煎水洗眼。桑叶蜜制能增强润肺止咳的作用，肺燥咳嗽多用。

【常用配伍】桑叶配菊花。

5. 菊花

【性能】甘、苦，微寒。归肺、肝经。

【功效】疏散风热，平抑肝阳，清肝明目，清热解毒。

【主治病证】①风热感冒，温病初起；②肝阳上亢，头痛眩晕；③目赤昏花；④疮痈肿毒。

【常用配伍】菊花配枸杞子。

易混考点解析

桑叶与菊花的比较

中药名称	相同点	不同点
桑叶	二药均能疏散风热，平抑肝阳，清肝明目，常相须为用治疗外感风热、肝火上炎之头痛、眩晕、目赤等证	桑叶疏散风热之力较强，并长于清肺润燥，兼能凉血止血，用治肺热燥咳、血热吐衄
菊花		菊花平肝明目之力较强，兼能清热解毒，多用于肝阳上亢、疮痈肿毒

6. 蔓荆子

【功效】疏散风热，清利头目。

【主治病证】风热感冒，头昏头痛；目赤肿痛，耳鸣耳聋。还可用治风湿痹痛。

7. 柴胡

【性能】苦、辛，微寒。归肝、胆、肺经。

【功效】解表退热，疏肝解郁，升举阳气。

【主治病证】①表证发热，少阳证；②肝郁气滞证；③气虚下陷，脏器脱垂。

此外，本品还有退热截疟的作用，为治疗疟疾寒热的常用药。

【用法】煎服。解表退热宜生用，且用量宜稍重；疏肝解郁宜醋炙，升阳可生用或酒炙，其用量均宜稍轻。

【常用配伍】柴胡配黄芩。

8. 升麻

【功效】发表透疹，清热解毒，升举阳气。

【主治病证】①风热头痛；麻疹不透；②齿痛口疮，咽喉肿痛，温毒发斑；③气虚下陷，脏器脱垂，崩漏下血等。

9. 葛根

【性能】甘、辛，凉。归脾、胃、肺经。

【功效】解肌退热，透疹，生津止渴，升阳止泻，通经活络，解酒毒。

【主治病证】①表证发热，项背强痛；②麻疹不透；③热病口渴，阴虚消渴；④热泻热痢，脾虚泄泻。

【用法】煎服。解肌退热、透疹、生津宜生用，升阳止泻宜煨用。

易混考点解析

柴胡、升麻与葛根的比较

<table>
<tr><th>中药名称</th><th colspan="2">相同点</th><th>不同点</th></tr>
<tr><td>柴胡</td><td rowspan="3">三药皆能发表、升阳，均可治风热感冒、发热、头痛，以及清阳不升等证</td><td rowspan="2">柴胡、升麻两者均能升阳举陷，用治气虚下陷、食少便溏、久泻脱肛，以及胃下垂、肾下垂、子宫脱垂等脏器脱垂</td><td>柴胡主升肝胆之气，长于疏散少阳半表半里之邪，并退热、疏肝解郁，为治疗少阳证的要药。常用于伤寒邪在少阳，症见寒热往来、胸胁苦满、口苦咽干、目眩；感冒发热；肝郁气滞，胸胁胀痛、月经不调、痛经</td></tr>
<tr><td>升麻</td><td>升麻主升脾胃清阳之气，其升提（升阳举陷）之力较柴胡为强，并善于清热解毒，常用于多种热毒证</td></tr>
<tr><td>葛根</td><td>升麻、葛根两者又能透疹，常用治麻疹初期，透发不畅</td><td>葛根主升脾胃清阳之气而达到生津止渴、止泻之功，常用于热病烦渴、阴虚消渴、热泻热痢、脾虚泄泻。同时，葛根解肌退热，对于外感表证，症见发热恶寒、头痛无汗、项背强痛，无论风寒、风热，均可使用</td></tr>
</table>

10. 淡豆豉

【功效】解表除烦，宣发郁热。

易混考点解析

发散风热药的功效比较和高频考点

中药名称	相似功效	不同功效	高频考点
薄荷	疏散风热	清利头目，利咽透疹，疏肝行气	后下
牛蒡子	疏散风热	宣肺透疹，解毒	风热感冒见咽喉红肿疼痛，或咳嗽痰多不利者，十分常用

续表

中药名称	相似功效	不同功效	高频考点
蝉蜕	疏散风热	利咽开音，透疹，明目退翳，息风止痉	
桑叶	疏散风热	清肺润燥，平抑肝阳，清肝明目	
菊花	疏散风热	平抑肝阳，清肝明目，清热解毒	
柴胡	解表退热	疏肝解郁，升举阳气	治少阳证之要药
葛根	解肌退热	透疹，生津止渴，升阳止泻，通经活络，解酒毒	治项背强痛之要药
蔓荆子	疏散风热	清利头目	
升麻	解表	透疹，清热解毒，升举阳气	升阳举陷之要药
淡豆豉	解表	除烦，宣发郁热	除烦热常用

第七单元　清热药

细目一　清热泻火药

1. 石膏

【性能】甘、辛，大寒。归肺、胃经。

【功效】生用：清热泻火，除烦止渴；煅用：敛疮，生肌，收湿，止血。

【主治病证】①温热病气分实热证；②肺热喘咳证；③胃火牙痛、头痛，实热消渴；④溃疡不敛，湿疹瘙痒，水火烫伤，外伤出血等。

【用法】生石膏煎服，宜先煎。煅石膏研末撒敷患处。

【使用注意】脾胃虚寒及阴虚内热者忌用。

【常用配伍】石膏配知母。

2. 知母

【性能】苦、甘，寒。归肺、胃、肾经。

【功效】清热泻火，滋阴润燥。

【主治病证】①气分实热，烦渴；②肺热燥咳；③骨蒸潮热；④内热消渴；⑤肠燥便秘。

【用法】煎服，清热泻火宜生用，滋阴润燥宜盐水炙用。

【使用注意】本品性寒质润，有滑肠作用，故脾虚便溏者不宜使用。

【常用配伍】知母配黄柏、知母配川贝母。

易混考点解析

石膏与知母的比较

中药名称	相同点	不同点
石膏	二药均能清热泻火，除烦止渴，常用治温病气分实热证、肺热咳嗽	石膏清解力强，重在清泻火热，长于清泻肺胃实火，治肺热喘咳、胃火牙痛等。煅石膏还能收敛生肌
知母		知母滋阴润燥力强，重在滋润肺、胃、肾阴，治阴虚火旺证

3. 芦根

【功效】清热泻火，生津止渴，除烦，止呕，利尿。

【主治病证】①热病烦渴；②胃热呕哕；③肺热咳嗽，肺痈吐脓；④热淋涩痛。

4. 天花粉

【功效】清热泻火，生津止渴，消肿排脓。

【主治病证】①热病烦渴；②肺热燥咳；③内热消渴；④疮疡肿毒。

【使用注意】不宜与乌头类药材同用。

易混考点解析

芦根与天花粉的比较

中药名称	相同点	不同点
芦根	二药均有清热泻火、生津止渴之功，用治热病烦渴、消渴、肺热咳嗽	芦根止呕、利尿，用治胃热呕逆、肺痈吐脓、热淋涩痛
天花粉		天花粉消肿排脓，用治痈肿疮疡

5. 淡竹叶

【功效】清热泻火，除烦止渴，利尿通淋。

【主治病证】①热病烦渴；②口疮尿赤，热淋涩痛。

6. 栀子

【性能】苦，寒。归心、肺、三焦经。

【功效】泻火除烦，清热利湿，凉血解毒；外用消肿止痛。焦栀子：凉血止血。

【主治病证】①热病心烦；②湿热黄疸；③热淋涩痛；④血热吐衄；⑤目赤肿痛；⑥火毒疮疡。

【用法】煎服。外用生品适量，研末调敷。

【常用配伍】栀子配淡豆豉、栀子配茵陈。

7. 夏枯草

【性能】辛、苦，寒。归肝、胆经。

【功效】清热泻火，明目，散结消肿。

【主治病证】①目赤肿痛，头痛眩晕，目珠夜痛；②瘰疬，瘿瘤；③乳痈肿痛。

8. 决明子

【功效】清热明目，润肠通便。

【主治病证】①目赤肿痛，羞明多泪，目暗不明；②头痛，眩晕；③肠燥便秘。

【用法】煎服；用于润肠通便，不宜久煎。

易混考点解析

清热泻火药的功效比较和高频考点

中药名称	相似功效	不同功效	高频考点
石膏	清热泻火	生用：清热泻火，除烦止渴；煅用：敛疮，生肌，收湿，止血	清解肺卫气分实热之要药
知母	清热泻火	滋阴润燥	
栀子	清热泻火	除烦，利湿，凉血解毒；外用消肿止痛。焦栀子：凉血止血	清三焦火热
夏枯草	清热泻火	明目，散结消肿	善泻肝胆火热
芦根	清热泻火	生津止渴，除烦，止呕，利尿	
天花粉	清热泻火	生津止渴，消肿排脓	反乌头
淡竹叶	清热泻火	除烦止渴，利尿通淋	
决明子	清热	明目，润肠通便	润肠通便，不宜久煎

细目二　清热燥湿药

1. 黄芩

【性能】苦，寒。归肺、胆、脾、大肠、小肠经。

【功效】清热燥湿，泻火解毒，止血，安胎。

【主治病证】①湿温，暑湿，胸闷呕恶，湿热痞满，黄疸泻痢；②肺热咳嗽，高热烦渴；③血热吐衄；④痈肿疮毒；⑤胎动不安。

【用法】煎服。清热多生用，安胎多炒用，清上焦热多酒炙用，止血可炒炭用。

2. 黄连

【性能】苦，寒。归心、脾、胃、肝、胆、大肠经。

【功效】清热燥湿，泻火解毒。

【主治病证】①湿热痞满，呕吐吞酸；②湿热泻痢；③高热神昏，心烦不寐，血热吐衄；④痈肿疖疮，目赤牙痛；⑤消渴；⑥外治湿疹、湿疮、耳道流脓。

【用法】煎服。外用适量。

【常用配伍】黄连配木香、黄连配吴茱萸、黄连配半夏、黄连配瓜蒌（皮）。

3. 黄柏

【性能】苦，寒。归肾、膀胱经。

【功效】清热燥湿，泻火除蒸，解毒疗疮。

【主治病证】①湿热带下，热淋涩痛。②湿热泻痢，黄疸；③湿热脚气，痿躄；④骨蒸劳热，盗汗，遗精；⑤疮疡肿毒、湿疹瘙痒。

【用法】煎服。外用适量。

【常用配伍】黄柏配苍术。

易混考点解析

黄芩、黄连与黄柏的比较

中药名称	相同点	不同点
黄芩	三药均能清热燥湿，泻火解毒，治诸湿热、火热及热毒证	黄芩善清上焦热邪，并善清肺热及少阳胆经之热，用于肺热咳嗽证及邪在少阳，寒热往来。兼能凉血止血、清热安胎，可用于血热出血与胎热不安等证
黄连		黄连清热燥湿与泻火解毒力尤强，为治湿热泻痢要药，善清中焦热邪，并善泻心火、清胃火，为治心、胃火热证常用之品
黄柏		黄柏善清下焦热邪，多用于下焦湿热证，并能退虚热，可用于阴虚发热证

4. 龙胆

【功效】清热燥湿，泻肝胆火。

【主治病证】①湿热黄疸，阴肿阴痒，带下，湿疹瘙痒；②肝火头痛，目赤耳聋，胁痛口苦；③惊风抽搐。

易混考点解析

栀子与龙胆的比较

中药名称	相同点	不同点
栀子	二药均为苦寒之品，归肝经，功效清热泻火、除湿，用治肝火头痛、目赤肿痛及湿热黄疸、胁痛口苦	栀子清三焦火热，重在泻心火除烦，用治热病心烦、躁扰不宁；还能凉血止血，治血热妄行之多种出血；解毒消肿，又可治火毒疮疡、扭挫肿痛；性寒不燥，重在清利湿热，可治热淋、血淋
龙胆		龙胆苦寒性燥，主入肝、胆经，清热燥湿泻火，以清下焦及肝胆湿热和清泻肝胆实火为核心，又治湿热带下、阴肿阴痒、湿疹瘙痒及肝胆火盛之高热惊厥

5. 秦皮

【功效】清热燥湿，收涩止痢，止带，明目。

6. 苦参

【功效】清热燥湿，杀虫，利尿。

【主治病证】①湿热泻痢，便血，黄疸；②湿热带下，阴肿阴痒，湿疹湿疮，皮肤瘙痒，疥癣；③湿热淋证，小便不利。

【使用注意】脾胃虚寒者忌用，反藜芦。

7. 白鲜皮

【功效】清热燥湿，祛风解毒。

易混考点解析

清热燥湿药的功效比较和高频考点

中药名称	相似功效	不同功效	高频考点
黄芩	清热燥湿	泻火解毒，止血，安胎	善清上焦热邪
黄连	清热燥湿	泻火解毒	治湿热泻痢之要药；善泻心火、清胃火
黄柏	清热燥湿	泻火除蒸，解毒疗疮	善清下焦热邪
龙胆	清热燥湿	泻肝胆火	治肝经湿热、实火之要药
苦参	清热燥湿	杀虫，利尿	反藜芦
秦皮	清热燥湿	收涩止痢，止带，明目	
白鲜皮	清热燥湿	祛风解毒	

细目三　清热解毒药

1. 金银花

【性能】甘，寒。归肺、心、胃经。

【功效】清热解毒，疏散风热。

【主治病证】①痈肿疔疮；②外感风热，温病初起；③热毒血痢。

此外，尚可用治咽喉肿痛、小儿热疮及痱子。

【常用配伍】金银花配连翘、金银花配当归。

2. 连翘

【性能】苦，微寒。归肺、心、小肠经。

【功效】清热解毒，消肿散结，疏散风热。

【主治病证】①痈肿疮毒，瘰疬痰核；②风热外感，温病初起。

易混考点解析

金银花与连翘的比较

中药名称	相同点	不同点
金银花	二药均能清热解毒，疏散风热，常相须为用，用治疮痈、外感风热与温病初起	金银花疏散风热之力较强，并能凉血止痢，用治热毒血痢
连翘		连翘清心解毒之力强，消痈散结，为“疮家圣药”，用治瘰疬痰核

3. 穿心莲

【功效】泻火解毒，清热燥湿，凉血，消肿。

【用法用量】煎服，6～9g。煎剂易致呕吐，故多作丸、散、片剂。外用适量。

【使用注意】不宜多服久服；脾胃虚寒者不宜用。

4. 大青叶

【性能】苦，寒。归心、胃经。

【功效】清热解毒，凉血消斑。

【主治病证】①热入营血，温毒发斑；②喉痹口疮，痄腮丹毒，痈肿。

5. 板蓝根

【功效】清热解毒，凉血利咽。

【主治病证】①外感发热，温病初起，咽喉肿痛；②温毒发斑，大头瘟疫，痄腮，丹毒，痈肿疮毒。

6. 青黛

【功效】清热解毒，凉血消斑，泻火定惊。

【主治病证】①温毒发斑，血热吐衄；②咽痛口疮，痄腮，喉痹，火毒疮疡；③咳嗽胸痛，痰中带血；④暑热惊痫，肝风抽搐。

【用法用量】入丸散，1～3g。本品难溶于水，一般作散剂冲服，或入丸剂服用。外用适量。

易混考点解析

大青叶、板蓝根与青黛的比较

中药名称	相同点	不同点
大青叶	三者大体同出一源，功效亦相近，皆有清热解毒、凉血消斑之功效	大青叶凉血消斑力强
板蓝根		板蓝根解毒利咽效佳
青黛		青黛清肝定惊功著

7. 贯众

【功效】清热解毒，止血，杀虫。

【主治病证】①风热感冒，热毒斑疹；②血热出血，虫疾。

8. 蒲公英

【性能】苦、甘，寒。归肝、胃经。

【功效】清热解毒，消肿散结，利尿通淋。

【主治病证】①痈肿疔毒，乳痈内痈；②热淋涩痛，湿热黄疸。

9. 紫花地丁

【功效】清热解毒，凉血消肿。

易混考点解析

蒲公英与紫花地丁的比较

中药名称	相同点	不同点
蒲公英	二药均能清热解毒、消肿散结，用于外科热毒痈疡，常配伍同用	蒲公英主入胃经，善治痈肿、乳痈，又能利尿通淋，治淋证、黄疸及小便不利
紫花地丁		紫花地丁味兼辛，有散结之功，归心、肝经，故善治疔疮

10. 土茯苓

【功效】解毒，除湿，通利关节。

【主治病证】①杨梅毒疮，肢体拘挛；②淋浊带下；③痈肿疮毒。

11. 鱼腥草

【性能】辛，微寒。归肺经。

【功效】清热解毒，消痈排脓，利尿通淋。

【主治病证】①肺痈吐脓，肺热咳嗽；②热毒疮毒；③湿热淋证。

12. 射干

【性能】苦，寒。归肺经。

【功效】清热解毒，消痰，利咽。

【主治病证】①咽喉肿痛；②痰盛咳喘。

【使用注意】孕妇慎用。

【常用配伍】麻黄配射干。

13. 山豆根

【功效】清热解毒，利咽消肿。

【主治病证】咽喉肿痛；牙龈肿痛。

【用法用量】煎服，3 ～ 6g。外用适量。

【使用注意】本品有毒，过量服用易引起恶心、呕吐、腹泻、胸闷、心悸等，故用量不宜过大。

14. 马勃

【功效】清热解毒，利咽，止血。

15. 白头翁

【性能】苦，寒。归胃、大肠经。

【功效】清热解毒，凉血止痢。

【主治病证】①热毒血痢；②阴痒带下。

易混考点解析

白头翁与鸦胆子的比较

中药名称	相同点	不同点
白头翁	二药均为苦寒之品，主归大肠经，清热解毒，止痢，善治热毒血痢，是治疗菌痢的常用药	白头翁苦寒降泄，能凉血止痢，清肠胃湿热及血分热毒，用治热毒血痢及湿热痢疾
鸦胆子		鸦胆子苦寒，有小毒，兼归肝经，长于燥湿，除治热毒血痢外，亦治冷积久痢（休息痢）；又能截疟，治各型疟疾。外用有腐蚀赘疣作用，可用于赘疣、鸡眼等

16. 马齿苋

【功效】清热解毒，凉血止血，止痢。

17. 鸦胆子

【功效】清热解毒，止痢，截疟；外用腐蚀赘疣。

【用法用量】内服，0.5～2g，以干龙眼肉包裹或装入胶囊吞服，亦可压去油，制成丸剂、片剂服，不宜入煎剂。外用适量。

【使用注意】本品有毒，对胃肠道及肝、肾均有损害，内服需严格控制剂量，不宜多用、久服。外用注意用胶布保护好周围的正常皮肤，以防止刺激正常皮肤。孕妇及小儿慎用。胃肠出血及肝肾病患者，应忌用或慎用。

18. 白花蛇舌草

【功效】清热解毒消痈，利湿通淋。

【主治病证】①痈肿疮毒，咽喉肿痛，毒蛇咬伤；②热淋涩痛。

19. 熊胆粉

【功效】清热解毒，清肝明目，息风止痉。

【用法用量】内服，0.25～0.5g，人工熊胆粉 1～2g，入丸、散。外用适量，调涂患处。

20. 大血藤

【功效】清热解毒，活血，祛风止痛。

21. 败酱草

【功效】清热解毒，消痈排脓，祛瘀止痛。

易混考点解析

大血藤与败酱草的比较

中药名称	相同点	不同点
大血藤	二药均能清热解毒，活血消痈，善治肠痈，亦可治产后瘀滞腹痛、闭经等	大血藤清热解毒力较强，又有祛风止痛作用，可治风湿痹痛及跌打损伤
败酱草		败酱草以消痈排脓见长，又可治肺痈、疮痈

22. 山慈菇

【功效】清热解毒，化痰散结。

23. 漏芦

【功效】清热解毒，消痈，下乳，舒筋通脉。

24. 野菊花

【功效】清热解毒，泻火平肝。

易混考点解析

清热解毒药的功效比较和高频考点

中药名称	相似功效	不同功效	高频考点
金银花	清热解毒	疏散风热	治疗一切内、外痈之要药
连翘	清热解毒	消肿散结，疏散风热	疮家圣药
穿心莲	泻火解毒	清热燥湿，凉血，消肿	
大青叶	清热解毒	凉血消斑	
板蓝根	清热解毒	凉血，利咽	
青黛	清热解毒	凉血消斑，泻火定惊	内服 1.5～3g，难溶，入丸、散剂
贯众	清热解毒	止血，杀虫	

续表

中药名称	相似功效	不同功效	高频考点
蒲公英	清热解毒	消肿散结，利尿通淋	治乳痈之要药
紫花地丁	清热解毒	凉血消肿	
鱼腥草	清热解毒	消痈排脓，利尿通淋	治肺痈之要药
土茯苓	解毒	除湿，通利关节	
射干	清热解毒	消痰，利咽	
山豆根	清热解毒	利咽消肿	
马勃	清热解毒	利咽，止血	
白头翁	清热解毒	凉血止痢	治疗热毒血痢
马齿苋	清热解毒	凉血止血，止痢	
鸦胆子	清热解毒	止痢，截疟；外用腐蚀赘疣	
白花蛇舌草	清热解毒	消痈，利湿通淋	
熊胆粉	清热解毒	清肝明目，息风止痉	内服 0.25 ～ 0.5g，入丸、散
大血藤	清热解毒	活血，祛风止痛	
败酱草	清热解毒	消痈排脓，祛瘀止痛	治疗肠痈之要药
山慈菇	清热解毒	化痰散结	
漏芦	清热解毒	消痈，下乳，舒筋通脉	
野菊花	清热解毒	泻火平肝	

细目四　清热凉血药

1. 生地黄

【性能】甘，寒。归心、肝、肾经。

【功效】清热凉血，养阴生津。

【主治病证】①热入营血，温毒发斑，吐血衄血；②阴虚内热，骨蒸劳热；③津伤口渴，内热消渴，肠燥便秘。

【使用注意】脾虚湿滞，腹满便溏者不宜使用。

【常用配伍】生地黄配玄参。

2. 玄参

【性能】甘、苦、咸，微寒。归肺、胃、肾经。

【功效】清热凉血，泻火解毒，滋阴。

【主治病证】①温邪入营，内陷心包，温毒发斑；②热病伤阴，津伤便秘，骨蒸劳嗽；③目赤咽痛，瘰疬，白喉，痈肿疮毒。

【使用注意】脾胃虚寒，食少便溏者不宜服用。反藜芦。

易混考点解析

玄参与生地黄的比较

中药名称	相同点	不同点
玄参	二药均能清热凉血，养阴生津，用治热入营血、热病伤阴、阴虚内热等证	玄参泻火解毒力强，用治痈肿疮毒、咽喉肿痛
生地黄		生地黄清热凉血作用较强，故血热出血、内热消渴多用

3. 牡丹皮

【性能】苦、辛，微寒。归心、肝、肾经。

【功效】清热凉血，活血祛瘀。

【主治病证】①温毒发斑，血热吐衄；②温病伤阴，余邪未尽，夜热早凉，无汗骨蒸；③血滞经闭，痛经，跌打伤痛；④痈肿疮毒。

【使用注意】血虚有寒、月经过多及孕妇不宜使用。

4. 赤芍

【性能】苦，微寒。归肝经。

【功效】清热凉血，散瘀止痛。

【主治病证】①温毒发斑，血热吐衄；②目赤肿痛，痈肿疮疡；③经闭痛经，癥瘕腹痛，跌打损伤。

【使用注意】血寒经闭不宜使用。反藜芦。

【常用配伍】赤芍配牡丹皮。

易混考点解析

牡丹皮与赤芍的比较

中药名称	相同点	不同点
牡丹皮	二药皆能清热凉血、活血散瘀，治疗血热、血瘀所致的病证常相须为用，还可治疗热入营血，吐衄斑疹；血滞经闭，痛经癥瘕，跌打瘀肿，痈肿疮毒等证	牡丹皮兼辛味，能清透阴分伏热，用治温热病后期，邪伏阴分，夜热早凉及肠痈腹痛等证
赤芍		赤芍苦泄，散瘀止痛力强；并能泻肝火，用治肝热目赤肿痛

5. 紫草

【功效】清热凉血，活血消斑，解毒透疹。

【主治病证】①温病血热毒盛，斑疹紫黑，麻疹不透；②疮疡，湿疹，水火烫伤。

【使用注意】性寒而滑利，脾虚便溏者忌服。

6. 水牛角

【功效】清热凉血，解毒，定惊。

【主治病证】①温病高热，神昏谵语，惊风，癫狂；②血热妄行之斑疹、吐衄；③痈肿疮疡，咽喉肿痛。

【用法】镑片或粗粉煎服，宜先煎 3 小时以上。水牛角浓缩粉冲服，每日 2 次。

易混考点解析

清热凉血药的功效比较和高频考点

中药名称	相似功效	不同功效	高频考点
生地黄	清热凉血	养阴生津	清热、凉血、止血要药
玄参	清热凉血	泻火解毒，滋阴	反藜芦
牡丹皮	清热凉血	活血祛瘀	治无汗骨蒸之要药
赤芍	清热凉血	散瘀止痛	反藜芦
紫草	清热凉血	活血消斑，解毒透疹	
水牛角	清热凉血	解毒，定惊	镑片或粗粉煎服，宜先煎 3 小时以上

细目五　清虚热药

1. 青蒿

【性能】苦、辛，寒。归肝、胆经。

【功效】清透虚热，凉血除蒸，解暑，截疟。
【主治病证】①温邪伤阴，夜热早凉；②阴虚发热，劳热骨蒸；③暑热外感，发热口渴；④疟疾寒热。
【用法】煎服，不宜久煎；或鲜用绞汁服。
【使用注意】脾胃虚弱，肠滑泄泻者忌服。
【常用配伍】青蒿配鳖甲、青蒿配黄芩。

2. 白薇

【功效】清虚热，凉血，利尿通淋，解毒疗疮。

3. 地骨皮

【性能】甘，寒。归肺、肝、肾经。
【功效】凉血除蒸，清肺降火。
【主治病证】①阴虚发热，盗汗骨蒸；②肺热咳嗽；③血热出血证。
【常用配伍】地骨皮配桑白皮。

易混考点解析

牡丹皮与地骨皮的比较

中药名称	相同点	不同点
牡丹皮	二药均能清热凉血，退虚热，均可治血热吐衄、阴虚发热证，且对阴虚发热证无论有汗、无汗均可应用，并常相须为用	牡丹皮长于清热凉血，治热入营血证；又能活血化瘀，用于多种瘀血证及肠痈、痈疡肿毒；善治无汗骨蒸
地骨皮		地骨皮长于清虚热，治虚热证；并能清泄肺热，治肺热咳嗽、内热消渴证；善治有汗骨蒸

4. 银柴胡

【功效】清虚热，除疳热。

5. 胡黄连

【功效】退虚热，除疳热，清湿热。

易混考点解析

黄连与胡黄连的比较

中药名称	相同点	不同点
黄连	二药均能清湿热，善除胃肠湿热，可用于湿热泻痢	黄连为毛茛科植物的根茎，清热燥湿与泻火解毒力强，并长于清心、胃之火，常用于多种热毒病证，以及心、胃火热证等
胡黄连		胡黄连为玄参科植物的根茎，长于退虚热、除疳热，可用于阴虚发热与小儿疳积等证；并能清热燥湿，善治疮痈肿毒

清退虚热药的功效比较和高频考点

中药名称	相似功效	不同功效	高频考点
青蒿	清透虚热	凉血除蒸，解暑，截疟	截疟解暑，不宜久煎
白薇	清虚热	凉血，利尿通淋，解毒疗疮	善治阴虚外感
地骨皮	清肺降火	凉血除蒸	除有汗之骨蒸要药
银柴胡	清虚热	除疳热	
胡黄连	退虚热	除疳热，清湿热	

第八单元　泻下药

细目一　攻下药

1. 大黄

【性能】苦，寒。归脾、胃、大肠、肝、心包经。

【功效】泻下攻积，清热泻火，凉血解毒，逐瘀通经，除湿退黄。

【主治病证】①积滞便秘；②血热吐衄，目赤咽肿，牙龈肿痛；③热毒疮疡，肠痈，烧烫伤；④瘀血诸证；⑤湿热痢疾，黄疸，淋证。

【用法用量】煎服，3～15g；用于泻下不宜久煎。外用适量。

【使用注意】脾胃虚弱者慎用；孕妇及月经期、哺乳期妇女应慎用。

【常用配伍】大黄配芒硝、大黄配附子。

易混考点解析

几种大黄炮制品的比较

炮制品种	功效	主治病证
生大黄	攻下力强，又可清热泻火、凉血、利湿	热结便秘、热毒疮疡、湿热蕴结等
熟大黄	泻下力较缓，泻火解毒	热毒疮肿
酒大黄	善清上焦血分热毒，亦可活血	目赤咽肿、齿龈肿痛、瘀血病证
大黄炭	凉血化瘀止血	血热有瘀之出血证

2. 芒硝

【性能】咸、苦，寒。归胃、大肠经。

【功效】泻下通便，润燥软坚，清热消肿。

【主治病证】①积滞便秘；②咽痛口疮，目赤肿痛，乳痈疮肿。

【用法用量】内服，6～12g，冲入药汁内或开水溶化后服。外用适量。

【使用注意】孕妇及哺乳期妇女慎用，不宜与硫黄、三棱同用。

易混考点解析

大黄与芒硝的比较

中药名称	相同点	不同点
大黄	二药均能泄热通便，清热消肿，常相须为用，治疗肠燥便秘、痈疮肿毒	大黄味苦，泻下力强，荡涤肠胃，为治疗热结便秘之主药；并能清热泻火、止血、解毒、活血祛瘀、清利湿热，用治温病热毒、血热出血、瘀血证、湿热黄疸、淋证
芒硝		芒硝味咸，软坚泻下，善除燥屎坚结；外用治疗咽喉肿痛、疮疡、目赤

3. 番泻叶

【功效】泄热行滞，通便，利水。

【用法用量】煎服，2～6g，宜后下或开水泡服。

【使用注意】妇女哺乳期、月经期及孕妇慎用。

4. 芦荟

【用法用量】宜入丸、散服，每次2～5g。外用适量。

【使用注意】脾胃虚弱，食少便溏及孕妇忌用。

易混考点解析

攻下药的功效比较和高频考点

中药名称	相似功效	不同功效	高频考点
大黄	泻下攻积	清热泻火，凉血解毒，逐瘀通经，除湿退黄	治疗积滞便秘之要药
芒硝	泻下通便	润燥软坚，清热消肿	冲入药汁内或开水溶化后服
番泻叶	泄热行滞	通便，利水	泡服或煎服，宜后下
芦荟	泻下通便	清肝，杀虫	宜入丸、散服

细目二　润下药

1. 火麻仁

【功效】润肠通便。

【主治病证】肠燥便秘。

【用法用量】煎服，10 ～ 15g，打碎入煎剂。

2. 郁李仁

【功效】润肠通便，下气利水。

【主治病证】①肠燥便秘；②水肿胀满，脚气浮肿。

【使用注意】孕妇慎用。

3. 松子仁

【功效】润肠通便，润肺止咳。

【主治病证】①肠燥便秘；②肺燥干咳。

易混考点解析

润下药的功效比较和高频考点

中药名称	相似功效	不同功效	高频考点
火麻仁	润肠通便		
郁李仁	润肠通便	下气利水	既能通大便，又能利小便
松子仁	润肠通便	润肺止咳	既润肠通便，又润肺止咳；肺与大肠同治

细目三　峻下逐水药

1. 甘遂

【功效】泻水逐饮，消肿散结。

【主治病证】①水肿，鼓胀，胸胁停饮；②风痰癫痫；③疮痈肿毒。

【用法用量】入丸、散服，每次 0.5 ～ 1.5g。外用适量，生用。内服醋制用，以减低毒性。

【使用注意】虚弱者及孕妇忌用。不宜与甘草同用。

2. 京大戟

【功效】泻水逐饮，消肿散结。

【用法用量】煎服，1.5 ～ 3g；入丸、散剂，每次 1g。外用适量，生用。内服醋制用，以减低毒性。

【使用注意】虚弱者及孕妇忌用。不宜与甘草同用。

3. 芫花

【功效】泻水逐饮；外用杀虫疗疮。

【用法用量】煎服，1.5～3g。入丸、散剂，每次0.6～0.9g。外用适量。内服醋制用，以减低毒性。

【使用注意】虚弱者及孕妇忌用。不宜与甘草同用。

4. 牵牛子

【功效】泻水通便，消痰涤饮，杀虫攻积。

【主治病证】①水肿，鼓胀；②痰饮喘咳；③虫积腹痛。

【用法用量】煎服，3～6g。入丸、散剂，每次1.5～3g。本品炒用药性减缓。

【使用注意】孕妇忌用。不宜与巴豆、巴豆霜同用。

5. 巴豆霜

【功效】峻下冷积，逐水退肿，豁痰利咽；外用蚀疮。

【主治病证】①寒积便秘；②腹水鼓胀；③喉痹痰阻；④痈肿脓成未溃，疥癣恶疮。

【用法用量】入丸、散剂，每次0.1～0.3g。外用适量。

【使用注意】孕妇及体弱者忌用。不宜与牵牛子同用。

易混考点解析

峻下逐水药的功效比较和高频考点

中药名称	相似功效	不同功效	高频考点
甘遂	泻下逐水	消肿散结	反甘草
大戟	泻下逐饮	消肿散结	反甘草
芫花	泻下逐饮	外用杀虫疗疮	反甘草
牵牛子	泻水	通便，消痰涤饮，杀虫攻积	畏巴豆、巴豆霜
巴豆霜	峻下冷积	逐水退肿，豁痰利咽；外用蚀疮	治疗寒积便秘之要药

第九单元　祛风湿药

细目一　祛风寒湿药

1. 独活

【性能】辛、苦，微温。归肾、膀胱经。

【功效】祛风除湿，通痹止痛。

【主治病证】①风寒湿痹；②风寒夹湿表证；③少阴头痛。

此外，因其祛风湿之功，亦治皮肤瘙痒。

【常用配伍】独活配羌活、独活配桑寄生。

易混考点解析

羌活与独活的比较

中药名称	相同点	不同点
羌活	二药均能祛风胜湿、止痛、解表，常用治风寒湿痹和外感风寒表湿证。若一身尽痛，则二药常相须为用	羌活气味较浓，发散解表力强，善治上部风寒湿痹痛
独活		独活气味较淡，性较和缓，善治下部风寒湿痹痛。其解表力不及羌活

2. 威灵仙

【性能】辛、咸，温。归膀胱经。

【功效】祛风湿，通络止痛，消骨鲠。

【主治病证】①风湿痹痛；②骨鲠咽喉。

此外，本品宣通经络止痛，可治跌打伤痛、头痛、牙痛、胃脘痛等；并能消痰逐饮，可用于痰饮、噎膈、痞积。

易混考点解析

独活与威灵仙的比较

中药名称	相同点	不同点
独活	二药均具祛风湿、止痛的功效，治疗风寒湿痹	独活善祛湿，多治下半身风湿痹痛；还具解表功效，可治疗风寒夹湿表证；且善入肾经而搜伏风，治少阴头痛
威灵仙		威灵仙通行全身，善祛风，治风寒湿痹、全身游走性疼痛；消骨鲠，治骨鲠咽喉

3. 川乌

【性能】辛、苦，热；有大毒。归心、肝、肾、脾经。

【功效】祛风除湿，温经止痛。

【主治病证】①痹证；②寒凝诸痛。

此外，本品止痛，还用于跌打损伤，瘀肿疼痛。

【用法】煎服，先煎、久煎。外用适量。

【使用注意】孕妇忌用；不宜与贝母类、半夏、白及、白蔹、瓜蒌类同用；内服一般应炮制用，生品内服宜慎；酒浸、酒煎服易致中毒，应慎用。

4. 蕲蛇

【功效】祛风，通络，止痉。

【主治病证】①风湿顽痹，中风半身不遂；②小儿惊风，破伤风；③麻风，疥癣。

【用法】煎服，研末吞服；或酒浸、熬膏、入丸散服。

5. 木瓜

【性能】酸，温。归肝、脾经。

【功效】舒筋活络，和胃化湿。

【主治病证】①风湿痹证；②脚气水肿；③吐泻转筋。

【使用注意】内有郁热，小便短赤者忌服。

6. 乌梢蛇

【功效】祛风，通络，止痉。

【主治病证】①风湿顽痹，中风半身不遂；②小儿惊风，破伤风；麻风，疥癣。

此外，又可治瘰疬、恶疮。

7. 青风藤

【功效】祛风湿，通经络，利小便。

【主治病证】①风湿痹痛，关节肿胀；②水肿，脚气。

易混考点解析

祛风寒湿药的功效比较和高频考点

中药名称	相似功效	不同功效	高频考点
独活	祛风除湿	通痹止痛	善治下半身风湿痹痛
威灵仙	祛风湿	通络止痛，消骨鲠	善治诸骨鲠喉、行痹

续表

中药名称	相似功效	不同功效	高频考点
川乌	祛风除湿	温经止痛	善治痛痹
蕲蛇	祛风，通络	止痉	
木瓜	舒筋活络	和胃化湿	治风湿痹痛、筋脉拘急之要药；善治着痹
乌梢蛇	祛风，通络	止痉	
青风藤	祛风湿，通经络	利小便	

细目二　祛风湿热药

1. 秦艽

【性能】辛、苦，平。归胃、肝、胆经。

【功效】祛风湿，通络止痛，退虚热，清湿热。

【主治病证】①风湿痹证；②中风不遂；③骨蒸潮热，疳积发热；④湿热黄疸。

2. 防己

【性能】苦，寒。归膀胱、肺经。

【功效】祛风湿，止痛，利水消肿。

【主治病证】①风湿痹证；②水肿，小便不利，脚气。

此外，本品苦以燥湿，寒以清热，用治湿疹疮毒。

【使用注意】本品大苦大寒，易伤胃气，胃纳不佳及阴虚体弱者慎服。

易混考点解析

秦艽与防己的比较

中药名称	相同点	不同点
秦艽	二药均具有祛风湿、止痹痛的功效，善治热痹	秦艽质润不燥，治风湿痹痛，无论新久、虚实、寒热均可使用；还可通经络、退虚热、清湿热，用治中风不遂、骨蒸潮热、疳积发热、湿热黄疸
防己		防己还可利水消肿，用治水肿、小便不利、脚气

3. 豨莶草

【功效】祛风湿，利关节，解毒。

【用法用量】煎服，9～12g。外用适量。治风湿痹痛、半身不遂宜制用；治风疹湿疮、疮痈宜生用。

4. 络石藤

【功效】祛风通络，凉血消肿。

5. 桑枝

【功效】祛风湿，利关节。

易混考点解析

祛风湿热药的功效比较和高频考点

中药名称	相似功效	不同功效	高频考点
秦艽	祛风湿	通络止痛，退虚热，清湿热	风药之润剂
防己	祛风湿	止痛，利水消肿	

续表

中药名称	相似功效	不同功效	高频考点
豨莶草	祛风湿	利关节，解毒	
络石藤	祛风通络	凉血消肿	
桑枝	祛风湿	利关节	

细目三 祛风湿强筋骨药

1. 五加皮

【功效】祛风湿，补肝肾，强筋骨，利水。

【主治病证】①风湿痹证；筋骨痿软，小儿行迟，体虚乏力；②水肿，脚气。

2. 桑寄生

【性能】苦、甘，平。归肝、肾经。

【功效】祛风湿，补肝肾，强筋骨，安胎元。

【主治病证】①风湿痹证；②崩漏经多，妊娠漏血，胎动不安。

易混考点解析

五加皮与桑寄生的比较

中药名称	相同点	不同点
五加皮	二药均能祛风湿、补肝肾、强筋骨，用治风湿痹证，筋骨痿软	五加皮温补，用治小儿行迟、体虚乏力；并利水，治水肿、脚气
桑寄生		桑寄生还可固冲任、安胎，用治崩漏经多、妊娠漏血、胎动不安

3. 狗脊

【功效】祛风湿，补肝肾，强腰膝。

易混考点解析

祛风湿强筋骨药的功效比较和高频考点

中药名称	相似功效	不同功效	高频考点
五加皮	祛风湿，补肝肾，强筋骨	利水	
桑寄生	祛风湿，补肝肾，强筋骨	安胎元	治肾虚胎动不安
狗脊	祛风湿，补肝肾，强腰膝		

第十单元 化湿药

细目 具体药物

1. 广藿香

【性能】辛，微温。归脾、胃、肺经。

【功效】芳香化浊，和中止呕，发表解暑。

【主治病证】①湿滞中焦；②呕吐；③暑湿或湿温初起。

【常用配伍】广藿香配佩兰。

易混考点解析

广藿香与佩兰的比较

中药名称	相同点	不同点
广藿香	二药皆味辛气香，能芳香化湿、发表解暑，用于湿阻中焦、外感暑湿或湿温初起，常相须为用	广藿香微温不燥，辛散发表而不峻烈，为芳香化湿之要药；且解表之力较强，外感表证多用；又可化湿和中止呕，最宜用于湿浊中阻之恶心呕吐
佩兰		佩兰性平，发表之力弱于广藿香，以化湿辟秽为主，可用于脾经湿热，口中甜腻、多涎

2. 佩兰

【功效】芳香化湿，醒脾开胃，发表解暑。

3. 苍术

【性能】辛、苦，温。归脾、胃、肝经。

【功效】燥湿健脾，祛风散寒，明目。

【主治病证】①湿阻中焦证；②风湿痹证；③风寒夹湿表证。

此外，本品尚能明目，用于夜盲症及眼目昏涩。

【常用配伍】苍术配厚朴、陈皮。

4. 厚朴

【性能】苦、辛，温。归脾、胃、肺、大肠经。

【功效】燥湿消痰，下气除满。

【主治病证】①湿阻中焦，脘腹胀满；②食积气滞，腹胀便秘；③痰饮喘咳；④梅核气。

【常用配伍】厚朴配枳实。

易混考点解析

苍术与厚朴的比较

中药名称	相同点	不同点
苍术	二药均可燥湿，常用治湿阻中焦证	苍术燥湿健脾，祛风湿，散表邪，明目，治风湿痹证、风寒表证及夜盲等
厚朴		厚朴苦降下气，消积除满，又下气消痰平喘，可治食积气滞、痰饮咳喘等

5. 砂仁

【功效】化湿开胃，温脾止泻，理气安胎。

【主治病证】①湿阻中焦及脾胃气滞证；②脾胃虚寒吐泻；③气滞妊娠恶阻及胎动不安。

【用法用量】煎服，3～6g。入汤剂宜后下。

【常用配伍】砂仁配木香。

易混考点解析

砂仁与木香的比较

中药名称	相同点	不同点
砂仁	二药均可行脾胃之气，用于脾胃气滞，脘腹胀痛	砂仁又有化湿温脾之功，善治湿浊中阻，中焦寒湿气滞；温中而止呕、止泻，治脾胃虚寒之吐泻；尚能理气安胎，用于妊娠恶阻、胎动不安
木香		木香功偏行气止痛，为治气滞腹痛之要药；又善通行大肠气滞而除后重，用于大肠气滞、里急后重；另可疏利肝胆，用于胁肋疼痛、黄疸

6. 豆蔻

【功效】化湿行气，温中止呕，开胃消食。

【主治病证】①湿阻中焦及脾胃气滞证；②呕吐。

【用法用量】煎服，3 ～ 6g。入汤剂宜后下。

易混考点解析

豆蔻与砂仁的比较

中药名称	相同点	不同点
豆蔻	二药均能化湿行气、温中止呕、止泻，常用治湿阻中焦及脾胃气滞证	豆蔻化湿行气之力偏于中上焦而善止呕，故临床可用于湿温痞闷
砂仁		砂仁香窜气浓，化湿行气之力略胜，长于治中下二焦的寒湿气滞之证，并有行气安胎作用

7. 草果

【功效】燥湿温中，除痰截疟。

易混考点解析

化湿药的比较和高频考点

中药名称	相似功效	不同功效	高频考点
广藿香	芳香化浊	和中止呕，发表解暑	芳化湿浊之要药
佩兰	芳香化湿	醒脾开胃，发表解暑	
苍术	燥湿	健脾，祛风散寒，明目	治湿阻中焦之要药
厚朴	燥湿	消痰，下气除满	消除胀满之要药
砂仁	化湿开胃	温脾止泻，理气安胎	后下，长于治中下二焦的寒湿气滞之证
豆蔻	化湿	行气，温中止呕，开胃消食	后下，偏于中上焦湿证，而善止呕
草果	燥湿	温中，除痰截疟	

第十一单元　利水渗湿药

细目一　利水消肿药

1. 茯苓

【性能】甘、淡，平。归心、肺、脾、肾经。

【功效】利水渗湿，健脾，宁心。

【主治病证】①水肿，小便不利；②痰饮；③脾虚泄泻；④心悸，失眠。

2. 薏苡仁

【性能】甘、淡，凉。归脾、胃、肺经。

【功效】利水渗湿，健脾止泻，除痹，排脓。

【主治病证】①水肿，小便不利，脚气浮肿；②脾虚泄泻；③湿痹拘挛；④肺痈，肠痈。

【用法】煎服。清利湿热宜生用，健脾止泻宜炒用。

易混考点解析

茯苓与薏苡仁的比较

中药名称	相同点	不同点
茯苓	二药均能利水消肿，渗湿健脾，用治水湿内停诸证及脾虚证	茯苓性平，利水不伤正气，为治各种水湿、痰饮要药；补益心脾，宁心安神，治心悸失眠、心神不安证
薏苡仁		薏苡仁性偏寒凉，善清湿热；并能除痹排脓，用治风湿痹证、肺痈、肠痈

3. 猪苓

【功效】利水渗湿。

【主治病证】水肿，小便不利，泄泻。

易混考点解析

茯苓与猪苓的比较

中药名称	相同点	不同点
茯苓	二药均能利水消肿、渗湿，用治水肿、小便不利	茯苓健脾补中，养心安神，治脾虚诸证、心神不安证
猪苓		猪苓利水作用较强，无补益之功

4. 泽泻

【性能】甘、淡，寒。归肾、膀胱经。

【功效】利水渗湿，泄热。

【主治病证】①水肿，小便不利，泄泻；②淋证，遗精。

5. 香加皮

【功效】利水消肿，祛风湿，强筋骨。

【使用注意】本品有毒，服用不宜过量。

6. 冬瓜皮

【功效】利水消肿，清热解暑。

易混考点解析

利水消肿药的功效比较和高频考点

中药名称	相似功效	不同功效	高频考点
茯苓	利水渗湿	健脾，宁心	寒热虚实水肿均可
薏苡仁	利水渗湿	健脾止泻，除痹，排脓	
猪苓	利水渗湿		
泽泻	利水渗湿	泄热	
香加皮	利水消肿	祛风湿，强筋骨	有毒
冬瓜皮	利水消肿	清热解暑	

细目二　利尿通淋药

1. 车前子

【性能】甘，寒。归肝、肾、肺、小肠经。

【功效】清热利尿通淋，渗湿止泻，明目，祛痰。

【主治病证】①淋证，水肿；②泄泻；③目赤肿痛，目暗昏花；④痰热咳嗽。

【用法】煎服，包煎。

【使用注意】肾虚滑精及孕妇慎用。

2. 滑石

【功效】利尿通淋，清热解暑；外用祛湿敛疮。

【主治病证】①热淋，石淋，尿热涩痛；②暑湿，湿温；③湿疮，湿疹，痱子。

【用法】宜先煎、包煎。外用适量。

【使用注意】脾虚、热病津伤者及孕妇慎用。

【常用配伍】滑石配生甘草。

易混考点解析

车前子与滑石的比较

中药名称	相同点	不同点
车前子	二药均具利尿通淋功效，用治湿热下注膀胱之小便淋沥涩痛	车前子还可渗湿止泻、明目、祛痰，用治暑湿泄泻、目赤昏花、翳障
滑石		滑石还可清热解暑、收湿敛疮，用治暑湿、湿温及湿疮、湿疹、痱子

3. 通草

【功效】清热利尿，通气下乳。

4. 瞿麦

【功效】利尿通淋，活血通经。

5. 地肤子

【功效】清热利湿，祛风止痒。

6. 海金沙

【功效】清热利湿，通淋止痛。

【用法】煎服，宜包煎。

7. 石韦

【功效】利尿通淋，清肺止咳，凉血止血。

【主治病证】淋证，肺热咳嗽，血热出血。

8. 萆薢

【功效】利湿去浊，祛风除痹。

9. 萹蓄

【功效】利尿通淋，杀虫，止痒。

10. 木通

【功效】利尿通淋，清心除烦，通经下乳。

【主治病证】①热淋涩痛，水肿；②口舌生疮，心烦尿赤；③经闭乳少；④湿热痹证。

易混考点解析

利尿通淋药的功效比较和高频考点

中药名称	相似功效	不同功效	高频考点
车前子	清热利尿通淋	渗湿止泻，明目，祛痰	包煎
滑石	利尿通淋	清热解暑；外用收湿敛疮	包煎
通草	清热利尿	通气下乳	

续表

中药名称	相似功效	不同功效	高频考点
瞿麦	利尿通淋	活血通经	
地肤子	清热利湿	祛风止痒	
海金沙	清热利湿	通淋止痛	诸淋涩痛之要药；包煎
石韦	利尿通淋	清肺止咳，凉血止血	
萆薢	利湿去浊	祛风除痹	治疗膏淋之要药
萹蓄	利尿通淋	杀虫，止痒	
木通	利尿通淋	清心除烦，通经下乳	

细目三　利湿退黄药

1. 茵陈

【性能】苦、辛，微寒。归脾、胃、肝、胆经。

【功效】清利湿热，利胆退黄。

【主治病证】①黄疸；②暑湿，湿温；③湿疮瘙痒。

【常用配伍】茵陈配大黄、栀子。

2. 金钱草

【性能】甘、咸，微寒。归肝、胆、肾、膀胱经。

【功效】利湿退黄，利尿通淋，解毒消肿。

【主治病证】①湿热黄疸；②石淋，热淋；③痈肿疔疮，虫蛇咬伤。

3. 虎杖

【功效】利湿退黄，清热解毒，散瘀止痛，化痰止咳。

【主治病证】①湿热黄疸，淋浊，带下；②水火烫伤，痈肿疮毒，毒蛇咬伤；③经闭，癥瘕，跌打损伤；④肺热咳嗽。

此外，还有泄热通便的作用，可用于热结便秘。

易混考点解析

大黄与虎杖的比较

中药名称	相同点	不同点
大黄	二药均具有活血散瘀、清热解毒、利胆退黄、泻下通便的功效，用治瘀血诸证、痈肿疮毒、水火烫伤、湿热黄疸、淋证、热结便秘等	大黄泻下攻积力强，又可清热凉血，用于积滞便秘、血热吐衄、目赤咽肿、湿热痢疾
虎杖		虎杖还能清肺化痰止咳，用于肺热咳嗽

利湿退黄药的功效比较和高频考点

中药名称	相似功效	不同功效	高频考点
茵陈	清利湿热，利胆退黄		治湿热黄疸之要药
金钱草	利湿退黄	利尿通淋，解毒消肿	治石淋之要药
虎杖	利湿退黄	清热解毒，散瘀止痛，化痰止咳	

第十二单元　温里药

细目　具体药物

1. 附子

【性能】辛、甘，大热；有毒。归心、肾、脾经。

【功效】回阳救逆，补火助阳，散寒止痛。

【主治病证】①亡阳虚脱，肢冷脉微；②阳虚内寒证；③寒湿痹证。

【用法用量】煎服，3 ～ 15g。本品有毒，宜先煎 0.5 ～ 1 小时，至口尝无麻辣感为度。

【使用注意】孕妇及阴虚阳亢者忌用。反半夏、瓜蒌、贝母、白蔹、白及。生品外用，内服须炮制。若内服过量，或炮制、煎煮方法不当，可引起中毒。

【常用配伍】附子配干姜。

易混考点解析

附子与川乌的比较

中药名称	相同点	不同点
附子	二药均性辛热有毒，有散寒止痛之功，可用于寒痹疼痛、心腹冷痛、寒疝疼痛等	附子为乌头的子根，入心、脾、肾经，上助心阳，中温脾阳，下补肾阳，为回阳救逆之要药；又可补火助阳，用于肾、脾、心诸脏阳气衰弱证
川乌		川乌为乌头的母根，辛热燥烈，药性雄悍，功在通逐风寒湿邪，温通经络而止痛，为治疗寒湿痹证日久、关节疼痛不可屈伸、中风手足不仁之要药

2. 干姜

【性能】辛，热。归脾、胃、肾、心、肺经。

【功效】温中散寒，回阳通脉，温肺化饮。

【主治病证】①脾胃寒证，腹痛，呕吐，泄泻；②亡阳证；③寒饮喘咳。

易混考点解析

附子与干姜的比较

中药名称	相同点	不同点
附子	二药均能温中散寒、回阳救逆，常用于亡阳证之四肢厥逆、脉微欲绝，脾胃有寒之脘腹冷痛、泄泻	附子为“回阳救逆第一要药”，并能补火助阳、散寒止痛，可治各种阳虚证及风寒湿痹证
干姜		干姜回阳救逆之功不及附子，长于温中散寒，用治中焦寒证；又有温肺化饮之功，用于寒饮停肺证

生姜与干姜的比较

中药名称	相同点	不同点
生姜	二药均能温中散寒、温肺止咳，同治胃寒呕吐、冷痛及肺寒咳喘	生姜长于温胃止呕，尤善治胃寒呕吐；又能发汗解表，可治风寒表证
干姜		干姜温里散寒力强，偏于温肺散寒而化饮；又能回阳通脉，可治亡阳证

3. 肉桂

【性能】辛、甘，大热。归肾、脾、心、肝经。

【功效】补火助阳，散寒止痛，温通经脉，引火归原。

【主治病证】①肾阳虚证；②脘腹冷痛，寒疝腹痛；③寒痹腰痛，胸痹，阴疽，闭经，痛经；④虚阳上浮。

此外，久病体虚气血不足者。在补益气血方中加入少量本品，可鼓舞气血生长。

【用法用量】煎服，1～5g，宜后下或焗服；研末冲服，每次1～2g。

【使用注意】阴虚火旺，里有实热，血热妄行出血者及孕妇忌用。畏赤石脂。

【常用配伍】肉桂配附子。

易混考点解析

附子与肉桂的比较

中药名称	相同点	不同点
附子	二药均能补火助阳、散寒止痛，治里寒实证、虚寒证及寒湿痹痛	附子能回阳救逆，长于温补脾肾
肉桂		肉桂长于温补命门，还能引火归原、温通经脉，并能鼓舞气血生长

4. 吴茱萸

【性能】辛、苦，热；有小毒。归肝、脾、胃、肾经。

【功效】散寒止痛，降逆止呕，助阳止泻。

【主治病证】①寒凝肝脉疼痛；②呕吐吞酸；③虚寒泄泻。

【用法用量】煎服，2～5g。外用适量。

【使用注意】本品辛热，有小毒，故不宜多服、久服。阴虚有热者忌用。孕妇慎用。

【常用配伍】吴茱萸配黄连。

5. 小茴香

【功效】散寒止痛，理气和胃。

【主治病证】①寒疝腹痛，睾丸偏坠疼痛，少腹冷痛，痛经；②中焦虚寒气滞证。

6. 丁香

【功效】温中降逆，散寒止痛，温肾助阳。

【主治病证】①胃寒呕吐、呃逆；②脘腹冷痛；③阳痿，宫冷。

【使用注意】畏郁金。

7. 高良姜

【功效】温中止呕，散寒止痛。

8. 花椒

【功效】温中止痛，杀虫止痒。

【主治病证】①中寒腹痛，寒湿吐泻；②虫积腹痛，湿疹，阴痒。

【用法用量】煎服，3～6g。外用适量，煎汤熏洗。

易混考点解析

温里药的功效比较和高频考点

中药名称	相似功效	不同功效	高频考点
附子	散寒止痛	回阳救逆，补火助阳	回阳救逆第一要药
干姜	温中散寒	回阳通脉，温肺化饮	温暖中焦之主药
肉桂	散寒止痛	补火助阳，温通经脉，引火归原	治命门火衰之要药
吴茱萸	散寒止痛	降逆止呕，助阳止泻	治肝寒气滞诸痛要药

续表

中药名称	相似功效	不同功效	高频考点
小茴香	散寒止痛	理气和胃	善治寒疝腹痛
丁香	散寒止痛	温中降逆，温肾助阳	治胃寒呕逆之要药
高良姜	散寒止痛	温中止呕	
花椒	温中止痛	杀虫止痒	

第十三单元 理气药

细目 具体药物

1. 陈皮

【性能】苦、辛，温。归脾、肺经。

【功效】理气健脾，燥湿化痰。

【主治病证】①脾胃气滞证；②呕吐，呃逆；③湿痰，寒痰咳喘；④胸痹。

【常用配伍】陈皮配半夏。

2. 青皮

【功效】疏肝破气，消积化滞。

【主治病证】①肝郁气滞，胸胁胀痛，疝气疼痛，乳癖；②食积气滞，脘腹胀痛；③癥瘕积聚，久疟痞块。

易混考点解析

陈皮与青皮的比较

中药名称	相同点	不同点
陈皮	二药均能行气消滞，用于食积气滞，脘腹胀痛	陈皮性较平和，归脾、肺经，主理脾肺气滞；并能燥湿化痰，用治脾胃气滞之脘腹胀满，湿痰、寒痰壅肺之咳嗽、胸闷等证
青皮		青皮性较峻烈，主归肝、胆、胃经，善疏肝破气，常用与肝气郁结、食积气滞及癥瘕积聚等证

3. 枳实

【性能】苦、辛、酸，微寒。归脾、胃经。

【功效】破气消积，化痰散痞。

【主治病证】①胃肠积滞，湿热泻痢；②胸痹，结胸。

此外，本品尚可治脏器下垂病证。

【使用注意】孕妇慎用。

【常用配伍】枳实配白术。

4. 木香

【性能】辛、苦，温。归脾、胃、大肠、胆、三焦经。

【功效】行气止痛，健脾消食。

【主治病证】①脾胃气滞证；②泻痢里急后重；③腹痛胁痛，黄疸。

此外，本品醒脾开胃，在补益药中用之，可减轻补益药的腻胃和滞气之弊。

【用法】煎服。生用行气力强；煨用行气力缓而实肠止泻，用于泄泻腹痛。

5. 沉香

【功效】行气止痛，温中止呕，纳气平喘。

【主治病证】①寒凝气滞，胸腹胀痛；②胃寒呕吐；③虚喘证。

【用法】煎服，后下。

6. 川楝子

【功效】疏肝泄热，行气止痛，杀虫。

【主治病证】①肝郁化火诸痛证；②虫积腹痛；③头癣、秃疮。

【使用注意】本品有毒，不宜过量或持续服用，以免中毒。又因苦寒，脾胃虚寒者慎用。

7. 乌药

【功效】行气止痛，温肾散寒。

【主治病证】①寒凝气滞，胸腹诸痛证；②尿频，遗尿。

8. 荔枝核

【功效】行气散结，祛寒止痛。

9. 香附

【性能】辛、微苦、微甘，平。归肝、脾、三焦经。

【功效】疏肝解郁，理气宽中，调经止痛。

【主治病证】①肝郁气滞痛证；②月经不调，痛经，乳房胀痛；③气滞腹痛。

易混考点解析

木香、香附与乌药的比较

中药名称	相同点	不同点
木香	三药均能行气止痛，用治气滞腹痛	木香善行脾胃、大肠气滞，兼消食健胃，治脾胃气滞之脘腹胀满、痢疾里急后重等证
香附		香附药性平和，善疏肝解郁、调经止痛，为调经之要药，多用于肝郁气滞之胸胁胀痛、月经不调、痛经等证
乌药		乌药上入脾、肺，下达肾与膀胱，善散寒止痛，并能温肾，长于治疗寒凝气滞之胸胁脘腹诸痛、寒疝腹痛及肾阳不足之小便频数与遗尿

10. 佛手

【功效】疏肝理气，和胃止痛，燥湿化痰。

11. 薤白

【功效】通阳散结，行气导滞。

【主治病证】①胸痹心痛，常与瓜蒌、半夏、枳实等配伍，如瓜蒌薤白白酒汤、瓜蒌薤白半夏汤；②脘腹痞满胀痛，泻痢里急后重。

【使用注意】气虚无滞及胃弱纳呆者不宜用。

【常用配伍】薤白配瓜蒌。

12. 檀香

【功效】行气温中，开胃止痛。

【用法】煎服，宜后下。

13. 大腹皮

【功效】行气宽中，利水消肿。

易混考点解析

理气药的功效比较和高频考点

中药名称	相似功效	不同功效	高频考点
陈皮	理气健脾	燥湿化痰	治痰之要药
青皮	疏肝破气	消积化滞	
枳实	破气消积	化痰散痞	
木香	行气止痛	健脾消食	治疗里急后重之要药
沉香	行气止痛	温中止呕，纳气平喘	
川楝子	行气止痛	疏肝泄热，杀虫	
乌药	行气止痛	温肾散寒	治寒疝腹痛
荔枝核	行气散结	祛寒止痛	治寒疝腹痛
香附	理气宽中	疏肝解郁，调经止痛	气病之总司，女科之主帅
佛手	和胃止痛	疏肝理气，燥湿化痰	
薤白	行气导滞	通阳散结	治胸痹之要药
檀香	行气止痛	温中，开胃	
大腹皮	行气宽中	利水消肿	

第十四单元　消食药

细目　具体药物

1. 山楂

【性能】酸、甘，微温。归脾、胃、肝经。

【功效】消食健胃，行气散瘀，化浊降脂。

【主治病证】①肉食积滞；②泻痢腹痛，疝气痛；③产后瘀阻腹痛、痛经；④高脂血症。

【使用注意】脾胃虚弱而无积滞者，或胃酸分泌过多者慎用。

2. 神曲

【功效】消食和胃。

【主治病证】饮食积滞。丸剂中有金石药时加入本品以助消化吸收。

3. 麦芽

【性能】甘，平。归脾、胃、肝经。

【功效】行气消食，健脾开胃，回乳消胀。

【主治病证】①米面薯蓣食滞；②断乳、乳房胀痛；③肝气郁滞或肝胃不和之胁痛、脘腹痛。

【用法】煎服。消食健胃用生麦芽；回乳消胀炒麦芽。

【使用注意】哺乳期妇女不宜使用。

4. 稻芽

【功效】消食和中，健脾开胃。

5. 莱菔子

【性能】辛、甘，平。归肺、脾、胃经。

【功效】消食除胀，降气化痰。

【主治病证】①食积气滞证；②喘咳痰多，胸闷食少。

此外，古方中生用研服以涌吐风痰。

【使用注意】本品辛散耗气，故气虚及无食积、痰滞者慎用。传统认为不宜与人参同用。

【常用配伍】莱菔子配紫苏子、芥子。

6. 鸡内金

【性能】甘，平。归脾、胃、小肠、膀胱经。

【功效】消食健胃，固精止遗，通淋化石。

【主治病证】①饮食积滞，小儿疳积；②肾虚遗精、遗尿；③砂石淋证，胆结石。

【用法】煎服或研末服，研末服效果比煎剂好。

易混考点解析

消食药的功效比较和高频考点

中药名称	相似功效	不同功效	高频考点
山楂	消食健胃	行气散瘀，化浊降脂	消油腻肉积之要药
神曲	消食和胃		善治食积兼表证；善消金石积滞
麦芽	行气消食	健脾开胃，回乳消胀	善消米面薯蓣食滞
稻芽	消食和中	健胃开脾	
莱菔子	消食除胀	降气化痰	食积兼气滞最宜
鸡内金	消食健胃	涩精止遗，通淋化石	

第十五单元　驱虫药

细目　具体药物

1. 使君子

【功效】杀虫消积。

【主治病证】①蛔虫病，蛲虫病；②小儿疳积。

【用法用量】煎服，9～12g，捣碎；取仁炒香嚼服，6～9g。小儿每岁1～1.5粒，1日总量不超过20粒。空腹服用，每日1次，连用3日。

【使用注意】大量服用可引起呃逆、眩晕、呕吐、腹泻等；若与热茶同服，可引起呃逆、腹泻，故服用时忌饮茶。

2. 苦楝皮

【功效】杀虫，疗癣。

【主治病证】①蛔虫病，蛲虫病，钩虫病；②疥癣，湿疮。

【用法用量】煎服，3～6g；文火久煎。外用适量。

【使用注意】本品有毒，不宜过量或持久服用。孕妇及肝功能不全者慎服。

3. 槟榔

【性能】苦、辛，温。归胃、大肠经。

【功效】杀虫，消积，行气，利水，截疟。

【主治病证】①肠道寄生虫病；②食积气滞，泻痢后重；③水肿，脚气肿痛；④疟疾。

【用法用量】煎服，3～10g。驱杀绦虫、姜片虫30～60g。生用力佳，炒用力缓；焦槟榔有消食化滞作用，用治食滞不消、泻痢后重。

【使用注意】脾虚便溏或气虚下陷者忌用；孕妇慎用。

4. 雷丸

【功效】杀虫消积。

【用法用量】入丸、散剂，每次 5 ～ 7g，饭后温开水调服，每日 3 次，连服 3 日。

5. 榧子

【功效】杀虫消积，润肠通便，润肺止咳。

易混考点解析

驱虫药的不同功效和高频考点

中药名称	相似功效	不同功效	高频考点
使君子	杀虫消积		治小儿蛔虫病的要药
苦楝皮	杀虫	疗癣	
槟榔	杀虫消积	行气，利水，截疟	善治绦虫病
雷丸	杀虫消积		
榧子	杀虫消积	润肠通便，润肺止咳	

第十六单元　止血药

细目一　凉血止血药

1. 小蓟

【性能】甘、苦，凉。归心、肝经。

【功效】凉血止血，散瘀解毒消痈。

【主治病证】①血热出血；②热毒痈肿。

2. 大蓟

【功效】凉血止血，散瘀解毒消痈。

【主治病证】①血热出血；②热毒痈肿。

易混考点解析

大蓟与小蓟的比较

中药名称	相同点	不同点
大蓟	二药均能凉血止血、散瘀解毒消痈，可用治血热出血及热毒痈肿	大蓟解毒散瘀消肿力较强，用治吐血、咯血及崩漏
小蓟		小蓟解毒散瘀消肿力弱，但兼利尿，治尿血、血淋为优

3. 地榆

【性能】苦、酸、涩，微寒。归肝、大肠经。

【功效】凉血止血，解毒敛疮。

【主治病证】①血热出血；②烫伤，湿疹，疮疡痈肿。

【使用注意】本品性寒酸涩，凡虚寒性便血、下痢、崩漏及出血有瘀者慎用。对于大面积烧伤患者，不宜使用地榆制剂外涂，以防其所含鞣质被大量吸收而引起中毒性肝炎。

4. 槐花

【功效】凉血止血，清肝泻火。

【主治病证】①血热出血，以治便血、痔血见长；②肝热目赤，头痛眩晕。

【用法】煎服。外用适量。止血多炒炭用，清热泻火宜生用。

5. 侧柏叶

【功效】凉血止血，化痰止咳，生发乌发。

【主治病证】①血热出血；②肺热咳嗽；③血热脱发，须发早白。

6. 白茅根

【功效】凉血止血，清热利尿。

【主治病证】①血热出血；②水肿，热淋，黄疸；③胃热呕吐，肺热咳嗽。

易混考点解析

白茅根与芦根的比较

<table>
<tr><th>中药名称</th><th>相同点</th><th>不同点</th></tr>
<tr><td>白茅根</td><td rowspan="2">二药均能清肺胃热而利尿，治疗肺热咳嗽、胃热呕吐和小便淋痛，且常相须为用</td><td>白茅根偏入血分，以凉血止血见长</td></tr>
<tr><td>芦根</td><td>芦根偏入气分，以清热生津为优</td></tr>
</table>

凉血止血药的功效比较和高频考点

中药名称	相似功效	不同功效	高频考点
小蓟	凉血止血	散瘀解毒消痈	善治尿血和血淋
大蓟	凉血止血	散瘀解毒消痈	
地榆	凉血止血	解毒敛疮	治水火烫伤之要药
槐花	凉血止血	清肝泻火	治目赤、头痛；为治疗痔疮的要药
侧柏叶	凉血止血	化痰止咳，生发乌发	外用治脱发
白茅根	凉血止血	清热利尿	

细目二　化瘀止血药

1. 三七

【性能】甘、微苦，温。归肝、胃经。

【功效】散瘀止血，消肿定痛。

【主治病证】①出血；②跌打损伤，瘀滞肿痛。

【用法用量】多研末吞服，每次 1 ～ 3g；煎服，3 ～ 9g。外用适量。

【使用注意】孕妇慎用。

【常用配伍】三七配白及。

2. 茜草

【性能】苦，寒。归肝经。

【功效】凉血，祛瘀，止血，通经。

【主治病证】①出血；②血瘀经闭，跌打损伤，风湿痹痛。

3. 蒲黄

【功效】止血，化瘀，通淋。

【主治病证】①出血；②瘀血痛证，常与五灵脂相须为用，如失笑散；③血淋尿血。

【用法用量】煎服，5～10g，包煎。外用适量。止血多炒用，化瘀、利尿多生用。
【使用注意】孕妇慎用。
【常用配伍】蒲黄配五灵脂。

易混考点解析

三七、茜草与蒲黄的比较

中药名称	相同点	不同点
三七	三药均能化瘀止血，有止血而不留瘀的特点，用治血瘀阻滞之多种出血	三七化瘀止血力强，为止血要药，可广泛用于内外各种出血证；也长于活血定痛，又为伤科要药，可用于跌打损伤和各种瘀血肿痛
茜草		茜草凉血化瘀止血，尤宜于血热夹瘀出血证；并活血通经，可用于血滞经闭、跌打损伤和风湿痹痛等证
蒲黄		蒲黄化瘀止血、利尿通淋，能治瘀血阻滞之心腹疼痛、痛经、产后瘀阻腹痛及血淋涩痛等证

生蒲黄与蒲黄炭的比较

中药名称	相同点	不同点
生蒲黄	同一种中药，但炮制方法不同	生蒲黄性滑，偏于行血化瘀、利尿通淋，多用于跌打损伤、痛经、产后疼痛、心腹疼痛等瘀血作痛者
蒲黄炭		蒲黄炭性涩，止血作用显著，可用于吐血、衄血、咯血、崩漏、外伤出血等体内外多种出血

4. 降香
【功效】化瘀止血，理气止痛。
【用法用量】煎服，9～15g，后下。外用适量，研末外敷。

易混考点解析

化瘀止血药的功效比较和高频考点

中药名称	相似功效	不同功效	高频考点
三七	散瘀止血	消肿定痛	伤科要药
茜草	祛瘀止血	凉血，通经	
蒲黄	化瘀止血	通淋	善治尿血和血淋；包煎
降香	化瘀止血	理气止痛	宜后下

细目三　收敛止血药

1. 白及
【性能】苦、甘、涩，微寒。归肺、肝、胃经。
【功效】收敛止血，消肿生肌。
【主治病证】①出血；②痈肿疮疡，皮肤皲裂，水火烫伤。
【使用注意】不宜与乌头类药物同用。

2. 仙鹤草
【功效】收敛止血，止痢，截疟，解毒，补虚。
【主治病证】①出血证；②腹泻，痢疾；③疟疾；④痈肿疮毒，阴痒带下；⑤脱力劳伤。

3. 棕榈炭

【功效】收敛止血。

【主治病证】出血证。

4. 血余炭

【功效】收敛止血，化瘀，利尿。

【主治病证】①出血证；②小便不利。

易混考点解析

收敛止血药的功效比较和高频考点

中药名称	相似功效	不同功效	高频考点
白及	收敛止血	消肿生肌	收敛止血之要药
仙鹤草	收敛止血	止痢，截疟，解毒，补虚	
棕榈炭	收敛止血		
血余炭	收敛止血	化瘀，利尿	

细目四　温经止血药

1. 艾叶

【性能】辛、苦，温；有小毒。归肝、脾、肾经。

【功效】温经止血，散寒调经；外用祛湿止痒。

【主治病证】①出血；②少腹冷痛，经寒不调，宫冷不孕；③皮肤瘙痒。

此外，将本品捣绒，制成艾条、艾炷等，用以熏灸体表穴位，能温煦气血、透达经络。

【常用配伍】艾叶配阿胶。

2. 炮姜

【功效】温经止血，温中止痛。

易混考点解析

温经止血药的功效比较和高频考点

中药名称	相似功效	不同功效	高频考点
艾叶	温经止血	散寒调经；外用祛湿止痒	温经止血之要药
炮姜	温经止血	温中止痛	

第十七单元　活血化瘀药

细目一　活血止痛药

1. 川芎

【性能】辛，温。归肝、胆、心包经。

【功效】活血行气，祛风止痛。

【主治病证】①血瘀气滞痛证；②头痛，风湿痹痛。

2. 延胡索

【性能】辛、苦，温。归肝、脾经。

【功效】活血，行气，止痛。

【主治病证】气血瘀滞诸痛证。

【用法】煎服；研粉吞服。

3. 郁金

【性能】辛、苦，寒。归肝、肺、心经。

【功效】活血止痛，行气解郁，清心凉血，利胆退黄。

【主治病证】①气滞血瘀痛证；②热病神昏，癫痫，癫狂；③血热出血证；④肝胆湿热黄疸、胆石症。

【使用注意】不宜与丁香、母丁香同用。

【常用配伍】郁金配石菖蒲。

4. 姜黄

【功效】破血行气，通经止痛。

【主治病证】①气滞血瘀痛证；②风湿痹痛。

易混考点解析

姜黄与郁金的比较

中药名称	相同点	不同点
姜黄	二药均能活血散瘀、行气止痛，用治血瘀气滞证	姜黄性温行散，祛瘀力强，以治寒凝血瘀气滞证为佳，并用于风寒湿痹
郁金		郁金苦寒降泄，行气力强，且能凉血，用治血热瘀滞证；又能利胆退黄、清心解郁，用于湿热黄疸、热病神昏等证

5. 乳香

【功效】活血定痛，消肿生肌。

【主治病证】①跌打损伤，疮疡痈肿，瘰疬痰核；②气滞血瘀诸痛证。

【使用注意】胃弱者及孕妇慎用。

6. 没药

【功效】散瘀定痛，消肿生肌。

【使用注意】同乳香。

7. 五灵脂

【功效】活血止痛，化瘀止血。

【用法】煎服，宜包煎。

【使用注意】血虚无瘀及孕妇慎用。人参畏五灵脂。

易混考点解析

活血止痛药的功效比较和高频考点

中药名称	相似功效	不同功效	高频考点
川芎	活血止痛	行气，祛风	血中之气药；头痛不离川芎
延胡索	活血止痛	行气	行血中气滞，气中血滞，故专治一身上下诸痛
郁金	活血止痛	行气解郁，清心凉血，利胆退黄	
姜黄	破血止痛	行气，通经	善治风湿痹痛
乳香	活血定痛	消肿生肌	

续表

中药名称	相似功效	不同功效	高频考点
没药	散瘀定痛	消肿生肌	
五灵脂	活血止痛	化瘀止血	包煎

细目二　活血调经药

1. 丹参

【性能】苦，微寒。归心、肝经。

【功效】活血祛瘀，通经止痛，清心除烦，凉血消痈。

【主治病证】①月经不调，闭经痛经，产后瘀滞腹痛；②血瘀心痛，脘腹疼痛，癥瘕积聚，跌打损伤，风湿痹证；③热病烦躁神昏，心悸失眠；④疮痈肿毒。

【使用注意】不宜与藜芦同用。

易混考点解析

川芎与丹参的比较

中药名称	相同点	不同点
川芎	二药均能活血祛瘀，常用于各种瘀血病证	川芎辛温气香，为血中气药，适用于血瘀气滞之诸痛证；还能祛风止痛，为治头痛、风湿痹痛之良药
丹参		丹参以活血化瘀为主，药性寒凉，适用于血热瘀滞之证；兼能除烦安神、凉血消痈，对热扰心神之心烦失眠及疮痈肿毒有良效

2. 红花

【性能】辛，温。归心、肝经。

【功效】活血通经，散瘀止痛。

【主治病证】①血滞经闭、痛经，产后瘀滞腹痛；②癥瘕积聚；③胸痹心痛，血瘀腹痛、胁痛；④跌打损伤、瘀滞肿痛；⑤瘀滞斑疹色暗。

3. 桃仁

【性能】苦、甘，平。归心、肝、大肠经。

【功效】活血祛瘀，润肠通便，止咳平喘。

【主治病证】①瘀血阻滞诸证；②肺痈，肠痈；③肠燥便秘；④咳嗽气喘。

易混考点解析

桃仁与红花的比较

中药名称	相同点	不同点
桃仁	二药均能活血祛瘀，常相须为用，治疗血瘀经闭、痛经、产后瘀血腹痛等	桃仁活血作用较强，用治下焦瘀血，寒热均可；兼有润肠通便、止咳平喘之功，可治肠燥便秘、咳嗽气喘
红花		红花祛瘀力稍弱，长于通利血脉，故常用于血脉瘀滞证；又能活血化滞消斑，用治瘀滞斑疹色暗等

4. 益母草

【性能】苦、辛，微寒。归心包、肝、膀胱经。

【功效】活血调经，利尿消肿，清热解毒。

【主治病证】①血滞经闭、痛经、经行不畅、产后恶露不尽，瘀滞腹痛；②水肿，小便不利；③跌打损伤，疮痈肿毒，皮肤瘾疹。

5. 牛膝

【性能】苦、甘、酸，平。归肝、肾经。

【功效】逐瘀通经，补肝肾，强筋骨，利水通淋，引火（血）下行。

【主治病证】①瘀血阻滞之经闭、痛经，经行腹痛，胞衣不下，跌打伤痛；②腰膝酸痛，下肢痿软；③淋证，水肿，小便不利；④上部火热证。

【用法】煎服。活血通经、利水通淋、引火（血）下行宜生用；补肝肾、强筋骨宜酒炙用。

【常用配伍】牛膝配苍术、黄柏。

6. 鸡血藤

【功效】活血补血，调经止痛，舒筋活络。

【主治病证】①月经不调，痛经，闭经；②风湿痹痛，手足麻木，肢体瘫痪；③血虚萎黄。

7. 王不留行

【功效】活血通经，下乳消痈，利尿通淋。

8. 泽兰

【功效】活血调经，祛瘀消痈，利水消肿。

易混考点解析

活血调经药的功效比较和高频考点

中药名称	相似功效	不同功效	高频考点
丹参	活血通经	祛瘀止痛，清心除烦，凉血消痈	一味丹参散，功同四物汤
红花	活血通经	散瘀止痛	
桃仁	活血祛瘀	润肠通便，止咳平喘	
益母草	活血调经	利尿消肿，清热解毒	
牛膝	逐瘀通经	补肝肾，强筋骨，利水通淋，引火（血）下行	
鸡血藤	活血止痛	补血，调经，舒筋活络	补血兼行血
王不留行	活血通经	下乳消痈，利尿通淋	
泽兰	活血调经	祛瘀消痈，利水消肿	

细目三　活血疗伤药

1. 土鳖虫

【性能】咸，寒；有小毒。归肝经。

【功效】破血逐瘀，续筋接骨。

【主治病证】①跌打损伤，筋伤骨折，瘀肿疼痛；②血瘀经闭，产后瘀滞腹痛，积聚痞块。

2. 苏木

【功效】活血祛瘀，消肿止痛。

3. 自然铜

【功效】散瘀止痛，续筋接骨。

4. 骨碎补

【功效】活血止痛，补肾强骨；外用消风祛斑。

5. 血竭

【功效】活血定痛，化瘀止血，生肌敛疮。

【用法用量】入丸、散，研末服，每次 1 ～ 2g；外用适量，研末外敷。

易混考点解析

活血疗伤药的功效比较和高频考点

中药名称	相似功效	不同功效	高频考点
土鳖虫	破血逐瘀	续筋接骨	有小毒
苏木	活血祛瘀	消肿止痛	
自然铜	散瘀	止痛，续筋接骨	
骨碎补	活血止痛	补肾强骨；外用消风祛斑	
血竭	活血定痛	化瘀止血，生肌敛疮	

细目四　破血消癥药

1. 莪术

【功效】破血行气，消积止痛。

【主治病证】①癥瘕积聚，经闭，心腹瘀痛；②食积脘腹胀痛；③跌打损伤，瘀肿疼痛。

【使用注意】孕妇禁用。

2. 三棱

【功效】破血行气，消积止痛。

【使用注意】孕妇禁用。不宜与芒硝、玄明粉同用。

3. 水蛭

【功效】破血通经，逐瘀消癥。

【主治病证】①血瘀经闭，癥瘕积聚；②跌打损伤，心腹疼痛。

4. 穿山甲

【功效】活血消癥，通经下乳，消肿排脓，搜风通络。

易混考点解析

破血消癥药的不同功效和高频考点

中药名称	相似功效	不同功效	高频考点
莪术	破血行气	消积止痛	莪术和三棱功效相同
三棱	破血行气	消积止痛	
水蛭	破血消癥	逐瘀通经	
穿山甲	活血消癥	通经下乳，消肿排脓，搜风通络	

第十八单元　化痰止咳平喘药

细目一　温化寒痰药

1. 半夏

【性能】辛，温；有毒。归脾、胃、肺经。

【功效】燥湿化痰，降逆止呕，消痞散结；外用消肿止痛。

【主治病证】①湿痰，寒痰证；②呕吐；③心下痞，胸痹，梅核气；④瘿瘤，痰核，痈疽肿毒，毒蛇咬伤。

【用法用量】煎服，3 ～ 9g，一般宜制用。炮制品有姜半夏、法半夏等。

【使用注意】不宜与乌头类药物同用。阴亏燥咳、血证慎用。

【常用配伍】半夏配生姜。

易混考点解析

清半夏、法半夏、姜半夏、竹沥半夏、半夏曲和生半夏的比较

炮制品种	功效	主治病证
清半夏	辛温燥烈之性较缓，长于燥湿化痰	适用于湿痰咳嗽、胃脘痞满
法半夏	温性较弱，功能燥湿化痰	适用于痰多咳嗽、痰饮眩悸、风痰眩晕、痰厥头痛
姜半夏	温中化痰，长于降逆止呕	适用于痰饮呕吐、痞满
竹沥半夏	药性变凉，功能清化热痰	适用于胃热呕吐、肺热咳嗽，以及痰热内闭、中风不语
半夏曲	燥湿健脾，化痰消食止泻	适用于脾胃虚弱，痰食互结，宿食不化，腹痛泄泻，大便不畅，呕恶苔腻
生半夏	毒性较大，偏于解毒散结	多外用，治痈肿痰核

2. 天南星

【功效】燥湿化痰，祛风止痉；外用散结消肿。

【主治病证】①顽痰咳嗽，湿痰寒痰证；②风痰眩晕，中风，癫痫，破伤风；③痈疽肿痛，痰核瘰疬；④蛇虫咬伤。

【用法用量】煎服，3 ～ 9g，内服多制用。外用适量。

【使用注意】孕妇慎用。

易混考点解析

半夏与天南星的比较

中药名称	相同点	不同点
半夏	二药均辛温有毒，能燥湿化痰、温化寒痰，主治湿痰、寒痰证；炮制后治热痰、风痰；外用消肿止痛，治疮疡肿毒及毒蛇咬伤	半夏善治脏腑湿痰，并能降逆止呕、消痞散结，用治多种痰湿证、呕吐、痞证、结胸等
天南星		天南星善除经络之风痰，并能祛风止痉，多用于风痰眩晕、中风、癫痫及破伤风等证

3. 芥子

【功效】温肺豁痰，利气散结，通络止痛。

【主治病证】①寒痰喘咳，悬饮；②阴疽流注，肢体麻木，关节肿痛；③治寒凝痰滞之阴疽肿毒，常与鹿角胶、肉桂、熟地黄同用，如阳和汤。

【用法用量】煎服，3 ～ 9g。外用适量。

【使用注意】本品辛温走散，耗气伤阴，久咳肺虚及阴虚火旺者忌用；消化道溃疡、出血者及皮肤过敏者忌用。

4. 旋覆花

【性能】苦、辛、咸，微温。归肺、脾、胃、大肠经。

【功效】降气消痰，行水止呕。

【主治病证】①咳嗽痰多，痰饮蓄结，胸膈痞满；②噫气，呕吐，常配赭石、半夏等，以增强降逆化痰作用，如旋覆代赭汤。

【用法用量】煎服，3～9g，包煎。

【使用注意】阴虚劳嗽，津伤燥咳者忌用。

【常用配伍】旋覆花配赭石。

5. 白前

【功效】降气，消痰，止咳。

易混考点解析

温化寒痰药的功效比较和高频考点

中药名称	相似功效	不同功效	高频考点
半夏	燥湿化痰	降逆止呕，消痞散结；外用消肿止痛	治湿痰、寒痰之要药
天南星	燥湿化痰	祛风止痉；外用散结消肿	善治风痰证
芥子	温肺豁痰	利气散结，通络止痛	除皮里膜外之痰
旋覆花	化痰	降气，行水止呕	包煎
白前	消痰	降气，止咳	

细目二　清化热痰药

1. 川贝母

【性能】苦、甘，微寒。归肺、心经。

【功效】润肺止咳，清热化痰，散结消痈。

【主治病证】①虚劳咳嗽，肺热燥咳；②瘰疬，乳痈，肺痈，疮痈。

【使用注意】不宜与乌头类药物同用。

2. 浙贝母

【性能】苦，寒。归肺、心经。

【功效】清热化痰止咳，解毒散结消痈。

【主治病证】①风热、痰热咳嗽；②瘰疬，瘿瘤，乳痈疮毒，肺痈。

【使用注意】同川贝母。

易混考点解析

川贝母与浙贝母的比较

中药名称	相同点	不同点
川贝母	二药均能清热化痰、散结，用治热痰、瘰疬、瘿瘤等	川贝母甘寒润肺，善治燥痰干咳和肺虚久咳
浙贝母		浙贝母苦寒清泄，善治热痰和风热咳嗽

3. 瓜蒌

【性能】甘、微苦，寒。归肺、胃、大肠经。

【功效】清热涤痰，宽胸散结，润燥滑肠。

【主治病证】①痰热咳嗽；②胸痹、结胸；③肺痈，肠痈，乳痈；④肠燥便秘。

【使用注意】本品甘寒而滑，脾虚便溏者忌用。不宜与乌头类药物同用。

易混考点解析

瓜蒌皮与瓜蒌仁的比较

中药名称	相同点	不同点
瓜蒌皮	二药均能清热化痰、宽胸散结	瓜蒌皮长于清热化痰、利气宽胸散结，多用于治疗痰热壅肺之咳嗽痰黄黏稠及痰浊阻胸之胸痹证
瓜蒌仁		瓜蒌仁长于润肺化痰、润肠通便，多用于治疗肺燥之咳嗽痰少及肠燥便秘

4. 竹茹

【功效】清热化痰，除烦，止呕。

【主治病证】①肺热咳嗽，痰热心烦不寐；②胃热呕吐，妊娠恶阻。

5. 竹沥

【功效】清热豁痰，定惊利窍。

【主治病证】①痰热咳喘；②中风痰迷，惊痫癫狂。

【用法用量】内服 15 ～ 30mL，冲服。

6. 天竺黄

【功效】清热豁痰，凉心定惊。

7. 前胡

【功效】降气化痰，散风清热。

8. 桔梗

【性能】苦、辛、平。归肺经。

【功效】宣肺，祛痰，利咽，排脓。

【主治病证】①咳嗽痰多，胸闷不畅；②咽喉肿痛，音哑失音；③肺痈吐脓。

【使用注意】本品性升散，凡气机上逆之呕吐、呛咳、眩晕及阴虚火旺之咯血等不宜用。用量过大易致恶心呕吐。

【常用配伍】桔梗配甘草。

9. 海藻

【功效】消痰软坚散结，利水消肿。

【使用注意】不宜与甘草同用。

10. 昆布

【功效】消痰软坚散结，利水消肿。

11. 海蛤壳

【功效】清热化痰，软坚散结，制酸止痛；外用收湿敛疮。

易混考点解析

清化热痰药的功效比较和高频考点

中药名称	相似功效	不同功效	高频考点
川贝母	清热化痰	润肺止咳，散结消痈	二者鉴别
浙贝母	清热化痰	止咳，解毒散结消痈	
瓜蒌	清热涤痰	宽胸散结，润燥滑肠	
竹茹	清热化痰	除烦，止呕	
竹沥	清热豁痰	定惊利窍	冲服
天竺黄	清热豁痰	凉心定惊	

续表

中药名称	相似功效	不同功效	高频考点
前胡	清热化痰	降气，散风	
桔梗	祛痰	宣肺，利咽，排脓	
海藻	消痰	软坚散结，利水消肿	
昆布	消痰	软坚散结，利水消肿	
海蛤壳	清热化痰	软坚散结，制酸止痛；外用收湿敛疮	

细目三　止咳平喘药

1. 苦杏仁

【性能】苦，微温；有小毒。归肺、大肠经。

【功效】降气止咳平喘，润肠通便。

【主治病证】①咳嗽气喘；②肠燥便秘。

【用法】煎服。宜打碎入煎，生品入煎剂宜后下。

【使用注意】阴虚咳喘及大便溏泄者忌用。内服不宜过量，婴儿慎用。

易混考点解析

苦杏仁与桃仁的比较

中药名称	相同点	不同点
苦杏仁	二药均能止咳平喘、润肠通便，用于治疗肺气不宣之咳嗽气喘，以及肠燥便秘	苦杏仁止咳平喘和润肠通便作用均较强
桃仁		桃仁具有较强的活血化瘀功效，可用于治疗瘀血诸痛及妇女经闭等病证

2. 紫苏子

【性能】辛，温。归肺、大肠经。

【功效】降气化痰，止咳平喘，润肠通便。

【主治病证】①咳喘痰多；②肠燥便秘。

易混考点解析

苦杏仁与紫苏子的比较

中药名称	相同点	不同点
苦杏仁	二药均能止咳平喘、润肠通便，可用于咳嗽气喘、肠燥便秘	苦杏仁长于宣肺，多用治肺气不宣之咳嗽气喘
紫苏子		紫苏子长于降气，兼能化痰，适用于痰壅气逆之咳嗽气喘

3. 百部

【性能】甘、苦，微温。归肺经。

【功效】润肺下气止咳，杀虫灭虱。

【主治病证】①新久咳嗽，顿咳，肺痨咳嗽；②蛲虫，阴痒，头虱及疥癣。

【用法】煎服，3～9g。外用适量。久咳虚嗽宜蜜炙用。

【使用注意】脾虚食少便溏者忌用。

4. 紫菀

【功效】润肺下气，化痰止咳。

【主治病证】咳嗽痰多。

5. 款冬花

【功效】润肺下气，止咳化痰。

【主治病证】咳嗽气喘。

6. 枇杷叶

【功效】清肺止咳，降逆止呕。

【主治病证】①肺热咳嗽，气逆喘急；②胃热呕吐，哕逆，烦热口渴。

【用法】煎服。止咳宜炙用，止呕宜生用。

7. 桑白皮

【性能】甘，寒。归肺经。

【功效】泻肺平喘，利水消肿。

【主治病证】①肺热咳喘；②水肿。

8. 葶苈子

【性能】辛、苦，大寒。归肺、膀胱经。

【功效】泻肺平喘，行水消肿。

【主治病证】①痰涎壅盛，喘息不得平卧；②水肿，胸腹积水，小便不利。

易混考点解析

桑白皮与葶苈子的比较

中药名称	相同点	不同点
桑白皮	二药均有泻肺平喘、利水消肿的作用，治疗肺热咳喘及水肿、小便不利等常相须为用	桑白皮甘寒，药性较缓，长于清肺热、降肺火，多用于肺热咳喘痰黄及皮肤水肿
葶苈子		葶苈子力峻，重在泻肺中水气、痰涎，邪盛喘满不得卧者尤宜；其利水作用较强，可兼治鼓胀、胸腹积水等证

9. 白果

【功效】敛肺定喘，止带缩尿。

【主治病证】①哮喘痰嗽；②带下，白浊，尿频遗尿。

【使用注意】本品有毒，忌生食，不宜多用，小儿尤当注意。其性收敛，咳喘痰稠、咳吐不爽者慎用。

易混考点解析

止咳平喘药的功效比较和高频考点

中药名称	相似功效	不同功效	高频考点
苦杏仁	止咳平喘	降气，润肠通便	有小毒
紫苏子	止咳平喘	降气化痰，润肠通便	与苦杏仁鉴别
百部	润肺止咳	下气，杀虫灭虱	外用为治头虱、体虱之佳品
紫菀	润肺止咳	下气化痰	
款冬花	润肺止咳	下气化痰	
枇杷叶	清肺止咳	降逆止呕	
桑白皮	泻肺平喘	利水消肿	
葶苈子	泻肺平喘	行水消肿	
白果	敛肺定喘	止带缩尿	

第十九单元　安神药

细目一　重镇安神药

1. 朱砂

【性能】甘，微寒；有毒。归心经。

【功效】清心镇惊，安神，明目，解毒。

【主治病证】①心悸易惊，失眠多梦；②惊风，狂乱，癫痫；③疮疡肿毒，喉痹，口疮。

此外，本品还有一定的明目作用，可治心肾不交之视物昏花、耳鸣等。

【用法用量】内服，只宜入丸、散，每次 0.1 ～ 0.5g；不宜入煎剂。外用适量。

【使用注意】本品有毒，内服不可过量或持续服用。孕妇及肝肾功能不全者忌服。忌火煅。

2. 磁石

【性能】咸，寒。归心、肝、肾经。

【功效】镇惊安神，平肝潜阳，聪耳明目，纳气平喘。

【主治病证】①心神不宁，惊悸失眠，癫痫；②肝阳上亢，头晕目眩；③耳鸣耳聋，视物昏花；④肾虚气喘。

【用法用量】煎服，9 ～ 30g，先煎。

【使用注意】因吞服后不易消化，如入丸散，不可多服。脾胃虚弱者慎用。

【常用配伍】磁石配朱砂。

易混考点解析

朱砂与磁石的比较

中药名称	相同点	不同点
朱砂	二药质重性寒，入心经，能镇惊安神，治心悸失眠、怔忡恐怯、惊风癫狂；还能明目，治肝肾亏虚之目暗不明	朱砂有毒，镇心、清心而安神，善治心火亢盛之心神不安；又能清热解毒，治口疮、咽痛、疮疡
磁石		磁石无毒，益肾阴，潜肝阳，主治肾虚肝旺，肝火扰心之心神不宁；又能平肝潜阳、聪耳明目、纳气平喘，治肝阳上亢之头晕目眩、肾虚之耳鸣耳聋、肝阴不足之目暗不明，以及肾虚喘促

3. 龙骨

【性能】甘、涩，平。归心、肝、肾经。

【功效】镇惊安神，平肝潜阳，收敛固涩，收湿敛疮。

【主治病证】①心神不宁，心悸失眠，惊痫癫狂；②肝阳上亢，头晕目眩；③滑脱诸证；④湿疮痒疹，疮疡久溃不敛。

【用法用量】煎服，15 ～ 30g，先煎。外用适量。镇惊安神、平肝潜阳宜生用，收敛固涩、收湿敛疮宜煅用。

4. 琥珀

【功效】镇惊安神，活血散瘀，利尿通淋。

【用法用量】研末冲服，或入丸、散，每次 1.5 ～ 3g。不入煎剂。外用适量。

易混考点解析

重镇安神药的功效比较和高频考点

中药名称	相似功效	不同功效	高频考点
朱砂	镇惊安神	清心，明目，解毒	有毒，不入煎剂
磁石	镇惊安神	平肝潜阳，聪耳明目，纳气平喘	先煎
龙骨	镇惊安神	平肝潜阳，收敛固涩，收湿敛疮	治滑脱诸证
琥珀	镇惊安神	活血散瘀，利尿通淋	冲服

细目二　养心安神药

1. 酸枣仁

【性能】甘、酸，平。归肝、胆、心经。

【功效】养心益肝，宁心安神，敛汗，生津。

【主治病证】①虚烦不眠，惊悸多梦；②体虚多汗。

此外，有收敛生津止渴之功效，还可用治伤津口渴咽干。

2. 柏子仁

【功效】养心安神，润肠通便，止汗。

【主治病证】①心悸失眠，健忘；②肠燥便秘；③阴虚盗汗。

【使用注意】便溏及痰多者慎用。

易混考点解析

酸枣仁与柏子仁的比较

中药名称	相同点	不同点
酸枣仁	二药均为养心安神止汗之品，常相须为用，治疗阴血不足，心神失养之心神不宁及阴虚盗汗证	酸枣仁长于益肝血，善治心肝血虚之心神不宁证
柏子仁		柏子仁长于治疗心阴虚及心肾不交之心神不宁；并能润肠通便，治肠燥便秘

3. 合欢皮

【功效】解郁安神，活血消肿。

4. 远志

【功效】安神益智，交通心肾，祛痰，消肿。

【主治病证】①失眠多梦，心悸怔忡、健忘；②咳嗽痰多，咳痰不爽；③痈疽疮毒，乳房肿痛。

【使用注意】凡实热或痰火内盛者，以及有胃溃疡及胃炎者慎用。

5. 首乌藤

【功效】养血安神，祛风通络。

易混考点解析

养心安神药的功效比较和高频考点

中药名称	相似功效	不同功效	高频考点
酸枣仁	宁心安神	养心益肝，敛汗，生津	善治心肝血虚之心神不宁
柏子仁	养心安神	润肠通便，止汗	长于治疗心阴虚及心肾不交之心神不宁
合欢皮	安神	解郁，活血消肿	解郁安神之要药

续表

中药名称	相似功效	不同功效	高频考点
远志	安神益智	交通心肾，祛痰，消肿	
首乌藤	养血安神	祛风通络	

第二十单元　平肝息风药

细目一　平抑肝阳药

1. 石决明

【性能】咸，寒。归肝经。

【功效】平肝潜阳，清肝明目。

【主治病证】①肝阳上亢，头痛眩晕；②目赤翳障，视物昏花。

【用法】煎服，应打碎先煎。平肝、清肝宜生用；外用点眼宜煅用、水飞。

易混考点解析

石决明与决明子的比较

中药名称	相同点	不同点
石决明	二药均有清肝明目之功效，用治肝热目赤肿痛、翳障	石决明咸寒质重，凉肝镇肝，滋养肝阴，无论实证、虚证之目疾均可用，多用于血虚肝热之羞明、目暗、雀盲；又可平肝潜阳，用治肝阳上亢、头晕目眩
决明子		决明子苦寒，功偏清肝火而明目，用治肝经实火之目赤肿痛；又有润肠通便之功，用治肠燥便秘

2. 珍珠母

【功效】平肝潜阳，安神定惊，明目退翳。

【用法】煎服，先煎，或入丸、散。外用适量。

3. 牡蛎

【性能】咸，微寒。归肝、胆、肾经。

【功效】潜阳补阴，重镇安神，软坚散结，收敛固涩，制酸止痛。

【主治病证】①肝阳上亢，头晕目眩；②心神不安，惊悸失眠；③痰核，瘰疬，癥瘕积聚；④滑脱诸证。

此外，煅牡蛎有收敛制酸作用，可治胃痛泛酸。

【用法】煎服，先煎。外用适量。收敛固涩、制酸止痛宜煅用，其他宜生用。

易混考点解析

牡蛎与龙骨的比较

中药名称	相同点	不同点
牡蛎	二药均能重镇安神、平肝潜阳、收敛固涩，常相须为用，治疗心神不安、惊悸失眠、肝阳上亢、头晕目眩及滑脱不禁诸证	牡蛎主入肝经，平肝潜阳功效较优；还能软坚散结、制酸，可治痰核瘰疬、胃酸过多等证
龙骨		龙骨主入心经，镇惊安神、收敛固涩作用较优，煅后外用能收湿敛疮，可治湿疹、湿疮等病证

4. 赭石

【性能】苦，寒。归肝、心、肺、胃经。

【功效】平肝潜阳，重镇降逆，凉血止血。

【主治病证】①肝阳上亢，头晕目眩；②呕吐，呃逆，噫气；③气逆喘息；④血热吐衄，崩漏。

【用法】煎服，先煎。降逆、平肝宜生用，止血宜煅用。

【使用注意】虚寒证及孕妇慎用。含微量砷，不宜长期服用。

5. 蒺藜

【功效】平肝解郁，活血祛风，明目止痒。

6. 罗布麻叶

【功效】平肝安神，清热，利水。

易混考点解析

平抑肝阳药的功效比较和高频考点

中药名称	相似功效	不同功效	高频考点
石决明	平肝潜阳	清肝明目	打碎先煎
珍珠母	平肝潜阳	安神定惊，明目退翳	打碎先煎
牡蛎	潜阳补阴	重镇安神，软坚散结，收敛固涩，制酸止痛	治滑脱诸证；打碎先煎
赭石	平肝潜阳	重镇降逆，凉血止血	打碎先煎
蒺藜	平肝解郁	活血祛风，明目止痒	
罗布麻叶	平肝安神	清热，利水	

细目二　息风止痉药

1. 羚羊角

【性能】咸，寒。归肝、心经。

【功效】平肝息风，清肝明目，散血解毒。

【主治病证】①肝风内动，惊痫抽搐；②肝阳上亢，头晕目眩；③肝火上炎，目赤头痛；④温热病壮热神昏，热毒发斑。

此外，本品有清肺解毒之效，可用于肺热咳喘、疮痈热毒炽盛等。

【用法用量】煎服，1～3g；单煎2小时以上。磨汁或研粉服，每次0.3～0.6g。

【常用配伍】羚羊角配钩藤。

2. 牛黄

【性能】苦、凉。归心、肝经。

【功效】凉肝息风，清心豁痰，开窍醒神，清热解毒。

【主治病证】①惊风，癫痫；②热病神昏，口噤，痰鸣；③口舌生疮，咽喉肿痛，痈疽疔毒。

【用法用量】入丸、散剂，0.15～0.35g。外用适量，研末敷患处。

【使用注意】非实热证不宜使用；孕妇慎用。

易混考点解析

羚羊角与牛黄的比较

中药名称	相同点	不同点
羚羊角	二药均清肝热、息风止痉，用治温热病壮热神昏及肝风惊厥抽搐	羚羊角性寒，又可平肝潜阳、明目、散血、解毒，常用治肝阳上亢之头晕目眩、肝火目赤头痛，及热毒发斑、肺热咳喘等证
牛黄		牛黄性凉，又可豁痰开窍、清热解毒，常用治热入心包或痰蒙清窍之癫痫、口舌生疮、咽喉肿痛、痈疽疔毒等证

3. 珍珠

【功效】安神定惊，明目消翳，解毒生肌，润肤祛斑。

【用法用量】内服，多入丸、散，0.1 ～ 0.3g。外用适量。

4. 钩藤

【性能】甘，凉。归肝、心包经。

【功效】息风定惊，清热平肝。

【主治病证】①肝风内动，惊痫抽搐；②肝阳上亢，头痛，眩晕。

此外，本品有轻清疏泄之性，能清热透邪，可用于外感风热、头痛目赤。

【用法用量】煎服，3 ～ 12g，后下。

5. 天麻

【性能】甘，平。归肝经。

【功效】息风止痉，平抑肝阳，祛风通络。

【主治病证】①肝风内动，惊痫抽搐；②眩晕，头痛；③肢体麻木，中风手足不遂，风湿痹痛。

【常用配伍】天麻配钩藤。

易混考点解析

钩藤与天麻的比较

中药名称	相同点	不同点
钩藤	二药均能息风止痉、平肝潜阳，常用治肝风内动、惊痫抽搐，以及肝阳上亢之头痛、头晕、目眩等证	钩藤能清热，尤宜于热极动风与肝经阳热病证
天麻		天麻性平，无论寒热虚实皆可应用，并能祛风湿、止痹痛，可用治风湿痹痛，以及肢体麻木、手足不遂等证

6. 地龙

【功效】清热定惊，通络，平喘，利尿。

【主治病证】高热惊痫，癫狂；中风半身不遂；风湿痹证；肺热哮喘；小便不利，尿闭不通。

7. 全蝎

【功效】息风镇痉，攻毒散结，通络止痛。

【主治病证】①痉挛抽搐；②疮疡肿毒，瘰疬结核；③风湿顽痹；④偏正头痛。

【用法用量】煎服，3 ～ 6g。外用适量。

【使用注意】本品有毒，用量不宜过大。孕妇禁用。

【常用配伍】全蝎配蜈蚣。

8. 蜈蚣

【功效】息风镇痉，攻毒散结，通络止痛。

【主治病证】①痉挛抽搐；②疮疡肿毒，瘰疬结核；③风湿顽痹；④顽固性头痛。

【用法用量】煎服，3 ～ 5g。外用适量。

【使用注意】本品有毒，用量不宜过大。孕妇禁用。

易混考点解析

蜈蚣与全蝎的比较

中药名称	相同点	不同点
蜈蚣	二药皆有息风镇痉、解毒散结、通络止痛之功效，常相须为用	蜈蚣力猛性燥，善走窜通达，息风镇痉功效较强；又攻毒疗疮，通痹止痛效佳
全蝎		全蝎性平，息风止痉、攻毒散结之力不及蜈蚣

9. 僵蚕

【功效】息风止痉，祛风止痛，化痰散结。

【主治病证】①惊痫抽搐；②风中经络，口眼歪斜；③风热头痛，目赤，咽痛；④风疹瘙痒；⑤痰核，瘰疬。

易混考点解析

息风止痉药的功效比较和高频考点

中药名称	相似功效	不同功效	高频考点
羚羊角	平肝息风	清肝明目，散血解毒	
牛黄	凉肝息风	清心豁痰，开窍醒神，清热解毒	入丸、散，0.15 ～ 0.35g
珍珠	定惊	安神，明目消翳，解毒生肌，润肤祛斑	
钩藤	息风定惊	清热平肝	后下
天麻	息风止痉	平抑肝阳，祛风通络	治疗眩晕、头痛之要药
地龙	清热定惊	通络，平喘，利尿	
全蝎	息风镇痉	攻毒散结，通络止痛	
蜈蚣	息风镇痉	攻毒散结，通络止痛	
僵蚕	息风止痉	祛风止痛，化痰散结	

第二十一单元　开窍药

细目　具体药物

1. 麝香

【性能】辛，温。归心、脾经。

【功效】开窍醒神，活血通经，消肿止痛。

【主治病证】①闭证神昏；②血瘀经闭，癥瘕积聚，心腹暴痛，头痛，跌打损伤，风寒湿痹；③痈肿瘰疬，咽喉肿痛。

此外，本品活血通经，有催生下胎之效，古代用于难产、死胎、胞衣不下。

【用法用量】入丸、散，0.03 ～ 0.1g。不宜入煎剂。外用适量。

【使用注意】孕妇禁用。

【常用配伍】麝香配冰片。

2. 冰片

【功效】开窍醒神，清热止痛。

【主治病证】①热闭神昏，惊厥，中风痰厥；②胸痹心痛，目赤口疮，咽喉肿痛，耳道流脓。
【用法用量】入丸、散，0.15～0.3g。不宜入煎剂。外用适量，研粉点敷患处。
【使用注意】孕妇慎用。

易混考点解析

麝香与冰片的比较

中药名称	相同点	不同点
麝香	二药均为辛香之品，都能开窍醒神，配用可治闭证	麝香性温，开窍醒神作用极强，为开窍醒神要药，热闭、寒闭均可运用；还具有活血通经、消肿止痛的功效，可用治血瘀经闭、癥瘕、跌打损伤、痹证疼痛、疮疡肿毒、咽喉肿痛等证
冰片		冰片开窍醒神之力不及麝香且药性微寒，宜用于热闭。冰片味苦、性寒，还具有清热解毒止痛之效，用于治疗目赤口疮、咽喉肿痛、耳道流脓等证

3. 苏合香
【功效】开窍，辟秽，止痛。
【用法用量】入丸、散，0.3～1g。不入煎剂。外用适量。
4. 石菖蒲
【性能】辛、苦，温。归心、胃经。
【功效】开窍豁痰，醒神益智，化湿开胃。
【主治病证】①痰迷心窍，神昏，癫痫；②健忘，失眠，耳鸣，耳聋；③脘痞不饥，噤口下痢。

易混考点解析

开窍药的功效比较和高频考点

中药名称	共性	个性		高频考点
		作用特点	其他功效	
麝香	开窍醒神	辛散温通，气极香，走窜之性甚烈，有极强的开窍通闭醒神作用	活血通经，消肿止痛	为醒脑回苏之要药，无论寒闭、热闭皆宜；0.15～0.3g；不宜入煎剂
冰片		味辛苦，性微寒，开窍醒神之功似麝香而力缓，为凉开之品	清热止痛	最宜于热闭神昏；入丸散，0.15～0.3g；不宜入煎剂
苏合香		辛散温通，芳香辟秽，开窍醒神之功类似麝香而药力较逊	辟秽，止痛	为寒闭神昏要药；入丸、散，0.3～1g；不入煎剂
石菖蒲		辛散苦燥温通，开窍之力较缓，善化湿浊，除痰涎，辟秽浊而开窍	豁痰，益智，化湿开胃	最宜于痰湿秽浊之邪蒙蔽清窍之证

第二十二单元　补虚药

细目一　补气药

1. 人参
【性能】甘、微苦，微温。归肺、脾、心、肾经。
【功效】大补元气，复脉固脱，补脾益肺，生津养血，安神益智。
【主治病证】①元气虚极欲绝证；②脾虚食少，肺虚喘咳，阳痿，宫冷；③热病气虚津伤口渴及消渴证；④气血亏虚，久病虚羸；⑤惊悸失眠。

此外，本药与解表药、攻下药等祛邪药配伍，有扶正祛邪之效。

【用法用量】煎服，3～9g；挽救虚脱可用15～30g。宜文火另煎，分次兑服。野山参研末吞服，每次2g，日服2次。

【使用注意】不宜与藜芦、五灵脂同用。

【常用配伍】人参配附子，人参配麦冬、五味子。

易混考点解析

生晒参与红参的比较

中药名称	相同点	不同点
生晒参	二者均味甘微苦，归脾、肺、心经，具大补元气、复脉固脱、补脾益肺、生津止渴、安神增智之功，用于气虚欲脱、肢冷、脉微、脾虚食少、肺虚喘咳、津伤口渴、消渴、惊悸健忘、气虚血少等	生晒参味甘性平，偏重于补气生津、安神，适用于气阴不足之肺虚喘咳、津伤口渴、内热消渴
红参		红参性温，偏于补阳，多用于元气衰弱，兼阳气虚之脉微肢冷、阳痿、宫冷等

2. 西洋参

【功效】补气养阴，清热生津。

【主治病证】①气虚阴亏，虚热烦倦，咳喘痰血；②内热消渴，口燥咽干。

【用法用量】另煎兑服，3～6g。

【使用注意】据《中国药典》记载，不宜与藜芦同用。

3. 党参

【性能】甘，平。归脾、肺经。

【功效】健脾益肺，养血生津。

【主治病证】①脾肺气虚证，食少倦怠，咳嗽虚喘；②气血不足，面色萎黄，心悸气短；③津伤口渴，内热消渴。

此外，可与解表药或攻里药同用，用于气虚外感及正虚邪实之证，以扶正祛邪。

【使用注意】据《中国药典》记载，不宜与藜芦同用。

易混考点解析

人参与党参的比较

中药名称	相同点	不同点
人参	二药均能补脾气、补肺气、益气生津、益气生血和扶正祛邪，治肺脾气虚证、气津两伤证，以及正虚邪实病证	人参补气力强，可大补元气，治气虚欲脱的危重病证；还能安神益智、益气壮阳，可治气血不足之心神不安及阳痿等
党参		党参补气力弱，但能补气生血，可治血虚证等

4. 太子参

【功效】益气健脾，生津润肺。

【主治病证】①脾虚体倦，食欲不振；②病后虚弱，气阴不足，自汗口渴，肺燥干咳。

5. 黄芪

【性能】甘，微温。归脾、肺经。

【功效】补气升阳，固表止汗，利水消肿，托疮生肌。

【主治病证】①脾虚气陷证；②肺气虚证；③气虚自汗；④内热消渴，血虚萎黄；⑤半身不遂，痹痛麻木；⑥气血亏虚，疮疡难溃难腐，或溃久不敛。

【用法用量】煎服，9 ～ 30g。蜜炙可增强其补中益气作用。
【常用配伍】黄芪配茯苓，黄芪配柴胡、升麻。

易混考点解析

人参与黄芪的比较

中药名称	相同点	不同点
人参	二药均可补气、生津、生血，同用可增强补气之效	人参大补元气、复脉固脱，补心、脾、肺气，安神增智，为治内伤气虚第一要药
黄芪		黄芪主补脾、肺气，并有补气升阳、益卫固表、托毒生肌、利尿消肿等作用，可治气虚所致的多种病证

生黄芪与炙黄芪的比较

中药名称	相同点	不同点
生黄芪	二者属于同一中药，唯炮制方法不同，功效大致相近	生黄芪偏于走表，托疮，利水，多用于自汗、疮疡后期、水肿
炙黄芪		炙黄芪偏于走里，补中益气升阳，多用于脾胃虚弱，气血不足，中气下陷

6. 白术
【性能】甘、苦，温。归脾、胃经。
【功效】健脾益气，燥湿利水，止汗，安胎。
【主治病证】①脾气虚证；②气虚自汗；③脾虚胎动不安。
【用法用量】煎服，6 ～ 12g。炒用可增强补气健脾止泻作用。
【使用注意】本品性偏温燥，热病伤津及阴虚燥渴者不宜。

易混考点解析

黄芪与白术的比较

中药名称	相同点	不同点
白术	二药均能补气、利水、止汗，治疗脾肺气虚证、气虚汗出、水肿	白术主补脾气，补中气，长于治疗脾虚失运、水湿内停诸证；还能补气安胎
黄芪		黄芪补脾肺之气，补中气而升阳，长于治疗中气不足、气虚下陷诸证。黄芪补气固表之力强于白术，还能生津养血、行滞通痹、托毒排脓、敛疮生肌

白术与苍术的比较

中药名称	相同点	不同点
白术	二药均能健脾燥湿，可治脾失健运，湿浊中阻证	白术补气健脾、固表止汗、益气安胎，用治气虚自汗、气虚胎动不安等
苍术		苍术燥湿力强，无补益作用，尤宜于湿盛不虚者；还能祛风湿、发汗解表、明目，用治风湿痹痛、外感风寒湿表证，以及夜盲症等

7. 山药
【功效】补脾养胃，生津益肺，补肾涩精。
【主治病证】①脾虚食少，便溏；②肺虚喘咳；③肾虚遗精，带下，尿频；④虚热消渴。

易混考点解析

白术与山药的比较

中药名称	相同点	不同点
白术	二药均味甘，归脾经，功效补益脾胃	白术味苦性温，可燥湿利水、止汗、安胎
山药		山药可生津益肺、补肾涩精

8. 白扁豆

【功效】健脾化湿，和中消暑，解毒。

9. 甘草

【性能】甘，平。归心、肺、脾、胃经。

【功效】补脾益气，祛痰止咳，缓急止痛，清热解毒，调和诸药。

【主治病证】①脾胃虚弱，倦怠乏力；②心悸气短；③咳嗽痰多；④脘腹、四肢挛急疼痛；⑤热毒疮疡，咽喉肿痛，药食中毒；⑥缓解药物毒性、烈性。

【用法用量】煎服，2～10g。生用性微寒，可清热解毒；蜜炙药性微温，并可增强补益心脾之气和润肺止咳作用。

【使用注意】不宜与京大戟、芫花、甘遂、海藻同用。本品有助湿壅气之弊，湿盛胀满、水肿者不宜用。大剂量久服可致水钠潴留，引起浮肿。

【常用配伍】白芍配甘草。

10. 大枣

【功效】补中益气，养血安神。

11. 蜂蜜

【功效】补中，润燥，止痛，解毒；外用生肌敛疮。

易混考点解析

补气药的功效比较和高频考点

中药名称	相似功效	不同功效	高频考点
人参	大补元气，补脾益肺	复脉固脱，生津养血，安神益智	拯危救脱之要药，不宜与藜芦、五灵脂同用
西洋参	补气养阴	清热生津	另煎兑服；不宜与藜芦同用
党参	健脾益肺	养血生津	不宜与藜芦同用
太子参	益气健脾	生津润肺	
黄芪	补气	升阳，固表止汗，利水消肿，托疮生肌	补中益气要药
白术	健脾益气	燥湿利水，止汗，安胎	补气健脾第一要药
山药	补脾益胃	生津益肺，补肾涩精	补益肺、脾、肾三脏之气阴
白扁豆	健脾	化湿，和中消暑，解毒	
甘草	补脾益气	祛痰止咳，缓急止痛，清热解毒，调和诸药	
大枣	补中益气	养血安神	
蜂蜜	补中	润燥，止痛，解毒；外用生肌敛疮	

细目二　补阳药

1. 鹿茸

【性能】甘、咸，温。归肾、肝经。

【功效】壮肾阳，益精血，强筋骨，调冲任，托疮毒。

【主治病证】①肾阳不足，精血亏虚，阳痿早泄，宫寒不孕，眩晕，耳鸣耳聋；②腰脊冷痛，筋骨痿软；③冲任虚寒，崩漏带下；④阴疽不敛。

【用法用量】1～2g，研末吞服，或入丸、散。

【使用注意】服用本品宜从小量开始，缓缓增加，不可骤用大量，以免阳升风动，头晕目赤，或伤阴动血。凡发热者均当忌服。

2. 紫河车

【功效】温肾补精，益气养血。

【主治病证】①虚劳羸瘦，阳痿遗精，不孕少乳；②久咳虚喘，骨蒸劳嗽；③面色萎黄，食少气短。

3. 淫羊藿

【性能】辛、甘，温。归肾、肝经。

【功效】补肾阳，强筋骨，祛风湿。

【主治病证】①肾阳虚衰，阳痿遗精，筋骨痿软；②风湿痹痛，麻木拘挛。

4. 巴戟天

【功效】补肾阳，强筋骨，祛风湿。

【主治病证】①阳痿遗精，宫冷不孕，月经不调；②少腹冷痛，风湿痹痛，筋骨痿软。

易混考点解析

淫羊藿与巴戟天的比较

中药名称	相同点	不同点
淫羊藿	二药均能补肾阳、强筋骨、祛风湿，可用治肾阳虚之阳痿、遗精及肝肾不足之筋骨痿软、风湿久痹等证	淫羊藿药性燥散，补肾阳之力较强，尤宜于肾阳虚衰之精少不育
巴戟天		巴戟天药性温润不燥，补阳、祛风湿之力不及淫羊藿，多用于肾阳亏虚、精血不足之月经不调、宫冷不孕

5. 仙茅

【功效】补肾阳，强筋骨，祛寒湿。

6. 杜仲

【性能】甘，温。归肝、肾经。

【功效】补肝肾，强筋骨，安胎。

【主治病证】①肝肾不足，腰膝酸痛，筋骨无力，头晕目眩；②肝肾亏虚，妊娠漏血，胎动不安。

易混考点解析

杜仲与桑寄生的比较

中药名称	相同点	不同点
杜仲	二药均具补肝肾、强筋骨、安胎的功效，同可用治肾虚腰痛、足膝痿弱，以及肝肾亏虚之胎动不安	杜仲又可温补肾阳，常用治肾虚阳痿、精冷不固、小便频数、风湿腰痛冷重
桑寄生		桑寄生善祛风湿，常用治痹证日久，伤及肝肾，腰膝酸软，筋骨无力者

7. 续断

【性能】苦、辛，微温。归肝、肾经。

【功效】补肝肾，强筋骨，续折伤，止崩漏。

【主治病证】①腰膝酸软，风湿痹痛；②肝肾亏虚，崩漏，胎漏，胎动不安；③跌仆损伤，筋伤骨折。

易混考点解析

杜仲与续断的比较

中药名称	相同点	不同点
杜仲	二药均归肝、肾经，药性偏温，均能补肝肾、强筋骨、安胎，治疗肾虚腰痛脚弱、筋骨无力、胎动不安，常相须为用	杜仲补益作用较好，且可安胎，故肾虚腰酸、胎动不安常用
续断		续断补肝肾、强腰膝、安胎作用不及杜仲，但能行血通脉、续折伤，为补而不滞之品，又为妇科崩漏、伤科跌打损伤所常用

8. 肉苁蓉

【功效】补肾阳，益精血，润肠通便。

9. 补骨脂

【功效】补肾助阳，纳气平喘，温脾止泻；外用消风祛斑。

【主治病证】①肾阳不足，阳痿遗精，遗尿尿频，腰膝冷痛；②脾肾阳虚，五更泄泻；③肾虚作喘；外用治白癜风、斑秃。

10. 益智

【功效】暖肾固精缩尿，温脾止泻摄唾。

11. 菟丝子

【性能】辛、甘，平。归肾、肝、脾经。

【功效】补益肝肾，固精缩尿，安胎，明目，止泻；外用消风祛斑。

【主治病证】①肝肾不足，腰膝酸软，阳痿遗精，遗尿尿频；②肾虚胎漏，胎动不安；③肝肾不足，目暗耳鸣；④脾肾虚泻。

12. 沙苑子

【功效】补肾助阳，固精缩尿，养肝明目。

13. 蛤蚧

【功效】补肺益肾，纳气定喘，助阳益精。

【用法用量】入丸散或酒剂，3～6g。

【常用配伍】人参配蛤蚧。

14. 冬虫夏草

【功效】补肾益肺，止血化痰。

【主治病证】①肾虚精亏，阳痿遗精，腰膝酸痛；②久咳虚喘，劳嗽痰血。

【用法用量】煎服，3～9g；也可入丸、散。

15. 锁阳

【功效】补肾阳，益精血，润肠通便。

易混考点解析

补阳药的功效比较和高频考点

中药名称	相似功效	不同功效	高频考点
鹿茸	壮肾阳	益精血，强筋骨，调冲任，托疮毒	
紫河车	温肾补精	益气养血	

续表

中药名称	相似功效	不同功效	高频考点
淫羊藿	补肾阳	强筋骨，祛风湿	
巴戟天	补肾阳	强筋骨，祛风湿	
仙茅	补肾阳	强筋骨，祛寒湿	
杜仲	补肝肾	强筋骨，安胎	治腰痛之要药
续断	补肝肾	强筋骨，续折伤，止崩漏	
肉苁蓉	补肾阳	益精血，润肠通便	
补骨脂	补肾壮阳	纳气平喘，温脾止泻；外用消风祛斑	
益智	暖肾	固精缩尿，温脾开胃摄唾	
菟丝子	补益肝肾	固精缩尿，安胎，明目，止泻；外用消风祛斑	
沙苑子	补肾助阳	固精缩尿，养肝明目	
蛤蚧	补肺益肾	纳气平喘，助阳益精	
冬虫夏草	补肾益肺	止血化痰	
锁阳	补肾阳	益精血，润肠通便	

细目三　补血药

1. 当归

【性能】甘、辛，温。归肝、心、脾经。

【功效】补血活血，调经止痛，润肠通便。

【主治病证】①血虚萎黄，眩晕心悸；②血虚血瘀，月经不调，经闭，痛经；③虚寒腹痛，跌打损伤，痈疽疮疡，风湿痹痛；④血虚肠燥便秘。

【用法】煎服，6～12g。一般生用，为加强活血效果则酒炒用。

【使用注意】湿盛中满、大便泄泻者忌服。

【常用配伍】当归配黄芪。

2. 熟地黄

【性能】甘，微温。归肝、肾经。

【功效】补血滋阴，益精填髓。

【主治病证】①血虚诸证；②肝肾阴虚诸证；③精血不足证。

【使用注意】本品性质黏腻，较生地黄更甚，有碍消化，凡气滞痰多、脘腹胀痛、食少便溏者忌服。重用久服宜与陈皮、砂仁等同用，以免黏腻碍胃。

易混考点解析

当归与熟地黄的比较

中药名称	相同点	不同点
当归	二药均能补血，常相须为用，治血虚诸证	当归补血行血、调经止痛，为妇科调经要药，用治血虚、血寒诸证及风湿痹痛、痈疽疮疡；还能润肠通便，治疗血虚肠燥便秘
熟地黄		熟地黄功专补血滋阴、益精填髓，为补益肝肾精血要药，可治肝肾精血亏虚诸证

生地黄与熟地黄的比较

中药名称	相同点	不同点
生地黄	二药均能滋阴，可用治阴虚证	生地黄性寒，清热凉血，养阴生津，长于治疗热入营血、热病伤阴、阴虚发热诸证，滋阴之力不及熟地黄
熟地黄		熟地黄性温，功专补血滋阴、益精髓，长于治疗血虚证及肝肾亏虚诸证

3. 白芍

【性能】苦、酸，微寒。归肝、脾经。

【功效】养血调经，敛阴止汗，柔肝止痛，平抑肝阳。

【主治病证】①血虚萎黄，月经不调，崩漏下血；②自汗，盗汗；③肝脾不和，胸胁脘腹疼痛，四肢挛急疼痛；④肝阳上亢，头痛眩晕。

【使用注意】阳衰虚寒之证不宜用。反藜芦。

易混考点解析

白芍与赤芍的比较

中药名称	相同点	不同点
白芍	《神农本草经》不分，通称芍药，唐末宋初始将二者区分。二药同出一物而性微寒，皆能止痛，可治疼痛病证	白芍，“白补、白收”，长于养血调经，敛阴止汗，平抑肝阳，主治血虚阴亏，肝阳偏亢诸证。止痛方面，白芍长于养血柔肝、缓急止痛，主治肝阴不足、血虚肝旺、肝气不疏所致的胁肋疼痛、脘腹四肢拘挛疼痛
赤芍		赤芍，“赤泻、赤散”，长于清热凉血、活血散瘀、清泻肝火，主治血热、血瘀、肝火所致诸证。止痛方面，赤芍长于活血祛瘀止痛，主治血滞诸痛证，因能清热凉血，故血热瘀滞者尤为适宜

4. 阿胶

【性能】甘，平。归肺、肝、肾经。

【功效】补血滋阴，润燥，止血。

【主治病证】①血虚萎黄，眩晕，心悸，肌痿无力；②热病伤阴，心烦失眠，阴虚风动，手足瘈疭；③肺燥咳嗽；④劳嗽咯血，吐血尿血，便血崩漏，妊娠胎漏。

【用法】3～9g，入汤剂宜烊化兑服。

【使用注意】本品黏腻，有碍消化，故脾胃虚弱者慎用。

5. 何首乌

【性能】苦、甘、涩，微温。归肝、肾经。

【功效】制用：补肝肾，益精血，乌须发，强筋骨，化浊降脂。生用：解毒，消痈，截疟，润肠通便。

【主治病证】①精血亏虚，头晕眼花，须发早白，腰膝酸软；②疮痈，风疹瘙痒，瘰疬，久疟，肠燥便秘；③久疟体虚。

此外，制首乌能降浊降脂，可用治高脂血症。

易混考点解析

生首乌与制首乌的比较

中药名称	相同点	不同点
生首乌	二药药性相近，但功用相异	生首乌解毒、消痈、截疟、润肠通便，用于疮痈、风疹、瘰疬、久疟、肠燥便秘
制首乌		制首乌补肝肾、益精血、乌须发，强筋骨、化浊降脂，用于血虚萎黄、眩晕耳鸣、须发早白、腰膝酸软、肢体麻木、崩漏带下、高脂血症

6. 龙眼肉

【功效】补益心脾，养血安神。

【主治病证】气血不足，心悸怔忡，失眠健忘，血虚萎黄。

易混考点解析

补血药的功效比较和高频考点

中药名称	相似功效	不同功效	高频考点
当归	补血	活血，调经止痛，润肠通便	补血之圣药；为妇科补血调经之要药
熟地黄	补血	滋阴，益精填髓	养血补虚之要药；补肾阴之要药
白芍	养血	调经，敛阴止汗，柔肝止痛，平抑肝阳	反藜芦；与赤芍鉴别
阿胶	补血	滋阴，润燥，止血	烊化
何首乌	益精血	补肝肾，乌须发，强筋骨，化浊降脂；解毒，消痈，截疟，润肠通便	
龙眼肉	养血	补益心脾，安神	

细目四　补阴药

1. 北沙参

【性能】甘、微苦，微寒。归肺、胃经。

【功效】养阴清肺，益胃生津。

【主治病证】①肺热燥咳，劳嗽痰血；②胃阴不足，热病津伤，咽干口渴。

【使用注意】《本草从新》谓北沙参“反藜芦”；《中华人民共和国药典》（2015 年版）亦认为北沙参“不宜与藜芦同用”。

2. 南沙参

【功效】养阴清肺，益胃生津，化痰，益气。

【使用注意】反藜芦。

易混考点解析

南沙参与北沙参的比较

中药名称	相同点	不同点
南沙参	二药均具有清肺养阴、益胃生津的作用，可用于肺热阴虚引起的燥咳或劳嗽咯血，以及热病伤津、舌干口渴、食欲不振	南沙参兼有化痰及益气作用
北沙参		北沙参养阴、清热、生津之力优于南沙参

3. 百合

【功效】养阴润肺，清心安神。

【主治病证】①阴虚燥咳，劳嗽咯血；②阴虚有热之虚烦惊悸、失眠多梦、精神恍惚及百合病心肺阴虚内热证。

4. 麦冬

【性能】甘、微苦，微寒。归心、肺、胃经。

【功效】养阴生津，润肺清心。

【主治病证】①津伤口渴，内热消渴，肠燥便秘；②肺燥干咳，阴虚劳嗽，喉痹咽痛；③心烦失眠。

5. 天冬

【功效】养阴润燥，清肺生津。

【主治病证】肺燥干咳，顿咳痰黏，腰膝酸痛，骨蒸潮热，内热消渴，热病津伤，咽干口渴，肠燥便秘。

易混考点解析

麦冬与天冬的比较

中药名称	相同点	不同点
天冬	二药均可清热润燥、滋阴生津，用治燥咳痰黏、劳嗽咯血、内热消渴及阴亏肠燥便秘，常相须为用	天冬甘苦性寒，归肺、肾经，清热润燥之功强于麦冬，滋肾阴而降虚火，作用部位偏下（肾）
麦冬		麦冬甘微苦微寒，归心、肺、胃经，滋阴润燥清热之力弱于天冬，滋腻性较小为其特长；且能养胃生津、清心除烦，用治胃阴不足之舌干口渴、阴虚火旺之心烦不寐及心神不安等证。凡心、肺、胃阴伤有火之证皆用之，作用部位偏上（心、肺）

6. 石斛

【功效】益胃生津，滋阴清热。

【主治病证】①热病津伤，口干烦渴，胃阴不足，食少干呕，病后虚热不退；②阴虚火旺，骨蒸劳热，目暗不明，筋骨痿软。

7. 玉竹

【功效】养阴润燥，生津止渴。

【主治病证】①肺阴不足，燥热咳嗽；②咽干口渴，内热消渴。

8. 黄精

【功效】补气养阴，健脾，润肺，益肾。

9. 枸杞子

【功效】滋补肝肾，益精明目。

【主治病证】精血亏虚，腰膝酸痛，眩晕耳鸣，阳痿遗精，内热消渴，血虚萎黄，目昏不明。

10. 墨旱莲

【功效】滋补肝肾，凉血止血。

11. 女贞子

【功效】滋补肝肾，明目乌发。

【主治病证】肝肾阴虚，眩晕耳鸣，腰膝酸软，须发早白，目暗不明，内热消渴，骨蒸潮热。

【用法】煎服。黄酒拌后蒸，可增强滋补肝肾作用，且可减滑肠之弊。

【常用配伍】女贞子配墨旱莲。

12. 龟甲

【性能】咸、甘，微寒。归肾、肝、心经。

【功效】滋阴潜阳，益肾强骨，养血补心，固经止崩。

【主治病证】①阴虚潮热，骨蒸盗汗，头晕目眩，虚风内动；②肾虚筋骨痿弱；③阴虚血亏之惊悸、失眠、健忘；④崩漏经多。

【用法】煎服，9～24g，宜先煎。本品经砂炒醋淬后，更容易煎出有效成分，并除去其腥气，便于制剂。

13. 鳖甲

【性能】咸，寒。归肝、肾经。

【功效】滋阴潜阳，退热除蒸，软坚散结。

【主治病证】①阴虚发热，骨蒸劳热，阴虚阳亢，头晕目眩，虚风内动，手足瘛疭；②癥瘕，久疟疟母。

【用法】煎服，9～24g，宜打碎先煎。本品经砂炒醋淬后，有效成分更容易煎出，并可除去其腥气，便于制剂。

易混考点解析

龟甲与鳖甲的比较

中药名称	相同点	不同点
龟甲	二药均能滋阴清热、潜阳息风，常相须为用，治疗阴虚发热、阴虚阳亢、阴虚风动等证	龟甲滋阴之力较强，并能益肾健骨、养血补心，治疗肾虚骨弱、心血不足及阴虚有热的崩漏等证
鳖甲		鳖甲滋补之力稍逊，但长于清虚热、软坚散结，治疗阴虚发热、癥瘕、疟母等证

14. 楮实子

【功效】补肾清肝，明目，利尿。

易混考点解析

补阴药的功效比较和高频考点

中药名称	相似功效	不同功效	高频考点
北沙参	养阴清肺，益胃生津	清养肺胃作用稍强，肺胃阴虚有热之证多用	反藜芦
南沙参		兼有补气化痰作用，适用于肺脾气阴两伤者	反藜芦
百合	养阴润肺，益胃阴	养阴清肺作用较弱，兼祛痰止咳作用，且清心安神	
玉竹		长于养阴润燥，生津止渴；且能养心阴，清心热	养阴而不敛邪，阴虚外感者常用
黄精		既能养阴润肺，又能补气健脾益肾，气阴双补，为平补肺脾肾之良药	
麦冬	养阴润燥，清肺生津	滋阴润燥、清热生津较天冬弱，滋腻性小；兼能清心除烦	长于滋胃阴
天冬		滋阴润燥、清火生津力强，滋腻性大；兼滋肾阴，降虚火	
石斛		长于滋胃阴，清胃热，生津止渴；兼滋肾阴，明目，降虚火	
枸杞子	滋肝肾之阴	能益精血，为平补肾精肝血之品，明目作用好	
女贞子		明目乌发，兼清虚热	
墨旱莲		凉血止血	
龟甲	滋阴潜阳，退虚热	滋阴之力较强，又能益肾健骨，固经止血；并能养血补心	打碎先煎
鳖甲		清虚热之力较强，为治阴虚发热之要药；并长于软坚散结	打碎先煎
楮实子	补肾	清肝明目，利尿	

第二十三单元 收涩药

细目一 固表止汗药

1. 麻黄根

【功效】固表止汗。

2. 浮小麦

【功效】固表止汗，益气，除热。

细目二 敛肺涩肠药

1. 五味子

【性能】酸、甘，温。归肺、心、肾经。

【功效】收敛固涩，益气生津，补肾宁心。

【主治病证】①久咳虚喘；②自汗，盗汗；③梦遗滑精，遗尿尿频；④久泻不止；⑤津伤口渴，消渴；⑥心悸、失眠、多梦。

2. 乌梅

【性能】酸、涩，平。归肝、脾、肺、大肠经。

【功效】敛肺，涩肠，生津，安蛔。

【主治病证】①肺虚久咳；②久泻，久痢；③虚热消渴；④蛔厥腹痛，呕吐。

此外，本品炒炭后，能固冲止漏，可用于崩漏不止、便血；外敷能消疮毒，并治胬肉外突、头疮等。

易混考点解析

五味子与乌梅的比较

中药名称	相同点	不同点
五味子	二药均能敛肺止咳、涩肠止泻、生津止渴，治疗肺虚久咳、久泻及津伤口渴证	五味子滋肾、固精、敛汗、宁心安神，用于遗精滑精、自汗盗汗、心悸、失眠、多梦等
乌梅		乌梅安蛔止痛、止血、消疮毒，治疗蛔厥腹痛呕吐、崩漏下血、胬肉外突等

3. 五倍子

【功效】敛肺降火，涩肠止泻，敛汗，止血，固精止遗，收湿敛疮。

4. 诃子

【功效】涩肠止泻，敛肺清热，降火利咽。

【主治病证】①久泻久痢，便血脱肛；②肺虚喘咳，久嗽不止，咽痛音哑。

【用法】煎服。涩肠止泻宜煨用，敛肺清热、利咽开音宜生用。

5. 肉豆蔻

【功效】温中行气，涩肠止泻。

【主治病证】①虚寒泻痢；②脘腹胀痛，食少呕吐。

【用法】煎服，或入丸、散服。内服须煨熟去油用。

易混考点解析

肉豆蔻与豆蔻的比较

中药名称	相同点	不同点
肉豆蔻	二药均能温中散寒、行气消胀、开胃，可治寒湿中阻及脾胃气滞之脘腹胀满、不思饮食及呕吐	肉豆蔻长于涩肠止泻，多用于脾胃虚寒之久泻久痢
豆蔻		豆蔻长于芳香化湿，多用于湿浊中阻之脘腹胀满，有呕吐者更宜

6. 赤石脂

【功效】涩肠，止血，生肌敛疮。

【使用注意】湿热积滞泻痢者忌服。孕妇慎用。畏官桂。

易混考点解析

敛肺涩肠药的功效比较和高频考点

中药名称	相似功效	不同功效	高频考点
五味子	收敛固涩	益气生津，补肾宁心	
乌梅	敛肺涩肠	生津，安蛔	
五倍子	敛肺涩肠	降火，止泻，敛汗，止血，固精止遗，收湿敛疮	
诃子	敛肺涩肠	止泻，清热，降火利咽	治疗失音之要药
肉豆蔻	涩肠止泻	温中行气	
赤石脂	涩肠	止血，生肌敛疮	

细目三　固精缩尿止带药

1. 山茱萸

【性能】酸、涩，微温。归肝、肾经。

【功效】补益肝肾，收敛固脱。

【主治病证】①腰膝酸软，眩晕耳鸣，阳痿；②遗精滑精，遗尿尿频；③崩漏带下，月经过多；④大汗不止，体虚欲脱。

此外，本品亦治内热消渴，多与生地黄、天花粉等同用。

2. 桑螵蛸

【功效】固精缩尿，补肾助阳。

【主治病证】①遗精滑精，遗尿尿频，小便白浊；②阳痿。

【使用注意】本品助阳固涩，故阴虚多火，内有湿热之遗精、膀胱湿热之小便频数者忌用。

3. 金樱子

【功效】固精缩尿，固崩止带，涩肠止泻。

4. 海螵蛸

【功效】收敛止血，涩精止带，制酸止痛，收湿敛疮。

【主治病证】①崩漏便血，吐血衄血；②遗精滑精，赤白带下；③胃痛吞酸；④外用治损伤出血、湿疮、湿疹、溃疡不敛。

5. 莲子

【性能】甘、涩，平。归脾、肾、心经。

【功效】补脾止泻，止带，益肾固精，养心安神。

【主治病证】①脾虚泄泻；②带下；③遗精滑精；④心悸、失眠。

6. 芡实

【功效】益肾固精，补脾止泻，除湿止带。

【主治病证】①遗精滑精，遗尿尿频；②脾虚久泻；③白浊带下。

易混考点解析

莲子与芡实的比较

中药名称	相同点	不同点
莲子	二药均补中有涩，能益肾固精、补脾止泻、止带，常用治肾虚遗精、遗尿，脾虚泄泻及肾虚带下	莲子兼能养心，治虚烦、心悸、失眠等证
芡实		芡实能除湿止带，为治虚、实带下的常用药

7. 椿皮

【功效】清热燥湿，收涩止带，止泻，止血。

易混考点解析

固精缩尿止带药的功效比较和高频考点

中药名称	相似功效	不同功效	高频要点
山茱萸	收敛固脱	补益肝肾	平补肝肾、固精止遗之要药
桑螵蛸	固精缩尿	补肾助阳	
金樱子	固精缩尿	固崩止带，涩肠止泻	
海螵蛸	涩精止带	收敛止血，制酸止痛，收湿敛疮	
莲子	益肾固精止带	补脾止泻，养心安神	
芡实	益肾固精止带	补脾止泻，除湿	
椿皮	收涩止带	清热燥湿，止泻，止血	

第二十四单元　攻毒杀虫止痒药

细目　具体药物

1. 雄黄

【功效】解毒杀虫，燥湿祛痰，截疟。

【主治病证】①痈肿疔疮，蛇虫咬伤；②虫积腹痛，癫痫，疟疾。

【用法用量】内服0.05～0.1g，入丸、散。外用适量，熏涂患处。

【使用注意】内服宜慎，不可久服。外用不宜大面积涂擦或长期持续使用。孕妇禁用。忌火煅，烧煅后有剧毒。

2. 硫黄

【功效】外用解毒杀虫疗疮，内服补火助阳通便。

【主治病证】①外用治疥癣、湿疹、阴疽恶疮；②内服治阳痿足冷、虚喘冷哮、虚寒便秘。

3. 白矾

【功效】外用解毒杀虫，燥湿止痒；内服止血止泻，祛除风痰。

4. 蛇床子

【功效】燥湿祛风，杀虫止痒，温肾壮阳。

【主治病证】①阴痒带下，湿疹瘙痒，疥癣；②寒湿带下，湿痹腰痛；③肾虚阳痿，宫冷不孕。

5. 蟾酥

【功效】解毒，止痛，开窍醒神。

【用法用量】内服 0.015 ～ 0.03g，研细，多入丸、散。外用适量。

【使用注意】本品有毒，内服慎勿过量。外用不可入目。孕妇忌用。

6. 蜂房

【功效】攻毒杀虫，祛风止痛。

易混考点解析

攻毒杀虫止痒药的功效比较和高频考点

中药名称	相似功效	不同功效	高频考点
雄黄	解毒杀虫	燥湿祛痰，截疟	
硫黄	外用：解毒杀虫止痒	内服：补火助阳通便	治疥疮之要药
白矾	外用：解毒杀虫，燥湿止痒	内服：止血止泻，祛除风痰	
蛇床子	杀虫止痒	燥湿祛风，温肾壮阳	
蟾酥	解毒，止痛	开窍醒神	用量 0.015 ～ 0.03g
蜂房	攻毒杀虫	祛风止痛	

第二十五单元　拔毒化腐生肌药

细目　具体药物

1. 升药

【功效】拔毒，去腐。

【主治病证】①痈疽恶疮，脓出不畅，腐肉不去，新肉难生；②湿疮、黄水疮、顽癣及梅毒等。

【用法用量】外用适量。本品只供外用，不能内服，且不用纯品，多配煅石膏外用。用时，研极细粉末，干掺或调敷，或以药捻沾药粉使用。

【使用注意】本品有大毒，外用不可过量或持续使用。外疡腐肉已去或脓水已尽者，不宜用。

2. 砒石

【功效】外用攻毒杀虫，蚀疮去腐；内服祛痰平喘，截疟。

【用法用量】外用适量，研末撒敷，宜作复方散剂或入膏药、药捻用。内服 0.002 ～ 0.004g，入丸、散，不宜入汤剂。

【使用注意】本品有剧毒，内服宜慎；外用也应注意，以防局部吸收中毒。孕妇忌服。不可作酒剂服用。忌火煅。不宜与水银配伍（“十九畏”）。

3. 炉甘石

【功效】解毒，明目退翳，收湿止痒敛疮。

【使用注意】宜炮制后使用，专供外用，不作内服。

4. 硼砂

【功效】外用清热解毒，内服清肺化痰。

【用法用量】外用适量。研极细末干撒或调敷患处；或化水含漱。内服，1.5 ～ 3g，入丸、散用。

易混考点解析

拔毒化腐生肌药的功效比较和高频考点

中药名称	相似功效	不同功效	高频考点
升药	拔毒，去腐		多配煅石膏外用
砒石	外用：攻毒杀虫，蚀疮去腐	内服：祛痰平喘，截疟	内服 0.002 ～ 0.004g
炉甘石	解毒	明目退翳，收湿止痒敛疮	专供外用，不作内服
硼砂	外用：清热解毒	内服：清肺化痰	

第四章　方剂学

【本章通关解析】

方剂学是中医学四大基础学科之一，在历年中医执业医师资格考试中，平均每年出题所占分值约35分（医学综合总分600分），其中重点考查的章节有解表剂、清热剂、温里剂、理气剂、理血剂、补益剂、祛湿剂和祛痰剂等。

因需掌握的方剂内容较多，故要善于做同章节与章节间方剂的总结对比，并掌握每一首方剂的组成、功用、主治、配伍特点及运用，做到“方从法出，法从证立”。

第一单元　总　论

细目一　方剂与治法

常用治法　常用治法主要是指清代医家程钟龄在《医学心悟·医门八法》中概括总结的汗、吐、下、和、温、清、消、补八法。

（1）汗法：汗法是通过开泄腠理、调畅营卫、宣发肺气等方法，使在表的外感六淫之邪随汗而解的一类治法。

（2）吐法：吐法是通过涌吐的方法，使停留在咽喉、胸膈、胃脘的痰涎、宿食或毒物从口中吐出的一类治法。

（3）下法：下法是通过泻下、荡涤、攻逐等方法，使停留于胃肠的宿食、燥屎、冷积、瘀血、结痰、停水等从下窍而出，以祛邪除病的一类治法。

（4）和法：和法是通过和解或调和的方法，使半表半里之邪，或脏腑、阴阳、表里失和之证得以解除的一类治法。

（5）温法：温法是通过温里祛寒的方法，以治疗里寒证的一类治法。

（6）清法：清法是通过清热、泻火、解毒、凉血等方法，以清除里热之邪的一类治法。

（7）消法：消法是通过消食导滞、行气活血、化痰利水、驱虫等方法，使气、血、痰、食、水、虫等有形之邪渐消缓散的一类治法。

（8）补法：补法是通过补益人体气血阴阳，以治疗各种虚弱证候的一类治法。

细目二　方剂的组成与变化

1. 方剂的组成原则

（1）君药：即针对主病或主证起主要治疗作用的药物，是方中不可或缺，且药力居首的药物。

（2）臣药：有两种意义。①辅助君药加强治疗主病或主证的药物。②针对重要的兼病或兼证起主要治疗作用的药物。

（3）佐药：有三种意义。①佐助药，即协助君、臣药以加强治疗作用，或直接治疗次要兼证的药物。②佐制药，即用以消除或减弱君、臣药物的毒性，或能制约君、臣药物峻烈之性的药物。③反佐药，即病重邪深，可能拒药时，配伍与君药性味相反而又能在治疗中起相成作用的药物。

（4）使药：有两种意义。①引经药，即能引方中诸药至病所的药物。②调和药，即具有调和方中诸药作用的药物。

2. 方剂的变化形式

（1）药味增减的变化：是指在君药不变的前提下，加减方中其他药物，以适应一些次要兼证的需要。

（2）药量增减的变化：当方剂的药物组成相同，而用量不相同时，会发生药力变化，其结果可以是单纯的方剂药力大小的改变，也可以导致药物配伍关系及君臣佐使的相应变化，从而改变方剂的功用和主治证候。

（3）剂型更换的变化：同一方剂，尽管用药及其剂量完全相同，但剂型不同，其作用亦有异。

细目三　剂型

常见的剂型

剂型		特点
汤剂		汤剂吸收快，能迅速发挥药效，且可以根据病情需要进行加减，但服用量大，不利于患者携带
丸剂		丸剂吸收较慢，药效持久，节省药材，便于患者服用与携带，适用于慢性、虚弱性疾病
散剂		散剂制作简便，吸收较快，节省药材，便于服用及携带
膏剂	煎膏	煎膏体积小、含量高、便于服用、口味甜美，有滋润补益作用，一般多用于慢性虚弱性疾病患者，有利于较长时间服用
	软膏	又称药膏，多用于皮肤、黏膜或疮面
	硬膏	可用于治疗局部疾病和全身性疾病，如疮疡肿毒、跌打损伤、风湿痹证，以及腰痛、腹痛等

第二单元　解表剂

细目一　辛温解表

1. 麻黄汤（《伤寒论》）

【方歌】麻黄汤中用桂枝，杏仁甘草四般施，发热恶寒头项痛，喘而无汗服之宜。

【组成】麻黄三两　桂枝二两　杏仁七十个　炙甘草一两

【功用】发汗解表，宣肺平喘。

【主治】外感风寒表实证。恶寒发热，头身疼痛，无汗而喘，舌苔薄白，脉浮紧。

【配伍特点】麻桂相须，开腠畅营；麻杏相使，宣降相宜。

2. 桂枝汤（《伤寒论》）

【方歌】桂枝汤治太阳风，芍药甘草姜枣同，解肌发表调营卫，表虚有汗此为功。

【组成】桂枝三两　芍药三两　炙甘草二两　生姜三两　大枣十二枚

【功用】解肌发表，调和营卫。

【主治】外感风寒表虚证。恶风发热，汗出头痛，鼻鸣干呕，苔白不渴，脉浮缓或浮弱。

【配伍特点】辛散与酸收相配，散中有收，汗不伤正；助阳与益阴同用，阴阳兼顾，营卫并调。

3. 小青龙汤（《伤寒论》）

【方歌】小青龙汤最有功，风寒束表饮停胸，辛夏甘草和五味，姜桂麻黄芍药同。

【组成】麻黄三两　芍药三两　细辛三两　干姜三两　炙甘草三两　桂枝三两　五味子半升　半夏半升

【功用】解表散寒，温肺化饮。

【主治】外寒里饮证。恶寒发热，头身疼痛，无汗，喘咳，痰涎清稀量多，胸痞，或干呕，或痰饮喘咳不得平卧，或身体疼重，或头面四肢浮肿，舌苔白滑，脉浮。

【配伍特点】辛散与酸收相配，散中有收；温化与敛肺相伍，开中有阖。

4. 大青龙汤（《伤寒论》）

【方歌】大青龙汤桂麻黄，杏草石膏姜枣藏，太阳无汗兼烦躁，风寒两解此为良。

【组成】麻黄六两　桂枝二两　炙甘草二两　杏仁四十枚　石膏如鸡子大　生姜三两　大枣十二枚

【功用】发汗解表，兼清里热。

【主治】外感风寒，兼有郁热证。恶寒发热，头身疼痛，无汗，烦躁，口渴，脉浮紧。

【配伍特点】本方病证是因外感寒邪郁闭肌腠，卫阳郁滞不得宣泄，郁而生热所致。治疗当辛温发汗以解表实，兼以清泄郁热。

5. 九味羌活汤（张元素方，录自《此事难知》）

【方歌】九味羌活用防风，细辛苍芷与川芎，黄芩生地同甘草，分经论治宜变通。

【组成】羌活　防风　苍术　细辛　川芎　香白芷　生地黄　黄芩　甘草（原著本方无用量）

【功用】发汗祛湿，兼清里热。

【主治】外感风寒湿邪，内有蕴热证。恶寒发热，无汗，头痛项强，肢体酸楚疼痛，口苦微渴，舌苔白或微黄，脉浮。

【配伍特点】分经论治：羌活——太阳头痛；细辛——少阴头痛；白芷——阳明头痛；川芎——厥阴、少阴头痛；苍术——太阴头痛；黄芩——少阳头痛；防风——走十二经。生地黄、黄芩清泄里热，并防辛温燥烈之品伤津。

6. 止嗽散（《医学心悟》）

【方歌】止嗽散内用桔梗，紫菀荆芥百部陈，白前甘草共为末，姜汤调服止嗽频。

【组成】桔梗　荆芥　紫菀　百部　白前各二斤　甘草十二两　陈皮一斤

【功用】宣利肺气，疏风止咳。

【主治】风邪犯肺之咳嗽证。咳嗽咽痒，咳痰不爽，或微有恶风发热，舌苔薄白，脉浮缓。

【配伍特点】全方药量轻微，温润和平，不寒不热，共奏宣利肺气、疏风止咳之效。

易混考点解析

麻黄汤和桂枝汤的比较

方剂名称	相同点	不同点
麻黄汤	同属辛温解表方剂，都可用治外感风寒表证，组成中均含有桂枝、甘草	麻、桂并用，佐以杏仁，发汗散寒能力强，又能宣肺平喘，为辛温发汗之重剂，主治外感风寒表实证
桂枝汤		桂、芍并用，佐以姜、枣，发汗解表之力逊于麻黄汤，但有调和营卫之功，为辛温解表之和剂，主治外感风寒表虚证

辛温解表剂的主治证候比较

方剂名称	相同点	不同点
麻黄汤	风寒在表，恶寒发热，脉浮	表实证，无汗，脉浮而紧
桂枝汤		表虚证，头痛发热，汗出恶风，脉浮而缓
小青龙汤		兼水饮，痰多而稀，面部与四肢浮肿，舌苔白滑
大青龙汤		表实证，无汗兼热
九味羌活汤		兼湿，兼里热，肢体酸痛、口微渴
止嗽散		风邪为主，咳嗽咽痒

细目二　辛凉解表

1. 银翘散（《温病条辨》）

【方歌】银翘散主上焦疴，竹叶荆牛豉薄荷，甘桔芦根凉解法，发热咽痛服之瘥。

【组成】连翘一两　银花一两　苦桔梗六钱　薄荷六钱　竹叶四钱　生甘草五钱　芥穗四钱　淡豆豉五钱　牛蒡子六钱　鲜苇根

【功用】辛凉透表，清热解毒。

【主治】温病初起。发热，微恶风寒，无汗或有汗不畅，头痛口渴，咳嗽咽痛，舌尖红，苔薄白或薄黄，脉浮数。

【配伍特点】辛凉与辛温相伍，主以辛凉；疏散与清解相配，疏清兼顾。

2. 桑菊饮（《温病条辨》）

【方歌】桑菊饮中桔杏翘，芦根甘草薄荷饶，疏风宣肺轻宣剂，风温咳嗽服之消。

【组成】桑叶二钱五分　菊花一钱　杏仁二钱　连翘一钱五分　薄荷八分　苦桔梗二钱　生甘草八分　苇根二钱

【功用】疏风清热，宣肺止咳。

【主治】风温初起，邪客肺络证。但咳，身热不甚，口微渴，脉浮数。

【配伍特点】肃肺止咳力大，解表清热作用较弱，为“辛凉轻剂”。

3. 麻黄杏仁甘草石膏汤（《伤寒论》）

【方歌】伤寒麻杏甘石汤，汗出而喘法度良，辛凉宣泄能清肺，定喘除热效力彰。

【组成】麻黄四两　杏仁五十个　炙甘草二两　石膏半斤

【功用】辛凉疏表，清肺平喘。

【主治】外感风邪，邪热壅肺证。身热不解，咳逆气急，甚则鼻扇，口渴，有汗或无汗，舌苔薄白或黄，脉浮而数。

【配伍特点】四药合用，解表与清肺并用，以清为主；宣肺与降气并用，以宣为主。共奏辛凉疏表、清肺平喘之功。

4. 柴葛解肌汤（《伤寒六书》）

【方歌】陶氏柴葛解肌汤，邪在三阳热势张，芩芍桔甘羌活芷，石膏大枣与生姜。

【组成】柴胡　干葛　甘草　黄芩　羌活　白芷　芍药　桔梗　（生姜三片　大枣二枚　石膏一钱）

【功用】解肌清热。

【主治】外感风寒，郁而化热证。恶寒渐轻，身热增盛，无汗头痛，目痛鼻干，心烦不眠，咽干耳聋，眼眶痛，舌苔薄黄，脉浮微洪。

易混考点解析

银翘散和桑菊饮的比较

方剂名称	相同点	不同点
银翘散	均为治疗温病初起的辛凉解表剂，组成中均含有连翘、薄荷、桔梗、生甘草	银翘散解表清热之力强，为“辛凉平剂”
桑菊饮		桑菊饮解表清热之力较弱，为“辛凉轻剂”

辛凉解表剂的主治证候比较

方剂名称	相同点	不同点
银翘散	风热壅肺、风寒化热或疹毒蕴肺，发热重，恶寒轻，口渴脉浮	温病初起，无汗或有汗不畅，咽痛
桑菊饮		风温初起轻证，但咳，身热不甚
麻杏石甘汤		肺热喘咳，发热，苔薄黄，脉滑数
柴葛解肌汤		风寒化热，恶寒渐轻，身热增盛，目痛鼻干，眼眶痛，脉浮微洪

细目三　扶正解表

1. 败毒散（《太平惠民和剂局方》）

【方歌】人参败毒草茯苓，羌独柴前枳桔芎，薄荷少许姜三片，时行感冒有奇功。

【组成】柴胡　前胡　川芎　枳壳　羌活　独活　茯苓　桔梗　人参　甘草各三十两（生姜、薄荷少许）

【功用】散寒祛湿，益气解表。

【主治】气虚外感风寒湿证。憎寒壮热，头项强痛，肢体酸痛，无汗，鼻塞声重，咳嗽有痰，胸膈痞满，舌淡苔白，脉浮而按之无力。

【配伍特点】全方邪正兼顾，祛邪为主，共奏散寒祛湿、益气解表之功。

2. 参苏饮（《太平惠民和剂局方》）

【方歌】参苏饮内用陈皮，枳壳前胡半夏齐，干葛木香甘桔茯，气虚外感最相宜。

【组成】人参　紫苏叶　干葛　半夏　前胡　茯苓各三分　枳壳　桔梗　木香　陈皮　炙甘草各半两（生姜七片　枣一个）

【功用】益气解表，理气化痰。

【主治】气虚外感风寒，内有痰湿证。恶寒发热，无汗，头痛，鼻塞，咳嗽痰白，胸脘满闷，倦怠无力，气短懒言，苔白脉弱。

易混考点解析

败毒散和参苏饮的比较

方剂名称	相同点	不同点
败毒散	组成中均含有前胡、枳壳、茯苓、桔梗、甘草，均可治疗气虚外感风寒	败毒散所治为风寒夹湿之表证为主，气虚程度不重
参苏饮		参苏饮主治为风寒表证，且气虚程度较重，为“辛凉轻剂”

第三单元　泻下剂

细目一　寒下

1. 大承气汤（《伤寒论》）

【方歌】大承气汤用硝黄，配伍枳朴泻力强，痞满燥实四症见，峻下热结宜此方。

【组成】大黄四两　厚朴半斤　枳实五枚　芒硝三合

【功用】峻下热结。

【配伍特点】苦辛通降与咸寒合法，泻下与行气并重，相辅相成。

2. 大陷胸汤（《伤寒论》）

【方歌】大陷胸汤用硝黄，甘遂为末共成方，主治热实结胸证，泄热逐水效非常。

【组成】大黄六两 芒硝一升 甘遂一钱匕

【功用】泄热逐水。

【主治】水热互结之结胸证。

【配伍特点】三味峻药相伍，泄热与逐水并施，使水热之邪从大便而去。本方药简量大，力专效宏，为泄热逐水之峻剂。

易混考点解析

大承气汤和小承气汤的比较

方剂名称	相同点	不同点
大承气汤	组成中均含有大黄、枳实、厚朴，均用大黄荡涤肠胃积热	大承气汤攻下之力颇峻，为“峻下剂”，主治痞、满、燥、实四症
小承气汤		小承气汤攻下之力较轻，为“轻下剂”，主治痞、满、实而燥不明显之阳明热结轻证

大承气汤与大陷胸汤、大黄牡丹汤的主治病证比较

方剂名称	相同点	不同点
大承气汤	里热积滞，大便秘结，苔黄厚，脉实	见痞、满、燥、实四症及苔黄燥、脉实
大陷胸汤		右下腹疼痛拒按，舌苔薄腻而黄，脉滑数
大黄牡丹汤		心下硬满疼痛拒按，脉沉有力

细目二 温下

温脾汤（《备急千金要方》卷十三）

【方歌】温脾参附与干姜，甘草当归硝大黄，寒热并行治寒积，脐腹绞结痛非常。

【组成】大黄五两 当归 干姜各三两 附子 人参 芒硝 甘草各二两

【功用】攻下寒积，温补脾阳。

【主治】阳虚冷积证。

【配伍特点】本方由温补脾阳药与寒下攻积药配伍组成，温通、泻下、补益三法兼备，温阳以祛寒，攻下不伤正，共奏攻下寒积、温补脾阳之功。

细目三 润下

1. 麻子仁丸（又名脾约丸）（《伤寒论》）

【方歌】麻子仁丸脾约治，大黄枳朴杏仁芍，胃热津枯便难解，润肠通便功效高。

【组成】麻子仁二升 芍药半斤 枳实半斤 大黄一斤 厚朴一尺 杏仁一升 蜜

【功用】润肠泄热，行气通便。

【主治】脾约证。大便干结，小便频数，脘腹胀满，舌红苔黄，脉数。

【配伍特点】本方润肠药与攻下药并用，攻润相合，下不伤正。

2. 济川煎（《景岳全书》）

【方歌】济川归膝肉苁蓉，泽泻升麻枳壳从，肾虚津亏肠中燥，寓通于补法堪宗。

【组成】当归三至五钱 牛膝二钱 肉苁蓉二至三钱 泽泻一钱半 升麻五分至七分或一钱 枳壳一钱

【功用】温肾益精，润肠通便。

【主治】肾虚便秘。大便秘结，小便清长，腰膝酸软，头目眩晕，舌淡苔白，脉沉迟。

【配伍特点】诸药合用，既可温肾益精治其本，又能润肠通便以治标，用药灵巧，补中有泻，降中有升，寓通于补之中，寄升于降之内。

细目四　逐水

十枣汤（《伤寒论》）

【方歌】十枣逐水效甚夸，大戟甘遂与芫花，悬饮内停胸胁痛，大腹肿满用无差。

【组成】芫花　甘遂　大戟各等分　大枣十枚

【功用】攻逐水饮。

【主治】悬饮，水肿。

【用法要点】

（1）三味等分为末，或装入胶囊，以大枣 10 枚煎汤送服。

（2）清晨空腹服用，从小量开始，以免量大下多伤正。若服后下少，次日加量。

（3）服药得快下利后，宜食米粥以保养脾胃。

（4）若泻后精神、胃纳俱好，而水饮未尽者，可再投本方；若泻后精神疲乏、食欲减退，则宜暂停攻逐；若患者体虚邪实，又非攻不可，可用本方与健脾补益剂交替使用，或先攻后补，或先补后攻。

（5）年老体弱者慎用，孕妇忌服。

（6）本方作用峻猛，只可暂用，不可久服。

细目五　攻补兼施

黄龙汤（《伤寒六书》）

【方歌】黄龙汤枳朴硝黄，参归甘桔枣生姜，阳明腑实气血弱，攻补兼施效力强。

【组成】大黄　芒硝　枳实　厚朴　当归　人参　甘草　桔梗　（生姜三片　大枣二枚）

【功用】攻下热结，益气养血。

【主治】阳明腑实，气血不足证。

第四单元　和解剂

细目一　和解少阳

1. 小柴胡汤（《伤寒论》）

【方歌】小柴胡汤和解功，半夏人参甘草从，更加黄芩生姜枣，少阳为病此方宗。

【组成】柴胡半斤　黄芩三两　人参三两　炙甘草三两　半夏半升　生姜三两　大枣十二枚

【功用】和解少阳。

【主治】伤寒少阳证。妇人中风，热入血室证。黄疸、疟疾，以及内伤杂病而见少阳证者。

【配伍特点】透散清泄以和解，升清降浊兼扶正。

2. 蒿芩清胆汤（《重订通俗伤寒论》）

【方歌】蒿芩清胆枳竹茹，苓夏陈皮碧玉需，热重寒轻痰夹湿，胸痞呕恶总能祛。

【组成】青蒿脑钱半至二钱　淡竹茹三钱　仙半夏钱半　赤茯苓三钱　青子芩钱半至三钱　生枳壳钱半　陈广皮钱半　碧玉散（滑石、甘草、青黛）三钱

【功用】清胆利湿，和胃化痰。

【主治】少阳湿热痰浊证。寒热如疟，寒轻热重，口苦膈闷，吐酸苦水，或呕黄涎而黏，甚则干呕呃

逆，胸胁胀痛，小便黄少，舌红苔白腻，间现杂色，脉数而右滑左弦者。

【配伍特点】诸药合用，可使胆热清，痰湿化，气机畅，胃气和，诸症得解。

易混考点解析

小柴胡汤和蒿芩清胆汤的比较

方剂名称	相同点	不同点
小柴胡汤	组成中均含有黄芩、半夏，均能和解少阳，用于邪在少阳，往来寒热，胸胁不适者	小柴胡汤于和解中兼有益气扶正之功，宜于邪踞少阳，胆胃不和者
蒿芩清胆汤		蒿芩清胆汤于和解之中兼清热利湿、理气化痰之效，宜于少阳胆热偏重，兼有湿热痰浊者

细目二　调和肝脾

1. 四逆散（《伤寒论》）

【方歌】四逆散里用柴胡，芍药枳实甘草须，此是阳郁成厥逆，疏肝理脾奏效奇。

【组成】炙甘草　枳实　柴胡　芍药各十分

【功用】透邪解郁，疏肝理脾。

【主治】阳郁厥逆证，手足不温，或腹痛，或泄利下重，脉弦；肝脾不和证。

【配伍特点】柴胡与枳实配伍，一升一降，舒畅气机，升清降浊；白芍与枳实配伍，理气和血，调和气血。

2. 逍遥散（《太平惠民和剂局方》）

【方歌】逍遥散用当归芍，柴苓术草加姜薄，肝郁血虚脾气弱，调和肝脾功效卓。

【组成】炙甘草半两　当归　茯苓　芍药　白术　柴胡各一两　（烧生姜一块　薄荷少许）

【功用】疏肝解郁，养血健脾。

【主治】肝郁血虚脾弱证。两胁作痛，头痛目眩，口燥咽干，神疲食少，或月经不调，乳房胀痛，脉弦而虚。

【配伍特点】疏柔合法，肝脾同调，气血兼顾。

3. 痛泻要方（《丹溪心法》）

【方歌】痛泻要方用陈皮，术芍防风共成剂，肠鸣泄泻腹又痛，治在泻肝与实脾。

【组成】炒白术三两　炒白芍药二两　炒陈皮一两五钱　防风一两

【功用】补脾柔肝，祛湿止泻。

【主治】脾虚肝郁之痛泻。肠鸣腹痛，大便泄泻，泻必腹痛，泻后痛缓，舌苔薄白，脉两关不调，左弦而右缓者。

易混考点解析

小柴胡汤和四逆散的比较

方剂名称	相同点	不同点
小柴胡汤	组成中均含有柴胡、甘草，同为和解剂	小柴胡汤用柴胡配黄芩，解表清热作用较强，为和解少阳的代表方
四逆散		四逆散以柴胡配枳实，升轻降浊，疏肝理脾作用显著，为调和肝脾的基础方

细目三　调和肠胃

半夏泻心汤（《伤寒论》）

【方歌】半夏泻心配芩连，干姜人参草枣全，辛开苦降除痞满，寒热错杂痞证蠲。

【组成】半夏半升　黄芩　干姜　人参各三两　黄连一两　大枣十二枚　炙甘草三两

【功用】寒热平调，散结除痞。

【主治】寒热互结之痞证。心下痞，但满而不痛，或呕吐，肠鸣下利，舌苔腻而微黄。

【配伍特点】寒热平调以和阴阳，辛开苦降以调气机，补泻兼施以顾虚实。

第五单元　清热剂

细目一　清气分热

1. 白虎汤（《伤寒论》）

【方歌】白虎膏知甘草粳，气分大热此方清，热渴汗出脉洪大，加入人参气津生。

【组成】石膏一斤　知母六两　炙甘草二两　粳米六合

【功用】清热生津。

【主治】气分热盛证。壮热面赤，烦渴引饮，汗出恶热，脉洪大有力。

【配伍特点】粳米、炙甘草共为佐药，益胃生津，并可防止大寒伤中之弊。炙甘草兼以为使，调和诸药。四药相配，共成清热生津之功，使热清津复，诸症自解。

2. 竹叶石膏汤（《伤寒论》）

【方歌】竹叶石膏汤人参，麦冬半夏甘草临，再加粳米同煎服，清热益气养阴津。

【组成】竹叶二把　石膏一斤　半夏半升　麦门冬一升　人参二两　炙甘草二两　粳米半升

【功用】清热生津，益气和胃。

【主治】伤寒、温病、暑病余热未清，气阴两伤证。身热多汗，心胸烦闷，气逆欲呕，口干喜饮，虚羸少气，或虚烦不寐，舌红苔少，脉虚数。

易混考点解析

白虎汤和竹叶石膏汤的比较

方剂名称	相同点	不同点
白虎汤	组成中均含有石膏、粳米、甘草，均可清热生津	白虎汤为热盛而正不虚
竹叶石膏汤		竹叶石膏汤为热势已衰，余热未尽而气津两伤；热既衰且胃气不和

细目二　清营凉血

1. 清营汤（《温病条辨》）

【方歌】清营汤治热传营，身热燥渴眠不宁，犀地银翘玄连竹，丹麦清热更护阴。

【组成】犀角（也可用水牛角代）三钱　生地黄五钱　玄参三钱　竹叶心一钱　麦冬三钱　丹参二钱　黄连一钱五分　银花三钱　连翘二钱

【功用】清营解毒，透热养阴。

【主治】热入营分证。身热夜甚，神烦少寐，时有谵语，目常喜开或喜闭，口渴或不渴，斑疹隐隐，脉细数，舌绛而干。

【配伍特点】辛苦甘寒以滋养清解，透热转气以入营清散。

2. 犀角地黄汤（《外台秘要》）

【方歌】犀角地黄芍药丹，血热妄行吐衄斑，蓄血发狂舌质绛，凉血散瘀病可痊。

【组成】犀角（也可用水牛角代）一两　地黄半斤　芍药三分　丹皮一两

【功用】清热解毒，凉血散瘀。

【主治】热入血分证。身热谵语，斑色紫黑，或吐血、衄血、便血、尿血，舌深绛起刺，脉数；或喜忘如狂，或漱水不欲咽，或大便色黑易解。

【配伍特点】四药相配，清热之中兼以养阴，使热清血宁而无耗血之虑；凉血之中兼以散瘀，使血止而无留瘀之弊，共成清热解毒、凉血散瘀之剂。

易混考点解析

清营汤与犀角地黄汤的比较

方剂名称	相同点	不同点
清营汤	组成中均含有犀角、生地黄，均可治热入营血证	清营汤在清热凉血药中伍以金银花、连翘等轻清宣透之品，寓有“透热转气”之意，适用于邪已入营尚未动血之证
犀角地黄汤		犀角地黄汤配伍赤芍、丹皮泄热散瘀，寓有“凉血散血”之意，用治热入血分而见耗血、动血之证

细目三　清热解毒

1. 黄连解毒汤（《外台秘要》）

【方歌】黄连解毒汤四味，黄芩黄柏栀子备，躁狂大热呕不眠，吐衄斑黄均可为。

【组成】黄连三两　黄芩　黄柏各二两　栀子十四枚

【功用】泻火解毒。

【主治】三焦火毒热盛证。大热烦躁，口燥咽干，错语不眠，或热病吐血、衄血，或热甚发斑，或身热下痢，或湿热黄疸，或外科痈疡疔毒，小便黄赤，舌红苔黄，脉数有力。

【配伍特点】苦寒直折，泻火解毒，三焦并清。

2. 凉膈散（《太平惠民和剂局方》）

【方歌】凉膈硝黄栀子翘，黄芩甘草薄荷饶，竹叶蜜煎疗膈上，中焦燥实服之消。

【组成】川大黄　朴硝　炙甘草各二十两　山栀子仁　薄荷叶　黄芩各十两　连翘二斤半　竹叶七片　蜜

【功用】泻火通便，清上泄下。

【主治】上中二焦火热证。烦躁口渴，面赤唇焦，胸膈烦热，口舌生疮，睡卧不宁，谵语狂妄，或咽痛吐衄，便秘溲赤，或大便不畅，舌红苔黄，脉滑数。

【配伍特点】全方配伍，清上与泻下并行，泻下是为清泄胸膈郁热而设，即所谓“以泻代清”。本方虽有通腑之功，但治疗目标在于胸膈烦热，而不在于热结便秘。

3. 普济消毒饮（《东垣试效方》）

【方歌】普济消毒蒡芩连，甘桔蓝根勃翘玄，升柴陈薄僵蚕入，大头瘟毒服之痊。

【组成】黄芩　黄连各半两　人参三钱　橘红　生甘草　玄参　柴胡　桔梗各二钱　连翘　板蓝根　马勃　牛蒡子各一钱　白僵蚕　升麻各七分

【功用】清热解毒，疏风散邪。

【主治】大头瘟。恶寒发热，头面红肿焮痛，目不能开，咽喉不利，舌燥口渴，舌红苔白兼黄，脉浮数有力。

【配伍特点】升麻、柴胡疏散风热，并引诸药上达头面，且寓“火郁发之”之意。

细目四　清脏腑热

1. 导赤散（《小儿药证直诀》）

【方歌】导赤木通生地黄，草梢兼加竹叶尝，清心利水又养阴，心经火热移小肠。

【组成】生地黄　木通　生甘草梢各等分　竹叶适量

【功用】清心利水养阴。

【主治】心经火热证。心胸烦热，口渴面赤，意欲饮冷，口舌生疮；或心热移于小肠，小便赤涩刺痛，舌红，脉数。

2. 龙胆泻肝汤（《医方集解》）

【方歌】龙胆栀芩酒拌炒，木通泽泻车柴草，当归生地益阴血，肝胆实火湿热消。

【组成】龙胆草　黄芩　栀子　泽泻　木通　当归　生地黄　柴胡　生甘草　车前子（原著本方无用量）

【功用】清泻肝胆实火，清利肝经湿热。

【主治】肝胆实火上炎证；肝经湿热下注证。

【配伍特点】苦寒清利，泻中寓补，降中寓升，以适肝性。

【运用】

（1）辨证要点：本方为治肝胆实火上炎，湿热下注之常用方。临床应用以口苦溺赤、舌红苔黄、脉弦数有力为辨证要点。

（2）加减变化：若肝胆实火较盛，可去木通、车前子，加黄连以助泻火之力；若湿盛热轻者，可去黄芩、生地黄，加滑石、薏苡仁以增强利湿之功；若玉茎生疮，或便毒悬痈，以及阴囊肿痛、红热甚者，可去柴胡，加连翘、黄连、大黄以泻火解毒。

（3）使用注意：方中药多苦寒，易伤脾胃，故对脾胃虚寒和阴虚阳亢之证皆非所宜。

3. 左金丸（《丹溪心法》）

【方歌】左金连茱六一丸，肝火犯胃吐吞酸，再加芍药名戊己，热泻热痢服之安。

【组成】黄连六两　吴茱萸一两

【功用】清泻肝火，降逆止呕。

【主治】肝火犯胃证。胁肋疼痛，嘈杂吞酸，呕吐口苦，舌红苔黄，脉弦数。

【配伍特点】辛开苦降，肝胃同治；寒热并用，主以苦寒。

【运用】

（1）辨证要点：本方是治疗肝火犯胃，肝胃不和证的常用方。临床应用以呕吐吞酸、胁痛口苦、舌红苔黄、脉弦数为辨证要点。

（2）加减变化：黄连与吴茱萸用量比例为6∶1。吞酸重者，加乌贼骨、煅瓦楞子以制酸止痛；胁肋痛甚者，可合四逆散以加强疏肝和胃之功。

4. 泻白散（《小儿药证直诀》）

【方歌】泻白桑皮地骨皮，甘草粳米四般宜，参茯知芩皆可入，肺热喘嗽此方施。

【组成】地骨皮　桑白皮各一两　炙甘草一钱　粳米一撮

【功用】清泻肺热，止咳平喘。

【主治】肺热喘咳证。气喘咳嗽，皮肤蒸热，日晡尤甚，舌红苔黄，脉细数。

5. 清胃散（《脾胃论》）

【方歌】清胃散用升麻连，当归生地牡丹全，或加石膏清胃热，口疮吐衄与牙宣。

【组成】生地黄　当归身各三分　牡丹皮半钱　黄连六分，夏月倍之，大抵黄连临时增减无定　升麻一钱

【功用】清胃凉血。

【主治】胃火牙痛。牙痛牵引头痛，面颊发热，其齿喜冷恶热，或牙宣出血，或牙龈红肿溃烂，或唇舌腮颊肿痛，口气热臭，口干舌燥，舌红苔黄，脉滑数。

【配伍特点】黄连得升麻，降中寓升，则泻火而无凉遏之弊；升麻得黄连，升中有降，则散火而无升焰之虞。

6. 玉女煎（《景岳全书》）

【方歌】玉女煎用熟地黄，膏知牛膝麦冬襄，胃火阴虚相因病，牙痛齿枯宜煎尝。

【组成】石膏三至五钱 熟地三至五钱或一两 麦冬二钱 知母 牛膝各一钱半

【功用】清胃热，滋肾阴。

【主治】胃热阴虚证。头痛，牙痛，齿松牙衄，烦热干渴，舌红苔黄而干。亦治消渴、消谷善饥等。

7. 芍药汤（《素问病机气宜保命集》）

【方歌】芍药汤用草归榔，大黄芩连桂木香，清热燥湿调气血，里急腹痛自安康。

【组成】芍药一两 当归 黄连各半两 槟榔 木香 炙甘草各二钱 大黄三钱 黄芩半两

【功用】清热燥湿，调气和血。

【主治】湿热痢疾。腹痛，便脓血，赤白相兼，里急后重，肛门灼热，小便短赤，舌苔黄腻，脉弦数。

【配伍特点】主以苦燥，辅以甘柔，佐温于寒，气血同调，通因通用。

【运用】

（1）辨证要点：本方为治疗湿热痢疾的常用方。临床应用以痢下赤白、腹痛里急、苔腻微黄为辨证要点。

（2）加减变化：原方后有“如血痢则渐加大黄，汗后脏毒加黄柏半两”，可资临床参考。本方在运用时，如苔黄而干，热甚伤津者，可去肉桂，加乌梅，避温就凉；如苔腻脉滑，兼有食积，加山楂、神曲以消导；如热毒重者，加白头翁、金银花以增强解毒之力；如痢下赤多白少，或纯下血痢，加丹皮、地榆凉血止血。

（3）使用注意：痢疾初起有表证者忌用。

8. 白头翁汤（《伤寒论》）

【方歌】白头翁汤治热痢，黄连黄柏与秦皮，味苦性寒能凉血，解毒坚阴功效奇。

【组成】白头翁二两 黄柏三两 黄连三两 秦皮三两

【功用】清热解毒，凉血止痢。

【主治】热毒痢疾。腹痛，里急后重，肛门灼热，下痢脓血，赤多白少，渴欲饮水，舌红苔黄，脉弦数。

【配伍特点】本方用苦寒而入血分的白头翁为君，清热解毒，凉血止痢。黄连苦寒，泻火解毒，燥湿厚肠，为治痢要药；黄柏清下焦湿热。两药共助君药清热解毒，燥湿止痢，共为臣药。秦皮苦涩而寒，清热解毒兼以收涩止痢，为佐使药。四药合用，共奏清热解毒、凉血止痢之功。

易混考点解析

左金丸和龙胆泻肝汤的比较

方剂名称	相同点	不同点
左金丸	皆用于肝经实火，胁痛口苦	左金丸主要用于肝经郁火犯胃之呕吐吞酸等症，有降逆和胃之功，但无清利湿热的作用，泻火作用较弱
龙胆泻肝汤		龙胆泻肝汤主要用于肝经实火上攻之目赤耳聋、或湿热下注之淋浊阴痒等症，有清利湿热之功，但无和胃降逆的作用，泻火之力较强

清胃散与玉女煎的比较

方剂名称	相同点	不同点
清胃散	均可清胃热，同治胃热牙痛	清胃散重在清胃火，属于苦寒之剂，功能清胃凉血，主治胃火炽盛之牙痛、牙宣等症
玉女煎		玉女煎以清胃热为主，而兼滋肾阴，属清润之剂，功能清胃火、滋肾阴，主治胃火旺而肾水不足之牙痛及牙宣诸症

芍药汤和白头翁汤的比较

方剂名称	相同点	不同点
芍药汤	两方均含有黄连，皆用治热痢	芍药汤治下痢赤白，属湿热痢，而兼气血失调证，故清热燥湿与调和气血并进，且取“通因通用”之法，使“行血则便脓自愈，调气则后重自除”
白头翁汤		白头翁汤主治热毒血痢，乃热毒深陷血分，治以清热解毒、凉血止痢，使热毒解，痢止而后重自除

细目五　清虚热

1. 青蒿鳖甲汤（《温病条辨》）

【方歌】青蒿鳖甲地知丹，热自阴来仔细辨，夜热早凉无汗出，养阴透热服之安。

【组成】青蒿二钱　鳖甲五钱　细生地四钱　知母二钱　丹皮三钱

【功用】养阴透热。

【主治】温病后期，邪伏阴分证。夜热早凉，热退无汗，舌红苔少，脉细数。

【配伍特点】吴瑭自释：“此方有先入后出之妙，青蒿不能直入阴分，有鳖甲领之入也；鳖甲不能独出阳分，有青蒿领之出也。”生地黄甘凉，滋阴凉血；知母苦寒质润，滋阴降火。二药共助鳖甲以养阴退虚热，为臣药。丹皮辛苦性凉，泻血中伏火，以助青蒿清透阴分伏热，为佐药。诸药合用，滋清兼备，标本兼顾，清中有透，养阴而不恋邪，祛邪而不伤正，共奏养阴透热之功。

2. 当归六黄汤（《兰室秘藏》）

【方歌】当归六黄二地黄，芩连芪柏共煎尝，滋阴泻火兼顾表，阴虚火旺盗汗良。

【组成】当归　生地黄　黄芩　黄柏　黄连　熟地黄各等分　黄芪加一倍

【功用】滋阴泻火，固表止汗。

【主治】阴虚火旺盗汗。发热盗汗，面赤心烦，口干唇燥，大便干结，小便黄赤，舌红苔黄，脉数。

第六单元　祛暑剂

细目一　祛暑解表

香薷散（《太平惠民和剂局方》）

【方歌】三物香薷豆朴先，散寒化湿功效兼，若益银翘豆易花，新加香薷祛暑煎。

【组成】香薷一斤　白扁豆　厚朴各半斤　酒一分

【功用】祛暑解表，化湿和中。

【主治】阴暑。恶寒发热，头痛身痛，无汗，腹痛吐泻，胸脘痞闷，舌苔白腻，脉浮。

【配伍特点】本方证由夏月乘凉饮冷，感受风寒，内伤于湿所致。诸药合用，共奏祛暑解表、化湿和中之效。

细目二　祛暑利湿

六一散（《黄帝素问宣明论方》）

【方歌】六一散用滑石草，清暑利湿有功效，益元碧玉与鸡苏，砂黛薄荷加之好。

【组成】滑石六两　甘草一两

【功用】清暑利湿。

【主治】暑湿证。身热烦渴，小便不利，或泄泻。

细目三　祛暑益气

清暑益气汤（《温热经纬》）

【方歌】王氏清暑益气汤，善治中暑气阴伤，洋参冬斛荷瓜翠，连竹知母甘粳襄。

【组成】西洋参　石斛　麦冬　黄连　竹叶　荷梗　知母　甘草　粳米　西瓜翠衣（原著本方无用量）

【功用】清暑益气，养阴生津。

【主治】暑热气津两伤证。身热汗多，口渴心烦，小便短赤，体倦少气，精神不振，脉虚数。

易混考点解析

香薷散、六一散和清暑益气汤的主治病证比较

方剂	共同点	不同点
香薷散	治疗阴暑证	恶寒发热，无汗，腹痛吐泻，舌苔白腻，脉浮（无数象）
六一散	治疗暑热证，见身热、心烦、舌红、脉数	兼有小便不利
清暑益气汤		兼有汗多、体倦少气，脉虚数

第七单元　温里剂

细目一　温中祛寒

1. 理中丸（《伤寒论》）

【方歌】理中丸主理中乡，人参甘草术干姜，呕利腹痛阴寒盛，或加附子总扶阳。

【组成】人参　干姜　炙甘草　白术各三两

【功用】温中祛寒，补气健脾。

【主治】脾胃虚寒证。阳虚失血证。中阳不足，阴寒上乘所致的胸痹，或脾气虚寒，不能摄津之病后多涎唾，或中阳虚损，土不荣木之小儿慢惊，或清浊相干，升降失常之霍乱等。

【配伍特点】辛热甘苦合方，温补并用，补中寓燥。

【运用】

（1）辨证要点：本方是治疗中焦脾胃虚寒证的基础方。临床应用以脘腹疼痛、喜温喜按、呕吐便溏、脘痞食少、畏寒肢冷、舌淡、苔白、脉沉细为辨证要点。

（2）加减变化：若虚寒甚者，可加附子、肉桂以增强温阳祛寒之力；呕吐甚者，可加生姜、半夏降逆和胃止呕；下利甚者，可加茯苓、白扁豆健脾渗湿止泻；阳虚失血者，可将干姜易为炮姜，加艾叶、灶心土温涩止血；胸痹，可加薤白、桂枝、枳实振奋胸阳，疏畅气机。

（3）使用注意：湿热内蕴中焦或脾胃阴虚者禁用。

2. 小建中汤

【方歌】小建中汤芍药多，桂姜甘草大枣和，更加饴糖补中脏，虚劳腹冷服之瘥。

【组成】桂枝三两　炙甘草二两　大枣十二枚　芍药六两　生姜三两　胶饴一升

【功用】温中补虚，和里缓急。

【主治】中焦虚寒，肝脾失调，阴阳不和证。

【配伍特点】六药合用，于温中补虚缓急之中，蕴有柔肝理脾、益阴和阳之意，用之可使中气强健，阴阳气血生化有源。

3. 大建中汤（《金匮要略》）

【方歌】大建中汤建中阳，蜀椒干姜参饴糖，阴盛阳虚腹冷痛，温补中焦止痛强。

【组成】蜀椒二合　干姜四两　人参二两　胶饴一升
【功用】温中补虚，缓急止痛。
【主治】中阳衰弱，阴寒内盛之脘腹疼痛。

4. 吴茱萸汤（《伤寒论》）

【方歌】吴茱萸汤人参枣，重用生姜温胃好，阳明寒呕少阴利，厥阴头痛皆能保。
【组成】吴茱萸一升　人参三两　生姜六两　大枣十二枚
【功用】温中补虚，降逆止呕。
【主治】胃寒呕吐证。肝寒上逆证。肾寒上逆证。
【配伍特点】四药配伍，温中与降逆并施，寓补益于温降之中，共奏温中补虚、降逆止呕之功。

易混考点解析

桂枝汤和小建中汤的比较

方剂名称	相同点	不同点
桂枝汤	两方均含桂枝汤方药	桂枝汤以桂枝为君，具有解肌发表、调和营卫之功，主治外感风寒表虚，营卫不和证
小建中汤		小建中汤以饴糖为君，意在温中补虚、缓急止痛，主治中焦虚寒，虚劳里急证

理中丸和小建中汤的比较

方剂名称	相同点	不同点
理中丸	两方均含炙甘草，同为温中祛寒之剂	理中丸纯用温补药物，以温中祛寒、益气健脾为主
小建中汤		小建中汤乃温补药配以调理肝脾之品，重在温中补虚，缓急止痛

细目二　回阳救逆

四逆汤（《伤寒论》）

【方歌】四逆汤中附草姜，四肢厥冷急煎尝，腹痛吐泻脉微细，急投此方可回阳。
【组成】炙甘草二两　干姜一两半　生附子一枚
【功用】回阳救逆。
【主治】少阴病，心肾阳衰寒厥证。四肢厥逆，恶寒蜷卧，神衰欲寐，面色苍白，腹痛下利，呕吐不渴，舌苔白滑，脉微细。太阳病误汗亡阳者。
【配伍特点】大辛大热以速挽元阳；少佐甘缓防虚阳复耗。

细目三　温经散寒

1. 当归四逆汤（《伤寒论》）

【方歌】当归四逆桂芍枣，细辛甘草与通草，血虚肝寒手足冷，煎服此方乐陶陶。
【组成】当归三两　桂枝三两　芍药三两　细辛三两　炙甘草二两　通草二两　大枣二十五枚
【功用】温经散寒，养血通脉。
【主治】血虚寒厥证。手足厥寒，或腰、股、腿、足、肩臂疼痛，口不渴，舌淡苔白，脉沉细或细而欲绝。
【配伍特点】全方温阳与散寒并用，养血与通脉兼施，温而不燥，补而不滞，可使营血充，寒邪除，阳气振，经脉通，则手足自温，其脉可复，腰、股、腿、足、肩臂疼痛亦除。

2. 暖肝煎（《景岳全书》）

【方歌】暖肝煎中杞茯归，茴沉乌药合肉桂，下焦虚寒疝气痛，温补肝肾此方推。

【组成】当归二三钱　枸杞子三钱　小茴香二钱　肉桂一二钱　乌药二钱　沉香（或木香）一钱　茯苓二钱　（生姜三五片）

【功用】温补肝肾，行气止痛。

【主治】肝肾不足，寒滞肝脉证。睾丸冷痛，或小腹疼痛，疝气痛，畏寒喜暖，舌淡苔白，脉沉迟。

易混考点解析

四逆散、四逆汤和当归四逆汤的比较

方剂名称	相同点	不同点
四逆散	三方均含有甘草，主治证中皆有“四逆”	因外邪传经入里，阳气内郁而不达四末所致，故其逆冷仅在肢端，不过腕踝，尚可见身热、脉弦等症
四逆汤		其厥逆是因阴寒内盛，阳气衰微所致，故其厥逆严重，冷过肘膝，并伴有全身阳衰阴盛症状及脉微欲绝
当归四逆汤		手足厥寒是血虚受寒，寒凝筋脉，血行不畅所致，因其寒邪在经不在脏，故其肢厥程度较四逆汤证为轻，并兼见肢体疼痛等症

第八单元　表里双解剂

细目一　解表清里

葛根黄芩黄连汤（《伤寒论》）

【方歌】葛根黄芩黄连汤，再加甘草共煎尝，邪陷阳明成热痢，解表清里保安康。

【组成】葛根半斤　炙甘草二两　黄芩三两　黄连三两

【功用】解表清里。

【主治】表证未解，邪热入里证。身热，下利臭秽，胸脘烦热，口干作渴，或喘而汗出，舌红苔黄，脉数或促。

【配伍特点】四药合用，外疏内清，表里同治，使表解里和，热利自愈。原方先煎葛根，后纳诸药，可使“解肌之力优而清中之气锐”（《伤寒来苏集》）。

细目二　解表攻里

1. 大柴胡汤（《金匮要略》）

【方歌】大柴胡汤用大黄，枳实芩夏白芍将，煎加姜枣表兼里，妙法内攻并外攘。

【组成】柴胡半斤　黄芩三两　芍药三两　半夏半升　生姜五两　枳实四枚　大枣十二枚　大黄二两

【功用】和解少阳，内泄热结。

【主治】少阳阳明合病。往来寒热，胸胁苦满，呕不止，郁郁微烦，心下痞硬，或心下急痛，大便不解或协热下利，舌苔黄，脉弦数有力。

【配伍特点】和下并用，主以和解少阳，辅以内泄热结，佐以缓急降逆。

2. 防风通圣散（《黄帝素问宣明论方》）

【方歌】防风通圣大黄硝，荆芥麻黄栀子翘，甘桔芎归膏滑石，薄荷芩竹力偏饶，表里交攻阳热盛，外疡疮毒总能消。

【组成】防风　连翘　麻黄　薄荷叶　川芎　当归　芍药　大黄　芒硝各半两　石膏　黄芩　桔梗各一两　甘草二两　滑石三两　生姜三片　荆芥　白术　栀子各一分

【功用】疏风解表，泄热通便。

【主治】风热壅盛，表里俱实证。

第九单元　补益剂

细目一　补气

1. 四君子汤（《太平惠民和剂局方》）

【方歌】四君子汤中和义，参术茯苓甘草比，益以夏陈名六君，祛痰补益气虚饵，除却半夏名异功，或加香砂气滞使。

【组成】人参　白术　茯苓　炙甘草各等分

【功用】益气健脾。

【主治】脾胃气虚证。面色萎白，语声低微，气短乏力，食少便溏，舌淡苔白，脉虚缓。

【配伍特点】本方证为脾胃气虚，运化乏力所致。治当益气健脾。方中以甘温之人参为君，大补脾胃之气，脾气健旺则运化复常，气血化生充足。脾胃虚弱，运化乏力，易致湿浊内阻，故以苦温之白术为臣，健脾燥湿。白术与人参配伍，益气健脾之功显著。佐以甘淡之茯苓，健脾渗湿。茯苓、白术相配，健脾祛湿之功增强。炙甘草益气和中，调和诸药。四药配伍，共奏益气健脾之功。

2. 参苓白术散（《太平惠民和剂局方》）

【方歌】参苓白术扁豆陈，山药甘莲砂薏仁，桔梗上浮兼保肺，枣汤调服益脾神。

【组成】莲子肉一斤　薏苡仁一斤　砂仁一斤　桔梗一斤　白扁豆一斤半　茯苓二斤　人参二斤　炒甘草二斤　白术二斤　山药二斤

【功用】益气健脾，渗湿止泻。

【主治】脾虚湿盛证。饮食不化，胸脘痞闷，肠鸣泄泻，四肢乏力，形体消瘦，面色萎黄，舌淡苔白腻，脉虚缓。亦可用治肺脾气虚，痰湿咳嗽。

【配伍特点】诸药配伍，补中焦之虚损，助脾气之运化，渗停聚之湿浊，行气机之阻滞，恢复脾胃受纳与健运之功，则诸症自除。

3. 补中益气汤（《内外伤辨惑论》）

【方歌】补中益气芪参术，炙草升柴归陈助，清阳下陷能升举，气虚发热甘温除。

【组成】黄芪五分，病甚、劳役热甚者一钱　炙甘草五分　人参三分　当归二分　橘皮二分或三分　升麻二分或三分　柴胡二分或三分　白术三分

【功用】补中益气，升阳举陷。

【主治】脾胃气虚证；气虚下陷证；气虚发热证。

【配伍特点】主以甘温，补中寓升，共成虚则补之、陷者升之、甘温除热之剂。

【运用】

（1）辨证要点：本方为补气升阳，甘温除热的代表方。临床应用以体倦乏力、少气懒言、面色㿠白、舌淡、脉虚软无力为辨证要点。

（2）加减变化：若兼腹中痛者，加白芍以柔肝止痛；头痛者，加蔓荆子、川芎、藁本、细辛以疏风止痛；咳嗽者，加五味子、麦冬以敛肺止咳；兼气滞者，加木香、枳壳以理气解郁。本方亦可用于虚人感冒，加苏叶少许以增辛散之力。

（3）使用注意：阴虚发热及内热炽盛者忌用。

4. 生脉散（《医学启源》）

【方歌】生脉麦味与人参，保肺生津又提神，气少汗多兼口渴，病危脉绝急煎斟。

【组成】人参　麦冬　五味子（原著本方无用量）

【功用】益气生津，敛阴止汗。

【主治】温热、暑热，耗气伤阴证。久咳伤肺，气阴两虚证。

【配伍特点】三药合用，一补一润一敛，共奏益气养阴、生津止渴、敛阴止汗之效，使气复津生，汗止阴存，气充脉生，故名“生脉”。

5. 玉屏风散（《究原方》，录自《医方类聚》）

【方歌】玉屏组合少而精，芪术防风鼎足行，表虚汗多易感冒，固卫敛汗效特灵。

【组成】防风一两　炙黄芪　白术各二两　（大枣一枚）

【功用】益气固表止汗。

【主治】表虚自汗。汗出恶风，面色㿠白，舌淡苔薄白，脉浮虚。亦治虚人腠理不固，易感风邪。

易混考点解析

理中丸和四君子汤的比较

方剂名称	相同点	不同点
理中丸	两方均含有人参、白术、炙甘草以补益中气	理中丸用干姜，功用以温中祛寒为主，主治中焦虚寒证
四君子汤		四君子汤配茯苓，功用以益气健脾为主，主治脾胃气虚证

参苓白术散和四君子汤的比较

方剂名称	相同点	不同点
参苓白术散	两方均含有人参、白术、茯苓、甘草，有益气健脾之功	参苓白术散兼有渗湿行气的作用，并有保肺之效，是治疗脾虚湿盛证及体现“培土生金”法治的常用方剂
四君子汤		四君子汤以补气为主，为治脾胃气虚的基础方

玉屏风散和桂枝汤的比较

方剂名称	相同点	不同点
玉屏风散	均可用治表虚自汗	其自汗乃胃气虚弱，腠理不固所致，故专攻益气固表止汗，兼以祛风
桂枝汤		其自汗因外感风寒，营卫不和所致，故以解肌发表、调和营卫取效

补气剂的主治病证比较

方剂名称	相同点	不同点
四君子汤	主治气虚证，症见倦怠乏力、面色萎白、舌淡苔白、脉虚弱	气虚常规见症
参苓白术散		泄泻，苔白腻，脉虚缓
补中益气汤		脏器脱垂，发热，脉虚大无力
玉屏风散		汗出恶风，易感风邪
生脉散		汗多神疲，舌干红少苔，脉虚细

细目二　补血

1. 四物汤（《仙授理伤续断秘方》）

【方歌】四物地芍与归芎，血家百病此方通，经带胎产俱可治，加减运用在胸中。

【组成】当归　川芎　白芍药　熟地黄各等分

【功用】补血调血。

【主治】营血虚滞证。头晕目眩，心悸失眠，面色无华，或妇人月经不调，量少或经闭不行，脐腹作痛，舌淡，脉细弦或细涩。

【配伍特点】阴柔辛甘相伍，补中寓行，补血不滞血，行血不伤血。

2. 当归补血汤（《内外伤辨惑论》）

【方歌】当归补血东垣方，黄芪一两归二钱，血虚发热口烦渴，脉大而虚宜此煎。

【组成】黄芪一两　当归二钱

【功用】补气生血。

【主治】血虚发热证。肌热面赤，烦渴欲饮，脉洪大而虚，重按无力。亦治妇人经期、产后血虚发热头痛；或疮疡溃后，久不愈合者。

【配伍特点】本方为“血虚发热”代表方。“有形之血不能速生，无形之气所当急固”，黄芪补气生血、实卫固表。黄芪用量五倍于当归，实则重在补气。二药配伍，使阴血渐充，阳气潜藏，则浮阳秘敛，阳生阴长，气旺血生，而虚热自退。

3. 归脾汤（《济生方》）

【方歌】归脾汤用术参芪，归草茯神远志随，酸枣木香龙眼肉，煎加姜枣益心脾，怔忡健忘俱可却，便血崩漏总能医。

【组成】白术　茯神　黄芪　龙眼肉　炒酸枣仁各一两　人参　木香各半两　当归　蜜远志各一钱（当归、远志从《内科摘要》补）　炙甘草二钱半　生姜　大枣

【功用】益气补血，健脾养心。

【主治】心脾气血两虚证；脾不统血证。

【配伍特点】心脾同治，重在补脾；气血并补，重在补气。

【运用】

（1）辨证要点：本方是治疗心脾气血两虚证的常用方。临床应用以气短乏力、心悸失眠或便血崩漏、舌淡、脉细弱为辨证要点。

（2）加减变化：崩漏下血偏寒者，可加艾叶炭、炮姜炭，以温经止血；偏热者，加生地炭、地榆炭、小蓟炭，以清热止血。

易混考点解析

归脾汤和补中益气汤的比较

方剂名称	相同点	不同点
归脾汤	两方均同用参、芪、术、草以益气补脾	归脾汤以补气药配伍养心安神药，意在心脾双补，主治心脾两虚之心悸怔忡、健忘失眠、体倦食少，以及脾不统血之便血、崩漏
补中益气汤		补中益气汤以补气药配伍升阳举陷药，意在补气升提，复脾胃升清降浊之能，主治脾胃气虚、气陷之少气懒言、发热及脏器下垂

四物汤、当归补血汤和归脾汤主治病证的比较

方剂名称	相同点	不同点
四物汤	共有血虚见症，如面色无华、唇甲色淡、舌淡、脉细	血虚常规见症
当归补血汤		肌热面赤，烦渴欲饮，脉洪大而虚，重按无力
归脾汤		心悸怔忡，失眠健忘；便血、崩漏，量多色淡

细目三　气血双补

1. 八珍汤（《瑞竹堂经验方》）

【方歌】双补气血八珍汤，四君四物合成方，煎加姜枣调营卫，气血亏虚服之康。

【组成】人参 白术 茯苓 当归 川芎 白芍药 熟地黄 炙甘草各一两 生姜五片 大枣一枚

【功用】益气补血。

【主治】气血两虚证。面色萎白或无华，头晕目眩，四肢倦怠，气短懒言，心悸怔忡，饮食减少，舌淡苔薄白，脉细弱或虚大无力。

【配伍特点】四君子汤——补气；四物汤——补血；姜、枣——调和脾胃。

2. 炙甘草汤（《伤寒论》）

【方歌】炙甘草汤参姜桂，麦冬生地大麻仁，大枣阿胶加酒服，虚劳肺痿效如神。

【组成】炙甘草四两 生姜三两 桂枝三两 人参二两 生地黄一斤 阿胶二两 麦门冬半升 麻仁半升 大枣三十枚 清酒

【功用】滋阴养血，益气温阳，复脉定悸。

【主治】阴血不足，阳气虚弱证；虚劳肺痿。

易混考点解析

炙甘草汤和生脉散的比较

方剂名称	相同点	不同点
炙甘草汤	两方均用人参、麦冬以滋阴益气，均有补肺气、养肺阴之功，可治疗肺之气阴两虚，久咳不已	炙甘草汤益气养阴作用较强，敛肺止咳之力不足，重在治本，且偏于温补，阴虚肺燥较著或兼内热者不宜
生脉散		生脉散益气养阴之力较弱，但止咳之力较强

八珍汤和炙甘草汤的主治病证比较

方剂名称	相同点	不同点
八珍汤	气血两虚证，症见面色无华、心悸怔忡、食少体倦、舌淡、脉虚细	气虚与血虚常规见症
炙甘草汤		脉结代，心动悸，舌光色淡，少津，干咳无痰，或痰中带血，咳吐涎沫，虚烦眠差，咽干舌燥，脉虚数

细目四 补阴

1. 六味地黄丸（《小儿药证直诀》）

【方歌】六味地黄益肾肝，茱薯丹泽地苓专，更加知柏成八味，阴虚火旺自可煎，养阴明目加杞菊，滋阴都气五味先，肺肾两调金水生，麦冬加入长寿丸。

【组成】熟地黄八钱 山萸肉四钱 干山药四钱 泽泻三钱 牡丹皮三钱 茯苓三钱

【功用】填精滋阴补肾。

【主治】肾阴精不足证。

【配伍特点】“三补”与“三泻”相伍，以补为主；肾、肝、脾三脏兼顾，以滋肾精为主。

【运用】

（1）辨证要点：本方为补肾填精之基础方。临床应用以腰膝酸软、头晕目眩、口燥咽干、舌红少苔、脉沉细为辨证要点。

（2）加减变化：若虚火明显者，加知母、玄参、黄柏等以加强清热降火之功；兼脾虚气滞者，加白术、砂仁、陈皮等以健脾和胃。

（3）使用注意：脾虚泄泻者慎用。

2. 左归丸（《景岳全书》）

【方歌】左归丸内山药地，萸肉枸杞与牛膝，菟丝龟鹿二胶合，壮水之主方第一。

【组成】怀熟地八两 炒山药四两 枸杞四两 山茱萸肉四两 川牛膝三两 鹿角胶四两 龟板胶四

两　菟丝子四两

【功用】滋阴补肾，填精益髓。

【主治】真阴不足证。头晕目眩，腰酸腿软，遗精滑泄，自汗盗汗，口燥舌干，舌红少苔，脉细。

【配伍特点】龟甲胶偏于补阴，鹿角胶偏于补阳，在补阴之中配伍补阳药，取“阳中求阴”之义。

3. 大补阴丸（《丹溪心法》）

【方歌】大补阴丸知柏黄，龟甲脊髓蜜成方，咳嗽咯血骨蒸热，阴虚火旺制亢阳。

【组成】熟地黄　龟板各六两　黄柏　知母各四两　猪脊髓　（蜂蜜）

【功用】滋阴降火。

【主治】阴虚火旺证。骨蒸潮热，盗汗遗精，咳嗽咯血，心烦易怒，足膝疼热或痿软，舌红少苔，尺脉数而有力。

【配伍特点】猪脊髓、蜂蜜为丸，此均血肉甘润之品，既助熟地黄、龟甲以滋阴填精益髓，又制约黄柏苦燥伤阴之弊，俱为佐药。诸药合用，滋阴精而降相火，培其本而清其源，使阴复阳潜，虚火降，诸症愈。

4. 一贯煎（《续名医类案》）

【方歌】一贯煎中用地黄，沙参杞子麦冬襄，当归川楝水煎服，阴虚肝郁是妙方。

【组成】北沙参　麦冬　当归身　生地黄　枸杞子　川楝子（原著本方无用量）

【功用】滋阴疏肝。

【主治】肝肾阴虚，肝气郁滞证。胸脘胁痛，吞酸吐苦，咽干口燥，舌红少津，脉细弱或虚弦。亦治疝气瘕聚。

【配伍特点】本方证由肝肾阴虚，肝体失养，肝气郁滞，横逆犯胃，肝胃失和所致。治宜滋阴疏肝。故方中重用生地黄滋阴养血，补益肝肾为君。因肝藏血，肾藏精，乙癸同源，精血互生，故内寓滋水涵木之意。

易混考点解析

六味地黄丸和左归丸的比较

方剂名称	相同点	不同点
六味地黄丸	两方均含有熟地黄、山药、山萸肉以滋肾益肝固精，均为滋阴补肾之剂	六味地黄丸以补肾阴为主，寓泻于补，补力平和，适用于肾虚不著而兼内热之证
左归丸		左归丸纯甘壮水，补而无泻，补力较峻，适用于真阴不足，精髓亏损之证

六味地黄丸和大补阴丸的比较

方剂名称	相同点	不同点
六味地黄丸	两方均含熟地黄以滋肾阴，均能滋阴降火	六味地黄丸偏于补养肾阴，而清热之力不足
大补阴丸		大补阴丸滋阴与降火之力强，故主治阴虚而火旺明显者

一贯煎和逍遥散的比较

方剂名称	相同点	不同点
逍遥散	两方均用当归以滋阴补血，均可疏肝理气，治肝郁气滞之胁痛	逍遥散疏肝养血健脾的作用较强，主治肝郁血虚之胁痛，并伴神疲食少等脾虚症状
一贯煎		一贯煎滋养肝肾的作用较强，主治肝肾阴虚之胁痛，且见吞酸吐苦等肝气犯胃症状

细目五　补阳

1. 肾气丸（《金匮要略》）

【方歌】金匮肾气治肾虚，熟地怀药及山萸，丹皮苓泽加桂附，水中生火在温煦。

【组成】干地黄八两　山萸肉四两　山药四两　泽泻三两　牡丹皮三两　茯苓三两　桂枝一两　炮附子一两

【功用】补肾助阳，化生肾气。

【主治】肾阳不足证。

【配伍特点】重用“三补三泻”，以益精泄浊；少佐温热助阳，以“少火生气”。

2. 右归丸（《景岳全书》）

【方歌】右归丸中地附桂，山药茱萸菟丝归，杜仲鹿胶枸杞子，益火之源此方魁。

【组成】熟地黄八两　山药四两　山茱萸三两　枸杞子四两　菟丝子四两　鹿角胶四两　杜仲四两　肉桂二两　当归三两　制附子二两

【功用】温补肾阳，填精益髓。

【主治】肾阳不足，命门火衰证。年老或久病气衰神疲，畏寒肢冷，腰膝软弱，阳痿遗精，或阳衰无子，或饮食减少，大便不实，或小便自遗，舌淡苔白，脉沉而迟。

易混考点解析

肾气丸和右归丸的主治病证比较

方剂名称	共同点	不同点
肾气丸	同治阳虚证，症见腰膝酸痛、形寒肢冷、小便不利或清长、舌淡苔白、脉沉细	脉虚弱而尺部尤沉细
右归丸		气衰神疲，畏寒肢冷，脉沉迟

细目六　阴阳双补

地黄饮子（《黄帝素问宣明论方》）

【方歌】地黄饮子山茱斛，麦味远志茯菖蒲，苁蓉桂附巴戟天，姜枣为末水煎服。

【组成】熟干地黄　巴戟天　山茱萸　石斛　肉苁蓉　炮附子　五味子　官桂　白茯苓　麦门冬　菖蒲　远志各等分　生姜五片　大枣一枚　薄荷

【功用】滋肾阴，补肾阳，开窍化痰。

【主治】喑痱证。舌强不能言，足废不能用，口干不欲饮，足冷面赤，脉沉细弱。

第十单元　固涩剂

细目一　固表止汗

牡蛎散（《太平惠民和剂局方》）

【方歌】牡蛎散内用黄芪，浮麦麻根合用宜，卫虚自汗或盗汗，固表收敛见效奇。

【组成】黄芪一两　麻黄根一两　煅牡蛎一两　小麦百余粒

【功用】敛阴止汗，益气固表。

【主治】自汗、盗汗证。常自汗出，夜卧更甚，心悸惊惕，短气烦倦，舌淡红，脉细弱。

易混考点解析

牡蛎散和玉屏风散的比较

方剂名称	相同点	不同点
牡蛎散	两方均含黄芪，益气实卫，固表止汗，均可用于卫气虚弱，腠理不固之自汗	牡蛎散补敛并用而以固涩为主，为收敛止汗的代表方，善治体虚卫外不固，又复心阳不潜之自汗、盗汗
玉屏风散		玉屏风散以补气为主，以补为固，属于补益剂，且黄芪、防风相配，补中寓散，故宜于表虚自汗或虚人易感风邪者

细目二　敛肺止咳

九仙散（《卫生宝鉴》）

【方歌】九仙散中罂粟君，五味乌梅共为臣，参胶款桑贝桔梗，敛肺止咳益气阴。

【组成】人参一两　款冬花一两　桑白皮一两　桔梗一两　五味子一两　阿胶一两　乌梅一两　贝母半两　罂粟壳八两

【功用】敛肺止咳，益气养阴。

【主治】久咳伤肺，气阴两伤证。久咳不已，咳甚则气喘自汗，痰少而黏，脉虚数。

细目三　涩肠固脱

1. 真人养脏汤（《太平惠民和剂局方》）

【方歌】真人养脏木香诃，当归肉蔻桂粟壳，术芍参甘为涩剂，脱肛久痢早煎尝。

【组成】人参六钱　当归六钱　白术六钱　肉豆蔻半两　肉桂八钱　炙甘草八钱　白芍药一两六钱　木香一两四钱　诃子一两二钱　罂粟壳三两六钱

【功用】涩肠固脱，温补脾肾。

【主治】久泻久痢，脾肾虚寒证。泻痢无度，滑脱不禁，甚至脱肛坠下，脐腹疼痛，喜温喜按，倦怠食少，舌淡苔白，脉沉迟细。

2. 四神丸（《证治准绳》）

【方歌】四神故纸与吴萸，肉蔻五味四般须，大枣生姜为丸服，五更肾泄最相宜。

【组成】肉豆蔻二两　补骨脂四两　五味子二两　吴茱萸一两　生姜八两　红枣一百枚

【功用】温肾暖脾，固肠止泻。

【主治】脾肾阳虚之肾泄证。五更泄泻，不思饮食，食不消化，或久泻不愈，腹痛喜温，腰酸肢冷，神疲乏力，舌淡，苔薄白，脉沉迟无力。

易混考点解析

四神丸和真人养脏汤的比较

方剂名称	相同点	不同点
四神丸	两方均含肉豆蔻以涩肠止泻，同为固涩止泻之剂	四神丸重用补骨脂为君药，以温肾为主，兼以暖脾涩肠，主治命门火衰，火不暖土所致的肾泄
真人养脏汤		真人养脏汤重用罂粟壳为君药，以固涩为主，兼以温补脾肾，主治泻痢日久，脾肾虚寒而以脾虚为主的大便失禁

细目四 涩精止遗

桑螵蛸散（《本草衍义》）

【方歌】桑螵蛸散治便数，参苓龙骨同龟壳，菖蒲远志当归入，补肾宁心健忘却。

【组成】桑螵蛸一两 远志一两 菖蒲一两 龙骨一两 人参一两 茯神一两 当归一两 炙龟甲一两 （人参汤调下）

【功用】调补心肾，固精止遗。

【主治】心肾两虚之尿频或遗尿、遗精证。小便频数，或尿如米泔色，或遗尿，或遗精，心神恍惚，健忘，舌淡苔白，脉细弱。

细目五 固崩止带

1. 固冲汤（《医学衷中参西录》）

【方歌】固冲汤中用术芪，龙牡五倍棕榈齐，海螵茜草芍山萸，崩中漏下总能医。

【组成】炒白术一两 生黄芪六钱 煅龙骨八钱 煅牡蛎八钱 萸肉八钱 生杭芍四钱 海螵蛸四钱 茜草三钱 棕边炭二钱 五倍子五分

【功用】固冲摄血，益气健脾。

【主治】脾肾亏虚，冲脉不固证。血崩或月经过多，或漏下不止，色淡质稀，头晕肢冷，心悸气短，神疲乏力，腰膝酸软，舌淡，脉微弱。

2. 固经丸（《丹溪心法》）

【方歌】固经丸用龟甲君，黄柏椿皮香附芩，更加芍药糊丸服，漏下崩中均可宁。

【组成】炒黄芩一两 白芍一两 炙龟板一两 炒黄柏三钱 椿树根皮七钱半 香附二钱半

【功用】滋阴清热，固经止血。

【主治】阴虚血热之崩漏。月经过多，或崩中漏下，血色深红或紫黑稠黏，手足心热，腰膝酸软，舌红，脉弦数。

3. 易黄汤（《傅青主女科》）

【方歌】易黄白果与芡实，车前黄柏加薯蓣，能消带下黏稠秽，补肾清热又祛湿。

【组成】炒山药一两 炒芡实一两 黄柏二钱 车前子一钱 白果十枚

【功用】补益脾肾，清热祛湿，收涩止带。

【主治】脾肾虚弱，湿热带下。带下黏稠量多，色黄如浓茶汁，其气腥秽，舌红，苔黄腻。

易混考点解析

固冲汤和固经丸的比较

方剂名称	相同点	不同点
固经丸	两方均用白芍以补益肝肾，养血敛阴	固经丸证乃阴虚血热所致，用药以滋阴清热为主
固冲汤		固冲汤证则为脾肾亏虚，冲任不固所致，用药以补气固冲为主

第十一单元 安神剂

细目一 重镇安神

朱砂安神丸（《内外伤辨惑论》）

【方歌】朱砂安神东垣方，归连甘草合地黄，怔忡不寐心烦乱，清热养阴可复康。

【组成】朱砂五钱　黄连六钱　炙甘草五钱半　生地黄一钱半　当归二钱半

【功用】镇心安神，清热养血。

【主治】心火亢盛，阴血不足证。失眠多梦，惊悸怔忡，心烦神乱，或胸中懊憹，舌尖红，脉细数。

细目二　滋养安神

1. 天王补心丹（《校注妇人良方》）

【方歌】补心丹用柏枣仁，二冬生地当归身，三参桔梗朱砂味，远志茯苓共养神。

【组成】人参　茯苓　玄参　丹参　桔梗　远志各五钱　当归　五味　麦门冬　天门冬　柏子仁　炒酸枣仁各一两　生地黄四两　朱砂　竹叶各适量

【功用】滋阴养血，补心安神。

【主治】阴虚血少，神志不安证。心悸怔忡，虚烦失眠，神疲健忘，或梦遗，手足心热，口舌生疮，大便干结，舌红少苔，脉细数。

【配伍特点】重用甘寒，补中寓清；心肾并治，重在养心。

2. 酸枣仁汤（《金匮要略》）

【方歌】酸枣二升先煮汤，茯知二两用之良，芎二甘一相调剂，服后安然入梦乡。

【组成】炒酸枣仁二升　甘草一两　知母二两　茯苓二两　川芎二两

【功用】养血安神，清热除烦。

【主治】肝血不足，虚热内扰之虚烦不眠证。虚烦失眠，心悸不安，头目眩晕，咽干口燥，舌红，脉弦细。

易混考点解析

酸枣仁汤和天王补心丹的比较

方剂名称	相同点	不同点
酸枣仁汤	两方均含有酸枣仁、茯苓，均以滋阴养血、养心安神药为主，配伍清虚热之品，以治阴血不足，虚热内扰之心烦失眠	酸枣仁汤重用酸枣仁养血安神，配伍调气行血之川芎，有养血调肝之妙，主治肝血不足之虚烦失眠，伴头目眩晕、脉弦细等
天王补心丹		天王补心丹重用生地黄，并与麦冬、玄参等滋阴清热药为伍，还与大队养血安神之品相配，主治阴亏血少，虚火内扰之虚烦失眠，伴见手足心热、舌红少苔、脉细数

第十二单元　开窍剂

细目一　凉开

1. 安宫牛黄丸（《温病条辨》）

【方歌】安宫牛黄开窍方，芩连栀梅朱雄黄，牛角珍珠冰麝箔，热闭心包功效良。

【功用】清热解毒，豁痰开窍。

【主治】邪热内陷心包证。高热烦躁，神昏谵语，舌謇肢厥，舌红或绛，脉数有力。亦治中风昏迷、小儿惊厥属邪热内闭者。

2. 紫雪（《外台秘要》）

【方歌】紫雪羚牛朱朴硝，硝磁寒水滑石膏，丁沉木麝升玄草，不用赤金法亦超。

【功用】清热开窍，息风止痉。

【主治】温热病，热闭心包及热盛动风证。高热烦躁，神昏谵语，痉厥，口渴唇焦，尿赤便秘，舌质红绛，苔黄燥，脉数有力或弦数。亦治小儿热盛惊厥。

3. 至宝丹（《灵苑方》引郑感方，录自《苏沈良方》）

【方歌】至宝朱砂麝息香，雄黄牛角与牛黄，金银二箔兼龙脑，琥珀还同玳瑁良。

【功用】清热开窍，化浊解毒。

【主治】痰热内闭心包证。神昏谵语，身热烦躁，痰盛气粗，舌绛苔黄垢腻，脉滑数。亦治中风、中暑、小儿惊厥属于痰热内闭者。

易混考点解析

凉开三宝的比较

方剂名称	相同点	不同点
安宫牛黄丸	三方均治疗热闭证，安宫牛黄丸最凉，紫雪次之，至宝丹又次之	安宫牛黄丸长于清热解毒，适用于邪热偏盛而身热较重者
紫雪		紫雪长于息风止痉，适用于兼有热动肝风而痉厥抽搐者
至宝丹		至宝丹长于芳香开窍、化浊辟秽，适用于痰浊偏盛而昏迷较重者

记忆关键：乒乒乓乓紫雪丹，不声不响至宝丹，稀里糊涂牛黄丸。

细目二　温开

苏合香丸（《吃力伽丸》）（《外台秘要》）

【方歌】苏合香丸麝息香，木丁朱乳荜檀襄，牛冰术沉诃香附，中恶急救莫彷徨。

【功用】温通开窍，行气止痛。

【主治】寒闭证。突然昏倒，牙关紧闭，不省人事，苔白，脉迟。亦治心腹猝痛，甚则昏厥，属寒凝气滞者。

第十三单元　理气剂

细目一　行气

1. 越鞠丸（《丹溪心法》）

【方歌】越鞠丸治六郁侵，气血痰火食湿因，芎苍香附兼栀曲，气畅郁舒痛闷伸。

【组成】香附　川芎　苍术　栀子　神曲各等分

【功用】行气解郁。

【主治】六郁证。胸膈痞闷，脘腹胀痛，嗳腐吞酸，恶心呕吐，饮食不消。

【配伍特点】五药治六郁，诸法并举，重在调理气机。

2. 柴胡疏肝散（《证治准绳》）

【方歌】柴胡疏肝芍川芎，陈皮枳壳草香附，疏肝解郁兼理血，胁肋脘腹疼痛除。

【组成】柴胡二钱　陈皮二钱　川芎一钱半　香附一钱半　芍药一钱半　枳壳一钱半　炙甘草五分

【功用】疏肝解郁，行气止痛。

【主治】肝气郁滞证。胁肋疼痛，胸闷喜太息，情志抑郁，或易怒，或嗳气，脘腹胀满，脉弦。

3. 瓜蒌薤白白酒汤（《金匮要略》）

【方歌】瓜蒌薤白白酒汤，胸痹胸闷痛难当，喘息短气时咳唾，难卧仍加半夏良。

【组成】瓜蒌实一枚　薤白半升　白酒七升

【功用】通阳散结，行气祛痰。

【主治】胸痹，胸阳不振，痰气互结证。胸部满痛，甚至胸痛彻背，喘息咳唾，短气，舌苔白腻，脉沉弦或紧。

4. 半夏厚朴汤（《金匮要略》）

【方歌】半夏厚朴与紫苏，茯苓生姜共煎服，痰凝气聚成梅核，降逆开郁气自舒。

【组成】半夏一升　厚朴三两　茯苓四两　生姜五两　苏叶二两

【功用】行气散结，降逆化痰。

【主治】梅核气。咽中如有物阻，咯吐不出，吞咽不下，胸膈满闷，或咳或呕，舌苔白润或白滑，脉弦缓或弦滑。

5. 厚朴温中汤（《内外伤辨惑论》）

【方歌】厚朴温中陈草苓，干姜草蔻木香停，煎服加姜治腹痛，寒湿胀满用皆灵。

【组成】厚朴一两　陈皮一两　炙甘草五钱　茯苓五钱　草豆蔻仁五钱　木香五钱　干姜七分　生姜三片

【功用】行气除满，温中燥湿。

【主治】脾胃寒湿气滞证。脘腹胀满或疼痛，不思饮食，四肢倦怠，舌苔白腻，脉沉弦。

6. 天台乌药散（《圣济总录》）

【方歌】天台乌药木茴香，巴豆制楝青槟姜，行气疏肝止疼痛，寒疝腹痛是良方。

【组成】天台乌药半两　木香半两　小茴香半两　青皮半两　高良姜半两　槟榔二个　川楝子十个　巴豆七十粒（巴豆麸炒川楝子，去巴豆及麸，仅川楝子入药）　酒适量

【功用】行气疏肝，散寒止痛。

【主治】气滞寒凝证。小肠疝气，少腹控引睾丸而痛，偏坠肿胀，或少腹疼痛，苔白，脉沉弦。

易混考点解析

天台乌药散和暖肝煎的主治病证比较

方剂名称	相同点	不同点
天台乌药散	两方均治疗肝经气郁（疝气），症见睾丸疼痛、少腹痛、脉弦	少腹引控睾丸而痛，苔白，脉弦
暖肝煎		畏寒喜暖，舌淡苔白，脉沉迟或弦

细目二　降气

1. 苏子降气汤（《太平惠民和剂局方》）

【方歌】苏子降气半夏归，前胡桂朴草姜随，上实下虚痰嗽喘，或加沉香去肉桂。

【组成】紫苏子二两半　半夏二两半　川当归一两半　炙甘草二两　前胡一两　厚朴一两　肉桂一两半　生姜二片　枣子一个　苏叶五叶

【功用】降气平喘，祛痰止咳。

【主治】上实下虚喘咳证。痰涎壅盛，胸膈满闷，喘咳短气，呼多吸少，或腰痛脚弱，肢体倦怠，或肢体浮肿，舌苔白滑或白腻，脉弦滑。

【配伍特点】降以平上实，温以助下虚，肺肾兼顾，主以治上。

2. 定喘汤（《摄生众妙方》）

【方歌】定喘白果与麻黄，款冬半夏白皮桑，苏杏黄芩兼甘草，外寒痰热喘哮尝。

【组成】白果二十一枚　麻黄三钱　苏子二钱　甘草一钱　款冬花三钱　杏仁一钱五分　桑白皮三钱　炒黄芩一钱五分　半夏三钱

【功用】宣降肺气，清热化痰。

【主治】风寒外束，痰热内蕴证。咳喘痰多气急，质稠色黄，或微恶风寒，舌苔黄腻，脉滑数。

3. 旋覆代赭汤（《伤寒论》）

【方歌】旋覆代赭用人参，半夏姜甘大枣临，重以镇逆咸软痞，痞硬噫气力能禁。

【组成】旋覆花三两　人参二两　生姜五两　代赭石一两　炙甘草三两　半夏半升　大枣十二枚

【功用】降逆化痰，益气和胃。

【主治】胃虚痰阻气逆证。胃脘痞闷或胀满，按之不痛，频频嗳气；或见纳差、呃逆、恶心，甚或呕吐，舌苔白腻，脉缓或滑。

易混考点解析

定喘汤和苏子降气汤的比较

方剂名称	相同点	不同点
定喘汤	两方均含有半夏、苏子、甘草，均为降气平喘之常用方	定喘汤以麻黄、白果与黄芩、苏子配伍，组成宣肺散寒、清热化痰、降气平喘之剂，用于风寒外束，痰热内蕴证，症见痰稠色黄，或有恶寒发热，舌苔黄腻，脉滑数
苏子降气汤		苏子降气汤以苏子降气平喘为君药，配以下气祛痰之品，更用肉桂温肾纳气，用以治"上实下虚"之喘咳，但以上实为主，症见痰涎壅盛、腰痛脚弱、呼多吸少、肢体浮肿、舌苔白滑或白腻、脉弦滑

第十四单元　理血剂

细目一　活血祛瘀

1. 桃核承气汤（《伤寒论》）

【方歌】桃核承气五般施，甘草硝黄并桂枝，瘀热互结小腹胀，如狂蓄血功最奇。

【组成】桃仁五十个　大黄四两　桂枝二两　炙甘草二两　芒硝二两

【功用】逐瘀泄热。

【主治】下焦蓄血证。少腹急结，小便自利，甚则烦躁谵语，神志如狂，至夜发热；以及血瘀经闭，痛经，脉沉实而涩者。

2. 血府逐瘀汤（《医林改错》）

【方歌】血府当归生地桃，红花甘草壳赤芍，柴胡芎桔牛膝等，血化下行不作劳。

【组成】桃仁四钱　红花三钱　当归三钱　生地黄三钱　川芎一钱半　赤芍二钱　牛膝三钱　桔梗一钱半　柴胡一钱　枳壳二钱　甘草二钱

【功用】活血化瘀，行气止痛。

【主治】胸中血瘀证。胸痛，头痛，日久不愈，痛如针刺而有定处，或呃逆日久不止，或饮水即呛，干呕，或内热瞀闷，或心悸怔忡，失眠多梦，急躁易怒，入暮潮热，唇暗或两目暗黑，舌质暗红，或舌有瘀斑瘀点，脉涩或弦紧。

【配伍特点】活血与行气相伍，祛瘀与养血同施，升降兼顾，气血同调。

3. 补阳还五汤（《医林改错》）

【方歌】补阳还五芪归芎，桃红赤芍加地龙，半身不遂中风证，益气活血经络通。

【组成】生黄芪四两　当归尾二钱　赤芍一钱半　地龙一钱　川芎一钱　红花一钱　桃仁一钱

【功用】补气，活血，通络。

【主治】中风之气虚血瘀证。半身不遂，口眼歪斜，语言謇涩，口角流涎，小便频数或遗尿失禁，舌暗淡，苔白，脉缓无力。

【配伍特点】重在补气，佐以活血，气旺血行，补而不滞。

4. 复元活血汤（《医学发明》）

【方歌】复元活血汤柴胡，花粉当归山甲俱，桃仁红花大黄草，损伤瘀血酒煎去。

【组成】柴胡半两　栝楼根三钱　当归三钱　红花二钱　甘草二钱　穿山甲二钱　酒大黄一两　酒桃仁五十个

【功用】活血祛瘀，疏肝通络。

【主治】跌打损伤，瘀血阻滞证。胁肋瘀肿，痛不可忍。

5. 温经汤（《金匮要略》）

【方歌】温经汤用吴萸芎，归芍丹桂夏姜冬，参草益脾胶养血，调经重在暖胞宫。

【组成】吴茱萸三两　当归二两　芍药二两　川芎二两　人参二两　桂枝二两　阿胶二两　牡丹皮二两　生姜二两　甘草二两　半夏半升　麦冬一升

【功用】温经散寒，养血祛瘀。

【主治】冲任虚寒，瘀血阻滞证。漏下不止，或血色暗而有块，淋沥不畅，或月经超前或延后，或逾期不止，或一月再行，或经停不至，而见少腹里急、腹满、傍晚发热、手心烦热、唇口干燥、舌质暗红、脉细而涩。亦治妇人宫冷，久不受孕。

6. 生化汤（《傅青主女科》）

【方歌】生化汤是产后方，归芎桃草酒炮姜，消瘀活血功偏擅，止痛温经效亦彰。

【组成】全当归八钱　川芎三钱　桃仁十四枚　炮干姜五分　炙甘草五分　黄酒　童便

【功用】养血祛瘀，温经止痛。

【主治】血虚寒凝，瘀血阻滞证。产后恶露不行，小腹冷痛。

7. 失笑散（《太平惠民和剂局方》）

【方歌】失笑灵脂共蒲黄，等分作散醋煎尝，血瘀少腹时作痛，祛瘀止痛效非常。

【组成】五灵脂　炒蒲黄各等分

【功用】活血祛瘀，散结止痛。

【主治】瘀血疼痛证。心腹刺痛，或产后恶露不行，或月经不调，少腹急痛等。

8. 桂枝茯苓丸（《金匮要略》）

【方歌】金匮桂枝茯苓丸，桃仁芍药和牡丹，等分为末蜜丸服，缓消癥块胎可安。

【组成】桂枝　茯苓　丹皮　桃仁　芍药各等分　白蜜适量

【功用】活血化瘀，缓消癥块。

【主治】瘀阻胞宫证。妇人素有癥块，妊娠漏下不止，或胎动不安，血色紫黑晦暗，腹痛拒按，或经闭腹痛，或产后恶露不尽而腹痛拒按，舌质紫暗或有瘀点，脉沉涩。

易混考点解析

活血祛瘀剂的主治病证比较

方剂名称	相同点	不同点
桃核承气汤	均治疗瘀血证，症见痛有定处，痛如针刺，舌上有瘀点或瘀斑，脉涩	少腹急结，小便自利，至夜发热，舌燥苔黄，脉沉实
血府逐瘀汤		急躁善怒，入暮潮热，唇暗目黑，舌质暗红，脉涩或弦紧
复元活血汤		跌打损伤，胁下痛不可忍，舌红苔黄，脉弦紧或数
补阳还五汤		半身不遂，舌质暗淡，苔白，脉缓
温经汤		月经不调，小腹冷痛，傍晚发热，手足烦热，唇口干燥，舌暗淡，苔薄白，脉沉细无力
生化汤		恶露不行，小腹冷痛、拒按，脉细涩，舌质暗淡
失笑散		心胸刺痛，少腹急痛
桂枝茯苓丸		漏下不止，血色紫黑晦暗，或妊娠胎动不安

细目二 止血

1. 十灰散（《十药神书》）

【方歌】十灰散用十般灰，柏茅茜荷丹榈煨，二蓟栀黄各炒黑，上部出血势能摧。

【组成】大蓟 小蓟 荷叶 侧柏叶 茅根 茜根 山栀 大黄 牡丹皮 棕榈皮各等分 （白藕汁 萝卜汁 京墨）

【功用】凉血止血。

【主治】血热妄行之上部出血证。呕血、吐血、咯血、嗽血、衄血等，血色鲜红，来势急暴，舌红，脉数。

2. 咳血方（《丹溪心法》）

【方歌】咳血方中诃子收，瓜蒌海粉山栀投，青黛蜜丸口噙化，咳嗽痰血服之瘳。

【组成】青黛 瓜蒌仁 海粉 炒山栀子 诃子（原著本方无剂量）（蜜 姜汁）

【功用】清肝宁肺，凉血止血。

【主治】肝火犯肺之咳血证。咳嗽痰稠带血，咳吐不爽，心烦易怒，胸胁作痛，咽干口苦，颊赤便秘，舌红苔黄，脉弦数。

【配伍特点】肝肺同治，主以清肝，于清泻之中求止血之功。

3. 小蓟饮子（《玉机微义》）

【方歌】小蓟饮子藕蒲黄，木通滑石生地襄，归草黑栀淡竹叶，血淋热结服之良。

【组成】生地黄 小蓟 滑石 木通 蒲黄 藕节 淡竹叶 当归 山栀子 甘草各等分

【功用】凉血止血，利水通淋。

【主治】热结下焦之血淋、尿血。尿中带血，小便频数，赤涩热痛，舌红，脉数。

4. 槐花散（《普济本事方》）

【方歌】槐花散用治肠风，侧柏荆芥枳壳充，为末等分米饮下，宽肠凉血逐风功。

【组成】槐花 柏叶 荆芥穗 枳壳各等分

【功用】清肠止血，疏风行气。

【主治】风热湿毒，壅遏肠道，损伤血络便血证。肠风、脏毒，或便前出血，或便后出血，或粪中带血，以及痔疮出血，血色鲜红或晦暗，舌红苔黄，脉数。

5. 黄土汤（《金匮要略》）

【方歌】黄土汤用芩地黄，术附阿胶甘草尝，温阳健脾能摄血，便血崩漏服之康。

【组成】甘草三两 干地黄三两 白术三两 炮附子三两 阿胶三两 黄芩三两 灶心黄土半斤

【功用】温阳健脾，养血止血。

【主治】脾阳不足，脾不统血证。大便下血，先便后血，以及吐血、衄血、妇人崩漏，血色暗淡，四肢不温，面色萎黄，舌淡苔白，脉沉细无力。

易混考点解析

止血剂的主治病证比较

方剂名称	相同点	不同点
咳血方	均治疗出血证	咳嗽痰中带血，心烦易怒，胸胁刺痛，舌红苔黄，脉弦而数
小蓟饮子		尿中带血，小便赤涩热痛，舌红，脉数
黄土汤		便血，血色暗淡，四肢不温，面色萎黄，舌淡苔白，脉沉细无力
槐花散		便血，血色鲜红或晦暗，舌红，脉数
十灰散		上部出血证，血色鲜红，舌红，脉数

黄土汤和归脾汤的比较

方剂名称	相同点	不同点
黄土汤	两方中均用甘草、白术以益气健脾，均可用治脾不统血之便血、崩漏	黄土汤以灶心黄土合炮附子、白术为主，配伍生地黄、阿胶、黄芩以温阳健脾而摄血，滋阴养血而止血，适用于脾阳不足，统摄无权之出血证
归脾汤		归脾汤重用黄芪、龙眼肉，配伍人参、白术、当归、茯神、酸枣仁、远志以补气健脾，养心安神，适用于脾气不足，气不摄血之出血证

第十五单元　治风剂

细目一　疏散外风

1. 川芎茶调散（《太平惠民和剂局方》）

【方歌】川芎茶调散荆防，辛芷薄荷甘草羌，目昏鼻塞风攻上，正偏头痛悉能康。

【组成】川芎　荆芥各四两　白芷　羌活　炙甘草各二两　细辛一两　防风一两半　薄荷叶八两　清茶

【功用】疏风止痛。

【主治】外感风邪头痛。偏正头痛，或颠顶作痛，目眩鼻塞，或恶风发热，舌苔薄白，脉浮。

【配伍特点】辛散疏风于上，诸经兼顾；佐入苦凉之品，寓降于升。

2. 消风散（《外科正宗》）

【方歌】消风散内有荆防，蝉蜕胡麻苦参苍，知膏蒡通归地草，风疹湿疹服之康。

【组成】荆芥　防风　牛蒡子　蝉蜕　苍术　苦参　石膏　知母　当归　胡麻　生地黄各一钱　木通　甘草各五分

【功用】疏风除湿，清热养血。

【主治】风疹，湿疹。皮肤瘙痒，疹出色红，或遍身云片斑点，抓破后渗出津水，苔白或黄，脉浮数。

3. 牵正散（《杨氏家藏方》）

【方歌】牵正散是杨家方，全蝎僵蚕白附襄，服用少量热酒下，口眼歪斜疗效彰。

【组成】白附子　白僵蚕　全蝎去毒，各等分　热酒

【功用】祛风化痰，通络止痉。

【主治】风中头面经络。口眼歪斜，或面肌抽动，舌淡红，苔白。

4. 大秦艽汤（《素问病机气宜保命集》）

【方歌】大秦艽汤羌独防，芎芷辛芩二地黄，石膏归芍苓甘术，风邪散见可通尝。

【组成】秦艽三两　川芎　川独活　当归　白芍药　石膏　甘草各二两　川羌活　防风　吴白芷　黄芩　白术　白茯苓　生地黄　熟地黄各一两　细辛半两

【功用】祛风清热，养血活血。

【主治】风邪初中经络证。口眼歪斜，舌强不能言语，手足不能运动，或恶寒发热，苔白或黄，脉浮数或弦细。

5. 小活络丹（《太平惠民和剂局方》）

【方歌】小活络丹用南星，二乌乳没与地龙，寒湿瘀血成痹痛，搜风活血经络通。

【组成】川乌　草乌　地龙　天南星各六两　乳香　没药各二两二钱　（冷酒或荆芥汤送服）

【功用】祛风除湿，化痰通络，活血止痛。

【主治】风寒湿痹。肢体筋脉疼痛，麻木拘挛，关节屈伸不利，疼痛游走不定，舌淡紫，苔白，脉沉弦或涩。亦治中风手足不仁，日久不愈，经络中有湿痰瘀血，而见腰腿沉重或腿臂间作痛。

细目二 平息内风

1. 羚角钩藤汤（《通俗伤寒论》）

【方歌】俞氏羚角钩藤汤，桑菊茯神鲜地黄，贝草竹茹同芍药，肝风内动急煎尝。

【组成】羚角片（先煎）一钱半 霜桑叶二钱 京川贝四钱 鲜生地五钱 双钩藤（后入）三钱 滁菊花三钱 茯神木三钱 生白芍三钱 生甘草八分 淡竹茹五钱

【功用】凉肝息风，增液舒筋。

【主治】肝热生风证。高热不退，烦闷躁扰，手足抽搐，发为痉厥，甚则神昏，舌绛而干，或舌焦起刺，脉弦而数。

【配伍特点】咸寒而甘与辛凉合方，清息之中寓辛疏酸甘之意，共成“凉肝息风”之法。

2. 镇肝熄风汤（《医学衷中参西录》）

【方歌】镇肝息风芍天冬，玄参牡蛎赭茵供，麦龟膝草龙川楝，肝风内动有奇功。

【组成】怀牛膝一两 生赭石一两 生龙骨五钱 生牡蛎五钱 生龟板五钱 生杭芍五钱 玄参五钱 天冬五钱 川楝子二钱 生麦芽二钱 茵陈二钱 甘草一钱半

【功用】镇肝息风，滋阴潜阳。

【主治】类中风。头目眩晕，目胀耳鸣，脑部热痛，面色如醉，心中烦热，或时常噫气，或肢体渐觉不利，口眼渐致歪斜，甚或眩晕欲扑，昏不知人，移时始醒，或醒后不能复原，脉弦长有力。

【配伍特点】镇降下行，重在治标，滋潜清疏，以适肝性。

3. 天麻钩藤饮（《中医内科杂病证治新义》）

【方歌】天麻钩藤石决明，杜仲牛膝桑寄生，栀子黄芩益母草，茯神夜交安神宁。

【组成】天麻 钩藤 生决明 山栀 黄芩 川牛膝 杜仲 益母草 桑寄生 夜交藤 朱茯神（原著本方无用量）

【功用】平肝息风，清热活血，补益肝肾。

【主治】肝阳偏亢，肝风上扰证。头痛，眩晕，失眠多梦，或口苦面红，舌红苔黄，脉弦数。

4. 大定风珠（《温病条辨》）

【方歌】大定风珠鸡子黄，再合加减复脉汤，三甲并同五味子，滋阴息风是妙方。

【组成】生白芍六钱 阿胶三钱 生龟板四钱 干地黄六钱 麻仁二钱 五味子二钱 生牡蛎四钱 麦冬六钱 炙甘草四钱 生鸡子黄二枚 生鳖甲四钱

【功用】滋阴息风。

【主治】阴虚风动证。温病后期手足瘛疭，形瘦神倦，舌绛少苔，脉气虚弱，时时欲脱者。

【配伍特点】血肉有情之品与滋养潜镇之药合方，寓息风于滋养之中，共成“酸甘咸法”。

第十六单元 治燥剂

细目一 轻宣外燥

1. 杏苏散（《温病条辨》）

【方歌】杏苏散内夏陈前，甘桔枳苓姜枣研，轻宣温润治凉燥，咳止痰化病自痊。

【组成】苏叶 半夏 茯苓 前胡 苦桔梗 枳壳 甘草 生姜 大枣 杏仁 橘皮（原著本方无用量）

【功用】轻宣凉燥，理肺化痰。

【主治】外感凉燥证。恶寒无汗，头微痛，咳嗽痰稀，鼻塞咽干，苔白，脉弦。

2. 清燥救肺汤（《医门法律》）

【方歌】清燥救肺参草杷，石膏胶杏麦胡麻，经霜收下冬桑叶，清燥润肺效可夸。

【组成】霜桑叶三钱　煅石膏二钱五分　甘草一钱　人参七分　胡麻仁一钱　阿胶八分　麦门冬一钱二分　杏仁七分　枇杷叶一片

【功用】清肺润燥，益气养阴。

【主治】温燥伤肺证。干咳无痰，气逆而喘，头痛身热，咽喉干燥，鼻燥，胸满胁痛，心烦口渴，舌干少苔，脉虚大而数。

3. 桑杏汤（《温病条辨》）

【方歌】桑杏汤中象贝宜，沙参栀豉与梨皮，干咳鼻燥右脉大，辛凉甘润燥能医。

【组成】桑叶一钱　杏仁一钱五分　沙参二钱　象贝一钱　香豉一钱　栀皮一钱　梨皮一钱

【功用】清宣温燥，润肺止咳。

【主治】外感温燥证。头痛，身热不甚，微恶风寒，口渴，咽干鼻燥，干咳无痰或痰少而黏，舌红，苔薄白而干，脉浮数而右脉大。

易混考点解析

桑菊饮和桑杏汤的比较

方剂名称	相同点	不同点
桑菊饮	两方中均有桑叶、杏仁，皆可治疗外感咳嗽，受邪轻浅，身热不甚、口渴、脉浮数等症	桑菊饮重于疏散风热，为辛凉解表法，治疗风温初起，津伤不甚，仅见口微渴，伴见恶风、头痛等症
桑杏汤		桑杏汤为辛凉甘润之法，主治外感温燥，津伤程度较甚，口渴明显，伴见咽干鼻燥等症

桑杏汤和清燥救肺汤的比较

方剂名称	相同点	不同点
桑杏汤	两方中均含有桑叶、杏仁，同治温燥伤肺	桑杏汤证属温燥邪伤肺卫，肺津受灼之轻证，治以轻宣清透与凉润合法
清燥救肺汤		清燥救肺汤证为燥热伤肺，卫气同病而气阴两伤之重证，症见身热较高、咳嗽较频，甚则气逆而喘、胸膈满闷、脉虚大而数者，治以轻宣润肺与养阴益气并进

细目二　滋阴润燥

1. 麦门冬汤（《金匮要略》）

【方歌】麦门冬汤用人参，枣草粳米半夏存，肺痿咳逆因虚火，益胃生津此方珍。

【组成】麦门冬七升　半夏一升　人参三两　甘草二两　粳米三合　大枣十二枚

【功用】滋养肺胃，降逆下气。

【主治】虚热肺痿；胃阴不足证。

【配伍特点】重用甘寒清润，少佐辛温降逆，滋而不腻，温而不燥，培土生金，肺胃并治。

2. 玉液汤（《医学衷中参西录》）

【方歌】玉液山药芪葛根，花粉知味鸡内金，消渴口干溲多数，补脾固肾益气阴。

【组成】山药一两　生黄芪五钱　知母六钱　生鸡内金二钱　葛根钱半　五味子三钱　天花粉三钱

【功用】益气养阴，固肾止渴。

【主治】消渴之气阴两虚证。口常干渴，饮水不解，小便频数量多，或小便浑浊，困倦气短，舌嫩红而干，脉虚细无力。

3. 增液汤（《温病条辨》）

【方歌】增液玄参与地冬，热病津枯便不通，补药之体作泻剂，但非重用不为功。

【组成】玄参一两　麦冬八钱　细生地八钱

【功用】增液润燥。

【主治】阳明温病，津亏肠燥便秘证。大便秘结，口渴，舌干红，脉细数或沉而无力。

4. 百合固金汤（《慎斋遗书》）

【方歌】百合固金二地黄，玄参贝母桔草藏，麦冬芍药当归配，喘咳痰血肺家伤。

【组成】熟地　生地　当归身各三钱　白芍　甘草各一钱　桔梗　玄参各八分　贝母　麦冬　百合各一钱半

【功用】滋润肺肾，止咳化痰。

【主治】肺肾阴亏，虚火上炎证。咳嗽气喘，痰中带血，咽喉燥痛，头晕目眩，午后潮热，舌红少苔，脉细数。

易混考点解析

麦门冬汤、增液汤、玉液汤的主治病证比较

方剂名称	相同点	不同点
麦门冬汤	均治内燥证，症见口燥咽干、舌干红、脉细数	兼见咳吐涎沫，气喘短气，或气逆呕吐，苔少，脉虚数
增液汤		兼见阳明温病，津亏便秘
玉液汤		兼见肾虚胃燥

第十七单元　祛湿剂

细目一　化湿和胃

1. 平胃散（《简要济众方》）

【方歌】平胃散用朴陈皮，苍术甘草姜枣齐，燥湿运脾除胀满，调胃和中此方宜。

【组成】苍术四两　厚朴三两　陈橘皮二两　炙甘草一两　生姜二片　大枣二枚

【功用】燥湿运脾，行气和胃。

【主治】湿滞脾胃证。脘腹胀满，不思饮食，口淡无味，恶心呕吐，嗳气吞酸，肢体沉重，怠惰嗜卧，常多自利，舌苔白腻而厚，脉缓。

2. 藿香正气散（《太平惠民和剂局方》）

【方歌】藿香正气腹皮苏，甘桔陈苓厚朴术，夏曲白芷加姜枣，风寒暑湿并能除。

【组成】大腹皮　白芷　紫苏　茯苓各一两　半夏曲　白术　陈皮　厚朴　苦桔梗各二两　藿香三两　炙甘草二两半　姜三片　枣一枚

【功用】解表化湿，理气和中。

【主治】外感风寒，内伤湿滞证。霍乱吐泻，恶寒发热，头痛，胸膈满闷，脘腹疼痛，舌苔白腻，脉浮或濡缓。亦治山岚瘴疟等。

【配伍特点】表里同治，以除湿治里为主；脾胃同调，以升清降浊为要。

细目二　清热祛湿

1. 茵陈蒿汤（《伤寒论》）

【方歌】茵陈蒿汤治阳黄，栀子大黄组成方，栀子柏皮加甘草，茵陈四逆治阳黄。

【组成】茵陈六两　栀子十四枚　大黄二两

【功用】清热，利湿，退黄。

【主治】黄疸阳黄证。一身面目俱黄，黄色鲜明，发热，无汗或但头汗出，口渴欲饮，恶心呕吐，腹微满，小便短赤，大便不爽或秘结，舌红苔黄腻，脉沉数或滑数有力。

【配伍特点】主以苦寒清利，佐以通腑泄热，分消退黄，药简效宏。

2. 三仁汤（《温病条辨》）

【方歌】三仁杏蔻薏苡仁，朴夏白通滑竹叶，水用甘澜扬百遍，湿温初起法堪遵。

【组成】杏仁五钱　飞滑石六钱　白通草二钱　白蔻仁二钱　竹叶二钱　厚朴二钱　生薏苡仁六钱　半夏五钱

【功用】宣畅气机，清利湿热。

【主治】湿温初起及暑温夹湿之湿重于热证。头痛恶寒，身重疼痛，肢体倦怠，面色淡黄，胸闷不饥，午后身热，苔白不渴，脉弦细而濡。

【配伍特点】宣上、畅中、渗下，从三焦分消湿热病邪。

3. 八正散（《太平惠民和剂局方》）

【方歌】八正木通与车前，萹蓄大黄滑石研，草梢瞿麦及栀子，煎加灯草痛淋蠲。

【组成】车前子　瞿麦　萹蓄　滑石　山栀子仁　炙甘草　木通　大黄各一斤　灯心适量

【功用】清热泻火，利水通淋。

【主治】热淋。尿频尿急，溺时涩痛，淋沥不畅，尿色浑赤，甚则癃闭不通，小腹急满，口燥咽干，舌苔黄腻，脉滑数。

4. 甘露消毒丹（《医效秘传》）

【方歌】甘露消毒蔻藿香，茵陈滑石木通菖，芩翘贝母射干薄，湿温时疫是主方。

【组成】飞滑石十五两　淡黄芩十两　绵茵陈十一两　石菖蒲六两　川贝母　木通各五两　藿香　连翘　白蔻仁　薄荷　射干各四两

【功用】利湿化浊，清热解毒。

【主治】湿温时疫，湿热并重证。发热倦怠，胸闷腹胀，肢酸咽痛，身目发黄，颐肿口渴，小便短赤，泄泻淋浊，舌苔白或厚腻或干黄，脉濡数或滑数。

5. 连朴饮（《霍乱论》）

【方歌】连朴饮用香豆豉，菖蒲半夏焦山栀，芦根厚朴黄连入，湿热霍乱此方施。

【组成】制厚朴二钱　川连（姜汁炒）　石菖蒲　制半夏各一钱　香豉　焦栀各三钱　芦根二两

【功用】清热化湿，理气和中。

【主治】湿热霍乱。上吐下泻，胸脘痞闷，心烦躁扰，小便短赤，舌苔黄腻，脉濡数。

6. 当归拈痛汤（《医学启源》）

【方歌】当归拈痛羌防升，猪泽茵陈芩葛朋，二术苦参知母草，疮疡湿热服皆应。

【组成】羌活半两　防风三钱　升麻一钱　葛根二钱　白术一钱　苍术三钱　当归身三钱　人参二钱　甘草五钱　苦参二钱　黄芩一钱　知母三钱　茵陈五钱　猪苓三钱　泽泻三钱

【功用】利湿清热，疏风止痛。

【主治】湿热相搏，外受风邪证。遍身肢节烦痛，或肩背沉重，或脚气肿痛，足膝生疮，舌苔白腻微黄，脉弦数。

7. 二妙散（《丹溪心法》）

【方歌】二妙散中苍柏兼，若云三妙牛膝添，四妙再加薏苡仁，湿热下注痿痹痊。

【组成】黄柏　苍术　姜汁

【功用】清热燥湿。

【主治】湿热下注证。筋骨疼痛，或两足痿软，或足膝红肿疼痛，或湿热带下，或下部湿疮、湿疹，小便短赤，舌苔黄腻者。

【配伍特点】苦燥辛芳，寒温相制，长于下焦，药简效专。

易混考点解析

三仁汤和甘露消毒丹的比较

方剂名称	相同点	不同点
三仁汤	两方均含有滑石，均为清热利湿之剂，用于治疗湿热留滞气分之证	三仁汤三焦分消，重在祛湿，宣畅气机，故宜于湿多热少，气机阻滞之湿温初起或暑温夹湿证
甘露消毒丹		甘露消毒丹清热利湿并重，兼可化浊解毒，故宜于湿热并重，疫毒上攻之证

细目三　利水渗湿

1. 五苓散（《伤寒论》）

【方歌】五苓散治太阳腑，泽泻白术与二苓，温阳化气添桂枝，利便解表治水停。

【组成】猪苓十八铢　泽泻一两六铢　白术十八铢　茯苓十八铢　桂枝半两

【功用】利水渗湿，温阳化气。

【主治】蓄水证；痰饮；水湿内停证。

2. 猪苓汤（《伤寒论》）

【方歌】猪苓汤用猪茯苓，泽泻滑石阿胶并，小便不利兼烦渴，利水养阴热亦平。

【组成】猪苓　茯苓　泽泻　阿胶　滑石各一两

【功用】利水渗湿，养阴清热。

【主治】水热互结伤阴证。小便不利，发热，口渴欲饮，或心烦不寐，或兼有咳嗽、呕恶、下利，舌红苔白或微黄，脉细数。亦治热淋、血淋。

3. 防己黄芪汤（《金匮要略》）

【方歌】防己黄芪金匮方，白术甘草枣生姜，汗出恶风兼身重，表虚湿盛服之康。

【组成】防己一两　甘草半两　白术七钱半　黄芪一两一分　生姜四片　大枣一枚

【功用】益气祛风，健脾利水。

【主治】表虚之风水或风湿证。汗出恶风，身重或肿，或肢节疼痛，小便不利，舌淡苔白，脉浮。

易混考点解析

五苓散和猪苓汤的比较

方剂名称	相同点	不同点
五苓散	两方中均含有泽泻、猪苓、茯苓，皆治小便不利、身热口渴，均为利水渗湿之常用方	五苓散证乃因水湿内盛，膀胱气化不利所致，故配伍桂枝温阳化气兼解太阳未尽之邪，白术健脾燥湿，共成温阳化气利水之剂
猪苓汤		猪苓汤证乃因邪气入里化热，水热互结，灼伤阴津而成里热阴虚，水气不利之证，故配伍滑石清热利湿，阿胶滋阴润燥，共成利水清热养阴之方

五苓散、猪苓汤和防己黄芪汤的主治病证比较

方剂名称	相同点	不同点
五苓散	三方均治水湿壅盛，症见小便不利、水肿	舌苔白，脉浮
猪苓汤		口渴，舌红，脉细数
防己黄芪汤		汗出恶风，身重，舌淡苔白，脉浮

细目四　温化寒湿

1. 苓桂术甘汤（《金匮要略》）

【方歌】苓桂术甘化饮剂，温阳健脾化饮气，饮邪上逆胸胁满，水饮下行悸眩去。

【组成】茯苓四两　桂枝三两　白术三两　炙甘草二两

【功用】温阳化饮，健脾利水。

【主治】中阳不足之痰饮。胸胁支满，目眩心悸，短气而咳，舌苔白滑，脉弦滑或沉紧。

2. 真武汤（《伤寒论》）

【方歌】真武汤壮肾中阳，苓芍术附加生姜，少阴腹痛有水气，悸眩惊惕保安康。

【组成】茯苓三两　芍药三两　生姜三两　白术二两　炮附子一枚

【功用】温阳利水。

【主治】阳虚水泛证。太阳病发汗太过，阳虚水泛证。

【配伍特点】辛热渗利合法，纳酸柔于温利之中，脾肾兼顾，重在温肾。

3. 实脾散（《重订严氏济生方》）

【方歌】实脾苓术与木瓜，甘草木香大腹加，草果附姜兼厚朴，虚寒阴水效堪夸。

【组成】厚朴　白术　木瓜　木香　草果仁　大腹子　炮附子　白茯苓　炮干姜各一两　炙甘草半两　生姜五片　大枣一枚

【功用】温阳健脾，行气利水。

【主治】脾肾阳虚，水气内停之阴水。身半以下肿甚，手足不温，口中不渴，胸腹胀满，大便溏薄，舌苔白腻，脉沉弦而迟者。

【配伍特点】辛热与淡渗合法，纳行气于温利之中，脾胃兼顾，主以实脾。

易混考点解析

五苓散和苓桂术甘汤的比较

方剂名称	相同点	不同点
五苓散	两方均含有茯苓、桂枝、白术，均为温阳化饮之常用方	五苓散以泽泻为君，臣以茯苓、猪苓，直达下焦，利水渗湿为主，主治饮停下焦之头眩、脐下悸，或吐涎沫等症
苓桂术甘汤		苓桂术甘汤以茯苓为君，臣以桂枝温阳化饮为主，四药皆入中焦脾胃，主治饮停中焦之胸胁支满、头眩、心下悸等症

真武汤和实脾散的比较

方剂名称	相同点	不同点
真武汤	两方均含有茯苓、白术、附子，温补脾肾，利水渗湿，均治阳虚水肿	真武汤以附子为君，不用干姜，故偏于温肾，温阳利水之中又佐以芍药敛阴柔筋、缓急止痛，故其主治阳虚水肿见腹痛下利、四肢沉重疼痛者
实脾散		实脾散以附子、干姜共为君药，故温脾之力胜于真武汤，主治阳虚水肿兼有胸腹胀满等气滞见症者

细目五　祛湿化浊

1. 完带汤（《傅青主女科》）

【方歌】完带二术与人参，山药白芍配草陈，柴胡车前黑芥穗，脾虚带下效无伦。

【组成】白术一两　苍术三钱　山药一两　人参二钱　白芍五钱　车前子三钱　甘草一钱　陈皮五分　黑芥穗五分　柴胡六分

【功用】补脾疏肝，化湿止带。

【主治】脾虚肝郁，湿浊带下。带下色白，清稀如涕，面色㿠白，倦怠便溏，舌淡苔白，脉缓或濡弱。

【配伍特点】扶土抑木，补中寓散，升清除湿，肝脾同治，重在治脾。

2. 萆薢分清饮（《杨氏家藏方》）

【方歌】萆薢分清石菖蒲，甘草乌药益智俱，或益茯苓盐煎服，淋浊留连自可除。

【组成】益智仁　川萆薢　石菖蒲　乌药各等分　盐

【功用】温肾利湿，分清化浊。

【主治】下焦虚寒之膏淋、白浊。小便频数，浑浊不清，白如米泔，凝如膏糊，舌淡苔白，脉沉。

细目六　祛风胜湿

1. 羌活胜湿汤（《内外伤辨惑论》）

【方歌】羌活胜湿草独芎，蔓荆藁本加防风，湿邪在表头腰痛，发汗升阳经络通。

【组成】羌活　独活各一钱　藁本　防风　炙甘草各五分　川芎二分　蔓荆子三分

【功用】祛风胜湿止痛。

【主治】风湿犯表之痹证。肩背痛不可回顾，头痛身重，或腰脊疼痛，难以转侧，苔白，脉浮。

2. 独活寄生汤（《备急千金要方》）

【方歌】独活寄生艽防辛，芎归地芍桂苓均，杜仲牛膝人参草，冷风顽痹屈能伸。

【组成】独活三两　桑寄生　杜仲　牛膝　细辛　秦艽　茯苓　肉桂心　防风　川芎　人参　甘草　当归　芍药　干地黄各二两

【功用】祛风湿，止痹痛，益肝肾，补气血。

【主治】痹证日久，肝肾两虚，气血不足证。腰膝疼痛、痿软，肢节屈伸不利或麻木不仁，畏寒喜温，心悸气短，舌淡苔白，脉细弱。

【配伍特点】辛温行散与甘温滋柔合法，纳益肝肾、补气血于祛邪蠲痹之中，邪正兼顾。

易混考点解析

九味羌活汤和羌活胜湿汤的比较

方剂名称	相同点	不同点
九味羌活汤	两方均含有羌活、防风、川芎、甘草，均可祛风胜湿，止头身痛	九味羌活汤解表之力较著，且辛散温燥之中佐以寒凉清热之品，故主治外感风寒湿邪兼有里热之证，以恶寒发热为主，兼口苦微渴
羌活胜湿汤		羌活胜湿汤善祛一身上下之风湿，而解表之力较弱，故主治风湿客表之证，以头身重痛为主，表证不著

第十八单元　祛痰剂

细目一　燥湿化痰

1. 二陈汤（《太平惠民和剂局方》）

【方歌】二陈汤用半夏陈，益以茯苓甘草臣，利气和中燥湿痰，煎加生姜与乌梅。

【组成】半夏　橘红各五两　白茯苓三两　炙甘草一两半　生姜七片　乌梅一个

【功用】燥湿化痰，理气和中。

【主治】湿痰证。咳嗽痰多，色白易咳，恶心呕吐，胸膈痞闷，肢体困重，或头眩心悸，舌苔白滑或腻，脉滑。

2. 温胆汤（《三因极一病证方论》）

【方歌】温胆汤中苓半草，枳竹陈皮加姜枣，虚烦不眠证多端，此系胆虚痰热扰。

【组成】半夏　竹茹　枳实各二两　陈皮三两　炙甘草一两　茯苓一两半　姜五片　枣一枚

【功用】理气化痰，清胆和胃。

【主治】胆胃不和，痰热内扰证。胆怯易惊，头眩心悸，心烦不眠，夜多易梦；或呕恶呃逆，眩晕，癫痫，苔白腻，脉弦滑。

易混考点解析

二陈汤和温胆汤的主治病证比较

方剂名称	相同点	不同点
二陈汤	两方均主治湿痰证，症见呕恶、眩晕、苔白腻、脉滑	咳嗽痰多，色白易咳
温胆汤		虚烦不眠，胆怯易惊，脉弦滑

细目二　清热化痰

1. 清气化痰丸（《医方考》）

【方歌】清气化痰胆星蒌，夏芩杏陈枳实投，茯苓姜汁糊为丸，气顺火消痰自失。

【组成】陈皮　杏仁　枳实　黄芩　瓜蒌仁　茯苓各一两　胆南星　制半夏各一两半　姜汁

【功用】清热化痰，理气止咳。

【主治】痰热咳嗽。咳嗽气喘，咳痰黄稠，胸膈痞闷，甚则气急呕恶，烦躁不宁，舌质红，苔黄腻，脉滑数。

2. 小陷胸汤（《伤寒论》）

【方歌】小陷胸汤连夏蒌，宽胸开结涤痰优，膈上热痰痞满痛，舌苔黄腻服之休。

【组成】黄连一两　半夏半升　瓜蒌实大者一枚

【功用】清热化痰，宽胸散结。

【主治】痰热互结之小结胸证。胸脘痞闷，按之则痛，或心胸闷痛，或咳痰黄稠，舌红苔黄腻，脉滑数。

易混考点解析

清气化痰汤和小陷胸汤的主治病证比较

方剂名称	相同点	不同点
清气化痰丸	均主治热痰证，症见咳痰黄稠、舌苔黄腻、脉滑数	胸膈痞满，气急喘促
小陷胸汤		胸脘痞闷，按之则痛

细目三　润燥化痰

贝母瓜蒌散（《医学心悟》）

【方歌】贝母瓜蒌花粉研，橘红桔梗茯苓添，呛咳咽干痰难出，润燥化痰病自安。

【组成】贝母一钱五分　瓜蒌一钱　天花粉　茯苓　橘红　桔梗各八分

【功用】润肺清热，理气化痰。

【主治】燥痰咳嗽。咳嗽痰少，咳痰不爽，涩而难出，咽喉干燥，苔白而干。

易混考点解析

贝母瓜蒌散、清燥救肺汤和麦门冬汤的比较

方剂名称	相同点	不同点
贝母瓜蒌散	三方均治疗燥咳	贝母瓜蒌散证为燥热伤肺，灼津为痰所致，故方中以贝母、瓜蒌为主，旨在润燥化痰，主治燥痰咳嗽、痰稠难咳
清燥救肺汤		清燥救肺汤证为新感温燥，耗气伤阴所致，故方中以桑叶宣肺，配伍石膏清热、麦冬润燥、人参益气，旨在清宣燥热，主治温燥伤肺之身热头痛、干咳少谈、口渴等
麦门冬汤		麦门冬汤证为肺胃阴虚，气火上逆所致，故方中以大量麦冬配伍半夏、人参，旨在滋阴润肺、降逆下气，主治虚热肺痿，咳唾涎沫等

细目四　温化寒痰

1. 苓甘五味姜辛汤（《金匮要略》）

【方歌】苓甘五味姜辛汤，温阳化饮常用方，半夏杏仁均可入，寒痰冷饮保安康。

【组成】茯苓四两　甘草三两　干姜三两　细辛三两　五味子半升

【功用】温肺化饮。

【主治】寒饮咳嗽。咳嗽痰多，清稀色白，或喜唾涎沫，胸满不舒，舌苔白滑，脉弦滑。

2. 三子养亲汤（《韩氏医通》）

【方歌】三子养亲祛痰方，芥苏莱菔共煎汤，大便实硬加熟蜜，冬寒更可加生姜。

【组成】紫苏子　白芥子　莱菔子（原著本方无用量）

【功用】温肺化痰，降气消食。

【主治】痰壅气逆食滞证。咳嗽喘逆，痰多胸痞，食少难消，舌苔白腻，脉滑。

易混考点解析

苓甘五味姜辛汤和三子养亲汤的主治病证比较

方剂名称	相同点	不同点
苓甘五味姜辛汤	均治寒痰证，症见咳吐白痰、质稀、畏寒肢冷、苔白腻、脉沉	咳痰量多，清稀色白，脉弦滑
三子养亲汤		胸痞，食少难消

细目五　化痰息风

半夏白术天麻汤（《医学心悟》）

【方歌】半夏白术天麻汤，苓草橘红大枣姜，眩晕头痛风痰证，热盛阴亏切莫尝。

【组成】半夏一钱五分　天麻　茯苓　橘红各一钱　白术三钱　甘草五分　生姜一片　大枣二枚

【功用】化痰息风，健脾祛湿。

【主治】风痰上扰证。眩晕，头痛，胸膈痞闷，恶心呕吐，舌苔白腻，脉弦滑。

第十九单元　消食剂

细目一　消食化滞

1. 保和丸（《丹溪心法》）

【方歌】保和神曲与山楂，苓夏陈翘菔子加，炊饼为丸白汤下，消食和胃效堪夸。

【组成】山楂六两　神曲二两　半夏　茯苓各三两　陈皮　连翘　莱菔子各一两

【功用】消食化滞，理气和胃。

【主治】食积证。脘腹痞满胀痛，嗳腐吞酸，恶食呕逆，或大便泄泻，舌苔厚腻，脉滑。

2. 枳实导滞丸（《内外伤辨惑论》）

【方歌】枳实导滞首大黄，芩连术曲茯苓襄，泽泻蒸饼糊丸服，湿热积滞力能攘。

【组成】大黄一两　枳实　神曲各五钱　茯苓　黄芩　黄连　白术各三钱　泽泻二钱

【功用】消食导滞，清热祛湿。

【主治】湿热食积证。脘腹胀痛，下痢泄泻，或大便秘结，小便短赤，舌苔黄腻，脉沉有力。

易混考点解析

保和丸和枳实导滞丸的主治病证比较

方剂名称	相同点	不同点
保和丸	两方均主治食积内停，症见脘腹胀满、恶食呕逆、嗳腐吞酸、苔腻、脉滑或实	食积常规见症
枳实导滞丸		大便失常，舌苔黄腻，脉沉有力

细目二　健脾消食

健脾丸（《证治准绳》）

【方歌】健脾参术苓草陈，肉蔻香连合砂仁，楂肉山药曲麦炒，消补兼施此方寻。

【组成】白术二两半　木香　酒炒黄连　甘草各七钱半　白茯苓二两　人参一两五钱　神曲　陈皮　砂仁　炒麦芽　山楂　山药　肉豆蔻以上各一两

【功用】健脾和胃，消食止泻。

【主治】脾虚食积证。食少难消，脘腹痞闷，大便溏薄，倦怠乏力，苔腻微黄，脉虚弱。

【配伍特点】消补兼施，补重于消，补而不滞，消中寓清。

第二十单元　驱虫剂

乌梅丸（《伤寒论》）

【方歌】乌梅丸用细辛桂，黄连黄柏及当归，人参椒姜加附子，清上温下又安蛔。

【组成】乌梅三百枚　细辛六两　干姜十两　黄连十六两　当归四两　炮附子六两　蜀椒四两　桂枝六两　人参六两　黄柏六两　蜜

【功用】温脏安蛔。

【主治】蛔厥证。脘腹阵痛，烦闷呕吐，时发时止，得食则吐，甚则吐蛔，手足厥冷，或久泻久痢。

【配伍特点】酸苦辛并进，使蛔虫静伏而下；寒热佐甘温，则和肠胃扶正。

第二十一单元　治痈疡剂

细目　散结消痈

1. 大黄牡丹汤（《金匮要略》）

【方歌】金匮大黄牡丹汤，桃仁瓜子芒硝襄，肠痈初起腹按痛，苔黄脉数服之康。

【组成】大黄四两　牡丹皮一两　桃仁五十个　冬瓜仁半升　芒硝三合

【功用】泄热破瘀，散结消肿。

【主治】肠痈初起，湿热瘀滞证。右少腹疼痛拒按，按之其痛如淋，甚则局部肿痞；或右足屈而不伸，伸则痛剧，小便自调；或时时发热，自汗恶寒，舌苔薄腻而黄，脉滑数。

2. 仙方活命饮（《校注妇人良方》）

【方歌】仙方活命金银花，防芷归陈草芍加，贝母花粉兼乳没，穿山角刺酒煎佳，一切痈毒能溃散，溃后忌服用勿差。

【组成】白芷 贝母 防风 赤芍药 当归尾 甘草 皂角刺 穿山甲 天花粉 乳香 没药各一钱 金银花 陈皮各三钱 酒

【功用】清热解毒，消肿溃坚，活血止痛。

【主治】痈疡肿毒初起。局部红肿焮痛，或身热凛寒，苔薄白或黄，脉数有力。

【配伍特点】消清并举，清解之中寓活血祛瘀之法，佐辛透散结之品消未成之脓，以消坚之物溃已成之脓。

3. 苇茎汤（《外台秘要》引《古今录验方》）

【方歌】苇茎瓜瓣苡桃仁，清肺化痰逐瘀能，热毒痰瘀致肺痈，脓成未成均胜任。

【组成】苇茎一升 薏苡仁半升 瓜瓣半升 桃仁五十枚

【功用】清肺化痰，逐瘀排脓。

【主治】肺痈，热毒壅滞，痰瘀互结证。身有微热，咳嗽痰多，甚则咳吐腥臭脓血，胸中隐隐作痛，舌红苔黄腻，脉滑数。

4. 阳和汤（《外科证治全生集》）

【方歌】阳和汤法解寒凝，贴骨流注鹤膝风，熟地鹿胶姜炭桂，麻黄白芥甘草从。

【组成】熟地黄一两 麻黄五分 鹿角胶三钱 白芥子二钱 肉桂一钱 生甘草一钱 炮姜炭五分

【功用】温阳补血，散寒通滞。

【主治】阴疽。如贴骨疽、脱疽、流注、痰核、鹤膝风等，患处漫肿无头，皮色不变，酸痛无热，口中不渴，舌淡苔白，脉沉细或迟细。

【配伍特点】滋补之中寓温散之法，补而不滞。

中医经典

第五章　中医经典

第五章　中医经典

【本章通关解析】

中医经典是2020年执业医师资格考试大纲变化之后新增加的内容，包含《黄帝内经》《伤寒论》《金匮要略》《温病学》四门课程的核心内容。该单元分值占综合笔试的20分左右（医学综合总分600分），重点考查经典涉及的120条原文的理解和记忆，其中各科又各有特色，如《黄帝内经》侧重原文的记忆理解;《伤寒论》《金匮要略》在重视原文的基础上，侧重类似证的鉴别和证的辨治特色;《温病学》则重点掌握叶天士、薛生白和吴鞠通的辨证思想。

考生在学习过程中，在背诵熟悉原文的基础上，还要加强对原文字、词、句的理解，并注意经典与相关科目的融会贯通，如中医基础理论、方剂学，以及临床科目中的相关疾病等。

第一单元　内　经

细目一　素问·上古天真论

【原文】昔在黄帝，生[1]而神灵，弱而能言，幼而徇齐[2]，长而敦敏[3]，成而登天。乃问于天师曰：余闻上古之人，春秋皆度百岁，而动作不衰；今时之人，年半百而动作皆衰者，时世异耶？人将失之耶[4]？岐伯对曰：上古之人，其知道者，法于阴阳[5]，和于术数[6]，食饮有节，起居有常，不妄作劳[7]，故能形与神俱[8]，而尽终其天年[9]，度百岁乃去。今时之人不然也，以酒为浆[10]，以妄为常[11]，醉以入房，以欲竭其精，以耗[12]散其真，不知持满[13]，不时御神[14]，务快其心，逆于生乐，起居无节，故半百而衰也。

【注释】

[1] 生：与下文的弱、幼、长、成，均指人体生长发育的不同阶段。生，生命之始，即出生之时。

[2] 徇齐：指思维敏捷，反应迅速。

[3] 敦敏：敦厚敏捷。

[4] 人将失之耶：或是人自身违背养生之道的过失呢？

[5] 法于阴阳：效法自然界寒暑往来的阴阳变化规律。

[6] 和于术数：适当运用各种修身养性的方法。和，调和。术数，如呼吸、吐纳、气功、导引、按跻等调摄精神及锻炼身体的方法。张介宾注："修身养性之法。"

[7] 不妄作劳：不过度劳作。妄，乱。作劳，劳作。

[8] 形与神俱：身形与神气协调共存。俱，共存，协调。姚止庵注："形者神所依，神者形所根，神形相离，行尸而已。故惟知道者，为能形与神俱。"

[9] 天年：天赋的寿数，即人的自然寿限。

[10] 以酒为浆：把酒当作一般水饮来饮用，指嗜酒无度。浆，指各种水饮。

[11] 以妄为常：把不正常的生活方式当成正常习惯。

[12] 耗：通"好"。嗜好。

[13] 不知持满：不懂得保持精气盈满。王冰注："言爱精保神如持盈满之器，不慎而动，则倾竭天真。"

［14］不时御神：不善于调摄精神。胡澍注："时，善也。'不时御神'谓'不善御神'也。"御，用。

【导学】本段通过古今寿夭对比，论述了养生的原则和方法，指出了早衰的原因，提出了"形与神俱"的形神协调统一医学健康观，指出人的自然寿命当超过百岁。

1. 养生的原则和方法

养生的原则	①顺应外界四时气候阴阳变化规律
	②养成良好的生活习惯和作息规律
养生的方法	①法于阴阳，顺应四时，调养身心
	②和于术数，锻炼身体，保精养神
	③食饮有节，五味和调，滋养气血
	④起居有常，按时作息，睡眠充足，怡养神气
	⑤不妄作劳，劳逸结合，保养形气

2. 失于调摄是引起人体早衰的根本原因

	调摄态度	对身体的影响	结局
"今时之人"	以酒为浆	损脾胃而伤气血生化之源	年过半百而衰
	醉以入房	损肾精而伤人体精气之本	
	以妄为常，起居无节	把不健康的生活方式当成常规的生活习惯，完全不懂得保持精气盈满，总是贪图一时的享乐，以致精气耗竭，真气匮乏	
"上古之人"	法于阴阳，和于术数，食饮有节，起居有常，不妄作劳	形神协调	度百岁乃去
结论	人的寿命长短不是因为时代不同所导致的差异，而是由于人们失于调养、违背养生之道的缘故		

3. 形神统一的医学健康观

	形体	神气
形神一体观	形为神之宅	神乃形之主
	形壮则神旺	神旺则形壮
	形为精所成，积精可以全神	神能驭气，炼气可使体健
临床应用	诊法上强调形神并察，得神者生，失神者死	

4. 人的自然寿命

《素问·上古天真论》	应当超过百岁
《灵枢·天年》	人之寿百岁而死
《尚书·洪范》	人之寿命为"百二十岁"

细目二　素问·四气调神大论

【原文】是故圣人不治已病治未病[1]，不治已乱治未乱，此之谓也。夫病已成而后药之，乱已成而后治之，譬犹渴而穿井，斗而铸锥[2]，不亦晚乎！

【注释】

［1］治未病：包括两个方面含义，即未病先防、已病防变。

［2］锥：一作兵。指兵器而言。

【导学】本段提出了“不治已病治未病”的养生防病原则。

“不治已病治未病”，反映了《黄帝内经》以预防为主的医学思想，说明了顺应四时养生对预防疾病，延年益寿的重要性，对后世中医学的发展产生了深远的影响。《黄帝内经》预防为主、早期诊断、早期治疗的医学思想贯穿于全书始终，体现了《黄帝内经》重视生命生存质量的学术思想。“治未病”意义有二：一是未病先防，强调养生，以预防疾病的发生。二是已病防变，强调早期诊断和早期治疗，及时控制疾病的发展传变。

【原文】所以圣人春夏养阳，秋冬养阴[1]。

【注释】

［1］春夏养阳，秋冬养阴：即春夏顺应生长之气以养护阳气，秋冬顺应收藏之气以养护阴气。春夏养阳，即养生、养长。秋冬养阴，即养收、养藏。

【导学】

1.“春夏养阳，秋冬养阴”的养生原则

	释义	运用
春夏养阳	即养生、养长	春夏阳气生长，养生应蓄养阳气
秋冬养阴	即养收、养藏	秋冬阳气收藏，阴气渐盛，养生应蓄养阴气

2. 后世医家对“春夏养阳，秋冬养阴”养生原则的发挥和运用

医家	阐释角度	注解
王冰	阴阳互根制约	春食凉，夏食寒，以养于阳；秋食温，冬食热，以养于阴
张介宾	阴阳依存互用	夫阴根于阳，阳根于阴，阴以阳生，阳以阴长，所以圣人春夏则养阳，以为秋冬之地；秋冬则养阴，以为春夏之地，皆所以从其根也
张志聪	阴阳盛虚	春夏之时，阳盛于外而虚于内；秋冬之时，阴盛于外而虚于内，故圣人春夏养阳，秋冬养阴，以从其根而培养也
李时珍	顺应四时用药	升降浮沉则顺之，寒热温凉则逆之。故春月宜加辛温之药，薄荷、荆芥之类，以顺春升之气；夏月宜加辛热之药，香薷、生姜之类，以顺夏浮之气……秋月宜加酸温之药，芍药、乌梅之类，以顺秋降之气；冬月宜加苦寒之药，黄芩、知母之类，以顺冬沉之气，所谓顺时气而养天和地

【原文】夫四时阴阳者，万物之根本也。所以圣人春夏养阳，秋冬养阴，以从其根，故与万物沉浮[1]于生长之门。逆其根，则伐其本，坏其真矣。

【注释】

［1］沉浮：即升降。

【导学】本段提出了“四时五脏阴阳”的整体观。

原文以“四时阴阳者，万物之根本”为理论依据，论述了顺应四时阴阳变化来养生的重要性，如果违背四时养生原则，就会导致疾病的发生。

细目三　素问·阴阳应象大论

【原文】治病必求于本[1]。

【注释】

［1］本：此指阴阳。吴崑注：“天地万物变化生杀而神明者，皆本乎阴阳，则阴阳为病之本可知。故治病必求其本，或本于阴，或本于阳，必求其故而施治也。”

【导学】治病必求于本的临床诊治原则。

本，指阴阳。“治病必求于本”意为诊治疾病必须要推求阴阳的盛衰。其道理：①人有脏腑经络气血，又分表里上下内外，这些皆统属于阴阳范畴而有阴阳之分。②在病因上，外感六淫、内伤七情也有阴阳之别，即使是六淫，由于四时寒热温凉的不同，也有阴阳之异。③在诊断上，中医的四诊八纲首先辨别阴阳。④在病机上，人体疾病的形成不外乎阴阳的偏盛偏衰。⑤在治疗上，药物的升降气味、用针的补泻等，皆不出阴阳之理。

由此可见，阴阳可以概括疾病的两种性质，疾病发生的实质就是人体阴阳失调。因此，在治疗上也必须从阴阳入手，针对阴阳的盛衰不同来进行治疗。

“治病必求于本”说明了疾病发生的本质，指出了调治阴阳是治病的根本大法，此句是中医临床诊治的基本原则，对临床具有深刻的指导意义。

【原文】阴味出下窍，阳气出上窍。味厚者为阴，薄为阴之阳。气厚者为阳，薄为阳之阴。味厚则泄，薄则通[1]。气薄则发泄，厚则发热[2]。壮火之气衰，少火之气壮[3]。壮火食气，气食少火[4]。壮火散气，少火生气。

【注释】

[1] 味厚则泄，薄则通：味为阴，味厚为阴中之阴，有泻下作用，如大黄、芒硝之属；味薄为阴中之阳，有通利作用，如木通、泽泻之属。

[2] 气薄则发泄，厚则发热：气为阳，气薄为阳中之阴，有发汗解表作用，如麻黄、桂枝之属；气厚为阳中之阳，有助阳发热作用，如附子、干姜之属。

[3] 壮火之气衰，少火之气壮：药食气味纯阳之品，可使人体正气虚衰；药食气味温和之品，可使人体正气壮盛。气，指人体正气。药食气味纯阳者为壮火，药食气味温和者为少火。后世对《黄帝内经》这一含义有所发挥，将壮火、少火引申为人体的病理之火和生理之火。

[4] 壮火食气，气食少火：药食气味纯阳之品，能消蚀耗散人体正气。人体正气则依赖药食气味温和之品的不断补给以资助。食，前指消蚀、消耗，后指饲养。

【导学】本段论述了药食气味厚薄的阴阳属性及其作用，指出了壮火、少火对人体的影响。

1. 药食气味厚薄的阴阳属性及其作用

药食气味	厚薄	阴阳属性	作用	药物举例
味为阴	味厚	阴中之阴	泻下	大黄、芒硝
	味薄	阴中之阳	淡渗通利	茯苓、泽泻
气为阳	气厚	阳中之阳	助阳增热	附子、干姜
	气薄	阳中之阴	发散解表	麻黄、桂枝

2. 壮火、少火对人体的影响

	壮火	少火
药食气味的阴阳性能	药食气味纯阳者	药食气味温和者
	“壮火之气衰”“壮火食气”“壮火散气”	“少火之气壮”“气食少火”“少火生气”
	药食气味纯阳之品，服之则耗散人体的正气	药食气味温和之品作用平和，食之则能使人体正气充盛
人体火与气	亢盛的阳气能消耗人体的正气	温和的阳气能滋养人体的正气
后世影响（马莳注）	“气味太厚者，火之壮也。用壮火之品，则吾人之气不能当之而反衰矣，如用乌、附之类，而吾人之气不能胜之，故发热”	“气味之温者，火之少也。用少火之品，则吾人之气渐尔生旺，而益壮矣，如用参、归之类，而气血渐旺者是也”

后世医家拓展了壮火、少火的含义，将少火引申为生理之火，即人体正常的阳气；将壮火引申为病理之火，即亢盛的阳气。如张介宾注云："火，天地之阳气也。天非此火，不能生物；人非此火，不能有生。故万物之生，皆由阳气。但阳和之火则生物，亢烈之火反害物，故火太过则气反衰，火和平则气乃壮。壮火散气，故云食气，犹言火食此气也；少火生气，故云食火，犹言气食此火也。此虽承气味而言，然造化之道，少则壮，壮则衰，自是如此，不特专言气味者。"李东垣所言"相火元气之贼"之"相火"，朱丹溪的"气有余便是火"之火，均指壮火而言。

【原文】善诊者，察色按脉，先别阴阳；审清浊[1]，而知部分[2]；视喘息，听音声，而知所苦[3]；观权衡规矩[4]，而知病所主。按尺寸[5]，观浮沉滑涩，而知病所生。以治无过，以诊则不失矣。

【注释】

[1] 清浊：指色泽的明润与晦暗。

[2] 部分：指面部五色的分部。

[3] 苦：指病苦。

[4] 权衡规矩：指四时正常脉象，即春脉弦如规，夏脉洪如矩，秋脉浮如衡，冬脉沉如权。

[5] 尺寸：指尺肤部与寸口脉。丹波元简注："谓按尺肤而观滑涩，按寸口而观浮沉也。"

【导学】基于阴阳理论指导中医诊法——四诊分阴阳；八纲辨证以阴阳作为总纲。

【原文】故曰：病之始起也，可刺而已；其盛，可待衰而已[1]。故因其轻而扬之[2]，因其重而减之[3]，因其衰而彰之[4]。形不足者，温之以气；精不足者，补之以味[5]。其高者，因而越之[6]；其下者，引而竭之[7]；中满者，泻之于内[8]；其有邪者，渍形以为汗[9]；其在皮者，汗而发之[10]；其慓悍者，按而收之[11]；其实者，散而泻之[12]。审其阴阳，以别柔刚[13]，阳病治阴，阴病治阳[14]，定其血气，各守其乡[15]，血实宜决之[16]，气虚宜引之[17]。

【注释】

[1] 其盛，可待衰而已：邪气正盛之时，不宜针刺直接攻邪，应待病邪稍衰之后针刺治之。

[2] 因其轻而扬之：指病邪轻浅，可采用轻扬宣散之法驱邪外出。张介宾注："轻者浮于表，故宜扬之。扬者，散也。"

[3] 因其重而减之：指病邪深重，难以速去，宜逐步攻减邪气。张介宾注："重者实于内，故宜减之。减者，泻也。"

[4] 因其衰而彰之：指阴阳气血虚衰之病证，宜用补益之法。彰，显扬之意，此指补益法。张介宾注："衰者气血虚，故宜彰之。彰者，补之益之，而使气血复彰也。"

[5] 形不足者，温之以气；精不足者，补之以味：指形体虚弱者，宜用气厚之品温补阳气。阴精虚损者，宜用厚味之品滋补阴精。张介宾注："以形精言，则形为阳，精为阴；以气味言，则气为阳，味为阴。阳者卫外而为固也，阴者藏精而起亟也。故形不足者，阳之衰也，非气不足以达表而温之；精不足者，阴之衰也，非味不足以实中而补之。阳性缓，故曰温；阴性静，故曰补。"

[6] 其高者，因而越之：指病邪在上焦，宜用涌吐之法使邪从上出。高者，谓病邪在上焦。越之，此指涌吐法。

[7] 其下者，引而竭之：指病邪在下焦，宜用疏导泻利之法使邪从下出。下者，谓病邪在下焦。引而竭之，或利其小便，或通其大便，使邪尽出而不留。吴崑注："下，脐之下也。或利其小便，或通其大便，皆是引而竭之。竭，尽也。"

[8] 中满者，泻之于内：指中焦痞满，宜用消导之法，以祛除积滞。中满，谓中焦痞满。泻之于内，从内部消散病邪，指消导之法。吴崑注："此不在高，不在下，故不可越，亦不可竭，但当泻之于内，消其坚满是也。"

[9] 其有邪者，渍形以为汗：指邪在表者，可用药液或熏蒸之法浸浴身体以发汗散邪。渍形，指浸浴

身体。张志聪注："渍，浸也。古者用汤液浸渍取汗，以去其邪，此言邪之在表也。"

［10］其在皮者，汗而发之：指邪在皮表，当取汗而发散之。

［11］其慓悍者，按而收之：指病势急猛的病证，应审清病情，及时遏制病势之发展。慓悍，指病势急猛；按，审察；收，收敛，制伏。张介宾注："慓，急也。悍，猛利也。按，察也，此兼表里而言。凡邪气之急利者，按得其状，则可收而制之矣。"

［12］其实者，散而泻之：指实证分表里，表实宜散，里实宜泻。吴崑注："表实则散，里实则泻。"

［13］柔刚：代指阴阳。柔为阴，刚为阳。张介宾注："形证有柔刚，脉色有柔刚，气味尤有柔刚。柔者属阴，刚者属阳，知柔刚之化者，知阴阳之妙用矣，故必审而知之。"

［14］阳病治阴，阴病治阳：张介宾注："阳胜者阴必病，阴胜者阳必病。如《至真要大论》曰：诸寒之而热者取之阴，热之而寒者取之阳。启玄子曰：壮水之主，以制阳光；益火之源，以消阴翳。皆阳病治阴，阴病治阳之道也。"

［15］定其血气，各守其乡：安定气血，各守其位。乡，指部位。

［16］血实宜决之：指血分瘀滞之实证，用活血化瘀或针刺泻血之法治疗。决之，逐瘀之法。

［17］气虚宜引之：指气虚下陷之证，用升提补气之法。引，此指升提补气之法。张介宾注："上气虚者，升而举之；下气虚者，纳而归之；中气虚者，温而补之，是皆引之意。"

【导学】中医"因势利导"的治疗原则。

因势利导的治则	举例
根据病变之势择时治疗	其盛，可待衰而已，指对于疟疾等某些周期性发作的疾病，在其未发病之前邪气较弱的时候进行治疗
根据病位之势顺势治疗	其高者，因而越之；其下者，引而竭之；中满者，泻之于内；其有邪者，渍形以为汗；其在皮者，汗而发之
根据虚实之势扶正祛邪	其轻而扬之，因其重而减之，因其衰而彰之；形不足者，温之以气；精不足者，补之以味；其实者，散而泻之；血实宜决之；气虚宜掣引之
对后世的影响	①提出了补虚、泻实等治疗原则，以及发汗、涌吐、攻下、逐瘀、消导等相应治法
	②为后世汗、吐、下、和、温、清、消、补八法的形成奠定了基础

本段具体内容按虚实两纲归纳见下图。

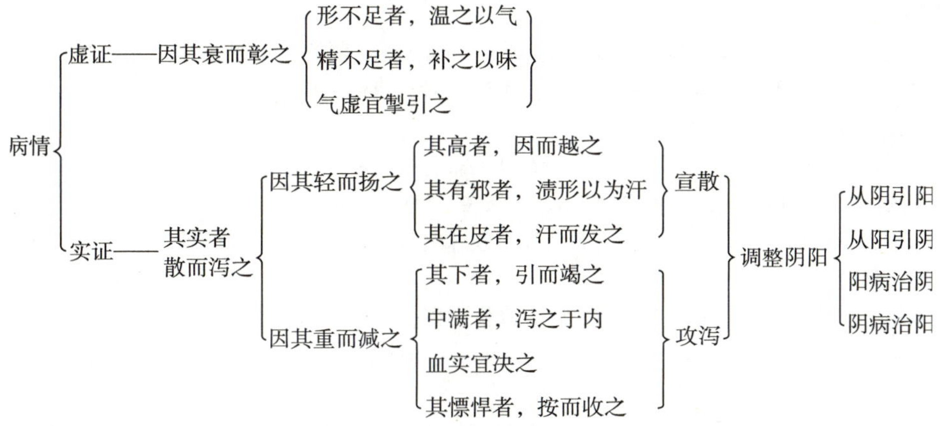

图4　因势利导治疗原则示意图

细目四　素问·经脉别论

【原文】勇者气行则已，怯者则着而为病[1]也。

【注释】

[1] 勇者气行则已，怯者则着而为病：张志聪注："言此数者，皆伤五脏之气，勇者逆气已过，正气复顺，怯者则留着为病。"勇怯，指性格刚勇与怯懦。

【导学】体质与发病的关系。

	勇者气行则已	怯者则着而为病
含义	勇者性格刚勇，逆气已过，正气重新恢复	怯懦之人，逆气则留着为病
体质	勇者——体质强	怯者——体质弱
发病	体质强者不易发病	体质弱者易感邪发病
后世影响	《黄帝内经》体质强弱与发病关系的理论是中医体质学说的理论基础	

【原文】生病起于过用[1]。

【注释】

[1] 生病起于过用：张介宾注："五脏受气，强弱各有常度，若勉强过用，必损其真，则病之所由起也。"过用，使用过度，泛指六淫、七情、劳逸、饮食等太过。

【导学】"生病起于过用"的发病学观点。

文中提出了"生病起于过用"的发病观，认为疾病的发生是因"过用"，即超越了常度。本段的"过用"，虽然针对饮食过量、七情过激、劳作过度致"汗"而言，但是它概括了疾病发生的普遍规律。概而言之，"生病起于过用"，包括四时之气太过、精神情志过用、饮食五味过用、劳逸过用及药物过用等。"生病起于过用"的发病观是对临床发病病因的高度概括，对于临床诊治疾病及预防疾病具有普遍的指导意义。

【原文】食气入胃，散精于肝，淫气于筋[1]。食气入胃，浊气[2]归心，淫精于脉[3]。脉气流经，经气归于肺[4]，肺朝百脉[5]，输精于皮毛[6]。毛脉合精[7]，行气于府[8]，府精神明，留于四藏[9]，气归于权衡[10]。权衡以平，气口成寸，以决死生[11]。饮入于胃，游溢精气[12]，上输于脾，脾气散精，上归于肺，通调水道，下输膀胱[13]。水精四布，五经并行[14]。合于四时五藏阴阳[15]，揆度以为常也[16]。

【注释】

[1] 淫气于筋：意为谷食之精气充盈于肝而濡养于筋。淫，浸淫，此指滋养濡润。

[2] 浊气：指水谷精微中稠厚的部分。张介宾注："浊言食气之厚者也。"

[3] 淫精于脉：指水谷精微中稠厚的部分渗入脉内，化生为营血，沿经脉运行全身。

[4] 脉气流经，经气归于肺：意为经气沿经脉输布运行，首先到肺。因肺经为十二经脉之始，起于中焦，下络大肠，还循胃口，故经气首先归于肺。"脉气""经气"为同义互词。

[5] 肺朝百脉：肺主气，为十二经之首，周身经脉之气血皆朝会于肺，经肺气的宣发肃降又运行于百脉之中。朝，朝向、朝会之意。

[6] 输精于皮毛：肺主皮毛，肺气的宣发肃降作用将精气输送于皮毛。

[7] 毛脉合精：肺主气，外合皮毛，心主血脉。毛脉合精，即气血相合。张志聪注："夫皮肤主气，经脉主血，毛脉合精者，血气相合也。"

[8] 行气于府：指毛脉所合的精气运行于经脉之中。府，指经脉而言。《素问·脉要精微论》云："夫脉者，血之府也。"王冰注："府，聚也，言血之多少，皆聚见于经脉之中也。"

[9] 府精神明，留于四脏：经脉中的精气运行正常而不乱，输布于心、肝、脾、肾四脏。留，通"流"。姚止庵注："脏本五而此言四者，盖指心肝脾肾言。以肺为诸脏之盖，经气归肺，肺朝百脉，而行气

于心肝脾肾，故云留于四脏也。”

［10］气归于权衡：言精气化为气血入于血脉，其输布保持平衡协调。权衡，即平衡之意。

［11］气口成寸，以决死生：肺朝百脉，诸脏之气的变化皆显现于气口，故切按气口可以诊察脏腑经脉气血盛衰及其预后善恶。

［12］游溢精气：指精气浮游满溢。

［13］通调水道，下输膀胱：肺主气，肺气的宣发肃降作用，既能将脾升清上输的水液布散于全身，又可将浊液借三焦之通道下输膀胱排出体外。

［14］水精四布，五经并行：水精四布于周身，通灌于五脏之经脉。水精，指水饮之精微。五经，指五脏之经脉。张志聪注：“水精四布者，气化则水行，故四布于皮毛。五经并行者，通灌于五脏之经脉也”。

［15］合于四时五脏阴阳：言饮食精微的生成与输布，与四时阴阳及人体五脏阴阳变化相适应。合，应也。

［16］揆度以为常也：谨慎地观察，如果水液的运行与四时五脏阴阳相应，则表明是正常的。揆度，揣度，诊察。常，指常规。

【导学】本段讨论了谷食和水饮在人体的转输过程，指出了诊气口决死生的原理，提出了“四时五脏阴阳”整体观，强调了人与自然息息相应的整体性。

1. 谷食的转输过程

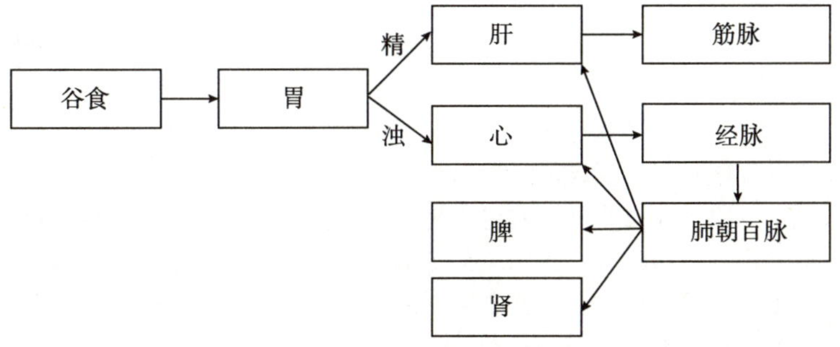

图5　谷食的转输过程示意图

2. 水饮的转输过程

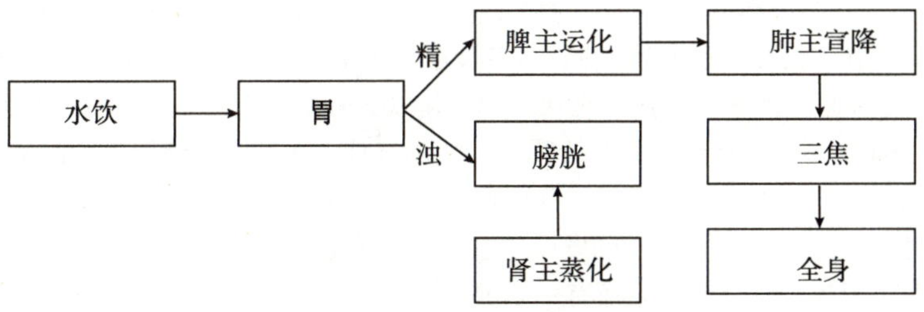

图6　水饮的转输过程示意图

3.“四时五脏阴阳”整体观　人与自然息息相应，自然界四时寒暑迁移，人体五脏阴阳会随之发生相应变化。因此，本段原文提出了“合于四时五脏阴阳，揆度以为常也”的整体医学观念。即结合四时五脏阴阳的变化，综合分析水谷精气的生成输布和代谢是诊治水液代谢障碍所致疾病的基本原则。人与自然阴阳相应的整体观成为中医学分析和认识人体生命规律的基本方法。

4. 诊寸口脉的重要性　文中“权衡以平，气口成寸，以决死生”，指出了诊寸口脉的重要性，与《素问·五脏别论》“五味入口，藏于胃，以养五脏气，气口亦太阴也，是以五脏六腑之气味，皆出于胃，变见于气口”的精神相一致，可互参。

细目五　素问·太阴阳明论

【原文】帝曰：脾病而四支不用[1]，何也？岐伯曰：四支皆禀气于胃，而不得至经[2]，必因于脾，乃得禀也。今脾病不能为胃行其津液[3]，四支不得禀水谷气，气日以衰，脉道不利，筋骨肌肉，皆无气以生，故不用焉。

【注释】

[1] 四支不用：四肢痿软不能随意活动。支，同"肢"。

[2] 至经：杨上善《黄帝内经太素》作"径至"。径，径直，直接。张介宾注："四肢之举动，必须赖胃气以为用，然胃气不能自至于诸经，必因脾气之运行，则胃中水谷之气，化为精微，乃得及于四肢也。"

[3] 津液：此指水谷精气。

【导学】本段论述了脾病而四肢不用的道理。

发生机制	脾病，指脾的运化功能失常，不能为胃行其津液，不能将胃腐熟消化而产生的水谷精气转输至四肢，以致四肢失于充养，日久痿而不用
理论应用	健运脾胃的方法治疗四肢痿废不用的病证
临床实例	"治痿独取阳明"（《素问·痿论》）

【原文】脾者土也，治中央[1]，常以四时长[2]四藏，各十八日寄治，不得独主于时也[3]。

【注释】

[1] 治中央：脾属土，土在五方居于中央，故曰"治中央"。治，主宰，掌管。

[2] 长：通"掌"。马莳注："长、掌同，主也。"

[3] 各十八日寄治，不得独主于时也：指脾土之气主四季之末的十八日，不单独主一个时令。张志聪注："春、夏、秋、冬，肝、心、肺、肾之所主也。土位中央，灌溉于四脏，是惟四季月中，各旺十八日。是四时之中皆有土气，而不独主于时也。五脏之气，各主七十二日，以成一岁。"

【导学】本句提出了"脾不主时"的观点。

"脾不主时"，但却无时不主。四时皆有脾气，指一年四时中各脏腑都与脾有关，即四季末的后十八天均由脾所主，只是不单独主某一时。旨在强调，脾脏属土，为万物之母、五脏之本。人体脏腑、经脉、形体、官窍在各时令中，都不能离开脾胃化生的水谷精气的滋养。脾胃精气充盛，则五脏安和；脾胃受损，则五脏不安。因此，临证时，应正确处理脾胃与其他脏腑的关系。如张景岳在《景岳全书·杂证谟》中云："脾胃有病，自宜治脾，然脾为土脏，灌溉四旁，是以五脏中皆有脾气，而脾胃中亦有五脏之气，此其互为相使，有可分而不可分者在焉。故善治脾者，能调五脏，即所以治脾胃也，能治脾胃，而使食进胃强，即所以安五脏也。"李杲在《黄帝内经》重视脾胃理论的基础上，结合临床实践进一步发挥了《黄帝内经》经旨，形成了脾胃学说，对中医学的发展产生了深远的影响。

《黄帝内经》中关于脾与时令的关系还有一重要观点，即"脾主长夏"（见《素问·脏气法时论》《素问·阴阳应象大论》《素问·金匮真言论》等篇）。两种观点的角度不同，但其基本精神一致，均在强调脾与时令的关系，强调脾对维持全身脏腑功能活动及生命健康的重要性。两个观点同样重要，当相互参见。

细目六　灵枢·本神

【原文】所以任物者谓之心[1]，心有所忆谓之意[2]，意之所存谓之志[3]，因志而存变谓之思[4]，因思而远慕谓之虑[5]，因虑而处物谓之智[6]。

【注释】

[1] 所以任物者谓之心：指心具有主管认识事物和处理事物的能力。任，担任、主管。

[2] 心有所忆谓之意：指心有意念，但尚未决定之时的思维。张介宾注："谓一念之生，心有所向而未定者，曰意。"

［3］意之所存谓之志：意念不断积累形成的认识，称为志。存，积累。杨上善注："志亦神之用也，所忆之意，有所专存，谓之志也。"

［4］因志而存变谓之思：对形成的认识又反复思考的思维活动，称为思。存变，反复思量。

［5］因思而远慕谓之虑：在反复思考的基础上，又多方论证与推理的思维过程称为虑。远慕，即深谋远虑。张介宾注："深思远慕，必生忧疑，故曰虑。"

［6］因虑而处物谓之智：在深思熟虑的基础上，对事物作出正确的判断和处理，称之智。张介宾注："疑虑即生，而处得其善者，曰智。"李中梓注："虑而后动，处事灵巧者，智也。"

【导学】本段指出了人的认知思维形成的过程。

文中对人身之神的作用、人的认知思维过程的描述极为精致。由任物到处物的过程，包含了由感觉→知觉→记忆→比较→分析→综合→判断的由感性到理性、由刺激到反应、由认识事物到正确处理事物的意识思维过程。该理论对临床诊治心理疾病，以及中医心理学研究具有重要指导价值。

【原文】生之来谓之精，两精相搏[1]谓之神，随神往来者谓之魂[2]，并精而出入者谓之魄[3]。

【注释】

［1］两精相搏：男女两性生殖之精相结合。杨上善注："雌雄两精相搏，共成一形，先我身生，故为之精也。"张介宾注："两精者，阴阳之精也。搏者，交结也。"

［2］随神往来者谓之魂：魂是神支配下的意识活动。魂属神志活动之一，依附神而存在，故属阳。如果魂离开了神的支配，则出现梦话、梦游、梦幻等无意识的感觉和动作。张介宾注："盖神之为德，如光明爽朗、聪慧灵通之类皆是也。魂之为言，如梦寐恍惚、变幻游行之境皆是也。神藏于心，故心静则神清；魂随乎神，故神昏则魂荡。"

［3］并精而出入者谓之魄：魄是以精为物质基础的生理本能。魄，神志活动之一，依附有形之精而存在，故属阴。本能的感觉及动作都是魄的表现，如视觉、听觉、触觉、婴儿吸吮、眨眼等。张介宾注："盖精之为物，重浊有质，形体因之而成也。魄之为用，能动能作，痛痒由之而觉也。精生于气，故气聚由精盈；魄并于精，故形强则魄壮。"

【导学】本段强调了精神魂魄四者并存并用。

精神魂魄，并存并用。人体生命源于父母之精，两精相合形成新生命时，即产生神，所谓"形具而神生"。魂，指在神的支配下，随神往来的非本能性的较高级的精神意识思维活动，如人的情感、思维等；魂若离开神的支配，则出现幻觉、梦游等。魄，指与生俱来的、本能的精神意识活动，主要指人体本能的感觉和动作，如新生儿的啼哭、吸吮、非条件反射的四肢运动及触觉、痛觉、温觉、视觉等均属魄的范畴。张介宾对此有精辟阐述，指出："精对神而言，则神为阳而精为阴；魄对魂而言，则魂为阳而魄为阴。故魂则随神往来，魄则并精出入。"可见，精神魂魄四者并存并用，才能称之为形神俱备的健康生命体。

细目七 素问·生气通天论

【原文】阴者，藏精而起亟[1]也；阳者，卫外而为固[2]也。

【注释】

［1］起亟：指阴精在内，不断地给予阳气之所需，说明阴为阳之基。亟，频数，屡次。汪机注："起者，起而应也。外有所召，则内数起而应之也。"

［2］为固：阳气为阴精固密于外，说明阳为阴之用。

【导学】本句论述了阴阳互根互制的关系。

阴精和阳气的作用分别是"藏精"和"卫外"。阴藏精于内，不断地为阳气的功能活动提供物质基础；阳主卫外，固护并推动阴精的气化，此与"阴在内，阳之守也；阳在外，阴之使也"（《素问·阴阳应象大论》）的观点一致。阴阳互用才能保持阴阳协调，维持正常生命活动，"无阴则阳无以生，无阳则阴无以化"（《素问·四气调神大论》王冰注）。若阴阳互根互用关系失调，就会出现阴损及阳、阳损及阴的病变，甚者阴阳两虚或离决。本句对指导中医病机分析及临床治疗具有重要指导意义。

细目八　素问·举痛论

【原文】余知百病生于气[1]也，怒则气上，喜则气缓，悲则气消，恐则气下，寒则气收，炅则气泄，惊则气乱，劳则气耗，思则气结。

【注释】

[1] 百病生于气：许多疾病的发生都是各种因素导致气机失调所致。气，气机失调，此指病机。张介宾注："气之在人，和则为正气，不和则为邪气，凡表里虚实，逆顺缓急，无不因气而至，故百病皆生于气。"

【导学】本段提出了"百病生于气"的观点。

"百病生于气"的观点，认为多种疾病的发生都是由于各种内外致病因素使气机失调所致。如因精神因素引起的气上、气缓、气消、气下、气乱、气结等；因气候因素引起的气收、气泄等；因生活起居引起的气耗等。此观点对临床诊治情志疾病、重视调理脏腑气机具有重要指导意义。

细目九　素问·至真要大论

【原文】诸风掉眩[1]，皆属于肝。诸寒收引[2]，皆属于肾。诸气膹郁[3]，皆属于肺。诸湿肿满[4]，皆属于脾。诸热瞀瘛[5]，皆属于火。诸痛痒[6]疮，皆属于心[7]。诸厥[8]固泄[9]，皆属于下。诸痿喘呕，皆属于上。诸禁鼓栗[10]，如丧神守[11]，皆属于火。诸痉项强[12]，皆属于湿。诸逆冲上[13]，皆属于火。诸胀腹大[14]，皆属于热。诸躁狂越[15]，皆属于火；诸暴强直，皆属于风；诸病有声，鼓之如鼓[16]，皆属于热。诸病胕肿[17]，疼酸惊骇，皆属于火。诸转反戾[18]，水液[19]浑浊，皆属于热。诸病水液，澄澈清冷[20]，皆属于寒。诸呕吐酸，暴注下迫[21]，皆属于热。

【注释】

[1] 掉眩：肢体抽搐震颤、头目眩晕。掉，摇。眩，眩晕。

[2] 收引：此指身体蜷缩、筋脉拘急、关节屈伸不利的病证。收，收缩。引，拘急。

[3] 膹郁：指胸部胀闷。膹，王冰注："谓膹满。"郁，张介宾注："否闷也。"

[4] 肿满：指肌肤肿胀，胸腹胀满。

[5] 瞀（mào）瘛（chì）：神志昏糊、手足抽搐。瞀，昏糊。瘛，抽搐。

[6] 痒：《说文》"疡也"，即疮疡。

[7] 心：《素问直解》改作"火"。

[8] 厥：此指阳气衰于下的寒厥和阴气衰于下的热厥。

[9] 固泄：固，指二便癃秘不通；泄，指二便泻利不禁。

[10] 禁鼓栗：禁，同"噤"，口噤不开。鼓栗，鼓颔战栗。

[11] 如丧神守：指鼓颔战栗而自身不能控制。

[12] 痉项强：痉，病名，症见牙关紧急、项背强急、角弓反张。项强，颈项强直，转动不灵活。

[13] 逆冲上：指气机急促上逆所致的病证，如急性呕吐、吐血、噫气、呃逆等。

[14] 胀腹大：指腹部胀满膨隆。

[15] 躁狂越：躁动不安，神志狂乱，言行举止失常。

[16] 鼓之如鼓：腹胀严重，叩之如鼓音。前一"鼓"字，动词，叩打；后一"鼓"字，名词。

[17] 胕肿：即皮肉肿胀溃烂。胕，通"腐"。

[18] 转反戾：指筋脉拘急所致的身体拘急扭转、角弓反张等各种症状。张介宾注："转反戾，转筋拘挛也。"

[19] 水液：指人体代谢排出的体液，如汗、尿、痰、涕、涎及白带等。

[20] 澄澈清冷：指人体代谢水液清稀透明而呈寒冷之象。

[21] 暴注下迫：暴注，突然剧烈的腹泻。下迫，里急后重。

【导学】本段论述了病机的概念，以及掌握病机的重要性，提出了病机十九条，阐明了审察病机的原则与方法。

1. 病机的概念及其重要性　病机，病之机要，即疾病变化的关键。病机，能够揭示疾病发生、发展、传变的主要矛盾，能够揭示疾病预后和变化的趋势。它是辨证论治的基石，也是确立治则治法的依据。因此，掌握病机对于指导临床诊治疾病至关重要。正如王冰指出："得其机要，则动小而功大，用浅而功深也。"

2. 提出了病机十九条　兹将文中病机十九条按五脏、上下、六淫归类并分析如下。

（1）五脏病机

五脏病机	释义
诸风掉眩，皆属于肝	肝属风木，主藏血，主身之筋膜，开窍于目。肝血虚，肝木化风则见肢体震颤、动摇、头晕目眩、视物昏花等。常见的肝阳上亢化风、热极生风、血虚生风等与肝之病变相关
诸寒收引，皆属于肾	肾属寒水，主温煦气化。肾阳虚衰，寒气内生，气血凝敛，筋脉失养，故见肢体蜷缩、拘急痉挛、关节屈伸不利等症
诸气膹郁，皆属于肺	肺主气、司呼吸。气之为病，首责于肺。各种内外因素作用于肺，致使肺失宣发肃降，肺气上逆，则见呼吸困难、气喘、胸膈胀满、痞塞不通等症
诸湿肿满，皆属于脾	脾主运化水湿，主四肢。脾虚运化失司，津液输布失常，湿阻中焦，则见腹大腹胀；泛滥肌肤则见四肢浮肿；湿气通于脾，外湿困脾，致使脾运失职，湿阻气滞，发生腹胀腹满等症
诸痛痒疮，皆属于心	心为阳脏，五行属火，心藏神，主血脉。火热炽盛，深入肌肤血脉，火热蕴结，火毒炽盛，逆于肉理，局部肉腐血败，则发痈肿疮疡、红肿热痛

（2）上下病机

上下病机	释义
诸痿喘呕，皆属于上	肺为五脏六腑之华盖，主宣降，敷布精血津液。若肺气热，气血不能敷布全身四肢，肢体失去气血濡养则发生痿证；肺失肃降，其气上逆则为喘；胃气以降为顺，胃失和降，其气上逆，则见呕吐等
诸厥固泄，皆属于下	厥逆之证与肾相关。肾阳衰于下，则为寒厥；肾阴衰于下，则为热厥。肾主二阴司二便，主气化，二便不通或二便泻利不禁，均与肾气之盛衰密切相关

（3）六淫病机

六淫病机	释义
诸热瞀瘛，皆属于火	火为阳邪，火扰心神，蒙蔽心窍，则见高热、神志不清，或神志昏迷；火灼血脉，筋脉失养则肢体抽掣，或拘急
诸禁鼓栗，如丧神守，皆属于火	火热郁闭，不得外达，阳盛格阴，火极似水，上扰神明，故见口噤、鼓颔、战栗，甚至昏迷、不省人事等。此为火热内攻的真热假寒之象
诸逆冲上，皆属于火	火性炎上，易扰气机，常令脏腑气机向上冲逆。肺气上逆，则产生咳嗽、气喘等；肝火上逆犯肺，则见咳血、咯血、衄血；胃火上逆，则出现呕吐、呕血、呃逆等
诸躁狂越，皆属于火	火性主动，火热伤人，扰及心神，神失内守，则见神志错乱、狂言骂詈、烦躁不宁、殴人毁物、逾垣上屋等
诸病胕肿，疼酸惊骇，皆属于火	火热伤于肌表，壅滞于皮肉血脉，血热肉腐，局部肿胀、溃烂、发热、疼痛、酸楚；火毒内迫脏腑，扰乱神志，则见惊恐不安、惊骇不宁等
诸胀腹大，皆属于热	热邪传里，壅结肠胃，气机升降失常，导致腑气不通，热结腑实，则见腹胀、腹大、疼痛拒按、大便不通等

续表

六淫病机	释义
诸病有声，鼓之如鼓，皆属于热	热邪深入，扰及肠胃，气机不畅，传化失司，故见肠鸣有声、叩之鼓音
诸转反戾，水液浑浊，皆属于热	热邪炽盛，伤津耗血，筋脉失养，即出现肢体拘急、转筋、屈曲不伸、角弓反张；热盛煎熬津液，则见涕、唾、痰、尿、汗液等排泄物浑浊、黄赤等
诸呕吐酸，暴注下迫，皆属于热	邪热犯胃，或食积化热，致使胃失和降，气机上逆，故见恶心、呕吐、泛酸；邪热盛于大肠，传导失职，则突然剧泻，或呈喷射状的重度腹泻；湿热互结，热急湿缓，则里急后重、粪便秽臭或大便不爽等
诸暴强直，皆属于风	风性主动，善行数变，风气通于肝。风邪内袭，伤肝及筋，则出现突然肢体关节强直、屈伸受限，或颈项强直、肢体拘急、全身痉挛等
诸颈项强，皆属于湿	湿为阴邪，其性黏滞，最易阻遏阳气。筋脉失于温煦，或湿邪壅阻脉络，气血运行不畅，常致全身强直、肢体挛急、项强不舒、屈颈困难或角弓反张等
诸病水液，澄澈清冷，皆属于寒	寒为阴邪，易伤阳气。阳气虚损，不能温化津液，气化失司，常见痰涎清稀、小便清长、大便稀薄，或伴有畏寒、形寒肢冷等

3. 审察病机的原则与方法

原则	方法
谨守病机，各司其属	谨慎分析病机，抓住病机的关键，根据病位、病性进行病机归属与分类
有者求之，无者求之	有此症应当探究其机理，无彼症也应探求其原因
盛者责之，虚者责之	对于邪气盛的，要分析其原因；对于正气不足的，也应深入分析其涉及脏腑，还应分析正邪的辨证关系
审察病机，无失气宜	审察病机时，要与自然气候变化相结合

4. 病机十九条的启示

病机十九条启示	举例
利用相同的病机分析不同的症状	属火的病机条文，虽症状表现不同，但机理相同，因而临床治疗应“异病同治”
取相似的症状推求不同的病机	“诸风掉眩，皆属于肝”“诸暴强直，皆属于风”“诸转反戾，水液浑浊，皆属于热”等条文中，均有筋脉拘急、抽搐的症状表现，但病机却不同，因而临床治疗应“同病异治”
取相似的症状推求不同的病机	以六淫、五脏、上下部位为纲，把错综复杂的病证进行分析归类，体现了审因论治、治病求本的辨证思想，如五脏病机、六淫病机、上下病机等

易混考点解析

关于十九条病机中筋脉挛急病理的辨识

原文	病因	病机
诸暴强直	风	动风伤筋，筋急不柔
诸转反戾	热	热邪耗血灼筋
诸寒收引	寒	阳虚，气血运行不畅，筋膜失于温煦
诸痉项强	湿	湿遏阳气，阳气不煦，精血不濡
诸热瞀瘛	火	火热扰乱神明，引动肝风

关于十九条病机中腹胀满病理的辨识

原文	病因	病机
诸湿肿满	湿	湿困脾土，中焦运化失常，水湿滞留体腔
诸胀腹大	热	热邪内蕴，热与燥屎相结，导致腑气不通
诸病有声，鼓之如鼓	热	热邪壅遏于内，肠胃气机阻滞，脘腹痞胀

【原文】逆者正治，从者反治，从少从多，观其事也。帝曰：反治何谓？岐伯曰：热因热用[1]，寒因寒用[2]；塞因塞用[3]，通因通用[4]。必伏其所主，而先其所因[5]；其始则同，其终则异[6]；可使破积，可使溃坚，可使气和，可使必已。

【注释】

[1] 热因热用：指以热性药物治疗真寒假热之证，如用通脉四逆汤治疗脉微欲绝，其人面色赤之假热证。

[2] 寒因寒用：指以寒性药物治疗真热假寒之证，如用白虎汤治脉滑而厥之里热证。

[3] 塞因塞用：指用补益之法治疗正虚所致的胀满闭塞不通之证。前一“塞”字，指闭塞不通之证；后一“塞”字，指补益法。

[4] 通因通用：指用通利攻下之法治疗邪实于内的下利之证。前一“通”字，指邪实于内的泻利证；后一“通”字，指下法。

[5] 必伏其所主，而先其所因：若要抓住疾病的本质，必先求其病因。张介宾注：“必伏其所主，制病之本也；先其所因者，求病之由也。”伏，降伏。主，本质、核心。

[6] 其始则同，其终则异：反治法的初始阶段，药性与假象相同。如以热药治假热，以寒药治假寒。治疗过程中，假象逐渐消失，真象显露，最终仍是药性与病性相反的治法。

【导学】本段论述了正治和反治。

1. 正治（逆治）——逆者正治

概念	指逆疾病征象而治的方法，所用药物的药性与病性相反。适合于病邪轻浅、表里证候一致、病情单纯无假象的疾病，所谓“微者逆之”
临床应用	寒者热之，热者寒之，坚者削之，客者除之，劳者温之，结者散之，留者攻之，燥者濡之，急者缓之，散者收之，损者温之，逸者行之，惊者平之
应用原则	把握“适事为故”、中病即止的原则

2. 反治（从治）——从者反治

概念	指顺从疾病假象而治，所用药物的药性与疾病假象相一致。适合于病邪较重、病情复杂并出现假象的疾病，所谓“甚者从之”。反治法所用药物的药性与疾病的病机本质是相反的，因此仍然是针对疾病本质而治的治法
临床应用	热因热用，寒因寒用，塞因塞用，通因通用
应用原则	把握疾病本质及药量多少，即“必伏其所主，而先其所因”“从多从少，观其事也”

易混考点解析

微者逆之→逆者正治：
- 寒者热之，热者寒之
- 劳者温之，损者温之，散者收之
- 坚者削之，客者除之，结者散之，留者攻之
- 燥者濡之，急者缓之，逸者行之，惊者平之

甚者从之→从者反治：
- 热因热用，寒因寒用
- 塞因塞用，通因通用

图7　正治与反治的应用图

细目十　灵枢·百病始生

【原文】风雨寒热不得虚，邪不能独伤人。卒然逢疾风暴雨而不病者，盖无虚，故邪不能独伤人。此必因虚邪之风[1]，与其身形，两虚相得[2]，乃客其形，两实相逢[3]，众人肉坚。其中于虚邪也，因于天时，与其身形，参以虚实，大病乃成。

【注释】

[1] 虚邪之风：泛指四时不正之气及乘体虚而侵犯人体的外邪。马莳注："此言邪气淫泆，始于虚以感之。"

[2] 两虚相得：两虚，指天时之虚与人体正气虚弱。马莳注："人之中于虚邪，由于天时之虚与身形之虚，故参与虚实之法，则知大病之所由成也。"相得，相逢、相合。

[3] 两实相逢：两实，指自然界的正常气候与人体正气充实。相逢，相遇。

【导学】本段指出了外感病发病机理，强调了人体正气在发病过程中的重要作用。

1. 风雨寒热不得虚，邪不能独伤人　意为风雨寒热等外邪，不遇到机体正气虚弱，是不能单独侵犯人体使人生病的。本句强调了人体正气强弱是发病与否的关键，突出了人体正气在发病过程中的主导作用。这是《黄帝内经》发病学的一贯思想。人体正气充足，抗病能力就强，虽有致病因素存在也未必发病。

2. 外感病发病机理　文中指出"两虚相得，乃客其形""两实相逢，众人肉坚"，阐明了外感病发病的机理，认为人体正气强弱是发病与否的关键。疾病的发生必须具备两个条件：一是内有人体正气虚弱，一是外有邪气侵袭。《灵枢·百病始生》认为虽有邪气侵袭，如果人体正气不虚，也不会使人生病，即"风雨寒热不得虚，邪不能独伤人"。当人体正气虚弱之时，又受邪气侵袭，则可使人发病，即文中所说："必因虚邪之风，与其身形，两虚相得，乃客其形；两实相逢，众人肉坚"。

由此可见，本篇把邪气的侵袭看作是发病的条件，而正气虚弱才是发病的决定性因素。原文突出了人体正气在发病中的主导作用，为后世中医发病观中重视正邪关系奠定了理论基础，对后世扶正祛邪治疗原则的运用产生了深远的影响，也提示人们必须注重摄生、保养正气，避免邪气侵袭，以防止疾病的发生。

细目十一　素问·热论

【原文】治之各通其藏脉[1]，病日衰已矣。其未满三日者，可汗而已；其满三日者，可泄而已[2]。

【注释】

[1] 各通其藏脉：疏通各脏腑经脉。杨上善注："量其热病在何脏之脉，知其所在，即于脉以行补泻之法，病衰矣。"

[2] 其未满三日者，可汗而已；其满三日者，可泄而已：张介宾注："凡传经络之邪，未满三日者，其邪在表，故可以汗已。满三日者，其邪传里，故可以下已。然此言表里之大体耳。"

【导学】本段指出了外感热病的治疗原则。

外感热病，未满三日者，其邪尚在表，可用发汗的方法，祛除邪气，使病痊愈。已满三日者，其邪气

已传入里，故可用泄法。该原则对针刺选穴治疗热病具有重要指导作用。

细目十二 素问·评热病论

【原文】 劳风法在肺下[1]，其为病也，使人强上冥视[2]，唾出若涕，恶风而振寒，此为劳风之病。帝曰：治之奈何？岐伯曰：以救俯仰[3]。巨阳引[4]。精者三日，中年者五日，不精者七日[5]。咳出青黄涕，其状如脓，大如弹丸，从口中若鼻中出，不出则伤肺，伤肺则死也。

【注释】

［1］肺下：指肺部。

［2］强上冥视：颈项强直，视物不清。王冰注："膀胱气不能上荣，故使人头项强而视不明也。"

［3］以救俯仰：尤在泾云："肺主气而司呼吸。风热在肺，其液必结，其气必壅，是以俯仰皆不顺利，故曰当救俯仰也。救俯仰者，即利肺气、散邪气之谓乎。"

［4］巨阳引：应取足太阳经的穴位以引动经气。

［5］精者三日，中年者五日，不精者七日：精者，谓精气旺盛之人。此谓年轻力壮，精气充沛者，病易愈；中年及老年人精气渐衰，治愈的日数较长。三、五、七乃指病情缓解时间的先后。

【导学】 本段论述了劳风的病因病机、症状、治疗及预后。

病因	因劳而虚，因虚而受风，邪气化热壅肺
病机	太阳受风，卫阳郁遏，肺失清肃，痰热壅积
症状	恶风振寒，强上冥视，唾出若涕，甚则咳出青黄痰块
治疗	宜利肺散邪以救俯仰，排出痰液以通气道； 治则为针刺太阳以引经气。因势利导的排痰祛邪之法对于劳风的治疗至关重要； "不出则伤肺，伤肺则死也"，说明痰液阻塞、气道不通可导致窒息而死的危险。提示痰浊壅盛之证，要及时排痰祛邪，以使邪有出路，以免损伤脏气
预后	劳风的预后转归与精气盛衰、年龄、体质强弱密切相关。少壮之人气血充足，病程较短，预后良好；老年人体质虚弱，病程较长。劳风与《金匮要略》之"肺痈"相似。张仲景治疗肺痈以清热泻肺排脓为原则，如葶苈大枣汤、桔梗汤、千金苇茎汤等，丰富并发展了《黄帝内经》对于劳风的辨治方法

细目十三 素问·咳论

【原文】 黄帝问曰：肺之令人咳，何也？岐伯对曰：五脏六腑皆令人咳，非独肺也。帝曰：愿闻其状。岐伯曰：皮毛者，肺之合也，皮毛先受邪气，邪气以从其合也。其寒饮食入胃，从肺脉上至于肺[1]，则肺寒，肺寒则外内合邪，因而客之，则为肺咳。五脏各以其时受病[2]，非其时，各传以与之[3]。人与天地相参，故五脏各以治时[4]，感于寒则受病，微则为咳，甚者为泄为痛[5]。乘[6]秋则肺先受邪，乘春则肝先受之，乘夏则心先受之，乘至阴[7]则脾先受之，乘冬则肾先受之。

【注释】

［1］其寒饮食入胃，从肺脉上至于肺：杨上善注："人肺脉手太阴，起于中焦，下络大肠，还循胃口，上膈属肺。寒饮寒食入胃，寒气循肺脉上入肺中。"

［2］五脏各以其时受病：指五脏在其所主的时令感邪受病。

［3］非其时各传以与之：若不在肺所主之时令受病，是他脏传至于肺。非其时，指非肺所主的秋季。之，指肺。

［4］治时：指五脏所主的时令。

［5］微则为咳，甚者为泄为痛：咳为肺之症状；咳兼痛为五脏受邪的症状；咳兼泄为六腑受邪的症状。张介宾注："邪微者浅而在表，故为咳。甚者深而入里，故为泄为痛。"

［6］乘：趁。此指当……之时。

［7］至阴：此指长夏。

【导学】本段提出了“五脏六腑皆令人咳，非独肺也”的观点，论述了咳嗽的病因病机及其与季节的关系。

1.“五脏六腑皆令人咳，非独肺也”的发病学观点 本句从整体观出发，揭示了咳虽为肺的病变，但其他脏腑功能失常，也可影响到肺而发生咳嗽。因为肺主气，受百脉朝会，故五脏六腑功能失调均可影响到肺，致肺失宣降，肺气上逆而发生咳嗽。如脾虚生痰，痰湿上犯于肺；肝火上冲，气逆犯肺；肾虚水泛，寒水射肺等。本句说明了咳不离乎肺，然不止于肺。后世医家据此创立了诸多治咳的经典理论及方剂。

本句启示临床上对咳嗽的论治不只是治肺，还要考虑五脏六腑对肺的影响，从调理五脏六腑的角度调治咳证。如肝火犯肺之咳，出现咳嗽、胁痛、不可转侧等症状，可用小柴胡汤、黛蛤散、当归龙荟丸等清肝泻火；肾阳虚衰，水饮射肺之咳，出现咳嗽喘息、咳唾大量泡沫状清稀痰涎等症状，可用真武汤温阳散寒，化气行水。

2. 咳的病因病机

病因	①外有风寒所伤	因肺与皮毛相合，故风寒之邪袭表，从其合而内传于肺，使肺失宣降而致咳
	②内有寒饮停聚	手太阴肺经起于中焦，还循胃口，上膈属肺。寒凉饮食入胃，致中焦寒，寒气循手太阴肺经上入于肺中，导致肺寒
病机	肺为娇脏，不耐寒热，外内寒邪并聚于肺，则肺失宣降，肺气上逆发生咳嗽	

3. 咳与季节气候的关系 五脏各以治时感邪发病，这是《黄帝内经》四时五脏阴阳发病的基本观点。五脏各有其所主的时令，当其时令邪气侵入人体时，邪气首先侵犯与当令之气相应之脏，使该脏受邪传之于肺，发生咳嗽，即非肺所主的时令之咳，乃他脏感受当令邪气传至于肺所致。本篇从“人与天地相参”的整体观出发，提出了“五脏各以其时受病，非其时各传以与之”的发病学观点。说明了五脏对各自时令之邪的易感性及五脏之间的相互关系。

4. 林珮琴《类证治裁》根据《黄帝内经》不同时令之咳提出的治咳之法

时令	病因病机	治则治法	用药
春季	木气升也	治宜兼降	前胡、杏仁、海浮石、瓜蒌仁之属
夏季	火气炎也	治宜兼凉	沙参、天花粉、麦冬、知母、玄参之属
秋季	燥气乘金也	治宜清润	玉竹、贝母、杏仁、阿胶、百合、枇杷膏之属
冬季	风寒侵肺也	治宜温散	苏叶、川芎、桂枝、麻黄之属

细目十四　素问·痹论

【原文】凡痹之客五脏者，肺痹者，烦满，喘而呕。心痹者，脉不通，烦则心下鼓[1]，暴上气而喘，嗌干，善噫[2]，厥气上则恐。肝痹者，夜卧则惊，多饮，数小便，上为引如怀[3]。肾痹者，善胀，尻以代踵，脊以代头[4]。脾痹者，四肢解堕[5]，发咳，呕汁，上为大塞[6]。肠痹者，数饮而出不得，中气喘争[7]，时发飧泄。胞痹[8]者，少腹膀胱按之内痛，若沃以汤[9]，涩于小便，上为清涕。

【注释】

[1] 心下鼓：即心悸。

[2] 嗌（yì）干，善噫：指咽干、嗳气。

[3] 上为引如怀：形容腹部胀大，状如怀孕。

[4] 尻以代踵，脊以代头：足不能行，以尻代之；背驼甚，脊高于头，头俯不能仰。尻，尾骶部。踵，足后跟。

[5] 四肢解堕：指四肢懈怠，无力。解，同“懈”。

[6] 大塞：痞塞。大，“不”字之形误。“不”与“否”古通。“否”，通“痞”。

［7］中气喘争：腹中有气攻冲，而致肠鸣。喘，转也。争，甚也。

［8］胞痹：此指膀胱痹。胞，通“脬”，膀胱。

［9］若沃以汤：如用热水浇灌。沃，浇灌。汤，热水。

【导学】本段阐述了五脏痹的症状特点。

五脏痹	症状	治疗方剂	加减用药
肺痹	烦闷、喘促、呃逆	清代林珮琴《类证治裁》中的五痹汤	加半夏、杏仁、麻黄、紫菀
心痹	心烦、心悸，阵发咳喘，咽干，嗳气频作，时觉气逆恐惧		加远志、茯神、麦冬、犀角
肝痹	夜卧惊惕不安，多饮小便频，腹部胀满如妊娠状		—
脾痹	四肢懈怠无力，咳而呕清水，且脘腹痞塞		加厚朴、枳实、砂仁、神曲
肾痹	腹胀满，身体伛偻不伸		加独活、肉桂、杜仲、牛膝、黄芪、萆薢

细目十五　素问·痿论

【原文】阳明者，五脏六腑之海，主润宗筋[1]，宗筋主束骨而利机关[2]也。冲脉者，经脉之海也，主渗灌溪谷[3]，与阳明合于宗筋，阴阳摠宗筋之会[4]，会于气街[5]，而阳明为之长[6]，皆属于带脉，而络于督脉。故阳明虚，则宗筋纵，带脉不引，故足痿不用也。

【注释】

［1］宗筋：众筋，泛指全身筋膜。于鬯《香草续校书》曰：“宗，当训众。”

［2］主束骨而利机关：约束骨骼，滑利关节。

［3］溪谷：指肌肉分腠。《素问·气穴论》云：“肉之大会为谷，肉之小会为溪。”

［4］阴阳摠宗筋之会：指阴阳经脉汇聚于宗筋。阴阳，指阴经、阳经。摠，同“总”。张介宾注：“宗筋聚于前阴，前阴者，足三阴、阳明、少阳及冲、任、督、跻九脉之所会也。九者之中，则阳明为五脏六腑之海，冲脉为经脉之海，此一阴一阳，总乎其间，故曰阴阳总宗筋之会也。”

［5］气街：穴名，又名气冲，位于横骨两端鼠蹊上一寸，属足阳明经。即脐下五寸，旁开二寸处。

［6］阳明为之长：指阳明经主润众筋的主导作用。

【导学】本段论述了痿证的治疗原则，提出了“治痿独取阳明”的重要观点。

治痿独取阳明，突出了调治脾胃在痿证治疗中的重要性。治痿独取阳明的道理概之有三：一是痿证的主要病机为五脏气热导致津液气血亏少，以致筋脉痿废不用；而足阳明胃是五脏六腑之海，气血生化之源，若要筋骨皮肉恢复其正常的功能，就必须有充足的气血营养，所以从阳明调治。二是人身阴阳诸经及冲脉皆会合于足阳明经之气街穴，并连属于带脉，故阳明为“十二经之长”；如果阳明虚则宗筋弛纵，带脉不能收引，故足痿不用，所以治疗阳明经，则阴阳诸经皆得以调治。三是阳明“主润宗筋，宗筋主束骨而利机关”，阳明气血充盛，诸筋得以濡养，则关节滑利，运动自如；若阳明虚，则宗筋不能束骨而滑利关节，发生肢体痿废不用的痿证。由此可见，调治阳明是治疗痿证的关键。清代高世栻指出：“阳明者，胃也，受盛水谷，故为五脏六腑之海，皮、肉、筋、脉、骨，皆资于水谷之精，故阳明主润宗筋……痿则机关不利，筋骨不和，皆由阳明不能濡润，所以治痿独取阳明也。”

“独取阳明”是强调痿证的治疗应重视阳明，并非仅取阳明。原文还提出了“补其荥而通其俞”的针刺治则，即针对有关脏腑经络，补其荥穴，通其俞穴，调补虚实，疏通气血；还要配以“各以其时受月”的针刺治则。“补其荥而通其俞”及“各以其时受月”的治则体现了因时制宜，辨证论治的思想。后世医家在“独取阳明”治疗痿证原则的指导下，创立了诸多治疗痿证的方剂。

细目十六　素问·异法方宜论

【原文】黄帝问曰：医之治病也，一病而治各不同，皆愈，何也？岐伯对曰：地势使然也。

【导学】本段论述了不同地域疾病治法各异。

不同地域气候引起的疾病各异，治疗方法亦异，这体现了“因地制宜”的治疗思想。本篇指出，根据东南中西北方位不同，可分别采取砭石、毒药、灸焫、微针、导引、按跻等不同治疗方法。以“地势使然”，回答了“一病而治各不同”的道理，提示医生临床诊治必须结合自然环境、地域及体质差异等，灵活地运用因地制宜、因人制宜的原则。

细目十七　素问·汤液醪醴论

【原文】帝曰：形弊血尽而功不立者何？岐伯曰：神不使[1]也。

【注释】

［1］神不使：神机丧失，针药难以发挥作用。张介宾注：“凡治病之道，攻邪在乎针药，行药在乎神气。故治施于外，则神应于中，使之升则升，使之降则降，是其神之可使也。若以药剂治其内而脏气不应，针艾治其外而经气不应，此其神气已去而无可使矣。虽竭力治之，终成虚废已尔，是所谓不使也。”

【导学】“神不使”的含义及其临床意义。

“神不使”，指若神机丧失，则针药难以发挥作用。

“神不使”强调了病人的神气在治疗中的重要作用。本篇指出，疗效不明显，其原因就是“神不使”，即病人神气丧失，不能对治疗作出反应，无法使针药发挥作用。提示临床诊治疾病当以神气为本，神气是治疗能否取效的关键。正如《灵枢·本神》所云：“凡刺之法，先必本于神。”

【原文】平治于权衡[1]，去宛陈莝[2]，微动四极[3]，温衣[4]，缪刺[5]其处，以复其形。开鬼门，洁净府[6]，精以时服[7]，五阳已布，疏涤五藏[8]。

【注释】

［1］平治于权衡：平调阴阳的偏盛偏衰。吴崑注：“平治之法，当如权衡，阴阳各得其平，勿令有轻重低昂也。”

［2］去宛陈莝：祛除郁积陈久的水邪与瘀血。宛，通“郁”，郁积也。陈，陈腐，《辞源》谓“陈”为“腐臭”“积、甚”。莝，《辞源》谓“莝”为“切碎的草”，有杂乱堆积之意。

［3］微动四极：四极，即四肢。张介宾注：“微动之，欲其流动而气易行也。”

［4］温衣：张介宾注：“温衣，欲助其肌表之阳而阴凝易散也。”

［5］缪刺：病在左而刺右、病在右而刺左的刺络法。张介宾注：“然后缪刺之，以左取右，以右取左，而去其大络之留滞也。”

［6］开鬼门，洁净府：此指发汗、利小便。张介宾注：“鬼门，汗空也。肺主皮毛，其藏魄，阴之属也，故曰鬼门。净府，膀胱也。上无入孔而下有出窍，滓秽所不能入，故曰净府。邪在表者散之，在里者化之，故曰开鬼门、洁净府也。”

［7］精以时服：王冰注：“脉和，则五精之气以时宾服于肾脏也。”

［8］五阳已布，疏涤五藏：五脏阳气得以布散宣达，涤除五脏水湿邪气。张介宾注：“阴邪除则五阳布。”

【导学】本段指出了水肿的治则及治法。

水肿的治则是“平治于权衡”“去宛陈莝”，即平调阴阳，祛除水邪瘀血，体现了扶正祛邪的治疗原则。水肿的具体治法有四：一为“开鬼门，洁净府”，即发汗、利小便之法，以祛除水邪。二为“缪刺其处”，即用针刺之法使经络疏通以祛除水邪。三为“微动四极”，即轻微活动四肢，以疏通气血，振奋阳气。四为“温衣”，即添衣保暖，以保护阳气，有利于消散水饮之邪。四种方法也体现了扶正祛邪的思想，综合并用，有助于水邪消散。

“开鬼门，洁净府”治疗水肿的方法对后世影响深远。张仲景在《金匮要略》中提出“诸有水者，腰以下肿，当利小便；腰以上肿，当发汗乃愈”即渊源于此。《医宗金鉴》之“治水之病，当知表里上下分消之法。腰以上肿者，水在外，当发其汗乃愈，越婢、青龙汤证也。腰以下肿者，水在下，当利小便乃愈，五苓、猪苓等汤证也”，也是《内经》“开鬼门，洁净府”理论的具体运用。

细目十八　素问·标本病传

【原文】小大不利治其标，小大利治其本。

【导学】本段提出了标本治则。

小大不利治其标，小大利治其本，意指凡病见大小便不通利者，当先治其标，即先通利大小便；大小便通利者，则可以治其本。体现了《黄帝内经》急则治标，缓则治本的治疗原则。张介宾对此注解云：“无论客气、同气之为病，即先有他病，而后为小大不利者，亦先治其标。诸皆治本，此独治标，盖二便不通，乃危急之候，虽为标病，必先治之，此所谓急则治其标也。

细目十九　灵枢·决气

【原文】余闻人有精、气、津、液、血、脉，余意以为一气耳，今乃辨为六名，余不知其所以然。岐伯曰：两神相搏[1]，合而成形，常先身生[2]，是谓精。何谓气？岐伯曰：上焦开发，宣五谷味[3]，熏[4]肤，充身，泽毛，若雾露之溉，是谓气。何谓津？岐伯曰：腠理发泄，汗出溱溱[5]，是谓津。何谓液？岐伯曰：谷入气满，淖泽[6]注于骨，骨属屈伸，泄泽[7]补益脑髓，皮肤润泽，是谓液。何谓血？岐伯曰：中焦受气取汁[8]，变化而赤，是谓血。何谓脉？岐伯曰：壅遏[9]营气，令无所避，是谓脉。

【注释】

[1] 两神相搏：指男女媾合。搏，交也。马莳注：“男女媾精，万物化生。盖当男女相媾之时，两神相合而成人，生男女之形。”

[2] 常先身生：张介宾注：“凡阴阳合而万形成，无不先从精始，故曰常先身生是谓精。”

[3] 宣五谷味：指上焦肺宣发布散水谷精微的作用。

[4] 熏：温煦之意。

[5] 汗出溱（zhēn）溱：形容汗出很多的样子。溱溱，众盛貌。

[6] 淖（nào）泽：水谷精微中滑腻而浓稠的部分。淖，《说文》：“泥也。”引申为浓稠。

[7] 泄泽：指水谷精微中渗出的汁液。泄，渗出之意。

[8] 受气取汁：受气，接受水谷精气。取汁，吸取水谷精微中的精汁。

[9] 壅遏：约束、限制。

【导学】本段阐述了六气的概念、生成及作用。

六气	概念	生成	作用
精	禀受于父母	源于先天，又依赖后天水谷精微不断滋养。六气同源异名	是构成生命的原始物质；是生殖功能的物质基础
气	是通过上焦的宣发布散至全身的精微物质		充养形体、温煦肌肤和润养毛腠
血	是饮食水谷精微通过脾胃的运化和心肺的共同气化，变化而成的赤色液体		营养全身
津	是水谷精微中的清稀部分		滋润肌肤，化生汗液
液	是水谷精微中的浓稠部分，流入骨		充养骨髓、补益脑髓、滑利关节、润泽肌肤
脉	是营血运行的道路		能约束营血运行于脉中

【原文】精脱[1]者，耳聋；气脱者，目不明；津脱者，腠理开，汗大泄；液脱者，骨属屈伸不利，色夭，脑髓消，胫酸，耳数鸣；血脱者，色白，夭然不泽，其脉空虚[2]，此其候也。

【注释】

[1] 脱：夺失、耗散。有急骤散失之意。

[2] 其脉空虚：此文前应据《甲乙经》补“脉脱者”三字。丹波元简注：“本经脱‘脉脱者’三字，当补。若不然则六脱之候不备。”

【导学】

本段指出了六气耗脱的证候特点。

精脱者，耳鸣。肾藏精，开窍于耳。《灵枢·脉度》云：“肾气通于耳，肾和则耳能闻五音矣。”故肾精充足则耳的听觉灵敏。如果肾精不足，耳失所养，就会出现耳鸣、耳聋等症，临床治疗宜补肾填精，如六味地黄丸、左归丸等。

气脱者，目不明。人之视觉功能有赖于五脏六腑精气的滋养，故《灵枢·大惑论》云：“五脏六腑之精气，皆上注于目而为之精。”如果气伤不足，眼睛失去精气的奉养，则会出现视物不清等，临床治疗气虚之目不明宜补气升阳，如补中益气汤、益气聪明汤等。

津脱者，腠理开，汗大泄；液脱者，骨属屈伸不利，色夭，脑髓消，胫酸，耳数鸣。津液是人体内有滋润营养作用的正常水液，津清质稀，流行于表，滋润肌肤；液浓质稠，流注于里，充养空窍，滑润关节，补益脑髓。两者在理论上有所区别，但是在临床上津伤者必见液亏，液脱者必有津亡，两者很难截然区分。津液脱失主要表现为机体失于濡润，可见皮肤干燥、窍道干涩不利、关节屈伸不利、腿胫酸软，治宜滋养阴液，如增液汤、麦门冬汤等。

血脱者，色白，夭然不泽。血主营养，脉为“血之府”，血脱则肌肤无以滋养，则皮肤淡白、枯槁无华；血液脱失，不能充盈脉管，则脉道空虚，治宜补血、生血，药如当归、白芍、熟地黄等。

由此可见，六气耗脱多为虚证，六气各有所主之脏，故临床治疗六气耗脱的病证，当以调补六气所主之脏为主，相关之脏为辅。

第二单元　伤寒论

细目一　辨太阳病脉证并治

【原文】太阳之为病，脉浮，头项强痛而恶寒。(1)

【解析】本条为太阳病辨证纲要。太阳主表，统营卫。外邪侵袭太阳，卫阳抗邪于外，脉象应之而浮。邪气侵犯太阳，致太阳经气不利，故头项强痛。风寒袭表，卫阳被遏，导致恶风寒。因脉浮与恶寒代表卫阳抗邪于外，营卫失调的基本病理改变，故作为太阳病的提纲证。太阳病以主脉主证为提纲。

【考点】

1.“太阳”的涵义　六经的名称源于《黄帝内经》。《素问·热论》中的三阴三阳是《伤寒论》的六经之由来。《黄帝内经》明确指出三阴三阳的划分，是以“阴阳之气，各有多少，故曰三阴三阳也”。太阳又称巨阳，是阳气隆盛之意，其经脉走行最长，其气布于周身，故谓之太阳。

2. 太阳经证的性质　表证。太阳主皮毛而统营卫，《灵枢·营卫生会》曰“太阳主外”；吴崑曰：“太阳有敷畅阳气的作用，其气向外，主表而又主开。”太阳之腑与肾同居下焦，互为表里，主持气化，其阳气与肌表卫气相通，故云“卫出下焦”。而营卫具阴阳属性，营气属阴，卫气属阳，人体阴阳不可分离。太阳之气行于体表，起卫外作用者，为卫气，构成太阳主表统营卫的生理基础。具体来说太阳表证有寒热虚实之别，可分为表寒证、表热证、寒热夹杂证。

3. 太阳病提纲条文为什么只提恶寒，不提发热　外感病初起，在风寒束表之时，卫阳被遏，失于温煦，即见恶寒；卫阳奋起抗邪，正邪相争才有发热。一般恶寒的症状起病即有，而发热往往出现较迟，因卫阳被风寒所闭郁，未能及时达表抗邪，则暂时不发热。发热有早有晚，因此提纲条文未将发热列为太阳病的基本证候，正是为了突出太阳病初起之时的症状。

4. 如何理解“有一分恶寒，就有一分表证” 太阳主表，提纲条文又强调恶寒，恶寒是太阳病出现最早和贯穿始终的症状，所以有的医家认为恶寒最能突出太阳病的特征。但这句话必须是在外感病的前提下才正确，舍此条件，则恶寒的存在，未必就是表证未除。如三阴病证，阳气虚衰不能温煦肌表，亦见恶寒，这种恶寒就另当别论。一般而言，三阳恶寒为寒郁阳气，三阴恶寒为寒伤阳气。而三阳寒郁阳气所致的恶寒中，也仅太阳表证恶寒属表证（由风寒犯表，郁遏卫阳所致），具有表证不解，恶寒不除的特点，阳明、少阳两经恶寒则无此规律可循。

【原文】太阳中风，阳浮而阴弱，阳浮者，热自发，阴弱者，汗自出，啬啬恶寒，淅淅恶风，翕翕发热，鼻鸣干呕者，桂枝汤主之。（12）

【解析】本条论述太阳中风证的病机、证候特点及其治法方药。阳浮而阴弱，既言脉象，又代表营卫不和的病机。所谓“阳浮”，是卫阳与风寒之邪抗争于表而见发热恶寒、脉浮等卫阳浮盛于表的症状。“阴弱”，是因阳浮于外，营阴不能自守而外泄，营阴相对不足。阳浮而阴弱亦揭示营卫不和的病理机制。太阳经受邪，卫阳与邪抗争则发热，风寒袭表，卫阳被遏导致恶风寒。肺外应皮毛，邪客于表，肺气不利则鼻鸣，影响胃失和降则干呕。

【考点】

1. 如何理解“阳浮而阴弱”

	阳浮	阴弱
脉象	阳指浮取，意为轻取见浮	阴指沉取，意为沉取则弱
病机	卫阳浮盛	营阴不足

2. 桂枝汤证不等于中风表虚证 在《伤寒论》中桂枝汤可以用于治疗风寒表虚证，除具有头痛、发热、恶风寒等表证症状外，审证要点是自汗出、脉浮弱；还可以用来治疗没有表邪，病人经常自汗出，或时发热自汗出。两者尽管有外感、内伤之异，但病机都属于营卫不和，故都用桂枝汤以调和营卫。

3. 桂枝汤中桂枝与芍药配伍比例是 1∶1 发汗之中寓以敛营，桂枝辛温，发散卫分之邪；芍药酸苦微寒，敛阴和营。

4. 服桂枝汤的调护方法 ①药后啜粥，一剂药一次煎好，分三次温服。服药后须喝热粥；②温覆微汗，使全身微汗湿润为佳，不可过汗；③中病即止，服第一次药，汗出病愈即可停服；④不效继进，如服后不出汗可服第二剂，还不出汗，则可缩短服药的间隔时间，在半天左右的时间里服完三次药，病重者甚至可一昼夜服至二三剂，并加强观察和护理；⑤服药禁忌生冷和一切不易消化的、有刺激性及油腻的食物。

5. 营卫不和汗出与气虚汗出的鉴别 桂枝汤治疗的汗证是由于营卫不和，卫气不固，开阖失权所致，其自汗出呈阵发性，表现为“常自汗出”，与纯属卫气虚而肌表不固的玉屏风散所治疗的“自汗出而不止”迥异，且没有明显的气虚症状。

6. 桂枝汤证的辨治要点

症	恶风寒，发热汗出，头项强痛，鼻塞或见干呕，脉浮缓
理	营卫不和，卫强营弱
法	解肌祛风，调和营卫（邪气较重者，先刺风池、风府）
方	桂枝汤
药	药用五味。方中桂枝解肌祛风，芍药敛阴和营，两者相伍，调和营卫。生姜辛散止呕，大枣甘平补中，炙甘草配桂枝辛甘化阳，配芍药酸甘化阴，调和诸药

【原文】太阳病，桂枝证，医反下之，利遂不止，脉促者，表未解也；喘而汗出者，葛根黄芩黄连汤

主之。(34)

【解析】本条为太阳病误下，表邪不解，邪气内迫阳明大肠导致热利的证治。太阳病桂枝证，不发汗反误下，表邪不解，内迫大肠。脉促者，指脉来急促，代表误治之后，正阳未伤，抗邪有力，且表证仍在。治疗用葛根黄芩黄连汤清热止利，兼以解表。

【考点】

1. 利遂不止 误用攻下，引邪内迫大肠，因而肠热下利不止。

2. 脉促 表邪陷而未尽，正气仍趋表抗邪。脉促是脉来急促或短促，是正气抗邪之象。“脉促者，表未解也”，可见与数中一止的促脉迥异。

3. 喘而汗出 大肠有热，上蒸于肺，迫津外泄。

4. 三表七里之证 原文34条为太阳表证误下，邪气内迫阳明大肠导致热利的证治，为表里同病。尤怡认为“邪陷于里十之七，邪在表十之三”，又称三表七里之证。用葛根黄芩黄连汤清热止利，兼以解表。

5. 葛根黄芩黄连汤证与葛根汤证的证治异同

鉴别项目		葛根黄芩黄连汤证	葛根汤证
相同点		均治疗表里同病的下利	
不同点	证候	里热为主的热利	表寒为主的寒利
	主症	下利臭秽灼肛，伴见喘而汗出，或兼表证不解	以发热恶寒、头痛、无汗为主证，兼见下利
	病机	邪热内迫大肠，大肠传导失职	太阳表邪不解，内迫阳明大肠
	治法	清热止利，兼解表邪，治里为其主法	发汗解表，升津止利，解表为其主法
	用药	葛根、黄芩、黄连、甘草	葛根、麻黄、桂枝、生姜、甘草、芍药、大枣

6. 葛根黄芩黄连汤证的辨治要点

症	身热不恶寒或微恶寒，利下黄色稀水，势急臭秽，灼肛，心烦，口渴，喘而汗出，尿赤，苔黄，脉滑数
理	太阳邪热内迫阳明下利
法	轻清解肌，清肠止利
方	葛根黄芩黄连汤
药	药用四味。方中葛根升津止利，辛凉透表；黄芩、黄连苦寒清热，坚阴止利；炙甘草甘缓和中，调和诸药

【原文】太阳病，头痛发热，身疼腰痛，骨节疼痛，恶风，无汗而喘者，麻黄汤主之。(35)

【解析】本条论述太阳伤寒证证治。本条应与1、3条原文合参。应有恶寒，发热，无汗，身疼痛，脉浮紧等症。由于风寒外束，太阳经气郁滞，气血运行不畅，故身疼、腰痛、周身骨节疼痛、头项强痛，以紧束痛为特点。卫阳郁遏故恶寒，卫阳与外邪抗争则发热，肺合皮毛，肌表闭塞，则肺气不宣，故无汗而喘。治疗用麻黄汤辛温峻汗解表，宣肺平喘。本方麻黄配桂枝，发汗力强；杏仁宣肺，助麻黄开腠解表，且能止咳平喘；炙甘草补中益气，调和诸药。麻黄汤适用于腠理闭塞，无汗出的伤寒表实证。

【考点】

1. 如何理解“无汗而喘” 本条明述无汗是太阳伤寒证的重要特点，以资与太阳中风证相区别。无汗而喘，是两个相互关联的症状，有三层意义：①说明病机：风寒外束，皮毛敛束闭塞，故病人无汗出。肺合皮毛，皮毛闭塞，肺气不宣，则肃降障碍，上逆，故喘。肺主气，肺气上逆可影响胃失和降，导致呕逆。②提示治疗：既然是寒邪闭遏无汗，导致肺失肃降而作喘，那么提示在发汗后，肺的宣降恢复，则喘可平，故治疗重在“解表发汗”。③鉴别症状：63条麻杏甘石汤证是汗出而喘，34条葛根芩连汤证是喘而汗出，而本条麻黄汤证是无汗而喘。

2. 桂枝汤证与麻黄汤证的证治异同

鉴别要点		桂枝汤证	麻黄汤证
相同点	症状	均有发热、恶风寒、头痛、脉浮	
	病机	风寒袭表，营卫受病，正气抗邪，正邪相争于表	
	治法	辛温解表	
	药物	都用桂枝、甘草以宣通卫阳	
不同点	症状	以自汗出、脉浮缓为特征，恶风寒相对较轻	以无汗，脉浮紧为特征，可有咳喘、身疼痛
	病机	风寒外袭，卫强营弱	风寒外束，卫遏营郁，肺气失宣
	方药	桂枝、芍药相配，解表发汗，调和营卫；生姜发表，大枣和营	麻黄配桂枝，发汗解表力强；麻黄、杏仁宣降肺气而平喘

3. 如何理解卫遏营郁 伤寒表实证以外感风寒为病，以寒邪为主，寒主收引凝敛，遏阻卫阳，闭郁营阴，致身疼痛，无汗出。

4. 麻黄汤证主脉为脉浮紧，为何浮数之脉亦可用麻黄汤 麻黄汤功效为发汗解表、宣肺平喘，适用于表寒实证。临证时，应知常达变，主脉是浮紧，设若病人发热，可因体温升高则出现浮数之脉，或仅见浮脉，均可用麻黄汤治疗。

5. 麻黄汤中杏仁的作用 麻黄汤中配伍杏仁，取其降气平喘的作用；且麻黄与杏仁相伍，宣发与肃降配合，有利于肺的宣降功能恢复正常。故太阳伤寒证无论有无喘咳症状，均可用杏仁调节肺的宣发肃降功能，以利于解表。

6. 麻黄汤证的辨治要点

症	恶寒发热，头项强痛，身疼腰痛，骨节疼痛，呕逆，喘咳，无汗，口不渴，舌苔白而润，脉浮紧有力
理	风寒外束，卫阳闭郁，营阴郁滞，正气抗邪有力
法	峻汗解表，宣肺平喘
方	麻黄汤
药	麻黄汤药用麻黄、桂枝、杏仁、炙甘草四味。方中麻、桂相须，发卫气之闭以开腠理，透营分之郁以畅营阴，则发汗解表之功较强，为发汗之峻剂；麻、杏相使，宣降相因，则对肺气的宣发和肃降有双向调节作用；炙甘草甘缓和中，调和诸药

【原文】伤寒表不解，心下有水气，干呕发热而咳，或渴，或利，或噎，或小便不利、少腹满，或喘者，小青龙汤主之。(40)

【解析】本条论述外感风寒，内兼水饮的证治。恶寒发热，头痛无汗为风寒外束之表实证。患者素有水饮内停，又与风寒相搏，风寒壅肺，肺失清肃，则咳嗽喘息，咳痰色白质清稀。水饮之邪变动不居，可随三焦气机升降出入，故可见或然之证：水饮犯胃则干呕；下趋肠道则下利；蓄于下焦，气化失权则小便不利，少腹满；壅塞于上，阻碍气机则有噎塞感；水气犯肺则喘。水饮证一般口不渴，但如果饮阻气机，气不化津，亦可见口渴。如服药后口渴，则是温阳化饮，寒去欲解之兆。

【考点】

1. 小青龙汤证的审证要点 咳吐清稀白色痰涎。小青龙汤证病机是表寒里饮，乃因风寒外束，内有水饮停蓄心下胃脘所致。临床以咳吐清稀白色痰涎量多为审证要点，治以小青龙汤发汗解表，温化水饮。

2. 小青龙汤证“不渴”“或渴”“服汤已，渴者”的机理 小青龙汤证的病机为外感风寒，内有寒饮，饮为阴邪，故一般口不渴。口不渴表明津液未有损伤。此为小青龙汤证正局。或渴是因为饮邪为病，阻滞体内津液正常代谢，津不化气，不为人体所用，故有的病人亦可能出现口渴，然渴喜热饮且不多饮。在服用小青龙汤之后，在温燥药物的作用下，水饮初化，津液呈一时性匮乏，可出现短暂的口渴现象，此非津液损伤，乃津液一时不布，无须治疗，等津液自和，必自愈。故为水饮初化，邪气欲解之兆。

3. 大青龙汤证与小青龙汤证的鉴别

鉴别要点	大青龙汤证	小青龙汤证
病机	表寒里热	表寒里饮
主症	脉浮紧，发热恶寒，身疼痛，不汗出而烦躁	干呕，发热而咳，或渴，或利，或噎，或小便不利、少腹满，或喘
治法	外散风寒，内清郁热	外散风寒，内蠲水饮
用药	麻黄、桂枝、杏仁、甘草、石膏、生姜、大枣	麻黄、桂枝、芍药、甘草、干姜、细辛、五味子、半夏

4. 小青龙汤加减法的意义 渴者，去半夏，加天花粉以避燥、生津；微利者，去麻黄，加芫花以下其水气；噎者，去麻黄，加附子以温阳散寒；小便不利、少腹满者，去麻黄，加茯苓以淡渗利水；喘者，去麻黄，加杏仁以宣降肺气。

关于去麻黄的问题：原方后在或然证中有去麻黄说法，为什么？一般的解释，寒饮内停之人，胃阳多虚，而麻黄能发越阳气，故去麻黄，以免阳气更伤。但麻黄本身就有主治咳喘的作用，应是方中主药，岂可去而不用？其实去不去麻黄，当根据病人的实际情况灵活掌握。一般阳虚不甚，可以不去，但阳虚较严重者当去。

5. 如何辨证论治太阳病的喘证

辨证要点		麻黄汤证	小青龙汤证	桂枝加厚朴杏子汤证	麻杏石甘汤证	葛根黄芩黄连汤
共同点		发热而喘				
不同点	喘	无汗而喘	咳而微喘，咳吐白色清稀痰涎量多	汗出，喘咳	汗出而喘，咳吐黄稠痰	喘而汗出
	病机	风寒束表，肺气闭郁	风寒外束，饮停心下，饮邪射肺	营卫不和，肺寒气逆	热邪壅肺，肺热气逆	太阳表寒化热，下迫阳明肠道，里热气逆
	兼症	恶寒发热，头项强痛，脉浮紧	发热恶寒	发热恶寒，脉浮缓	高热，口渴，苔黄，脉数	下利臭秽，灼肛
	治法	辛温解表，宣肺平喘	辛温解表，温阳化饮	解肌和营，降气平喘	清宣肺热而平喘	苦寒清热，坚阴止利
	方剂	麻黄汤	小青龙汤	桂枝加厚朴杏子汤	麻杏石甘汤	葛根黄芩黄连汤

6. 小青龙汤证的辨治要点

症	发热恶寒，无汗，干呕、咳喘，痰白清稀量多，或渴，或利，或噎，或小便不利，少腹满，脉浮弦，苔白滑
理	风寒外束，水饮内伏
法	解表化饮
方	小青龙汤
药	小青龙汤由麻黄、桂枝、芍药、炙甘草、干姜、细辛、五味子、半夏八味药组成。方中麻黄发汗、平喘、利水；桂枝解表、通阳、散寒；细辛、干姜散寒化饮；五味子敛肺止咳，防麻、辛、姜辛散太过；半夏化痰降逆止呕；炙甘草甘缓和中，调和诸药

【原文】太阳病，发汗后，大汗出，胃中干，烦躁不得眠，欲得饮水者，少少与饮之，令胃气和则愈；

若脉浮，小便不利，微热消渴者，五苓散主之。（71）

【解析】本条论述太阳之腑膀胱受邪，气化不利的证治。太阳病发汗太过，损伤津液，如果表证已解，只是大汗伤津致口渴，必伴胃津不足之烦躁、失眠，治疗只需少量多次饮水，使津复胃和自愈；如表证不解，表邪内传膀胱，致膀胱气化不利，水津不布，津不上承之口渴，必伴见小便不利、脉浮、发热等症，治以五苓散化气利水，兼以解表。

【考点】

1. 太阳蓄水证的“消渴”“烦渴”与阳明热证“烦渴”的鉴别 太阳蓄水证是由于表邪循经入腑，导致膀胱气化不利所致。由于膀胱气化不利，水液潴留，津液不为人体所用，故在下表现为小便不利，在上表现为口干咽燥、渴欲饮水，但水蓄较重时，得水即吐。由于气化不利，故虽饮而不解渴，此谓之“烦渴”“消渴”，此时多饮必导致蓄水加重。阳明热证是因为燥热之邪损伤津液，导致津液大量丧失，邪热扰心故致大烦；口渴是病人饮水以补充津液，此时必然大渴引饮，得饮为快。

2. 五苓散证与小青龙汤证的证治异同

鉴别要点		五苓散证	小青龙汤证
相同点	症状	均有口渴或不渴，均可见小便不利	
	病机	外有表寒，内有水饮之表里同病	
	治法	均用表里双解之法	
不同点	症状	以小便不利、少腹满为主症	以喘咳、咳吐白色清稀痰涎为主症
	病机	水蓄下焦	水饮停在上焦
	治法	通阳化气利水	温肺化饮

3. 膀胱蓄水证与胃虚水停证的证治异同

鉴别要点		五苓散证（膀胱蓄水证）	茯苓甘草汤证（胃虚水停证）
水饮内停	部位	水停下焦	水停胃脘
	症状	口渴，发热，小便不利，少腹里急	心下悸，四肢厥冷，小便自利，口不渴
	病机	水停下焦，气化不利	水停胃脘
	用药	用桂枝化气行水；用二苓、泽泻、白术导水下行	重用生姜温胃散水；用桂枝配茯苓化气蠲饮
调脾和胃	病机	脾不能为胃行其津液	脾尚能为胃行其津液
	病位	虽然亦涉及胃，但是重点在脾	病变重点在胃

4. 五苓散证与猪苓汤证的证治异同

鉴别要点		五苓散证	猪苓汤证
相同点	症状	小便不利，脉浮，发热，口渴	
	病机	水气内停	
	治法	利水之法，选用茯苓、猪苓、泽泻利水渗湿	
不同点	症状	舌质淡，苔薄白而润	舌质红，苔薄黄
	病机	太阳病，膀胱气化不利	阴液亏虚，阴虚化热，阴虚水热互结
	治法用药	桂枝配茯苓、白术，重在通阳化气解表	用猪苓汤育阴清热利水；用阿胶育阴清热；加滑石利水泄热

5. 五苓散证的辨治要点

症	发热恶风，汗出，口渴，小便不利，少腹胀满，或烦，甚者渴欲引饮，水入即吐，或小便多，舌苔白滑，脉浮或浮数
理	表邪未尽，膀胱气化不利
法	化气利水，兼解表邪
方	五苓散
药	五苓散由桂枝、茯苓、白术、猪苓、泽泻五味药组成。方中桂枝配茯苓、猪苓、泽泻，重在通阳化气利水；白术健脾利湿；桂枝通阳化气，兼解表散寒

【原文】伤寒五六日，中风，往来寒热，胸胁苦满，嘿嘿不欲饮食，心烦喜呕，或胸中烦而不呕，或渴，或腹中痛，或胁下痞硬，或心下悸，小便不利，或不渴，身有微热，或咳者，小柴胡汤主之。(96)

【解析】本条论述少阳病邪在半表半里的证治。本条小柴胡汤证是由太阳传变而来。由于邪正分争在半表半里，正胜则热，邪胜则寒，所以发热恶寒交替出现；邪郁少阳，经气郁滞，故胸胁苦满；邪热郁阻胸中，气机不宣，影响于胃，故嘿嘿不欲饮食；热郁则烦，胃逆则呕，故心烦喜呕。此为小柴胡汤证的四个主症，简称柴胡四症。邪犯少阳，枢机不利，可见多个或然证：胸中烦而不呕，渴，腹中痛，胁下痞硬，心下悸、小便不利，不渴、身有微热，咳。皆由少阳枢机不利，波及其他脏腑所致，应以小柴胡汤随证加减。

【考点】

1. 柴胡四症 即往来寒热，胸胁苦满，嘿嘿不欲饮食，心烦喜呕。乃因邪入少阳，枢机不利，胆火上炎，正邪分争于半表半里，影响脾胃功能而致。

2. 寒热往来，休作有时 邪犯少阳，正邪分争，消长变化，互有胜负。正胜则热，邪胜则寒，因而表现为寒热交替，休作有时。

3. 或然证加减法的意义 小柴胡汤方后针对或然证的加减法，包含仲景用药经验，随证治之的辨证思想，有临床指导意义。胸中烦是痰热结聚于胸，故加瓜蒌以清化痰热，去人参以免留邪，不呕故不用半夏；渴为热邪伤津，故去温燥的半夏，加重人参以加强益气生津，加天花粉以生津止渴；腹中痛，肝胆气郁，横逆犯脾，故去苦寒之黄芩，加柔肝缓急止痛的芍药；胁下痞硬为少阳气机壅滞较甚，水饮结聚于胸胁，故去甘缓之大枣，加软坚利水之牡蛎；心下悸、小便不利为三焦失职，水道不利，影响及心，故去苦寒之黄芩，加茯苓以利水宁心；不渴而外有微热为有表证，故去人参以免留邪，加桂枝温覆微汗以解表；咳为寒饮伤肺，肺寒气逆，故以干姜易生姜，以散寒化饮，加五味子收肺气之逆以治咳，若有肺热则不宜加此二味；重在祛邪故不用人参。

4. 少阳病柴胡证出现呕吐的机制 “脏腑相连”是谓肝胆相连，脾胃相关，其气互通，既能互相制约，亦能互相传变。邪入胁下，气郁不畅，乘伐中焦脾胃，从而导致胃气上逆呕吐。“邪高痛下”言胆邪犯胃，病本在胆，病标在胃，以解释为何少阳病而出现阳明胃脘的症状。这里“高”“下”指部位而言，胆位于胁下，比腹位置高，胆经受邪，为邪高，其腹痛在胆位之下，故曰“痛下”。可见本证胆经受邪为本，呕吐、腹痛为标。

5. 小柴胡汤煎服法的意义 小柴胡汤方后有“去滓，再煎”的要求，其目的在于使药性和合，气味醇和，以利于和畅气机，更好地发挥和解功效；同时，去渣再煎，可浓缩药汁，使病人不至于喝太多的药汁，以免呕吐。对于“喜呕”症状者，还可少量多次服。这种煎药方法，在《伤寒论》中还有半夏泻心汤、生姜泻心汤、甘草泻心汤、旋覆代赭汤，其目的同样是为了和解病邪，避免呕逆。

6. 小柴胡汤证的辨治要点

症	口苦，咽干，目眩，往来寒热，胸胁苦满，嘿嘿不欲饮食，心烦喜呕，脉弦细
理	邪犯少阳，胆火上炎，枢机不利

续表

法	和解少阳，条达枢机
方	小柴胡汤
药	小柴胡汤药物组成为柴胡、黄芩、生姜、半夏、人参、大枣、炙甘草。方中柴胡配黄芩，重在清解少阳邪热，为本方主药；人参、炙甘草和大枣，扶助正气，助正达邪；半夏、生姜和胃止呕。诸药配合，共奏和解少阳、扶正达邪之功

【原文】伤寒二三日，心中悸而烦者，小建中汤主之。(102)

【解析】本条论述里虚伤寒，心悸而烦的证治。伤寒二三日，起病之初，且未经误治就见心悸而烦，说明患者属心脾不足，气血双亏之体，兼有外感。因气血不足，心神失养，故心悸、心烦。成无己曰："心悸者，气虚也；烦者，血虚也。"以气血两虚，与小建中汤先建其里。

【考点】

1. 如何理解"伤寒二三日，心中悸而烦者" "伤寒二三日"，病程短且未经误治，起病即出现"心中悸而烦者"，从发展变化的时间上去考察，无疑是素体虚弱所致。此时，若不急于扶正，就会有表邪内陷致变的趋势，故采用小建中汤"安内以攘外"，补益心脾气血为治。

2. 体虚之人外感风寒先建中焦的意义 体虚之人，大多中焦脾胃不足，气血生化无源。外感风寒之证，需辛温发汗解表，而体质亏虚，没有汗源，勉强发汗，会劫伤阴津，故需先建中焦脾胃，以扶正祛邪。伤寒夹虚证，用小建中汤既能健脾以补气血，又能调和营卫以抗邪，服药后可能里气壮而表自解，若表不解者，再议解表法。故曰"强人伤寒发其汗，虚人伤寒建其中"。

3. 小建中汤治疗外感病所体现的治疗原则 代表中医培土生金的治疗原则。

4.《伤寒论》与《金匮要略》中的小建中汤之不同 本条与原文100条，都冠以"伤寒"二字，说明本证是外感引发，与内伤杂病有别。《金匮要略·血痹虚劳病脉证并治》中小建中汤条，冠以"虚劳"二字，证属阴阳两虚、寒热错杂（偏于阳虚），通过本方建立中气，以调和阴阳寒热。《伤寒论》与《金匮要略》中小建中汤证的条文有外感、内伤之别。

5. 小建中汤证的辨治要点

症	心悸不安、易惊，不耐劳，劳则心惊、气喘、汗多，疲倦思睡而夜寐不安、不得眠，纳呆，腹中急痛，喜温喜按，面色淡黄，唇舌淡红，舌苔薄白，脉细或弱
理	脾虚伤寒（虚人外感）
法	建中补脾，调养气血
方	小建中汤
药	小建中汤是桂枝汤倍用芍药加饴糖而成。方中用饴糖甘温补中，配大枣、炙甘草补益中焦，倍用芍药敛阴和营，桂枝配生姜温中散寒，辛散止呕，炙甘草配桂枝辛甘化阳，配芍药酸甘化阴，调和诸药。全方共奏建中益气、培土生金之效

【原文】小结胸病，正在心下，按之则痛，脉浮滑者，小陷胸汤主之。(138)

【解析】本条论述了小结胸证的证治。小结胸证的病位较小，正在心下，且病势较缓，病情较轻，按之则痛，与按之石硬的大结胸证不同。脉象浮滑，是痰与热结较浅，可用小陷胸汤清热开结化痰。

【考点】

1. 大、小陷胸汤证之热实结胸的鉴别

鉴别要点	大陷胸汤证	小陷胸汤证
病变范围	水热骤结，病势急重，触痛、反跳痛突出，痛处范围大，可上及胸膈，下连少腹	痰热渐聚，病势轻缓，心下痞塞为主，痛处范围局限，正（仅）在脘腹

续表

鉴别要点	大陷胸汤证	小陷胸汤证
伴随症状	影响面大，多伴身热，烦躁气短，汤水不能下，舌苔粗紧，脉紧弦	牵涉面窄，身热不显，但见心胸烦闷，嘈杂不食，舌苔滑腻，脉滑
用药	用大黄泻泄破结以荡除实邪；用甘遂峻逐水饮；用芒硝软坚散结	用黄连苦寒以清邪热；用半夏化痰散结；用黄连、瓜蒌实清热涤痰
功效	泄热逐水破结	清热化痰开结

2. 小陷胸汤证的辨治要点

症	心下硬满，按之疼痛，舌苔黄滑腻，脉浮滑
理	痰热互结心下
法	清热涤痰开结
方	小陷胸汤
药	小陷胸汤由黄连、半夏、瓜蒌实三味组成。方中用黄连苦寒泄热，瓜蒌实宽胸清热涤痰，半夏化痰消痞散结。全方辛开苦降，宽胸散结

【原文】伤寒汗出解之后，胃中不和，心下痞硬，干噫食臭，胁下有水气，腹中雷鸣，下利者，生姜泻心汤主之。（157）

【解析】本条论述胃虚不化，水气致痞的证治。伤寒解后，因汗不得法，损伤脾胃之气，致邪气内陷，寒热错杂中焦，气机痞塞，升降失司，致心下痞硬。脾胃气虚不运，水气流于胁下，故谓其病机为胁下有水气。脾胃气虚，不能运化，食物内停，则干噫食臭，水渗肠间；中虚气逆则肠鸣有声，下利。治以生姜泻心汤以散水止利，和胃消痞。

【考点】

1. 生姜泻心汤证的审证要点 心下痞硬，干噫食臭。

2. 寒热错杂三泻心汤证的证治异同

鉴别要点		半夏泻心汤证	生姜泻心汤证	甘草泻心汤证
相同点	主症	心下痞，呕逆，下利，肠鸣		
	病机	中虚寒热错杂，胃气壅滞		
	治法	辛开苦泄，甘温益气		
	方药	以半夏泻心汤为基础方		
不同点	主症	呕逆更明显	干噫食臭	痞利俱甚，干呕、心烦不安症状明显
	病机	重心在升降失常	兼有水食停滞	胃气重虚为主，中气不足尤为明显
	治疗	重在和胃降逆，以半夏为君药	兼以和胃散水，在半夏泻心汤基础上加生姜四两为君，减干姜为一两，宣散水气，和胃降逆	重在益胃缓中，故在半夏泻心汤的基础上增炙甘草为四两，为君，加强补虚和中

3. 生姜泻心汤证与干姜黄芩黄连人参汤证、黄连汤证的证治异同

鉴别要点		生姜泻心汤证	干姜黄芩黄连人参汤证	黄连汤证
相同点	主症	均有呕吐、下利		
	病位	均在胃肠		
	治法	均为辛开苦降之法		
	方药	均用人参、黄连		

续表

鉴别要点		生姜泻心汤证	干姜黄芩黄连人参汤证	黄连汤证
不同点	主症	心下痞硬，干噫食臭	以腹痛为主症	以呕吐为主症
	病机	寒热错杂于中焦，水食停滞	上热下寒，胃热脾寒，以下寒为主	上热下寒，胃热脾寒，偏于上热
	治疗	和中消痞，其用药寒温较为均衡	去黄芩之苦寒，加桂枝温通阳气；全方药性偏温	重用芩、连以清上热；全方药性偏寒

4. 生姜泻心汤证的辨治要点

症	心下痞硬，干噫食臭，腹中雷鸣，下利，舌苔厚腻
理	寒热错杂，水食停滞
法	辛开苦泄，消食和中，散水消痞
方	生姜泻心汤
药	生姜泻心汤由生姜、半夏、黄连、黄芩、干姜、大枣、人参、炙甘草组成。方中生姜四两为君，宣散水气，和胃降逆；半夏降逆止呕开结；干姜温中散寒；黄连、黄芩泄热消痞；大枣、人参、炙甘草补益脾胃

本方在半夏泻心汤基础上加生姜四两为君，减干姜为一两，重在宣散水气，和胃降逆。

【原文】伤寒发汗，若吐若下，解后心下痞硬，噫气不除者，旋覆代赭汤主之。(161)

【解析】本条论述胃虚痰阻气逆致痞的证治。伤寒发汗，若吐若下，解后，脾胃之气已伤，中虚不运，痰气交阻，升降失常则心下痞硬。痰阻气滞，胃失和降，噫气频作。此噫气不除，是指噫气频作，持续不断，而心下痞硬不能因之稍减，与生姜泻心汤证干噫食臭显然不同，故治以旋覆代赭汤。

【考点】

1. 何谓“噫气不除” “噫气不除”指气从胃中上逆，冒出有声，其声沉长，不似呕逆声急促。“噫气不除”乃由误治脾胃气伤，以致脾胃运化腐熟功能失常，而痰饮内聚，停于中焦，土虚木乘，胃虚气逆，则噫气不除。

2. 旋覆代赭汤证与生姜泻心汤证的鉴别

鉴别要点		旋覆代赭汤证	生姜泻心汤证
相同点	症状	均有心下痞硬、噫气	
不同点	症状	噫气不带食臭，无下利症状	干噫食臭，肠鸣下利为主症
	病机	胃虚痰聚，虚气上逆	胃虚食滞，水气不利
	治法	降逆化痰，和胃镇肝	和胃消痞，辛散水气

3. 旋覆代赭汤证的辨治要点

症	心下痞硬，嗳气连绵，或呕吐，或反胃，或呃逆
理	胃虚痰阻气逆
法	降气化痰，益气和胃
方	旋覆代赭汤
药	旋覆代赭汤由旋覆花、代赭石、人参、半夏、生姜、大枣、炙甘草七味组成。方中旋覆花下气消痰，代赭石重镇降逆；半夏、生姜和胃化痰；人参、大枣、炙甘草补中益气

【原文】伤寒若吐若下后，七八日不解，热结在里，表里俱热，时时恶风，大渴，舌上干燥而烦，欲饮水数升者，白虎加人参汤主之。(168)

【解析】本条论述阳明邪热炽盛，津气两伤的证治。伤寒病在表，误吐误下后，津液被夺，七八日后化热入里，转为热聚于里证。热盛于里，向外蒸腾，所以表里俱热；热邪迫津外泄，故见汗出；汗出津伤，胃中干燥，故见大渴、舌上干燥而烦；欲饮水数升，可见热邪伤津已达极点。此为阳明热盛，津气两伤证，治疗用白虎加人参汤清泄里热，兼益气津。

【考点】

1. 白虎汤证与白虎加人参汤证的鉴别

鉴别要点		白虎汤证	白虎加人参汤证
相同点	证候	阳明经热证	
	病机	阳明燥热炽盛，邪热弥漫内外	
	主症	身热，汗出，烦躁，口渴，脉洪大	
	治法	均用辛寒清热之法；均用生石膏、知母、炙甘草、粳米四味药	
不同点	脉象	脉洪大有力	脉洪而芤
	津气损伤程度	里热炽盛初起，津气耗伤程度尚轻，因此渴饮程度不是太甚，脉洪大，且无时时恶风、背微恶寒等阳气不达于背的症状	耗气伤津程度与里热炽盛并重，渴饮程度尤甚，已是口大渴，欲饮水数升，脉洪而芤
	治法	单纯清热祛邪，不必益气津以扶正	攻补兼施，故在清热的同时益气生津，以扶正祛邪
	用药	不用人参	用人参

2. 白虎加人参汤证"无大热"的机理 白虎加人参汤证无大热，乃热炽于里而肌表反不甚热，这是因为里热炽盛，津液外泄，大量汗出，外达之热有所外散，使肌表之热不能留存之故。

3. 白虎加人参汤证"背微恶寒"的机理 白虎加人参汤证的背微恶寒，是热伤气津所致卫气损伤，不能充养肌肤而时时恶风；肺所主之大气不能自充肺俞，故致背微恶寒。

4. 白虎加人参汤证"时时恶风"的机理 本证时时恶风是热盛大汗，导致肌疏，气阴两伤，不胜风寒。微恶风寒，只是在发热之时偶然出现，往往不被察觉，与太阳病恶风寒，始终瑟缩畏怯，寒重热重不同。故本证恶风寒的机理与特点为：时间在热、渴、汗之后，范围不及全身，程度一般较轻；特点不能自罢。

5. 白虎加人参汤证口舌干燥、大渴欲饮水的机理 大渴、舌上干燥是热盛津伤所致；而口干舌燥乃胃燥津伤，津不上承。如果阳明胃热初盛，津液尚未大伤，同时胃为水谷之海，能暂时得到代偿性补充，所以在白虎汤阶段有口渴，但并无明显的口干舌燥及大量饮水，只有在里热迫汗，汗大出，或太阳病阶段即大汗出，因过汗才出现口干舌燥，这就成了津气两伤的证候。

6. 白虎加人参汤用人参的意义 扶正祛邪，宁心除烦，补益气津；大补元气，以防厥脱；反佐，以免白虎汤寒凉太过。

7. 白虎加人参汤证的辨治要点

症	高热不退，汗出不止，烦渴不解，时时恶风或微恶寒，气短神疲，甚则微喘鼻扇，舌苔黄燥，脉浮芤或洪大无力，甚则散大
理	阳明邪热亢盛，气津两伤
法	清热益气生津
方	白虎加人参汤
药	白虎加人参汤由人参、生石膏、知母、炙甘草、粳米五味药组成。方中白虎汤辛寒清热，人参益气生津

【原文】伤寒脉结代，心动悸，炙甘草汤主之。(177)

【解析】本条论述心阴阳两虚证的证治。首言伤寒，是说外感导致心阴阳两亏，而表邪已解。心阴虚则心失所养，心阳虚则鼓动无力，心阴阳两虚，心失所养则患者自觉心动悸。心主血脉，心阴阳两虚，脉气不得接续则脉结代。治疗用炙甘草汤滋阴养血，通阳益气复脉。

【考点】

1. 何为结、代脉　结、代脉常错综出现，故并称。结、代脉以脉搏搏动中有间歇为主要特征。若脉来缓中一止，止后复来，更来小数，止无定数为结脉，多因气血凝滞，脉道不利所致。若脉来动而中止，不能自还，良久方至，止有定数者为代脉，多因气血虚衰，无力鼓动脉搏所致。

2. 炙甘草汤以炙甘草为君的机理　重用炙甘草，补中益气，建气血阴阳生化之源。

3. 炙甘草汤用清酒的机理　本方要求清酒煎煮通阳以利血脉，补益气血，使心脏气血恢复而脉搏正常。本方用药关键是阴药与阳药配伍，阳药必重于阴药，且大枣用量独重，因阴药赖阳药以动；清酒有促进血液运行，推动阴药发挥补益作用之功能，且必用酒浸润一宿而效始显。

4. 炙甘草汤证的辨治要点

症	心动悸，少气乏力，头晕，面色少华，舌质淡红或嫩红，脉结代
理	心阴阳两虚，心失所养，脉气不得接续
法	通阳复脉，养血滋阴
方	炙甘草汤
药	炙甘草汤由炙甘草、人参、大枣、生地黄、阿胶、麦冬、麻仁、桂枝、生姜、清酒十味药组成。方中炙甘草、人参补中益气，以资脉之本源；大枣补气滋液，益脾养心；生地黄、阿胶、麦冬、麻仁养血滋阴；桂枝、生姜宣通阳气，温通血脉；清酒益气血，通经络，利血脉

细目二　辨阳明病脉证并治

【原文】阳明之为病，胃家实是也。(180)

【解析】本条为阳明病辨证纲要。阳明病以病机为提纲。胃家包括胃与大小肠。胃为水谷之海，邪热入胃，如系无形燥热之邪，弥漫全身，可表现为无形大热的阳明经热证；若燥热之邪入胃与糟粕结实于肠间，致肠道有形燥屎阻结，则成不大便的阳明腑实证。不论阳明经证，还是阳明腑证，均符合阳明胃肠邪热炽盛，正阳亢旺这一基本病机，故阳明病以病机为提纲。

【考点】

1. 阳明病以病机为提纲的原因　因为阳明热证里热向外熏蒸，而阳明实证燥热之邪向里聚积，两者表现繁杂，很难用精炼的语言加以概括，而阳明胃肠邪热炽盛，正阳亢旺这一基本病机一致，故阳明病以病机为提纲。

2. 如何理解“胃家实”　胃家指胃与大肠、小肠；实指邪气盛，正阳亢旺。胃家实是阳明病胃肠燥热亢盛，正气抗邪有力的病理概括。

3. “实”是不是指邪热炽盛　实当包括邪热炽盛，正气旺盛（精气夺则虚）两个方面。就阳明胃肠而言，病邪侵入阳明，多从燥化，故以燥热实盛为特征。胃家实揭示阳明病邪热燥实，正阳亢旺的病理特征，包括阳明无形燥热内盛和有形糟粕结实两种证候类型。

4. 阳明病以“胃家实”为辨证提纲，如何理解阳明中风证、阳明中寒证　阳明多气多血，正阳亢旺，以燥为本，在外感病演变中，多从热实之化，故阳明病辨证纲要只是从胃家实的病机角度揭示阳明病的特征，是概括阳明病的基本病理改变。但阳明病亦有变局，即阳明病也可能出现虚寒证，多由胃气素虚或外来寒邪太盛影响脾胃消化功能所致。阳明病燥热证正局之外，设虚寒证变局，正是示人当辨证论治。

【原文】阳明病，发热汗出者，此为热越，不能发黄也。但头汗出，身无汗，剂颈而还，小便不利，渴引水浆者，此为瘀热在里，身必发黄，茵陈蒿汤主之。(236)

【解析】此条论述阳明湿热黄疸，兼腑气壅滞证发黄机理及证治。阳明病发热汗出，此为热越（热随汗泄），不能发黄；如果仅见头汗出，至颈而止，则是热郁于里而熏蒸于上；小便不利，湿邪内郁不得下泄；湿热熏蒸肝胆，胆汁外溢身必发黄；热盛津伤则渴饮水浆，益助其湿。可用茵陈蒿汤治疗。

【考点】

1. 阳明湿热发黄证的基本机理 阳明湿热发黄是阳明汗出不畅，热不得外越，如但头汗出，身无汗，齐颈而还，乃热郁于里而熏蒸于上，热与湿相合，导致湿热内郁；同时湿无出路，可因汗出不畅，小便不利所致。故阳明湿热发黄证的基本病理机制是湿热内郁，不能外泄，熏蒸肝胆，致胆汁疏泄失常，胆汁外溢而身、目、小便俱黄。

2. 茵陈蒿汤证的辨证要点 身黄如橘子色，腹微满，大便不畅或秘结，头汗出，至颈而止，小便不利。

3. 茵陈蒿汤证治法用药的特色 本证病机为湿热郁蒸，腑气壅滞，故治法为泄热利湿退黄，方用茵陈蒿汤。方中茵陈清利湿热，为退黄要药；栀子清泄三焦而通利水道；大黄泄热活血而退黄。

4. 阳明湿热发黄三汤证的证治异同

鉴别要点		茵陈蒿汤证	栀子柏皮汤证	麻黄连翘赤小豆汤证
相同点	证候	阳黄		
	病机	湿热内郁，肝胆疏泄失常，胆汁外溢		
	主症	均有身黄、目黄、小便黄，黄色鲜明，汗出不畅，小便不利等主症		
	治法	清热利湿之法		
不同点	病机	兼有腑气壅滞，病势偏里	既不偏表，亦不偏里，以湿热弥漫三焦，热盛为主	外兼表邪郁遏，病势偏表
	症状	腹微满，大便不畅或秘结	心中懊憹，发热，舌红较明显	发热恶寒，身痒
	用药	用大黄，攻逐瘀滞；用茵陈、栀子清利湿热	重在苦寒清热，用栀子配黄柏、炙甘草，加强清泄湿热之功	用麻黄、杏仁、连翘、生姜等药宣散表邪；用赤小豆、生梓白皮、甘草等清利湿热

5. 阳明湿热发黄与寒湿发黄的证治异同

鉴别要点	湿热发黄（阳黄）	寒湿发黄（阴黄）
病机	多因湿热郁遏于中，病属阳明	多因脾寒湿滞所致，病属太阴
主症	黄色鲜明如橘子色，伴见汗出不彻，或但头汗出，发热，口渴，心烦，大便秘结或黏滞不畅，小便黄赤不利，舌红苔黄	黄色晦暗，不发热，恶寒，口不渴或渴喜热饮，大便稀溏，舌淡苔白腻，脉多沉迟或缓
治法	清（泄）热利湿退黄	温中散寒，除湿退黄
方剂	茵陈蒿汤、栀子柏皮汤或麻黄连翘赤小豆汤	茵陈四逆汤、茵陈五苓散

6. 茵陈蒿汤证的辨治要点

症	身黄，黄色鲜明如橘子色，伴见汗出不彻，或但头汗出，发热，口渴，心烦，大便秘结或黏滞不畅，小便黄赤不利，舌红苔黄
理	湿热郁蒸，腑气壅滞
法	泄热利湿退黄
方	茵陈蒿汤

续表

药	茵陈蒿汤由茵陈、栀子、大黄组成。方中茵陈清利湿热，为退黄要药；栀子清泄三焦而通利水道；大黄导热下行，泄热退黄

【原文】三阳合病，腹满身重，难以转侧，口不仁，面垢，谵语遗尿。发汗则谵语，下之则额上生汗，手足逆冷。若自汗出者，白虎汤主之。（219）

【解析】本条论述白虎汤证重证的证治及治禁。其起病即三阳合病，即太阳、阳明、少阳三经病的证候同时出现。随之病邪入里化热，而成阳明里热独盛之证。由于邪热内盛，热郁气滞，故腹满；热盛耗气则身重，难以转侧；胃热炽盛，灼伤津液，故口不仁；热邪熏蒸于上则面垢；热扰神明，故谵语；热迫膀胱，故遗尿；此热邪充斥上下内外，逼迫津液外泄而见自汗。应独清阳明之热，用辛凉清热重剂白虎汤治疗。若妄行发汗，则津液外泄，里热愈炽，谵语愈甚。若误下之，则阴竭而阳无所附，故额上汗出、手足逆冷。

【考点】

1. 本条三阳合病为何独清阳明 虽曰“三阳合病”，但其病机重心在阳明。阳明经无形邪热炽盛，气滞于腹而腹满，热灼津液则口不仁，热邪循经上蒸则面垢，热扰神明则谵语，热迫津泄则自汗出，热甚则神昏遗尿。所有症状均属阳明经证候，波及太阳、少阳，是由于无形燥热弥漫内外所致。太阳、少阳之热已转入阳明，故不必三阳同治，只清阳明即可。

2. 白虎汤在《伤寒论》中的治疗病证及其原因 白虎汤在《伤寒论》中主要用于治疗阳明热证和厥阴热厥。其方证的基本病机都是阳明燥热炽盛，邪热充斥表里，故都可用白虎汤辛寒清热。

3. 阳明热证的治疗禁忌及误用所致变证 ①禁发汗：表邪已经化热入里，故忌辛温发汗。如果误用则津液被劫，里热愈炽，可导致烦躁、心愦愦和谵语等变证。②禁温针：三阳病都禁用温针，尤其是阳明热证。如用温针，是以火助热，津血耗伤，会导致火逆变证。③禁攻下：阳明经证，肠腑尚未结实，不可攻之过早，如果经腑同病，亦不当单纯攻下，误攻损伤胃气，使邪热内陷胸膈可导致虚烦证。④禁利小便：阳明病汗出多而渴，热盛伤津，胃中干燥，因此禁用淡渗利小便之法，否则津液势必更加耗竭，有亡脱的危险。

4. 阳明病中主要的谵语证 《伤寒论》中多次提到邪犯神明的谵语证，但病因病机各有不同。如阳明就有阳明经证谵语，因阳明热盛，充斥内外，热扰神明而谵语，治疗用白虎汤辛寒清热；阳明腑证，因燥热阻结胃肠，肠腑浊热攻冲，心神被扰谵语，可用三承气汤泄热通腑；阳明血热证，热入血室，血热上扰心神而谵语，可刺期门以泻肝经实邪。

5. 白虎汤证的辨治要点

症	高热，大汗，大渴引饮，饮则喜冷，心烦，张目不眠，甚则神昏谵语，手足反现厥冷，面红，唇、舌都红，苔厚或黄或白，脉洪大或滑数有力
理	阳明热盛，充斥内外
法	辛寒清热
方	白虎汤
药	白虎汤由生石膏、知母、炙甘草、粳米四味药组成。方中生石膏辛寒清热；知母配石膏，清热润燥；粳米养胃阴，补胃气；炙甘草防寒凉伤中，调和诸药。全方共奏辛寒清热之功

【原文】阳明病，脉迟，虽汗出不恶寒者，其身必重，短气，腹满而喘，有潮热者，此外欲解，可攻里也。手足濈然汗出者，此大便已硬也，大承气汤主之；若汗多，微发热恶寒者，外未解也，其热不潮，未可与承气汤；若腹大满不通者，可与小承气汤，微和胃气，勿令至大泄下。（208）

【解析】本条论述阳明病可攻与不可攻及大、小承气汤的证治与用法。阳明病脉迟，是由于腑实结滞，腑气不通，气血运行受阻，脉道不利。其证汗出不恶寒，说明外邪已解；身重，短气，腹满而喘，有潮热，手足濈然汗出，均为大承气汤证，说明里热炽盛，腑气不通，燥屎已成，治当用大承气汤攻下里实；若汗多，有发热恶寒的表证，更无潮热，则知腑实未成，不可攻下；若表证已解，腹胀满显著者，说明腑气壅滞而有实邪，但未至燥坚的程度，故宜用小承气汤破滞除满通便。

【考点】

1. 阳明腑实证病机为燥热与有形糟粕相结，属里热实证，为何脉不数反迟 一般而言，脉迟主寒，此为常例。但阳明腑实证，乃有形之邪阻滞肠道，腑气不通，使气血运行不畅，脉道不利亦可出现迟脉。208条所谓阳明病脉迟，就是指热邪与燥屎阻结胃肠，经脉受阻，气血运行不畅而导致的迟脉，此迟脉必兼沉实有力之象。

2. 三承气汤证的鉴别

证型	相同点	不同点		
		适用证候	病机	主症
调胃承气汤证	均属阳明腑实证	太阳变证和阳明腑实证	燥热初结于胃肠，痞满不甚。此时邪热尚能由里透表	蒸蒸发热，汗出，口渴，心烦，甚则谵语，腹胀满，不大便，舌红苔黄燥，脉滑数或沉实
小承气汤证		阳明腑实证和厥阴热利	痞满较甚，而燥热实邪结聚较轻	以腹胀为主，大便硬结不通，小便次数增加，舌红，苔黄厚而干，脉滑数或数
大承气汤证		阳明腑实证和少阴水竭土燥证	阳明燥热实邪严重内阻，痞满亦甚，腑气不通	潮热，谵语，手足濈然汗出，心烦不解，甚或谵妄，喘不得卧，目中不了了，睛不和，循衣摸床，惕而不安，大便燥结或热结旁流，腹胀满痛或绕脐痛，舌红，苔老黄焦燥起刺，脉沉实有力

3. 何谓"微和胃气" 承气汤之所以谓之"承气"，承顺胃气也，即重在恢复胃肠"以降为顺"的生理功能。小承气汤与大承气汤比较，小承气汤证，以痞满为主，燥实次之，故少用枳实、厚朴，用大黄不用芒硝，重在破滞除满通便，且泻下之力较大承气汤缓和，故谓"微和胃气"。大承气汤证，以痞满燥实俱备，故枳实、厚朴、芒硝、大黄同用，重在峻下热结，其泻下之力较小承气汤峻猛，故谓峻下剂。

4. 承气证、脾约证、润导法证的鉴别

鉴别要点	承气证	脾约证	润导法证
病机	邪热与肠道宿滞互结，腑气不通	阳明有热，胃热约束脾的转输功能，导致津伤便秘	津枯肠燥，大便失润，传导失权
主症	大便秘结，腹满硬痛，或热结旁流，或潮热谵语	大便秘结，然"不更衣十日，无所苦也"	患者欲解不得，硬屎迫近肛门，便意频频
治法	苦寒泻下，攻下腑实	滋燥润肠，缓通大便	润燥清热，利窍滑便
方剂	承气汤类方	麻子仁丸	蜜煎导方或大猪胆汁方

5. 阳明病手足濈然汗出的鉴别

	阳明热实燥结	阳明中寒证
发生机制	里热炽盛，逼津外泄，而热伤津液，津液不足，故仅见阳明所主之手足汗出	因中阳亏虚，四肢禀气于胃，四肢阳虚不能固外，津液从四肢外泄，故手足汗出
伴见症状	潮热，大便秘结，腹胀满痛，谵语，舌红苔黄，脉沉实等热实证候	不能食，小便不利，大便初硬后溏，苔白，脉弱等虚寒证候

6. 大承气汤证的辨治要点

症	腹满硬痛或绕脐疼痛，不大便，潮热，不恶寒，反恶热，面目俱赤，烦躁谵语，手足濈然汗出，苔黄燥或焦裂起刺，脉沉滑实有力
理	燥热与有形糟粕相结，津伤热伏，腑气不通
法	峻下热实，荡涤燥结
方	大承气汤
药	大承气汤由枳实、厚朴、大黄、芒硝四味药组成。本方枳实行气消痞，厚朴宽中除满，芒硝软坚润燥，大黄泄热荡实。全方重在峻下热结

细目三　辨少阳病脉证并治

【原文】少阳之为病，口苦，咽干，目眩也。(263)

【解析】本条为少阳病辨证纲要。病入少阳，邪在半表半里，导致少阳枢机不利。胆主枢机内寓相火，胆火内郁，热必上炎，故口苦；灼伤津液，走窜空窍，故见咽干；手足少阳之脉起于目锐眦，且胆与肝合，肝开窍于目，胆火上炎，清窍不利，故头昏目眩。

【考点】

1. 何谓少阳病　外邪侵犯少阳，气机郁滞，导致胆火上炎，出现口苦、咽干、目眩等症。若邪入而正邪分争，枢机不利，进而影响脾胃功能，出现往来寒热、胸胁苦满、嘿嘿不欲饮食、心烦喜呕、脉弦细者，称为少阳病。

2. 何谓半表半里　少阳居于太阳、阳明之间，因病邪既不在太阳之表，又未达于阳明之里，故少阳病病位在半表半里，亦即表里之间，不表不里也。

3. 如何理解少阳病的提纲证　263 条作为少阳病提纲证不够全面。因其仅列举了胆火上炎的口苦、咽干、目眩症状，仅反映少阳病基本病理变化的一个方面，没有表现出少阳枢机不利，木邪乘土，脾胃功能失常的症状。少阳病小柴胡汤证的往来寒热、胸胁苦满、嘿嘿不欲饮食、心烦喜呕均没有列入，且口苦、咽干、目眩三症不是少阳病所独有，见到此三症不一定就是少阳病，且不能反映出“邪正分争，互有进退”这一少阳病的基本病机，故少阳病的主症应包括小柴胡汤主症在内。此条虽为提纲条文，与 96 条小柴胡汤互为补充更为全面，应与 96 条原文合看。

细目四　辨太阴病脉证并治

【原文】太阴之为病，腹满而吐，食不下，自利益甚，时腹自痛。若下之，必胸下结硬。(273)

【解析】本条为太阴病辨证纲要。太阴病主要病机是脾阳亏虚，寒湿内盛。脾主运化，脾虚邪入，则运化无权，故太阴病多见腹满，《黄帝内经》有“诸湿肿满，皆属于脾”，腹满是太阴受病必见的主症；脾胃互为表里，脾不升清，胃气上逆则呕吐，脾失健运，故食不下。脾主大腹，由于太阴虚寒，寒湿下注必自下利，下利进一步损伤脾阳，致脾虚气陷，寒湿下渗日益严重，故自利益甚。腹满时痛是脾虚不运，寒湿凝滞，阳气不通所致。因其脾阳有自复之时，故腹满，疼痛时作时止，这是太阴病的特征。故其治法当以温运为主。若误用下法，则中焦愈虚，寒湿不化，结于胸下，必胸下结硬。

【考点】

1. 太阴病的病因病机　太阴病的成因有二：其一是脾阳素虚，或内有寒湿，复感外邪，致脾虚不运，寒湿内停。其二是三阳病误治，伤及脾阳，致脾虚不运，寒湿内停或邪陷脾络，脾络不通。所以太阴病的病机是脾阳亏虚，寒湿内盛。

2. 太阴病吐利的特点及病机　太阴病吐利属虚寒性质，故其吐利之物澄彻清冷，伴有肢体不温、恶寒、神疲乏力、少气懒言、口淡纳少、腹胀满、不知饥、脉沉迟、舌淡苔薄白等。其病机为脾胃阳虚，寒湿中阻，寒湿上泛，致胃气上逆则呕，寒湿下趋于肠则利。

3. 太阴理中汤证腹满与厚朴生姜半夏甘草人参汤证腹满的鉴别

鉴别要点		太阴理中汤证	厚朴生姜半夏甘草人参汤证
相同点		均属脾虚气滞之腹胀满	
不同点	病机	以脾虚为主，其腹满属太阴脾虚，寒湿内阻，气滞腹满	以气滞为主，其腹满因发汗太过损伤脾阳，或素有脾虚，以致运化失职，气滞于腹，壅而作满，属虚少实多之证
	伴随症状	腹泻便溏，手足不温，口不渴，脉沉缓而弱，苔薄白	噫气或肠鸣，或嗳气胀痞等症
	治法	重在温脾祛寒，兼燥湿除满	重在行气导滞消胀满，兼补脾气

4. 太阴腹满与阳明腹满的鉴别

证候	相同点	不同点		
		性质	病机	腹满特点及伴随症状
太阴腹满	腹满	虚寒性	脾虚寒湿内停，气机壅滞	腹满或腹痛时有减轻，伴有舌淡，口不渴，下利稀溏，形寒肢冷
阳明腹满		实热性	里热炽盛，腑气壅滞，燥屎内结	腹满持续存在，所谓“腹满不减，减不足言”，伴有舌红苔厚黄干，口渴，发热，不大便

【原文】自利不渴者，属太阴，以其藏有寒故也，当温之，宜服四逆辈。（277）

【解析】本条论述太阴虚寒下利的主症、病机及治则。本条既云属太阴，当包括 273 条提纲条文的证候：腹满而吐，食不下，时腹自痛等。自利不渴，是脾阳亏虚，寒湿内盛，故曰“属太阴”，治疗当用理中、四逆辈温补为主。

【考点】

1. 不用“理中汤主之”而用“四逆辈”的机理 太阴下利之阳虚湿盛，程度有轻重不同，“宜服四逆辈”提示要温补阳气，温散寒湿，而不提具体方药，是示人用药宜灵活变化。

2. 太阴病的主证 腹满而吐，食不下，时腹自痛，下利不渴，舌苔白腻，脉沉迟而弱。

3. 太阴虚寒证与阳明中寒证的证治异同

证候	相同点	不同点			
		病机	症状	治法	方剂
太阴虚寒证	均属中焦虚寒证	脾阳亏虚，寒湿内盛。脾主运化，脾虚邪入，则运化无权	腹满而吐，食不下，时腹自痛，下利不渴，舌苔白腻，脉沉迟而弱	温脾祛寒，燥湿除满	理中汤
阳明中寒证		胃阳亏虚，寒邪内盛，不能受纳水谷	不能食，食谷欲呕，小便不利，大便初硬后溏，手足濈然汗出	温中和胃，降逆止呕	吴茱萸汤

细目五　辨少阴病脉证并治

【原文】少阴之为病，脉微细，但欲寐也。（281）

【解析】本条为少阴病辨证纲要。少阴包括心肾两脏。少阴为病，心肾亏虚，全身阴阳气血不足。脉微是阳气虚鼓动无力，脉细是阴血虚不能充盈脉道。故脉微细提示阴阳两虚，心肾不足。心阴阳亏虚，神衰不振则精神萎靡，肾阴阳亏虚则体力疲惫，致似睡而非睡状态。但欲寐反映心肾俱虚，以阳虚为重。本条脉微细，但欲寐，反映了少阴病全身阴阳气血不足的本质，见此两个症状，便可诊断为少阴病，故作为少阴病证的辨证纲要。

【考点】

1. 本条能否作为少阴病提纲及其原因 少阴主心肾两脏。少阴之气是心肾两脏功能的综合体现。在正常情况下，它既主持人体脏腑功能、气血运行，又主持神志活动。故少阴心肾虚衰时可见精神萎靡不振的主症和气血两虚的主脉。病入少阴，心肾虚衰，阴阳气血俱虚，故出现脉微细，但欲寐之证候。以此为辨证提纲，旨在提示心肾虚衰之征兆，反映了少阴病全身阴阳气血不足的本质，故作为少阴病证的辨证纲要。

2. 但欲寐与嗜卧的鉴别 “但欲寐”指少阴病过程中，病人精神萎靡，似睡而非睡状态，与脉微细同时出现，是心肾正气衰竭，病情危重的征兆。而 37 条“嗜卧”多出现在太阳病后，邪气已去，正气未复，病人安静睡眠以恢复机体的正气，与脉浮细同时出现，是太阳病向愈的表现。231 条阳明中风的“嗜卧”是热盛神昏所致，病人有潮热、短气、腹都满、胁下及心痛、鼻干不得汗、小便难、一身及目悉黄、脉弦浮大等，乃邪热炽盛之证。

3. 本条涵盖少阴寒化证及少阴热化证

	少阴寒化证	少阴热化证
病机	少阴心肾阳虚，阴寒内盛	少阴心肾阴亏，阴虚生内热
表现	脉微细，但欲寐，吐利、心烦，四逆等阳虚症状，且以自利而渴为其特征，乃阳虚不能化气生津所致	心烦，不寐，口渴等
本质	全身阴阳气血不足本质一致，故 281 条作为少阴病提纲证，能够涵盖少阴寒化证及少阴热化证	

【原文】少阴病，始得之，反发热，脉沉者，麻黄细辛附子汤主之。(301)

【解析】本条论述少阴与太阳两感寒邪病势急的证治。本证的形成，是素体肾阳亏虚，感受风寒，致太阳、少阴同病。患者发热，恶寒，头痛，无汗，属表实证，本应脉象浮，现反沉，有肢冷畏寒感，是少阴阳气亏虚，无力浮出于表所致。因无下利清谷，知少阴阳虚不甚，故用麻黄附子细辛汤温阳发汗，表里双解。

【考点】

1. 少阴病为何“反发热” 少阴寒化证，应无热恶寒，脉微细，但欲寐，现反发热，且发热恶寒并见，可见发热乃太阳受邪，正气与邪抗争所致发热。但是，少阴阳虚之人何以有卫阳与邪气抗争呢？反映出阳虚未甚，尚有一定的力量能够抗邪于外，其病位重心尚且在表，故为表里同病，不是单纯少阴病。

2. 有表证的发热为何“脉沉” 少阴病，心肾阳亏，感受寒邪以后，正阳无力浮出于表，虽有发热，脉仍“沉”伏在里。

3. 本条是否属太阳表证 301 条麻黄附子细辛汤证与 302 条麻黄附子甘草汤证俱是风寒直接引起少阴发病所表现出的表里同病。平素心肾阳气较虚之人，感受风寒之邪所表现的少阴、太阳同病症状。此由寒邪乘虚直犯少阴所致，故病在少阴而兼见太阳表证，不属单纯的太阳表证，而属太少两感之证。

4. 少阴禁用汗下法而又有麻黄附子细辛汤之发汗的原理 少阴病无论寒化还是热化，其全身阴阳气血不足本质一致，故都禁用汗下法。少阴表里同病时，里虚不急、不重，如本条，病人无下利清谷的症状，可以采用表里同治、温经发汗之法。若里虚较急、较重，有下利清谷不止，即使有表证发热恶寒，身疼痛，不可发汗，当先救其里，后治其表 。如 91 条：“伤寒，医下之，续得下利清谷不止，身疼痛者，急当救里，后身疼痛，清便自调者，急当救表。救里，宜四逆汤，救表，宜桂枝汤。”从方药比较来看，麻黄附子细辛汤中用炮附子，而四逆汤则附子生用，使回阳救逆之功更胜一筹。

5. 麻黄附子细辛汤与麻黄附子甘草汤的鉴别

证候	病程病势	用药组方特点
麻黄附子细辛汤证	病势急，病程短，病情重，表证更显著	用附子温肾阳，麻黄散表寒，细辛既合附子以温经，又佐麻黄以解表，为表里双解之剂

续表

证候	病程病势	用药组方特点
麻黄附子甘草汤证	病已久，病势缓，病情轻，正气较虚	重在温经微汗解表，不用细辛以防发汗太过，损伤正气，用甘草扶正，为微汗之剂

6. 麻黄附子细辛汤证的辨治要点

症	恶寒较甚，发热或微热，头痛无汗，舌淡苔薄白，脉沉
理	少阴阳虚兼太阳外感
法	温经解表
方	麻黄附子细辛汤
药	麻黄附子细辛汤由麻黄、附子、细辛组成。方中麻黄解表散寒；附子温经扶阳；细辛助麻黄辛散寒邪解表，助附子温阳发汗；炙甘草补中燮和，调和诸药。全方共奏温经发汗、助阳解表之功

【原文】少阴病，得之二三日以上，心中烦，不得卧，黄连阿胶汤主之。(303)

【解析】本条论心肾不交失眠的证治。素体阴虚之人，感受外邪，二三日后邪气因阴亏化热，阴虚火旺，形成少阴热化证。肾阴不足，不能上济心阴，心火亢盛于上，故见心中烦、不得卧等症，治疗用黄连阿胶汤，滋阴清火，交通心肾。

【考点】

1. 黄连阿胶汤证以肾阴虚还是心火亢旺为主 黄连阿胶汤证既有肾阴亏虚，又有心火亢旺。本虚标实，然以心火亢旺为主。因其用药黄连、黄芩直折心火，以除炎上之热；芍药配芩、连，酸苦涌泻而清火，故有“邪少虚多者不得用黄连阿胶汤”之说。

2. 少阴病有寒化、热化之分的原因 主要由于体质的不同，少阴寒化还是热化，取决于体质阳虚还是阴亏：邪犯少阴，如素体阳虚，则外邪从阴化寒而形成少阴寒化证；素体阴虚，则外邪从阳化热而形成少阴热化证。少阴寒化证以“脉微细，但欲寐”为其典型脉证，本条“得之二三日以上，心中烦，不得卧”则是少阴热化证的脉证代表。然而，少阴热化证的形成，既可是邪从热化，即寒邪化热，也可是由阳明热邪灼伤真阴而成，还可因感受温热之邪内灼真阴所致。总之，无论是由寒邪化热，或阳明之热灼阴，或温热之邪灼阴，只要具有真阴伤而邪热炽的脉证，就可确诊为少阴热化证。

3. 黄连阿胶汤证、猪苓汤证、栀子豉汤证的证治异同

鉴别要点		黄连阿胶汤证	猪苓汤证	栀子豉汤证
相同点		均有心中烦，不得眠，且都有热象		
不同点	病机	心火亢旺，肾水不足	阴虚水热互结	无形邪热内扰胸膈
	主症	心烦、失眠，伴有舌红少苔，脉细数。此证属虚实夹杂，虚指阴虚，实指心火，以心火为主	其心烦、失眠，是阴虚内热扰乱心神，伴有呕渴、下利等水气内停之症	心烦不眠，头汗出，甚至胸中窒，心中结痛。其心烦非实火乃郁热所致
	方药	用芩、连苦寒直折	用猪苓汤育阴利水清热	不用芩、连苦寒直折，而用栀子、豆豉甘凉辛散，宣透郁热

4. 黄连阿胶汤的煎服法 先入黄连、黄芩、芍药三味，煎取汁，趁热纳阿胶（烊化），待药水凉至不烫手时，冲入一个鸡蛋黄，搅匀，分两次温服。

5. 何谓泻南补北法 黄连阿胶汤方中黄连、黄芩清心火，除烦热，即所谓泻南方；芍药、阿胶滋肾阴，填精血，即所谓补北方；鸡子黄养血润燥。诸药共用实乃泻心火、滋肾水、交通心肾之剂，故又被称作泻南补北之法。

6. 黄连阿胶汤证的辨治要点

症	心烦不得卧，口燥咽干，舌红少苔，脉细数
理	肾阴亏虚，心火亢旺
法	滋补肾阴，清泻心火
方	黄连阿胶汤
药	黄连阿胶汤是滋阴降火的代表方。方中黄连、黄芩直折心火，以除炎上之热；阿胶、鸡子黄滋补肾阴而养营血；芍药配芩、连，酸苦涌泻而清火；芍药配阿胶、鸡子黄，酸甘化液以滋阴。诸药合用，滋肾水而降心火，心肾交泰，水火既济，而心烦不得卧诸症自除

【原文】少阴病，二三日不已，至四五日，腹痛，小便不利，四肢沉重疼痛，自下利者，此为有水气。其人或咳，或小便利，或下利，或呕者，真武汤主之。(316)

【解析】本条论述少阴病阳虚水停的证治。少阴病二三日不愈，至四五日邪已入里，阳虚寒凝而见腹痛；肾阳虚不能化气利水则小便不利；水气浸渍外溢，则四肢沉重疼痛；水气下注于肠则自下利。此为肾阳衰微，致水寒之气浸淫内外。此皆由阳虚不能化气所致。由于水饮之邪变动不居，故可见上逆犯肺则咳，犯胃则呕吐，水气下趋则下利，下焦虚寒不能制水则小便清长等，可用真武汤温阳化气利水。

【考点】

1. 本条与 82 条真武汤证的鉴别

真武汤证	316 条	82 条
病机	为少阴病阳虚水停	为汗后阳虚水气泛滥
表现	没有水停郁遏阳气发热的症状	太阳病误汗而致阳虚，阳虚不能制水，导致水气泛滥。水气上泛则心悸；清阳不升则头眩；水气内停，郁遏阳气则发热。阳气者，精则养神，柔则养筋，筋肉失其煦养，经脉失其主持，故见筋肉跳动、全身颤抖而站立不稳。故治以真武汤温阳利水

2. 真武汤证与附子汤证的证治异同

鉴别要点		真武汤证	附子汤证
相同点	病机	均属少阴阳虚，水湿为病	
	症状	均有恶寒、四肢沉重、脉沉	
	用药	均用熟附子、白术、芍药、茯苓温肾阳，散水气	
不同点	病机	少阴阳虚，不能制水，水气泛滥	少阴阳衰阴盛，寒湿阻滞筋脉骨节
	症状	以头眩，心下悸，身瞤动，振振欲擗地，下利，小便不利为主	以身体骨节疼痛为主
	治法	重在温阳化气利水	重在温补元阳
	用药	重用生姜辛散水气，不用人参滋补	倍用白术、附子，加人参，不用生姜，以加强其祛湿止痛、温补元阳之效

3. 真武汤与茯苓桂枝白术甘草汤治疗水气病的异同

鉴别要点		真武汤	苓桂术甘汤
相同点	病机	水气为患	
	用药	茯苓、白术健脾利水	

续表

鉴别要点		真武汤	苓桂术甘汤
不同点	病机	病位在肾，为肾阳虚衰，水气泛滥全身，症情较重	病位在脾，为脾虚失运，水气内停，症情较轻
	症状	除水气内停外，尚见水肿，振振欲擗地，四肢沉重疼痛之水气浸渍肌肉、筋脉之证	头眩，心下逆满，气上冲胸，小便不利
	治法	重在温补肾阳，化气行水	重在温运脾阳，化气利水
	用药	用附子温阳散寒，芍药活血利水，生姜辛散水气	以茯苓为主药，重在培土运脾；并伍用桂枝、甘草，辛甘通阳，化气利水

4. 或然证加减法的意义

或然证	加减法
咳	加干姜、细辛温散水寒，五味子收敛肺气
呕	加生姜和胃止呕，辛散水邪
下利	加干姜以温阳散寒，去芍药之酸寒，免有碍救阳
小便利	不需利水，去茯苓，免淡渗利水太多（原方去附子，因其为主药，不可去之）

5. 真武汤证的辨治要点

症	心下悸，发热，头眩，身瞤动，振振欲擗地，腹痛，小便不利，四肢沉重疼痛，甚则四肢水肿，或咳，或呕，或小便利，舌质淡，苔白滑，脉沉
理	肾阳虚衰，水气泛滥
法	温阳化气行水
方	真武汤
药	真武汤方用炮附子、茯苓、白术、芍药、生姜五味药。方中炮附子温阳散寒，茯苓淡渗利水，白术健脾燥湿，生姜通阳散水，芍药活血利水，益阴和营，佐制附子之刚燥之性。全方共奏通阳化气利水之功

【原文】少阴病，下利清谷，里寒外热，手足厥逆，脉微欲绝，身反不恶寒，其人面色赤，或腹痛，或干呕，或咽痛，或利止脉不出者，通脉四逆汤主之。（317）

【解析】本条论述少阴阳衰阴盛，虚阳外越证治。少阴病下利清谷，手足厥逆，脉微欲绝是脾肾阳衰，不能运化水谷。其人面色赤是阴寒内盛，格阳于上。身反不恶寒，为在内之阴寒逼迫虚阳外越，导致外有假热之象，已成阴阳格拒之势。阳衰阴盛，鼓动无力则脉微欲绝。阳危阴盛可见许多或然证：肾阳亏虚，寒凝气滞则腹痛；阴寒上逆则干呕；虚阳上越则咽痛；阴阳衰竭，气血大亏，下无可下则利止脉不出。病机为阴盛于内，格阳于外。治疗用通脉四逆汤破阴回阳，通达内外。

【考点】

1. 何谓格阳证 阴寒内盛，格阳于外，出现“里寒外热”证（内真寒，外假热），称为格阳证。临床以身热反不恶寒为主要特征。

2. 通脉四逆汤证与四逆汤证的证治异同

鉴别要点		通脉四逆汤证	四逆汤证
相同点	病机	均属少阴阴盛阳衰证	
	症状	脉微细，但欲寐，下利清谷，手足厥逆	
	治法	回阳救逆	
	用药	均用干姜、附子、炙甘草治疗	
不同点	病机	为阳衰阴盛重证	以阳衰阴盛为主
	症状	患者虚阳外越，阴阳格拒，有明显假热证候，如身反不恶寒，面赤，咽痛，脉微欲绝	无假热或仅有轻度假热症状
	治法用药	治疗在四逆汤的基础上重用干姜、附子，使之兼能通达内外之阳气	治疗用四逆汤原方，症较通脉四逆汤证为轻

3. 白通汤证与通脉四逆汤证的证治异同

鉴别要点		白通汤证	通脉四逆汤证
相同点	病机	均属少阴阳衰阴盛，阴阳格拒证	
	症状	均可见真寒假热症状，均有下利、脉微、手足厥冷	
	用药	均用干姜、附子破阴回阳救逆	
不同点	病机	戴阳证，阴盛于内，格阳于上	格阳证，以阴寒内盛，格阳于外为主
	症状	以面部娇嫩红赤为主	以身反不恶寒为主
	治法	重在破阴回阳，宣通上下阳气	重在破阴回阳，宣通内外阳气
	用药	用葱白宣通阳气；不用甘草，恐留恋中焦，不利于上下阳气交通	用干姜、附子破阴回阳，宣通内外阳气，并用甘草补中

4. 本证面色赤与阳明病面色赤的鉴别

面色赤	通脉四逆汤证	阳明病里热证
机制	内之阴寒逼迫虚阳外越所致	里热炽盛
特点	必以两颧红为特点，红而娇嫩，游移不定	必满面通红
伴随症状	其身热久按则减，伴见其他里寒证候	大热，大烦，大渴，大汗出，身热久按不退，伴见其他里热证候

5. 或然证加减法的意义

或然证	加减法
阴盛戴阳面色赤	加葱白，宣通上下
肾阳亏虚，寒凝气滞腹痛	加芍药，缓急止痛
阴寒上逆干呕	加生姜，温胃散寒，降逆止呕
虚阳上越咽痛	加桔梗，利咽开结
阴阳衰竭，气血大亏，下无可下，致利止脉不出	加人参，益气养阴复脉

6. 通脉四逆汤证的辨治要点

症	四肢厥逆，下利清谷，汗出，身热反不恶寒，或面赤，或腹痛，或干呕，或咽痛，或四肢拘急不解，苔白滑或黑滑，脉微欲绝
理	阴盛于内，格阳于外
法	破阴回阳，通达内外
方	通脉四逆汤
药	通脉四逆汤药用生附子大者一枚，干姜三两，炙甘草二两。方中重用生附子、干姜，破阴回阳，通达内外；炙甘草健脾益气，培中固本

【原文】少阴病，四逆，其人或咳，或悸，或小便不利，或腹中痛，或泄利下重者，四逆散主之。（318）

【解析】本条论述阳郁致厥证治。少阴病四逆，大多是阳虚所致，而318条所述为气机阻滞，阳气郁遏于里，不能透达四肢导致的手足冷。因人体气机升降出入失常，可致许多或然证，如心胸阳气失于宣通则咳，或悸；气郁水道失于通调则小便不利；气机不畅，木横乘土则腹中痛；肝气郁结，气机不畅则泄利下重。本病病机关键在于气滞阳郁，故用四逆散舒畅气机，透达郁阳。

【考点】

1. 四逆散证的主证和临床证候 主证是泄利下重。临床表现为手足厥冷或手足不温（轻），脘腹胸胁胀闷疼痛，泄利下重，或兼咳嗽，心悸，小便不利，舌苔少或薄而不腻，脉弦。

2. 四逆汤证与四逆散证的证治异同

鉴别要点		四逆汤证	四逆散证
相同点		均可见四逆	
不同点	病机	以阳衰阴盛为主，四逆乃阳气衰微不温四末	因阳气郁遏于里，不能透达四肢导致手足冷
	症状	脉微细，但欲寐，下利清谷，手足厥逆	手足厥冷程度轻，脘腹胸胁胀闷疼痛，泄利下重，或兼咳嗽，心悸，小便不利，舌苔少或薄而不腻，脉弦
	治法	回阳救逆	舒畅气机，透达郁阳
	用药	干姜、附子、炙甘草	柴胡、枳壳、芍药、炙甘草

3. 四逆散证为何属于少阴病

	少阴病四逆	四逆散
病机	阳虚阴盛居多	少阴枢机不利，阳气郁遏在里，不能透达于四末。因阳郁而致四逆，所以一般程度较轻，仅表现为手足不温或指头微寒
伴随症状	恶寒踡卧，下利清谷，脉微细（虚寒证）	无虚寒证等伴随症状
治疗方剂	四逆汤	四逆散
解释	四逆散疏畅气机，透达郁阳，使阳气疏通，达于四末，则四逆可除。因少阴四逆汤类证均有四逆的临床症状，四逆散也以四逆为主要临床表现，为将两者鉴别，故在少阴病中讨论	

4. 或然证加减法的意义

或然证	加减法
咳	加五味子、干姜，温敛肺气止咳
兼有寒气上逆凌心之心悸	加桂枝，温通心阳
水气不化而见小便不利	加茯苓，淡渗利水
兼阳虚中寒，腹中痛	加附子，温阳暖土，散寒止痛
气机阻滞见泄利下重	加薤白，通阳行气

5. 四逆散证的辨治要点

症	手足厥冷或手足不温（轻），脘腹胸胁胀闷疼痛，泄利下重，或兼咳嗽，心悸，小便不利，舌苔少或薄而不腻，脉弦
理	阳气郁滞，不达四末
法	疏畅气机，透达郁阳
方	四逆散
药	四逆散药用四味，柴胡解郁行气，和畅气机，透达郁阳；枳实行气散结；芍药和血利阴；甘草缓急和中。合而成方，使气机调畅，郁阳得伸而四逆可除

细目六　辨厥阴病脉证并治

【原文】厥阴之为病，消渴，气上撞心，心中疼热，饥而不欲食，食则吐蛔，下之利不止。（326）

【解析】本条为厥阴病的辨证纲要。“消渴”指口渴饮水不能解渴，非消渴病。其症状与五苓散证的消渴相同，但机理不同，乃厥阴风木之气化火（少阳相火），风火相扇，消灼津液所致。因肝脉夹冲脉上行，脉连心包，故气上撞心，心中疼热。胃中有热则消谷易饥；肝邪乘胃，胃寒气逆，故虽饥却不欲食；若胃寒，蛔闻食臭出，则吐蛔。以上诸证，总为寒热夹杂。治疗当清上温下，寒温并用。厥阴正气已虚，一般不可单纯攻下，否则脾虚寒益甚，出现下利不止等症。

【考点】

1. 厥阴病多寒热错杂的原因　厥阴病属伤寒六经传变的最后阶段。多数由少阴阳虚阴亏证传变而成。其病机特点是阴尽阳生，虚实相因，寒热错杂。因而往往出现肾阴不足，肝火妄动，向上冲击的邪气盛的上热证；肾阳不足，阴寒内生，故上热自热，下寒自寒，又兼中虚失运，胃肠功能失权，蛔虫得以寄生。故厥阴病，以消渴、烦热、饥不欲食和吐蛔作为辨证提纲。厥阴病为寒热阴阳错杂，不可单纯用下法治疗。

2. 如何理解厥阴病的提纲　对厥阴病的提纲条文，历来有争议，焦点集中在326条能否作为提纲条文上。有人认为326条作为提纲条文不全面，不能概括厥阴病所有主症。其实，厥阴病提纲条文和其他五经提纲条文一样，不能包罗本经所有病证。但它所描述的“消渴，气上撞心，心中疼热，饥而不欲食，食则吐蛔，下之利不止”，既不同于少阴寒化证的心肾阳虚证，亦有别于太阴的脾虚寒证。326条提出的寒热错杂的临床表现，体现了厥阴病的基本病机，是厥阴病的基本证候，只有在厥阴才有可能出现这些证候。它为辨别病变部位是否在厥阴提供了依据，因此将其作为厥阴病提纲有一定临床意义。

3. 厥阴病提纲的病机和寒热属性　消渴，气上撞心，心中疼热为肝热上逆（实）证；饥而不欲食属虚实寒热兼杂之候；食则吐蛔反映脾肠有寒（虚）。故本提纲反映厥阴上热下寒，虚实兼杂的病机特点。

4. 厥阴病厥证的治禁及其原因　厥阴病厥证一般禁用下法。因为厥逆证从病性上可分为寒厥、热厥。寒厥，属阳气虚衰，自然不可攻下。而厥阴热厥，亦不可下。因为厥阴热厥，相火内闭，阳气不能外达，虽然热厥，但属无形之火邪，非有形之热结，故只宜清透，不可下之。“虚家亦然”，是进一步强调凡正气内虚的厥逆，均不可妄用攻下法。此为厥阴病厥证的一般禁例。但确属有形之邪内结，致阳郁不达者，仍宜攻下，通过峻下燥结，来宣达阳气，故 335 条有“厥应下之”之说。

5. 厥阴提纲证的治疗用方 乌梅丸辛甘助阳、酸苦坚阴之配伍，正与厥阴提纲之寒热阴阳错杂息息相应，实为厥阴之主方。厥阴为病不仅上热下寒并见，还有肝气横逆，在上则引动相火，风火相扇；中消津液，则胃津干燥，必欲引水自救，而口渴多饮；风夹相火循冲脉上冲心包，则气上撞心而自觉心悸，胃络通心而为隐痛烦热；在下则引动寒水，肝气乘脾及肾，而现下利不止，甚者肢厥。是此上热实为心肝风火，用药必以乌梅合黄连之类，酸收苦泄，敛肝息风，降清亢火；此下寒乃脾肾虚寒，用药必以乌梅配干姜、附子之类，酸收止泻，辛热温中。

【原文】手足厥寒，脉细欲绝者，当归四逆汤主之。(351)

【解析】本条论述血虚寒凝致厥的证治。素体血虚，复因寒凝肝脉，阳气不达四肢，致手足厥寒。脉为血之府，血虚脉道不充则脉细，寒凝经脉则脉涩不利，故脉细欲绝。此证辨证要点为脉细欲绝。病机关键为血虚寒凝经脉。治疗用当归四逆汤养血通经，温经散寒。

【考点】

1. 当归四逆汤证的诊断要点 脉细欲绝。由于患者血虚寒凝的部位不同，常有不同的临床表现，如寒滞经络，留着关节，则四肢关节疼痛，或身痛腰痛，或指（趾）尖、鼻尖、耳朵边青紫；若寒凝胞宫，则月经愆期，血少色暗，痛经等；如寒凝腹中，则脘腹冷痛等。症状虽异，病机则一，皆可选用当归四逆汤为主治疗。

2. 寒厥与血虚寒厥的鉴别

鉴别要点	寒厥	血虚寒厥
脉象	脉微欲绝	脉细欲绝
病机	少阴阳衰阴盛	血虚寒凝，经脉失养
症状	四肢厥冷而脉象微弱无力，时隐时现	手足厥寒而脉细欲绝
治法	治宜通阳散寒复脉	温经散寒，养血复脉
方剂	通脉四逆汤	当归四逆汤

3. 当归四逆汤证与当归四逆加吴茱萸生姜汤证的证治异同

鉴别要点	当归四逆汤证	当归四逆加吴茱萸生姜汤证
病机	寒凝厥阴经脉	寒邪在肝胃
脉象	脉细欲绝	—
症状	手足厥寒	腹痛，呕吐，月经不调
治法	养血通经，温经散寒	加吴茱萸、生姜以温中降逆，加清酒以活血散寒
方剂	当归四逆汤	当归四逆加吴茱萸生姜汤

4. 为何“血虚寒凝”不用附子、干姜 附子、干姜，性温燥，以温肾补火为主。而肝主藏血，体阴而用阳，肝血亏虚之时温燥药当慎用，以免燥热劫伤肝阴，故不用干姜和附子。如乌梅丸中虽用干姜、附子，但其以乌梅为主，量大至三百枚，酸收敛护肝阴。

5.《伤寒论》中的厥证证治

厥证	症状特点	用方
热厥	四肢虽厥，胸腹灼热	白虎汤或承气汤
寒厥	下利清谷，厥逆，脉微欲绝	四逆汤
痰厥	气上冲喉咽不得息	瓜蒂散

续表

厥证	症状特点	用方
水厥	厥而心下悸	茯苓甘草汤
血厥	手足厥寒，脉细欲绝	当归四逆汤
蛔厥	时烦时静，有吐蛔史	乌梅丸
气厥	指头寒，下利后重	四逆散
下焦冷结致厥	腹满，按之痛	温灸关元穴，口服当归四逆加吴茱萸生姜汤

6. 当归四逆汤证的辨治要点

症	手足厥寒，脉细欲绝，或四肢关节疼痛，或身痛腰痛，或指（趾）尖、鼻尖、耳朵边青紫，舌淡苔白
理	厥阴血虚，寒凝经脉
法	养血散寒，温通经脉
方	当归四逆汤
药	当归四逆汤由当归、桂枝、芍药、细辛、炙甘草、通草、大枣组成。方中当归养血活血，配芍药养血和营，桂枝、细辛温经散寒通脉，通草通行血脉，炙甘草、大枣补中益气以生血。全方共奏养血散寒、温通经脉之效

【原文】热利下重者，白头翁汤主之。（371）

【解析】本条论述厥阴热利的证治。热利系指热性痢疾和腹泻而言。汉唐之前，泄泻、下痢统称下利。下重，指里急后重，大便解出窘迫，但解之不尽之感。不同于“热泻”的暴注下迫。如肠道气机壅滞，若损伤肠络，可见便脓血。厥阴热利，热灼津伤，渴饮量多，喜冷饮，下利脓血，里急后重，臭秽灼肛，小便黄赤短少，苔黄腻。本证病机为厥阴肝经湿热下迫大肠。治疗用白头翁汤清热燥湿，凉血解毒。

【考点】

1. 何谓热利下重　热性痢疾有里急后重之感。热利既指病证又指病性。下重即里急后重，表现为腹痛急迫欲下，而肛门重坠难出。症见下利脓血，红多白少，肛门灼热，腹痛急迫，重坠不爽等，古称“滞下”。此由肝热下迫大肠，湿热内蕴，气滞壅塞，秽浊郁滞，欲下不得所致。由于湿热之邪郁遏不解，损伤肠道络脉，化腐成脓，故便中常夹有红白黏液或脓血。这种热利多属痢疾，包括西医学的细菌性痢疾和阿米巴痢疾等。因属肝经湿热下迫大肠所致，故常伴有身热、口渴、舌红苔黄腻等热象。

2.《伤寒论》热利三方证的证治异同

鉴别要点		白头翁汤证	黄芩汤证	葛根芩连汤证
相同点	病机	均属热利		
	症状	均有发热、口渴、下利臭秽、灼肛、小便黄赤、舌红、苔黄、脉数		
不同点	病机	厥阴肝热下迫大肠	少阳胆热下迫大肠	太阳表热下迫大肠
	症状	下利便脓血，腹痛，里急后重明显	少腹绞痛，下利，口苦咽干，目眩	下利，兼有太阳发热恶寒，汗出而喘症状
	治法	清热燥湿，凉肝解毒	清热止利	清热止利，兼以解表

3. 热结旁流与热利的鉴别

鉴别要点	热结旁流	热利
病机	阳明燥热内结，逼迫津液旁流而下	因厥阴肝热下迫大肠所致

续表

鉴别要点	热结旁流	热利
症状	便次虽多而粪量甚少，腹痛持续不减，腹部胀满	下利便脓血，腹痛，里急后重明显
治疗	用承气汤通因通用，泻下热结	清热燥湿，凉肝解毒

4. 白头翁汤证的辨治要点

症	发热，口渴欲饮水，下痢脓血，腹痛，里急后重，肛门灼热，小便短赤，舌红苔黄，脉滑数
理	厥阴肝经湿热下迫大肠
法	清热凉肝，凉血解毒
方	白头翁汤
药	白头翁汤由白头翁、黄连、黄柏、秦皮四味药组成。方中白头翁清热凉肝，凉血解毒；黄连、黄柏清热解毒，苦寒坚阴止利，秦皮清热解毒，涩肠止利。全方共奏清热燥湿、凉血解毒之功

第三单元　金匮要略

细目一　脏腑经络先后病脉证第一

【原文】问曰：上工[1]治未病，何也？师曰：夫治未病[2]者，见肝之病，知肝传脾，当先实脾[3]。四季脾王[4]不受邪，即勿补之。中工[5]不晓相传，见肝之病，不解实脾，惟治肝也。

夫肝之病，补用酸，助用焦苦，益用甘味之药调之。酸入肝，焦苦入心，甘入脾。脾能伤肾[6]，肾气微弱[7]，则水不行，水不行，则心火气盛，则伤肺；肺被伤，则金气不行，金气不行，则肝气盛。故实脾，则肝自愈。此治肝补脾之要妙也。肝虚则用此法，实则不在用之。

经曰：虚虚实实[8]，补不足，损有余，是其义也。余脏准此。(1)

【注释】

[1] 上工：高明的医生。

[2] 治未病：此指治疗未病的脏腑。

[3] 实脾：即调补脾脏之意。

[4] 四季脾王：四季之末，即农历三、六、九、十二月之末十八天，为脾土当令之时。这里可以理解为一年四季脾气都健旺之意。王，通“旺”。

[5] 中工：医术一般的医生。

[6] 脾能伤肾：指脾有制约、抑制肾之邪气亢害的意思。伤，有制约、抑制之意。

[7] 肾气微弱：指肾的阴寒水气不亢而为害。这里的“肾气”是指肾的邪气。

[8] 虚虚实实：意谓不要虚证用泻法，实证用补法。

【原文阐释】本条论述已病防传和虚实异治的治疗原则，重点阐述治未病的意义。

第一段指出上工通晓脏腑之间病变相互传变的规律，并列举肝实脾虚的例子，强调肝病先治不旺之脾，防止肝病传脾；中工则不明其中之理，只知见肝治肝，致使一脏之病累及他脏。

“治未病”，即预防疾病从已病脏腑传变到未病脏腑，也叫已病防传，或既病防传。即除治疗已病脏腑之外，须注意调护其他未病脏腑，尤其顾护被“克”脏腑的正气，使其有力抗邪，从而防止疾病传变。高明的医生熟悉《素问·五运行大论》“气有余，则制己所胜，而侮所不胜”的理论，在治疗肝病时，知晓肝病实证易于传脾的传变规律，则先调补脾脏正气，防止肝病蔓延。根据实际情况，若脾气素来充盛，不易感受邪气，则无需补之。说明治未病也要明辨虚实，不能胶柱鼓瑟。技术一般的医生不晓得肝病实证传脾之理，只知道见肝病治肝，即“头痛医头”之谓，结果肝病未愈，脾病又起，肝脾俱病。这是缺乏整体观思维和治法的反映，临床上就难以获得满意的疗效。

第二段和第三段论述肝虚之病的具体治法及虚实异治原则。治疗肝虚病证，“补用酸”，“本味补本脏”，酸入肝，故用酸味的药物如白芍、五味子、山茱萸等来调补肝脏；“助用焦苦”，苦入心，心为肝之子，“子能令母实”，故用焦苦的药物如炒栀子、炒黄连等辅助治疗；“益用甘味之药调之”，甘入脾，能调益中气，且甘味的药物如炙甘草、大枣、小麦等可缓解肝之急，正如《难经·十四难》所言：“损其肝者缓其中。”总之，肝虚病证，治宜补肝脏，兼扶心脾，具体用酸甘焦苦之药以治之。但这种治疗肝虚证的方法不适用于肝实证的治疗。

本条最后引用经文，强调虚证当用补法，补其不足；实证当用泻法，损其有余。即虚者补之，实者泻之，才是治疗虚实疾病的正治原则。不仅肝病当如上述虚实异治之原则，其余脏腑也应遵循此法。

【经义索隐】本条以肝病实脾为例，是对已病防传治未病的示范，同时指出不仅治疗已病要辨虚实，治疗未病也应分清虚实，强调熟悉五脏相关、五行生克制化理论和治未病思想的重要性，对临床具有重要指导意义。

【原文】夫人禀五常[1]，因风气而生长，风气[2]虽能生万物，亦能害万物，如水能浮舟，亦能覆舟。若五脏元真[3]通畅，人即安和，客气邪风[4]，中人多死。千般疢[5]难，不越三条：一者，经络受邪，入脏腑，为内所因也；二者，四肢九窍，血脉相传，壅塞不通，为外皮肤所中也；三者，房室、金刃、虫兽所伤。以此详之，病由都尽。

若人能养慎，不令邪风干忤[6]经络，适中经络，未流传脏腑，即医治之；四肢才觉重滞，即导引、吐纳[7]、针灸、膏摩[8]，勿令九窍闭塞；更能无犯王法[9]、禽兽灾伤，房室勿令竭乏，服食节其冷热苦酸辛甘，不遗形体有衰，病则无由入其腠理。腠者，是三焦通会元真之处，为血气所注；理者，是皮肤脏腑之文理也。（2）

【注释】

[1] 人禀五常：禀，受的意思。五常，即五行。

[2] 风气：此指自然界之气候。

[3] 元真：指元气或真气。

[4] 客气邪风：外至曰客，不正曰邪；泛指外来的致病因素。

[5] 疢（chèn）难：泛指疾病。

[6] 干忤：此指侵犯。干，《说文》“犯也”；忤，违逆、抵触之意。

[7] 导引、吐纳：导引，指自我按摩；吐纳，为一种调整呼吸的方法。两者均为古代养生却病的方法。

[8] 膏摩：用药膏熨摩体表一定部位的一种外治方法。

[9] 无犯王法：王法，指国家法令。无犯王法，即遵守国法免受刑伤之意。

【原文阐释】本条论述了天人合一的整体观念、发病原因及未病先防、既病防变的防治原则。

人与自然的关系密切。首先指出正常的自然气候能够生养万物，不正常的气候可以伤害万物，其对人体亦不例外。正所谓“水能浮舟，亦能覆舟”，若自然界气候正常，则为人的生长发育提供有利条件；若气候反常，则产生相应的致病因素，导致人体疾病的发生。同时又指出，人对自然界也不是无能为力的，疾病是可以预防的，只要人的五脏正气充盈，气血流畅，功能正常，则能抗御病邪，人即安和；若正气虚弱，气血不畅，功能失调，则客气邪风易侵入人体，甚者可导致死亡。

疾病的发生虽有多种原因，但归纳起来不外乎三种情况：一是正气内虚，经络所受之邪传入脏腑，此为邪气乘虚入内；二是正气不虚，体表部位所受之邪停留在四肢、九窍、血脉等，使血脉九窍壅塞不通，其病在外；三是房劳、金刃、虫兽等致病因素损伤人体，此与上述发病形式和传变方式不同。可见，张仲景指出外感六淫之邪和房劳、金刃、虫兽所伤为主要病因，正气的虚实决定了病位的浅深。

未病先防，既病防变。未病之时当内养正气，外慎邪气。其具体的措施包括：避免外邪、虫兽及意外灾害；节制房事，防止耗竭肾之精气；饮食有节，杜绝偏嗜。不让身体有虚弱之处，则病邪无法侵袭人体。人体既已患病，应及早治疗，防止传变。病初邪气尚在经络，未传入脏腑，应及时医治。如果见到四肢才觉重滞，便应用导引、吐纳、针灸、膏摩等方法治疗，勿使邪气深入，导致九窍闭塞不通。如果平素注意调节饮食、起居和房事等各方面，又能防备虫兽和意外伤害，使正气充盈、身体强健，则一切致病因素自然无从侵袭腠理。腠理是人体的一种组织，即肌肉和皮肤的纹理。腠理与三焦相通，和脏腑、卫气在生理、病理上有着密切的关系。它既是元真相会之处，又是气血流注的地方。当脏腑功能失调，卫外功能失司，腠理疏松之时，则人体抵御外邪的能力减退，腠理就成了外邪入侵之门户。

【经义索隐】本条从人与自然相关的整体观念出发，论述发病与摄生的重要关系，以及未病先防，已病早治的原则。要预防疾病的发生，既重视内因——五脏元真通畅，又不忽视外因——客气邪风中人。故养生防病，需内养正气，外避邪气。同时强调人体发病后，为防止疾病由浅入深，由轻转重，应及时予以治疗。

【原文】夫病痼疾[1]，加以卒病，当先治其卒病[2]，后乃治其痼疾也。（15）

【注释】

［1］痼疾：指难治的慢性久病。

［2］卒病：指新近发生的疾病。

【原文阐释】本条论述新久同病时的先后缓急治则。

一般来说，痼疾日久势缓，变化较少，且病情较深较重，根深蒂固，证候复杂，难以速愈；而卒病新起势急，邪气尚浅，易于传变入里与痼疾相合，病情较轻，易于痊愈。因此，既患有痼疾，又发有新病之时，当先治新病，后治痼疾，新病的治愈亦有利于痼疾的恢复。且先治新病，还能避免新邪深入，与痼疾相合而加重病情。当然，在新病和痼疾互相影响的情况下，治疗新病时应当兼顾痼疾。如《伤寒论》"喘家作，桂枝加厚朴、杏子佳"，就是一个治疗新感兼顾久病的典型例子。

【经义索隐】在疾病发生发展的过程中不乏痼疾兼见新病的情况，一般应当遵循先后缓急的治疗原则，先治新病卒病，后治久病痼疾，或者两者兼顾。否则，不仅新病难以速愈，而且还可能加重痼疾，致生他变。对临床很有启发和指导意义。

细目二　痉湿暍病脉证治第二

【原文】太阳病，关节疼痛而烦，脉沉而细者，此名湿痹。湿痹[1]之候，小便不利，大便反快，但[2]当利其小便。（14）

【注释】

［1］湿痹：痹，即闭。湿痹，指湿邪流注关节，闭阻筋脉气血，导致关节疼痛的病证。

［2］但：只，仅。

【原文阐释】本条论述湿痹的证候及治法。

湿邪初起多侵袭太阳之表，故见发热、身疼；湿邪流注关节，闭阻筋脉气血，故关节烦疼。"脉沉而细"，沉为在里，细脉主湿，说明湿邪不仅侵犯太阳之表，流注关节筋脉，且内趋于里，形成内外合邪之证。里湿影响膀胱气化功能，则见小便不利；湿结于脾胃，则见大便反快。本证为表里兼证，内湿不除，阳气郁遏于里，外湿难祛，故当利小便。小便利，里湿除，阳气通，则内外兼治。

【经义索隐】本条大便溏因湿引起，正所谓"利小便所以实大便也"，小便利，湿邪除，大便即可恢复正常。不可一见大便溏就用止泻药。

内湿的基本治法是利小便。内湿外湿同时相兼者，若内湿较重，则先利小便，兼以发汗；若外湿较重，则先发汗，兼以利小便。利小便既可单独使用，也可与发汗法兼用。

【原文】风湿，脉浮，身重，汗出，恶风者，防己黄芪汤主之。（22）

防己一两　甘草半两（炒）　白术七钱半　黄芪一两一分（去芦）

上锉麻豆大，每抄五钱匕，生姜四片，大枣一枚，水盏半，煎八分，去滓温服，良久再服。喘者加麻黄半两；胃中不和[1]者加芍药三分；气上冲者加桂枝三分；下有陈寒[2]者加细辛三分。服后当如虫行皮中[3]，从腰下如冰[4]，后坐被上，又以一被绕腰以下，温令微汗，差[5]。

【注释】

[1] 胃中不和：此处指湿困脾胃，血脉不畅所致的脘腹疼痛。

[2] 下有陈寒：指患者下焦有寒已久。

[3] 虫行皮中：指患者服药后皮肤出现虫爬行样的痒感。

[4] 从腰下如冰：指湿邪下趋，卫阳尚无力驱邪所致腰部以下畏寒之感。

[5] 差：通“瘥”，病愈。

【原文阐释】本条论述了素体气虚，外感风湿的证治。

患者素体卫表气虚，加之外感风湿邪气，卫表不固，即出现脉浮、汗出、恶风等表虚外感的证候。湿邪黏腻，其性重浊，流注肌表关节，故而出现身重。该证属气虚外感，不可用麻黄、桂枝一类辛温之药，恐发汗太过，气随汗脱，而用防己黄芪汤益气固表，祛风化湿。

方中防己祛风除湿，黄芪、白术益气固表，甘草、生姜、大枣调和营卫，亦有助正气驱邪之功。服药后，卫阳振奋，驱风湿邪气外达，故皮肤出现虫爬行样的痒感；湿性下行，卫阳尚无力驱邪，故从腰下如冰，此时应坐被上，并加被以围腰中，助阳令其温暖以出汗，则湿去病愈。

若喘，则加麻黄以宣肺平喘；若脘腹疼痛，则加芍药以缓急止痛；若气上冲，则加桂枝以平冲降逆；若下焦有寒日久，则加细辛以祛风散寒。

【经义索隐】本证的辨证要点是身重、脉浮、汗出、恶风，方用防己与黄芪，一补一泻，益气利水，是治疗素体气虚，风湿在表的绝妙配伍。方后特别注明，若出现“如虫行皮中”，则表示是药物得效的标志；若出现“从腰下如冰”，则“以一被绕腰以下”，取其微汗之意。注重服药反应和调护是仲景治疗疾病的一大特色，对后世临床具有重要意义。方后药物的加减，更是体现了仲景重视随症治疗的学术思想，也反映了其用药经验，对临床随症加减具有重要临床价值。

细目三　百合狐惑阴阳毒病脉证治第三

【原文】论曰：百合病者，百脉一宗[1]，悉致其病[2]也。意欲食复不能食，常默默[3]，欲卧不能卧，欲行不能行，饮食或有美时，或有不用闻食臭[4]时，如寒无寒，如热无热，口苦，小便赤，诸药不能治，得药则剧吐利，如有神灵者，身形如和[5]，其脉微数。

每溺[6]时头痛者，六十日乃愈；若溺时头不痛，淅然[7]者，四十日愈；若溺快然[8]，但头眩者，二十日愈。其证或未病而预见，或病四五日而出，或病二十日，或一月微见者，各随证治之。(1)

【注释】

[1] 百脉一宗：脉，血脉也；宗，本源也。这里可以理解为，心主血脉，肺朝百脉，人体一身血脉由心肺所主。

[2] 悉致其病：悉，尽也。此处意为百合病累及全身血脉。

[3] 默默：默，静也，寂也。指精神不振，寂然不语。

[4] 臭：通“嗅”，气味也。

[5] 身形如和：和，和顺、安和之意，引申为无病。此处指患者看上去似无明显病态。

[6] 溺：通“尿”，小便也。此处作动词用，即解小便。

[7] 淅然：形容怕风、寒栗之状。

[8] 快然：指无任何不适。

【原文阐释】第一段论述了百合病的病因病机、脉症。百合病是一种心肺阴虚内热而致的疾病。中医理论认为，“肺朝百脉”“心主血脉”，体现了人体一身血脉由心肺所主，若心肺功能正常，则气血顺畅，百脉调和；若心肺阴虚内热，则百脉失于濡养，症状百出。故而“百脉一宗，悉致其病也”是对其病因病机的高度概括。百合病的表现是如寒无寒、如热无热，看似难以辨别阴阳寒热，但后文中“口苦、小便赤、其脉微数”皆提示了阴虚内热之象。

第二段论述了百合病的预后转归。仲景根据小便时所出现的不适来判断患者体内阴液虚损情况。若小便时有头痛，则提示阴津伤极，脑络失养，病情重，预后时间长；若小便时自觉恶风，无头痛不适，则提示阴津尚存，阳气受损，考虑“有形之血不能速生，无形之气所当急固”，故而预后较前者好；若小便时无任何不适，平时自觉头晕、目眩，则提示虽有阴伤但不重，病情尚轻，预后可。文中六十、四十、二十等日数，只是说明病程长短的约略之数，不必拘泥。

【经义索隐】百合病的临床表现主要为两方面：一为变幻不定之征，如“欲食复不能食、欲卧不能卧、欲行不能行、似寒非寒、似热非热、身形如和”等；二为客观可凭之征，如阴虚内热所致“口苦、小便赤、其脉微数”。但百合病的症状非其独有，多病可见，故亦须重视与其类似疾病的鉴别，如脏躁、不寐、郁证、癫证、病后虚弱等病。

【原文】百合病不经吐、下、发汗，病形如初[1]者，百合地黄汤主之。(5)

百合七枚（擘） 生地黄汁一升

上以水洗百合，渍[2]一宿，当白沫出，出其水，更以泉水二升，煎取一升，去滓，内地黄汁，煎取一升五合，分温再服。中病[3]，勿更服[4]。大便当如漆[5]。

【注释】

[1] 病形如初：病形，病状也。指病状如第1条所述。

[2] 渍：药物炮制方法之一，指将药物浸入水中。

[3] 中病：指治疗方法切合病情，服药后病情明显好转。

[4] 勿更服：不必再服。

[5] 大便当如漆：漆，黑色也。指大便色黑，如黑漆一样。

【原文阐释】本条论述了百合病的正治法。百合病如果没有经过催吐、泻下、发汗等误治而发生变证，仍有第1条所述症状者，可用百合地黄汤养心润肺、滋阴清热。

【经义索隐】本方具有清、轻、平、润的特点，能滋津血、益元气，使五脏通畅、内热外泄，失调之机能恢复正常。原文提到“中病，勿更取”，旨在告诫医者中病即止，因生地黄汁甘寒而润，多服可致泻利，且方中生地黄汁用量较大，故取效后当避免用药过量。又云“大便当如漆”，此因服地黄汁后，大便色黑，停药可恢复正常，这种现象当在服药前告知患者，以免增加患者心理负担。

细目四　中风历节病脉证并治第五

【原文】寸口[1]脉浮而紧，紧则为寒，浮则为虚，寒虚相搏，邪在皮肤；浮者血虚，络脉空虚；贼邪不泻[2]，或左或右；邪气反缓[3]，正气即急，正气引邪，㖞僻不遂[4]。

邪在于络，肌肤不仁[5]；邪在于经，即重不胜[6]；邪入于腑，即不识人[7]；邪入于脏，舌即难言，口吐涎。(2)

【注释】

[1] 寸口：指左右两手的寸脉，寸口主表主营卫。

[2] 贼邪不泻：贼邪，虚邪贼风之意，统指外邪；泻，外出之意。指外邪侵入人体后留滞不出。

[3] 邪气反缓，正气即急：指受邪的一侧经脉肌肉松弛，无病的一侧经脉肌肉紧张。

[4] 㖞僻不遂：指口眼歪斜，不能随意运动。

[5] 肌肤不仁：指肌肤表面感觉减退，自觉麻木不仁。

[6] 重不胜：指肢体重滞不易举动。

[7] 不识人：指意识不清。

【原文阐释】本条论述了中风的病因病机、脉症及分类。寸口脉浮而紧，浮则正气不足，紧则外感风寒，揭示了“本虚标实”是中风的病机。气血不足，血脉空虚，风寒邪气侵袭，邪正交争，正虚邪胜，不能鼓邪外出，致使邪气随虚处停留。患侧气血本虚，邪气停留阻滞经脉，循经肢体肌肉失于濡养，萎废无力，呈弛缓状态，即“邪气反缓”；健侧气血运行通畅，肢体肌肉收放自如，呈相对紧张状态，即“正气即急”；健侧牵引患侧肌肉，即出现口眼歪斜的症状。

根据邪气停留部位不同，将中风分为四类：中络、中经、中腑、中脏。邪中于络脉，部位表浅，病情轻浅，而见肌肤麻木不仁；邪中于经脉，肢体经脉气血阻滞，而见肢体沉重不易举动；邪中于腑，邪蒙清窍，而见昏不识人；邪中于脏，蒙蔽心窍，而见言语不利、口角流涎。

【经义索隐】中风之病，首先是辨清病位，尤以意识的清醒与否来区别中经络与中脏腑，病位的深浅与病情轻重、疾病预后密切相关，对临床的辨证治疗起着至关重要的作用。此外，因临床上往往难以区分中脏与中腑，常以闭证与脱证来辨治。《金匮要略》首提出中风病名，认为其病因病机是“内虚邪中”，后世医家在此基础上多有发展，总结中风的病因病机离不开“风、火、痰、虚、瘀”五端。

【原文】诸肢节疼痛，身体魁羸[1]，脚肿如脱[2]，头眩短气，温温[3]欲吐，桂枝芍药知母汤主之。（8）

桂枝四两　芍药三两　甘草二两　麻黄二两　生姜五两　白术五两　知母四两　防风四两　附子二枚（炮）

上九味，以水七升，煮取二升，温服七合，日三服。

【注释】

[1] 身体魁羸：形容关节肿大，身体瘦弱。

[2] 脚肿如脱：形容两脚肿胀，且麻木不仁，似乎与身体脱离一样。

[3] 温温：作“蕴蕴”解，形容心中郁郁不舒。

【原文阐释】本条论述了风湿历节的证治。风湿历节是由于肝肾不足，风湿内侵，浸淫关节筋骨而出现周身肢体关节肿胀疼痛的疾病。风湿日久，气血不畅，郁久化热，消津烁液，则身体消瘦；湿性重浊，向下流注足部筋骨关节，则足部关节肿大、麻木不仁；风夹湿邪上蒙清窍，则头晕目眩、胸闷短气；湿阻中焦，胃失和降，则呕恶。仲景治以桂枝芍药知母汤祛风除湿、温经散寒，佐以滋阴清热。本方乃麻黄汤、桂枝汤、甘草附子汤三方加减而成，方中桂枝、附子宣阳通痹、温经散寒，麻黄、防风祛风除表湿，白术、附子助阳化里湿，知母、芍药滋阴清热，生姜、甘草和胃调中。诸药相伍，以祛邪为首务，兼顾养阴，俾风湿去，则痹宣经通，热去阴复，诸证可愈。

【经义索隐】本证的辨证要点在于关节的肿大变形、身体消瘦。方中麻黄、桂枝、白术合用，取其微汗通阳之功，是治疗风湿的主要方法，可参照上文中的“麻黄加术汤”。白术、附子合用，对风湿病所致肌肉、关节疼痛有较好的疗效。本病一般病程日久，本虚标实，证候复杂，临床应根据具体情况，或扶正祛邪同用，或寒温药物并投。

细目五　血痹虚劳病脉证并治第六

【原文】血痹阴阳俱微[1]，寸口关上微，尺中小紧，外证身体不仁[2]，如风痹[3]状，黄芪桂枝五物汤主之。（2）

黄芪三两　芍药三两　桂枝三两　生姜六两　大枣十二枚

上五味，以水六升，煮取二升，温服七合，日三服（一方有人参）。

【注释】

[1] 阴阳俱微：阴阳，指营卫气血；微，指虚弱。此处指的是营卫气血皆不足。

[2] 不仁：肌肤麻木或感觉迟钝。

[3] 风痹：指顽麻疼痛皆有，但以疼痛为主的病证。

【原文阐释】本条论述了血痹的证治。血痹是由于素体气血不足，血行涩滞致使身体肌肤失于濡养，而出现身体麻木不仁，甚则或有疼痛，类似风痹的症状。“寸口关上微，尺中小紧”提示了阳气不足，阴血涩滞之象。方用黄芪桂枝五物汤以益气通经，和营行痹。本方以黄芪益气固表为君，桂枝通阳行痹为臣，佐以生姜助桂通阳行痹，芍药敛阴和营兼除血痹，姜、枣调和营卫，共为使药。

【经义索隐】本条提出了血痹的辨证要点是肢体局部肌肤麻木不仁、脉涩，但需与风痹相鉴别。风痹是以肌肤疼痛为主。方用黄芪桂枝五物汤，即桂枝汤去甘草，倍生姜，加黄芪组成。方中倍生姜，是为助芪桂振奋卫阳、辛散表邪，同时用芍药以敛阴和营，使营阴充足，血脉通畅，取其“治风先治血，血行风自灭”之意。

【原文】夫失精家[1]，少腹弦急，阴头寒[2]，目眩（一作目眶痛）发落，脉极虚芤迟，为清谷、亡血、失精。脉得诸芤动微紧，男子失精，女子梦交[3]，桂枝加龙骨牡蛎汤主之。（8）

桂枝　芍药　生姜各三两　甘草二两　大枣十二枚　龙骨　牡蛎各三两

上七味，以水七升，煮取三升，分温三服。

【注释】

[1] 失精家：指经常梦遗、滑精的人。

[2] 阴头寒：指前阴寒冷。

[3] 梦交：指夜梦性交。

【原文阐释】本条论述了阴损及阳的虚劳病证治。“失精家”指的是经常梦遗、滑精的人。长期遗精，阴精损耗难复，头面失于濡养，故目眩、头发脱落；日久阴损及阳，虚寒内生，故少腹弦急、前阴寒冷。此外，“脉极虚芤迟”“脉芤动微紧”均为阴阳两虚之脉，可见于男子遗精、女子梦交。方用桂枝汤调和阴阳，加龙骨、牡蛎潜镇固涩。

【经义索隐】本条论述了虚劳失精的证候，属阴阳两虚之证，致使虚阳上浮，阴精下泄。故而用桂枝汤既能调和营卫以固表，还能调和阴阳以补虚，加龙骨、牡蛎潜镇固涩、潜阳入阴，阴阳相济，使虚阳不致上浮，阴精不致下泄。临床上，此方不仅可用于虚劳失精，还可以用于自汗、盗汗、遗尿、早泄等辨证属阴阳俱虚，不能阳固阴守者。

细目六　肺痿肺痈咳嗽上气病脉证治第七

【原文】大逆[1]上气，咽喉不利，止逆下气者，麦门冬汤主之。（10）

麦门冬七升　半夏一升　人参二两　甘草二两　粳米三合　大枣十二枚

上六味，以水一斗二升，煮取六升，温服一升，日三夜一服。

【注释】

[1] 大逆：《金匮要略论注》《金匮悬解》等均作“火逆”，宜从。

【原文阐释】本条论述了虚热肺痿的证治。肺胃阴虚，气机运动失司，故咳逆上气；虚火上炎，熏灼喉咙，致使咽喉不利。方中重用麦冬为君，滋养肺胃，使阴复而火降，辅以少量半夏降逆下气、化痰开结，同时两药相配，使半夏不致温燥伤阴，麦冬不致滋腻碍胃。同时以人参、甘草、粳米、大枣养胃益气生津，助麦冬生阴。

【经义索隐】本条麦冬与半夏用药比例为 7∶1，是仲景的配伍特点和临床用药经验，应予以重视。

【原文】肺胀，咳而上气，烦躁而喘，脉浮者，心下有水，小青龙加石膏汤主之。（14）

小青龙加石膏汤方（《千金》证治同，外更加胁下痛引缺盆）：

麻黄　芍药　桂枝　细辛　甘草　干姜各三两　五味子　半夏各半升　石膏二两

上九味，以水一斗，先煮麻黄，去上沫，内诸药，煮取三升。强人服一升，羸者减之，日三服，小儿服四合。

【原文阐释】本条论述了外寒内饮，郁久化热的肺胀证治。患者素有伏饮于肺，复外感风寒，引动伏饮，阻塞气道，肺气上逆而生咳喘；风寒、水饮日久郁而化热，热扰心神而见烦躁；脉浮、心下有水提示了外寒内饮。治以小青龙加石膏汤解表散寒、温肺化饮，辅以清热除烦。方中麻黄、桂枝解表散寒、宣肺平喘，细辛、干姜、半夏降逆下气、温肺化饮，石膏清郁热、除烦渴，佐以五味子、芍药收敛肺气，以防辛散太过，甘草调和诸药。

【经义索隐】本条是外寒内饮，郁久化热所致肺胀，可见肺气胀满、喘咳、烦躁、脉浮等症，需与射干麻黄汤、厚朴麻黄汤、越婢加半夏汤进行鉴别。方后注：“强人服一升，羸者减之，小儿服四合。”故其服药剂量宜因体质强弱、年龄大小而异。

细目七 胸痹心痛短气病脉证治第九

【原文】师曰：夫脉当取[1]太过不及[2]，阳微阴弦[3]，即胸痹而痛，所以然者，责其极虚[4]也。今阳虚知在上焦，所以胸痹、心痛者，以其阴弦故也。(1)

【注释】

[1] 取：拿，此处引申为诊得。

[2] 太过不及：指脉象改变。盛过于正常的为太过，主邪盛；脉象不足于正常的为不及，主正虚。《脉经》《千金》作“太过与不及”。

[3] 阳微阴弦：关前为阳，关后为阴。阳微，指寸脉微；阴弦，指尺脉迟。

[4] 极虚：《方言》：“极，疲也。”此处指阳气虚弱不足。“极虚”下，《千金》有“故”字。

【原文阐释】本条论述了胸痹的病机。仲景高度概括胸痹的病机是“阳微阴弦”。“阳微”指心阳虚衰，上焦阳气不足；“阴弦”指阴寒、痰饮、瘀血等邪气，邪气乘虚停滞心胸，而发为胸痹。后进一步从正虚和邪盛两方面阐述了胸痹的发生，揭示了胸痹是本虚标实之证。

关于“阳微阴弦”的认识，注家意见不一，归纳起来有四种：①以阴阳为诊脉浮沉者，脉浮为阳，脉沉为阴；②以阴阳为诊脉部位而言，寸脉为阳，尺脉为阴；③有不拘具体脉象，从病机立论者，阳微为正气不足，阴弦为邪实太过；④以阴阳为左右手诊脉者，右手为阳，左手为阴。根据本篇脉象描述，似以第二种意见为妥，此处可供参考。

【经义索隐】本条主要从脉象论胸痹，切脉当辨“太过不及”，此诊脉之要诀也。由此条原文可知，胸痹基本病机为本虚标实，虚实夹杂。治疗原则是扶正祛邪，兼顾同治，但需注意发作期以祛邪为主，缓解期以扶正为主。

【原文】胸痹之病，喘息咳唾，胸背痛，短气，寸口脉沉而迟，关上小紧数[1]，栝蒌薤白白酒汤主之。(3)

栝蒌实一枚（捣） 薤白半斤 白酒七升

上三味，同煮，取二升，分温再服。

【注释】

[1] 关上小紧数：《外台》“上”作“脉”字。指脉体细小而紧急，为第1条“阴弦”的互辞。

【原文阐释】本条论述了胸痹的证候、治法。由于心胸阳气不振，水饮邪气上乘，闭阻气道、血脉，则见胸背痛、喘息咳唾、短气。“寸口脉沉而迟，关上小紧数”体现了上焦阳气虚衰，中焦水饮内盛，上乘心胸，发为胸痹，与上文“阳微阴弦”同理。治以瓜蒌薤白白酒汤通阳宣痹。方中瓜蒌实苦寒滑利、豁痰开胸为君，薤白辛温通阳散结为臣，辅以白酒温通心脉，使痹阻得通，心阳得宣，诸症可除。

【经义索隐】本条胸痹的主症为“喘息咳唾、胸背痛、短气”，其诊断关键是“胸背痛、短气”。此外，瓜蒌薤白白酒汤中白酒的作用不可忽视，白酒温通血脉，可缓解瓜蒌寒凉攻泻之力。目前多用黄酒或各种白酒代之，亦有用米醋代之者。

细目八 腹满寒疝宿食病脉证治第十

【原文】病腹满，发热十日，脉浮而数，饮食如故[1]，厚朴七物汤主之。(9)

厚朴半斤 甘草三两 大黄三两 大枣十枚 枳实五枚 桂枝二两 生姜五两

上七味，以水一升，煮取四升，温服八合，日三服。呕者加半夏五合，下利去大黄，寒多者加生姜至半斤。

【注释】

[1] 饮食如故：此处指的是饮食同前，食欲食量可。

【原文阐释】本条论述了腑实兼表证的证治。患者病腹满，发热十日，可见腹满出现在发热之后，即先有表证，邪气入里化热，形成腑实证。其脉浮而数，也提示了表证未解，入里化热之象。饮食如故，提示了患者胃气未伤，饮食尚可运化，腹满是因肠中腑气不通导致的。治以厚朴七物汤通腑泄热、祛风解表。本方是厚朴三物汤合桂枝汤去芍药而成，用厚朴三物汤行气除满、泻下实热，桂枝汤解肌发表，因无腹痛，去芍药之酸敛，以免邪气留恋。

【经义索隐】本证的辨证要点是腹胀满，兼有发热、脉浮数等表证，可见是表里同病之证，宜表里双解，不可单纯解表或攻里。方后临证有加减，呕吐加半夏降逆止呕，泄泻去大黄，寒多重用生姜，同样体现了仲景随症加减的用药经验，值得参考。

细目九　五脏风寒积聚病脉证并治第十一

【原文】肾着[1]之病，其人身体重，腰中冷，如坐水中，形如水状，反不渴，小便自利，饮食如故，病属下焦，身劳汗出，衣（一作表）里冷湿，久久得之，腰以下冷痛，腹重如带五千钱，甘姜苓术汤主之。（16）

甘草二两　白术二两　干姜四两　茯苓四两

上四味，以水五升，煮取三升，分温三服，腰中即温。

【注释】

［1］肾着：着，留滞附着之意。寒湿痹着腰部，腰为肾之府，故名肾着。

【原文阐释】本条论述了肾着的病因病机、证治。此病属下焦，多因劳动汗出，衣服冷湿，寒湿侵袭腰部，致使其经脉气血不畅，则腰部冷痛、腹重。“口不渴、小便自利、饮食如故”，提示了寒湿没有深入脏腑，仅仅停留在肌肉筋膜之间。治以甘姜苓术汤散寒除湿。方中干姜、甘草温中散寒，茯苓、白术健脾祛湿，使寒湿得祛，阳气温行，腰中即温，肾着自愈。

【经义索隐】治疗肾着病的要领是在应用健脾祛湿的药物基础上，加用散寒化湿的干姜，故姜、苓、术的配伍是关键。仲景还用这种配伍治疗阳虚水泛证，如真武汤，可供后世临床参考。

细目十　痰饮咳嗽病脉证并治第十二

【原文】问曰：四饮何以为异？师曰：其人素盛今瘦[1]，水走肠间，沥沥有声[2]，谓之痰饮；饮后水流在胁下，咳唾引痛[3]，谓之悬饮；饮水流行，归于四肢，当汗出而不汗出，身体疼重，谓之溢饮；咳逆倚息[4]，短气不得卧，其形如肿[5]，谓之支饮。（2）

【注释】

［1］素盛今瘦：指痰饮患者未病之前，身体丰满，既病之后，身体消瘦。

［2］沥沥有声：指水饮在肠间流动时发出的声音。

［3］咳唾引痛：咳嗽时牵引胁下隐痛。

［4］咳逆倚息：咳嗽气逆，无法平卧，须倚床呼吸。

［5］其形如肿：此处有两种解释。一指外形浮肿，为气逆水溢之象；一指形如肿而实非真肿，为气逆外浮之征。

【原文阐释】本段论述了痰饮的分类和主症，为全篇的提纲。仲景根据痰饮所在部位不同，分为四类：痰饮、悬饮、溢饮、支饮。

分类	饮停部位	病机	症状
痰饮	水饮停留于胃肠间	脾胃运化失常，气血生化失源	身体消瘦、肠间常发出声响
悬饮	水饮停于两胁下	肝络失和，循肝经上犯于肺	咳嗽，并牵引两胁作痛
溢饮	水饮停于四肢肌表	肌肤腠理开阖失常	当汗出而不汗出，湿性重浊，留滞于四肢，阻滞气血，症见身体疼重
支饮	水饮停于胸膈之间	影响心肺，肺失宣降，肺气上逆；肺主通调水道功能失常，津液输布障碍	咳嗽、短气不得卧；身体水肿

【经义索隐】上述痰饮病四证，不仅饮停部位不同，病变脏腑有别，而且还有病情久暂与虚实之分。其中悬饮、溢饮以邪实为主，病程较短，病情较急。痰饮、支饮多为虚实夹杂，病程较长，病情较缓，但二者症状变化多端，临床不可拘泥于原文主症。

【原文】心下有痰饮，胸胁支满[1]，目眩，苓桂术甘汤主之。(16)

茯苓四两 桂枝三两 白术三两 甘草二两

上四味，以水六升，煮取三升，分温三服，小便则利。

【注释】

[1] 胸胁支满：指胸胁部有支撑胀满感。

【原文阐释】本条论述了脾虚失运，饮停心下的痰饮病证治。心下，当属中焦脾胃所在之处，故知病位在脾胃。脾胃阳虚，水液运化失常，停于心下，阻碍气机，则胸胁部满闷不适；气机升降失常，清阳不升，痰饮随气上蒙清窍，则头晕目眩。治以苓桂术甘汤温阳化饮，健脾利水。方中茯苓淡渗利水，以祛饮邪，桂枝辛温通阳，配炙甘草、白术之温药，可振奋中阳以温化水饮，白术、茯苓相合健脾燥湿，固护中土以制水。

【经义索隐】本方有桂枝、白术之温药，有茯苓之利水，有甘草之和中，使全方温中有消，温而不燥，是温阳化饮的主要方剂，亦是“温药和之”的具体体现，临床应用广泛。

细目十一　消渴小便不利淋病脉证并治第十三

【原文】男子消渴，小便反多，以饮一斗，小便一斗[1]，肾气丸主之。(3)

【注释】

[1] 以饮一斗，小便一斗：形容饮水多，小便亦多。

【原文阐释】本条论述了消渴肾虚的证治。此条文虽言男子，实则男女皆可有此病。患者肾气虚弱，开阖固摄失权，则水谷精微直趋下泄，随小便而排出体外，故小便反多；肾阳虚衰，不能蒸腾气化水液于口，故口渴多饮。治以肾气丸温补肾阳。

【经义索隐】肾气丸在《血痹虚劳病脉证并治》和《痰饮咳嗽病脉证并治》两篇中均用于治疗肾阳不足，膀胱气化不利所致的小便不利，而此处则用于治疗小便过多，虽表现不同，但病机一致，故用同方，体现了中医辨证论治的观念。

细目十二　水气病脉证并治第十四

【原文】师曰：病有风水、有皮水、有正水、有石水、有黄汗。风水，其脉自浮，外证骨节疼痛，恶风；皮水，其脉亦浮，外证胕肿[1]，按之没指，不恶风，其腹如鼓，不渴，当发其汗；正水，其脉沉迟，外证自喘；石水，其脉自沉，外证腹满不喘；黄汗，其脉沉迟，身发热，胸满，四肢头面肿，久不愈，必致痈脓。(1)

【注释】

[1] 胕肿：胕与跗通，其意有二：皮肤；足背。此从前者。跗肿即指皮肤浮肿，如《黄帝素问直解·卷二》曰：“肿者，皮肤胀满，水气不行，故聚水而生病也。”

【原文阐释】此条论述的是四水及黄汗的临证表现及皮水的治疗。风水，关之于肺。因风邪袭表，肺主皮毛，卫外不固，故脉浮恶风；肺失宣降，水湿停滞，流注于关节，故骨节疼痛。皮水，关之肺脾，此时正虚为主不兼风邪，因肺气虚失于通调水道，脾气虚运化失司，故水湿内停，泛溢肌肤则一身浮肿，腹胀如鼓，不口渴，水停仍于上中焦，故应因势利导，发汗为宜。正水，关乎于肾，肾阳虚不能蒸化水湿，故水湿停滞，泛溢肌肤则浮肿；水湿上逆犯肺则喘；肾阳虚弱，失于温养，则可表现为腰膝酸冷，脉迟。石水，是皮水进一步加重所致。其病机为肾阳衰微，水湿不能蒸化，凝聚下焦，则小腹结满，小便不利，腰膝酸冷；不能上逆于肺，则不喘。黄汗，水湿郁表，继而湿郁化热，故身热，四肢头面浮肿；湿热不解，进一步侵入营分，邪热郁蒸，则汗出色黄；若久不愈，则易生痈脓。

【经义索隐】风水与皮水关乎于肺脾，属上焦；正水与石水关乎于肾，属下焦，且此四者病机中皆责之水湿停滞，故由此可知均当施以祛除水湿之法。皮水亦可视为风水的进一步发展所致，起初责之于肺，后关乎于脾。而石水也应当是正水进一步演变致肾阳衰微所致。

【原文】师曰：诸有水者，腰以下肿，当利小便；腰以上肿，当发汗乃愈。(18)

【原文阐释】此条论述水气病的两大治疗方法——开鬼门，洁净府。水气病者，腰以下肿甚，病位多在下焦，多因阳气虚弱，不能化气利水，水湿停滞于下，故应当因势利导，通利小便以除湿邪；腰以上肿甚，病位多在中上二焦，因邪气袭表，肺失宣降，水湿泛溢，故应当发汗解表利水。

【经义索隐】水气病病机均为水湿泛溢，总以因势利导的方法，将有形之水排出体外。不论是在上在表用汗法，还是在下在里用利小便法均体现了这种思想。虽然利小便与发汗都有祛除水湿，宣通气机的作用，但临床仍认为二者合用，起到相辅相成的效果。

【原文】风水恶风，一身悉肿，脉浮不渴，续自汗出，无大热，越婢汤主之。(23)

【原文阐释】此条论述风水夹热证的证治。临证表现为恶风，身热，汗出，不口渴，全身浮肿，治以越婢汤。病机为：风邪袭表，肺合皮毛则恶风；肺失宣降，水湿泛溢肌肤，则全身浮肿；湿郁而化热则身热。越婢汤可发越水气，清解郁热，治疗风水夹热水肿。麻黄配石膏辛凉宣泄，发散水气，解肌表郁热；配生姜解表宣散，祛肌表水湿；甘草与大枣同用补脾和中；大枣配生姜温脾暖胃，且防石膏之寒伤胃。

【经义索隐】越婢汤具有发汗散水，清解郁热之效。在临床上应用当有头面部及上半身浮肿，并常伴有恶寒、发热、身痛、咳喘胸闷、咽痛口渴、尿少色黄、苔薄白或黄白相间而润、脉浮数等兼症。

细目十三　黄疸病脉证并治第十五

【原文】寸口脉浮而缓，浮则为风，缓则为痹，痹非中风，四肢苦烦[1]，脾色必黄，瘀热以行。

【注释】

［1］苦烦：重滞不舒之意。

【原文阐释】寸口脉浮，多因风邪袭表，正邪交争于表；寸口脉缓，责之为湿邪痹阻，而此处所致痹证虽非中风，也应当与太阳中风相区别；因脾失健运，湿邪郁里化热，继而陷入营分，故瘀热以行，四肢苦烦；而黄疸与脾关系密切，临床表现最为突出的便是湿热泛溢肌肤所致的皮色黄、目黄；瘀热以行，可以理解为湿热郁滞于血和脾，久而成瘀。后世医家治疗黄疸多宗"脾色必黄，瘀热以行"之旨，常从湿、热、瘀着手，以治脾为要。

【经义索隐】黄疸发病常责于血分，因此黄疸病证注重活血化瘀法，正如原文"脾色必黄，瘀热以行"意为湿热郁闭于脾，影响血分并行于周身，故发黄可见之。

细目十四　呕吐哕下利病脉证治第十七

【原文】呕而肠鸣，心下痞者，半夏泻心汤主之。(10)

【原文阐释】此条为寒热错杂致呕的证治。因心下痞为主症，故其病位主在中焦，邪气内陷，寒热错杂于中焦，故心下痞满，中焦气机失常，则脾胃升降失常，胃气上逆为呕，脾气不升为肠鸣泄泻。半夏泻心汤可辛开苦降，散结除痞，和胃降逆。方中黄芩、黄连苦寒直折，干姜、半夏辛以开之，苦辛同用，降逆开痞；参、枣、草养中气，复胃阳。诸药合用使中州枢机得畅，升降有权，上下交通则痞结开散，呕逆肠鸣得解。

【经义索隐】中气为上下之枢，故本证虽上下齐病却只治其中，遂临床诊病也常以"心下痞"作为要点。此方用之甚广，凡呕而肠鸣或呕而下利，伴见心下痞闷者用之多效。

细目十五　妇人妊娠病脉证并治第二十

【原文】妇人宿有癥病[1]，经断未及三月，而得漏下不止，胎动在脐上者，为癥痼害。妊娠六月动者，前三月经水利时，胎也。下血者，后断三月，衃[2]也。所以血不止者，其癥不去故也。当下其癥，桂枝

茯苓丸主之。(2)

【注释】

[1] 癥病：瘀血痞块。

[2] 衃：指瘀血内结。《说文》："凝血也。"

【原文阐释】妇人平素有瘀血痞块类的病证，停经不到三个月，复又行经不止，此时胎动在上腹部，这是癥瘕造成的。妊娠正常应该六月胎动，且在脐下，而瘀血痞块所致三月则胎动，且在脐上。故病机是由于瘀血阻滞，不应止血而应下血，瘀血下，则癥病除，血乃止。方用桂枝茯苓丸以行血祛瘀，平冲下气。方中桂枝温通血脉，茯苓补正和中，芍药和营，桃仁、丹皮活血化瘀，蜜调和诸药。本方具有活血化瘀之功。

【经义索隐】本方以丸缓之，其用量小，故可达到祛瘀而正不伤之效，且亦体现了治血兼治水的思想。

【原文】妇人怀妊，腹中㽲痛[1]，当归芍药散主之。(5)

【注释】

[1] 㽲痛：指腹中急痛，亦可指绵绵作痛。

【原文阐释】妇人妊娠，小腹拘急，绵绵作痛，临床还可见急躁易怒，身体浮肿，胃纳欠佳。主要因妊娠妇人血虚肝郁，脾虚湿停，所致肝脾不和之妊娠腹痛。妇人胎为孕妇气血所养，若孕妇素体气血不足，常因血养胎而不藏于肝则肝气不舒，气养胎而使脾不运则湿浊内生，肝脾不和，血虚湿生，则气血运行不畅。故治以当归芍药散养血柔肝，补脾利湿，最终达到调和肝脾的目的。当归芍药散组成：当归、芍药、川芎、茯苓、白术、泽泻。

【经义索隐】临床诊治无关乎腹痛的性质，主要在于其肝脾失调，气滞血瘀湿阻的病机。而当归芍药散临床主治：一是肝虚血少；二是脾虚湿阻。本方中川芎为血中气药，因此治疗妊娠病虽效用佳，但用量须小。方中其他药物疗效正如《金匮方歌括》所言"凡怀妊腹痛，多属血虚，而血生自中气。中者，土也，土过燥而不生物，故以芎、归、芍药滋润之；土过湿亦不生物，故以苓、术、泽泻渗之。燥湿得宜，则中气治而血盛，痛则自止"。

细目十六　妇人产后病脉证治第二十一

【原文】问曰：新产妇人有三病，一者病痉，二者病郁冒[1]，三者大便难，何谓也？师曰：新产血虚，多出汗，喜中风，故令病痉；亡血复汗，寒多，故令郁冒；亡津液，胃燥[2]，故大便难。(1)

【注释】

[1] 郁冒：头昏眼花，郁闷不舒。郁，郁闷不舒；冒，头昏，目不明，如有物冒蔽。

[2] 胃燥："胃"泛指胃与肠。由于津液耗伤，胃肠失濡润致燥结成实。

【原文阐释】此条论述新产妇人三大病证及病机。新产妇人好发三大病：痉病、郁冒、大便难。因新产妇人本就耗血伤津，气血不足，复感风邪，化燥伤阴，筋脉失于濡养，易中风，好发痉病；而产后血虚多汗，腠理开泄，自体阳气虚，故感寒，寒邪闭表，阳郁上冲，胃失和降则郁冒，临床表现为郁闷不舒、但头汗出、呕而不能食、脉微弱；血虚津亏，肠道失于濡养，则大便干燥，难以排出。

【经义索隐】产后痉病、郁冒、大便难虽临床表现各不相同，但其追本溯源，病机均为血虚津亏。因此治疗上都应养血护津；且临床上应注意区别郁冒与产后血晕的关系。

细目十七　妇人杂病脉证并治第二十二

【原文】妇人咽中如有炙脔[1]，半夏厚朴汤主之。(5)

【注释】

[1] 炙脔：炙，烤；脔，肉切成块。炙脔即烤肉块。

【原文阐释】此条论述妇人情志疾病梅核气的证治。妇人因情志不舒，郁而化火，炼液成痰，阻于咽喉，故自觉咽喉中有异物，不影响饮食，且因其病机临床可伴有脘腹胀闷、食少纳呆、脾气暴躁等症状。

以半夏厚朴汤理气解郁，化痰散结的功效治之。方中半夏、厚朴俱能化痰开结，下气降逆，用作主药；辅以茯苓渗利以祛痰，生姜降逆气化痰结；更用芳香轻畅的干苏叶利气解郁。诸药同用，使气郁得解，痰结得开，则咽中舒畅。

【经义索隐】梅核气表现为以咽中异物梗塞感，咯之不出，吞之不下为主症，但饮食及吞咽正常。临床上本病患者常伴随精神抑郁等精神类症状。此中妇人病证当与另一种痰凝气结型病证区分开来。

【原文】妇人脏躁[1]，喜悲伤欲哭，象如神灵所作，数欠伸，甘麦大枣汤主之。(6)

【注释】

[1] 脏躁：妇人情志性病证，临床表现为哭笑无常，急躁易怒，心烦失眠，呵欠连连，胡言乱语等。

【原文阐释】本条论述脏躁的证治。脏躁是由于七情郁而化火，火耗气伤血，肝体阴而用阳，进而肝血虚则不藏魂，心血虚则不养神。宜以甘麦大枣汤甘润缓急，养血安神。方中用小麦能养心健脾益肝，兼以安神定志；甘草、大枣味甘健脾补土，并能缓急止燥。三药合用，共奏补益心脾、缓急安神之功。

【经义索隐】脏躁以情志不宁、悲伤欲哭为主症，身体疲乏为兼症。甘润"滋脏气而止其燥也"，故治疗脏躁当用甘润之品。临床上可用于治疗女性更年期综合征或精神情志类疾病。

第四单元　温病学

细目一　温热论

【原文】温邪上受[1]，首先犯肺，逆传心包[2]。肺主气属卫，心主血属营，辨营卫气血虽与伤寒同，若论治法则与伤寒大异也。(1)

【注释】

[1] 上受：口鼻居于人体上部，温邪从口鼻而入侵犯人体，故称"上受"。

[2] 逆传心包：出自叶天士《温热论》。指温病传变的另一规律。一般温病的传变规律是由卫传气，由营到血，如果感邪较重，或者患者心营素虚等，温邪传变迅速，可不按次序传变，由卫分（肺）直接内陷心包（营分），出现神昏谵语等临床表现，称为逆传心包。

【原文阐释】本条文阐述了温病的致病因素、感邪途径、首发病位及传变趋势，并说明温病与伤寒治法的区别。

"温邪"指出了温病的致病因素；"上受"是指温邪从口鼻而入侵犯人体；"首先犯肺"是指温病的首发病位为肺卫。因肺居上焦，开窍于鼻，外合皮毛，与卫气相通，故温邪初犯首先表现肺卫表热证候。

卫气营血是反映温邪表里浅深的标志。温邪由肺卫传至气分，由浅入深，称为"顺传"，此时病情较轻。如温邪不由浅至深顺传，而由肺卫直接内陷心包，称为"逆传"，此时病情较重，病势凶险。"肺主气属卫"是指肺主一身之气，与卫气相通，故卫气分病变主要与肺相关；"心主血属营"是指营血由心所主，周行全身以营养机体，故营血分病变主要与心相关。这种按卫气营血来分析温病病变的浅深和发展阶段的方法，成为温病的辨证纲领之一。

温病与伤寒虽同属外感热病，均有由表入里、由浅入深的传变规律，但两者的具体治法有很大差异。温病以卫气营血辨证，伤寒以六经辨证。温病之温邪易耗伤阴液，故温病用药重视养阴生津；伤寒之寒邪易损伤阳气，故用药重视顾护阳气。

【经义索隐】叶天士在本条文中明确提出了温病的致病因素为"温邪"，并根据《黄帝内经》中关于卫气营血生成的先后、部位的浅深、病理生理特点等理论，引申发挥创立了反映温病病变浅深轻重的卫气营血辨证方法，形成了一套完整的有别于伤寒的辨证理论体系。

【原文】盖伤寒之邪留恋在表，然后化热入里，温邪则热变最速，未传心包，邪尚在肺，肺主气，其合皮毛，故云在表。在表初用辛凉轻剂。挟风则加入薄荷、牛蒡之属，挟湿加芦根、滑石之流。或透风于

热外[1]，或渗湿于热下[2]，不与热相搏，势必孤矣。(2)

【注释】

[1] 透风于热外：指治疗温邪在表夹风的方法，在辛凉剂中加薄荷、牛蒡等辛凉散风之药，使风邪透表而解。

[2] 渗湿于热下：指治疗温邪在表夹湿的方法，在辛凉剂中加芦根、滑石等淡渗利湿之药，使湿邪从下而泄。

【原文阐释】本条文阐述了伤寒与温病传变特点的差异，并提出温邪在表的治法，以及其夹风、夹湿的不同用药特点。

伤寒是由于寒邪侵袭人体，寒为阴邪，易伤阳气，初起呈表寒证候，然后化热入里，传变速度较慢；温病是由于温邪侵袭人体，温热为阳邪，易伤阴津，初起即见表热证候，传变迅速。温邪侵犯肺卫，此时温邪在表，宜用辛凉轻剂治疗。如温邪在表夹有风邪，可在辛凉轻剂中加薄荷、牛蒡等辛凉散风之药，使风从外解，即所谓"透风于热外"，风不与热相搏，则热易解；如温邪在表夹有湿邪，可在辛凉轻剂中加芦根、滑石等淡渗利湿之药，使湿从下泄，即所谓"渗湿于热下"，湿不与热相搏，则热易清。

【经义索隐】本条文指出了伤寒与温病传变特点的区别。一般而言，伤寒容易"留恋在表"，温邪容易"热变最速"，但应注意的是临床上不可一概而论。伤寒也能传变迅速而直中三阴，而温邪如夹湿也可留恋气分而传变缓慢。

【原文】不尔，风挟温热而燥生，清窍[1]必干，为水主之气[2]不能上荣，两阳[3]相劫也。湿与温合，蒸郁而蒙蔽于上，清窍为之壅塞，浊邪[4]害清也。其病有类伤寒，验之之法，伤寒多有变证，温热[5]虽久，在一经不移，以此为辨。(3)

【注释】

[1] 清窍：指口、鼻、目、耳等面部诸窍。

[2] 水主之气：泛指人体的津液。

[3] 两阳：风与热皆属阳邪，故称"两阳"。

[4] 浊邪：湿与热相互搏结，称为"浊邪"。

[5] 温热：此处指温热夹湿之证。

【原文阐释】本条文阐述了温热夹风和夹湿的不同病机和证候特点，以及温热夹湿与伤寒的鉴别。

温热夹风时，温热和风皆属阳邪，两阳相合，耗劫津液而不能上荣清窍，故称"两阳相劫"，可见口鼻咽等清窍干燥症状。湿与温热相互搏结谓之"浊邪"，蒸灼上焦，蒙蔽清窍，故称"浊邪害清"，可见鼻塞、耳聋、头昏目胀，甚至昏聩等清窍壅塞的症状。

温热夹湿与伤寒初起证候相似，但可根据两者不同的传变特点加以鉴别。伤寒初起寒邪留恋在表，然后化热入里，经六经传变，随着传变过程其证候性质也随之改变，故称"伤寒多有变证"。因湿性黏腻，温热与湿邪缠绵交蒸于中焦，上蒙下流，弥漫三焦，相对而言传变较慢，故称"在一经不移"。

【经义索隐】本条文中叶天士将温热夹风的病机特点概括为"两阳相劫"，证候特点概括为"清窍必干"，实际上阴液耗损也是温病重要的共性病机。温热夹湿的病机特点为"浊邪害清"，证候特点为"清窍壅塞"，叶天士以"清窍"的"干"和"塞"来区分温热夹风与夹湿。但临床上应注意的是，清窍干燥的原因不仅限于阴液耗损，如水湿内停、阳气衰微、瘀血内阻等均可导致津液不能上荣而致燥。另外，出现"清窍壅塞"也不仅限于湿邪为患，温邪犯肺也可导致鼻窍闭塞。温热所致者多伴燥咳、口渴、脉数等症；湿温所致者多伴胸闷、呕恶、不渴或渴不多饮、苔腻、脉濡等症。

【原文】前言辛凉散风，甘淡驱湿，若病仍不解，是渐欲入营也。营分受热，则血液[1]受劫，心神不安，夜甚无寐，或斑点隐隐，即撤去气药。如从风热陷入者，用犀角、竹叶之属；如从湿热陷入者，犀角、花露[2]之品，参入凉血清热方中。若加烦躁，大便不通，金汁[3]亦可加入，老年或平素有寒者，以人中黄[4]代之，急急透斑为要。(4)

【注释】

［1］血液：指营阴。

［2］花露：指菊花露、金银花露等。

［3］金汁：即粪清，具有清热凉血解毒之功。

［4］人中黄：将甘草末放在竹筒内，于人粪坑中浸渍一段时间后的制成品，具有清热凉血解毒之功。

【原文阐释】本条文主要阐述温邪内传营血分的证治。

温邪在表时，夹风则辛凉散风，夹湿则甘淡驱湿，如病情没得到缓解，可能表明温邪将要内传营血分。心主血属营，热入营分必会耗劫营阴，营热内扰，故见“心神不安，夜甚无寐”。营血同行脉中，营分受热，热窜血络，故见“斑点隐隐”。此时治宜清热凉血透邪为主，不能再按邪在卫气分时的治法，只用透风渗湿之类药物。从风热陷入者，宜用犀角、竹叶等药物清营凉血透热；从湿热陷入者，宜凉血清热方配犀角、花露等药物清泄芳化。若热毒壅盛内结，可见烦躁、大便不通，宜凉血清热方中加入金汁以加强清热凉血解毒之功。对于老年人或素体虚寒者，可用人中黄取代金汁。邪热入营但见斑点隐隐，表明邪热有外透之势，可用清热凉血透邪之法使营热随斑点外透，即所谓“急急透斑为要”。

【经义索隐】关于热入营分的治法，应灵活理解叶天士所提出的“撤去气药”。此处并非指完全不能用治疗气分证的药物，因后文所列竹叶、花露等皆属气分药，而是强调应该将治疗的重心转到清营泄热透邪方面。叶天士所说“透斑”是指用清热解毒、凉血透邪之法透达热邪，促使营热随斑外透，而不是用升散提透之法。

【原文】若斑出热不解者，胃津亡也，主以甘寒，重则如玉女煎，轻则如梨皮、蔗浆之类。或其人肾水素亏，虽未及下焦，先自彷徨矣，必验之于舌，如甘寒之中加入咸寒，务在先安未受邪之地[1]，恐其陷入易易[2]耳。（5）

【注释】

［1］先安未受邪之地：指在治疗已病脏腑之时，根据传变的趋势，预先扶助未病的脏腑，以防传变。

［2］易易：前一易字意为容易，后一易字意为变化，即容易发生传变之意。

【原文阐释】本条文阐述了斑出热不解的证治。

温病发斑多为阳明热毒内陷营血所致，因邪热有外泄之势，热随斑出之后，热势应渐解。若斑出而邪热仍不解者，表明邪热已消灼胃津，津伤则水不能济火，即所谓“胃津亡”，治疗主要以甘寒之剂清热生津。热盛伤津较重者，可用玉女煎加减清气凉营，泄热生津；热盛伤津较轻者，可用梨皮、蔗浆之类滋养胃津；若肾水素虚，则邪热易乘虚而传入下焦，劫烁肾阴而加重病情。此时应根据舌象加以鉴别，若见舌质干绛甚至枯萎，虽未出现肾阴亏虚的症状，也应于甘寒中加入咸寒之药以补益肾阴，即所谓“先安未受邪之地”，从而达到防病的目的。

【经义索隐】叶天士所说“胃津亡”，不能理解为仅局限于胃津衰亡，在“胃津亡”的同时必然也存在胃热亢盛，否则不会出现斑出而热不退的表现。在强调胃热、津伤的同时，尚需考虑到邪热炽盛、正气亏虚等深层次原因。

【原文】若其邪始终在气分流连者，可冀其战汗[1]透邪，法宜益胃[2]，令邪与汗并[3]，热达腠开，邪从汗出。解后胃气空虚，当肤冷一昼夜，待气还自温暖如常矣。盖战汗而解，邪退正虚，阳从汗泄，故渐肤冷，未必即成脱证。此时宜令病者，安舒静卧，以养阳气来复，旁人切勿惊惶，频频呼唤，扰其元神，使其烦躁。但诊其脉，若虚软和缓，虽倦卧不语，汗出肤冷，却非脱证；若脉急疾，躁扰不卧，肤冷汗出，便为气脱之证矣。更有邪盛正虚，不能一战而解，停一二日再战汗而愈者，不可不知。（6）

【注释】

［1］战汗：指温病过程中，突然出现全身战栗，肢冷脉伏，继而全身大汗的表现，是正气未衰，驱邪外出的现象。

［2］益胃：此处指温邪留恋气分时的治法，即以轻清宣透之品，宣通气机，清气生津，补足津液，使

正气得以振奋，邪热随汗而解。

[3] 邪与汗并：指温邪入侵，正气奋起抗邪，蒸腾汗液，使邪气并入汗液，从皮肤外泄而解。

【原文阐释】本条文阐述温邪流连于气分的治法，以及战汗的机理、临床表现、转归和处理原则。

温病邪气流连于气分，既不从外解，也未内传营分，始终在气分流连，说明正气未虚，邪正力量相持于气分，可通过战汗使气分邪热外透而解。促进战汗可用“益胃”之法，运用轻清宣透之品，宣通气机，清气生津，补足津液，使正气振奋，腠理得开，邪热随汗而解。

战汗是邪正交争的表现，大汗之后常因胃气亏乏，阳气外泄，而出现肌肤失温的短暂现象，一般待正气恢复后肌肤可复温。战栗后汗出热退，此时应让患者安卧休息，待阳气来复。战汗后出现肤冷，同时应留意患者脉象和神志的表现。若脉虚软和缓，倦卧不语，为邪去正气尚虚的表现，并非脱证；若脉象急疾，烦躁不能安卧，则是正气外脱的表现。如邪气盛而正气相对不足，也会出现一次战汗不能完全驱邪外出的情况，须停一两天再通过战汗而痊愈。

【经义索隐】温病中出现战汗是正气驱邪外出的表现，临床上可见全身战栗，甚或肢冷爪青、脉沉伏，而后全身大汗淋漓。战汗后如见热势减退，脉静身凉，甚至肌肤冰冷、倦卧少语，但神情安详，病痛大减，非气脱之证，而是病情好转的现象。战汗之后也可能发生脱证，鉴别关键在于脉象和神志的表现。若脉静，神清安卧，为邪去正虚的表现；若脉急疾，且神志不清，烦躁不安，则是正气外脱的表现。

【原文】再论气病有不传血分，而邪留三焦，亦如伤寒中少阳病也。彼则和解表里之半，此则分消上下之势，随证变法，如近时杏、朴、苓等类，或如温胆汤之走泄。因其仍在气分，犹可望其战汗之门户[1]，转疟之机括[2]。(7)

【注释】

[1] 门户：此处指出路。

[2] 机括：此处指机会。

【原文阐释】本条文阐述了邪留三焦的治法及转归。

三焦为人体气机升降出入之枢纽，主通调水道。如温邪久居气分，易留于三焦，导致气机不宣，水道不通，水湿内停，可出现类似伤寒少阳病的证候。此时湿热阻遏三焦，宜以分消走泄之法宣通上、中、下三焦气机，即所谓“分消上下之势”。应根据证候的特点选方用药，如以杏仁开上，厚朴宣中，茯苓导下，或以温胆汤宣气化痰利湿。邪留三焦仍在气分，如治疗得法，使气机通达，痰湿得化，则仍有机会通过战汗驱邪外出。

【经义索隐】温病邪留三焦与伤寒少阳病均属半表半里证，但两者的临床表现和治法均有不同。

证候	相同点	不同点		
		病机	症状	治法方药
温病邪留三焦	均属半表半里证	湿热阻遏三焦，气化失司，痰湿内阻	寒热起伏，胸满腹胀，小便短，苔腻	分消走泄，宣通三焦，用杏、朴、苓等类或温胆汤化痰利湿、宣展气机
伤寒少阳病		邪郁少阳，导致枢机不利	寒热往来，胸胁苦满，心烦喜呕，默默不欲食，口苦咽干，目眩	小柴胡汤和解表里

【原文】大凡看法，卫之后方言气，营之后方言血。在卫汗之可也，到气才可清气，入营犹可透热转气，如犀角、玄参、羚羊角等物，入血就恐耗血动血，直须凉血散血，如生地、丹皮、阿胶、赤芍等物。否则，前后不循缓急之法，虑其动手便错，反致慌张矣。(8)

【原文阐释】本条文为全篇论温病的纲领，阐述了温病按照卫、气、营、血次序传变的规律，以及卫气营血不同阶段相应的治疗大法和方药。

卫分证是温邪从口鼻而入侵犯肺卫，属表证，病情轻浅。继而表邪传入气分，病情加重。若病邪进一步深入营分，则病变更深。最后邪入血分，病情最为严重。一般来说，卫气分病情较轻，以功能失调为主；营血分病情较重，病变以实质损害为主，伴严重的功能失调。

温病在卫、气、营、血不同阶段有相应的治法。“在卫汗之可也”是指温邪侵犯卫分而出现表证，宜用辛凉透汗之法，使邪热随汗外透而解。忌用辛温，以免助热伤阴；又忌过用寒凉，以免遏邪而不利外透。“到气才可清气”是指卫分表邪已解，邪热真正到了气分才可清气泄热，但不宜过早使用清气之药。因清气药多为清凉苦寒之品，过早使用会阻遏气机，反而不利于透邪外出。初入气分者多用轻清透邪之药，热毒深重者多用苦寒清降之药。“入营犹可透热转气”是指温邪入营，但未见动血耗血之象，此时可用犀角、玄参、羚羊角等药清营热、滋营阴，同时佐以清气分热之药，引营分邪热透出气分而解。“入血就恐耗血动血，直须凉血散血”是指温邪已深入血分，邪热耗伤血液，窜扰血脉，迫血妄行，可见出血及瘀血等症，宜用“凉血散血”之法，如生地、丹皮、阿胶、赤芍等药。通过卫气营血辨证确定病变阶段及病情的轻重缓急，进而选方用药，才不会“动手便错，反致慌张”。

【经义索隐】新感温病一般按照卫气营血的顺序传变，但是伏气温病可初起即发于气分，甚至营血分。卫气营血四个阶段只是反映了温病演变的大致程度，每个阶段还有具体的证候类型。如卫分证还有风热、湿热、暑热、燥热等感邪性质之分；气分证有在肺、脾、胃、胆、肠、膜原、胸膈等病变部位之分；营分证可分为营热炽盛和营阴耗损；血分证可分为瘀热阻于下焦、瘀热交结于胸和热入血室。此外，临床上可见同时表现为不同阶段的证型，如卫气同病、卫营同病、气营血同病等。

【原文】且吾吴[1]湿邪害人最广，如面色白者，须要顾其阳气，湿胜则阳微也，法应清凉，然到十分之六七，即不可过于寒凉，恐成功反弃，何以故耶？湿热一去，阳亦衰微也；面色苍者，须要顾其津液，清凉到十分之六七，往往热减身寒者，不可就云虚寒，而投补剂，恐炉烟虽熄，灰中有火也，须细察精详，方少少与之，慎不可直率而往也。又有酒客[2]里湿素盛，外邪入里，里湿为合。在阳旺之躯，胃湿[3]恒多；在阴盛之体，脾湿[4]亦不少，然其化热则一。热病救阴犹易，通阳最难，救阴不在血，而在津与汗；通阳不在温，而在利小便，然较之杂证，则有不同也。（9）

【注释】

［1］吴：指江苏吴县，现苏州一带，此处泛指江南地区。

［2］酒客：指嗜酒之人。

［3］胃湿：指湿热偏重于胃，热重于湿。

［4］脾湿：指湿热偏重于脾，湿重于热。

【原文阐释】本条文阐述了湿邪致病的特点及治疗方面的注意事项。

湿邪致病具有地域性的特点。如江南地区气候炎热潮湿，湿热弥漫，故此地区的人易生湿热病。湿邪伤人又有“外邪入里，里湿为合”的特点，嗜酒之人因脾胃受损，导致水湿不运，成为里湿，再感受外湿，必然内外相合而为病。

湿为阴邪，既能化燥伤阴，亦可损伤阳气。患者感受湿邪，阳气被遏，湿胜阳微，会出现面色白等阳气虚的症状，治疗应顾护阳气。若湿渐化热，需用清凉，也只能用至十分之六七，以免重伤阳气。若素体阴虚而感受湿热邪气，出现面色苍白者，应以清热化湿兼顾津液，但亦不可过于寒凉。若用药后出现热减身寒者，不可误以为虚寒而随意投温补之剂，补则余火复炽，反而加重病情。

湿邪致病的演变与患者不同的体质有关。素体阳盛者，湿邪多从热化而归于阳明胃，病见热重于湿；素体阴盛者，湿热多从湿化而归于太阴脾，病见湿重于热。虽不同体质患者感受湿热时病机各有偏重，但发展过程中均可化热化燥，故称“然其化热则一”。

因温热阳邪易化燥伤阴，故治疗温热病的过程中多使用清热滋阴之法。滋阴药又多甘凉养阴救津，属正治法，容易掌握，故称“热病救阴犹易”。湿邪又易困遏清阳，阻滞气机，治疗既要分解湿热，又要宣通气机。但化湿药多芳香苦燥而助热，清热药多苦寒凉遏而助湿，宣通药多温燥而助热。因此，要掌握好清热、祛湿、宣通之药的合理配伍较难，故称“通阳最难”。

治疗温病时“救阴”“通阳”的目的与治疗杂病时不同。温病治疗中救阴的目的不在于滋养阴血，而在于顾护津液，防止过汗伤津；而通阳的目的不在于以温药温补阳气，而在于宣通气机，化气利湿通小便，强调淡渗利湿法在祛湿中的重要性。

【经义索隐】本条文中“湿胜则阳微”与“湿热一去，阳亦衰微”两者的意义不完全相同。前者指湿邪为患阻遏阳气，会出现面色㿠白等阳气虚的症状。后者强调湿热已经伤阳，因此用药时不可过于寒冷，以免进一步损伤阳气。治疗湿热性温病既要化湿清热，又要宣通气机。但化湿之品多温燥，可助热势；清热之品多苦寒，可伤阳气。因此，临证时需要把握好化湿、清热、宣通之药的合理配伍，才可达到祛邪而不伤正的效果。

【原文】再论三焦不得从外解，必致成里结。里结于何？在阳明胃与肠也。亦须用下法，不可以气血之分，就不可下也。但伤寒邪热在里，劫烁津液，下之宜猛；此多湿邪内搏，下之宜轻。伤寒大便溏为邪已尽，不可再下；湿温病大便溏为邪未尽，必大便硬，慎不可再攻也，以粪燥为无湿矣。(10)

【原文阐释】本条阐述了湿热里结证的病位、病机、治法，以及其与伤寒阳明腑实证运用下法的区别。

证候	相同点	不同点		
		病机	治法	大便溏的意义
湿热里结证	均可用攻下法	湿热与积滞相互胶结于肠腑，并非燥屎	下法宜轻宜缓，以期祛湿导滞	大便溏乃湿邪未尽，须下至大便成形才表明湿邪已尽
伤寒阳明腑实证		邪热炽盛，津液受劫，燥屎结于肠腑	下法宜峻，以期急下存阴	大便溏表明燥结已除，邪气已去，不可再下

【经义索隐】本条文所述伤寒与湿温运用下法的区别，不可简单理解为伤寒与温病运用下法时有绝对的区别，应作全面理解。临床上若湿邪已化燥，也可与肠垢互结形成腑实证而需用峻下法，此时不可拘泥于轻下之法而延误治疗。

细目二　湿热病篇

【原文】湿热证，始恶寒，后但热不寒，汗出胸痞，舌白[1]，口渴不引饮。(1)

【注释】

[1] 舌白：指舌苔色白。

【原文阐释】本条文为湿热病的辨证提纲，列举了湿热病初起的典型症状。

湿热病初起，湿邪伤表，湿为阴邪，阻遏卫阳，故见恶寒；湿邪逐渐化热入里，湿热郁蒸，故发热而不恶寒；热盛于阳明，故见汗出；湿为阴浊之邪，易阻遏气机，故见胸痞之症；湿邪内盛则舌苔色白；邪热内盛，耗伤津液，故感口渴；水湿停于内，故虽口渴而不欲饮。

【经义索隐】薛生白认为湿热病表证为太阴和阳明之表，病理性质为湿邪困阻，气机不畅，故可见四肢倦怠、肌肉烦疼和胸痞等脾胃病变。而伤寒表证为太阳表寒证，虽也可见恶寒、发热，但病理性质为寒邪束表，经气郁滞，腠理闭塞，故头痛身疼、无汗、脉浮紧等症状较为明显。

【原文】湿热证，恶寒无汗，身重头痛，湿在表分。宜藿香、香薷、羌活、苍术皮、薄荷、牛蒡子等味。头不痛者，去羌活。(2)

【原文阐释】本条文主要阐述了“阴湿”伤表的证治。

湿为阴邪，湿邪伤表，卫阳被遏，故见恶寒无汗；湿性重着，气机为湿所困，蒙蔽清阳，故见身重头痛。因湿邪尚未化热，病位在表，治宜芳香辛散、宣化湿邪。用藿香、香薷、苍术皮以芳香化湿，配以薄荷、牛蒡子以宣透卫表。头痛多夹风邪，羌活可祛风胜湿；头不痛者，说明夹风之象不明显，故去羌活。

【经义索隐】薛生白在自注中说本证为“阴湿伤表之候”，此时湿邪在表，尚未化热，里湿不显著，故宜用芳香辛散、透表化湿之法治疗。

【原文】湿热证，恶寒发热，身重，关节疼痛，湿在肌肉，不为汗解。宜滑石、大豆黄卷、茯苓皮、

苍术皮、藿香叶、鲜荷叶、白通草、桔梗等味，不恶寒者，去苍术皮。(3)

【原文阐释】本条文主要阐述了“阳湿”伤表的证治。

湿邪在表，阻遏卫阳，故有恶寒；湿邪已经化热，湿热蕴滞肌表，故见发热，且热象较为明显；湿性重着，湿热留滞肌肉关节，故身重、关节疼痛；湿性黏滞，湿热相结，故难以随汗而解。治宜宣化湿邪的同时，配以泄热之药，可用滑石、大豆黄卷、茯苓皮、苍术皮、藿香叶、鲜荷叶、白通草、桔梗等药。因苍术皮性温，故如不恶寒者去苍术皮。

【经义索隐】薛生白在自注中说本证为“阳湿伤表之候”，是与上条“阴湿伤表之候”相对而言。此时湿邪伤表，且湿已化热，宜用利湿泄热、芳香化湿透表之法治疗。薛氏在自注中又谓“此条外候与上条同，惟汗出独异”，可见汗之有无是区别阴湿和阳湿的关键，一般认为阴湿者无汗，阳湿者有汗。

【原文】湿热证，寒热如疟[1]，湿热阻遏膜原。宜柴胡、厚朴、槟榔、草果、藿香、苍术、半夏、干菖蒲、六一散等味。(8)

【注释】

[1]疟：指疟疾，主要表现为寒热往复、汗出、身凉，发有定时。

【原文阐释】本条文主要阐述了“湿热阻遏膜原”的证治。

膜原为三焦之门户，一身之半表半里，湿热之邪阻于膜原，营卫气相争，可见寒热往来如疟状。治宜宣透膜原、辟秽化浊。故用柴胡以透达膜原，厚朴、半夏、槟榔、草果、苍术以理脾燥湿、开达膜原，藿香、菖蒲以芳香化浊，六一散以清利湿热。

【经义索隐】薛生白在自注中云“膜原为阳明之半表半里”，意在说明本证既非阳明里证，又与少阳之半表半里证不同。少阳之半表半里为伤寒之邪传里化热，病位偏于足少阳，兼有湿热秽浊阻遏脾胃；膜原之半表半里为湿遏热伏，病位近于中焦，表现为寒热如疟，但不像疟疾发有定时，而是寒热交替或起伏，可见舌苔白腻或满布垢浊、苔如积粉、脘腹满闷等湿浊内盛之证。

【原文】湿热证，数日后脘[1]中微闷，知饥不食，湿邪蒙绕三焦。宜藿香叶、薄荷叶、鲜荷叶、枇杷叶、佩兰叶、芦尖、冬瓜仁等味。(9)

【注释】

[1]脘：主要指胃脘，也涉及胸腹部。

【原文阐释】本条文主要阐述了湿热病后期“湿邪蒙绕三焦”的证治。

湿热病后期，湿热大势已解但余邪未清，余湿困胃，脾胃气未复，湿邪蒙绕三焦，气机不畅，故见脘中微闷，虽能知饥但不欲食。可用藿香叶、薄荷叶、鲜荷叶、枇杷叶、佩兰叶“五叶”轻清宣化，再配以芦尖、冬瓜仁淡渗利湿，使气机畅通，余湿得除，诸证自愈。

【经义索隐】本条文所说“湿邪蒙绕三焦”，实际上偏重于中、上二焦，宜用轻清之品宣通气机。此时不可过用攻伐或滋补，妄用攻伐之剂会损伤正气，滥用滋补之品可致恋邪不解。

【原文】湿热证，初起发热，汗出胸痞，口渴舌白，湿伏中焦。宜藿梗、蔻仁、杏仁、枳壳、桔梗、郁金、苍术、厚朴、草果、半夏、干菖蒲、佩兰叶、六一散等味。(10)

【原文阐释】本条文主要阐述了湿热阻于中焦，湿重于热的证治。

本证虽见发热、汗出，但无恶寒，表明湿邪已不在表，而是内伏中焦。湿热阻遏气机，肺气失宣而出现胸痞；湿邪内阻，津液不能上升则口渴，多为口渴而不欲饮；湿重于热，故舌苔色白。用苍术、厚朴、草果、半夏以辛苦燥湿；藿香、佩兰、蔻仁、郁金、菖蒲以芳香化湿；杏仁、桔梗、枳壳以开宣肺气，行气湿化；六一散以清热淡渗利湿。

【经义索隐】本证为湿伏中焦，始见化热，湿重于热，故治疗以辛开化湿为主，佐以清热。本证口渴是由于湿邪内阻所致津不上升，渴而不欲饮，非胃液不足之渴，故治疗以化湿为主，湿化则津液上升，口渴自解。本条文用药集中了燥湿、化湿、宣湿、渗湿四种方法，体现了薛氏治湿的基本大法。

【原文】湿热证，舌根白，舌尖红，湿渐化热，余湿犹滞。宜辛泄佐清热，如蔻仁、半夏、干菖蒲、大豆黄卷、连翘、绿豆衣、六一散等味。(13)

【原文阐释】本条文主要阐述了“湿渐化热，余湿犹滞”的证治。

舌根部苔白为湿邪之象；舌尖红表明湿渐化热。虽湿渐化热，但余湿仍在，治宜化湿与清热并施，用蔻仁、半夏、菖蒲以辛散燥湿，大豆黄卷、连翘、绿豆衣、六一散以清热利湿，使湿热两解。

【经义索隐】本条文虽薛生白自注为“湿热参半之证”，但热势尚不重，实际上仍属湿重热轻之证。除了舌根白，舌尖红，还可见胸痞、恶心呕吐、身热汗不解、脉濡数等症。湿渐化热，易伤津液，若妄投滋润有助湿之弊，故燥湿中佐以清热，以保存阴液。

细目三　温病条辨

【原文】温病者：有风温、有温热、有温疫、有温毒、有暑温、有湿温、有秋燥、有冬温、有温疟。(上焦1条)

【原文阐释】本条文列举了九种温病的名称，说明了温病的概念及范围。

本条明确提出温病是多种外感热病的总称。吴鞠通根据发病的气候特点、病邪特点或临床表现，归纳为风温、温热、温疫、温毒、暑温、湿温、秋燥、冬温和温疟九种温病，为温病的辨证、分类和治疗提供了依据。

【经义索隐】九种温病中，风温、暑温、秋燥、冬温是根据季节和主气来命名的。风温为初春时节感受风热病邪而发的一种温病；暑温是在盛夏之时感受暑热病邪而发的一种温病；秋燥是在秋季感受燥热病邪而发的一种温病；冬温是冬季感受冬令反常之温气而发的一种温病。除此之外，也有根据不同病邪或临床特点来命名的。如温毒是感受了温热时毒病邪，既有热性病的常见症状，又有局部肿毒表现的一种温病；温热是春末夏初感染温热病邪，以里热证为主的一种温病；湿温是在夏末秋初的长夏季节，因感受湿热病邪而发的一种温病；温疟是内有阴气先伤，夏季复感暑热，阴伤而阳热亢盛而发的一种疟疾；温疫是感受疠气秽浊而发，具有较大流行性和传染性的一种温病。

【原文】太阴风温、温热、温疫、冬温，初起恶风寒者，桂枝汤主之；但热不恶寒而渴者，辛凉平剂银翘散主之。温毒、暑温、湿温、温疟，不在此例。(上焦4条)

【原文阐释】本条文阐述了温邪初犯卫分的证治及治疗禁忌。

风温、温热、温疫、冬温初起，如恶风寒较明显，表明表邪偏盛，可以辛温法解表治疗，代表方为桂枝汤，但应慎用麻、桂等辛温峻汗之剂，以免助热化燥。如热象较重，不恶寒而渴者，宜以辛凉法治疗，代表方为辛凉平剂银翘散。而温毒、暑温、湿温、温疟等温病由于初起部位不一，所以治法不同，故“不在此例”。

【经义索隐】本条文中，吴鞠通以“恶风寒”和“不恶寒”作为选用辛温法和辛凉法的重要依据，但临证时应结合其他临床表现判断。辛凉平剂银翘散是治疗温病上焦证的首方，取自《黄帝内经》“风淫于内，治以辛凉，佐以苦甘”的法则，用药以辛凉为主，稍佐以辛温、芳香之品，药性平正不偏，开创了辛凉透邪之法治疗表证，有别于《伤寒论》治疗表证之法，为吴氏的一大贡献。

【原文】太阴温病，血从上溢者，犀角地黄汤合银翘散主之。有中焦病者，以中焦法治之。若吐粉红血水者，死不治；血从上溢，脉七、八至以上，面反黑者，死不治；可用清络育阴法。(上焦11条)

【原文阐释】本条文阐述了手太阴温病血分证的证治及危重症的表现。

温邪从手太阴传入血分，伤及血络，可逼血上溢从口鼻而出。病属上焦，肺络受伤，故以治疗温病上焦证的银翘散引经而出；病属血分，热迫血行，故加上凉血散血的犀角地黄汤合而治之。若温邪传入中焦，则以中焦法治疗，如白虎汤、承气汤等。若出现吐粉红色血水，或血从上溢，口鼻出血，脉七八至以上，颜面晦暗无泽的情况，均为死不治的危重症。此时可用凉血清络、甘寒养阴之法治疗。

【经义索隐】若出现下面两种危重情况，均为死不治：一为吐粉红色血水，吴氏在自注中认为“粉红水非血非液，实血与液交迫而出，有燎原之势，化源速绝”；二为血从上溢，口鼻出血，脉七八至以上，颜面反而晦暗无泽，吴氏在自注中称之为“火极而似水”，此时下焦阴液严重亏虚，不能上济心火，心火与温邪相合，形成燎原之势，劫灼肺阴，病情十分凶险。吴氏提出用凉血清络、甘寒养阴之法治疗，可用犀角地黄汤合黄连阿胶汤加减。

【原文】太阴温病，寸脉大，舌绛而干，法当渴，今反不渴者，热在营中也，清营汤去黄连主之。（上焦 15 条）

【原文阐释】本条文阐述了手太阴温病营分证的证治。

温病始于上焦手太阴，两寸脉为肺心脉，寸脉大，可知心肺上焦有热，此为上焦温病常见脉。舌绛而干，舌绛红为热入营分之征象，温病热邪伤阴本渴，今反而不渴，此为热入营分，热邪蒸腾营气上注咽喉，故令人不渴。邪入营分，治宜清营泄热，代表方为清营汤。舌绛红而干提示邪热耗伤营阴较甚，故用清营汤去黄连。因黄连味苦性燥，而性质沉降，不去恐更伤营阴及引邪深入。

【经义索隐】本条文阐述了上焦温病邪热入营的证治。辨别热邪在营分与否，除上述症状外，还可见身热夜甚、斑疹、谵语、脉细数等症。在治疗上除了辨别热邪是否在营分之外，亦可辨别患者伤阴与否，若阴伤不甚，则可不去黄连，治疗上不必拘泥。

【原文】邪入心包，舌蹇[1]肢厥，牛黄丸主之，紫雪丹亦主之。（上焦 17 条）

【注释】

［1］舌蹇：指舌体不能灵活转动，言语蹇涩之症。

【原文阐释】本条文阐述了邪入心包的证治及厥证产生的机理治法。

邪入心包，气血运行郁滞，阴阳之气不相顺接，故四肢厥冷。因舌为心之苗，邪入心包，闭阻机窍，可见舌体转动不灵。治宜清心化痰开窍，可用牛黄丸或紫雪丹治疗。

【经义索隐】寒厥和热厥皆能因阳气不能外达而出现脉沉伏，而两者鉴别要点为舌象。

证型	相同点	不同点（舌象）
寒厥	皆因阳气不能外达而见脉沉伏、四肢厥冷	舌多见色淡而胖嫩、有齿印，苔白、灰或黑润
热厥		舌多见色绛红，苔黄腻而焦干

【原文】头痛恶寒，身重疼痛，舌白不渴，脉弦细而濡，面色淡黄，胸闷不饥，午后身热，状若阴虚，病难速已，名曰湿温。汗之则神昏耳聋，甚则目瞑不欲言；下之则洞泄[1]；润之则病深不解。长夏深秋冬日同法，三仁汤主之。（上焦 43 条）

【注释】

［1］洞泄：原指食后腹泻，完谷不化，此处指泻下无度。

【原文阐释】本条文阐述了湿温初起的证治及治疗禁忌。

湿温病多发于夏秋之际，有起病缓、传变慢、病情缠绵难愈的特点。湿温初期可见头痛恶寒、身重疼痛、面色淡黄、胸闷不饥、午后身热较重、舌苔白腻、口不渴、脉弦细而濡等症状。

治疗湿温初起，首先要与伤寒表证、阳明腑实证和阴虚证相鉴别，有三大禁忌。一为禁汗：不可见头痛发热、身体疼痛就误以为是伤寒而使用汗法；二为禁下：不可见中满不饥就误以为是腑实停滞而使用下法；三为禁润：不可见午后身热就以为是阴虚而使用滋阴之法。如误用汗法，则耗损心阳，湿邪随发汗药之升散之性而上扰心窍、清窍，心窍被湿邪所蒙而见神昏，清窍被湿邪所蒙而见耳聋、目瞑、不欲言等症；如误用下法，则耗损阴津，或损伤脾阳，下后脾阳受损，脾气不升而下陷，湿邪则乘虚内犯而成洞泄；如误用滋阴之法，滋阴药物多滋腻黏滞，必与阴湿之邪胶结，使湿邪更为胶固难解，使病情加重。

湿温病的治疗上，吴氏认为“惟以三仁汤轻开上焦肺气，盖肺主一身之气，气化则湿亦化也”。治疗湿温病用药宜刚不宜柔。纵观三仁汤配伍，杏仁配桑叶除上焦湿邪，降肺气以通调水道；白蔻仁、厚朴、半夏芳香化浊，降胃消滞燥湿；生薏苡仁、滑石、通草淡渗利湿清热。三仁配伍，而非单宣肺气，达到通治上、中、下三焦黏滞之湿邪，成为治疗湿温常用方之一。

【经义索隐】治疗湿温病，当详细辨析湿热两邪之偏重，临床用药时不必拘泥原方，按照湿热两邪谁轻谁重，灵活用药。湿邪重浊有向下发展的趋势，故湿邪在上焦较为少见，或湿邪停留在上焦时间较短，多见于停留中焦脾胃。治疗时应详细把湿温跟伤寒、食滞、阴虚辨别，治疗原则是分利湿热，湿热同治，湿去则热自清。若只以温药治湿则助其热，若只以寒药治热则助其湿，故湿热同治，三仁汤为代表方之一。

【原文】面目俱赤，语声重浊，呼吸俱粗，大便闭，小便涩，舌苔老黄，甚则黑有芒刺，但恶热，不恶寒，日晡[1]益甚者，传至中焦，阳明温病也。脉浮洪躁甚者，白虎汤主之；脉沉数有力，甚则脉体反小而实者，大承气汤主之。暑温、湿温、温疟，不在此例。（中焦1条）

【注释】

［1］日晡：指申时，下午3～5点。

【原文阐释】本条文为阳明温病提纲，阐述了阳明温病的证治，包括阳明温病的主要临床表现及产生机理，以及区分阳明经证和腑证的证治。

阳明温病分为经证和腑证，两者有相同的症状，也有相异的脉证。

证型	相同点	不同点		
		脉象	治法	方剂
阳明温病经证	热邪循阳明经脉上蒸而面目俱赤，舌苔老黄；热邪袭肺，肺失宣降而语声重浊，呼吸俱粗；邪热阻结膀胱，气化不利，且邪热伤津，故小便短赤不畅；里热炽盛，故但恶热，不恶寒，日晡益甚	脉浮、洪、躁	辛寒清热透邪	白虎汤
阳明温病腑证		脉沉数有力	苦寒攻下	大承气汤

【经义索隐】临床上也可通过腹部触诊及观察大便情况鉴别经证和腑证。如腹软无压痛，大便不秘者，多属经证；腹部胀满疼痛，便秘或热结旁流，则属腑证。吴氏在本条自注中提出大承气汤不可轻用，强调“舌苔老黄，甚则黑有芒刺，脉体沉实系燥结痞满，方可用之”。又如《伤寒论》中提及痞满燥实坚都具备方可使用大承气。但临床上未必等到上述症状出现才使用，因上述症状出现代表病情严重，故确定是阳明腑实，再结合腹部触诊，就能使用大承气汤，把握攻下时机。

【原文】阳明温病，下之不通，其证有五：应下失下，正虚不能运药，不运药者死，新加黄龙汤主之。喘促不宁，痰涎壅滞，右寸实大，肺气不降者，宣白承气汤主之。左尺牢坚，小便赤痛，时烦渴甚，导赤承气汤主之。邪闭心包，神昏舌短，内窍不通，饮不解渴者，牛黄承气汤主之。津液不足，无水舟停者，间服增液，再不下者，增液承气汤主之。（中焦17条）

【原文阐释】本条文阐述了阳明腑实兼证的证治。

阳明温病腑证者，应用下法攻之，唯临证有使用攻下法后而大便依然不通者，其原因和临床表现可分为五个方面：

（1）腑实兼有正虚，当予扶正祛邪，方用新加黄龙汤。因邪盛正虚，不可再予承气汤攻下再伤正气，又不能予以补益，闭门留寇，助热固邪，当以人参扶正，大黄攻下，姜汁和胃，玄参、生地、麦冬养阴，当归补血，海参化坚，甘草调和，共起补益气血、攻下腑实之效。

（2）腑实兼有肺热，肺失宣降，而出现喘促不宁、坐卧不安、痰热壅盛及右寸脉实大的一派肺热炽盛的表现。治疗上予以宣白承气汤表里合治，吴氏称此法为“脏腑合治法”。

（3）腑实兼有小肠热盛，表现为尿色黄赤、尿道涩痛、烦渴、左尺脉牢坚不移（左尺候肾与小肠也）。所以治疗上既要泄大肠热结，又要清利小肠火热，以导赤承气汤治疗，吴氏称此法为“二肠同治法”。

（4）腑实兼有闭窍，出现神志昏迷、舌短难伸、口渴而饮不解等症状，此为热邪内陷，热闭心包的表现。治疗上除了泻下阳明腑实外，亦要清心开窍，方予牛黄承气汤，吴氏称此法为“两少阴合治法”。

（5）阳明热盛伤津，津液枯耗，致大便闭结不通，无水舟停。治疗可先用增液汤以滋养阴液，增水行舟，使大便通行。如果服用后大便不下者，再在增液汤基础上加大黄、芒硝，通腑泻下，既养阴，又荡结，故吴氏称此法为“气血合治法”。

【经义索隐】吴氏结合阳明温病的不同特点，针对各证的病因、病机及证候，创立了五条承气方。这些发挥无疑是对《伤寒论》攻下法治疗腑实证的补充和发展。临床治疗便秘时，除了腑实证以外，亦要考虑虚证所引起的便秘，例如老年性便秘，多因功能性便秘或年老阴虚，治疗上则不能以攻下为法，要考虑鼓动腑气、增液通便等治疗方法。

【原文】阳明温病，无汗，实证未剧[1]，不可下。小便不利者，甘苦合化[2]，冬地三黄汤主之。（中焦29条）

【注释】

［1］实证未剧：指阳明腑实证尚不显著。

［2］甘苦合化：甘味药能缓补滋养，苦味药能燥湿清热，合用则能滋润清热。

【原文阐释】本条文阐述了阳明温病无汗禁下及小便不利的证治。

阳明温病，无汗出表示非阳明无形热盛，即非阳明经证。实证未剧，即阳明腑实证尚不明显，故不能以下法治疗。温病出现小便不利的原因有三：一是小肠热盛，火腑不通，分清泌浊功能失调；二是热邪袭肺，肺失宣降，通调水道功能失调；三是温热之邪伤及津液。故治疗予以冬地三黄汤，“甘苦合化”以泄热益阴。

【经义索隐】吴氏在《中焦篇》30条中提及“温病小便不利者，淡渗不可与也，忌五苓、八正辈”。热邪本已伤阴，再行淡渗利湿，强行利尿之法恐再伤阴。临床上热邪、脾虚、伤寒太阳病蓄水皆可引起小便不利，故临床应仔细辨别原因，予相应方药，忌一见小便不利即用淡渗利湿之方药。

【原文】风温、温热、温疫、温毒、冬温，邪在阳明久羁，或已下，或未下，身热面赤，口干舌燥，甚则齿黑唇裂，脉沉实者，仍可下之；脉虚大，手足心热甚于手足背者，加减复脉汤主之。（下焦1条）

【原文阐释】本条文阐述了温病后期真阴耗伤的证治。

温热之邪久留阳明，热势炽盛，或热邪伤及少阴，使真阴受灼，均会出现身热面红，口干舌燥，甚则齿黑唇裂等症状。吴鞠通以脉证辨析病位所在，如脉沉实有力而出现上述症状及阳明温病的汗出、便秘、舌红苔老黄等，可用下法治疗，如承气汤之类；如出现脉虚大无根，手足心热于手足背，午后热甚，舌红光滑无苔，腹中无燥屎，则邪热少虚热多，如再下之则竭其真阴，使病情加重。治疗上应予以加减复脉汤以滋养真阴，以防阴衰阳脱。

【经义索隐】吴氏认为，温病热邪已经深入下焦，伤及肝肾之阴，同时存在腑实证，也应使用承气汤急下存阴。参考《伤寒论》阳明病篇三急下中“伤寒六七日，目中不了了，睛不和，无表里证，大便难，身微热者，此为实也，急下之，宜大承气汤”。此伤寒条文跟下焦1条有异曲同工之妙。目中不了了，睛不和，是因肝肾阴伤不能濡养双目；而口干舌燥，甚则齿黑唇裂，也是肝肾阴伤的表现。故两条文能起互补作用，提示临床即使下焦肝肾阴伤，只要有腑实证，均以大承气汤下之，以急下存阴。另外，除了阳明热盛不解耗伤肾阴之外，邪入营血，内陷厥阴少阴也能引发本证。使用复脉辈时，也应对下焦阴虚证有明确判断，如有夹湿温病，湿邪未化燥，则不能使用。

【原文】少阴温病，真阴欲竭，壮火[1]复炽，心中烦，不得卧者，黄连阿胶汤主之。（下焦11条）

【注释】

［1］壮火：指邪热之火。

【原文阐释】本条文阐述了少阴温病阴虚邪盛的证治。

少阴温病，即下焦温病。温热之邪久留体内必定伤及少阴肾之真阴，肝肾同源，肝阴亦同时受温热之邪所灼，消耗殆尽，此谓“真阴欲竭”。“壮火复炽”中壮火为温热之邪，壮火复炽即邪火内盛。下焦温病为温病的后期，真阴欲竭，正气亏虚，邪热愈加猖狂，则使真阴更加枯竭，故见心中烦、不得卧，此乃心肾不交之症状。如治疗不当，则令阴阳离决，步入死亡。治疗上吴氏借用治疗伤寒少阴热化证的黄连阿胶汤以泻心火、养真阴，起到交通心肾的作用，使阴阳不致离决。

【经义索隐】黄连阿胶汤临床上应用甚广，使用时应把握住病机为心肾不交，肾阴虚的情况下，有心火亢盛，阴虚火旺的基本病机。若只有肾阴虚，不考虑用黄连阿胶汤。

【原文】夜热早凉，热退无汗，热自阴来者，青蒿鳖甲汤主之。（下焦12条）

【原文阐释】本条文阐述了温病后期，邪入阴分的证治。

本证常见于温病后期阴虚发热，能食消瘦，舌红苔少，脉沉细数。注意其发热为“夜热早凉，热退无汗”，此乃阴虚发热的特点，即所谓“热自阴来”。温病后期，真阴已亏损而余邪留伏阴分，病情缠绵，久久不愈，病虽不重，但余邪逐渐耗伤阴血。治疗上不能单纯以滋阴为法，恐闭门留寇；亦不能单用苦燥之品泻火，故以青蒿鳖甲汤滋阴透热外出。

【经义索隐】青蒿鳖甲汤用途甚广，不但适用于温病后期，其他阴虚发热之疾病亦可奏效。方中青蒿、鳖甲配伍，青蒿不能直入阴分，由鳖甲引之；鳖甲不能独出阳分，由青蒿引之，使两者能透阴分之伏邪外出。

【原文】治外感如将（兵贵神速，机圆法活，去邪务尽，善后务细，盖早平一日，则人少受一日害）；治内伤如相（坐镇从容，神机默运，无功可言，无德可见，而人登寿域）。治上焦如羽[1]（非轻不举）；治中焦如衡[2]（非平不安）；治下焦如权[3]（非重不沉）。

【注释】

［1］羽：指羽毛。

［2］衡：指秤杆。

［3］权：指秤砣。

【原文阐释】本条文阐述了外感与内伤治则的区别及三焦的治疗大法。

治疗外感疾病时，用药如用兵。如将军带兵外出打仗般，用兵贵在速度，胜利通常只在一瞬间，所以用药治外感同样贵在神速，用药亦要了解每味药的特长，灵活运用不同药来应付不同的外感病，主动出击，彻底击破病邪。治病后亦要顾及善后，早日祛除外感病邪，使患者少受一天病痛之苦。而治疗内伤杂病时则要如同宰相治国一样，要从容不迫，运筹帷幄，不能急功近利。治疗内伤病的最大目的是令患者长寿。此乃吴氏对治疗经验的概括，临证时应结合患者情况而论治。

此外，吴氏指出三焦分证在治疗上的主要特点，用“羽”“衡”“权”三字概括了治疗上、中、下焦温病的基本大法。治上焦之药物要轻如羽毛，因轻药才能到达上焦，治疗在上的病位；此外药量要轻，煎煮时间亦不能过长，也是令药能升浮到上焦病位的要诀。而治中焦要如同秤杆那样保持平衡，中焦为脾胃之府，脾胃一升一降，如平衡打破则病生也，故脾胃不平则人不安；治疗上要以保持脾升胃降为主要原则。治疗下焦则如同秤砣一样，用性质沉重，重镇滋潜味厚的药物才能直达下焦之病所，如滋补真阴、潜阳息风之药。

【经义索隐】本条文中吴鞠通对外感病和内伤病在治疗上的特点作了高度概括，用“将”和“相”来论述治疗外感病和内伤病时的侧重点之不同，但并不能完全反映两者治疗的差异，在临证时需要详加分析。

中医临床

第六章　中医内科学

【本章通关解析】

中医内科学是一门重要的临床课程，在历年的中医执业医师资格考试中占据非常重要的地位。其中实践技能考试第一站病案分析中，涉及一道病案分析题，占 20 分（实践技能总分 100 分）。综合笔试考试中，平均每年出题 90 道，占 90 分（医学综合总分 600 分）。

本科目共涉及 8 个单元 51 种疾病。考查重点主要分布在疾病特点、病因病机、证候类型、治疗方法、使用方剂 5 个方面。要求考生重点记忆的内容主要是疾病的特点、证候类型、使用方剂 3 个方面，即同病异治。

在学习内科病过程中要注意与外科、妇科、儿科相同或类似疾病的比较，同时也要善于归纳总结哪些疾病共用了同一首方剂，即异病同治。

第一单元　肺系病证

细目一　感冒

1. 概述　感冒是感受触冒风邪而导致的常见外感疾病，病情轻者多为感受当令之气，称为伤风、冒风、冒寒；病情重者多为感受非时之邪，称为重伤风。在一个时期内广泛流行、证候相类似者，称为时行感冒。临床表现为鼻塞、流涕、喷嚏、咳嗽、头痛、恶寒、发热、全身不适、脉浮。

2. 病因病机　病因以风邪为主。病机是六淫入侵，卫表不和，肺气失宣。

3. 鉴别诊断

（1）普通感冒与时行感冒

病名	病因	发病季节与特点	病情表现	有无传变
普通感冒	外感六淫，以风为主	冬春气候多变，发病率高，常散发	病情多轻，全身症状轻	多无
时行感冒	时行疫毒	季节不限，有广泛的传染流行性	病情多重，全身症状显著	入里化热，继发合并他病

（2）普通感冒与风温早期

	普通感冒	风温早期
病情	轻	重
发热	不高，或不发热	高热
转归	少传变	多传变或入营入血
预后	服解表药后，汗出，脉静身凉	汗出热虽暂退，旋即复起，脉数不静

4. 辨证论治

分型证治		辨证要点	治法	方药
常人感冒	风寒束表	恶寒重，发热轻，无汗，头痛，肢节酸疼，鼻塞声重或鼻痒喷嚏，时流清涕，咽痒，咳嗽，痰吐稀薄色白，口不渴或渴喜热饮，舌苔薄白而润，脉浮或浮紧	辛温解表	荆防达表汤或荆防败毒散
	风热犯表	身热较著，微恶风，汗泄不畅，头胀痛，面赤，咳嗽，痰黏或黄，咽燥，或咽喉乳蛾红肿疼痛，鼻塞，流黄浊涕，口干欲饮，舌苔薄白微黄，舌边尖红，脉浮数	辛凉解表	银翘散或葱豉桔梗汤
	暑湿伤表	身热，微恶风，汗少，肢体酸重或疼痛，头昏重胀痛，咳嗽痰黏，鼻流浊涕，心烦口渴，或口中黏腻，渴不多饮，胸闷脘痞，泛恶，腹胀，大便或溏，小便短赤，舌苔薄黄而腻，脉濡数	清暑祛湿解表	新加香薷饮
虚体感冒	气虚感冒	恶寒较甚，发热，无汗，头痛身楚，咳嗽，痰白，咳痰无力，平素神疲体弱，气短懒言，反复易感，舌淡苔白，脉浮而无力	益气解表	参苏饮
	阴虚感冒	身热，微恶风寒，少汗，头昏，心烦，口干，干咳少痰，舌红少苔，脉细数	滋阴解表	加减葳蕤汤

易混考点解析

感冒（中医内科学）		感冒（中医儿科学）		经行感冒（中医妇科学）	
证型	方剂	证型	方剂	证型	方剂
风寒证	荆防败毒散	风寒证	荆防败毒散	风寒证	荆穗四物汤
风热证	银翘散	风热证	银翘散	风热证	桑菊饮
暑湿证	新加香薷饮	暑湿证	新加香薷饮	邪入少阳证	小柴胡汤
气虚证	参苏饮	时行感冒	银翘散合普济消毒饮	—	—
阴虚证	加减葳蕤汤	—	—	—	—

细目二　咳嗽

1. 概述　咳嗽是指肺失宣降，肺气上逆作声，或伴咳吐痰液而言。分别言之，有声无痰为咳，有痰无声为嗽，一般多为痰声并见，难以截然分开，故以咳嗽并称。临床表现以肺气上逆作声，或伴咳吐痰液为主。

2. 病因病机　外因为六淫之邪，侵袭肺系。内因为脏腑功能失调，内邪干肺。病机为邪犯于肺，肺气上逆。咳嗽分外感和内伤。外感咳嗽属于邪实，内伤咳嗽属邪实与正虚并见。病理因素主要为“痰”与“火”。病位在肺，与肝、脾有关，久则及肾。

3. 鉴别诊断

（1）咳嗽与喘证

病名	相同点	不同点
咳嗽	肺气上逆之病证，临床上也常咳、喘并见	咳嗽以气逆有声、咳吐痰液为主症
喘证		喘证以呼吸困难，甚则不能平卧为临床特征

（2）咳嗽与肺痨

病名	相同点	不同点
咳嗽	均可有咳嗽、咳痰症状	咳嗽以气逆有声、咳吐痰液为主症
肺痨		肺痨为感染“痨虫”所致，有传染性，同时兼见潮热、盗汗、咳血、消瘦等症

4. 辨证论治

分型证治		辨证要点	治法	方药
外感咳嗽	风寒袭肺证	咳嗽声重，气急，咽痒，咳痰稀薄色白，常伴鼻塞，流清涕，头痛，肢体酸楚，或见恶寒、发热、无汗等风寒表证，舌苔薄白，脉浮或浮紧	疏风散寒，宣肺止咳	三拗汤合止嗽散
	风热犯肺证	咳嗽频剧，气粗或咳声嘶哑，喉燥咽痛，咳痰不爽，痰黏稠或黄，咳时汗出，常伴鼻流黄涕，口渴，头痛，身楚，或见恶风、身热等风热表证，舌苔薄黄，脉浮数或浮滑	疏风清热，宣肺止咳	桑菊饮
	风燥伤肺证	干咳，连声作呛，喉痒，咽喉干痛，唇鼻干燥，无痰或痰少而黏，不易咳出，或痰中带有血丝，口干，初起或伴鼻塞、头痛、微寒、身热等表证，舌质红干而少津，苔薄白或薄黄，脉浮数或小数	疏风清肺，润燥止咳	桑杏汤
内伤咳嗽	痰湿蕴肺证	咳嗽反复发作，咳声重浊，痰多，因痰而嗽，痰出咳平，痰黏腻或稠厚成块，色白或带灰色，每于早晨或食后则咳甚痰多，进甘甜油腻食物加重，胸闷脘痞，呕恶食少，体倦，大便时溏，舌苔白腻，脉象濡滑	燥湿化痰，理气止咳	二陈平胃散合三子养亲汤
	痰热郁肺证	咳嗽，气息粗促，或喉中有痰声，痰多质黏厚或稠黄，咳吐不爽，或咳血痰，胸胁胀满，咳时引痛，面赤，或有身热，口干而黏，欲饮水，舌质红，舌苔薄黄腻，脉滑数	清热肃肺，豁痰止咳	清金化痰汤
	肝火犯肺证	咳嗽呈阵发性，表现为上气咳逆阵作，咳时面赤，咽干口苦，常感痰滞咽喉而咳之难出，量少质黏，或如絮条，胸胁胀痛，咳时引痛，症状可随情绪波动而增减，舌红或边红，苔薄黄少津，脉弦数	清肺泻肝，顺气降火	黛蛤散合黄芩泻白散
	肺阴亏耗证	干咳，咳声短促，痰少黏白，或痰中带血丝，或声音逐渐嘶哑，口干咽燥，或午后潮热，颧红，盗汗，日渐消瘦，神疲，舌质红少苔，脉细数	滋阴润肺，化痰止咳	沙参麦冬汤

易混考点解析

咳嗽（中医内科学）		咳嗽（中医儿科学）	
证型	方剂	证型	方剂
风寒袭肺证	三拗汤合止嗽散	风寒咳嗽证	杏苏散 / 金沸草散
风热犯肺证	桑菊饮	风热咳嗽证	桑菊饮
风燥伤肺证	桑杏汤	风燥咳嗽证	清燥救肺汤 / 桑杏汤
痰湿蕴肺证	二陈平胃散合三子养亲汤	痰湿咳嗽证	二陈汤

续表

咳嗽（中医内科学）		咳嗽（中医儿科学）	
痰热郁肺证	清金化痰汤	痰热咳嗽证	清金化痰汤 / 清气化痰汤
肝火犯肺证	黛蛤散合黄芩泻白散	—	—
—	—	气虚咳嗽证	六君子汤
肺阴亏耗证	沙参麦冬汤	阴虚咳嗽证	沙参麦冬汤

细目三　哮病

1. 概述　哮病是一种发作性的痰鸣气喘疾患。发时喉中哮鸣有声，呼吸气促困难，甚至喘息不能平卧。临床表现以发时喉中哮鸣有声，呼吸气促困难，甚至喘息不能平卧为主。

2. 病因病机　外因为外感风寒或风热之邪，或因吸入烟尘、花粉、动物毛屑、异味气体等。内因为饮食不当，过食生冷，或嗜食酸咸甘肥，或进食海膻发物；或体虚病后。病机为痰阻气道，肺失宣降。哮病发作的关键是外邪侵袭，触动伏痰。病位主要在肺，与脾、肾关系密切。

3. 鉴别诊断

哮病与喘证

病名	相同点	不同点
哮病	都有呼吸急促、困难的表现。哮必兼喘，但喘未必兼哮	哮指声响言，喉中哮鸣有声，是一种反复发作的独立性疾病
喘证		喘指气息言，为呼吸气促、困难，是多种肺系急慢性疾病的一个症状

4. 辨证论治

分型证治		辨证要点	治法	方药
发作期	冷哮证	喉中哮鸣如水鸡声，呼吸急促，喘憋气逆，胸膈满闷如塞，咳不甚，痰少咳吐不爽，色白而多泡沫，口不渴或渴喜热饮，形寒怕冷，天冷或受寒易发，面色青晦，舌苔白滑，脉弦紧或浮紧	宣肺散寒，化痰平喘	射干麻黄汤或小青龙汤
	热哮证	喉中痰鸣如吼，喘而气粗息涌，胸高胁胀，咳呛阵作，咳痰色黄或白，黏浊稠厚，排吐不利，口苦，口渴喜饮，汗出，面赤，或有身热，甚至有好发于夏季者，舌苔黄腻，质红，脉滑数或弦滑	清热宣肺，化痰定喘	定喘汤或越婢加半夏汤
	寒包热哮证	喉中哮鸣有声，胸膈烦闷，呼吸急促，喘咳气逆，咳痰不爽，痰黏色黄或黄白相兼，烦躁，发热，恶寒，无汗，身痛，口干欲饮，大便偏干，舌苔白腻，舌尖边红，脉弦紧	解表散寒，清化痰热	小青龙加石膏汤或厚朴麻黄汤
	风痰哮证	喉中痰涎壅盛，声如拽锯，或鸣声如吹哨笛，喘急胸满，但坐不得卧，咳痰黏腻难出，或为白色泡沫痰液，无明显寒热倾向，面色青暗，起病多急，常倏忽来去，发前自觉鼻、咽、眼、耳发痒，喷嚏，鼻塞，流涕，胸部憋塞，随之迅即发作，舌苔厚浊，脉滑实	祛风涤痰，降气平喘	三子养亲汤
	虚哮证	喉中哮鸣如鼾，声低，气短息促，动则喘甚，发作频繁，甚则持续喘哮，口唇、爪甲青紫，咳痰无力，痰涎清稀或质黏起沫，面色苍白或颧红唇紫，口不渴或咽干口渴，形寒肢冷或烦热，舌质淡或偏红，或紫暗，脉沉细或细数	补肺纳肾，降气化痰	平喘固本汤

续表

分型证治		辨证要点	治法	方药
缓解期	肺脾气虚证	有哮喘反复发作史。气短声低，自汗，怕风，常易感冒，倦怠无力，食少便溏，或喉中时有轻度哮鸣，痰多质稀色白，舌质淡，苔白，脉细弱	健脾益气，补土生金	六君子汤
	肺肾两虚证	有哮喘发作史。短气息促，动则为甚，吸气不利，咳痰质黏起沫，脑转耳鸣，腰酸腿软，心慌，不耐劳累；或五心烦热，颧红，口干，舌质红少苔，脉细数；或畏寒肢冷，面色苍白，舌苔淡白，质胖，脉沉细	补肺益肾	生脉地黄汤合金水六君煎

易混考点解析

哮病（中医内科学）			哮病（中医儿科学）		
证型		方剂	证型		方剂
发作期	冷哮证	射干麻黄汤或小青龙汤	发作期	风寒束肺证	小青龙汤合三子养亲汤
	热哮证	定喘汤或越婢加半夏汤		痰热阻肺证	麻杏石甘汤合苏葶丸
	寒包热哮证	小青龙加石膏汤或厚朴麻黄汤		外寒内热证	大青龙汤
	风痰哮证	三子养亲汤		肺实肾虚证	上盛者用苏子降气汤，下虚者用都气丸合射干麻黄汤
	虚哮证	平喘固本汤		—	—
缓解期	肺脾气虚证	六君子汤	缓解期	肺脾气虚证	人参五味子汤合玉屏风散
	肺肾两虚证	生脉地黄汤合金水六君煎		脾肾阳虚证	金匮肾气丸
	—	—		肺肾阴虚证	麦味地黄丸

细目四　喘证

1. 概述　喘即气喘、喘息。喘证是以呼吸困难，甚至张口抬肩，鼻翼扇动，不能平卧为临床特征的病证。临床表现为呼吸困难，甚至张口抬肩，鼻翼扇动，不能平卧为主。

2. 病因病机　外因为外邪侵袭，重感风寒，邪袭于肺，或表寒内热，或风热外袭。内因为饮食不当，过食生冷、肥甘；或嗜酒伤中；或情志所伤，忧思气结，郁怒伤肝；或劳欲久病，肺肾亏虚。病机为痰邪壅肺，宣降不利；或精气虚衰，肺肾出纳失常。病位在肺和肾，涉及肝、脾。

3. 鉴别诊断

喘证与哮病

病名	相同点	不同点
哮病	都有呼吸急促、困难的表现。哮必兼喘，但喘未必兼哮	哮指声响言，喉中哮鸣有声，是一种反复发作的独立性疾病
喘证		喘指气息言，为呼吸气促困难，是多种肺系急慢性疾病的一个症状

4. 辨证论治

<table>
<tr><th colspan="2">分型证治</th><th>辨证要点</th><th>治法</th><th>方药</th></tr>
<tr><td rowspan="5">实喘</td><td>风寒壅肺证</td><td>喘息咳逆，呼吸急促，胸部胀闷，痰多稀薄而带泡沫，色白质黏，常有头痛，恶寒，或有发热，口不渴，无汗，舌苔薄白而滑，脉浮紧</td><td>宣肺散寒</td><td>麻黄汤合华盖散</td></tr>
<tr><td>表寒肺热证</td><td>喘逆上气，胸胀或痛，息粗，鼻扇，咳而不爽，吐痰稠黏，伴形寒，身热，烦闷，身痛，有汗或无汗，口渴，舌苔薄白或罩黄，舌边红，脉浮数或滑</td><td>解表清里，化痰平喘</td><td>麻杏石甘汤</td></tr>
<tr><td>痰热郁肺证</td><td>喘促气涌，胸部胀痛，咳嗽痰多，质黏色黄，或兼有血色，伴胸中烦闷，身热，有汗，口渴而喜冷饮，面赤，咽干，小便赤涩，大便或秘，舌质红，舌苔薄黄或腻，脉滑数</td><td>清热化痰，宣肺平喘</td><td>桑白皮汤</td></tr>
<tr><td>痰浊阻肺证</td><td>喘而胸满闷塞，甚则胸盈仰息，咳嗽，痰多黏腻色白，咳吐不利，兼有呕恶，食少，口黏不渴，舌苔白腻，脉象滑或濡</td><td>祛痰降逆，宣肺平喘</td><td>二陈汤合三子养亲汤</td></tr>
<tr><td>肺气郁痹证</td><td>喘促症状每遇情志刺激而诱发，发时突然呼吸短促，息粗气憋，胸闷胸痛，咽中如窒，但喉中痰鸣不著，或无痰声。平素常多忧思抑郁，失眠，心悸。苔薄，脉弦</td><td>开郁，降气，平喘</td><td>五磨饮子</td></tr>
<tr><td rowspan="3">虚喘</td><td>肺气虚耗证</td><td>喘促短气，气怯声低，喉有鼾声，咳声低弱，痰吐稀薄，自汗畏风，或见咳呛，痰少质黏，烦热而渴，咽喉不利，面颧潮红，舌质淡红或有苔剥，脉软弱或细数</td><td>补肺，益气，养阴</td><td>生脉散合补肺汤</td></tr>
<tr><td>肾虚不纳证</td><td>喘促日久，动则喘甚，呼多吸少，气不得续，形瘦神惫，跗肿，汗出肢冷，面青唇紫，舌淡苔白或黑而润滑，脉微细或沉弱；或见喘咳，面红烦躁，口咽干燥，足冷，汗出如油，舌红少津，脉细数</td><td>补肾纳气</td><td>金匮肾气丸合参蛤散</td></tr>
<tr><td>正虚喘脱证</td><td>喘逆剧甚，张口抬肩，鼻扇气促，端坐不能平卧，稍动则咳喘欲绝，或有痰鸣，心慌动悸，烦躁不安，面青唇紫，汗出如珠，肢冷，脉浮大无根，或见歇止，或模糊不清</td><td>扶阳固脱，镇摄肾气</td><td>参附汤送服黑锡丹，配合蛤蚧粉</td></tr>
</table>

易混考点解析

<table>
<tr><th colspan="3">喘证（中医内科学）</th><th colspan="3">肺炎喘嗽（中医儿科学）</th></tr>
<tr><th colspan="2">证型</th><th>方剂</th><th colspan="2">证型</th><th>方剂</th></tr>
<tr><td rowspan="5">实喘</td><td>风寒壅肺证</td><td>麻黄汤合华盖散</td><td rowspan="6">常证</td><td>风寒闭肺证</td><td>华盖散</td></tr>
<tr><td>表寒肺热证</td><td>麻杏石甘汤</td><td>风热闭肺证</td><td>麻杏石甘汤</td></tr>
<tr><td>痰热郁肺证</td><td>桑白皮汤</td><td>痰热闭肺证</td><td>麻杏石甘汤合葶苈大枣泻肺汤</td></tr>
<tr><td>痰浊阻肺证</td><td>二陈汤合三子养亲汤</td><td>毒热闭肺证</td><td>黄连解毒汤合麻杏石甘汤</td></tr>
<tr><td>肺气郁痹证</td><td>五磨饮子</td><td>阴虚肺热证</td><td>沙参麦冬汤</td></tr>
<tr><td rowspan="3">虚喘</td><td>肺气虚耗证</td><td>生脉散合补肺汤</td><td>肺脾气虚证</td><td>人参五味子汤</td></tr>
<tr><td>肾虚不纳证</td><td>金匮肾气丸合参蛤散</td><td rowspan="2">变证</td><td>心阳虚衰证</td><td>参附龙牡救逆汤</td></tr>
<tr><td>正虚喘脱证</td><td>参附汤送服黑锡丹，配合蛤蚧粉</td><td>邪陷厥阴证</td><td>羚角钩藤汤合牛黄清心丸</td></tr>
</table>

细目五　肺痈

1. 概述　肺痈是肺叶生疮，形成脓疡的一种病证，属内痈之一。临床以咳嗽、胸痛、发热、咳吐腥臭浊痰，甚则脓血相兼为主要特征。

2. 病因病机　外因为感受风热，或风寒袭肺，内郁化热；内因为嗜酒太过或恣食辛辣煎炸厚味，痰热素盛。如宿有痰热蕴肺，复加外感风热，内外合邪，则更易引发本病。病机为邪热蕴肺，热壅血瘀成痈，血败肉腐而化脓。病位在肺。成痈化脓的病理基础，主要在于热壅血瘀。病理性质主要表现为邪盛的实热证候。

3. 鉴别诊断

（1）肺痈与咳嗽

病名	相同点	不同点
肺痈	均可见发热、咳嗽、咳吐脓痰、胸痛等症状	肺痈为瘀热蕴结成痈，酿脓溃破，病情较重，症见咳吐大量腥臭脓血浊痰
咳嗽（痰热蕴肺证）		咳嗽痰热蕴肺证一般为气分邪热动血伤络，病情较轻，症见咳吐黄稠脓痰、量多，夹有血丝，痰无腥臭味；若咳嗽痰热蕴肺证迁延进展，邪热进一步瘀阻肺络，也可发展形成肺痈

（2）肺痈与风温

病名	相同点	不同点
肺痈	肺痈初期与风温极为类似	肺痈之振寒、咳吐浊痰明显；喉中有腥味是其特点
风温		风温起病多急，以发热、咳嗽、烦渴或伴气急胸痛为特征，与肺痈初期颇难鉴别。风温经正确及时治疗后，多在气分而解，如经一周身热不退，或退而复升，咳吐浊痰，应进一步考虑肺痈之可能

4. 辨证论治

分型证治	辨证要点	治法	方药
初期	恶寒发热，咳嗽，咳白色黏痰，痰量日渐增多，胸痛，咳则痛甚，呼吸不利，口干鼻燥，舌苔薄黄，脉浮数而滑	疏风散热，清肺化痰	银翘散
成痈期	身热转甚，时时振寒，继则壮热，汗出烦躁，咳嗽气急，胸满作痛，转侧不利，咳吐浊痰，呈黄绿色，自觉喉间有腥味，口干咽燥，舌苔黄腻，脉滑数	清肺解毒，化瘀消痈	千金苇茎汤合如金解毒散
溃脓期	咳吐大量脓痰，或如米粥，或痰血相兼，腥臭异常，有时咳血，胸中烦满而痛，甚则气喘不能卧，身热面赤，烦渴喜饮，舌质红，苔黄腻，脉滑数或数实	排脓解毒	加味桔梗汤
恢复期	身热渐退，咳嗽减轻，咳吐脓痰渐少，臭味亦淡，痰液转为清稀；精神渐振，食纳好转；或有胸胁隐痛，难以平卧，气短，自汗盗汗，低热，午后潮热，心烦，口燥咽干，面色无华，形体消瘦，精神萎靡，舌质红或淡红，苔薄，脉细或细数无力；或见咳嗽，咳吐脓血痰日久不净，或痰液一度清稀而复转臭浊，病情时轻时重，迁延不愈	清热养阴，益气补肺	沙参清肺汤或桔梗杏仁煎

细目六　肺痨

1. 概述　肺痨是具有传染性的慢性虚弱疾患。临床以咳嗽、咳血、潮热、盗汗及身体逐渐消瘦为主要临床特征。

2. 病因病机 外因为感染"痨虫"；内因为禀赋不足、酒色过度、忧思劳倦、病后失调、营养不良。病机为肺虚肾失滋生之源；或肾虚相火灼金，上耗母气，可致肺肾两虚。肺虚不能制肝，肾虚不能养肝；或肺虚心火乘客，肾虚水不济火，可致心肝火旺。久延而病重者，因精血亏损可以发展到肺、脾、肾三脏交亏，甚则肺虚不能佐心治节血脉之运行，而致气虚血瘀。肺痨的病位在肺，但可传及其他脏腑，尤以脾、肾为主，同时也涉及心、肝。

3. 鉴别诊断

（1）肺痨与虚劳

病名	二者联系	不同点		
		疾病性质	病位	病理
肺痨	肺痨后期表现虚劳重证者，可按照虚者补之、损者益之的原则施治	肺痨具有传染性，是一个独立的慢性传染性疾患，有其发生、发展及传变规律	肺痨病位主要在肺	阴虚
虚劳		虚劳缘于内伤亏损，是多种慢性疾病虚损证候的总称	虚劳的病位五脏并重，以肾为主	阴阳并重

（2）肺痨与肺痿

病名	相同点	不同点
肺痨	病位在肺	肺痨以咳嗽、咳血、潮热、盗汗为特征；肺痨后期亦可以转成肺痿
肺痿		肺痿由肺部多种慢性疾患后期转归而成，以咳吐浊唾涎沫为主症

4. 辨证论治

分型证治	辨证要点	治法	方药
肺阴亏损证	干咳，咳声短促，或咳少量黏痰，或痰中带有血丝，色鲜红，胸部隐隐闷痛，午后自觉手足心热，或见少量盗汗，皮肤干灼，口干咽燥。近期曾有与肺痨患者接触史。舌苔薄白，舌边尖红，脉细数	滋阴润肺	月华丸
虚火灼肺证	呛咳气急，痰少质黏，或吐痰黄稠量多，时时咳血，血色鲜红，混有泡沫痰涎，午后潮热，骨蒸颧红，五心烦热，盗汗量多，口渴心烦，失眠，性情急躁易怒，或胸胁掣痛，男子可见遗精，女子月经不调，形体日益消瘦。近期曾有与肺痨患者接触史。舌干而红，苔薄黄而剥，脉细数	滋阴降火	百合固金汤合秦艽鳖甲散
气阴耗伤证	咳嗽无力，气短声低，咳痰清稀色白，量较多，偶或夹血，或咳血，血色淡红，午后潮热，或伴有畏风，怕冷，自汗与盗汗可并见，纳少神疲，便溏，面白颧红，舌质光淡，边有齿印，苔薄，脉细弱而数	益气养阴	保真汤或参苓白术散
阴阳两虚证	肺痨肺病日久，咳逆喘息，少气，咳痰色白有沫，或夹血丝，血色暗淡，潮热，自汗，盗汗，声嘶或失音，面浮肢肿，心慌，唇紫，肢冷形寒，或见五更泄泻，口舌生糜，大肉尽脱，男子遗精阳痿，女子经闭，苔黄而剥，舌质光淡隐紫，少津，脉微细而数，或虚大无力	滋阴补阳	补天大造丸

细目七 肺胀

1. 概述 肺胀是多种慢性肺系疾患反复发作，迁延不愈，导致肺气胀满，不能敛降的一种病证。临床表现为胸部膨满、憋闷如塞、喘息上气、咳嗽痰多、烦躁、心悸、面色晦暗，或唇甲发绀、脘腹胀满、肢体浮肿等。其病程缠绵，时轻时重，经久难愈，严重者可出现神昏、痉厥、出血、喘脱等危重证候。肺胀的临床证候特点与西医学中的慢性阻塞性肺疾病相类似。

2. 病因病机 病因为久病肺虚，感受外邪。病机为久病肺虚，六淫侵袭，以致痰饮瘀血，结于肺间，肺气胀满，不能敛降。病位首先在肺，继则影响脾、肾，后期病及于心。

3. 鉴别诊断

肺胀、哮病和喘证

病名	相同点	不同点
肺胀	均以咳而上气、喘满为主症。肺胀可隶属于喘证。哮与喘病久不愈又可发展成为肺胀	多种慢性肺系疾病日久积渐而成，除咳喘外，尚有胸部膨满、心悸、唇甲发绀、腹胀肢肿等症状
哮病		反复发作性疾病，以喉中哮鸣有声为特征
喘证		多种急慢性疾病的一个症状，以呼吸气促困难为主要表现

4. 辨证论治

分型证治	辨证要点	治法	方药
外寒里饮证	咳逆喘满不得卧，气短气急，咳痰白稀量多，呈泡沫状，胸部膨满，口干不欲饮，面色青暗，周身酸楚，头痛，恶寒，无汗，舌质暗淡，苔白滑，脉浮紧	温肺散寒，化痰降逆	小青龙汤
痰浊壅肺证	胸部膨满，短气喘息，稍劳即著，咳嗽痰多，色白黏腻或呈泡沫，畏风易汗，脘痞纳少，倦怠乏力，舌暗，苔薄腻或浊腻，脉小滑	化痰降气，健脾益肺	苏子降气汤合三子养亲汤
痰热郁肺证	咳逆，喘息气粗，胸部膨满，烦躁，目胀睛突，痰黄或白，黏稠难咳，或伴身热，微恶寒，有汗不多，口渴欲饮，溲赤，便干，舌边尖红，苔黄或黄腻，脉数或滑数	清肺化痰，降逆平喘	越婢加半夏汤或桑白皮汤
痰蒙神窍证	胸部膨满，神志恍惚，表情淡漠，谵妄，烦躁不安，撮空理线，嗜睡，甚则昏迷，或伴肢体瞤动，抽搐，咳逆喘促，咳痰不爽，舌质暗红或淡紫，苔白腻或黄腻，脉细滑数	涤痰，开窍，息风	涤痰汤
阳虚水泛证	胸部膨满，憋闷如塞，咳痰清稀，胸闷心悸，面浮，下肢浮肿，甚则一身悉肿，腹部胀满有水，脘痞，纳差，尿少，怕冷，面唇青紫，舌苔白滑，舌体胖质暗，脉沉细	温肾健脾，化饮利水	真武汤合五苓散
肺肾气虚证	胸部膨满，呼吸浅短难续，声低气怯，甚则张口抬肩，倚息不能平卧，咳嗽，痰白如沫，咳吐不利，胸闷心慌，形寒汗出，或腰膝酸软，小便清长，或尿有余沥，舌淡或暗紫，脉沉细数无力，或有结代	补肺纳肾，降气平喘	平喘固本汤合补肺汤

细目八　肺痿

1. 概述 肺痿系肺叶痿弱不用的一种肺脏慢性虚损性疾病。临床以咳吐浊唾涎沫、气短为主症。

2. 病因病机 病因为久病损肺，外感六淫，误治津伤。病机为肺虚，津气大伤，失于濡养，以致肺叶枯萎。病位在肺，但与脾、胃、肾等密切相关。

3. 鉴别诊断

（1）肺痿与肺痈

病名	相同点	不同点
肺痈	病位在肺，均为肺中有热	肺痈以咳则胸痛，吐痰腥臭，甚则咳吐脓血为主症，属实证；肺痈失治久延，可以转为肺痿
肺痿		肺痿是肺部多种慢性疾患后期转归而成，以咳吐浊唾涎沫为主症，属虚证

（2）肺痿与肺痨

病名	相同点	不同点
肺痨	病位在肺	肺痨以咳嗽、咳血、潮热、盗汗为特征；肺痨后期亦可以转成肺痿
肺痿		肺痿是肺部多种慢性疾患后期转归而成，以咳吐浊唾涎沫为主症

4. 辨证论治

分型证治	辨证要点	治法	方药
虚热证	咳吐浊唾涎沫，其质较黏稠，或咳痰带血，咳声不扬，甚则音嗄，气急喘促，口渴咽燥，午后潮热，形体消瘦，皮毛干枯，舌红而干，脉虚数	滋阴清热，润肺生津	麦门冬汤合清燥救肺汤
虚寒证	咳吐涎沫，其质清稀量多，不渴，短气不足以息，头眩，神疲乏力，食少，形寒，小便数，或遗尿，舌质淡，脉虚弱	温肺益气	甘草干姜汤或生姜甘草汤

易混考点解析

疾病	相似证候	证候名称	使用方剂
感冒	风寒证	风寒袭表证	荆防达表汤或荆防败毒散
咳嗽		风寒犯肺证	三拗汤合止嗽散
感冒	风热证	风热犯表证	银翘散或葱豉桔梗汤
咳嗽		风热犯肺证	桑菊饮
咳嗽	痰湿证	痰湿蕴肺证	二陈平胃散合三子养亲汤
喘证		痰浊阻肺证	二陈汤合三子养亲汤
肺胀		痰浊壅肺证	苏子降气汤合三子养亲汤
咳嗽	痰热证	痰热郁肺证	清金化痰汤
喘证		痰热郁肺证	桑白皮汤
肺胀		痰热郁肺证	越婢加半夏汤 / 桑白皮汤
哮病	寒证	冷哮证	射干麻黄汤或小青龙汤
喘证		风寒壅肺证	麻黄汤合华盖散
哮病	热证	热哮证	定喘汤或越婢加半夏汤
喘证		痰热郁肺证	桑白皮汤
哮病	寒包火证	寒包热哮证	小青龙加石膏汤 / 厚朴麻黄汤
喘证		表寒肺热证	麻杏石甘汤
哮病	虚证	肺脾气虚证	六君子汤
		肺肾两虚证	生脉地黄汤合金水六君煎
喘证		肺气虚耗证	生脉散合补肺汤
		肾虚不纳证	金匮肾气丸合参蛤散
肺胀		肺肾气虚证	平喘固本汤合补肺汤

第二单元 心系病证

细目一 心悸

1. 概述 心悸是指患者自觉心中悸动、惊惕不安，甚则不能自主的一种病证。病情较轻者为惊悸，病情较重者为怔忡。

2. 病因病机 病因为体虚劳倦、七情所伤、感受外邪、药食不当。病机为气血阴阳亏虚，心失所养；或邪扰心神，心神不宁。病位在心，与肝、脾、肾、肺四脏密切相关。

3. 鉴别诊断

（1）惊悸与怔忡

病名	鉴别点
惊悸	多与情绪因素有关，可由骤遇惊恐、忧思恼怒、悲哀过极或过度紧张而诱发，多为阵发性，病来虽速，病情较轻，实证居多，病势轻浅，可自行缓解，不发时如常人。心悸日久不愈，亦可形成怔忡
怔忡	多由久病体虚，心脏受损所致，无精神等因素亦可发生，常持续心悸，心中惕惕，不能自控，活动后加重，多属虚证，或虚中夹实，病来虽渐，病情较重，不发时亦可兼见脏腑虚损症状

（2）心悸与奔豚

病名	相同点	不同点
心悸	均觉心胸躁动不安	心悸为心中剧烈跳动，发自于心
奔豚		奔豚乃上下冲逆，发自少腹

4. 辨证论治

分型证治	辨证要点	治法	方药
心虚胆怯证	心悸不宁，善惊易恐，坐卧不安，不寐多梦而易惊醒，恶闻声响，食少纳呆，苔薄白，脉细略数或细弦	镇惊定志，养心安神	安神定志丸
心血不足证	心悸气短，头晕目眩，失眠健忘，面色无华，倦怠乏力，纳呆食少，舌淡红，脉细弱	补血养心，益气安神	归脾汤
心阳不振证	心悸不安，胸闷气短，动则尤甚，面色苍白，形寒肢冷，舌淡苔白，脉象虚弱或沉细无力	温补心阳，安神定悸	桂枝甘草龙骨牡蛎汤合参附汤
水饮凌心证	心悸眩晕，胸闷痞满，渴不欲饮，小便短少，或下肢浮肿，形寒肢冷，伴恶心、欲吐、流涎，舌淡胖，苔白滑，脉象弦滑或沉细而滑	振奋心阳，化气行水，宁心安神	苓桂术甘汤
阴虚火旺证	心悸易惊，心烦失眠，五心烦热，口干，盗汗，思虑劳心则症状加重，伴耳鸣腰酸，头晕目眩，急躁易怒，舌红少津，苔少或无，脉细数	滋阴清火，养心安神	天王补心丹合朱砂安神丸
瘀阻心脉证	心悸不安，胸闷不舒，心痛时作，痛如针刺，唇甲青紫，舌质紫暗或有瘀斑，脉涩或结或代	活血化瘀，理气通络	桃仁红花煎
痰火扰心证	心悸时发时止，受惊易作，胸闷烦躁，失眠多梦，口干苦，大便秘结，小便短赤，舌红，苔黄腻，脉弦滑	清热化痰，宁心安神	黄连温胆汤

细目二 胸痹

1. 概述 胸痹是指以胸部闷痛，甚则胸痛彻背，喘息不得卧为主症的一种疾病。轻者仅感胸闷如窒，呼吸欠畅；重者则有胸痛，严重者心痛彻背，背痛彻心。

2. 病因病机 内因为饮食不节、情志失调、劳倦内伤、年迈体虚。外因为寒邪内侵。病机为心脉痹阻。病理性质为本虚标实，虚实夹杂。本虚有气虚、阴伤、阳衰及气阴两虚、阴阳两虚；标实为瘀血、寒凝、痰浊、气滞，痹阻胸阳。病位在心，涉及肝、脾、肾三脏。

3. 鉴别诊断

（1）胸痹与悬饮

病名	相同点	不同点
胸痹	均有胸痛	胸痹当为胸部闷痛，并可向左肩或左臂内侧等部位放射，常因受寒、饱餐、情绪激动、劳累而突然发作，历时短暂，休息或用药后可缓解
悬饮		悬饮为胸肋胀痛，持续不解，多伴有咳唾，转侧、呼吸时疼痛加重，肋间饱满，并有咳嗽、咳痰等肺系证候

（2）胸痹与胃痛

病名	相同点	不同点
胸痹	心在脘上，脘在心下，故有胃脘当心而痛之称，以其部位相近。胸痹之不典型者，其疼痛可在胃脘部，极易混淆	胸痹以闷痛为主，为时极短，虽与饮食有关，但休息、服药常可缓解
胃痛		胃痛与饮食相关，以胀痛为主，局部有压痛，持续时间较长，常伴有泛酸、嘈杂、嗳气、呃逆等胃部证候

（3）胸痹与真心痛：真心痛乃胸痹的进一步发展，症见心痛剧烈，甚则持续不解，伴有汗出、肢冷、面白、唇紫、手足清至节，脉微或结代等危重证候。

4. 辨证论治

分型证治	辨证要点	治法	方药
心血瘀阻证	心胸疼痛，如刺如绞，痛有定处，入夜为甚，甚则心痛彻背，背痛彻心，或痛引肩背，伴有胸闷，日久不愈，可因暴怒、劳累而加重，舌质暗红，或紫暗，有瘀斑，舌下瘀筋，苔薄，脉弦涩或结、代、促	活血化瘀，通脉止痛	血府逐瘀汤
气滞心胸证	心胸满闷，隐痛阵发，痛无定处，时欲太息，遇情志不遂时容易诱发或加重，或兼有脘痞胀闷，得嗳气或矢气则舒，苔薄或薄腻，脉细弦	疏肝理气，活血通脉	柴胡疏肝散
痰浊闭阻证	胸闷重而心痛微，痰多气短，肢体沉重，形体肥胖，遇阴雨天而易发作或加重，伴有倦怠乏力，纳呆便溏，咳吐痰涎，舌体胖大且边有齿痕，苔浊腻或白滑，脉滑	通阳泄浊，豁痰宣痹	瓜蒌薤白半夏汤合涤痰汤
寒凝心脉证	猝然疼痛如绞，心痛彻背，喘不得卧，多因气候骤冷或骤感风寒而发病或加重，伴形寒，甚则手足不温，冷汗自出，胸闷气短，心悸，面色苍白，苔薄白，脉沉紧或沉细	辛温散寒，宣通心阳	枳实薤白桂枝汤合当归四逆散

续表

分型证治	辨证要点	治法	方药
气阴两虚证	心胸隐痛，时作时休，心悸气短，动则益甚，伴倦怠乏力，声息低微，面色㿠白，易汗出，舌质淡红，舌体胖，边有齿痕，苔薄白，脉虚细缓或结代	益气养阴，活血通脉	生脉散合人参养荣汤
心肾阴虚证	心痛憋闷，心悸盗汗，虚烦不寐，腰酸膝软，头晕耳鸣，口干便秘，舌红少津，苔薄或剥，脉细数或促代	滋阴清火，养心和络	天王补心丹合炙甘草汤
心肾阳虚证	心悸而痛，胸闷气短，自汗，动则更甚，面色㿠白，神倦怯寒，四肢欠温或肿胀，舌质淡胖，边有齿痕，苔白或腻，脉沉细迟	温补阳气，振奋心阳	参附汤合右归饮

细目三　心衰

1. 概述　心衰是以心悸、气喘、肢体水肿为主症的一种病证，为多种慢性心系疾病反复发展，迁延不愈的最终归宿。临床上，轻者可表现为气短、不耐劳累，重者可见喘息心悸，不能平卧，或伴咳吐痰涎，尿少肢肿，或口唇发绀，胁下痞块，颈脉显露，甚至出现端坐呼吸、喘悸不休、汗出肢冷等厥脱危象。

2. 病因病机　病因为久病耗伤、感受外邪、七情所伤、劳倦内伤。病机为心气不足、心阳亏虚。病位在心，涉及肺、肝、脾、肾等脏。

3. 鉴别诊断

（1）心衰与喘证

病名	相同点	不同点
心衰	均可见喘促短气之症	一般存在心系基础病，发作时除喘促外，尚可伴见心悸、浮肿、尿少等水饮内停表现
喘证		多是由外感诱发或加重的急慢性呼吸系统疾病，实者起病急，多有表证；虚者常反复发作，遇劳尤甚。平素亦可见气怯声低、脉弱等肺肾气虚之证，多伴不同程度的呼吸功能受限

（2）心衰与鼓胀、水肿

病名	相同点	不同点
心衰	心衰后期出现阳虚水泛时可见浮肿、尿少，或胁下痞块坚硬，或颈脉显露等水饮内停，瘀血阻滞之证，易与鼓胀、水肿混淆	一般存在心系基础病，发作时除喘促外，尚可伴见心悸、浮肿、尿少等水饮内停表现
鼓胀		气、血、水结于腹中，以腹大、肢细、腹壁脉络显露为主，病在肝脾，晚期方伴肢体浮肿和尿少等症
水肿		因肺、脾、肾功能失调，全身气化功能障碍，而致水湿泛溢。五脏水之"肺水""脾水""肾水"可兼见，以身肿、腹大、小便难为主要见症，其肿多从眼睑或下肢开始，继及全身，皮肤光亮或按之如泥，病轻者无喘促、心悸表现，后期水凌心肺才并见喘、悸之症

4. 辨证论治

分型证治	辨证要点	治法	方药
气虚血瘀证	胸闷气短，心悸，活动后诱发或加剧，神疲乏力，自汗，面色㿠白，口唇发绀，或胸部闷痛，或肢肿时作，喘息不得卧，舌淡胖或淡暗有斑，脉沉细或涩、结、代	补益心肺，活血化瘀	保元汤合血府逐瘀汤

续表

分型证治	辨证要点	治法	方药
气阴两虚证	胸闷气短，心悸，动则加剧，神疲乏力，口干，五心烦热，两颧潮红，或胸痛，入夜尤甚，或伴腰膝酸软，头晕耳鸣，或尿少肢肿，舌暗红少苔或少津，脉细数无力或结、代	益气养阴，活血化瘀	生脉散合血府逐瘀汤
阳虚水泛证	心悸，喘息不得卧，面浮肢肿，尿少，神疲乏力，畏寒肢冷，腹胀，便溏，口唇发绀，胸部刺痛，或胁下痞块坚硬，颈脉显露，舌淡胖有齿痕，或有瘀点、瘀斑，脉沉细或结、代、促	益气温阳，化瘀利水	真武汤合葶苈大枣泻肺汤
喘脱危证	面色晦暗，喘悸不休，烦躁不安，或额汗如油，四肢厥冷，尿少肢肿，舌淡苔白，脉微细欲绝或疾数无力	回阳固脱	参附龙骨牡蛎汤

细目四 不寐

1. 概述 不寐是以经常不能获得正常睡眠为特征的一类病证。临床表现为睡眠时间、深度的不足，轻者入睡困难，或寐而不酣，时寐时醒，或醒后不能再寐，重者彻夜不寐。

2. 病因病机 病因为饮食不节，情志失常，劳倦、思虑过度，病后、年迈体虚。病机为阳盛阴衰，阴阳失交。病位主要在心，与肝、脾、肾有关。

3. 辨证论治

分型证治	辨证要点	治法	方药
肝火扰心证	不寐多梦，甚则彻夜不眠，急躁易怒，伴头晕头胀，目赤耳鸣，口干而苦，不思饮食，便秘溲赤，舌红苔黄，脉弦而数	疏肝泻火，镇心安神	龙胆泻肝汤
痰热扰心证	心烦不寐，胸闷脘痞，泛恶嗳气，伴口苦，头重，目眩，舌偏红，苔黄腻，脉滑数	清化痰热，和中安神	黄连温胆汤
心脾两虚证	不易入睡，多梦易醒，心悸健忘，神疲食少，伴头晕目眩，四肢倦怠，腹胀便溏，面色少华，舌淡苔薄，脉细无力	补益心脾，养血安神	归脾汤
心肾不交证	心烦不寐，入睡困难，心悸多梦，伴头晕耳鸣，腰膝酸软，潮热盗汗，五心烦热，咽干少津，男子遗精，女子月经不调，舌红少苔，脉细数	滋阴降火，交通心肾	六味地黄丸合交泰丸
心胆气虚证	虚烦不寐，触事易惊，终日惕惕，胆怯心悸，伴气短自汗，倦怠乏力，舌淡，脉弦细	益气镇惊，安神定志	安神定志丸合酸枣仁汤

易混考点解析

疾病	相似证候	证候名称	使用方剂
心悸	心胆气虚证	心虚胆怯证	安神定志丸
不寐		心胆气虚证	安神定志丸合酸枣仁汤
心悸	心脾两虚证	心血不足证	归脾汤
不寐		心脾两虚证	归脾汤
心悸	阴虚火旺证	阴虚火旺证	天王补心丹合朱砂安神丸
不寐		心肾不交证	六味地黄丸合交泰丸
心悸	痰热（火）证	痰火扰心证	黄连温胆汤
不寐		痰热扰心证	黄连温胆汤

第三单元　脑系病证

细目一　头痛

1. 概述　头痛是临床常见的自觉症状，可单独出现，亦可见于多种疾病的过程中。

2. 病因病机　内因为情志失调，先天不足，房事不节，饮食劳倦，体虚久病，头部外伤，跌仆闪挫。外因为感受风寒湿热之邪，以风邪为主要病因。外感头痛多以外感风邪为主，外邪壅滞经络，络脉不通，头窍被扰而致。内伤头痛多与肝、脾、肾三脏的功能失调有关。病位外感头痛在表，内伤头痛在肝、肾。

3. 鉴别诊断

（1）头痛与眩晕

病名	相同点	不同点	
		病因	临床表现
头痛	可单独出现，亦可同时出现	头痛病因可有外感与内伤两个方面	头痛以疼痛为主，实证较多
眩晕		眩晕以内伤为主	眩晕以昏眩为主，虚证较多

（2）真头痛与一般头痛

病名	相同点	不同点
真头痛	均有头痛症状	属于头痛的一种特殊重症，起病急骤，多表现为突发的剧烈头痛，持续不解，阵发性加重，手足逆冷至肘膝，甚则呕吐如喷、肢厥、抽搐，病情凶险
一般头痛		—

4. 根据头痛的不同部位，判断其经络归属

头痛部位	经络归属
头后部，下连于项	太阳头痛
前额部及眉棱骨等处	阳明头痛
头之两侧，并连及于耳	少阳头痛
颠顶部位，或连目系	厥阴头痛

5. 辨证论治

分型证治		辨证要点	治法	方药
外感头痛	风寒头痛	头痛时作，痛连项背，恶风畏寒，遇风尤剧，口不渴，苔薄白，脉浮紧	疏散风寒止痛	川芎茶调散
	风热头痛	头痛而胀，甚则头胀如裂，发热或恶风，面红目赤，口渴喜饮，大便不畅，或便秘溲赤，舌尖红，苔薄黄，脉浮数	疏风清热和络	芎芷石膏汤
	风湿头痛	头痛如裹，肢体困重，胸闷纳呆，大便溏薄，苔白腻，脉濡	祛风胜湿通窍	羌活胜湿汤

续表

分型证治		辨证要点	治法	方药
内伤头痛	肝阳头痛	头昏胀痛，两侧为重，心烦易怒，夜寐不宁，口苦面红，或兼胁痛，舌红苔黄，脉弦数	平肝潜阳息风	天麻钩藤饮
	血虚头痛	头痛而晕，心悸失眠，面色少华，神疲乏力，遇劳加重，舌质淡，苔薄白，脉细弱	养血滋阴，和络止痛	加味四物汤
	痰浊头痛	头痛昏蒙，胸脘满闷，纳呆呕恶，舌苔白腻，脉滑或弦滑	健脾燥湿，化痰降逆	半夏白术天麻汤
	肾虚头痛	头痛且空，眩晕耳鸣，腰膝酸软，神疲乏力，滑精带下，舌红少苔，脉细无力	养阴补肾，填精生髓	大补元煎
	瘀血头痛	头痛经久不愈，痛处固定不移，日轻夜重，痛如锥刺，或有头部外伤史，舌紫暗，或有瘀斑、瘀点，苔薄白，脉细或细涩	活血化瘀，通窍止痛	通窍活血汤
	气虚头痛	头痛隐隐，时发时止，遇劳加重，纳食减少，神疲乏力，气短懒言，舌质淡，苔薄白，脉细弱	健脾益气升清	益气聪明汤

细目二　眩晕

1. 概述　眩是指眼花或眼前发黑；晕是指头晕或感觉自身或外界景物旋转，二者常同时并见，故统称为“眩晕”。轻者闭目即止；重者如坐车船，旋转不定，不能站立，或伴有恶心、呕吐、汗出，甚则面色苍白等症状。

2. 病因病机　病因为情志不遂、年高肾虚、病后体虚、饮食不节、跌仆损伤、头脑外伤。病机为脑髓空虚，清窍失养。其病变脏腑与肝、脾、肾三脏相关。

3. 鉴别诊断

（1）眩晕与中风

病名	相同点	不同点
眩晕	①中风昏仆与眩晕之甚者相似；眩晕之甚者亦可仆倒；②有部分中风患者，以眩晕、头痛为其先兆表现	眩晕以头晕或感觉自身或外界景物旋转为特征
中风		中风以猝然昏仆，不省人事，口舌歪斜，半身不遂，失语；或不经昏仆，仅以歪僻不遂为特征

（2）眩晕与厥证

病名	相同点	不同点
眩晕	均有欲仆或眩晕仆倒	眩晕以头晕或感觉自身或外界景物旋转为特征
厥证		厥证以突然昏仆、不省人事、四肢厥冷为特征，发作后可在短时间内苏醒，严重者可一厥不复而死亡

4. 辨证论治

分型证治	辨证要点	治法	方药
肝阳上亢证	眩晕，耳鸣，头目胀痛，口苦，失眠多梦，遇烦劳、郁怒而加重，甚则仆倒，颜面潮红，急躁易怒，肢麻震颤，舌红苔黄，脉弦或数	平肝潜阳，清火息风	天麻钩藤饮
气血亏虚证	眩晕，动则加剧，劳累即发，面色㿠白，神疲乏力，倦怠懒言，唇甲不华，发色不泽，心悸少寐，纳少腹胀，舌淡苔薄白，脉细弱	补益气血，调养心脾	归脾汤

续表

分型证治	辨证要点	治法	方药
肾精不足证	眩晕日久不愈，精神萎靡，腰酸膝软，少寐多梦，健忘，两目干涩，视力减退，或遗精，滑泄，耳鸣，齿摇；或颧红咽干，五心烦热，舌红少苔，脉细数；或面色㿠白，形寒肢冷，舌淡嫩，苔白，脉弱尺甚	滋养肝肾，益精填髓	左归丸
痰浊上蒙证	眩晕，头重昏蒙，或伴视物旋转，胸闷恶心，呕吐痰涎，食少多寐，舌苔白腻，脉濡滑	化痰祛湿，健脾和胃	半夏白术天麻汤
瘀血阻窍证	眩晕时作，头痛如刺，兼见健忘，失眠，心悸，精神不振，耳鸣耳聋，面唇紫暗，舌暗有瘀斑，脉涩或细涩	活血化瘀，通窍活络	通窍活血汤

细目三　中风

1. 概述　中风是以猝然昏仆，不省人事，伴半身不遂、口舌歪斜、语言不利为主症的病证。病轻者可无昏仆，而仅见口舌歪斜及半身不遂等症状。

2. 病因病机　内因为内伤积损、劳欲过度、饮食不节、情志所伤。外因为外感风邪。病机为阴阳失调，气血逆乱，上犯于脑。病位在心、脑，与肝、肾密切相关。

3. 鉴别诊断

（1）中风与口僻

病名	相同点	不同点
中风	均有口舌歪斜	中风常伴有半身不遂、偏身麻木、语言謇涩，甚则突然昏仆，不省人事
口僻		口僻，俗称吊线风，主要症状是口舌歪斜。口僻之口舌歪斜，常伴耳后疼痛，而无半身不遂或神志障碍等表现；多因正气不足，风邪入于脉络，气血痹阻所致；不同年龄均可罹患

（2）中风与痫病

病名	相同点	不同点
中风	均有昏仆倒地	中风则仆地无声，一般无四肢抽搐及口吐涎沫的表现。中风患者昏仆倒地，其神昏症状严重，持续时间长，难以自行苏醒，需及时治疗方可逐渐清醒。中风多伴有半身不遂、口舌歪斜等症
痫病		痫病为阵发性神志异常的疾病，猝发仆地时常口中作声，如猪羊啼叫，四肢频抽而口吐白沫。痫病之神昏多为时短暂，移时可自行苏醒，醒后一如常人，或留有轻度头昏、乏力等症，但可再发

（3）中风与厥证

病名	相同点	不同点
中风	均为突然昏仆，不省人事	中风患者昏仆倒地，其神昏症状严重，持续时间长，难以自行苏醒，需及时治疗方可逐渐清醒。中风多伴有半身不遂、口舌歪斜等症
厥证		厥证神昏时间短暂，发作时常伴有四肢逆冷，一般移时可自行苏醒，醒后无半身不遂、口舌歪斜、言语不利等表现

（4）中风与痉证

病名	相同点	不同点
中风	均有神昏	中风患者多在起病时即有神昏，而后可出现抽搐，抽搐时间短。中风昏仆倒地，其神昏症状严重，持续时间长，难以自行苏醒，需及时治疗方可逐渐清醒。中风多伴有半身不遂、口舌歪斜等症
痉证		痉证以四肢抽搐、项背强直，甚至角弓反张为主症，发病时也可伴有神昏。痉证患者之神昏多出现在抽搐之后，抽搐时间长，且无半身不遂、口舌歪斜等症状

（5）中风与痿证

病名	相同点	不同点
中风	均有四肢瘫痪，活动无力	起病急骤，以偏瘫不遂为主，长伴有不同程度的神昏
痿证		起病缓慢，以双下肢瘫痪或四肢瘫痪，或肌肉萎缩、筋惕肉瞤为多见，不伴有神昏

4. 辨证论治

分期	分型证治		辨证要点		治法	方药
急性期	中经络	风痰瘀阻证	头晕头痛，手足麻木，突然发生口舌歪斜，口角流涎，舌强语謇，甚则半身不遂，或兼见手足拘挛，舌质紫暗，或有瘀斑，舌苔薄白，脉弦涩或小滑		息风化痰，活血通络	半夏白术天麻汤合桃仁红花煎
		风阳上扰证	常感头晕头痛，耳鸣目眩，突然发生口舌歪斜，舌强语謇，或手足重滞，甚则半身不遂，舌质红苔黄，脉弦		平肝潜阳，活血通络	天麻钩藤饮
		阴虚风动证	平素头晕耳鸣，腰膝酸软，突然发生口舌歪斜，言语不利，手指瞤动，甚或半身不遂，舌质红，苔腻，脉弦细数		滋阴潜阳，息风通络	镇肝熄风汤
	中脏腑	阳闭证	突然昏仆，不省人事，牙关紧闭，口噤不开，两手握固，大小便闭，肢体偏瘫、拘急、抽搐，是闭证的基本特征。由于有痰火和痰浊内闭之不同，故有阳闭、阴闭之分	兼见面红身热，气粗口臭，躁动不安，痰多而黏，舌质红，苔黄腻，脉弦滑有力	清肝息风，豁痰开窍	羚羊角汤合用安宫牛黄丸
		阴闭证		兼见面白唇暗，静卧不烦，四肢不温，痰涎壅盛，苔白腻，脉沉滑	豁痰息风，辛温开窍	涤痰汤合用苏合香丸
		脱证	突然昏仆，不省人事，面色苍白，目合口张，鼻鼾息微，手撒肢冷，汗多，大小便自遗，肢体软瘫，舌痿，脉细弱或脉微欲绝		回阳救阴，益气固脱	参附汤合生脉散加味
恢复期	风痰瘀阻证		口舌歪斜，舌强语謇或失语，半身不遂，肢体麻木，舌暗紫，苔滑腻，脉弦滑		搜风化痰，行瘀通络	解语丹
	气虚络瘀证		肢体偏枯不用，肢软无力，面色萎黄，舌质淡紫或有瘀斑，苔薄白，脉细涩或细弱		益气养血，化瘀通络	补阳还五汤
	肝肾亏虚证		半身不遂，患肢僵硬，拘挛变形，舌强不语，或偏瘫，肢体肌肉萎缩，舌红脉细，或舌淡红，脉沉细		滋养肝肾	左归丸合地黄饮子

细目四　癫狂

1. 概述　癫狂为精神失常疾病。癫病以精神抑郁，表情淡漠，沉默痴呆，语无伦次，静而多喜为特征。狂病以精神亢奋，狂躁不安，喧扰不宁，骂詈毁物，动而多怒为特征。

2. 病因病机 病因为七情内伤、饮食失节、禀赋不足。病机为脏气不平，阴阳失调，神机逆乱。癫病多由痰气郁结，蒙蔽心窍；狂病多因痰火上扰，心神不安。病性多为虚实夹杂。病位在心、肝，与脾、肾相关。

3. 鉴别诊断

（1）癫病与狂病

病名	相同点	不同点
癫病	均属性格行为异常的精神疾病	癫病属阴，以静而多喜为主。表现为沉静独处，言语支离，畏见生人，或哭或笑，声低气怯，抑郁性精神失常为特征
狂病		狂病属阳，以动而多怒为主。表现躁动狂乱，气力倍常，呼号詈骂，声音多亢，兴奋性精神失常为特征

（2）癫病与郁证

病名	相同点	不同点
癫病	均有心情抑郁、情绪不宁表现	癫病亦见喜怒无常、多语或不语等症，一般已失去自控力，神明逆乱，精神失常
郁证		郁证以心情抑郁、情绪不宁、胸胁胀闷、急躁易怒、心悸失眠、喉中如有异物等自我感觉异常为主，无神志错乱

（3）癫病与痴呆

病名	相同点	不同点
癫病	均有精神神志异常	癫病属阴，以静而多喜为主。表现为沉静独处，言语支离，畏见生人，或哭或笑，声低气怯，抑郁性精神失常为特征
痴呆		痴呆以智力低下为突出变现，以神志呆滞、愚笨迟钝为特征，部分症状可自制。病机是髓减脑衰，神机失用

（4）癫病与痫病

病名	相同点	不同点
癫病	均有心情抑郁、情绪不宁表现	癫病属阴，以静而多喜为主。表现为沉静独处，言语支离，畏见生人，或哭或笑，声低气怯，抑郁性精神失常为特征
痫病		痫病以突然昏仆、不省人事、两目上视、口吐涎沫、四肢抽搐为特征的发作性疾病

4. 辨证论治

分型证治		辨证要点	治法	方药
癫病	痰气郁结证	精神抑郁，表情淡漠，沉默痴呆，时时太息，言语无序，或喃喃自语，多疑多虑，喜怒无常，秽洁不分，不思饮食，舌红苔腻而白，脉弦滑	理气解郁，化痰醒神	逍遥散合顺气导痰汤
	心脾两虚证	神思恍惚，魂梦颠倒，心悸易惊，善悲欲哭，肢体困乏，饮食锐减，言语无序，舌淡苔薄白，脉沉细无力	健脾益气，养心安神	养心汤合越鞠丸

续表

分型证治		辨证要点	治法	方药
狂病	痰火扰神证	素有性情急躁，头痛失眠，两目怒视，面红目赤，突发狂乱无知，骂詈号叫，不避亲疏，逾垣上屋，或毁物伤人，气力逾常，不食不眠，舌红绛，苔多黄腻或黄燥而垢，脉弦大滑数	清心泻火，涤痰醒神	生铁落饮
	火盛伤阴证	癫狂久延，时作时止，势已较缓，妄言妄为，呼之已能自制，但有疲惫之象，寝不安寐，烦惋焦躁，形瘦面红而秽，口干便难，舌尖红无苔有剥裂，脉细数	育阴潜阳，交通心肾	二阴煎合琥珀养心丹
	痰热瘀结证	癫狂日久不愈，面色晦滞而秽，情绪躁扰不安，多言无序，恼怒不休，甚至登高而歌，弃衣而走，妄见妄闻，妄思离奇，头痛，心悸而烦，舌质紫暗，有瘀斑，少苔或薄黄苔干，脉弦细或细涩	豁痰化瘀，调畅气血	癫狂梦醒汤

细目五　痫病

1. 概述　痫病是一种发作性神志异常的病证。临床以突然意识丧失，发则仆倒，不省人事，强直抽搐，口吐涎沫，两目上视或口中怪叫，移时苏醒，一如常人为特征。

2. 病因病机　病因为先天遗传、七情失调，以及惊恐、饮食失调、脑部外伤、六淫所干、他病之后。病机为脏腑失调，痰浊阻滞，气机逆乱，风痰内动，蒙蔽清窍。病位在脑，涉及肝、脾、心、肾，其中肝脾肾损伤是其病理基础。

3. 鉴别诊断

（1）痫病与厥证

病名	相同点	不同点
痫病	突然昏仆，昏不知人	伴有口吐涎沫，两目上视、四肢抽搐、口中怪叫之症，移时苏醒，醒后如常
厥证		兼见面色苍白、四肢厥冷，或见口噤、握拳、手指拘急，而无口吐涎沫、两目上视、四肢抽搐、口中怪叫之症

（2）痫病和痉证

病名	相同点	不同点
痫病	均有四肢抽搐症状	痫病仅见于发作之时，常有口吐涎沫、两目上视、四肢抽搐、口中怪叫之症，移时苏醒，醒后如常
痉证		多见持续发作，伴有角弓反张、身体强直，经治疗恢复后，仍有原发病存在

4. 辨证论治

分型证治	辨证要点	治法	方药
风痰闭阻证	发病前常有眩晕、头昏、胸闷、乏力、痰多、心情不悦。痫病发作呈多样性，或见突然跌倒，神志不清，抽搐吐涎，或伴尖叫与二便失禁，或短暂神志不清，双目发呆，茫然若失，谈话中断，持物落地，或精神恍惚而无抽搐，舌质红，苔白腻，脉多弦滑有力	涤痰息风，开窍定痫	定痫丸

续表

分型证治	辨证要点	治法	方药
痰火扰神证	发作时昏仆抽搐，吐涎或有吼叫，平时急躁易怒，心烦失眠，咳痰不爽，口苦咽干，便秘溲黄，病发后，症情加重，彻夜难眠，目赤，舌红，苔黄腻，脉弦滑而数	清热泻火，化痰开窍	龙胆泻肝汤合涤痰汤
瘀阻脑络证	平素头晕头痛，痛有定处，常伴单侧肢体抽搐，或一侧面部抽动，颜面口唇青紫。多继发于颅脑外伤、产伤、颅内感染性疾患后遗症等，或先天脑发育不全。舌质暗红或有瘀斑，舌苔薄白，脉涩或弦	活血化瘀，息风通络	通窍活血汤
心脾两虚证	反复发痫，神疲乏力，心悸气短，失眠多梦，面色苍白，体瘦纳呆，大便溏薄，舌质淡，苔白腻，脉沉细而弱	补益气血，健脾宁心	六君子汤合归脾汤
心肾亏虚证	痫病频发，神思恍惚，头晕目眩，两目干涩，面色晦暗，耳轮焦枯不泽，健忘失眠，腰膝酸软，大便干燥，舌质红，脉沉细而数	补益心肾，潜阳安神	左归丸合天王补心丹

易混考点解析

痫病（中医内科学）		痫病（中医儿科学）	
证型	方剂	证型	方剂
风痰闭阻证	定痫丸	惊痫病	镇惊丸
痰火扰神证	龙胆泻肝汤合涤痰汤	痰痫病	涤痰汤
—	—	风痫病	定痫丸
瘀阻脑络证	通窍活血汤	瘀血痫病	通窍活血汤
心脾两虚证	六君子汤合归脾汤	脾虚痰盛证	六君子汤
心肾亏虚证	左归丸合天王补心丹	脾肾两虚证	河车八味丸

细目六　痴呆

1. 概述　痴呆是由髓减脑消，神机失用所导致的一种神志异常的疾病，以呆傻愚笨、智能低下、善忘等为主要临床表现。轻者可见神情淡漠，寡言少语，反应迟钝，善忘；重者表现为终日不语，或闭门独居，或口中喃喃，言辞颠倒，行为失常，忽笑忽哭，或不欲食，不知饥饿等。

2. 病因病机　病因为先天禀赋不足、七情内伤、跌仆损伤、年高体虚、久病耗损。病机为髓海不足，神机失用。病理性质多属本虚标实之候。痴呆的病位在脑，与心、肾、肝、脾均有关系。

3. 鉴别诊断

（1）痴呆与郁证

病名	相同点	不同点
痴呆	均有神情淡漠、寡言少语、反应迟钝等神志异常表现	痴呆多见于中老年人，男女发病无明显差别，且病程迁延。其心神失常症状不能自行缓解，并伴有明显的记忆力、计算力减退，甚至人格情感的变化
郁证（脏躁）		脏躁多发于青中年女性，多在精神因素的刺激下呈间歇性发作，不发作时可如常人，且无智能、人格、情感方面的变化

（2）痴呆与健忘

病名	相同点	不同点
痴呆	均有健忘的表现	以神情呆滞，或神志恍惚、告知不晓为主要表现
健忘		以记忆力减退、遇事善忘为主症

4. 辨证论治

分型证治	辨证要点	治法	方药
髓海不足证	智能减退，记忆力、计算力、定向力、判断力明显减退，神情呆钝，词不达意，头晕耳鸣，怠惰思卧，齿枯发焦，腰酸骨软，步履艰难，舌瘦色淡，苔薄白，脉沉细弱	补肾益髓，填精养神	七福饮
脾肾两虚证	表情呆滞，沉默寡言，记忆减退，失认失算，口齿含糊，词不达意，伴腰膝酸软，肌肉萎缩，食少纳呆，气短懒言，口涎外溢；或四肢不温，腹痛喜按，鸡鸣泄泻，舌质淡白，舌体胖大，苔白，或舌红，苔少或无苔，脉沉细弱，双尺尤甚	补肾健脾，益气生精	还少丹
痰浊蒙窍证	表情呆钝，智力衰退，或哭笑无常，喃喃自语，或终日无语，呆若木鸡，伴不思饮食，脘腹胀痛，痞满不适，口多涎沫，头重如裹，舌质淡，苔白腻，脉滑	豁痰开窍，健脾化浊	涤痰汤
瘀血内阻证	表情迟钝，言语不利，善忘，易惊恐，或思维异常，行为古怪，伴肌肤甲错，口干不欲饮，双目晦暗，舌质暗或有瘀点瘀斑，脉细涩	活血化瘀，开窍醒脑	通窍活血汤

易混考点解析

疾病	相似证候	证候名称	使用方剂
头痛	肝阳上亢证	肝阳头痛	天麻钩藤饮
眩晕		肝阳上亢	天麻钩藤饮
中风		风阳上扰	天麻钩藤饮
头痛	气虚证和（或）血虚证	血虚头痛	加味四物汤
		气虚头痛	益气聪明汤
眩晕		气血亏虚	归脾汤
头痛	肾虚证	肾虚头痛	大补元煎
眩晕		肾精不足	左归丸
头痛	痰浊证	痰浊头痛	半夏白术天麻汤
眩晕		痰浊中阻	半夏白术天麻汤
中风		风痰瘀阻	半夏白术天麻汤合桃仁红花煎
头痛	瘀血证	瘀血头痛	通窍活血汤
眩晕		瘀血阻窍	通窍活血汤
痫病		瘀血阻络	通窍活血汤
痴呆		瘀血内阻	通窍活血汤

第四单元　脾胃病证

细目一　胃痛

1. 概述　胃痛，又称胃脘痛，是指以上腹胃脘部近心窝处疼痛为主症的病证。

2. 病因病机　病因为感受外邪、饮食不节、情志不畅和脾胃素虚。基本病机为胃气阻滞，胃失和降，不通则痛。胃痛的病位在胃，与肝、脾、肾关系密切。病理性质早期多为实证，后期常为脾胃虚弱，但往往虚实夹杂。

3. 鉴别诊断

（1）胃痛与真心痛

病名	相同点	不同点
胃痛	真心痛发生在下壁的也会有胃部疼痛的症状，与胃痛易于混淆	胃痛是指胃脘部近心窝处发生疼痛
真心痛		真心痛是心经病变所引起的心痛证，多见于老年人，为当胸而痛。其多刺痛，动辄加重，痛引肩背，常伴心悸气短、汗出肢冷，病情危急

（2）胃痛与胁痛

病名	相同点	不同点
胃痛	肝气犯胃的胃痛可出现胁肋部疼痛，易与胁痛混淆	肝气犯胃的胃痛有时亦可攻痛连胁，但仍以胃脘部疼痛为主症
胁痛		胁痛是以胁部疼痛为主症，可伴发热恶寒，或目黄肤黄，或胸闷太息，极少伴嘈杂泛酸、嗳气吐腐

（3）胃痛与腹痛

病名	相同点	不同点
胃痛	胃处腹中，与肠相连，因而在个别特殊病证中，胃痛可以影响及腹，而腹痛亦可牵连于胃	是以上腹胃脘部近心窝处疼痛为主症
腹痛		是以胃脘部以下，耻骨毛际以上整个位置疼痛为主症

4. 辨证论治

分型证治	辨证要点	治法	方药
寒邪客胃证	胃痛暴作，恶寒喜暖，得温痛减，遇寒加重，口淡不渴，或喜热饮，舌淡苔薄白，脉弦紧	温胃散寒，行气止痛	香苏散合良附丸
饮食伤胃证	胃脘疼痛，胀满拒按，嗳腐吞酸，或呕吐不消化食物，其味腐臭，吐后痛减，不思饮食，大便不爽，得矢气及便后稍舒，舌苔厚腻，脉滑	消食导滞，和胃止痛	保和丸
肝气犯胃证	胃脘胀痛，痛连两胁，遇烦恼则痛作或痛甚，嗳气、矢气则痛舒，胸闷嗳气，喜长叹息，大便不畅，舌苔薄白，脉弦	疏肝解郁，理气止痛	柴胡疏肝散
湿热中阻证	胃脘疼痛，痛势急迫，脘闷灼热，口干口苦，口渴而不欲饮，身重疲倦，纳呆恶心，小便色黄，大便不畅，舌苔黄腻，脉滑数	清化湿热，理气和胃	清中汤

续表

分型证治	辨证要点	治法	方药
瘀血停胃证	胃脘疼痛，如针刺，似刀割，痛有定处，按之痛甚，痛时持久，食后加剧，入夜尤甚，或见吐血黑便，舌质紫暗或有瘀斑，脉涩	化瘀通络，理气和胃	失笑散合丹参饮
胃阴亏耗证	胃脘隐隐灼痛，似饥而不欲食，口燥咽干，五心烦热，消瘦乏力，口渴思饮，大便干结，舌红少津，脉细数	养阴益胃，和中止痛	一贯煎合芍药甘草汤
脾胃虚寒证	胃痛隐隐，绵绵不休，喜温喜按，空腹痛甚，得食则缓，劳累或受凉后发作或加重，泛吐清水，神疲纳呆，四肢倦怠，手足不温，大便溏薄，舌淡苔白，脉虚弱或迟缓	温中健脾，和胃止痛	黄芪建中汤

细目二　痞满

1. 概述　痞满是指以自觉心下痞塞，胸膈胀满，触之无形，按之柔软，压之无痛为主要症状的病证。按部位痞满可分为胸痞、心下痞等。心下即胃脘部。本节主要讨论胃脘部出现上述症状的痞满，又可称为胃痞。

2. 病因病机　病因为感受外邪、内伤饮食、情志失调、脾胃素虚。病机为中焦气机不利，脾胃升降失职。病位在胃，与肝、脾的关系密切。

3. 鉴别诊断

（1）胃痞与胃痛

病名	相同点	不同点		
		部位	病势	有无压痛
胃痞	病位同在胃脘部，且常相兼出现	胃痞以满闷不适为患，可累及胸膈	起病较缓	压无痛感
胃痛		胃痛以疼痛为主	病势多急	压之可痛

（2）胃痞与鼓胀

病名	相同点	不同点		
		主症	部位	按诊
胃痞	均为自觉腹部胀满的病证	自觉满闷不舒，外无胀形	胃脘部	按之柔软
鼓胀		腹部胀大如鼓，皮色苍黄，脉络暴露	发于大腹	按之腹皮绷急

（3）胃痞与胸痹

病名	相同点	不同点
胃痞	均可有胸膈不适	胃痞以脘腹满闷不舒为主症，多兼饮食纳运无力之症，偶有胸膈不适，并无胸痛等表现
胸痹		胸痹是胸中痞塞不通，而致胸膺内外疼痛之证，以胸闷、胸痛、短气为主症，偶兼脘腹不舒

（4）胃痞与结胸

病名	相同点	不同点
胃痞	病位皆在腹部	胃痞以满而不痛、手可按压、触之无形为特点
结胸		结胸以心下至小腹硬满而痛、拒按为特征

4. 辨证论治

分型证治	辨证要点	治法	方药
饮食内停证	脘腹痞闷而胀，进食尤甚，拒按，嗳腐吞酸，恶食呕吐，或大便不调，矢气频作，味臭如败卵，舌苔厚腻，脉滑	消食和胃，行气消痞	保和丸
痰湿中阻证	脘腹痞塞不舒，胸膈满闷，头晕目眩，身重困倦，呕恶纳呆，口淡不渴，小便不利，舌苔白厚腻，脉沉滑	除湿化痰，理气和中	二陈平胃汤
湿热阻胃证	脘腹痞闷，或嘈杂不舒，恶心呕吐，口干不欲饮，口苦，纳少，舌红苔黄腻，脉滑数	清热化湿，和胃消痞	连朴饮
肝胃不和证	脘腹痞闷，胸胁胀满，心烦易怒，善太息，呕恶嗳气，或吐苦水，大便不爽，舌质淡红，苔薄白，脉弦	疏肝解郁，和胃消痞	越鞠丸合枳术丸
脾胃虚弱证	脘腹满闷，时轻时重，喜温喜按，纳呆便溏，神疲乏力，少气懒言，语声低微，舌质淡，苔薄白，脉细弱	补气健脾，升清降浊	补中益气汤
胃阴不足证	脘腹痞闷、嘈杂，饥不欲食，恶心嗳气，口燥咽干，大便秘结，舌红少苔，脉细数	养阴益胃，调中消痞	益胃汤

细目三　呕吐

1. 概述　呕吐是指胃失和降，气逆于上，迫使胃中之物从口中吐出的一种病证。临床以有物有声谓之呕，有物无声谓之吐，无物有声谓之干呕，故合称为呕吐。

2. 病因病机　内因为饮食不节、情志失调、禀赋不足。外因为外邪犯胃。病机为胃失和降，胃气上逆。病理性质不外虚实两类。病位主要在胃，但与肝、脾、胆有密切的关系。

3. 鉴别诊断

（1）呕吐与噎膈

病名	相同点	不同点		
		主症	病情	预后
呕吐	皆具有呕吐的症状	呕吐之病，进食顺畅，吐无定时	病情较轻，病程较短	预后尚好
噎膈		噎膈之病，进食哽噎不顺或食不得入，或食入即吐，甚则因噎废食	病情深重，病程较长	预后欠佳

（2）呕吐与反胃

病名	相同点	不同点
呕吐	皆具有呕吐的症状	呕吐是以有声有物为特征，多因胃气上逆所致，有感受外邪、饮食不节、情志失调和胃虚失和的不同
反胃		反胃系脾胃虚寒，胃中无火，难以腐熟食入之谷物，朝食暮吐，暮食朝吐，终至完谷尽出而始感舒畅

4. 辨证论治

分型证治	辨证要点	治法	方药
外邪犯胃证	突然呕吐，胸脘满闷，发热恶寒，头身疼痛，舌苔白腻，脉濡缓	疏邪解表，化浊和中	藿香正气散
食滞内停证	呕吐酸腐，脘腹胀满，嗳气厌食，大便或溏或结，舌苔厚腻，脉滑实	消食化滞，和胃降逆	保和丸

续表

分型证治	辨证要点	治法	方药
痰饮中阻证	呕吐清水痰涎，脘闷不食，头眩心悸，舌苔白腻，脉滑	温中化饮，和胃降逆	小半夏汤合苓桂术甘汤
肝气犯胃证	呕吐吞酸，嗳气频繁，胸胁胀痛，舌质红，苔薄腻，脉弦	疏肝理气，和胃降逆	四七汤
脾胃气虚证	食欲不振，食入难化，恶心呕吐，脘部痞闷，大便不畅，舌苔白滑，脉象虚弦	健脾益气，和胃降逆	香砂六君子汤
脾胃阳虚证	饮食稍多即吐，时作时止，面色㿠白，倦怠乏力，喜暖恶寒，四肢不温，口干而不欲饮，大便溏薄，舌质淡，脉濡弱	温中健脾，和胃降逆	理中汤
胃阴不足证	呕吐反复发作，或时作干呕，似饥而不欲食，口燥咽干，舌红少津，脉象细数	滋养胃阴，降逆止呕	麦门冬汤

细目四　噎膈

1. 概述　噎膈是指吞咽食物哽噎不顺的疾患。噎即噎塞，指吞咽之时哽噎不顺；膈为格拒，指饮食不下。噎虽可单独出现，又可为膈的前驱表现，故临床往往以噎膈并称。

2. 病因病机　病因为七情内伤、饮食不节、年老肾虚。病机为湿气痰瘀交结，阻滞于食道胃脘而致。病理性质总属本虚标实。本虚指阴津损伤，严重者为气虚阳微。标实为痰、气、瘀阻塞食管。病位在食管，属胃所主，病变脏腑为肝、脾、肾。

3. 鉴别诊断

（1）噎膈与反胃

病名	相同点	不同点
噎膈	皆有食入即吐的症状	噎膈多系阴虚有热，主要表现为吞咽困难，阻塞不下，旋食旋吐，或徐徐吐出
反胃		反胃多属阳虚有寒，主要表现为食尚能入，但经久复出，朝食暮吐，暮食朝吐

（2）噎膈与梅核气

病名	相同点	不同点
噎膈	均见咽中梗塞不舒的症状	噎膈系有形之物瘀阻于食道，吞咽困难
梅核气		梅核气系气逆痰阻于咽喉，为无形之气，无吞咽困难及饮食不下的症状

4. 辨证论治

分型证治	辨证要点	治法	方药
痰气交阻证	吞咽梗阻，胸膈痞满，甚则疼痛，情志舒畅时稍可减轻，情志抑郁时则加重，嗳气呃逆，呕吐痰涎，口干咽燥，大便艰涩，舌质红，苔薄腻，脉弦滑	开郁化痰，润燥降气	启膈散
津亏热结证	吞咽梗塞而痛，食入而复出，甚则水饮难进，心烦口干，胃脘灼热，大便干结如羊屎，形体消瘦，皮肤干枯，小便短赤，舌质光红，干裂少津，脉细数	滋养阴液，泄热散结	沙参麦冬汤
瘀血内结证	饮食梗阻难下，或虽下而复吐出，甚或呕出物如赤豆汁，胸膈疼痛，固定不移，肌肤枯燥，形体消瘦，舌质紫暗，脉细涩	滋阴养血，破血行瘀	通幽汤

续表

分型证治	辨证要点	治法	方药
气虚阳微证	水饮不下，泛吐多量黏液白沫，面浮足肿，面色㿠白，精神疲惫，腹胀，形寒气短，舌质淡，苔白，脉细弱	温补脾肾	补气运脾汤

细目五　呃逆

1. 概述　呃逆是指胃气上逆动膈，以气逆上冲，喉间呃呃连声，声短而频，令人不能自制为主要表现的病证。

2. 病因病机　病因为饮食不节、情志不遂、正气亏虚。病机为胃失和降，膈间气机不利，胃气上逆动膈。病理因素不外气郁、食滞、痰饮等。病位在膈，病变的关键脏腑在胃，还与肝、脾、肺、肾诸脏腑有关。

3. 鉴别诊断

（1）呃逆与干呕

病名	相同点	不同点
呃逆	同属胃气上逆的表现	呃逆为气从膈间上逆，气冲喉间，呃呃连声，声短而频，不能自止
干呕		干呕属于有声无物的呕吐，乃胃气上逆，冲咽而出，发出呕吐之声

（2）呃逆与嗳气

病名	相同点	不同点
呃逆	同属胃气上逆的表现	呃逆为气从膈间上逆，气冲喉间，呃呃连声，声短而频，不能自止
嗳气		嗳气乃胃气阻郁，气逆于上，冲咽而出，发出沉缓的嗳气声，多伴酸腐气味，食后多发

4. 辨证论治

分型证治	辨证要点	治法	方药
胃寒气逆证	呃声沉缓有力，胸膈及胃脘不舒，得热则减，遇寒更甚，进食减少，恶食冷凉，喜热饮，口淡不渴，舌苔白润，脉迟缓	温中散寒，降逆止呃	丁香散
胃火上逆证	呃声洪亮有力，冲逆而出，口臭烦渴，多喜冷饮，脘腹满闷，大便秘结，小便短赤，苔黄燥，脉滑数	清胃泄热，降逆止呃	竹叶石膏汤
气机郁滞证	呃逆连声，常因情志不畅而诱发或加重，胸胁满闷，脘腹胀满，嗳气纳减，肠鸣矢气，苔薄白，脉弦	顺气解郁，和胃降逆	五磨饮子
脾胃阳虚证	呃声低长无力，气不得续，泛吐清水，脘腹不舒，喜温喜按，面色㿠白，手足不温，食少乏力，大便溏薄，舌质淡，苔薄白，脉细弱	温补脾胃，降逆止呃	理中丸
胃阴不足证	呃声短促而不得续，口干咽燥，烦躁不安，不思饮食，或食后饱胀，大便干结，舌质红，苔少而干，脉细数	生津养胃，降逆止呃	益胃汤

细目六　腹痛

1. 概述　腹痛是指以胃脘以下、耻骨毛际以上的部位发生疼痛为主症的病证。

2. 病因病机　内因为饮食不节、情志失调、素体阳虚。外因为外感时邪。病机为腹中脏腑气机阻滞，气血运行不畅，经脉痹阻，不通则痛；或脏腑经脉失养，不荣而痛。

3. 鉴别诊断

（1）腹痛与胃痛

病名	相同点	不同点	
		部位不同	伴随症状
胃痛	胃处腹中，与肠相连，腹痛常伴有胃痛的症状，胃痛亦时有腹痛的表现	上腹胃脘部近心窝处疼痛为主症	常伴有恶心、嗳气等胃病症状
腹痛		胃脘部以下，耻骨毛际以上整个部位疼痛为主症	伴有便秘、腹泻或尿频、尿急等症状

（2）腹痛与其他内科疾病中的腹痛

病名	相同点	不同点
腹痛	均有腹痛表现	胃脘部以下，耻骨毛际以上整个部位疼痛为主症，伴有便秘、腹泻或尿频、尿急等症状
其他内科疾病腹痛		除腹痛症状外，伴有原发疾病特征。如痢疾，除腹痛外，有里急后重，下利赤白脓血；积聚除腹痛外，腹部有包块

（3）内科腹痛与外科腹痛、妇科腹痛

疾病	相同点	不同点
内科腹痛	均有腹痛症状	先发热，后腹痛，疼痛不剧，痛无定处，压痛不显
外科腹痛		多后发热，疼痛剧烈，痛有定处，压痛明显，可有腹痛拒按，腹肌紧张
妇科腹痛		痛在小腹，与经、带、胎、产有关，如痛经、先兆流产、宫外孕等

4. 辨证论治

分型证治	辨证要点	治法	方药
寒邪内阻证	腹痛拘急，遇寒痛甚，得温痛减，口淡不渴，形寒肢冷，小便清长，大便清稀或秘结，舌质淡，苔白腻，脉沉紧	散寒温里，理气止痛	良附丸合正气天香散
湿热壅滞证	腹痛拒按，烦渴引饮，大便秘结，或溏滞不爽，潮热汗出，小便短黄，舌质红，苔黄燥或黄腻，脉滑数	泄热通腑，行气导滞	大承气汤
饮食积滞证	脘腹胀满，疼痛拒按，嗳腐吞酸，恶食呕恶，痛而欲泻，泻后痛减，或大便秘结，舌苔厚腻，脉滑	消食导滞，理气止痛	枳实导滞丸
肝郁气滞证	腹痛胀闷，痛无定处，痛引少腹，或兼痛窜两胁，时作时止，得嗳气、矢气则舒，遇忧思恼怒则剧，舌质红，苔薄白，脉弦	疏肝解郁，理气止痛	柴胡疏肝散
瘀血内停证	腹痛较剧，痛如针刺，痛处固定，经久不愈，入夜尤甚，舌质紫暗，脉细涩	活血化瘀，和络止痛	少腹逐瘀汤
中虚脏寒证	腹痛绵绵，时作时止，喜温喜按，形寒肢冷，神疲乏力，气短懒言，胃纳不佳，面色无华，大便溏薄，舌质淡，苔薄白，脉沉细	温中补虚，缓急止痛	小建中汤

易混考点解析

腹痛（中医内科学）		小儿腹痛（中医儿科学）	
证型	方剂	证型	方剂
寒邪内阻证	良附丸合正气天香散	腹部中寒证	养脏汤
湿热壅滞证	大承气汤	胃肠结热证	大承气汤
饮食积滞证	枳实导滞丸	乳食积滞证	香砂平胃散
肝郁气滞证	柴胡疏肝散	—	—
瘀血内停证	少腹逐瘀汤	气滞血瘀证	少腹逐瘀汤
中虚脏寒证	小建中汤	脾胃虚寒证	小建中汤合理中丸

细目七　泄泻

1. 概述　泄泻是以排便次数增多，粪便稀溏，甚如水样为临床表现的病证。古曾将大便溏薄而势缓者称为泄，大便清稀如水而势急者称为泻，现临床一般统称泄泻。

2. 病因病机　内因为饮食所伤、情志失调、病后体虚及禀赋不足。外因为外感寒湿暑热之邪，其中以湿邪最为多见。病机为脾虚湿盛，脾失健运，水湿不化，肠道清浊不分，传导失司。脾虚湿盛是病机特点。病位在脾、胃与大、小肠。病变主脏在脾，脾失健运是关键，同时与肝、肾密切相关。

3. 鉴别诊断

（1）泄泻与痢疾

病名	相同点	不同点
泄泻	均有大便次数增多、粪质稀薄的症状	泄泻以大便次数增加、粪质稀溏，甚则如水样，或完谷不化为主症。大便不带脓血，也无里急后重，腹痛或无
痢疾		痢疾以腹痛、里急后重、便下赤白脓血为特征

（2）泄泻与霍乱

病名	相同点	不同点
泄泻	均有泄泻的症状	泄泻以大便次数增加，粪质稀溏，甚则如水样，或完谷不化为主症。大便不带脓血，也无里急后重，腹痛或无
霍乱		霍乱上吐下泻同时并作，来势急骤，变化迅速，病情凶险，起病时先突然腹痛，继则吐泻交作，所吐之物均为未消化之食物，气味酸腐热臭；所泻之物多为黄色粪水，如米泔，常伴恶寒、发热。部分患者在吐泻之后，津液耗伤，迅速消瘦，或发生转筋，腹中绞痛。若吐泻剧烈，可致面色苍白、目眶凹陷、汗出肢冷等津竭阳衰之危候

4. 辨证论治

分型证治	辨证要点	治法	方药
寒湿内盛证	泄泻清稀，甚则如水样，脘闷食少，腹痛肠鸣，舌质淡，苔白腻，脉濡缓；若兼外感风寒，则恶寒发热头痛，肢体酸痛，苔薄白，脉浮	芳香化湿，解表散寒	藿香正气散
湿热伤中证	泄泻腹痛，泻下急迫，或泻而不爽，粪色黄褐，气味臭秽，肛门灼热，烦热口渴，小便短黄，舌质红，苔黄腻，脉滑数或濡数	清热利湿，分利止泻	葛根芩连汤

续表

分型证治	辨证要点	治法	方药
食滞肠胃证	腹痛肠鸣，泻下粪便，臭如败卵，泻后痛减，脘腹胀满，嗳腐酸臭，不思饮食，舌苔垢浊或厚腻，脉滑	消食导滞，和中止泻	保和丸
肝气乘脾证	素有胸胁胀闷，嗳气食少，每因抑郁恼怒，或情绪紧张之时，发生腹痛泄泻，泻后痛减，腹中雷鸣，攻窜作痛，矢气频作，舌淡红，脉弦	抑肝扶脾	痛泻要方
脾胃虚弱证	大便时溏时泻，迁延反复，食少，食后脘闷不舒，稍进油腻食物，则大便次数明显增加，面色萎黄，神疲倦怠，舌质淡，苔白，脉细弱	健脾益胃，化湿止泻	参苓白术散
肾阳虚衰证	黎明之前脐腹作痛，肠鸣即泻，泻下完谷，泻后则安，形寒肢冷，腰膝酸软，舌淡苔白，脉沉细	温肾健脾，固涩止泻	四神丸

易混考点解析

泄泻（中医内科学）		小儿泄泻（中医儿科学）		
证型	方剂	证型		方剂
寒湿内盛证	藿香正气散	常证	风寒泻证	藿香正气散
湿热伤中证	葛根芩连汤		湿热泻证	葛根芩连汤
食滞肠胃证	保和丸		伤食泻证	保和丸
脾胃虚弱证	参苓白术散		脾虚泻证	参苓白术散
肾阳虚衰证	四神丸		脾肾阳虚泻证	附子理中汤合四神丸
肝气乘脾证	痛泻要方	变证	气阴两伤证	人参乌梅汤
—	—		阴竭阳脱证	生脉散合参附龙牡救逆汤

细目八　痢疾

1. 概述　痢疾是以腹痛、里急后重、痢下赤白脓血为主要临床表现的一类疾病，是夏秋季常见的肠道传染病。

2. 病因病机　内因为饮食不节。外因为外感湿热、疫毒之邪。病机为邪蕴肠腑，气血壅滞，传导失司，脂络受伤，腐败化为脓血而成痢。病位在大肠，与脾、胃、肾相关。

3. 辨证论治

分型证治	辨证要点	治法	方药
湿热痢	腹部疼痛，里急后重，痢下赤白脓血，黏稠如胶冻，腥臭，肛门灼热，小便短赤，舌苔黄腻，脉滑数	清肠化湿，调气行血	芍药汤
疫毒痢	起病急骤，壮热口渴，头痛烦躁，恶心呕吐，大便频频，痢下鲜紫脓血，腹痛剧烈，后重感特著，甚者神昏惊厥，舌质红绛，舌苔黄燥，脉滑数或微欲绝	清热解毒，凉血除积	白头翁汤
寒湿痢	腹痛拘急，痢下赤白黏冻，白多赤少，或为纯白冻，里急后重，口淡乏味，脘胀腹满，头身困重，舌质或淡，舌苔白腻，脉濡缓	温中燥湿，调气和血	不换金正气散

续表

分型证治	辨证要点	治法	方药
阴虚痢	痢下赤白，日久不愈，脓血黏稠，或下鲜血，脐下灼痛，虚坐努责，食少，心烦口干，至夜转剧，舌红绛少津，苔腻或花剥，脉细数	养阴和营，清肠化湿	驻车丸
虚寒痢	腹部隐痛，缠绵不已，喜按喜温，痢下赤白清稀，无腥臭，或为白冻，甚则滑脱不禁，肛门坠胀，便后更甚，形寒畏冷，四肢不温，食少神疲，腰膝酸软，舌淡苔薄白，脉沉细弱	温补脾肾，收涩固脱	桃花汤合真人养脏汤
休息痢	下痢时发时止，迁延不愈，常因饮食不当、受凉、劳累而发，发时大便次数增多，夹有赤白黏冻，腹胀食少，倦怠嗜卧，舌质淡，苔腻，脉濡软或虚数	温中清肠，调气化滞	连理汤

细目九　便秘

1. 概述　便秘是指大便排出困难，排便周期延长；或周期不长，但粪质干结，排出艰难；或粪质不硬，虽有便意，但便而不畅的病证。

2. 病因病机　内因为饮食不节、情志失调、年老体虚。外因为感受外邪。病机为大肠传导失常。病性概括为寒、热、虚、实四个方面。病位在大肠，涉及肺、脾、胃、肝、肾等脏腑。

3. 鉴别诊断

便秘与肠结

病名	相同点	不同点
便秘	均可出现腹部包块	便秘者，常出现在小腹左侧，多扪及条索状物，包块为燥屎内结，排便后消失或减少
肠结		肠结包块在腹部各处均可出现，形状不定，包块与排便无关

4. 辨证论治

分型证治	辨证要点	治法	方药
热秘	大便干结，腹胀腹痛，口干口臭，面红心烦或有身热，小便短赤，舌红苔黄燥，脉滑数	泄热导滞，润肠通便	麻子仁丸
气秘	大便干结，或不甚干结，欲便不得出，或便而不爽，肠鸣矢气，腹中胀痛，嗳气频作，纳食减少，胸胁痞满，舌苔薄腻，脉弦	顺气导滞	六磨汤
冷秘	大便艰涩，腹痛拘急，胀满拒按，胁痛，手足不温，呃逆呕吐，舌苔白腻，脉弦紧	温里散寒，通便止痛	温脾汤
气虚秘	大便并不干硬，虽有便意，但排便困难，用力努挣则汗出短气，便后乏力，面白神疲，肢倦懒言，舌淡苔白，脉弱	益气润肠	黄芪汤
血虚秘	大便干结，面色无华，皮肤干燥，头晕目眩，心悸气短，健忘少寐，口唇色淡，舌淡苔少，脉细	养血润燥	润肠丸
阴虚秘	大便干结，如羊屎状，形体消瘦，头晕耳鸣，两颧红赤，心烦少眠，潮热盗汗，腰膝酸软，舌红少苔，脉细数	滋阴通便	增液汤
阳虚秘	大便干或不干，排出困难，小便清长，面色㿠白，四肢不温，腹中冷痛，或腰膝酸冷，舌淡苔白，脉沉迟	温阳通便	济川煎

易混考点解析

便秘（中医内科学）		便秘（中医儿科学）	
证型	方剂	证型	方剂
热秘	麻子仁丸	燥热便秘证	麻子仁丸
气秘	六磨汤	气滞便秘证	六磨汤
冷秘	温脾汤	—	—
—	—	食积便秘证	枳实导滞丸
气虚秘	黄芪汤	气虚便秘证	黄芪汤
血虚秘	润肠丸	血虚便秘证	润肠丸
阴虚秘	增液汤	—	—
阳虚秘	济川煎	—	—

病名	相似证候	证候名称	使用方剂
胃痛	食滞内停证	饮食伤胃	保和丸
胃痞		饮食内停	保和丸
呕吐		食滞内停	保和丸
腹痛		饮食积滞	枳实导滞丸
泄泻		食滞肠胃	保和丸
胃痛	脾胃阳虚证	脾胃虚寒	黄芪建中汤
胃痞		脾胃虚弱	补中益气汤
呕吐		脾胃气虚	香砂六君子汤
		脾胃阳虚	理中汤
呃逆		脾胃阳虚	理中丸
腹痛		中虚脏寒	小建中汤
泄泻		脾胃虚弱	参苓白术散
胃痛	肝胃不和证或肝脾不调证	肝气犯胃	柴胡疏肝散
胃痞		肝胃不和	越鞠丸合枳术丸
呕吐		肝气犯胃	四七汤
呃逆		气机郁滞	五磨饮子
腹痛		肝气郁滞	柴胡疏肝散
泄泻		肝气乘脾	痛泄要方
胃痛	胃阴不足证	胃阴亏虚	一贯煎合芍药甘草汤
胃痞		胃阴不足	益胃汤
呕吐		胃阴不足	麦门冬汤
呃逆		胃阴不足	益胃汤
胃痞	痰湿中阻证	痰湿中阻	二陈平胃汤
呕吐		痰饮中阻	小半夏汤合苓桂术甘汤
泄泻		寒湿内盛	藿香正气散

第五单元　肝胆病证

细目一　胁痛

1. 概述　胁痛是指以一侧或两侧胁肋部疼痛为主要表现的病证。胁，指侧胸部，为腋以下至第十二肋部的总称。

2. 病因病机　内因为情志不畅、饮食不调、久病体虚或劳欲过度。外因为外感湿热。病机为络脉失和。病位在肝、胆，又与脾、胃及肾相关。

3. 鉴别诊断

胁痛与胸痛

病名	相同点	不同点
胸痛	胸痛肝郁气滞证与胁痛肝气郁结证相似	胸痛是以胸部胀痛为主，可涉及胁肋部，伴有胸闷不舒、心悸少寐
胁痛		胁痛是以胁部胀痛或窜痛为主，伴有目眩、口苦、胸闷、喜太息

4. 辨证论治

分型证治	辨证要点	治法	方药
肝郁气滞证	胁肋胀痛，走窜不定，甚则引及胸背肩臂，疼痛每因情志变化而增减，胸闷腹胀，嗳气频作，得嗳气而胀痛稍舒，纳少口苦，舌苔薄白，脉弦	疏肝理气	柴胡疏肝散
肝胆湿热证	胁肋胀痛或刺痛，口苦口黏，胸闷纳呆，恶心呕吐，小便黄赤，大便不爽，或兼有身热恶寒，身目发黄，舌红苔黄腻，脉弦滑数	清热利湿	龙胆泻肝汤
瘀血阻络证	胁肋刺痛，痛有定处，痛处拒按，入夜痛甚，胁肋下或见有癥块，舌质紫暗，脉象沉涩	祛瘀通络	血府逐瘀汤或复元活血汤
肝络失养证	胁肋隐痛，悠悠不休，遇劳加重，口干咽燥，心中烦热，头晕目眩，舌红少苔，脉细弦而数	养阴柔肝	一贯煎

细目二　黄疸

1. 概述　黄疸是以目黄、身黄、小便黄为主症的一种病证，其中目睛黄染尤为本病重要特征。

2. 病因病机　内因为饮食不节、劳倦过度或病后续发。外因为外感湿热、疫毒之邪。病机为湿邪困遏，脾胃运化失健，肝胆疏泄失常，胆汁泛溢肌肤。病位在脾、胃、肝、胆。

3. 鉴别诊断

（1）黄疸与萎黄

病名	相同点	不同点
黄疸	均有身黄	发病与感受外邪、饮食劳倦或病后有关；病机为湿滞脾胃，肝胆失疏，胆汁外溢；主症为身黄、目黄、小便黄
萎黄		病因与饥饱劳倦、食滞虫积或病后失血有关；病机为脾胃虚弱，气血不足，肌肤失养；主症为肌肤萎黄不泽、目睛及小便不黄，常伴头昏倦怠、心悸少寐、纳少便溏等症状

（2）阳黄和阴黄

病名	相同点	不同点
阳黄	均有身黄、目黄、小便黄	黄色鲜明，发病急，病程短，伴有发热、口干苦、舌苔黄腻、脉弦。急黄为阳黄重症，起病急，黄色如金，伴有神昏、发斑、出血等危候
阴黄		黄色晦暗，病程长，病势缓，伴有纳少、乏力、舌淡、脉沉迟或细缓

4. 辨证论治

分型证治		辨证要点	治法	方药
阳黄	热重于湿证	身目俱黄，黄色鲜明，发热口渴，或见心中懊恼，腹部胀闷，口干而苦，恶心呕吐，小便短少黄赤，大便秘结，舌苔黄腻，脉象弦数	清热通腑，利湿退黄	茵陈蒿汤
	湿重于热证	身目俱黄，黄色不及前者鲜明，头重身困，胸脘痞满，食欲减退，恶心呕吐，腹胀或大便溏垢，舌苔厚腻微黄，脉濡数或濡缓	利湿化浊，运脾佐以清热	茵陈五苓散合甘露消毒丹
	胆腑郁热证	身目发黄，黄色鲜明，上腹、右胁胀闷疼痛，牵引肩背，身热不退，或寒热往来，口苦咽干，呕吐呃逆，尿黄赤，大便秘，舌红苔黄，脉弦滑数	疏肝泄热，利胆退黄	大柴胡汤
	疫毒炽盛证	发病急骤，黄疸迅速加深，其色如金，皮肤瘙痒，高热口渴，胁痛腹满，神昏谵语，烦躁抽搐，或见衄血、便血，或肌肤瘀斑，舌质红绛，苔黄而燥，脉弦滑或数	清热解毒，凉血开窍	《千金》犀角散
阴黄	寒湿阻遏证	身目俱黄，黄色晦暗，或如烟熏，脘腹痞胀，纳谷减少，大便不实，神疲畏寒，口淡不渴，舌淡苔腻，脉濡缓或沉迟	温中化湿，健脾和胃	茵陈术附汤
	脾虚湿滞证	面目及肌肤淡黄，甚则晦暗不泽，肢软乏力，心悸气短，大便溏薄，舌质淡苔薄，脉濡细	健脾养血，利湿退黄	黄芪建中汤
黄疸消退后	湿热留恋证	黄疸消退后，脘痞腹胀，胁肋隐痛，饮食减少，口中干苦，小便黄赤，苔腻，脉濡数	清热利湿	茵陈四苓散
	肝脾不调证	黄疸消退后，脘腹痞闷，肢倦乏力，胁肋隐痛不适，饮食欠香，大便不调，舌苔薄白，脉来细弦	调和肝脾，理气助运	柴胡疏肝散或归芍六君子汤
	气滞血瘀证	黄疸消退后，胁下结块，隐痛、刺痛不适，胸胁胀闷，面颈部见有赤丝红纹，舌有紫斑或紫点，脉涩	疏肝理气，活血化瘀	逍遥散合鳖甲煎丸

易混考点解析

黄疸（中医内科学）			胎黄（中医儿科学）		
证型		方剂	证型		方剂
阳黄	热重于湿证	茵陈蒿汤	常证	湿热郁蒸证	茵陈蒿汤
	湿重于热证	茵陈五苓散合甘露消毒丹		寒湿阻滞证	茵陈理中汤
	胆腑郁热证	大柴胡汤		气滞血瘀证	血府逐瘀汤
	疫毒炽盛证	《千金》犀角散	变证	胎黄动风证	羚角钩藤汤
阴黄	寒湿阻遏证	茵陈术附汤		胎黄虚脱证	参附汤合生脉散
	脾虚湿滞证	黄芪建中汤	—	—	—

续表

黄疸（中医内科学）			胎黄（中医儿科学）		
黄疸消退后	湿热留恋证	茵陈四苓散	—	—	—
	肝脾不调证	柴胡疏肝散或归芍六君子汤	—	—	—
	气滞血瘀证	逍遥散合鳖甲煎丸	—	—	—

细目三　积证

1. 概述　积证是以腹内结块，或痛或胀，结块固定不移，痛有定处为主要临床表现的一类病证。

2. 病因病机　病因为情志失调、饮食所伤、感受外邪、他病续发。病机为气机阻滞，瘀血内结。病位主要在肝、脾。病理因素有气滞、血瘀等，但主要以血瘀为主。

3. 鉴别诊断

（1）积证与聚证

病名	相同点	不同点
积证	都以腹内结块，腹痛为主症	腹内结块触之有形，固定不移，痛有定处，刺痛为主，病在血分，多属脏病。积证多为逐渐形成，结块大多由小渐大，由软渐硬，疼痛逐渐加剧，病史较长，病情较重
聚证		腹内结块聚散无常，痛无定处，胀痛为主，病在气分，多属腑病。聚证病史较短，病情较轻

（2）积证与鼓胀

病名	相同点	不同点
积证	都可见腹内积块	积证一般腹内尚无停水，但积证日久可转化为鼓胀
鼓胀		鼓胀是以腹部胀大如鼓，甚者腹皮青筋暴露、四肢微肿等为临床特征。鼓胀除腹内积块以外，更有水液停聚于腹内，肚腹胀大

（3）积证与腹痛

病名	相同点	不同点
积证	均可有腹部刺痛，痛处不移。瘀血内停腹痛甚者，亦可有腹部结块	积证以腹内结块为主症，兼有腹痛
腹痛		腹痛以腹部疼痛为主症，或可伴有腹部结块，瘀血内停腹痛日久亦有可能转化为积证

4. 辨证论治

分型证治	辨证要点	治法	方药
气滞血阻证	腹部积块质软不坚，固定不移，胀痛不适，舌苔薄，脉弦	理气消积，活血散瘀	大七气汤
瘀血内结证	腹部积块明显，质地较硬，固定不移，隐痛或刺痛，形体消瘦，纳谷减少，面色晦暗黧黑，面颈胸臂或有血痣赤缕，女子可见月事不下，舌质紫或有瘀斑瘀点，脉细涩	祛瘀软坚，佐以扶正健脾	膈下逐瘀汤合六君子汤
正虚瘀结证	久病体弱，积块坚硬，隐痛或剧痛，饮食大减，肌肉瘦削，神倦乏力，面色萎黄或黧黑，甚则面肢浮肿，舌质淡紫，或光剥无苔，脉细数或弦细	补益气血，活血化瘀	八珍汤合化积丸

细目四 聚证

1. 概述 聚证是以腹内结块，或痛或胀，聚散无常，痛无定处为主要临床表现的一类病证。

2. 病因病机 病因为情志失调、食滞痰阻。病机为气机阻滞。病位主要在肝、脾。

3. 鉴别诊断

（1）聚证与鼓胀

病名	相同点	不同点
聚证	聚证与鼓胀之气鼓均有脘腹满闷、胀痛的症状	聚证以腹中气聚，局部可见结块，望之有形，按之柔软，聚散无常，时作时止，痛无定处为主要表现
鼓胀		鼓胀之气鼓以腹部膨隆，叩之如鼓为临床特征

（2）聚证与胃痞

病名	相同点	不同点
聚证	两者都有脘腹满闷的症状	聚证有腹部时聚时散的结块，结块消散时，脘腹胀闷好转
胃痞		胃痞的胃脘满闷是自觉症状，且无结块可扪及

4. 辨证论治

分型证治	辨证要点	治法	方药
肝气郁结证	腹中结块柔软，时聚时散，攻窜胀痛，脘胁胀闷不适，苔薄，脉弦	疏肝解郁，行气散结	逍遥散
食滞痰阻证	腹胀或痛，腹部时有条索状物聚起，按之胀痛更甚，便秘，纳呆，舌苔腻，脉弦滑	理气化痰，导滞散结	六磨汤

细目五 鼓胀

1. 概述 鼓胀是指腹部胀大如鼓的一类病证。临床以腹大胀满，绷急如鼓，皮色苍黄，脉络显露为特征。

2. 病因病机 病因与酒食不节、情志刺激、虫毒感染、病后续发有关。病机为肝脾肾受损，气滞、血瘀、水停腹中。病理性质属本虚标实。病位主要在肝、脾，久则及肾。

3. 鉴别诊断

（1）鼓胀与水肿

病名	相同点	不同点		
		病机	主症	兼症
鼓胀	均可有四肢浮肿和腹水的表现	肝、脾、肾受损，气、血、水互结于腹中	以腹部胀大为主，四肢肿不甚明显，晚期方伴肢体浮肿	兼见面色青晦，面颈部有血痣赤缕，胁下癥积坚硬，腹皮青筋显露
水肿		肺、脾、肾功能失调，水湿泛溢肌肤	浮肿多从眼睑开始，继则延及头面及肢体；或下肢先肿，后及全身	兼见面色㿠白、腰酸倦怠等，水肿较甚者亦可伴见腹水

（2）鼓胀与痞满

病名	相同点	不同点
鼓胀	均有腹部胀满的症状	鼓胀胀及全腹，皮色苍黄，脉络显露，按之腹皮绷紧
痞满		胃痞见于上腹部，外观无胀形可见，按之柔软

4. 辨证论治

<table>
<tr><th>分型证治</th><th colspan="2">辨证要点</th><th>治法</th><th>方药</th></tr>
<tr><td>气滞湿阻证</td><td colspan="2">腹胀按之不坚，胁下胀满或疼痛，饮食减少，食后胀甚，得嗳气、矢气稍减，小便短少，舌苔薄白腻，脉弦</td><td>疏肝理气，运脾利湿</td><td>柴胡疏肝散合胃苓汤</td></tr>
<tr><td>水湿困脾证</td><td colspan="2">腹大胀满，按之如囊裹水，甚则颜面微浮，下肢浮肿，脘腹痞胀，得热则舒，精神困倦，怯寒懒动，小便少，大便溏，舌苔白腻，脉缓</td><td>温中健脾，行气利水</td><td>实脾饮</td></tr>
<tr><td>水热蕴结证</td><td colspan="2">腹大坚满，脘腹胀急，烦热口苦，渴不欲饮，或有面目皮肤发黄，小便赤涩，大便秘结或溏垢，舌边尖红，苔黄腻或兼灰黑，脉弦数</td><td>清热利湿，攻下逐水</td><td>中满分消丸合茵陈蒿汤</td></tr>
<tr><td>瘀结水留证</td><td colspan="2">脘腹坚满，青筋显露，胁下癥结痛如针刺，面色晦暗黧黑，或见赤丝血缕，面颈胸臂出现血痣或蟹爪纹，口干不欲饮水，或见大便色黑，舌质紫暗，或有紫斑，脉细涩</td><td>活血化瘀，行气利水</td><td>调营饮</td></tr>
<tr><td>阳虚水盛证</td><td colspan="2">腹大胀满，形似蛙腹，朝宽暮急，面色苍黄，或呈皖白，脘闷纳呆，神倦怯寒，肢冷浮肿，小便短少不利，舌体胖，质紫，苔淡白，脉沉细无力</td><td>温补脾肾，化气利水</td><td>附子理苓汤或济生肾气丸</td></tr>
<tr><td>阴虚水停证</td><td colspan="2">腹大胀满，或见青筋暴露，面色晦滞，唇紫，口干而燥，心烦失眠，时或鼻衄，牙龈出血，小便短少，舌质红绛少津，苔少或光剥，脉弦细数</td><td>滋肾柔肝，养阴利水</td><td>六味地黄丸合一贯煎</td></tr>
<tr><td rowspan="3">鼓胀变证</td><td>大出血</td><td>骤然大量呕血或便血</td><td>清热凉血，活血止血</td><td>犀角地黄汤</td></tr>
<tr><td rowspan="2">昏迷</td><td>痰热内扰，蒙蔽心窍</td><td>清热豁痰，开窍息风</td><td>安宫牛黄丸合龙胆泻肝汤</td></tr>
<tr><td>痰浊壅盛，蒙蔽心窍</td><td>化痰，泄浊，开窍</td><td>苏合香丸合菖蒲郁金汤</td></tr>
</table>

细目六　瘿病

1. 概述　瘿病是以颈前喉结两旁结块肿大为主要临床特征的一类疾病。

2. 病因病机　病因与情志内伤、饮食及水土失宜、体质因素有关。病机为气滞、痰凝、血瘀壅结颈前。病位主要在肝、脾，与心有关。

3. 鉴别诊断

（1）瘿病与瘰疬

病名	相同点	不同点
瘿病	均可在颈项部出现肿块	瘿病肿块在颈部正前方，肿块一般较大，随吞咽上下移动
瘰疬		瘰疬的病变部位在颈项两侧或颌下，肿块一般较小，每个约黄豆大小，个数多少不等

（2）瘿病与消渴

病名	相同点	不同点
瘿病	均有多食症状	瘿病中的阴虚火旺证虽有多食，但无多饮、多尿等症，而以颈前有瘿肿为主要特征，并伴有烦热心悸、急躁易怒、眼突、脉数等症
消渴		消渴以多饮、多食、多尿为主要临床表现，三消的症状常同时并见，尿中常有甜味，而颈部无瘿肿

4. 辨证论治

证型	证候	治法	方药
气郁痰阻证	颈前喉结两旁结块肿大，质软不痛，颈部觉胀，胸闷，喜太息，或兼胸胁窜痛，病情常随情志波动，苔薄白，脉弦	理气舒郁，化痰消瘿	四海舒郁丸
痰结血瘀证	颈前喉结两旁结块肿大，按之较硬或有结节，肿块经久未消，胸闷，纳差，舌质暗或紫，苔薄白或白腻，脉弦或涩	理气活血，化痰消瘿	海藻玉壶汤
肝火旺盛证	颈前喉结两旁轻度或中度肿大，一般柔软光滑，烦热，容易出汗，性情急躁易怒，眼球突出，手指颤抖，面部烘热，口苦，舌质红，苔薄黄，脉弦数	清肝泻火，消瘿散结	栀子清肝汤合消瘰丸
心肝阴虚证	颈前喉结两旁结块或大或小，质软，病起较缓，心悸不宁，心烦少寐，易出汗，手指颤动，眼干，目眩，倦怠乏力，舌质红，苔少或无苔，舌体颤动，脉弦细数	滋阴降火，宁心柔肝	天王补心丹或一贯煎

易混考点解析

中医内科学			中医外科学		
病名	证型	方剂	病名	证型	方剂
瘿病	气郁痰阻证	四海舒郁丸	气瘿	肝郁气滞证	四海舒郁丸
	痰结血瘀证	海藻玉壶汤	肉瘿	气滞痰凝证	逍遥散合海藻玉壶汤
	肝火旺盛证	栀子清肝汤合消瘰丸		气阴两虚证	生脉散合海藻玉壶汤
	心肝阴虚证	天王补心丹或一贯煎	瘿痈	风热痰凝证	牛蒡解肌汤
				气滞痰凝证	柴胡疏肝散
—	—	—	石瘿	痰瘀内结证	海藻玉壶汤合桃红四物汤
				瘀热伤阴证	通窍活血汤合养阴清肺汤
				气阴两虚证	黄芪鳖甲汤

细目七　疟疾

1. 概述　疟疾是感受疟邪引起的以寒战、壮热、头痛、汗出、休作有时为临床特征的一类疾病。

2. 病因病机　病因主要是感受“疟邪”，但其发病与正虚抗邪能力下降有关，诱发因素则与外感风寒、暑湿，饮食劳倦有关，其中尤以暑湿诱发为最多。病机为邪伏半表半里，出入营卫之间。邪正交争，则疟病发作；疟邪伏藏，则发作休止。病理性质以邪实为主。邪伏藏于半表半里，属少阳经脉部位。

3. 鉴别诊断

（1）疟疾与风温发热

病名	相同点	不同点	
		主症	发病季节
疟疾	均有寒战发热症状	风温初起，邪在卫分时，可见寒战发热，多伴有咳嗽气急、胸痛等肺系症状	常发于夏秋季
风温发热		疟疾以寒热往来、汗出热退、休作有时为特征，无肺系症状	多见于冬春季

（2）疟疾与淋证发热

病名	相同点	不同点
疟疾	均有寒战发热症状	风温初起，邪在卫分时，可见寒战发热，多伴有咳嗽气急、胸痛等肺系症状
淋证		淋证初起，湿热蕴蒸，邪正相搏，亦常见寒战发热，但多兼小便频急、滴沥刺痛、腰部酸胀疼痛等症

4. 辨证论治

分型证治		辨证要点	治法	方药
正疟		发作症状比较典型，常先有呵欠乏力，继则寒战鼓颔，寒罢则内外皆热，头痛面赤，口渴引饮，终则遍身汗出，热退身凉，每日或间一两日发作一次，寒热休作有时，舌红，苔薄白或黄腻，脉弦	祛邪截疟，和解表里	柴胡截疟饮或截疟七宝饮
温疟		发作时热多寒少，汗出不畅，头痛，骨节酸痛，口渴引饮，便秘尿赤，舌红苔黄，脉弦数	清热解表，和解祛邪	白虎加桂枝汤或白虎加人参汤
寒疟		发作时热少寒多，口不渴，头身酸痛，胸闷脘痞，神疲体倦，舌苔白腻，脉弦紧	和解表里，温阳达邪	柴胡桂枝干姜汤合截疟七宝饮
瘴疟	热瘴	热甚寒微，或壮热不寒，头痛，肢体烦疼，面红目赤，胸闷呕吐，烦渴饮冷，大便秘结，小便热赤，甚至神昏谵语，舌质红绛，苔黄腻或垢黑，脉洪数或弦数	解毒除瘴，清热保津	清瘴汤
	冷瘴	寒甚热微，或但寒不热，或呕吐腹泻，甚则嗜睡不语，神志昏蒙，舌苔厚腻色白，脉弦	解毒除瘴，芳化湿浊	加味不换金正气散
劳疟		疟疾迁延日久，每遇劳累辄易发作，发时寒热较轻，面色萎黄，倦怠乏力，短气懒言，纳少自汗，舌质淡，脉细弱	益气养血，扶正截疟	何人饮

易混考点解析

疾病	相似证候	证候名称	使用方剂
胁痛	气滞证	肝气郁滞证	柴胡疏肝散
积证		气滞血阻证	大七气汤
鼓胀		气滞湿阻证	柴胡疏肝散合胃苓汤
胁痛	瘀血证	瘀血阻络证	血府逐瘀汤或复元活血汤
积证		瘀血内结证	膈下逐瘀汤合六君子汤
鼓胀		瘀结水留证	调营饮

第六单元　肾系病证

细目一　水肿

1. 概述　水肿是体内水液潴留，泛滥肌肤，临床表现以头面、眼睑、四肢、腹背，甚至全身浮肿为特征的一类病证。

2. 病因病机　病因为风邪袭表、疮毒内犯、外感水湿、饮食不节、禀赋不足、久病劳倦。病机为肺失通调，脾失转输，肾失开阖，三焦气化不利。病位在肺、脾、肾，关键在肾。

3. 鉴别诊断

（1）水肿与鼓胀

病名	相同点	不同点		
		病机	主症	兼症
鼓胀	均可有四肢浮肿和腹水的表现	肝、脾、肾受损，气、血、水互结于腹中	以腹部胀大为主，四肢肿不甚明显，晚期方伴肢体浮肿	兼见面色青晦，面颈部有血痣赤缕，胁下癥积坚硬，腹皮青筋显露
水肿		肺、脾、肾功能失调，水湿泛溢肌肤	浮肿多从眼睑开始，继则延及头面及肢体；或下肢先肿，后及全身	兼见面色㿠白、腰酸倦怠等，水肿较甚者亦可伴见腹水

（2）阳水与阴水

病名	病因	发病情况	主症
阳水	风邪、疮毒、水湿	发病急，病成于数日之间，病程短	水肿自面目开始，自上而下，继则全身，肿处皮肤绷急光亮，按之凹陷即起，兼寒热等表证，属于表证、实证
阴水	饮食劳倦，先天或后天因素，致脏腑亏损	发病缓慢，病程较长	水肿自足部开始，自下而上，继则全身，肿处皮肤松弛，按之凹陷不易恢复，甚则按之如泥，属于里证、虚证或虚实兼夹证

4. 辨证论治

分型证治		辨证要点	治法	方药
阳水	风水相搏证	眼睑浮肿，继则四肢及全身皆肿，来势迅速，多有恶寒发热、肢节酸楚、小便不利等症；偏于风热者，伴咽喉红肿疼痛，舌质红，脉浮滑数；偏于风寒者，兼恶寒，咳喘，舌苔薄白，脉浮滑或浮紧，如水肿较甚，亦可见沉脉	疏风清热，宣肺行水	越婢加术汤
	湿毒浸淫证	眼睑浮肿，延及全身，皮肤光亮，尿少色赤，身发疮痍，甚则溃烂，恶风发热，舌质红，苔薄黄，脉浮数或滑数	宣肺解毒，利湿消肿	麻黄连翘赤小豆汤合五味消毒饮
	水湿浸渍证	全身水肿，下肢明显，按之没指，小便短少，身体困重，胸闷，纳呆，泛恶，苔白腻，脉沉缓，起病缓慢，病程较长	运脾化湿，通阳利水	五皮饮合胃苓汤
	湿热壅盛证	遍体浮肿，皮肤绷急光亮，胸脘痞闷，烦热口渴，小便短赤，或大便干结，舌红苔黄腻，脉沉数或濡数	分利湿热	疏凿饮子

续表

分型证治		辨证要点	治法	方药
阴水	脾阳虚衰证	身肿日久，腰以下为甚，按之凹陷不易恢复，脘腹胀闷，纳减便溏，面色不华，神疲乏力，四肢倦怠，小便短少，舌质淡，苔白腻或白滑，脉沉缓或沉弱	健脾温阳利水	实脾饮
	肾阳衰微证	水肿反复消长不已，面浮身肿，腰以下为甚，按之凹陷不起，尿量减少或反多，腰酸冷痛，四肢厥冷，怯寒神疲，面色㿠白，甚者心悸胸闷，喘促难卧，腹大胀满，舌质淡胖，苔白，脉沉细或沉迟无力	温肾助阳，化气行水	济生肾气丸合真武汤
	瘀水互结证	水肿延久不退，肿势轻重不一，四肢或全身浮肿，以下肢为主，皮肤瘀斑，腰部刺痛，或伴血尿，舌紫暗，苔白，脉沉细涩	活血祛瘀，化气行水	桃红四物汤合五苓散

易混考点解析

水肿（中医内科学）			水肿（中医儿科学）		
证型		方剂	证型		方剂
阳水	风水相搏证	越婢加术汤	常证	风水相搏证	麻黄连翘赤小豆汤合五苓散
	湿毒浸淫证	麻黄连翘赤小豆汤合五味消毒饮		湿热内侵证	五味消毒饮合小蓟饮子
	水湿浸渍证	五皮饮合胃苓汤		肺脾气虚证	参苓白术散合玉屏风散
	湿热壅盛证	疏凿饮子		脾肾阳虚证	真武汤
阴水	脾阳虚衰证	实脾饮		气阴两虚证	六味地黄丸加黄芪
	肾阳衰微证	济生肾气丸合真武汤	变证	水凌心肺证	己椒苈黄丸合参附汤
	瘀水互结证	桃红四物汤合五苓散		邪陷心肝证	龙胆泻肝汤合羚角钩藤汤
	—	—		水毒内闭证	温胆汤合附子泻心汤

细目二　淋证

1. 概述　淋证是指以小便频数短涩，淋沥刺痛，小腹拘急引痛为主症的病证。

2. 病因病机　内因为饮食不节、情志失调、禀赋不足或劳伤久病。外因为外感湿热、秽浊之邪从下侵入机体。病机为湿热蕴结下焦，肾与膀胱气化不利。病位在膀胱与肾，与肝、脾相关。

3. 鉴别诊断

（1）六种淋证

病名	相同点	不同点
热淋	小便频涩，滴沥刺痛，小腹拘急引痛	起病多急骤，小便赤热，溲时灼痛，或伴有发热、腰痛拒按
石淋		以小便排出砂石为主症，或排尿时突然中断，尿道窘迫疼痛，或腰腹绞痛难忍
气淋		小腹胀满较明显，小便艰涩疼痛，尿后余沥不尽
膏淋		小便浑浊如米泔水或滑腻如膏脂
血淋		溺血而痛
劳淋		小便不甚赤涩，溺痛不甚，但淋沥不已，时作时止，遇劳即发

（2）淋证与癃闭

病名	相同点	不同点
淋证	都有小便量少、排尿困难之症	淋证尿频而尿痛，且每日排尿总量多为正常
癃闭		癃闭则无尿痛，每日排尿量少于正常，严重时甚至无尿

（3）血淋与尿血

病名	相同点	不同点
血淋	都有小便出血、尿色红赤，甚至溺出纯血	尿血多无疼痛之感，虽亦间有轻微的胀痛或热痛，但较淋证轻
尿血		血淋的小便滴沥而疼痛难忍

4. 辨证论治

分型证治	辨证要点	治法	方药
热淋	小便频数短涩，灼热刺痛，溺色黄赤，少腹拘急胀痛，或有寒热、口苦、呕恶，或有腰痛拒按，或有大便秘结，苔黄腻，脉滑数	清热利湿通淋	八正散
石淋	尿中夹砂石，排尿涩痛，或排尿时突然中断，尿道窘迫疼痛，少腹拘急，往往突发一侧腰腹绞痛难忍，甚则牵及外阴，尿中带血，舌红，苔薄黄，脉弦或带数。若病久砂石不去，可伴见面色少华，精神委顿，少气乏力，舌淡边有齿印，脉细而弱；或腰腹隐痛，手足心热，舌红少苔，脉细带数	清热利湿，排石通淋	石韦散
血淋	小便热涩刺痛，尿色深红，或夹有血块，疼痛满急加剧，或见心烦，舌尖红，苔黄，脉滑数	清热通淋，凉血止血	小蓟饮子
气淋	郁怒之后，小便涩滞，淋沥不宣，少腹胀满疼痛，苔薄白，脉弦	理气疏导，通淋利尿	沉香散
膏淋	小便浑浊乳白或如米泔水，上有浮油，置之沉淀，或伴有絮状凝块物，或混有血液、血块，尿道热涩疼痛，尿时阻塞不畅，口干，舌质红、苔黄腻，脉濡数	清热利湿，分清泄浊	程氏萆薢分清饮
劳淋	小便不甚赤涩，溺痛不甚，但淋沥不已，时作时止，遇劳即发，腰膝酸软，神疲乏力，病程缠绵，舌质淡，脉细弱	补脾益肾	无比山药丸

易混考点解析

尿石症（中医外科学）		淋证（中医内科学）	
证型	方剂	证型	方剂
湿热蕴结证	三金排石汤	热淋	八正散
气血瘀滞证	金铃子散合石韦散	石淋	石韦散
肾气不足证	济生肾气丸	血淋	小蓟饮子
—	—	气淋	沉香散
—	—	膏淋	程氏萆薢分清饮
—	—	劳淋	无比山药丸

细目三　癃闭

1. 概述　癃闭是指以小便量少，排尿困难，甚则小便闭塞不通为主症的一种病证。其中又以小便不畅，点滴而短少，病势较缓者称为癃；小便闭塞，点滴不通，病势较急者称为闭。

2. 病因病机 内因为饮食不节、情志内伤、尿路阻塞、体虚久病。外因为外邪侵袭，湿热秽浊之邪上犯膀胱。病机为膀胱气化功能失司。病位主要在膀胱，与肺、脾、肾、肝密切相关。

3. 鉴别诊断

（1）癃闭与水肿

病名	相同点	不同点
癃闭	都表现为小便不利、小便量少	癃闭多不伴有浮肿，部分患者还兼有小腹胀满膨隆，小便欲解不能，或点滴而出的水蓄膀胱之证候
水肿		水肿是体内水液潴留，泛溢于肌肤，引起头面、眼睑、四肢浮肿，甚者伴有胸、腹水，并无水蓄膀胱之证候

（2）癃闭与关格

病名	相同点	不同点
癃闭	都有小便量少或闭塞不通	癃闭不伴有呕吐，部分患者有水蓄膀胱之证候，以此可资鉴别。但癃闭进一步恶化可转变为关格
关格		关格常由水肿、淋证、癃闭等经久不愈发展而来，是小便不通与呕吐并见的病证，常伴有皮肤瘙痒、口中尿味、四肢搐搦，甚或昏迷等症状

4. 辨证论治

分型证治	辨证要点	治法	方药
膀胱湿热证	小便点滴不通，或量极少而短赤灼热，小腹胀满，口苦口黏，或口渴不欲饮，或大便不畅，舌质红，苔黄腻，脉数	清利湿热，通利小便	八正散
肺热壅盛证	小便不畅或点滴不通，咽干，烦渴欲饮，呼吸急促，或有咳嗽，舌红，苔薄黄，脉数	清泄肺热，通利水道	清肺饮
肝郁气滞证	小便不通或通而不爽，情志抑郁，或多烦善怒，胁腹胀满，舌红，苔薄黄，脉弦	疏利气机，通利小便	沉香散
浊瘀阻塞证	小便点滴而下，或尿如细线，甚则阻塞不通，小腹胀满疼痛，舌紫暗或有瘀点，脉涩	行瘀散结，通利水道	代抵挡丸
脾气不升证	小腹坠胀，时欲小便而不得出，或量少而不畅，神疲乏力，食欲不振，气短而语声低微，舌淡，苔薄，脉细	升清降浊，化气行水	补中益气汤合春泽汤
肾阳衰惫证	小便不通或点滴不爽，排出无力，面色㿠白，神气怯弱，畏寒肢冷，腰膝冷而酸软无力，舌淡胖，苔薄白，脉沉细或弱	温补肾阳，化气利水	济生肾气丸

易混考点解析

精浊（中医外科学）		精癃（中医外科学）		癃闭（中医内科学）	
证型	方剂	证型	方剂	证型	方剂
湿热蕴结证	八正散或龙胆泻肝汤	湿热下注证	八正散	膀胱湿热证	八正散
—	—	—	—	肺热壅盛证	清肺饮
气滞血瘀证	前列腺汤	气滞血瘀证	沉香散	肝郁气滞证	沉香散
阴虚火旺证	知柏地黄汤	肾阴亏虚证	知柏地黄丸	浊瘀阻塞证	代抵挡丸
肾阳虚损证	济生肾气丸	肾阳不足证	济生肾气丸	肾阳衰惫证	济生肾气丸
—	—	脾肾气虚证	补中益气汤	脾气不升证	补中益气汤合春泽汤

细目四　阳痿

1. 概述　阳痿是指成年男子性交时，由于阴茎痿软不举，或举而不坚，或坚而不久，无法进行性生活的病证。

2. 病因病机　病因为禀赋不足或劳倦久病、情志失调、饮食不节或外感湿热。病机为肝、肾、心、脾受损，气血阴阳亏虚，阴络失荣；或肝郁湿阻，经络失畅，导致宗筋不用而成。病位在宗筋，病变脏腑主要在肝、肾、心、脾。

3. 鉴别诊断

阳痿与早泄

病名	相同点	不同点
阳痿	均属性功能障碍疾病	阳痿是指欲性交时阴茎不能勃起，或举而不坚，或坚而不久，不能进行正常性生活的病证
早泄		早泄是同房时，阴茎能勃起，但因过早射精，射精后阴茎痿软的病证。早泄日久不愈可发展为阳痿

4. 辨证论治

分型证治	症状	治法	方药
命门火衰证	阳痿不举，或举而不坚，精薄清冷，神疲倦息，畏寒肢冷，面色皖白，头晕耳鸣，腰膝酸软，夜尿清长，苔薄白，脉沉细	温肾壮阳	赞育丸
心脾两虚证	阳痿不举，心悸，失眠多梦，神疲乏力，面色萎黄，食少纳呆，腹胀便溏，舌淡，苔薄白，脉细弱	补益心脾	归脾汤
肝郁不舒证	阳事不起，或起而不坚，心情抑郁，胸胁胀痛，脘闷不适，食少便溏，苔薄白，脉弦	疏肝解郁	柴胡疏肝散
惊恐伤肾证	阳痿不举，头晕耳鸣健忘，心悸易惊，胆怯多疑，夜多噩梦，伴有惊吓史，舌质淡，苔薄白，脉弦细	益肾填精	启阳娱心丹
湿热下注证	阴茎痿软，阴囊潮湿，瘙痒腥臭，睾丸坠胀疼痛，小便赤涩灼痛，胁胀胸闷，肢体困倦，泛恶口苦，舌红苔黄腻，脉滑数	清利湿热	龙胆泻肝汤

易混考点解析

疾病	相似证候	证候名称	治疗方剂
淋证	湿热证	热淋	八正散
癃闭		膀胱湿热证	八正散
淋证	气滞证	气淋	沉香散
癃闭		肝郁气滞证	沉香散
淋证	肾虚证	劳淋	无比山药丸
癃闭		肾阳衰惫证	济生肾气丸
水肿		肾阳衰微证	济生肾气丸合真武汤

第七单元　气血津液病证

细目一　郁证

1. 概述　郁证是由于情志不舒，气机郁滞所致，以心情抑郁、情绪不宁、胸部满闷、胁肋胀痛，或易怒易哭，或咽中如有异物梗塞等症为主要临床表现的一类病证。脏躁、梅核气等属于本病范畴。

2. 病因病机　病因为情志内伤、愤懑郁怒、忧愁思虑。病机为肝失疏泄、脾失健运、心失所养，脏腑阴阳气血失调。病位在心、脾、肝、肾。

3. 鉴别诊断

（1）梅核气与虚火喉痹

病名	相同点	不同点
梅核气	咽部异物感	梅核气多见于青中年女性，因情志抑郁起病，自觉咽中有物梗塞，但无咽痛及吞咽困难。咽中梗塞的感觉与情绪波动有关，在心情愉快、工作繁忙时，症状可减轻或消失，而当心情抑郁或注意力集中于咽部时，则梗塞感觉加重
虚火喉痹		虚火喉痹以青中年男性发病较多，多因感冒、长期吸烟饮酒及嗜食辛辣食物而引发，咽部除有异物感外，尚觉咽干、灼热、咽痒。咽部症状与情绪无关，但过度辛劳或感受外邪则易加剧

（2）脏躁与癫病

病名	相同点	不同点
脏躁	均与五志过极、七情内伤有关，均以精神失常为主症	脏躁好发于青中年女性，在精神因素的刺激下，间歇性发作，不发作时可如常人
癫病		癫病发于青壮年，男女发病无差异，病程迁延，主要表现为精神错乱，失去自控能力，心神失常的症状很少能自行缓解

4. 辨证论治

分型证治	辨证要点	治法	方药
肝气郁结证	精神抑郁，情绪不宁，胸部满闷，胁肋胀痛，痛无定处，脘闷嗳气，不思饮食，大便不调，苔薄腻，脉弦	疏肝解郁，理气畅中	柴胡疏肝散
气郁化火证	性情急躁易怒，胸胁胀满，口苦而干，或头痛、目赤、耳鸣，或嘈杂吞酸，大便秘结，舌质红，苔黄，脉弦数	疏肝解郁，清肝泻火	丹栀逍遥散
痰气郁结证	精神抑郁，胸部闷塞，胁肋胀满，咽中如有物梗塞，吞之不下，咯之不出，苔白腻，脉弦滑	行气开郁，化痰散结	半夏厚朴汤
心神失养证	精神恍惚，心神不宁，多疑易惊，悲忧善哭，喜怒无常，或时时欠伸，或手舞足蹈，骂詈喊叫，舌质淡，脉弦	甘润缓急，养心安神	甘麦大枣汤
心脾两虚证	多思善疑，头晕神疲，心悸胆怯，失眠，健忘，纳差，面色不华，舌质淡，苔薄白，脉细	健脾养心，补益气血	归脾汤
心肾阴虚证	情绪不宁，心悸，健忘，失眠，多梦，五心烦热，盗汗，口咽干燥，舌红少津，脉细数	滋养心肾	天王补心丹合六味地黄丸

细目二　血证

1. 概述　凡由多种原因，致使血液不循常道，或上溢于口鼻诸窍，或下泄于前后二阴，或渗出于肌肤，所形成的疾患，统称为血证。

2. 病因病机　内因为情志过极、饮食不节、劳欲体虚、久病之后（久病阴伤、气虚、血瘀）。外因为感受外邪，以热邪及湿热所致者为多。病机为火热熏灼，迫血妄行；气虚不摄，血溢脉外；瘀血阻络，血不循经三类。血证的病位根据出血部位，分属不同脏腑。

3. 鉴别诊断

（1）咳血与吐血

病名	相同点	不同点
咳血	咳血与吐血血液均经口出	咳血是血由肺来，经气道随咳嗽而出，血色多为鲜红，常混有痰液。咳血之前多有咳嗽、胸闷、喉痒等症状；大量咳血后，可见痰中带血数天，大便一般不呈黑色
吐血		吐血是血自胃而来，经呕吐而出，血色紫暗，常夹有食物残渣。吐血之前多有胃脘不适或胃痛、恶心等症状；吐血之后无痰中带血，但大便多呈黑色

（2）便血之远血与近血

病名	相同点	不同点
远血	都属便血范畴	远血其位在胃、小肠（上消化道），血与粪便相混，血色如黑漆色或暗紫色
近血		近血来自乙状结肠、直肠、肛门（下消化道），血便分开，或便外裹血，色多鲜红或暗红

（3）肠风与脏毒

病名	相同点	不同点
肠风	均属便血	肠风血色鲜泽清稀，其下如溅，属风热为患
脏毒		脏毒血色暗浊黏稠，点滴不畅，因湿热（毒）所致

（4）紫斑与温病发斑

病名	相同点	不同点
温病发斑	皮肤斑块类似	温病发斑发病急骤，常伴有高热烦躁、头痛如劈、昏狂谵语、四肢抽搐、鼻衄、齿衄、便血、尿血、舌质红绛等，病情险恶多变
紫斑		杂病发斑（紫斑）一般不如温病发斑急骤，常有反复发作史，也有突然发生者，虽时有热毒亢盛表现，但一般舌不红绛，不具有温病传变急速的特点

（5）紫斑与出疹、丹毒

病名	相同点	不同点
紫斑	均有局部肤色的改变	紫斑隐于皮内，压之不褪色，触之不碍手
出疹		出疹高出于皮肤，压之褪色，摸之碍手
丹毒		属外科皮肤病，以皮肤色红如丹得名，轻者压之褪色，重者压之不褪色，但其局部皮肤灼热肿痛与紫斑有别

4. 辨证论治

分型证治		辨证要点	治法	方药
鼻衄	热邪犯肺证	鼻燥衄血，口干咽燥，或兼有身热、咳嗽、痰少等症，舌质红，苔薄，脉数	清泄肺热，凉血止血	桑菊饮
	胃热炽盛证	鼻衄，或兼齿衄，血色鲜红，口渴欲饮，鼻干，口干臭秽，烦躁，便秘，舌红，苔黄，脉数	清胃泻火，凉血止血	玉女煎
	肝火上炎证	鼻衄，头痛，目眩，耳鸣，烦躁易怒，两目红赤，口苦，舌红，脉弦数	清肝泻火，凉血止血	龙胆泻肝汤
	气血亏虚证	鼻衄，或兼齿衄、肌衄，神疲乏力，面色㿠白，头晕，耳鸣，心悸，夜寐不宁，舌质淡，脉细无力	补气摄血	归脾汤
齿衄	胃火炽盛证	齿衄，血色鲜红，齿龈红肿疼痛，头痛，口臭，舌红，苔黄，脉洪数	清胃泻火，凉血止血	加味清胃散合泻心汤
	阴虚火旺证	齿衄，血色淡红，起病较缓，常因受热及烦劳而诱发，齿摇不坚，舌质红，苔少，脉细数	滋阴降火，凉血止血	六味地黄丸合茜根散
咳血	燥热伤肺证	喉痒咳嗽，痰中带血，口干鼻燥，或有身热，舌质红，少津，苔薄黄，脉数	清热润肺，宁络止血	桑杏汤
	肝火犯肺证	咳嗽阵作，痰中带血或纯血鲜红，胸胁胀痛，烦躁易怒，口苦，舌质红，苔薄黄，脉弦数	清肝泻火，凉血止血	泻白散合黛蛤散
	阴虚肺热证	咳嗽痰少，痰中带血或反复咳血，血色鲜红，口干咽燥，颧红，潮热盗汗，舌质红，脉细数	滋阴润肺，宁络止血	百合固金汤
吐血	胃热壅盛证	脘腹胀闷，甚则作痛，吐血色红或紫暗，常夹有食物残渣，口臭，便秘，大便色黑，舌质红，苔黄腻，脉滑数	清胃泻火，化瘀止血	泻心汤合十灰散
	肝火犯胃证	吐血色红或紫暗，口苦胁痛，心烦易怒，寐少梦多，舌质红绛，脉弦数	泻肝清胃，凉血止血	龙胆泻肝汤
	气虚血溢证	吐血缠绵不止，时轻时重，血色暗淡，神疲乏力，心悸气短，面色苍白，舌质淡，脉细弱	健脾，益气，摄血	归脾汤
便血	肠道湿热证	便血色红，大便不畅或稀溏，或有腹痛，口苦，舌质红，苔黄腻，脉濡数	清化湿热，凉血止血	地榆散合槐角丸
	气虚不摄证	便血色红或紫暗，食少，体倦，面色萎黄，心悸，少寐，舌质淡，脉细	益气摄血	归脾汤
	脾胃虚寒证	便血紫暗，甚则黑色，腹部隐痛，喜热饮，面色不华，神倦懒言，便溏，舌质淡，脉细	健脾温中，养血止血	黄土汤
尿血	下焦湿热证	小便黄赤灼热，尿血鲜红，心烦口渴，面赤口疮，夜寐不安，舌质红，脉数	清热利湿，凉血止血	小蓟饮子
	肾虚火旺证	小便短赤带血，头晕耳鸣，神疲，颧红潮热，腰膝酸软，舌质红，脉细数	滋阴降火，凉血止血	知柏地黄丸
	脾不统血证	久病尿血，甚或兼见齿衄、肌衄，食少，体倦乏力，气短声低，面色不华，舌质淡，脉细弱	补中健脾，益气摄血	归脾汤
	肾气不固证	久病尿血，血色淡红，头晕耳鸣，精神困惫，腰脊酸痛，舌质淡，脉沉弱	补益肾气，固摄止血	无比山药丸

续表

分型证治		辨证要点	治法	方药
紫斑	血热妄行证	皮肤出现青紫斑点或斑块，或伴有鼻衄、齿衄、便血、尿血，或有发热，口渴，便秘，舌质红，苔黄，脉弦数	清热解毒，凉血止血	十灰散
	阴虚火旺证	皮肤出现青紫斑点或斑块，时发时止，常伴鼻衄、齿衄或月经过多，颧红，心烦，口渴，手足心热，或有潮热，盗汗，舌质红，苔少，脉细数	滋阴降火，宁络止血	茜根散
	气不摄血证	反复发生肌衄，久病不愈，神疲乏力，头晕目眩，面色苍白或萎黄，食欲不振，舌质淡，脉细弱	补气摄血	归脾汤

易混考点解析

疾病	相似证候	证候名称	使用方剂
鼻衄	热证	热邪犯肺证	桑菊饮
		胃热炽盛证	玉女煎
		肝火上炎证	龙胆泻肝汤
齿衄		胃火炽盛证	加味清胃散合泻心汤
		阴虚火旺证	六味地黄丸合茜根散
咳血		燥热伤肺证	桑杏汤
		肝火犯肺证	泻白散合黛蛤散
		阴虚肺热证	百合固金汤
吐血		胃热壅盛证	泻心汤合十灰散
		肝火犯胃证	龙胆泻肝汤
紫斑		血热妄行证	十灰散
		阴虚火旺证	茜根散
鼻衄	气不摄血证	气不摄血证	归脾汤
吐血		气不摄血证	归脾汤
便血		气不摄血证	归脾汤
尿血		气不摄血证	归脾汤
紫斑		气不摄血证	归脾汤

细目三　痰饮

1. 概述　痰饮是指体内水液输布、运化失常，停积于某些部位的一类病证。

2. 病因病机　内因为饮食不当（暴饮过量、恣饮冷水、进食生冷）、劳欲所伤。外因为外感寒湿。病机为三焦失通失宣，肺失通调，脾失转输，肾失蒸化，阳虚水液不运，水饮停积为患。病位在三焦、肺、脾、肾，三脏之中，脾运失司，首当其冲。

3. 鉴别诊断

（1）悬饮与胸痹

病名	相同点	不同点
悬饮	均有胸痛	悬饮为胸胁胀痛，持续不解，多伴咳唾，转侧、呼吸时疼痛加重，肋间饱满，并有咳嗽、咳痰等肺系证候
胸痹		胸痹为胸膺部或心前区闷痛，且可引及左侧肩背或左臂内侧，常于劳累、饱餐、受寒、情绪激动后突然发作，历时较短，休息或用药后得以缓解

（2）悬饮与水肿之风水相搏证

病名	相同点	不同点
悬饮	均有水肿的表现	悬饮为胸胁胀痛，持续不解，多伴咳唾，转侧、呼吸时疼痛加重，肋间饱满，并有咳嗽、咳痰等肺系证候
水肿（风水相搏证）		水肿之风水相搏证，可分为表实、表虚两个类型。表实者，水肿而无汗，身体疼重，与水泛肌表之溢饮基本相同；如见肢体浮肿而汗出恶风，则属表虚，与溢饮有异

4. 辨证论治

分型证治		辨证要点	治法	方药
痰饮	脾阳虚弱证	胸胁支满，心下痞闷，胃中有振水音，脘腹喜温畏冷，泛吐清水痰涎，饮入易吐，口渴不欲饮水，头晕目眩，心悸气短，食少，大便或溏，形体逐渐消瘦，舌苔白滑，脉弦细而滑	温脾化饮	苓桂术甘汤合小半夏加茯苓汤
	饮留胃肠证	心下坚满或痛，自利，利后反快，虽利心下续坚满；或水走肠间，沥沥有声，腹满，便秘，口舌干燥，舌苔腻色白或黄，脉沉弦或伏	攻下逐饮	甘遂半夏汤或己椒苈黄丸
悬饮	邪犯胸肺证	寒热往来，身热起伏，汗少，或发热不恶寒，有汗而热不解，咳嗽，痰少，气急，胸胁刺痛，呼吸、转侧疼痛加重，心下痞硬，干呕，口苦，咽干，舌苔薄白或黄，脉弦数	和解宣利	柴枳半夏汤
	饮停胸胁证	胸胁疼痛，咳唾引痛，痛势较前减轻，而呼吸困难加重，咳逆气喘息促不能平卧，或仅能偏卧于停饮的一侧，病侧肋间胀满，甚则可见偏侧胸廓隆起，舌苔白，脉沉弦或弦滑	泻肺祛饮	椒目瓜蒌汤合十枣汤或控涎丹
	络气不和证	胸胁疼痛，如灼如刺，胸闷不舒，呼吸不畅，或有闷咳，甚则迁延经久不已，阴雨天更甚，可见病侧胸廓变形，舌苔薄，质暗，脉弦	理气和络	香附旋覆花汤
	阴虚内热证	咳呛时作，咳吐少量黏痰，口干咽燥，或午后潮热，颧红，心烦，手足心热，盗汗，或伴胸胁闷痛，病久不复，形体消瘦，舌质偏红，少苔，脉小数	滋阴清热	沙参麦冬汤合泻白散
溢饮	表寒里饮证	身体沉重而疼痛，甚则肢体浮肿，恶寒，无汗，或有咳喘，痰多白沫，胸闷，干呕，口不渴，苔白，脉弦紧	发表化饮	小青龙汤
支饮	寒饮伏肺证	咳逆喘满不得卧，痰吐白沫量多，经久不愈，天冷受寒加重，甚至引起面浮跗肿；或平素伏而不作，遇寒即发，发则寒热、背痛、腰痛、目泣自出、身体振振瞤动，舌苔白滑或白腻，脉弦紧	宣肺化饮	小青龙汤
	脾肾阳虚证	喘促动则为甚，心悸，气短，或咳而气怯，痰多，食少，胸闷，怯寒肢冷，神疲，少腹拘急不仁，脐下动悸，小便不利，足跗浮肿，或吐涎沫而头目昏眩，舌体胖大，质淡，苔白润或腻，脉沉细而滑	温脾补肾，以化水饮	金匮肾气丸合苓桂术甘汤

细目四 消渴

1. 概述 消渴是以多尿、多饮、多食、乏力、消瘦为主要临床表现的一种疾病。

2. 病因病机 病因为禀赋不足、饮食失节、情志失调、劳逸失度。病机为阴津亏损，燥热偏盛，而以阴虚为本，燥热为标。病位主要在肺、胃、肾，尤以肾为关键。

3. 鉴别诊断

消渴与口渴症

病名	相同点	不同点
消渴	都可出现口干多饮的症状	消渴以口渴多饮、多食易饥、尿频量多、形体消瘦为特征
口渴症		口渴症是指口渴饮水的一个临床症状，可出现于多种疾病过程中，尤以外感热病为多见。但这类口渴各随其所患病证的不同而出现相应的临床症状，不伴多食、多尿、瘦削等消渴的特点

4. 辨证论治

分型证治		辨证要点	治法	方药
上消	肺热津伤证	烦渴多饮，口干舌燥，尿频量多，舌边尖红，苔薄黄，脉洪数	清热润肺，生津止渴	消渴方
中消	胃热炽盛证	多食易饥，口渴，尿多，形体消瘦，大便干燥，苔黄，脉滑实有力	清胃泻火，养阴增液	玉女煎
	气阴亏虚证	口渴引饮，能食与便溏并见，或饮食减少，精神不振，四肢乏力，舌质淡，苔白而干，脉弱	益气健脾，生津止渴	七味白术散
下消	肾阴亏虚证	尿频量多，浑浊如脂膏，或尿甜，腰膝酸软，乏力，头晕耳鸣，口干唇燥，皮肤干燥，瘙痒，舌红苔少，脉细数	滋阴固肾	六味地黄丸
	阴阳两虚证	小便频数，浑浊如膏，甚至饮一溲一，面容憔悴，耳轮干枯，腰膝酸软，四肢欠温，畏寒肢冷，阳痿或月经不调，舌苔淡白而干，脉沉细无力	滋阴温阳，补肾固涩	金匮肾气丸

细目五 汗证

1. 概述 汗证是指由于阴阳失调，腠理不固，而致汗液外泄失常的病证。其中，不因外界环境因素的影响，而白昼时时汗出，动辄益甚者，称为自汗；寐中汗出，醒来自止者，称为盗汗，亦称为寝汗。

2. 病因病机 内因为病后体虚、表虚受风、思虑烦劳过度、情志不舒、饮食不节。外因为风邪外袭。病机为阴阳失调，腠理不固，营卫失和，汗液外泄失常。病位主要在肺卫，与肝有关。

3. 鉴别诊断

（1）自汗与脱汗

病名	相同点	不同点
自汗	均有汗出症状	白昼时时汗出，动辄益甚者，称为自汗
脱汗		脱汗表现为大汗淋漓，汗出如珠，常同时出现声低息微、精神疲惫、四肢厥冷、脉微欲绝或散大无力，多在疾病危重时出现，为病势危急的征象，故脱汗又称为绝汗

（2）自汗与战汗

病名	相同点	不同点
自汗	均有汗出症状	白昼时时汗出，动辄益甚者，称为自汗
战汗		战汗主要出现于急性热病过程中，表现为突然恶寒战栗、全身汗出、发热、口渴、烦躁不安，为邪正交争的征象；若汗出之后，热退脉静，气息调畅，为正气拒邪，病趋好转

（3）汗证与黄汗

病名	相同点	不同点
汗证	均有汗出症状	白昼时时汗出，动辄益甚者，称为自汗；寐中汗出，醒来自止者，称为盗汗，亦称为寝汗
黄汗		汗出色黄，染衣着色，伴有口中黏苦、渴不欲饮、小便不利、苔黄腻、脉弦数等湿热内郁表现，可以为汗证中的邪热郁蒸型，但汗出色黄的程度较重

4. 辨证论治

分型证治	辨证要点	治法	方药
肺卫不固证	汗出恶风，稍劳汗出尤甚，易于感冒，体倦乏力，面色少华，脉细弱，苔薄白	益气固表	桂枝加黄芪汤或玉屏风散
心血不足证	自汗或盗汗，心悸少寐，神疲气短，面色不华，舌质淡，脉细	补心养血	归脾汤
阴虚火旺证	夜寐盗汗，或有自汗，五心烦热，或兼午后潮热，两颧色红，口渴，舌红少苔，脉细数	滋阴降火	当归六黄汤
邪热郁蒸证	蒸蒸汗出，汗液易使衣服黄染，面赤烘热，烦躁，口苦，小便色黄，舌苔薄黄，脉弦数	清肝泄热，化湿和营	龙胆泻肝汤

易混考点解析

汗证（中医内科学）		汗证（中医儿科学）	
证型	方剂	证型	方剂
肺卫不固证	桂枝加黄芪汤或玉屏风散	肺卫不固证	玉屏风散合牡蛎散
心血不足证	归脾汤	营卫失调证	黄芪桂枝五物汤
阴虚火旺证	当归六黄汤	气阴亏虚证	生脉散合当归六黄汤
邪热郁蒸证	龙胆泻肝汤	湿热迫蒸证	泻黄散

细目六　内伤发热

1. 概述　内伤发热以内伤为病因，以脏腑功能失调，气血水湿郁遏或气血阴阳亏虚为基本病机，以发热为主要临床表现的病证。一般起病较缓，病程较长。

2. 病因病机　病因为体虚久病、饮食劳倦、情志失调、外伤出血。病机为气血阴阳亏虚，脏腑功能失调。

3. 鉴别诊断

内伤发热与外感发热

病名	相同点	不同点
内伤发热	均有发热	内伤发热起病缓慢，病程较长，多为低热，或自觉发热，表现为高热者较少，不恶寒，或虽有怯冷，但得衣被则温，常兼见头晕、神疲、自汗、盗汗、脉弱等症，一般有气、血、水壅遏或气血阴阳亏虚的病史，或有反复发热的病史，无感受外邪所致的头身疼痛、鼻塞、流涕、脉浮等症
外感发热		外感发热是因感受外邪而起，起病较急，病程较短，发热初期大多伴有恶寒，其恶寒得衣被而不减，发热的热度大多较高，发热的类型随病种的不同而有所差异，兼有头身疼痛、鼻塞、流涕、咳嗽、脉浮等症。外感发热由感受外邪，正邪相争所致，属实证者居多

4. 辨证论治

分型证治	辨证要点	治法	方药
阴虚发热证	午后潮热，或夜间发热，不欲近衣，手足心热，烦躁，少寐多梦，盗汗，口干咽燥，舌质红，或有裂纹，苔少甚至无苔，脉细数	滋阴清热	清骨散或知柏地黄丸
血虚发热证	发热，热势多为低热，头晕眼花，身倦乏力，心悸不宁，面白少华，唇甲色淡，舌质淡，脉细弱	益气养血	归脾汤
气虚发热证	发热，热势或低或高，常在劳累后发作或加剧，倦怠乏力，气短懒言，自汗，易感冒，食少便溏，舌质淡，苔薄白，脉细弱	益气健脾，甘温除热	补中益气汤
阳虚发热证	发热而欲近衣被，形寒怯冷，四肢不温，少气懒言，头晕嗜卧，腰膝酸软，纳少便溏，面色㿠白，舌质淡胖或有齿痕，苔白润，脉沉细无力	温补阳气，引火归原	金匮肾气丸
气郁发热证	发热多为低热或潮热，热势常随情绪波动而起伏，精神抑郁，胁肋胀满，烦躁易怒，口干而苦，纳食减少，舌红，苔黄，脉弦数	疏肝理气，解郁泄热	丹栀逍遥散
痰湿郁热证	低热，午后热甚，胸闷脘痞，全身重着，不思饮食，渴不欲饮，呕恶，大便稀薄或黏滞不爽，舌苔白腻或黄腻，脉濡数	燥湿化痰，清热和中	黄连温胆汤合中和汤或三仁汤
血瘀发热证	午后或夜晚发热，或自觉身体某些部位发热，口燥咽干，但不多饮，肢体或躯干有固定痛处或肿块，面色萎黄或晦暗，舌质青紫或有瘀点、瘀斑，脉弦或涩	活血化瘀	血府逐瘀汤

细目七　虚劳

1. 概述　虚劳又称虚损，是以脏腑功能衰退，气血阴阳亏损，日久不复为主要病机，以五脏虚证为主要临床表现的多种慢性虚弱证候的总称。

2. 病因病机　病因为禀赋薄弱、烦劳过度、饮食不节、情志刺激、大病久病、误治失治。病机为脏腑功能衰退，气血阴阳亏损，日久不复。病位主要在五脏，尤以脾、肾两脏更为重要。

3. 鉴别诊断

虚劳与其他疾病的虚证

病名	相同点	不同点	
		主症	病变脏腑
虚劳	均有虚损症状	虚劳的各种证候，均以出现一系列精气亏虚的症状为特征	病变脏腑涉及五脏，以气血阴阳亏虚为主
虚证		其他病证的虚证各以其病证的主要症状为突出表现	虽然也以久病属虚者为多，但亦有病程较短而呈现虚证者，且病变脏器单一

4. 辨证论治

分型证治		辨证要点	治法	方药
气虚	肺气虚证	短气自汗，声音低怯，时寒时热，平素易于感冒，面白，舌质淡，脉弱	补益肺气	补肺汤
	心气虚证	心悸，气短，劳则尤甚，神疲体倦，自汗，舌质淡，脉弱	益气养心	七福饮
	脾气虚证	饮食减少，食后胃脘不舒，倦怠乏力，大便溏薄，面色萎黄，舌淡苔薄，脉弱	健脾益气	加味四君子汤
	肾气虚证	神疲乏力，腰膝酸软，小便频数而清，白带清稀，舌质淡，脉弱	益气补肾	大补元煎
血虚	心血虚证	心悸怔忡，健忘，失眠，多梦，面色不华，舌质淡，脉细或结代	养血宁心	养心汤
	肝血虚证	头晕，目眩，胁痛，肢体麻木，筋脉拘急，或筋惕肉瞤，妇女月经不调，甚则闭经，面色不华，舌质淡，脉弦细或细涩	补血养肝	四物汤
阴虚	肺阴虚证	干咳，咽燥，甚或失音，咳血，潮热，盗汗，面色潮红，舌红少津，脉细数	养阴润肺	沙参麦冬汤
	心阴虚证	心悸，失眠，烦躁，潮热，盗汗，或口舌生疮，面色潮红，舌红少津，脉细数	滋阴养心	天王补心丹
	脾胃阴虚证	口干唇燥，不思饮食，大便燥结，甚则干呕，呃逆，面色潮红，舌干，苔少或无苔，脉细数	养阴和胃	益胃汤
	肝阴虚证	头痛，眩晕，耳鸣，目干畏光，视物不明，急躁易怒，或肢体麻木，筋惕肉瞤，面色潮红，舌干红，脉弦细数	滋养肝阴	补肝汤
	肾阴虚证	腰酸，遗精，两足痿弱，眩晕，耳鸣，甚则耳聋，口干，咽痛，颧红，舌红，少津，脉沉细	滋补肾阴	左归丸
阳虚	心阳虚证	心悸，自汗，神倦嗜卧，心胸憋闷疼痛，形寒肢冷，面色苍白，舌质淡或紫暗，脉细弱或沉迟	益气温阳	保元汤
	脾阳虚证	面色萎黄，食少，形寒，神倦乏力，少气懒言，大便溏薄，肠鸣腹痛，每因受寒或饮食不慎而加剧，舌质淡，苔白，脉弱	温中健脾	附子理中汤
	肾阳虚证	腰背酸痛，遗精，阳痿，多尿或不禁，面色苍白，畏寒肢冷，下利清谷或五更泄泻，舌质淡胖，有齿痕，苔白，脉沉迟	温补肾阳	右归丸

细目八 癌病

1. 概述 癌病是由于脏腑组织发生异常增生，以肿块逐渐增大、表面高低不平、质地坚硬，时有头痛，常伴发热、乏力、纳差、消瘦并进行性加重为主症的疾病。

2. 病因病机 病因为素体内虚、六淫邪毒、饮食失调、内伤七情。病机为正气亏虚，脏腑功能失调，气机郁滞，痰瘀酿毒久羁而成有形之肿块。病理因素主要有气郁、痰浊、湿阻、血瘀、毒聚（热毒、寒毒）。

3. 鉴别诊断

癌病与良性肿瘤

病名	相同点	不同点
癌病	均有增生的肿块	癌病生长较快，常与皮肤粘连，凹陷或形成溃疡。肿块表面粗糙，无包膜，活动度差或固定，质硬，无弹性，早期症状隐匿，可出现不明原因的消瘦、发热、出血，或发病部位的相应症状
良性肿瘤		良性肿瘤生长缓慢，皮肤无改变，除皮脂腺囊肿外，与皮肤无粘连。肿块表面光滑，与周围不粘连，边界清，活动度好，一般质地较软，无症状，肿瘤体积较大或发生于特殊部位，可产生压迫症状

4. 辨证论治

分型证治	辨证要点	治法	方药
气郁痰瘀证	胸膈痞闷，脘腹胀满，或胀痛不适，或隐痛或刺痛，善太息，神疲乏力，纳呆食少，便溏、呕血、黑便，或咳嗽咳痰，痰质稠黏，痰白或黄白相兼，舌苔薄腻，质暗隐紫，脉弦或细涩	行气解郁，化痰祛瘀	越鞠丸合化积丸
热毒炽盛证	局部肿块灼热疼痛，发热，口咽干燥，心烦寐差，或热势壮盛，久稽不退，咳嗽无痰或少痰，或痰中带血，甚则咳血不止，胸痛或腰酸背痛，小便短赤，大便秘结或便溏，舌质红，舌苔黄腻或薄黄少津，脉细数或弦细数	清热凉血，解毒散结	犀角地黄汤合犀黄丸
湿热郁毒证	时有发热，恶心，胸闷，口干口苦，心烦易怒，胁痛或腹部阵痛，身黄，目黄，尿黄，便中带血或黏液脓血便，里急后重，或大便干稀不调，肛门灼热，舌质红，苔黄腻，脉弦滑或滑数	清热利湿，解毒散结	龙胆泻肝汤合五味消毒饮
瘀毒内阻证	面色晦暗，或肌肤甲错，胸痛或腰腹疼痛，痛有定处，如锥如刺，痰中带血或尿血，血色暗红，口唇紫暗，舌质暗或有瘀点瘀斑，苔薄或薄白，脉涩或细弦或细涩	活血化瘀，理气散结	血府逐瘀汤
气阴两虚证	神疲乏力，口咽干燥，盗汗，头晕耳鸣，视物昏花，五心烦热，腰膝酸软，纳差，大便秘结或溏烂，舌质淡红少苔，脉细或细数	益气养阴，扶正抗癌	生脉地黄汤
气血双亏证	形体消瘦，面色无华，唇甲色淡，气短乏力，动辄尤甚，伴头昏心悸，目眩眼花，动则多汗，口干舌燥，纳呆食少，舌质红或淡，脉细或细弱	益气养血，扶正抗癌	十全大补丸

细目九　厥证

1. 概述　厥证是以突然昏倒，不省人事，或伴有四肢逆冷为主要临床表现的一种急性病证。病情轻者，一般在短时内苏醒，醒后无偏瘫、失语及口舌歪斜等后遗症；病情重者，昏厥时间较长，甚至一厥不复而导致死亡。

2. 病因病机　病因为情志内伤（恼怒致厥为多）、饮食劳倦（过度饥饿或暴饮暴食）、亡血失津、痰饮内伏。病机为气机逆乱，升降乖戾，阴阳不相顺接。病位在心、肝。

3. 鉴别诊断

（1）厥证与眩晕

病名	相同点	不同点
厥证	均可有头晕症状	可先有头晕等先兆症状，继而发作突然昏倒，不省人事
眩晕		头目眩晕，视物旋转不定，甚则不能站立，耳鸣，但无神志异常表现

（2）厥证与昏迷

病名	相同点	不同点
厥证	均有昏迷、不省人事的症状	突然昏仆，不省人事，或伴四肢逆冷的临床表现。发病之前，常有先兆症状。既往有类似病证发生。发病前有明显的情志变动、精神刺激的因素，或有大失血病史，或有暴饮暴食史，或有痰盛宿疾
昏迷		为多种疾病发展到一定阶段出现的危重证候。一般来说，发生较为缓慢，有一个昏迷前的临床过程，先轻后重，由烦躁、嗜睡、谵语渐次发展，一旦昏迷后，持续时间一般较长，恢复较难，苏醒后原发病仍然存在

4. 辨证论治

分型证治		辨证要点	治法	方药
气厥	实证	由情志异常、精神刺激而发作，突然昏倒，不知人事，或四肢厥冷，呼吸气粗，口噤拳握，舌苔薄白，脉伏或沉弦	开窍，顺气，解郁	通关散合五磨饮子
	虚证	发病前有明显的情绪紧张、恐惧、疼痛或站立过久等诱发因素，发作时眩晕昏仆，面色苍白，呼吸微弱，汗出肢冷，舌淡，脉沉细微	补气，回阳，醒神	生脉注射液或参附注射液或四味回阳饮
血厥	实证	多因急躁恼怒而发，突然昏倒，不知人事，牙关紧闭，面赤唇紫，舌暗红，脉弦有力	平肝潜阳，理气通瘀	羚角钩藤汤或通瘀煎
	虚证	因失血过多而发，突然昏厥，面色苍白，口唇无华，四肢震颤，自汗肢冷，目陷口张，呼吸微弱，舌质淡，脉芤或细数无力	补养气血	急用独参汤灌服，继服人参养荣汤
痰厥		素有咳喘宿痰，多湿多痰，恼怒或剧烈咳嗽后突然昏厥，喉有痰声，或呕吐涎沫，呼吸气粗，舌苔白腻，脉沉滑	行气豁痰	导痰汤

第八单元　肢体经络病证

细目一　痹证

1. 概述　痹证是由于风、寒、湿、热、痰、瘀等邪气闭阻经络，影响气血运行，导致肢体、筋骨、关节、肌肉等处发生疼痛、重着、酸楚麻木，或关节屈伸不利、僵硬、肿大、变形等症状的一种疾病。

2. 病因病机　内因为饮食、药物失当，跌仆损伤，老年久病。外因为感受风寒湿邪、风湿热邪。病机为风、寒、湿、热、痰、瘀等邪气滞留筋脉、关节、肌肉，经脉闭阻。病初邪在经脉、筋骨、肌肉、关节，日久也可由经络累及脏腑。

3. 鉴别诊断

痹证与痿证

病名	鉴别点		
	痛与不痛	肢体活动障碍情况	肌肉萎缩情况
痹证	关节疼痛	痹证是因痛而影响活动	痹证则是由于疼痛甚或关节僵直不能活动，日久废而不用，导致肌肉萎缩
痿证	肢体力弱，无疼痛症状	痿证是无力运动	部分痿证病初即有肌肉萎缩

4. 辨证论治

分型证治		辨证要点	治法	方药
风寒湿痹	行痹	肢体关节、肌肉疼痛酸楚，屈伸不利，可涉及肢体多个关节，疼痛呈游走性，初起可见恶风、发热等表证，舌苔薄白，脉浮或浮缓	祛风通络，散寒除湿	防风汤
	痛痹	肢体关节疼痛，痛势较剧，部位固定，遇寒则痛甚，得热则痛缓，关节屈伸不利，局部皮肤或有寒冷感，舌质淡，舌苔薄白，脉弦紧	散寒通络，祛风除湿	乌头汤
	着痹	肢体关节、肌肉酸楚、重着、疼痛，肿胀散漫，关节活动不利，肌肤麻木不仁，舌质淡，舌苔白腻，脉濡缓	除湿通络，祛风散寒	薏苡仁汤

续表

分型证治	辨证要点	治法	方药
风湿热痹	游走性关节疼痛，可涉及一个或多个关节，活动不便，局部灼热红肿，痛不可触，得冷则舒，可有皮下结节或红斑，常伴有发热、恶风、汗出、口渴、烦躁不安等全身症状，舌质红，舌苔黄或黄腻，脉滑数或浮数	清热通络，祛风除湿	白虎加桂枝汤或宣痹汤
痰瘀痹阻证	痹证日久，肌肉关节刺痛，固定不移，或关节肌肤紫暗、肿胀，按之较硬，肢体顽麻或重着，或关节僵硬变形，屈伸不利，有硬结、瘀斑，面色暗黧，眼睑浮肿，或胸闷痰多，舌质紫暗或有瘀斑，舌苔白腻，脉弦涩	化痰行瘀，蠲痹通络	双合汤
肝肾两虚证	痹证日久不愈，关节屈伸不利，肌肉瘦削，腰膝酸软，或畏寒肢冷，阳痿遗精，或骨蒸劳热，心烦口干，舌质淡红，舌苔薄白或少津，脉沉细弱或细数	培补肝肾，舒筋止痛	独活寄生汤

细目二　痿证

1. 概述　痿证是指肢体筋脉弛缓，软弱无力，不能随意运动或伴有肌肉萎缩的一种病证。

2. 病因病机　内因为饮食所伤、久病房劳、跌打损伤、药物损害。外因为感受温毒，湿热浸淫。病机为气血津液输布不畅，肌肉四肢失养而痿弱不用。病位在筋脉、肌肉，与肝、肾、肺、脾、胃关系最为密切。

3. 鉴别诊断

痿证与偏枯

病名	相同点	不同点
痿证	均有肢体痿弱不用的症状	肢体筋脉弛缓不收，软弱无力，甚则瘫痪，部分患者伴有肌肉萎缩
偏枯		偏枯亦称半身不遂，是中风症状，病见一侧上下肢偏废不用，常伴有语言謇涩、口舌歪斜，久则患肢肌肉枯瘦。其瘫痪是由于中风而致

4. 辨证论治

分型证治	辨证要点	治法	方药
肺热津伤证	发病急，病起发热，或热后突然出现肢体软弱无力，可较快发生肌肉瘦削，皮肤干燥，心烦口渴，咳呛少痰，咽干不利，小便黄赤或热痛，大便干燥，舌质红，苔黄，脉细数	清热润燥，养阴生津	清燥救肺汤
湿热浸淫证	起病较缓，逐渐出现肢体困重，痿软无力，尤以下肢或两足痿弱为甚，兼见微肿，手足麻木，扪之微热，喜凉恶热，或有发热，胸脘痞闷，小便赤涩热痛，舌质红，舌苔黄腻，脉濡数或滑数	清热利湿，通利经脉	加味二妙散
脾胃虚弱证	起病缓慢，肢体软弱无力逐渐加重，神疲肢倦，肌肉萎缩，少气懒言，纳呆便溏，面色㿠白或萎黄无华，面浮，舌淡苔薄白，脉细弱	补中益气，健脾升清	参苓白术散合补中益气汤
肝肾亏虚证	起病缓慢，渐见肢体痿软无力，尤以下肢明显，腰膝酸软，不能久立甚至步履全废，腿胫大肉渐脱，或伴有眩晕耳鸣，舌咽干燥，遗精或遗尿，或妇女月经不调，舌红少苔，脉细数	补益肝肾，滋阴清热	虎潜丸
脉络瘀阻证	久病体虚，四肢痿弱，肌肉瘦削，手足麻木不仁，四肢青筋显露，可伴有肌肉活动时隐痛不适，舌痿不能伸缩，舌质暗淡或有瘀点、瘀斑，脉细涩	益气养营，活血行瘀	圣愈汤合补阳还五汤

细目三　颤证

1. 概述　颤证是以头部或肢体摇动颤抖，不能自制为主要临床表现的一种病证。

2. 病因病机　病因为年老体虚、情志过极、饮食不节、劳逸失当。病机为肝风内动，筋脉失养。病位在筋脉，与肝、肾、脾等脏关系密切。

3. 鉴别诊断

颤证与瘛疭

病名	相同点	不同点
颤证	均可有肢体的震颤	颤证是一种慢性疾病过程，以头颈、手足不自主颤动、振摇为主要症状。手足颤抖动作幅度小，频率较快，而无肢体抽搐牵引和发热、神昏等症
瘛疭		瘛疭即抽搐，多见于急性热病或某些慢性疾病急性发作，抽搐多呈持续性，有时伴短阵性间歇，手足屈伸牵引，弛纵交替；部分患者可有发热、两目上视、神昏等症

4. 辨证论治

分型证治	辨证要点	治法	方药
风阳内动证	肢体颤动粗大，程度较重，不能自制，眩晕耳鸣，面赤烦躁，易激动，心情紧张时颤动加重，伴有肢体麻木，口苦而干，语言迟缓不清，流涎，尿赤，大便干，舌质红，苔黄，脉弦	镇肝息风，舒筋止颤	天麻钩藤饮合镇肝熄风汤
痰热风动证	头摇不止，肢麻震颤，重则手不能持物，头晕目眩，胸脘痞闷，口苦口黏，甚则口吐痰涎，舌体胖大，有齿痕，舌质红，舌苔黄腻，脉弦滑数	清热化痰，平肝息风	导痰汤合羚角钩藤汤
气血亏虚证	头摇肢颤，面色淡白，表情淡漠，神疲乏力，动则气短，心悸健忘，眩晕，纳呆，舌体胖大，舌质淡红，舌苔薄白滑，脉沉濡无力或沉细弱	益气养血，濡养筋脉	人参养荣汤
髓海不足证	头摇肢颤，持物不稳，腰膝酸软，失眠心烦，头晕，耳鸣，善忘，老年患者常兼有神呆、痴傻，舌质红，舌苔薄白或红绛无苔，脉象细数	填精补髓，育阴息风	龟鹿二仙膏合大定风珠
阳气虚衰证	头摇肢颤，筋脉拘挛，面色㿠白，畏寒肢冷，四肢麻木，心悸懒言，动则气短，自汗，小便清长或自遗，大便溏，舌质淡，舌苔薄白，脉沉迟无力	补肾助阳，温煦筋脉	地黄饮子

细目四　腰痛

1. 概述　腰痛又称“腰脊痛”，是以腰部一侧或两侧疼痛为主要症状的一种病证。急性腰痛，病程较短，轻微活动即可引起一侧或两侧腰部疼痛加重，脊柱两旁常有明显的按压痛。慢性腰痛，病程较长，缠绵难愈，腰部多隐痛或酸痛，常因体位不当、劳累过度、天气变化等因素而加重。

2. 病因病机　病因为外邪侵袭、体虚年衰、跌仆闪挫。病机为筋脉痹阻，腰府失养。腰为肾之府，赖肾之精气以濡养，故腰痛病位在肾，与足太阳膀胱经、任、督、冲、带等诸经脉有关。

3. 鉴别诊断

腰痛与背痛、尻痛、胯痛、肾痹

病名	相同点	不同点
腰痛	均属痛证	腰痛是指腰脊及其两侧部位的疼痛
背痛		背痛为背膂以上部位疼痛
尻痛		尻痛是尻骶部位的疼痛
胯痛		胯痛是指尻尾以下及两侧胯部的疼痛
肾痹		肾痹是指腰背强直弯曲，不能屈伸，行动困难而言，多由骨痹日久发展而成

4. 辨证论治

分型证治		辨证要点	治法	方药
寒湿腰痛		腰部冷痛重着，转侧不利，逐渐加重，静卧病痛不减，寒冷和阴雨天则加重，舌质淡，苔白腻，脉沉而迟缓	散寒行湿，温经通络	甘姜苓术汤
湿热腰痛		腰部疼痛，重着而热，暑湿阴雨天症状加重，活动后或可减轻，身体困重，小便短赤，苔黄腻，脉濡数或弦数	清热利湿，舒筋止痛	四妙丸
瘀血腰痛		腰痛如刺，痛有定处，痛处拒按，日轻夜重，轻者俯仰不便，重者不能转侧，舌质暗紫，或有瘀斑，脉涩	活血化瘀，通络止痛	身痛逐瘀汤
肾虚腰痛	肾阴虚证	腰部隐隐作痛，酸软无力，缠绵不愈，心烦少寐，口燥咽干，面色潮红，手足心热，舌红少苔，脉弦细数	滋补肾阴，濡养筋脉	左归丸
	肾阳虚证	腰部隐隐作痛，酸软无力，缠绵不愈，局部发凉，喜温喜按，遇劳更甚，卧则减轻，常反复发作，少腹拘急，面色㿠白，肢冷畏寒，舌质淡，脉沉细无力	补肾壮阳，温煦经脉	右归丸

易混考点解析

疾病	相似证候	证候名称	使用方剂
痹证	湿热证	风湿热痹	白虎加桂枝汤或宣痹汤
痿证		湿热浸淫证	加味二妙散
腰痛		湿热腰痛	四妙丸
痹证	肾虚证	肝肾两虚证	独活寄生汤
痿证		肝肾亏虚证	虎潜丸
腰痛		肾阴虚证	左归丸
		肾阳虚证	右归丸

第七章　中医外科学

【本章通关解析】

中医外科学是中医学的一个重要临床学科，在历年中医执业医师资格考试中占有重要地位。实践技能考试第一站“病案分析”中，中医外科学和妇科、儿科以同等概率出一道病案分析题，占 20 分（实践技能总分 100）。综合笔试考试中，平均出题约占 50 分（医学综合总分 600 分）。

本科目考试涉及 12 个单元 62 种疾病，主要考查外科常见病、多发病的诊断和治疗、如疮疡、乳房疾病、瘿病、瘤岩、皮肤及性传播疾病、肛门直肠病、泌尿男科疾病、周围血管病等。考生需要重点掌握各种疾病的诊断要点、中医内科辨证论治、外治法及其他有特色的治疗方法等。

第一单元　中医外科疾病的病因病机

细目一　致病因素

1. 外感六淫致病

六淫	致病特点
风	其肿宣浮，患部皮色或红或不变，痛无定处，走注甚速，伴恶风、头痛等全身症状
寒	患部多为色紫青暗，不红不热，肿势散漫，痛有定处，得暖则减，化脓迟缓，常伴恶寒、四肢不温、小便清长等全身症状
暑	多为阳证。患部焮红、肿胀、灼热，糜烂流脓或伴滋水，或痒或痛，其痛遇冷则减，常伴口渴胸闷、神疲乏力等全身症状
湿	外科疾病发于身体下部者多与湿邪有关。如湿热流注于下肢，可发臁疮、脱疽等病；湿热下注于膀胱，则见尿频、尿血等症；湿侵肌肤，可发生湿疮、水疱等损害
燥	在外科疾病的发病过程中，以温燥者居多。燥邪易致皮肤干燥皲裂，而引发生痈或引起手足部疔疮等病；燥邪易伤人体阴液，致患部干燥、枯槁、皲裂、脱屑等，常伴口干唇燥、咽喉干燥或疼痛等全身症状
火	多为阳证，发病迅速，来势急猛。患部焮红灼热，肿势皮薄光亮，疼痛剧烈，容易化脓腐烂，或有皮下瘀斑，常伴口渴喜饮、小便短赤、大便干结等全身症状

总结：在发病过程中，由于风、寒、暑、燥诸邪毒均能化热生火，所以外科疾病的发生尤以“热毒”“火毒”最为常见。

2. 其他致病因素

病因	致病特点
情志内伤	常有肝胆经循行部位夹郁夹痰的表现特点
饮食不节	恣食膏粱厚味、醇酒炙煿或辛辣刺激之品，可使脾胃功能失调，湿热火毒内生，同时感受外邪则易发生痈、有头疽、疔疮等疾病

续表

病因	致病特点
外来伤害	凡跌仆损伤、沸水、火焰、寒冻及金刃竹木创伤等可直接伤害人体，引起局部气血凝滞，郁久化热，热胜肉腐等
劳伤虚损	主要是指过度劳力、劳神、房事过度等因素，导致脏腑气血受损，阴阳失和，使正气亏损而发生疾病
感受特殊之毒	特殊之毒包括虫毒、蛇毒、疯犬毒、漆毒、药毒、食物毒和疫毒。由毒而致病的特点，一般发病迅速，有的可具有传染性，常伴有疼痛、瘙痒、麻木、发热、口渴、便秘等全身症状
痰饮瘀血	外科之痰，主要指凝聚于肌肉、经络、骨节之间，有征可凭的有形之痰。其致病具有起病缓慢，病程较长，早期症状多不明显的特点
	瘀血致病范围广泛，病种多，症状复杂，多有疼痛、癥块、出血紫暗等特点

细目二　发病机理

外科疾病的发病机理主要包括邪正盛衰、气血凝滞、经络阻塞和脏腑失和。

第二单元　中医外科疾病辨证

细目一　辨病

辨病就是认识和掌握疾病的现象、本质及其变化规律。

细目二　阴阳辨证

1. 以局部症状辨别阴阳

辨证要点	阳证	阴证
发病缓急	急性发作	慢性发作
皮肤颜色	红赤	紫暗或皮色不变
皮肤温度	焮热	凉或不热
肿胀形势	高肿突起	平塌下陷
肿胀范围	根盘收束	根盘散漫
肿块硬度	软硬适度	坚硬如石或柔软如棉
疼痛感觉	疼痛剧烈、拒按	疼痛和缓、隐痛、不痛或酸麻
病位深浅	皮肤、肌肉	血脉、筋骨
脓液稀稠	脓质稠厚	脓质稀薄
溃疡形色	肉芽红活润泽	肉芽苍白或紫暗
病程长短	病程较短	病程较长
全身症状	初期常伴形寒发热、口渴纳呆、大便秘结、小便短赤，溃后渐消	初期无明显症状，或伴虚寒症状，酿脓时有虚热症状，溃后虚象更甚
舌苔脉象	舌红苔黄，脉有余	舌淡苔少，脉不足
预后顺逆	易消、易溃、易敛，多顺	难消、难溃、难敛，多逆

2. 阴阳辨证应注意的问题　①局部和全身相结合；②辨别真假及消长与转化；③凡不属典型阴证或阳证，介于两者之间者，称为半阴半阳证。

细目三　部位辨证

部位	病因特点	发病特点
上部	多为风温、风热	上部疾病的发生一般来势迅猛
中部	多为气郁、火郁	中部疾病发病前有情志不畅的刺激史，或素有性格郁闷
下部	多为寒湿、湿热	下部疾病起病缓慢，缠绵难愈，反复发作

细目四　经络辨证

1. 十二经脉气血多少与外科疾病的关系

经络	生理特点	病理特点
手足阳明经	多气多血之经	凡外疡发于多气多血之经，病多易溃易敛，实证居多，故治疗时要注重行气活血
手足太阳、厥阴经	多血少气之经	凡外疡发于多血少气之经，血多则凝滞必甚，气少则外发较缓，故治疗时注重破血，注重补托
手足少阳、太阴	多气少血之经	凡外疡发于多气少血之经，气多则结必甚，血少则收敛较难，故治疗时要注重行气，注重滋补

2. 引经药

经络	部位	引经药	经络	部位	引经药
太阳经	手	黄柏、藁本	太阳经	足	羌活
阳明经		升麻、石膏、葛根	阳明经		白芷、升麻、石膏
少阳经		柴胡、连翘、地骨皮（上）、青皮（中）、附子（下）	少阳经		柴胡、青皮
太阴经		桂枝、升麻、白芷、葱白	太阴经		升麻、苍术、白芍
厥阴经		柴胡、丹皮	厥阴经		柴胡、青皮、川芎、吴茱萸
少阴经		黄连、细辛	少阴经		独活、知母、细辛

细目五　局部辨证

1. 辨肿

辨肿	特点
热肿	肿而色红，皮薄光泽，焮热疼痛，肿势急剧。见于阳证疮疡
寒肿	肿而不硬，皮色不泽，苍白或紫暗，皮肤清冷，常伴有酸痛，得暖则舒。见于冻疮、脱疽等
风肿	发病急骤，漫肿宣浮，或游走无定，不红微热，或轻微疼痛。见于痄腮、大头瘟等
湿肿	皮肉重垂胀急，深按凹陷，如烂棉不起；浅则光亮如水疱，破流黄水，浸淫皮肤。见于股肿、湿疮
痰肿	肿势软如棉，或硬如馒，大小不一，形态各异，无处不生，不红不热，皮色不变。见于瘰疬、脂瘤等
气肿	皮紧内软，按之凹陷，复手即起，似皮下藏气，富有弹性，不红不热，或随喜怒消长。见于气瘿、乳癖等
瘀血肿	肿而胀急，病程较快，色初暗褐，后转青紫，逐渐变黄至消退；也有血肿染毒、化脓而肿。见于皮下血肿等

续表

辨肿	特点
脓肿	肿势高突，皮肤光亮，焮红灼热，剧烈跳痛，按之应指。见于外痈、肛痈等
实肿	肿势高突，根盘收束。见于正盛邪实之疮疡
虚肿	肿势平坦，根盘散漫。见于正虚不能托毒之疮疡

2. 辨肿块结节　肿块是指体内比较大的或体表显而易见的肿物，如腹腔内肿物或体表较大的肿瘤等；而较小触之可及的称为结节，主要见于皮肤或皮下组织。辨肿块、结节应注意大小、形态、质地、活动度、位置、界限、有无疼痛及内容物。

3. 辨痛　痛是气血凝滞，阻塞不通的反映。疼痛增剧与减轻常为病势进展与消退的标志。

辨痛	特点
热痛	皮色焮红，灼热疼痛，遇冷则痛减。见于阳证疮疡
寒痛	皮色不红，不热，酸痛，得温则痛缓。见于脱疽、寒痹等
风痛	痛无定处，忽彼忽此，走注甚速，遇风则剧。见于行痹等
气痛	攻痛无常，时感抽掣，喜缓怒甚。见于乳癖等
湿痛	痛而酸胀，肢体沉重，按之出现可凹水肿或见糜烂流滋。见于臁疮、股肿等
痰痛	疼痛轻微，或隐隐作痛，皮色不变，压之酸痛。见于脂瘤、肉瘤
化脓痛	痛势急胀，痛无止时，如同鸡啄，按之中软应指。见于疮疡成脓期
瘀血痛	初起隐痛、胀痛，皮色不变或皮色暗褐，或见皮色青紫瘀斑。见于创伤或创伤性皮下出血

4. 辨痒

辨痒	特点
风胜	走窜无定，遍体作痒，抓破血溢，随破随收，不致化腐，多为干性。见于牛皮癣、白疕、瘾疹等
湿胜	浸淫四窜，黄水淋漓，最易沿表皮蚀烂，越腐越痒，多为湿性。见于急性湿疮；或有传染性，如脓疱疮
热胜	皮肤瘾疹，焮红灼热作痒，或只发于裸露部位，或遍布全身，甚则糜烂滋水淋漓，结痂成片，常不传染。见于接触性皮炎
虫淫	浸淫蔓延，黄水频流，状如虫行皮中，其痒尤甚，最易传染。见于手足癣、疥疮等
血虚	皮肤变厚、干燥、脱屑，很少糜烂流滋水。见于牛皮癣、慢性湿疮

5. 辨脓

成脓的特点	疼痛	阳证脓疡，局部按之灼热痛甚，拒按明显；阴证脓疡，则痛热不甚，而酸胀明显
	肿胀	皮肤肿胀，皮薄光亮为有脓；深部脓肿，皮肤变化不明显，但胀感较甚
	温度	阳证脓疡，局部温度增高
	硬度	按之坚硬，指起不复，未有脓；按之半软半硬，已成脓；按之大软，指起即复，为脓成

续表

确认成脓的方法	按触法	用两手食指指腹轻放于脓肿患部，相隔适当距离，后以一手指稍用力按一下，则另一手指端即有一种波动感觉，称为应指
	透光法	适用于指、趾部甲下辨脓。不同部位脓液积聚，其阴影可在其相应部位显现
	点压法	适用于指、趾部脓液很少的情况。用大头针尾或火柴头等小的圆钝物，轻轻点压患部，如有局限性的剧痛点，即为可疑脓肿
	穿刺法	适用于脓液不多且位于组织深部时，用按触法辨脓有困难者。穿刺法不仅可辨别脓的有无，确定脓肿深度，而且可以采集脓液标本，进行培养和药物敏感试验
	B超	可比较准确地确定脓肿部位，并判断脓肿大小，引导穿刺或切开排脓
辨脓的部位深浅	浅部脓疡	如阳证脓疡，患部高突坚硬，中有软陷，皮薄焮红灼热，轻按则痛且应指
	深部脓疡	肿块散漫坚硬，按之隐隐软陷，皮厚不热或微热，不红或微红，重按方痛
辨脓的形质、色泽和气味	形质	宜稠不宜清
	色泽	宜明净不宜污浊
	气味	脓液一般略带腥味。腥秽恶臭者多为逆证

6. 辨溃疡

色泽	阳证溃疡	色泽红活鲜润，疮面脓液稠厚黄，腐肉易脱，新肉易生，疮口易收，知觉正常
	阴证溃疡	疮面色泽灰暗，脓液清稀；或新肉不生，腐肉不脱；或新肉不生，疮口经久难敛，疮面不知痛痒
	疔疮走黄	如疮顶突然陷黑无脓，四周皮肤暗红，肿势扩散，多为疔疮走黄
	虚陷	如疮面腐肉已尽，而脓水灰薄，新肉不生，状如镜面，光白板亮，为虚陷
形态	化脓性溃疡	疮面边缘整齐，周围皮肤微有红肿，一般口大底小，内有少量脓性分泌物
	压迫性溃疡（缺血性溃疡）	初期皮肤暗紫，很快变黑并坏死，滋水、液化、腐烂，脓液有臭味，可深及筋膜、肌肉、骨膜。多见于褥疮
	疮痨性溃疡	疮口多呈凹陷性或潜行空洞或瘘管，疮面肉色不鲜，脓水清稀，并夹有败絮状物，疮口愈合缓慢或反复溃破，经久难愈
	岩性溃疡	疮面多翻花如岩穴，有的在溃疡底部见有珍珠样结节，内有紫黑色坏死组织，渗流血水，伴腥臭味
	梅毒性溃疡	多呈半月形，边缘整齐，坚硬削直如凿，略微内凹，基底面高低不平，存有稀薄臭秽分泌物

7. 辨出血 以便血、尿血最为常见，准确辨认出血性状、部位、原因，对及时诊断、合理治疗有十分重要的意义。

第三单元　中医外科疾病治法

细目一　内治法

1. 外科内治法三个总则消、托、补的定义和适应证

总则	定义	适应证
消法	是运用不同的治疗方法和方药，使初起的肿疡得到消散，不使邪毒结聚成脓；是一切肿疡初起的治法总则	尚未成脓的初期肿疡、非化脓性肿块性疾病，以及各种皮肤疾病

续表

总则	定义		适应证
托法	是用补益气血和透脓的药物扶助正气，托毒外出，以免毒邪扩散和内陷的治疗法则		外疡中期，即成脓期
	分类	补托法	用于正虚毒盛
		透托法	用于毒气虽盛而正气未衰者
补法	用补养的药物恢复其正气，助养其新生，使疮口早日愈合的治疗法则		适用于溃疡后期，特别是疮疡的生肌收口期

2. 清热法、温通法、祛痰法、和营法、内托法的代表方剂及应用

（1）清热法：用寒凉的药物使内蕴之热毒得以清解。由于外科疮疡多因火毒所生，所以清热法是外科的主要治疗法则。实火者，宜清热解毒，方如五味消毒饮；热在气分者，当清气分之热，方如黄连解毒汤；邪在营血者，当清血分之热，如犀角地黄汤、清营汤；阴虚火旺者，当养阴清热，方如知柏八味丸；瘰疬、流痰后期，虚热不退者，当清骨蒸潮热，如清骨散。

（2）温通法：用温经通络、散寒化痰的药物，以驱散阴寒凝滞之邪，为治疗寒证的主要法则。如温经通阳，使用阳和汤；温经散寒，则使用独活寄生汤。

（3）祛痰法：用咸寒软坚化痰的药物，使因痰凝聚之肿块得以消散的法则。如疏风化痰，用牛蒡解肌汤合二陈汤；清热化痰，用清咽利膈汤合二母散；解郁化痰，则用逍遥散合二陈汤；养营化痰，使用香贝养营汤。

（4）和营法：用调和营血的药物使经络疏通，血脉调和流畅，从而达到疮疡肿消痛止的目的。活血化瘀，如桃红四物汤；活血逐瘀，如大黄䗪虫丸。

（5）内托法：用补益和透脓的药物扶助正气，托毒外出，使疮疡毒邪移深居浅，早日液化成脓，或使病灶趋于限局化，使邪盛者不致脓毒旁窜深溃，正虚者不致毒邪内陷，从而达到脓出毒泄、肿痛消退的目的，寓有“扶正达邪”之意。本法包括透托法和补托法。其中补托方，如透脓散；补托方又分为益气托毒方（如托里消毒散）和温阳托毒方（如神功内托散）。

细目二　外治法

1. 膏药、油膏的临床应用

	代表方	性能功效	适应证
膏药	太乙膏	性偏清凉，消肿、清火、解毒、生肌	均用于红肿热痛明显之阳证疮疡，为肿疡、溃疡通用方
	千捶膏	性偏寒凉，消肿、解毒、提脓、去腐、止痛	
	阳和解凝膏	温经和阳，祛风散寒，调气活血，化痰通络	用于疮形不红不热，漫肿无头之阴证疮疡未溃者
	咬头膏	具有腐蚀性，功能蚀破疮头	用于肿疡脓成，不能自破，以及患者不愿接受手术切开排脓者

续表

油膏	金黄膏、玉露膏	清热解毒，消肿止痛，散瘀化痰	适用于疮疡阳证
			金黄膏长于除湿化痰，对肿而有结块，尤其是急性炎症控制后形成的慢性迁延性炎症更适宜
			玉露膏性偏寒凉，对焮红灼热明显、肿势散漫者效果较佳
	冲和膏	活血止痛，疏风祛寒，消肿软坚	适用于半阴半阳证
	回阳玉龙膏	温经散寒，活血化瘀	适用于阴证
	生肌玉红膏	活血去腐，解毒止痛，润肤生肌收口	适用于一切溃疡，腐肉未脱，新肉未生之时，或经久不能收口者
	红油膏	防腐生肌	适用于一切溃疡
	生肌白玉膏	润肤，生肌，收敛	适用于溃疡腐肉已净，疮口不敛者，以及乳头皲裂、肛裂等
	疯油膏	润燥，杀虫，止痒	适用于牛皮癣、慢性湿疮、皲裂等
	青黛散油膏	收湿止痒，清热解毒	适用于蛇串疮、急慢性湿疮等皮肤焮红痒痛、渗液不多之症，以及痄腮和对各种油膏过敏者
	消痔膏、黄连膏	消痔，退肿，止痛	适用于内痔脱出、赘皮外痔、血栓外痔等出血、水肿、疼痛之症

2. 箍围药的适应证、用法　箍围药适用于外疡初起、成脓及溃后，肿势散漫不聚，而无集中之硬块者。

方药	适应证	用法
金黄散、玉露散	用于红肿热痛明显的阳证疮疡	多用菊花汁、银花露或冷茶汁调制
冲和膏	用于疮形肿而不高，痛而不甚，微红微热，属半阴半阳证者	多用葱、姜、韭、蒜捣汁或用蜂蜜调制
回阳玉龙膏	用于疮形不红不热，漫肿无头，属阴证者	多用醋、酒调敷

3. 掺药的临床应用

分类	代表方	性能功效	适应证
消散药	阳毒内消散、红灵丹	活血止痛，消肿化痰	一切阳证
	阴毒内消散、桂麝散、黑退消	温经活络，破坚化痰，散风逐寒	一切阴证
提脓去腐药	升丹（九一丹、八二丹、七三丹、五五丹、九黄丹）	提脓去腐	溃疡初期，脓栓未溶，腐肉未脱，或脓水不净，新肉未生之际
	黑虎丹		升丹过敏者
腐蚀药与平胬药	枯痔散	腐蚀组织	痔疮
	三品一条枪		插入患处，能腐蚀瘘管，蚀去内痔，攻溃瘰疬
	白降丹	平复胬肉	溃疡疮口太小，脓腐难去；或肿疡脓成，不能穿溃，同时不愿接受手术治疗者；或赘疣、瘰疬
	平胬丹		疮面胬肉突出

续表

分类	代表方	性能功效	适应证
祛腐生肌药	回阳玉龙散	温阳活血，去腐生肌	阴证溃疡，腐肉难脱，肉芽暗红；或腐肉已脱，肉芽灰白，新肉不长者
	月白珍珠散	清热解毒，去腐生肌	阳证溃疡，腐肉脱而未尽，新肉不生，久不收口者
	拔毒生肌散	拔毒生肌	阳证溃疡，腐肉未脱，常流毒水，疮口下陷，久不生肌者
	黄芪六一散	补气和营生肌	虚证溃疡，脓水清稀，久不收口，偏气虚者
	回阳生肌散	回阳生肌	虚证溃疡，脓水清稀，久不收口，偏阳虚者
生肌收口药	生肌散	解毒，收敛，促进新肉生长	溃疡腐肉已脱，脓水将尽时
	八宝丹		
止血药	桃花散	收涩凝血	溃疡出血
	圣金刀散		创伤性出血
	云南白药		溃疡出血、创伤性出血
	三七粉		调成糊状涂敷患部，有止血作用
清热收涩药	青黛散	清热止痒	用于皮肤病大片潮红丘疹而无渗液者
	三石散	收涩生肌	用于皮肤糜烂，稍有渗液而无红热者
酊剂	红灵酒	活血，消肿，止痛	用于冻疮、脱疽未溃之时
	10% 土槿皮酊、复方土槿皮酊	杀虫，止痒	用于鹅掌风、灰指甲、脚湿气等
	白屑风酊	祛风，杀虫，止痒	用于面游风
洗剂	三黄洗剂	清热止痒	用于一切急性皮肤病，如湿疮、接触性皮炎，皮损为潮红、肿胀、丘疹等
	颠倒散洗剂	清热散瘀	用于酒渣鼻、粉刺

4. 切开法的适应证及具体运用　切开法适用于一切外疡，确已成脓者。

（1）选择有利时机：肿疡成脓，脓肿中央出现透脓点（脓腔中央最软的一点），即为脓已熟。

（2）切口选择：选择脓腔最低点或最薄弱处进刀。一般疮疡宜循经直切；乳房部应以乳头为中心，放射状切开；面部脓肿应尽量沿皮肤自然纹理切开；手指脓肿应从侧方切开；关节区附近的脓肿，切口尽量避免越过关节；关节区脓肿，一般施行横切口、弧形切口或"S"形切口；肛旁低位脓肿，应以肛管为中心做放射状切开。

（3）切开原则：进刀深浅必须适度，以得脓为度。切口大小应据脓肿范围大小，以及病变部位的肌肉厚薄而定，以脓流通畅为原则。

（4）操作方法：切开时以右手握刀，刀锋向外，拇食两指夹住刀口要进刀的尺寸，其余三指把住刀柄，并把刀柄的末端顶在鱼际上 1/3 处，同时左手拇食两指按在所要进刀部位的两侧，进刀时刀刃宜向上，在脓点部位向内直刺，深入脓腔即止。

5. 砭镰法、挑治法、挂线法、结扎法的适应证及用法

外治法	用法	适应证
砭镰法	是用三棱针或刀锋在疮疡患处，浅刺皮肤或黏膜，放出少量血液，使内蕴热毒随血外泄的一种治疗方法，俗称飞针	适用于急性阳证疮疡，如下肢丹毒、红丝疔、疖疮痈肿初起、外伤瘀血肿痛、痔疮肿痛等

续表

外治法	用法	适应证
挑治法	是在人体的腧穴、敏感点，或一定区域内，用三棱针挑破皮肤、皮下组织，挑断部分皮内纤维，通过刺激皮肤经络，使脏腑得到调理的一种治疗方法	适用于内痔出血、肛裂、脱肛、肛门搔痒、颈部多发性疖肿等
挂线法	采用普通丝线或药制丝线，或纸裹药线，或橡皮筋线等来挂断瘘管或窦道的治疗方法	适用于疮疡溃后，脓水不净，虽经内服、外敷等治疗无效而形成瘘管或窦道者；或疮口过深，或生于血络丛处，而不宜采用切开手术者
结扎法	是将线缠扎于病变部位与正常皮肉分界处，通过结扎，促使病变部位经络阻塞、气血不通，结扎远端的病变组织失去营养而致逐渐坏死脱落，从而达到治疗目的的一种方法，又名缠扎法	适用于瘤、赘疣、痔、脱疽等，以及脉络断裂引起的出血之症

6. 引流法、垫棉法、药筒拔法、针灸法、熏法、熨法、溻渍法、冷冻法、激光疗法的适应证、用法及注意点

外治法		适应证	用法	注意点
引流法	药线引流	溃疡疮口过小，脓水不易排出者，或已成瘘管、窦道者	①外黏药物法：一是将纸线用时放在油或水中润湿，蘸药插入疮口；或是用白液汁与药和匀，黏附药线上，候干，随用随取。②内裹药物法：将药先放在纸内，搓成纸线	药线应留小部分在外，向疮口侧或下方折放，以膏药或油膏固定。脓水已尽，流出淡黄黏稠液体，不可插药线，以防影响收口
	导管引流	凡附骨疽、流痰、流注等，脓腔较深，脓液不易畅出者	将消毒之导管，插入疮口，到底后稍退一些，当管中有脓排出即用橡皮膏固定导管，脓减少后改药线引流；或当深部脓腔排脓不畅时，插入导管引流，脓少后再用药线引流	导管应放在疮口较低一端，易使脓液流出，导管须固定，以防滑脱或落入疮口内。导管不得受压，管腔被阻可松动引流管或冲洗，以保持畅通
	扩创引流	痈、有头疽、溃疡有袋脓者，或瘰疬漏管形成，或脂瘤继发感染化脓时	消毒局麻，脓腔小者，只需将疮口上、下延伸，大者作十字扩创	扩创后，用消毒棉蘸上八二丹或七三丹塞入疮口以去腐，加压固定以防止出血。以后按一般溃疡处理
垫棉法		溃疡脓出不畅有脓袋现象，或疮孔窦道有脓水不易排尽，或溃疡脓腐已尽，新肉已生，而皮肤与肌肉一时不能黏合者	①有脓袋者，将棉花或纱布垫在疮口下方空隙处，用绷带扎住；②窦道深，脓水不易排净者，用棉垫压住整个窦道，用绷带扎紧；③溃疡空腔皮肤与新肉不黏合者，用比空腔大的棉垫垫在疮口上，用绷带扎紧	急性炎症红肿热痛时不用本法。应用本法无效，应扩创引流
药筒拔法		有头疽坚硬散漫不收，脓毒不得外出者；或毒蛇咬伤，肿势迅速扩散，毒不得外出者；或反复发作的流火等	用鲜菖蒲、羌活、独活、紫苏、艾叶、白芷、甘草各15g，连须葱60g，煎煮。用鲜嫩竹数段，每段长23cm，直径4.2cm，一头留节，靠节钻一小孔，以杉木条塞紧，在药中煎数十滚，取筒倒水，乘热置疮口头，片刻拔去杉木塞，其筒自落	须验筒内脓血，鲜明红黄稠厚者，预后好；败浆稀水，气秽黑绿者，预后差。操作须避开大血管，以防出血不止
针灸法		肿疡初起，特别是阴寒毒邪凝滞筋骨；或溃疡久不愈合，脓水稀薄，肌肉僵化，新肉生长迟缓者；或风湿痹证等	①明灸：用艾绒做艾炷着肤施灸。②隔灸：捣药成饼，或切药成片，上置艾炷，于疮口灸之	以痛者灸至不痛，不痛者灸至觉痛为止。疔疮实热阳证不用。头面为诸阳之会，颈项接近咽喉，灸之易逼毒入里。手指等皮肉较薄处，灸之疼痛，亦不用本法

续表

外治法	适应证	用法	注意点
熏法	肿疡、溃疡都可	①神灯照法，具活血消肿、解毒止痛之功，适于痈疽轻证。②桑柴火烘法，具助阳通络、消肿散坚、化腐生肌止痛之功，用于疮疡坚而不溃、溃而不腐，新肉不生，疼痛不止者。③烟熏法，具杀虫止痒之功，用于干燥无渗液的顽固性皮肤病	听取患者对治疗部位的反映，不得引起皮肤灼伤。注意保持室内空气流通
熨法	风寒湿痰凝滞筋骨肌肉等证，以及乳痈初起或回乳	赤皮葱连须240g，捣烂后与熨风散药末和匀，醋拌炒热，布包熨患处，具温散祛寒，散风止痛之功，用治附骨疽、流痰、皮色不变、筋骨疾病或风湿性关节炎等证	阳证肿疡慎用
溻渍法	阳证疮疡初起、溃后，半阴半阳证及阴证疮疡、美容、保健	①溻法：6～8层纱布浸透药液，轻拧至不滴水，湿敷患处，包括冷溻、热溻、罨敷。②浸渍法：包括淋洗、冲洗、浸泡等。如2%～10%黄柏溶液有清热解毒的作用，适用于疮疡溃后，脓水淋漓，创口难敛者；苦参汤有祛风除湿、杀虫止痒之功，适用于尖锐湿疣等	①药液温度要适中，不可过热，以免烫伤皮肤；若药液已冷，可再加热后浸泡；②本法对四肢远端能浸泡的病变部位，应用渍法，不能浸泡的部位用溻法；③浸渍时，冬季应保暖，夏令直避风，以防感冒
冷冻法	瘤、赘疣、痣、早期皮肤癌等	利用各种不同等级的低温作用于患病部位，使之冰寒凝聚，气血阻滞，病变组织失去气血濡养而发生坏死脱落	—
激光疗法	①二氧化碳激光适用于瘤、赘疣、痔核、痣、部分皮肤良恶性疾病等；②氦氖激光适用于疮疡初起及僵块、溃疡久不愈合、皮肤瘙痒症、蛇串疮后遗症、油风等	用各种不同的激光治疗不同的疾病	—

第四单元　疮　疡

细目一　疖

1. 疖的定义与特点　疖是指发生在肌肤浅表部位范围较小的急性化脓性疾病。根据病因、证候不同，又可分有头疖、无头疖、蝼蛄疖、疖病等。其特点是：①肿势限局，范围多在3cm左右；②突起根浅，色红、灼热、疼痛，易脓、易溃、易敛。

2. 疖的病因病机　常因内郁湿火，外感风邪，两相搏结，蕴阻肌肤所致；或夏秋季节感受暑毒而生；或因天气闷热，汗出不畅，暑湿热蕴蒸肌肤，引起痱子，复经搔抓，破伤染毒而成。

3. 疖的临床表现

（1）有头疖：患处皮肤上有一红色结块，范围约3cm，灼热疼痛，突起根浅，中心有一脓头，出脓即愈。

（2）无头疖：皮肤上有一红色结块，范围约3cm，无脓头，表面灼热，触之疼痛，2～3天化脓，溃后多迅速愈合。

（3）蝼蛄疖：多发于儿童头部。临床常见两种类型：一种是坚硬型，疮形肿势虽小，但根脚坚硬，溃破出脓而坚硬不退，疮口愈合后还会复发，常为一处未愈，他处又生。另一种是多发型，疮大如梅李，相连三五枚，溃破脓出而不易愈合，日久头皮窜空，如蝼蛄串穴之状。

（4）疖病：好发于项后发际、背部、臀部，几个至几十个，反复发作，缠绵不愈；也可在身体各处散发疖肿，一处将愈，他处续发，或间隔周余、月余再发。患消渴病、习惯性便秘或营养不良者易患本病。

4. 疖的治疗方法　疖肿的治疗以清热解毒为主。暑疖需兼清暑化湿。

（1）内治法

证型	治法	方药
热毒蕴结证	清热解毒	五味消毒饮 / 黄连解毒汤
暑热浸淫证	清暑化湿解毒	清暑汤
体虚毒恋，阴虚内热证	养阴清热解毒	仙方活命饮合增液汤
体虚毒恋，脾胃虚弱证	健脾和胃，清化湿热	五神汤合参苓白术散

（2）外治法：①初起，小者用千捶膏盖贴或三黄洗剂外搽；大者用金黄散或玉露散，以金银花露或菊花露调成糊状覆于患处，或紫金锭水调外敷。②脓成，宜切开排脓，掺九一丹、太乙膏盖贴；深者可用药线引流。脓尽用生肌散掺白玉膏收口。③蝼蛄疖，宜作“十”字形切开。

细目二　疔

1. 疔的特点与种类　疔是一种发病迅速、易于变化而危险性较大的急性化脓性疾病，多发于颜面和手足等处。其特点是疮形虽小，但根脚坚硬，状如钉丁，病情变化迅速，易毒邪走散。发于颜面部的疔疮，易走黄而有生命危险；发于手足部的疔疮，易损筋伤骨而影响功能。

根据发病部位和性质的不同，疔分颜面部疔疮、手足部疔疮、红丝疔、烂疔、疫疔等。

2. 颜面部疔疮的定义及特点　颜面部疔疮是指发生于颜面部的急性化脓性疾病。相当于西医的颜面部疖、痈。由于发病部位不同，名称各异，如眉心疔（印堂疔）、眉棱疔、眼胞疔、颧疔、人中疔、虎须疔、锁口疔、反唇疔、承浆疔等。

3. 颜面部疔疮的病因病机　主要是火热之毒为患。其毒或从内发，或从外受，火热之毒蕴蒸肌肤，以致气血凝滞，火毒结聚，热胜肉腐而成。若火毒炽盛，内燔营血，则成走黄重症。

4. 颜面部疔疮的临床表现及与疖的鉴别　多发于额前、颧、颊、鼻、口唇等部。初期，在颜面部某处皮肤上忽起一粟米样脓头，或痒或麻，以后逐渐红肿热痛，肿势范围为 3 ～ 6cm，但根深坚硬，状如钉丁，重者有恶寒发热等症状。中期，第 5 ～ 7 日，肿势逐渐增大，四周浸润明显，疼痛加剧，脓头破溃，伴发热口渴、便干溲赤、苔薄腻或黄腻、脉象弦滑数等。后期，第 7 ～ 10 日，肿势局限，顶高根软溃脓，脓栓（疔根）随脓外出，肿消痛止，身热减退。病程一般 10 ～ 14 日。

易混考点解析

颜面部疔和疖的鉴别

	颜面部疔	疖
好发部位	多发于额前、颧、颊、鼻、口唇等部	好发于颜面部
与皮肤的位置关系	深	浅
红肿范围	肿势范围大，3 ～ 6cm	红肿范围小，不超过 3cm
有无根脚	根深坚硬，状如钉丁	无明显根脚
全身症状	有恶寒发热	无全身症状

5. 颜面部疔的治疗　内治以清热解毒为大法，火毒炽盛证宜凉血清热解毒。外治根据初起、成脓、溃后，分别采用箍毒消肿、提脓去腐、生肌收口疗法。

（1）内治法

证型	辨证要点	治法	方药
热毒蕴结证	红肿高突，根脚收束，发热头痛。舌红，苔黄，脉数	清热解毒	五味消毒饮、黄连解毒汤
火毒炽盛证	疮形平塌，肿势散漫，皮色紫暗，焮热疼痛。伴高热，头痛，烦渴，呕恶，溲赤。舌红，苔黄腻，脉洪数	凉血清热解毒	犀角地黄汤、黄连解毒汤、五味消毒饮

（2）外治法：①初起：宜箍毒消肿，用金黄散、玉露散以金银花露或水调成糊状围敷，或千捶膏盖贴，或六神丸、紫金锭研碎醋调外敷。②脓成：宜提脓去腐，用九一丹、八二丹撒于疮顶部，再用玉露膏或千捶膏敷贴。若脓出不畅，用药线引流；若脓已成熟，中央已软有波动感时，可切开排脓。③溃后：宜提脓去腐，生肌收口。疮口掺九一丹，外敷金黄膏；脓尽改用生肌散、太乙膏或红油膏盖贴。

6. 手足部疔疮的临床表现

（1）蛇眼疔：初起时多局限于指甲一侧边缘的近端，有轻微的红肿疼痛，2 ～ 3 天成脓，待出脓后即能肿退脓尽，迅速愈合；若脓毒浸淫皮肉，则可出现甲下溃空或有胬肉突出，甚至指（趾）甲脱落。

（2）蛇头疔：初起指端感觉麻痒而痛，继则刺痛，灼热肿胀，色红不明显，后肿势逐渐扩大。

（3）蛇肚疔：发于指腹部，整个患指红肿疼痛，呈圆柱状，形似小红萝卜，关节轻度屈曲，不能伸展，若强行扳直即觉剧痛，7 ～ 10 天成脓。

（4）托盘疔：初起整个手掌肿胀高突，失去正常的掌心凹陷或稍凸出，手背肿势通常更为明显，甚则延及手臂，疼痛剧烈，或伴发红丝疔，伴有恶寒发热、头痛、纳呆、苔薄黄、脉滑数等症状。

（5）足底疔：初起足底部疼痛，不能着地，按之坚硬。3 ～ 5 天有啄痛，修去老皮后，可见到白色脓点。重者肿势蔓延到足背，痛连小腿，不能行走，伴有恶寒发热、头痛、纳呆、苔黄腻、脉滑数等。溃后流出黄稠脓液，肿消痛止，全身症状也随之消失。

7. 手足部疔疮成脓期切开引流要求　一般应尽可能循经切开。①蛇眼疔宜沿甲旁 0.2cm 挑开引流。②蛇头疔宜在指掌面一侧作纵形切口，务必引流通畅，必要时可对口引流。不可在指掌面正中切开。③蛇肚疔宜在手指侧面作一纵形切口，切口长度不得超过上下指关节面。④托盘疔应依掌横纹切开，切口应够大，保持引流通畅。

8. 红丝疔的定义、特点及治疗　红丝疔是发于四肢，皮肤呈红丝显露，迅速向上走窜的急性感染性疾病。其特点是先有手足疔疮或皮肤破损，红肿热痛，继则患肢内侧皮肤出现红丝一条或数条，迅速向躯干方向走窜，可伴恶寒发热等症状；邪毒重者可内攻脏腑，发生走黄。其治疗宜清热解毒，佐以凉血活血；并应积极治疗原发病灶。

（1）内治法

证型	辨证要点	治法	方药
火毒入络证	患肢红丝较细，红肿疼痛，全身症状较轻。苔薄黄，脉濡数	清热解毒	五味消毒饮
火毒入营证	患肢红丝粗肿明显，迅速向近端蔓延，并伴臖核肿大作痛，寒战高热，头痛，口渴。苔黄腻，脉洪数	凉血清营，解毒散结	犀角地黄汤、黄连解毒汤、五味消毒饮

（2）外治法：红丝细者，宜用砭镰法，局部皮肤消毒后，以针刀沿红丝行走途径，寸寸挑断，并用拇指和食指轻捏针孔周围皮肤，微令出血，或在红丝尽头挑断，挑破处均盖贴太乙膏掺红灵丹。初起可外敷金黄膏、玉露散；若结块成脓，则宜切开排脓，外敷红油膏；脓尽改用生肌散、白玉膏收口。

细目三　痈

1. 痈的概念与特点　痈是指发生于体表皮肉之间的急性化脓性疾病，相当于西医的皮肤浅表脓肿、急性化脓性淋巴结炎等。其特点有：①局部光软无头，红肿疼痛（少数初起皮色不变）。②结块范围多在6～9cm。③发病迅速，易肿、易脓、易溃、易敛。④可伴有恶寒、发热、口渴等症状。

2. 痈的病因病机　外感六淫邪毒，或皮肤受外来伤害感染毒邪，或过食膏粱厚味，聚湿生浊，邪毒湿浊留阻肌肤，郁结不散，致使营卫不和，气血凝滞，经络壅遏，化火成毒而成痈肿。

3. 痈的治疗方法　治疗宜清热解毒、和营消肿，并结合发病部位辨证用药。外治按一般阳证疮疡治疗。

（1）内治法

证型	辨证要点	治法	方药
火毒凝结证	局部突然肿胀，光软无头，迅速结块，皮肤焮红，灼热疼痛。舌苔黄腻，脉弦滑或洪数	清热解毒，行瘀活血	仙方活命饮
热胜肉腐证	疼痛剧烈，痛如鸡啄，溃后脓出则肿痛消退，红热明显，肿势高突。舌红，苔黄，脉数	和营清热，透脓托毒	仙方活命饮合五味消毒饮
气血两虚证	脓水稀薄，疮面新肉不生，色淡红不鲜或暗红，愈合缓慢，伴面色无华、神疲乏力、纳少。舌质淡胖，苔少，脉沉细无力	益气养血，托毒生肌	托里消毒散

（2）外治法：①初起：用金黄膏或金黄散，以冷开水调成糊状外敷。热盛者，可用玉露膏或玉露散外敷，或太乙膏外敷，掺药均可用红灵丹或阳毒内消散。②成脓：宜切开排脓，以得脓为度。③溃后：先用药线蘸八二丹插入疮口，三五日后改用九一丹，外盖金黄膏或玉露膏。待肿势消退十之八九时，改用红油膏盖贴。脓腐已尽，见出透明浅色黏液者，改用生肌散、太乙膏、生肌白玉膏或生肌玉红膏盖贴。④有袋脓者：可先用垫棉法加压包扎，如无效可扩创引流。

4. 颈痈的特点与治疗

（1）特点：颈痈是发生在颈部两侧的急性化脓性疾病，俗名痰毒，又称时毒。其特点是：①多见于儿童，冬春易发。②初起时局部肿胀、灼热、疼痛而皮色不变，结块边界清楚，具有明显的风温外感症状。

（2）治疗

1）内治法

辨证分型	辨证要点	治法	方药
风热痰毒证	颈旁结块，初起色白濡肿，形如鸡卵，灼热疼痛，逐渐红肿化脓，伴恶寒发热、头痛、项强、咽痛、口干、溲赤便秘。苔薄腻，脉滑数	散风清热，化痰消肿	牛蒡解肌汤或银翘散

2）外治法：初起用金黄膏外敷。脓成应切开排脓。溃后用九一丹或八二丹药线引流，外盖金黄膏或红油膏。脓尽用生肌散、白玉膏。

细目四　发

1. 发的概念与特点　发是病变范围较痈大的急性化脓性疾病。其特点是：①初起无头，红肿蔓延成片。②中央明显，四周较淡，边界不清。③灼热疼痛，有的三五日后中央色褐腐溃，周围湿烂。④全身症状明显。常见的发有生于结喉处的锁喉痈，生于臀部的臀痈，生于手背部的手发背，生于足背的足发背。

2. 锁喉痈的临床特点与治疗　锁喉痈是发于颈前正中结喉处的急性化脓性疾病，因其红肿绕喉故名，又称猛疽、结喉痈，俗称盘颈痰毒。其特点是：来势暴急，初起结喉处红肿绕喉，根脚散漫，坚硬灼热疼痛，范围较大，肿势蔓延至颈部两侧、腮、颊及胸前，可连及咽喉、舌下，并发喉风、重舌甚至痉厥等险证，伴壮热口渴、头痛项强等全身症状。

（1）内治法

证型	辨证要点	治法	方药
痰热蕴结证	红肿绕喉，坚硬疼痛，肿势散漫，壮热口渴，头痛项强，大便燥结，小便短赤。舌红绛，苔黄腻，脉弦滑数或洪数	散风清热，化痰解毒	普济消毒饮
热胜肉腐证	肿势局限，按之中软应指，脓出黄稠，热退肿减。舌红，苔黄，脉数	清热化痰，和营托毒	仙方活命饮
热伤胃阴证	溃后脓出稀薄，疮口有空壳，或脓从咽喉溃出，收口缓慢，胃纳不香，口干少津。舌光红，脉细	清养胃阴	益胃汤

（2）外治法：初起用玉露散、金黄散或双柏散，以金银花露或菊花露调敷。成脓后应及早切开，用九一丹药线引流，外盖金黄膏或红油膏。脓尽用生肌散、白玉膏。

3. 臀痈的临床特点与治疗　臀痈是发生于臀部肌肉丰厚处范围较大的急性化脓性疾病。由肌注引起者俗称针毒结块。其特点是：发病来势急，病位深，范围大，难于起发，成脓较快，但腐溃较难，收口亦慢。

（1）内治法

证型	辨证要点	治法	方药
湿火蕴结证	臀部先痛后肿，焮红灼热，或湿烂溃脓。伴恶寒发热，头痛骨楚，食欲不振。舌质红，苔黄或黄腻，脉数	清热解毒，和营化湿	黄连解毒汤合仙方活命饮
湿痰凝滞证	漫肿不红，结块坚硬，病情进展缓慢，多无全身症状。舌苔薄白或白腻，脉缓	和营活血，利湿化痰	桃红四物汤合仙方活命饮
气血两虚证	溃后腐肉大片脱落，疮口较深，形成空腔，收口缓慢，面色萎黄，神疲乏力，纳谷不香。舌质淡，苔薄白，脉细	调补气血	八珍汤

（2）外治法：①未溃时红热明显的用玉露膏，红热不显的用金黄膏或冲和膏外敷。②成脓后宜切开排脓。待腐黑坏死组织与正常组织分界明显时，可以切开。切口应注意低位、够大够深，并清除腐肉。③溃后用八二丹、红油膏盖贴；脓腔深者用药线引流。④脓尽用生肌散、白玉膏收口；疮口有空腔不易愈合者，用垫棉法。

细目五　有头疽

1. 有头疽的特点　有头疽是发生于肌肤间的急性化脓性疾病。其特点是：①初起皮肤上即有粟粒样脓头，焮热红肿胀痛，迅速向深部及周围扩散。②脓头相继增多，溃烂后状如莲蓬、蜂窝，范围常超过9～12cm，大者可在30cm以上。③好发于项后、背部等皮肤厚韧之处。④多见于中老年人及消渴患者。⑤容易发生内陷。

2. 有头疽的病因病机　本病总由外感风温、湿热，内有脏腑蕴毒，内外邪毒互相搏结，凝聚肌肤，以致营卫不和，气血凝滞，经络阻隔而成。

3. 有头疽的临床表现　凡皮肤坚韧、肌肉丰厚之处均可发生，以项、背部为多见，好发于成年人，以中老年人居多。按局部症状可分为四候，每候约7天。《疡科心得集·辨脑疽对口论》云："对疽、发背必以候数为期，七日成形，二候成脓，三候脱腐，四候生肌。"

（1）初期：局部红肿结块，上有粟粒状脓头，作痒作痛，逐渐向周围和深部扩散，脓头增多，色红、灼热、疼痛。伴有恶寒发热，头痛，食欲不振，舌苔白腻或黄腻，脉多滑数或洪数等明显的全身症状。此为一候。

（2）溃脓期：疮面腐烂形似蜂窝，肿势范围大小不一，常超过10cm，甚至大逾盈尺。伴高热口渴，便秘溲赤。如脓液畅泄，腐肉逐渐脱落，红肿热痛随之减轻，全身症状也渐减或消失。此为二至三候，病变范围大者往往需 3 ～ 4 周。

（3）收口期：脓腐渐尽，新肉生长，肉色红活，逐渐收口而愈。少数病例，亦有腐肉虽脱，但新肉生长迟缓者。此为四候，常需 1 ～ 3 周。

若兼见神昏谵语、气息急促、恶心呕吐、腰痛、尿少、尿赤、发斑等严重全身症状者，为合并内陷。体虚或消渴患者容易并发内陷。

4. 有头疽的治疗

（1）内治法

证型	辨证要点	治法	方药
火毒凝结证	局部红肿高突，灼热疼痛，根脚收束，迅速化脓脱腐，脓出黄稠。伴发热，口渴，尿赤。舌苔黄，脉数有力	清热泻火，和营托毒	黄连解毒汤合仙方活命饮
湿热壅滞证	局部症状与火毒凝结相同。伴全身壮热，朝轻暮重，胸闷呕恶。舌苔白腻或黄腻，脉濡数	清热化湿，和营托毒	仙方活命饮
阴虚火炽证	多见于消渴患者。肿势平塌，根脚散漫，皮色紫滞，脓腐难化，脓水稀少或带血水，疼痛剧烈。伴发热烦躁，口干唇燥，饮食少思，大便燥结，小便短赤。舌质红，苔黄燥，脉细弦数	滋阴生津，清热托毒	竹叶黄芪汤
气虚毒滞证	多见于年迈体虚、气血不足患者。肿势平塌，根脚散漫，皮色灰暗不泽，化脓迟缓，腐肉难脱，脓液稀少，色带灰绿，闷肿胀痛，容易形成空腔。伴高热，或身热不扬，小便频数，喜热饮，精神萎靡，面色少华。舌质淡红，苔白或微黄，脉数无力	扶正托毒	八珍汤合仙方活命饮

（2）外治法：①初起未溃，患部红肿，脓头尚未溃破，属火毒凝结证或湿热壅滞证，金黄膏或千捶膏外敷；阴虚火炽证或气虚毒滞证，冲和膏外敷。②酿脓期，以八二丹掺疮口，如脓水稀薄而带灰绿色者，用七三丹，外敷金黄膏。待脓腐大部脱落，疮面渐洁，用九一丹，外敷红油膏。③若脓腐阻塞疮口，脓液蓄积，引流不畅者，用五五丹药线或八二丹药线多枚分别插入疮口，蚀脓引流；或用棉球蘸五五丹或八二丹，松松填于脓腔以去腐。若疮肿有明显波动，可采用手术扩创排毒，作“+”或“++”字形切开。如大块坏死组织一时难脱，可分次祛除，以不出血为度。④收口期，疮面脓腐已净，新肉渐生，以生肌散掺疮口，外敷白玉膏。若疮口有空腔，皮肤与新肉一时不能黏合者，可用垫棉法。

细目六　流注

1. 流注的特点　流注是发于肌肉深部的急性化脓性疾病。其特点是好发于四肢、躯干肌肉丰厚处的深部，发病急骤，局部漫肿疼痛，皮色如常，容易走窜，常见此处未愈，他处又起。

2. 流注的病因病机　总因正气不足，邪毒流窜，使经络阻隔，气血凝滞而成。

（1）暑湿流注：因感受暑湿，客于营卫，阻于肌肉而成。

（2）余毒流注：因先患疔疮、疖、痈，强行挤压或过早切开，或其他热病失于诊治，火热之毒窜入血分，稽留于肌肉之中而发。

（3）瘀血流注：多因跌打损伤，瘀血停留，或产后瘀露停滞，经络为之壅滞而成。

（4）髂窝流注：除可由上述流注的病因引起外，还可由会阴、肛门、外阴、下肢有破损或生疮疖，或附近脏器染毒，邪毒流窜，阻滞经络而成。

3. 流注的临床表现　初起，先在四肢近端或躯干部有一处或数处肌肉疼痛、漫肿、微热而皮色不变。2 ～ 3 天后，肿胀、焮热、疼痛日趋明显，并可触及肿块。继则肿块增大，疼痛加剧，约 2 周，肿块中央微红而热，按之有波动感。溃后脓出黄稠或白黏脓水，瘀血流注则夹有瘀血块，随之肿硬疼痛渐消，身热渐退，食欲增加。约经 2 周，脓尽收口愈合。若溃后身热不退，身体消瘦，面色无华，脉虚数等，可能他处另有新发，属正虚邪恋之证。若兼神昏谵语、胸胁疼痛、咳喘痰血等，为毒传脏腑，导致内陷变证或引发内痈。

髂窝流注仅发于髂窝部一侧。初起患侧大腿突然拘挛不适，步履呈跛行，伴恶寒发热、头痛、无汗或微汗、纳呆倦怠。2～3日后局部疼痛，大腿即向上收缩，略向内收，不能伸直，妨碍行走，但膝关节仍能伸屈。倘用手将患肢拉直，则可引起剧烈疼痛，痛牵腰部，腹部前突，脊柱似弓状。7～10日，在髂窝部可触到一长圆形肿块，质较硬，有压痛。约1个月成脓，但皮色如常，可在髂窝部或腰部破溃，溃后约20日可以收口。愈后患侧大腿仍然屈曲难伸，往往要经过1～2个月才能恢复正常。

4. 流注的治疗

（1）内治法

证型	辨证要点	治法	方药
余毒攻窜证	发病前有疔疮、痈、疖等病史。局部漫肿疼痛，伴壮热，口渴，甚则神昏谵语。舌苔黄，脉洪数	清热解毒，凉血通络	黄连解毒汤合犀角地黄汤
暑湿交阻证	多发于夏秋之间。初起恶寒发热，头胀，胸闷，呕恶，周身骨节酸痛，胸部布白㾦。舌苔白腻，脉滑数	解毒，清暑，化湿	清暑汤
瘀血凝滞证	局部漫肿疼痛，皮色微红，或呈青紫，溃后脓液中夹有瘀血块。发病较缓，初起一般无全身症状或全身症状较轻，化脓时出现高热。舌苔薄白或黄腻，脉涩或数	和营活血，祛瘀通络	活血散瘀汤

（2）外治法：初期肿而无块者，用金黄膏或玉露膏外敷；肿而有块者，用太乙膏掺红灵丹贴之。脓熟宜切开引流，先用八二丹药线引流，脓净用生肌散，均以红油膏或太乙膏盖贴；见结块两三处相互串联贯通者，可予以彻底切开后换药，可加用垫棉法。

细目七　丹毒

1. 丹毒的临床特点及不同部位丹毒的病名

（1）概念：丹毒是患部皮肤突然发红成片、色如涂丹的急性感染性疾病。本病发无定处，根据其发病部位的不同又有不同的病名：①生于躯干部者，称内发丹毒。②发于头面部者，称抱头火丹。③发于小腿足部者，称流火。④新生儿多生于臀部，称赤游丹毒。

（2）特点：①病起突然，恶寒发热。②局部皮肤忽然变赤，色如丹涂脂染，焮热肿胀。③边界清楚，迅速扩大，数日内可逐渐痊愈，但容易复发。

2. 丹毒的病因病机　本病总由血热火毒为患。发于头面部者，多夹风热；发于胸腹腰胯部者，多夹肝脾郁火；发于下肢者，多夹湿热；发于新生儿者，多有胎热火毒。素体血分有热，或在肌肤破损处有湿热火毒之邪乘隙侵入，郁阻肌肤而发。

3. 丹毒的内、外治法

（1）内治法

辨证分型	辨证要点	治法	方药。
风热毒蕴证	发于头面部，皮肤焮红灼热，肿胀疼痛，甚则发生水疱，眼胞肿胀难睁。伴恶寒发热，头痛。舌质红，苔薄黄，脉浮数	疏风清热解毒	普济消毒饮
肝脾湿火证	发于胸腹腰胯部，皮肤红肿蔓延，摸之灼手，肿胀疼痛。伴口干且苦。舌红苔黄腻，脉弦滑数	清肝泻火利湿	柴胡清肝汤、龙胆泻肝汤或化斑解毒汤
湿热毒蕴证	发于下肢，局部红赤肿胀、灼热疼痛，或见水疱、紫斑，甚至结毒化脓或皮肤坏死；或反复发作，可形成大脚风。伴发热，胃纳不香。舌红，苔黄腻，脉滑数	利湿清热解毒	五神汤合萆薢渗湿汤
胎火蕴毒证	发生于新生儿，多见臀部，局部红肿灼热，常呈游走性；或伴壮热烦躁，甚则神昏谵语、恶心呕吐	凉血清热解毒	犀角地黄汤合黄连解毒汤

（2）外治法：①外敷法：用玉露散或金黄散，以冷开水或鲜丝瓜叶捣汁或金银花露调敷；或鲜荷叶、鲜蒲公英、鲜地丁全草、鲜马齿苋、鲜冬青树叶等捣烂湿敷。②砭镰法：患处消毒后，用七星针或三棱针叩刺患部皮肤，放血泻毒。适用于下肢复发性丹毒、抱头火丹患者。③切开法：若流火结毒成脓者，可在坏死部分做小切口引流，掺九一丹，外敷红油膏。

细目八 走黄与内陷

1. 走黄的概念与病因病机

（1）概念：走黄是疔疮火毒炽盛，早期失治，毒势未能及时控制，走散入营，内攻脏腑而引起的一种全身性危急疾病，又名癀走。其特点是：疮顶忽然凹陷，色黑无脓，肿势迅速扩散，伴见心烦作躁、神识昏愦等七恶证。

（2）病因病机：走黄的发生主要在于火毒炽盛，毒入营血，内攻脏腑。

2. 内陷的概念与病因病机

（1）概念：内陷为疮疡阳证疾病过程中，因正气内虚，火毒炽盛，导致毒邪走散，正不胜邪，毒不外泄，反陷入里，客于营血，内传脏腑的一种危急疾病。因多由有头疽患者并发，故名疽毒内陷。又称“三陷变局”。其特点是：肿疡隆起的疮顶忽然凹陷，或溃疡脓腐未净而忽然干枯无脓，或脓净红活的疮面忽变光白板亮，同时伴邪盛热极或正虚邪盛或阴阳两竭的全身证候。

（2）病因病机：内陷发生的根本原因在于正气内虚，火毒炽盛，加之治疗失时或不当，以致正不胜邪，反陷入里，客于营血，内犯脏腑。

①火陷：阴液不足，火毒炽盛，复因挤压疮口，或治疗不当，或失时，以致正不胜邪，毒邪客于营血，内犯脏腑而成。

②干陷：气血两亏，正不胜邪，不能酿化为脓，载毒外泄，以致正愈虚，毒愈盛，形成内闭外脱。

③虚陷：毒邪虽已衰退，而气血大伤，脾气不复，肾阳亦衰，导致生化乏源，阴阳两竭，余邪走窜入营。

3. 内陷的分类 根据病变不同阶段的临床表现分为三种：①火陷：发于有头疽的 1 ～ 2 候毒盛期。②干陷：发于 2 ～ 3 候溃脓期。③虚陷：发于 4 候收口期。

4. 走黄与内陷的治疗原则

（1）走黄的治疗原则：应用清热、凉血、解毒之品，直折其势，随证灵活加减。外治主要是处理原发病灶。

（2）内陷的治疗原则：当扶正达邪，并审邪正之消长，随证治之。①火陷证：邪盛热极，当凉血清热解毒为主，并顾护津液。②干陷证：正虚邪胜，当补养气血，托毒透邪。③虚陷证：当温补脾肾或生津养胃。

第五单元 乳房疾病

细目一 概述

1. 乳房与脏腑经络的关系 乳房与经络的关系密切，如：足阳明胃经行贯乳中；足太阴脾经络胃上膈，布于胸中；足厥阴肝经上膈，布胸胁，绕乳头而行；足少阴肾经，上贯肝膈而与乳联；冲、任两脉起于胞中；任脉循腹里，上关元至胸中；冲脉夹脐上行，至胸中而散。故有称“男子乳头属肝，乳房属肾；女子乳头属肝，乳房属胃”。所以乳房疾病与肝、胃、肾经及冲、任两脉有密切联系。

2. 乳房肿块检查法 乳房检查的体位可采用坐位或仰卧位。

（1）望诊：①乳房的形状、大小是否对称。②乳房表面有无块状突起或凹陷。③乳头的位置有无内缩或抬高。④乳房皮肤有无发红、水肿或橘皮样、湿疹样改变等。⑤乳房浅表静脉是否扩张。

（2）触诊

1）检查顺序：应先检查健侧乳房，再检查患侧。

2）检查方法：四指并拢，用指腹平放乳上轻柔触摸，切勿用手指去抓捏，否则会将捏起的腺体组织错误地认为是乳腺肿块。

3）触摸顺序：先触按整个乳房，然后按照一定次序触摸乳房的四个象限：内上、外上、外下、内下。继而触摸乳晕部分，注意有无血液从乳头溢出。最后触摸腋窝、锁骨下及锁骨上区域。

4）触诊时应注意几个问题：①发现乳房内肿块时，应注意肿块的位置、形状、数目、大小、质地、边界、表面情况、活动度及有无压痛。②肿物是否与皮肤粘连，可用手指轻轻提起肿物附近的皮肤，以确定有无粘连。③检查乳房的时间，最好在月经来潮的第 7 ～ 10 天，此时是乳房生理最平稳时期，有病变容易发现。④确定一个肿块的性质，还需要结合年龄、病史及其他辅助检查方法。触诊的正确性取决于经验、手感、正确的检查方法等。

细目二　乳痈

1. 乳痈的病因病机

（1）乳汁郁积：乳汁郁积是最常见的原因。初产妇乳头破碎，或乳头畸形、凹陷，影响充分哺乳；或哺乳方法不当，或乳汁多而少饮，或断乳不当均可导致乳汁郁积，乳络阻塞结块，郁久化热酿脓而成痈肿。

（2）肝郁胃热：情志不畅，肝气郁结，厥阴之气失于疏泄；产后饮食不节，脾胃运化失司，阳明胃热壅滞，均可使乳络闭阻不畅，郁而化热，形成乳痈。

（3）感受外邪：产妇体虚汗出受风，或露胸哺乳外感风邪；或乳儿含乳而睡，口中热毒之气侵入乳孔，均可使乳络郁滞不通，化热成痈。

西医认为本病多因产后抵抗力下降，乳头破损，乳汁淤积，细菌沿淋巴管、乳管侵入乳房，继发感染而成。其致病菌多为金黄色葡萄球菌，其次为白色葡萄球菌和大肠杆菌。

2. 乳痈的临床表现　多见于产后 3 ～ 4 周的哺乳期妇女。

（1）初起：常有乳头皲裂，哺乳时感觉乳头刺痛，伴有乳汁郁积或结块；乳房局部肿胀疼痛，皮色不红或微红，皮肤不热或微热；或伴有全身感觉不适、恶寒发热、食欲不振、脉滑数。

（2）成脓：患乳肿块逐渐增大，局部疼痛加重，或有雀啄样疼痛，皮色焮红，皮肤灼热，同侧腋窝淋巴结肿大压痛。至乳房红肿热痛第 10 天左右肿块中央渐渐变软，按之应指有波动感，穿刺抽吸有脓液，有时脓液可从乳窍中流出。全身症状加剧，壮热不退，口渴思饮，小便短赤，舌红苔黄腻，脉洪数。

（3）溃后：若脓出通畅，则肿消痛减，寒热渐退，疮口逐渐愈合。若溃后脓出不畅，肿势不消，疼痛不减，身热不退，可能形成脓袋，或脓液波及其他乳络形成传囊乳痈。亦有溃后乳汁从疮口溢出，久治不愈，形成乳漏者。

3. 乳痈的治疗

（1）内治法

证型	辨证要点	治法	方药
气滞热壅证	乳汁郁积结块，乳房皮色不变或微红，肿胀疼痛。伴有恶寒发热，周身酸楚，口渴，便秘。苔薄，脉数	疏肝清胃，通乳消肿	瓜蒌牛蒡汤
热毒炽盛证	乳房肿痛，皮肤焮红灼热，肿块变软，有应指感。或切开排脓后引流不畅，红肿热痛不消，有“传囊”现象。壮热，舌红，苔黄腻，脉洪数	清热解毒，托里透脓	透脓散
正虚毒恋证	溃脓后乳房肿痛虽轻，但疮口脓水不断，脓汁清稀，愈合缓慢或形成乳漏。全身乏力，面色少华，或低热不退，饮食减少。舌淡，苔薄，脉弱无力	益气和营托毒	托里消毒散

（2）外治法：①初起：乳汁郁滞致乳房肿痛、结块，可用热敷加乳房按摩，以疏通乳络。可用金黄散或玉露散外敷，或用鲜菊花叶、鲜蒲公英、仙人掌去刺捣烂外敷，或用六神丸研细末加适量凡士林调敷，亦可用 50% 芒硝溶液湿敷。②成脓：脓肿形成时，应在波动感及压痛最明显处及时切开排脓。切口应按乳络方向并与脓腔基底大小一致。③溃后：切开排脓后，用八二丹或九一丹提脓拔毒，并用药线插入切口内引流，切口周围外敷金黄膏。待脓净仅有黄稠滋水时，改用生肌散收口。若有袋脓现象，可在脓腔下方用垫棉法加压，使脓液不致潴留。

4. 乳痈的预防与调护 ①妊娠 5 个月后经常用温开水或肥皂水洗净乳头。乳头内陷者可经常提拉矫正。②乳母宜心情舒畅，情绪稳定。忌食辛辣炙煿之物，不过食肥甘厚腻之品。③保持乳头清洁，不使婴儿含乳而睡。注意乳儿口腔清洁。要定时哺乳，每次哺乳应将乳汁吸空，如有积滞，可用按摩或吸奶器帮助排出乳汁。④若有乳头擦伤、皲裂，可外涂麻油或蛋黄油。身体其他部位有化脓性感染时，应及时治疗。⑤断乳时应先逐步减少哺乳时间和次数，再行断乳。断乳前可用生麦芽 60g，生山楂 60g，煎汤代茶，并用皮硝 60g 装入纱布袋中外敷。⑥以胸罩或三角巾托起患乳，脓未成者可减少活动牵痛；破溃后可防止袋脓，有助于加速疮口愈合。

细目三　粉刺性乳痈

1. 粉刺性乳痈的概念与特点 粉刺性乳痈即西医学的浆细胞性乳腺炎，是一种以乳腺导管扩张、浆细胞浸润为病变基础的慢性非细菌性感染的乳腺化脓性疾病。其特点是：多在非哺乳期或非妊娠期发病，常有乳头凹陷或溢液，初起肿块多位于乳晕部，化脓溃破后脓中夹有脂质样物质，易反复发作，形成瘘管，经久难愈，全身炎症反应较轻。

2. 粉刺性乳痈的鉴别诊断

（1）乳腺癌：粉刺性乳痈在急性炎症期易与炎性乳腺癌相混淆。炎性乳腺癌多见于妇女妊娠期及哺乳期，乳房迅速增大，发热，皮肤呈红色或紫红色，弥漫性肿大，无明显肿块，同侧腋窝淋巴结明显肿大，质硬固定，病变进展迅速，预后不良，甚至于发病数周后死亡。

（2）乳晕部痈疖：粉刺性乳痈在急性期局部有红肿热痛等炎症反应，常被误诊为乳晕部一般痈疖。根据素有乳头凹陷、反复发作的炎症，以及切开排脓时脓液中夹有粉渣样或油脂样物等特点，可与一般乳房部痈疖相鉴别。

（3）导管内乳头状瘤：导管内乳头状瘤有乳头溢液，呈血性或淡黄色液体，有时乳晕部触及绿豆大圆形肿块，易与粉刺性乳痈相混淆。但无乳头凹陷畸形，乳孔无粉渣样物排出，肿块不会化脓。

（4）乳房部瘘管：多为急性乳腺炎、乳房蜂窝织炎或乳房结核溃后形成。病变在乳房部，瘘管与乳孔多不相通，无乳头凹陷畸形。

细目四　乳癖

1. 乳癖的概念与特点 乳癖是乳腺组织既非炎症也非肿瘤的良性增生性疾病。其特点是：①单侧或双侧乳房疼痛并出现肿块；②乳痛和肿块与月经周期及情志变化密切相关；③乳房肿块大小不等，形态不一，边界不清，质地不硬，活动度好。

2. 乳癖的病因病机

（1）情志不遂，郁怒伤肝，肝郁气滞，气血凝结乳络；思虑伤脾，痰浊内生，气滞痰凝瘀血结聚形成乳房肿块。

（2）冲任失调，使气血瘀滞；或阳虚痰湿内结，经脉阻塞，导致乳房结块、疼痛、月经不调。

3. 乳癖的临床表现

<table>
<tr><td colspan="2">发病年龄</td><td>好发年龄为 25 ～ 45 岁</td></tr>
<tr><td colspan="2">高发人群</td><td>城市妇女的发病率高于农村妇女；社会经济地位高或受教育程度高，或月经初潮年龄早，或低经产状况，或初次怀孕年龄大，或未授乳，或绝经迟的妇女</td></tr>
<tr><td colspan="2" rowspan="3">乳房疼痛</td><td>乳房疼痛以胀痛为主，也有刺痛或牵拉痛</td></tr>
<tr><td>疼痛月经前加剧，经后疼痛减轻，或疼痛随情绪波动而变化，行走或活动时也有乳痛</td></tr>
<tr><td>乳痛主要以乳房肿块处为甚，常涉及胸胁部或肩背部。有些患者还可伴有乳头疼痛和作痒，乳痛重者影响工作或生活</td></tr>
<tr><td rowspan="7">乳房肿块</td><td>位置</td><td>乳房肿块可发生于单侧或双侧，大多位于乳房的外上象限，也可见于其他象限</td></tr>
<tr><td>质地</td><td>肿块的质地中等或质硬不坚，表面光滑或呈颗粒状</td></tr>
<tr><td>活动度</td><td>活动度好，大多伴有压痛</td></tr>
<tr><td>大小</td><td>肿块的大小不一，直径一般为 1 ～ 2cm，大者可超过 3cm</td></tr>
<tr><td>形态</td><td>常可分为片块型、结节型、混合型、弥漫型等数种类型</td></tr>
<tr><td>变化</td><td>乳房肿块可于经前期增大变硬，经后稍见缩小变软</td></tr>
<tr><td>伴随症状</td><td>个别患者还可伴有乳头溢液，呈白色或黄绿色，或呈浆液状</td></tr>
<tr><td colspan="2">疼痛和肿块的关系</td><td>乳房疼痛和乳房肿块可同时出现，也可先后出现，或以乳痛为主，或以乳房肿块为主</td></tr>
</table>

4. 乳癖的辨证论治　治疗要点是止痛、消块。肿块经久不消或增大者，适时手术。

（1）内治法

证型	辨证要点	治法	方药
肝郁痰凝证	多见于青壮年妇女。乳房肿块随喜怒消长，伴有胸闷胁胀，善郁易怒，失眠多梦，心烦口苦。苔薄黄，脉弦滑	疏肝解郁，化痰散结	逍遥蒌贝散
冲任失调证	多见于中年妇女。乳房肿块月经前加重，经后缓减。伴有腰酸乏力，神疲倦怠，月经失调，量少色淡，或闭经。舌淡，苔白，脉沉细	调摄冲任	二仙汤合四物汤

（2）外治法：中药局部外敷，如用阳和解凝膏掺黑退消或桂麝散盖贴。

细目五　乳核

1. 乳核的特点与临床表现

（1）特点：乳核是发生在乳房部最常见的良性肿瘤。历代文献将本病归属于“乳癖”“乳痞”“乳中结核”的范畴。其特点是：好发于 20 ～ 25 岁青年妇女，乳中结核，形如丸卵，边界清楚，表面光滑，推之移动。

（2）临床表现：好发于 20 ～ 25 岁青年妇女，其次是 15 ～ 20 岁和 25 ～ 30 岁妇女。乳中结核，形如丸卵，边界清楚，表面光滑，推之活动。肿块一般无疼痛感，少数可有轻微胀痛，但与月经无关。一般生长缓慢，妊娠期可迅速增大，应排除恶变可能。

2. 乳核的辨证论治

（1）内治法

证型	辨证要点	治法	方药。
肝气郁结证	肿块较小，发展缓慢，不红不热，不觉疼痛，推之可移，伴胸闷叹息。舌质正常，苔薄白，脉弦	疏肝解郁，化痰散结	逍遥散
血瘀痰凝证	肿块较大，坚硬木实，重坠不适。伴胸闷牵痛，烦闷急躁，或月经不调、痛经等。舌质暗红，苔薄腻，脉弦滑或弦细	疏肝活血，化痰散结	逍遥散合桃红四物汤加山慈菇、海藻

（2）外治法：阳和解凝膏掺黑退消盖贴，7 日换药 1 次。

细目六　乳岩

1. 乳岩的发病情况与特点　乳岩是指乳房部的恶性肿瘤。其特点是：乳房部出现无痛、无热、皮色不变而质地坚硬的肿块，推之不移，表面不光滑，凹凸不平，或乳头溢血，晚期溃烂，凹如泛莲。

乳岩是女性最常见的恶性肿瘤之一。无生育史或无哺乳史的妇女、月经过早来潮或绝经期愈晚的妇女、有乳腺癌家族史的妇女乳腺癌的发病率相对较高。男性乳腺癌较少发生。

2. 乳岩的诊断

<table>
<tr><td rowspan="6">临床表现</td><td colspan="3">发病年龄一般在 40 ～ 60 岁，绝经期妇女发病率相对较高。乳癌可分为一般类型乳腺癌及特殊类型乳腺癌</td></tr>
<tr><td colspan="2" rowspan="3">一般类型乳腺癌</td><td>常为乳房内触及无痛性肿块，边界不清，质地坚硬，表面不光滑，不易推动，常与皮肤粘连而呈现酒窝征，个别可伴乳头血性或水样溢液</td></tr>
<tr><td>后期随着癌肿逐渐增大，产生不同程度疼痛；皮肤可呈橘皮样水肿、变色；病变周围可出现散在的小肿块，状如堆栗；乳头内缩或抬高，偶可见到皮肤溃疡</td></tr>
<tr><td>晚期出现乳房肿块溃烂，疮口边缘不整齐，中央凹陷似岩穴，有时外翻似菜花，时渗紫红色血水，恶臭难闻。癌肿转移至腋下及锁骨上时，可触及散在、质硬无痛的臀核，以后渐大，互相粘连，融合成团，逐渐出现形体消瘦、面色苍白、憔悴等恶病质貌</td></tr>
<tr><td rowspan="2">特殊类型乳腺癌</td><td>炎性癌</td><td>临床少见，多发于青年妇女，半数发生在妊娠或哺乳期。起病急骤，乳房迅速增大，皮肤肿胀，色红或紫红，发热，但无明显的肿块。转移甚广，对侧乳房往往不久即被侵及，并很早出现腋窝部、锁骨上淋巴结肿大。本病恶性程度极高，病程较短，常于 1 年内死亡</td></tr>
<tr><td>湿疹样癌</td><td>临床较少见，其发病率占女性乳腺癌的 0.7% ～ 3%。早期临床表现似慢性湿疮，乳头和乳晕的皮肤发红，轻度糜烂，有浆液渗出，有时覆盖着黄褐色的鳞屑状痂皮。病变的皮肤甚硬，与周围分界清楚。多数患者感到奇痒，或有轻微灼痛。中期为数年后病变蔓延到乳晕以外皮肤，色紫而硬，乳头凹陷。后期表现为溃后易于出血，逐渐乳头蚀落，疮口凹陷，边缘坚硬，乳房内也可出现坚硬的肿块</td></tr>
<tr><td rowspan="3">实验室及辅助检查</td><td colspan="2">钼靶 X 线摄片</td><td>病变部位可见致密的肿块阴影，大小比实际触诊的要小，形态不规则、边缘呈现毛刺状或结节状，密度不均匀，可有细小成堆的钙化点，常伴血管影增多增粗，乳头回缩，乳房皮肤增厚或凹陷</td></tr>
<tr><td colspan="2">B 超检查</td><td>可见实质性占位病变，形状不规则，边缘不齐，光点不均匀，血流有改变</td></tr>
<tr><td colspan="2">病理切片检查</td><td>可作为确诊的依据</td></tr>
</table>

3. 乳岩的辨证分型治疗　早期诊断是治疗的关键。原则上以手术治疗为主。中医药治疗多用于晚期患者。

证型	辨证要点	治法	方药
肝郁痰凝证	情志抑郁，或性情急躁，胸闷胁胀，伴经前乳房作胀或少腹作胀。乳房部肿块皮色不变，质硬而边界不清。苔薄，脉弦	疏肝解郁，化痰散结	神效瓜蒌散合开郁散
冲任失调证	经事紊乱，素有经前期乳房胀痛，或婚后从未生育，或有多次流产史，乳房结块坚硬。舌淡，苔薄，脉弦细	调摄冲任，理气散结	二仙汤合开郁散
正虚毒盛证	乳房肿块扩大，溃流血水，不痛或剧痛，精神萎靡，面色晦暗或苍白，饮食少进，心悸失眠。舌紫或有瘀斑，苔黄，脉弱无力	调补气血，清热解毒	八珍汤
气血两亏证	多见于癌肿晚期或手术、放化疗后。患者形体消瘦，面色萎黄或㿠白，头晕目眩，神倦乏力，少气懒言，术后切口皮瓣坏死糜烂，时流渗液，皮肤灰白，腐肉色暗不鲜。舌淡，苔薄白，脉沉细	补益气血，宁心安神	人参养荣汤
脾虚胃弱证	手术或放化疗后，食欲不振，神疲肢软，恶心欲呕，肢肿怠倦	健脾和胃	参苓白术散或理中汤

易混考点解析

乳岩与乳癖、乳核的鉴别

鉴别要点	乳核	乳岩	乳癖
好发年龄	20～30岁	40～60岁	30～45岁
肿块特点	大多为单个，也可以有多个，圆形或卵圆形，边缘清楚，表面光滑，质地坚实，生长比较缓慢	多为单个，形状不规则，边缘不清楚，质地硬或不均匀，生长速度较快	常为多个，双侧乳房散在分布，形状多样，呈片状、结节状或条索状，边缘清或不清，质地软或韧或有囊性感
疼痛	无	少数病例有疼痛	明显胀痛，多有周期性，或与情绪变化有关
与皮肤及周围组织粘连情况	无粘连	极易粘连，皮肤呈"酒窝"征或"橘皮样变"	无粘连
活动度	好，用手推动时有滑脱感	早期活动度可，中期及晚期肿块固定	可活动
乳头及分泌物情况	乳头正常；无分泌物	乳头可缩回或被牵拉；可有分泌物溢出，血性或水样，多为单孔	乳头正常；部分有分泌物溢出或挤压后才有，多为乳汁样或浆液样，常为双侧多孔
淋巴结肿大	无	可有同侧腋窝淋巴结肿大，质地硬，活动度差	无

第六单元　瘿

细目一　气瘿

1. 气瘿的病因病机　外因为平素饮水或食物中含碘不足；内因为情志不畅，忧怒无节，气化失调，升降障碍，营运阻塞。产后肾气亏虚，外邪乘虚侵入，亦能引起本病。

西医学认为本病的病因可分为三类：①甲状腺激素原料（碘）的缺乏；②甲状腺激素需要量的激增；③甲状腺激素生物合成和分泌的障碍。

2. 气瘿的临床表现

（1）女性发病率较男性略高。一般多发生在青春期，在流行地区常见于入学年龄的儿童。

（2）初起时无明显不适感，甲状腺呈弥漫性肿大，腺体表面较平坦，质软不痛，皮色如常，腺体随吞咽动作而上下移动。

（3）肿块进行性增大，可下垂，自觉沉重感，可压迫气管、食管、血管、神经等而引起各种症状。

3. 气瘿的内治法与预防

（1）内治法

证型	辨证要点	治法	方药
肝郁气滞证	颈部弥漫性肿大，边缘不清，随喜怒消长，皮色如常，质软无压痛，肿块随吞咽动作上下移动。伴急躁易怒，善太息。舌淡红，苔薄，脉沉弦	疏肝解郁，化痰软坚	四海舒郁丸。怀孕期或哺乳期加菟丝子、何首乌、补骨脂

（2）预防调护：①在流行地区，除改善水源外，应以碘化食盐煮菜，作为集体性预防，服用至青春发育期过后。②经常用海带或其他海产植物佐餐，尤其在怀孕期和哺乳期。③平时保持心情舒畅，勿郁怒动气。

细目二　肉瘿

1. 肉瘿的概念与特点　肉瘿是瘿病中较常见的一种，由于忧思郁怒，气滞、痰浊、瘀血凝结而成，相当于西医学的甲状腺腺瘤或囊肿，属甲状腺的良性肿瘤。其特点是：①部位：颈前喉结一侧或两侧结块，柔韧而圆，如肉之团。②随吞咽动作而上下移动，发展缓慢。③好发于青年女性及中年人。

2. 肉瘿的病因病机　由于忧思郁怒，气滞、痰浊、瘀血凝结而成。情志抑郁，肝失条达，气滞血瘀；或忧思郁怒，肝旺乘土，脾失运化，痰湿内蕴。气滞、湿痰、瘀血随经络而行，流注于结喉，聚而成形，乃成肉瘿。

西医学对本病的病因认识尚不清楚。有的学者认为，甲状腺腺瘤是由甲状腺内残存的胚胎细胞发展而形成的。

3. 肉瘿的辨证论治

（1）内治法

证型	辨证要点	治法	方药
气滞痰凝证	颈部一侧或两侧肿块呈圆形或卵圆形，不红不热，随吞咽动作上下移动。一般无明显全身症状，如肿块过大可有呼吸不畅或吞咽不利。苔薄腻，脉弦滑	理气解郁，化痰软坚	逍遥散合海藻玉壶汤
气阴两虚证	颈部肿块柔韧，随吞咽动作上下移动。常伴有急躁易怒，汗出心悸，失眠多梦，消谷善饥，形体消瘦，月经不调，手部震颤等。舌红，苔薄，脉弦	益气养阴，软坚散结	生脉散合海藻玉壶汤

（2）外治法：阳和解凝膏掺黑退消或桂麝散外敷。

细目三　瘿痈

1. 瘿痈的含义与特点　瘿痈是瘿病中一种急性炎症性疾病。其特点是：①结喉两侧结块；②色红灼热，疼痛肿胀，甚而化脓；③常伴有发热、头痛等症状。

2. 瘿痈的诊断

（1）临床表现：发病前多有感冒、咽痛等病史。颈部肿胀多突然发生，局部焮红灼热，按之疼痛，其痛可牵引至耳后枕部，活动或吞咽时加重，伴发热、畏寒等。严重者可有声嘶、气促、吞咽困难。少数患者可化脓而出现寒战、高热，局部胀痛、跳痛，成脓后可出现波动感。

（2）辅助检查：急性期，白细胞计数及中性粒细胞增高。甲状腺超声波探测有助于诊断。

3. 瘿痈的内外治法

（1）内治法

证型	辨证要点	治法	方药
风热痰凝证	局部结块疼痛明显。伴恶寒发热，头痛，口渴，咽干。苔薄黄，脉浮数或滑数	疏风清热化痰	牛蒡解肌汤
气滞痰凝证	肿块坚实，轻度作胀，重按才感疼痛，其痛牵引耳后枕部，或有喉间梗塞感，痰多。一般无全身症状。苔黄腻，脉弦滑	疏肝理气，化痰散结	柴胡疏肝散

（2）外治法：初期宜用箍围药，如金黄散、四黄散、双柏散，水或蜜调制外敷，每日 1 ～ 2 次；成脓期宜切开排脓，八二丹药线引流，金黄膏外敷。

（3）其他疗法：对高热和中毒症状严重者，应配合抗生素，并适当补充液体。

细目四　石瘿

1. 石瘿的含义与特点　瘿病坚硬如石，不可移动者，称为石瘿。其特点是：①结喉两侧结块；②坚硬如石，高低不平，推之不移。故《三因极一病证方论》说："坚硬不可移者，名曰石瘿。"③好发于 40 岁以上中年人。

2. 石瘿的病因病机与诊断

（1）病因病机：由于情志内伤，肝脾气逆，痰湿内生，气滞则血瘀，瘀血与痰湿凝结，上逆于颈部而成。亦有由肉瘿日久转化而来。

（2）诊断

1）临床表现：①多见于 40 岁以上患者，女多于男，或既往有肉瘿病史者。②颈前多年存在的肿块，生长迅速，质地坚硬，表面凹凸不平，推之不移，并可出现吞咽时移动受限，可伴有疼痛。③石瘿的淋巴结转移较为常见，有时颈部出现的淋巴结肿大，往往是一些微小而不易触及的乳头状腺癌的最初体征。

2）辅助检查：甲状腺同位素 ^{131}I 碘扫描多显示为凉结节（或冷结节）。B 超、CT 检查可明确诊断。

3. 石瘿的治疗　石瘿为恶性肿瘤，应及早诊断并早期手术治疗。

（1）内治法

证型	辨证要点	治法	方药
痰瘀内结证	颈部结块迅速增大，坚硬如石，高低不平，推之不移，但全身症状尚不明显。舌暗红，苔薄黄，脉弦	解郁化痰，活血消坚	海藻玉壶汤合桃红四物汤加白花蛇舌草、三棱、莪术等
瘀热伤阴证	石瘿晚期，或溃破流血水，或颈部他处发现转移性结块，或声音嘶哑，形倦体瘦。舌紫暗或见瘀斑，脉沉涩	和营养阴	通窍活血汤合养阴清肺汤；气阴两虚者用黄芪鳖甲汤

（2）外治法：可用阳和解凝膏掺阿魏粉敷贴。肿块疼痛灼热者，可用生商陆根捣烂外敷。

第七单元　瘤、岩

细目一　脂瘤

1. 脂瘤的概念　脂瘤是皮脂腺中皮脂潴留郁积而形成的囊肿，亦称粉瘤。其特点是：皮肤间出现圆形质软的肿块，中央有粗大毛孔，可挤出有臭味的粉渣样物。脂瘤并非体表肿瘤，相当于西医的皮脂腺囊肿。

2. 脂瘤的诊断

发病年龄	好发于青春期
发病部位	多见于头面部、臀部、背部等皮脂腺、汗腺丰富的部位
生长情况	生长缓慢，一般无明显自觉症状
肿块特点	肿块呈圆形或椭圆形，边界清楚，与皮肤无粘连，表皮紧张，中央导管开口处呈青黑色小孔，挤压后可有粉渣样内容物溢出，有臭味
继发感染	脂瘤染毒后可有局部红肿、增大、疼痛，破溃流脓等

3. 脂瘤的治疗　脂瘤之小如豆粒者，可暂行观察，不予特殊治疗。脂瘤较大而未染毒者，宜首选手术疗法予以完整切除。脂瘤染毒成脓者要及时切开引流。伴有全身症状者，可予内服药物治疗。

（1）内治法

辨证分型	辨证要点	治法	方药
痰气凝结证	脂瘤表皮中央有黑点。伴咽喉如有梅核堵塞，胸膈痞闷，情志抑郁，急躁易怒。舌淡，苔腻，脉滑	理气，化痰，散结	二陈汤合四七汤
痰湿化热证	瘤体红肿、灼热、疼痛，甚至跳痛化脓。伴发热，恶寒，头痛，尿黄。舌红，苔薄黄，脉数	清热化湿，和营解毒	龙胆泻肝汤合仙方活命饮

（2）外治法：①脂瘤染毒而未成脓者，予金黄膏、玉露膏外敷；②脂瘤染毒成脓者，行十字切开引流，清除皮脂、脓液后，用棉球蘸七三丹填塞腔内，待囊壁被腐蚀脱落后，再予生肌散生肌收口，以免复发。

（3）其他疗法：将脂瘤完整手术切除是最有效、最根本的治疗方法。

细目二　血瘤

1. 血瘤的概念　血瘤是指体表血络扩张，纵横丛集而形成的肿瘤，常见的有毛细血管瘤和海绵状血管瘤。其特点是：①病变局部色泽鲜红或暗紫，或为局限性柔软肿块；②边界不清；③触之如海绵状。

2. 血瘤的诊断

毛细血管瘤	发病年龄	多在出生后 1～2 个月内出现，部分在 5 岁左右自行消失
	发病部位	多发生在颜面、颈部，可单发，也可多发
	病变特点	多数表现为在皮肤上有红色丘疹或小的红斑，逐渐长大，界限清楚，大小不等，质软可压缩，色泽为鲜红色或紫红色，压之可褪色，抬手复原
海绵状血管瘤	病变特点	表现为质地柔软似海绵，常呈局限性半球形、扁平或高出皮面的隆起物，肿物有很大压缩性，可因体位下垂而充盈，或随患肢抬高而缩小，在瘤内有时可扪及颗粒状的静脉石硬结
	继发症状	外伤后可引起出血，继发感染，可形成慢性出血性溃疡

3. 血瘤的治疗　瘤体局限者可行手术切除。中医可辨证论治，或配合外治法和其他疗法。

（1）内治法

证型	辨证要点	治法	方药
心肾火毒证	多见于初生婴儿。肿块大小不一，色泽鲜红，边界不清，不痛不痒。伴五心烦热，面赤口渴，尿黄便干，易口舌生疮。舌质红，苔薄黄，脉细数等	清心泻火，凉血解毒	芩连二母丸合凉血地黄汤
肝经火旺证	多发于头面或胸胁部，肿块呈丘疹或结节状，表面呈红色，易出血，常因情志不遂或郁怒而发生胀痛。可伴心烦易怒，咽干口苦等症。舌质红，苔微黄，脉弦细数	清肝泻火，祛瘀解毒	丹栀逍遥散合清肝芦荟丸
脾统失司证	肿瘤体积不大，边界不清，表面色红，好发于下肢，质地柔软易出血，无疼痛。伴肢软乏力，面色萎黄，纳食不佳等。舌质淡，苔白或白腻，脉细	健脾益气，化湿解毒	顺气归脾丸

（2）外治法：①对小面积毛细血管瘤及海绵状血管瘤可用五妙水仙膏外搽。②清凉膏合藤黄膏外敷，包扎固定，1 日换药 1 次，以促其消散。③若肿瘤出血，可用云南白药掺敷伤口，既可止血，又具消散作用。

（3）其他疗法

①注射疗法：消痔灵注射液加 1% 普鲁卡因，按 1∶1 混合后注入瘤体，缓慢注入，至整个瘤体稍高

起为止。每次用药 3 ～ 6mL，隔 1 周可再注射 1 次。若瘤体尚未发硬萎缩，可用消痔灵 2 份、普鲁卡因 1 份，如上法注射。

②手术疗法：孤立病变可行手术切除。对病在头面部者要注意美容，以防术后瘢痕过大。

③冷冻疗法：适用于浅表较小的血瘤。

④放射疗法：适用于范围较大的血瘤。

细目三　肉瘤

肉瘤的概念及临床表现特点

概念	肉瘤是发于皮里膜外，由脂肪组织过度增生而形成的良性肿瘤，相当于西医的脂肪瘤
特点	①软似棉，肿似馒；②皮色不变，不紧不宽；③如肉之隆起
注意点	西医所称的肉瘤是指发生于软组织的恶性肿瘤，如脂肪肉瘤、纤维肉瘤等，与本病有质的区别，临证中不可混淆
临床表现	多见于成年女性，好发于肩、背、腹、臀及前臂皮下
	大小不一，边界清楚，皮色不变，生长缓慢，触之柔软，呈扁平团块状或分叶状，推之可移动，基底较广阔，一般无疼痛
	多发者常见于四肢、胸或腹部，呈多个较小的圆形或卵圆形结节，质地较一般肉瘤略硬，压之有轻度疼痛

细目四　失荣

1. 失荣的概念　失荣是发于颈部及耳之前后的岩肿，因其晚期气血亏乏，面容憔悴，形体消瘦，状如树木枝叶发枯，失去荣华而命名。相当于西医的颈部淋巴结转移癌和原发性恶性肿瘤。多见于 40 岁以上的男性，属古代外科四大绝症之一。

2. 失荣的病因病机　因足少阳胆经循行于耳之前后，肝与胆相表里，故失荣的发生与肝胆关系密切。如七情内伤，忧思郁怒，肝失条达，气机不舒，气滞血瘀，阻于胆经颈络，则结为肿块；或脾虚运化失司，水湿津液凝聚为痰，痰瘀脏毒凝结于少阳、阳明之络，可发为本病。

3. 失荣的临床表现　一般表现为颈部淋巴结肿大，生长较快，质地坚硬。病变开始时多为单发结节，可活动；后期肿块体积增大，数量增多，融合成团块或连结成串，表面不平，固定不移。一般无疼痛，但合并染毒时，可有压痛。日久癌肿溃破，疮面渗流血水，高低不平，形似翻花状。其肿痛波及范围可向面部、胸部、肩背部扩展。

4. 失荣的辨证论治

（1）内治法

证型	辨证要点	治法	方药
气郁痰结证	颈部或耳前、耳后有坚硬之肿块，肿块较大聚结成团，与周围组织粘连而固定，有轻度刺痛或胀痛，颈项牵扯感，活动转侧不利，患部皮色暗红微热。伴胸闷胁痛，心烦口苦等症。舌质红，苔微黄腻，脉弦滑	理气解郁，化痰散结	化痰开郁方（经验方）
阴毒结聚证	颈部肿块坚硬，不痛不胀，尚可推动，患部初起皮色如常，以后可呈橘皮样变。伴畏寒肢冷，纳呆便溏。舌质淡，苔白腻，脉沉细或弦细	温阳散寒，化痰散结	阳和汤
瘀毒化热证	颈部岩肿迁延日久，肿块迅速增大，中央变软、周围坚硬，溃破后渗流血水，状如翻花，并向四周漫肿，范围可波及面部、胸部、肩背等处。伴疼痛，发热，消瘦，头颈活动受限。舌质红，苔黄，脉数	清热解毒，化痰散瘀	五味消毒饮合化坚二陈丸

续表

证型	辨证要点	治法	方药
气血两亏证	颈部肿块溃破以后，长期渗流脓血，不能愈合，疮面苍白水肿，肉芽高低不平，胬肉翻花。伴低热，乏力，消瘦等。舌质淡，苔白或无苔，脉沉细	补益气血，解毒化瘀	八珍汤合四妙勇安汤

（2）外治法：①早期颈部硬肿为气郁痰结证者，可外贴太乙膏；或外敷天仙子膏，取天仙子50g，用醋、蜜各半调敷，每日换1次。②早期颈部硬肿若为阴毒结聚者，可外贴阳和解凝膏或冲和膏。③岩肿溃破胬肉翻花者，可用白降丹掺于疮面，其上敷太乙膏。若溃久气血衰败，疮面不鲜，可用神灯照法，疮面掺阴毒内消散，外敷阳和解凝膏。

第八单元　皮肤及性传播疾病

细目一　概述

1. 皮肤及性传播疾病的病因病机　皮肤病的病因复杂，但归纳起来不外乎内因、外因两类。外因主要是风、湿、热、虫、毒；内因主要是七情内伤、饮食劳倦和肝肾亏损。其病机主要因气血不和、脏腑失调、邪毒结聚而致生风、生湿、化燥、致虚、致瘀、化热、伤阴等。性传播疾病主要由性接触染毒致病。

（1）风：①发无定处，骤起骤消，如瘾疹、游风；②剧烈瘙痒，皮肤干燥、脱屑，如风瘙痒；③多发生于上部，如面游风、白屑风等；④临床上风邪常与他邪相兼为病，如风湿、风热、风寒等。

（2）湿：①湿邪所致的皮肤病，其皮肤损害以水疱为主，或为多形性，或皮肤糜烂，或淫浸四窜、滋水淋漓；②常患病于下部；③病程缠绵，难以速愈，愈后易发。

（3）热：①热邪致病多发于人体上部；②皮肤损害以红斑、红肿、脓疱、糜烂为主；③自觉瘙痒或疼痛。

（4）虫：其症状是皮肤瘙痒甚剧，有的表现糜烂，有的能互相传染，有的可伴局部虫斑，脘腹疼痛，大便中可查到虫卵等。

（5）毒：由毒邪引起的皮肤病可分为食毒、药物毒、虫毒、漆毒等。其病机不外中其毒邪，或禀赋不耐，对某物质过敏而成。

（6）血瘀：多见于慢性皮肤病，其特点是皮损色暗、紫红、青紫，或出现肌肤甲错、色素沉着、瘀斑、肥厚、结节、肿块、瘢痕、脱发、舌紫或有瘀点、脉弦涩等，如黧黑斑。

（7）血虚风燥：其皮损特点以干燥、肥厚、粗糙、脱屑为主，很少糜烂、渗液，自觉瘙痒，病期较长，如牛皮癣、白疕、慢性湿疮、风瘙痒、鱼鳞病等慢性皮肤病。

（8）肝肾不足：其特点是大多呈慢性过程，其皮损有干燥、肥厚粗糙、脱屑或伴毛发枯槁，脱发，色素沉着，指甲受损，或伴生疣目、血痣等。因肾为先天之本，故某些先天性、遗传性皮肤病与肝肾亦有一定的关系，如鱼鳞病、毛周角化症。

2. 皮肤及性传播疾病的辨证

皮肤病的症状	自觉症状	瘙痒		
		疼痛		
		灼热感、蚁走感、麻木感		
	他觉症状	原发性损害	斑疹	分为红斑、色素沉着斑、色素减退斑
			丘疹	有扁平丘疹、斑丘疹、丘疱疹
			风团	常见于瘾疹
			结节	常见于结节性红斑等病
			疱疹	常见于湿疮、接触性皮炎、虫咬皮炎等
			脓疱	常见于脓疱疮等
		继发性损害	鳞屑	多由血虚生风、生燥，皮肤失其濡养所致
			糜烂	多属湿热为患
			溃疡	多为热盛肉腐而成，常见于疮疖、外伤染毒等溃烂形成，预后留有瘢痕
			痂皮	脓痂为热毒未清；血痂为血热络伤，血溢所结；滋痂为湿热所致
			抓痕	多由风盛或内热所致
			皲裂	多由血虚、风燥所致
			苔藓样变	多由血虚风燥，肌肤失养所致
			色素沉着	多因气血失和所致
			萎缩	多因气血两虚，营卫失和，肌肤失养而成
皮肤病的性质	急性	大多发病急骤，皮损表现以原发性为主，如红斑、丘疹、疱疹、风团、结节、脓疱等，亦可相继出现糜烂、渗液、鳞屑等继发性皮损。病因大多为风、湿、热、虫、毒，以实证为主，与肺、脾、心三脏的关系最为密切		
	慢性	大多发病缓慢，皮损表现以继发性为主，如苔藓样变、色素沉着、皲裂、鳞屑等，或伴有脱发、指（趾）甲变化。发病原因大多为血瘀或营血不足，肝肾亏损，冲任不调，以虚证为主，与肝、肾两脏关系最为密切		

3. 皮肤及性传播疾病的治法

内治法	祛风法	疏风清热	用于风热证，方选银翘散、桑菊饮、消风散
		疏风散寒	用于风寒证，方选麻黄汤、麻桂各半汤等
		祛风胜湿	用于风湿证，方选独活寄生汤
		祛风潜镇	用于风邪久羁证、顽癣类皮肤病、疣类皮肤病或由皮肤病所引起的神经痛，方选天麻钩藤饮
	清热法	清热解毒	用于实热证，方选五味消毒饮、黄连解毒汤
		清热凉血	用于血热证，方选犀角地黄汤、化斑解毒汤
	祛湿法	清热利湿	用于湿热证和暑湿证，方选茵陈蒿汤、龙胆泻肝汤、萆薢渗湿汤
		健脾化湿	用于脾湿证，方选除湿胃苓汤
		滋阴除湿	用于渗利伤阴证，方选滋阴除湿汤
	润燥法	养血润燥	用于血虚风燥证，方选四物汤、当归饮子等
		凉血润燥	用于血热风燥证，方选凉血消风散

续表

内治法	活血法	理气活血	用于气滞血瘀证，方选桃红四物汤、通络活血方等
		活血化瘀	用于瘀血凝结证，方选通窍活血汤、血府逐瘀汤等
	温通法	温阳通络	用于寒湿阻络证，方选当归四逆汤、独活寄生汤等
		通络除痹	用于寒凝皮痹证，方选阳和汤、独活寄生汤等
	软坚法	消痰软坚	用于痰核证，方选海藻玉壶汤
		活血软坚	用于瘀阻结块证，方选活血散瘀汤
	补肾法	滋阴降火	用于阴虚内热证或肝肾阴虚证，方选知柏地黄汤、大补阴丸
		温补肾阳	用于脾肾阳虚证，方选肾气丸、右归丸
外治法	溶液	具有清洁、止痒、消肿、收敛、清热解毒的作用。适用于急性皮肤病渗出较多或剧烈红肿或脓性分泌物多的皮损。可用于湿敷和熏洗	
	粉剂	具有保护、吸收、蒸发、干燥、止痒的作用。适用于无渗液的急性或亚急性皮炎	
	洗剂	具有清凉止痒、保护、干燥、消斑解毒之功。适应证同粉剂	
	酊剂	具有收敛散风、活血消肿、杀菌止痒、溶解皮脂、刺激色素生长等作用。适用于慢性瘙痒性皮肤病、色素脱失性皮肤病、脱发、脚湿气、鹅掌风、圆癣等	
	油剂	具有润泽保护、解毒收敛、止痒生肌、软化皮痂的作用。适用于亚急性皮肤病中有少量渗出、鳞屑、痂皮、溃疡的皮损	
	软膏	具有保护、润滑、杀菌、止痒、去痂的作用。适用于一切慢性皮肤病具有结痂、皲裂、苔藓样变等皮损者	
	药物使用原则	根据病情阶段正确选择剂型	
		根据疾病性质合理选择药物	
		用药宜先温和后强烈	
		用药浓度宜先低后高	
		随时注意药敏反应	

细目二　热疮

1. 热疮的病因病机　外感风温热毒，阻于肺胃二经，蕴蒸皮肤而生；或由肝经湿热下注，阻于阴部而成疮；或因反复发作，热邪伤津，阴虚内热所致。

西医学认为，本病是由单纯疱疹病毒引起的。发热、日晒、月经来潮、妊娠、胃肠功能障碍等常为其诱发因素。

2. 热疮的诊断

好发部位	本病好发于皮肤黏膜交界处，常见于口角、唇缘、鼻孔周围、面颊及外阴等部位
皮损特点	皮损初起为红斑，灼热而痒，继而形成针头大小簇集成群的水疱，内含透明浆液，破裂后露出糜烂面，逐渐干燥，结痂脱落而愈，留有轻微色素沉着。病程 1 ～ 2 周，易反复发作
其他表现	一般无全身不适。发病前患处皮肤有发紧、烧灼、痒痛感

3. 热疮的治疗　以清热解毒养阴为主要治法。初发以清热解毒治之；反复发作者扶正祛邪并治。

（1）内治法

证型	辨证要点	治法	方药
肺胃热盛证	群集小疱，灼热刺痒。轻度周身不适，心烦郁闷，大便干，小便黄。舌红，苔黄，脉弦数	疏风清热	辛夷清肺饮合竹叶石膏汤

续表

证型	辨证要点	治法	方药
湿热下注证	疱疹发于外阴，灼热痛痒，水疱易破糜烂。可伴有发热，尿赤、尿频、尿痛。苔黄，脉数等	清热利湿	龙胆泻肝汤加板蓝根、紫草、延胡索
阴虚内热证	间歇发作，反复不愈。口干唇燥，午后微热。舌红，苔薄，脉细数	养阴清热	增液汤加板蓝根、马齿苋、紫草、石斛、生薏苡仁

（2）外治法：初起者局部酒精消毒，用三棱针或一次性5号注射针头浅刺放出疱液。局部外用药以清热解毒、干燥收敛为主，可用紫金锭磨水外搽，或金黄散蜂蜜调敷，或青吹口散油膏、黄连膏外涂。

（3）其他疗法：局部外用3%阿昔洛韦水剂或乳剂，或1%喷昔洛韦膏等。病情严重者可以口服阿昔洛韦或泛昔洛韦。

细目三　蛇串疮

1. 蛇串疮的概念与特点　蛇串疮是一种皮肤上出现成簇水疱，多呈带状分布，痛如火燎的急性疱疹性皮肤病。相当于西医的带状疱疹，又名缠腰火丹，亦称为火带疮、蛇丹、蜘蛛疮等。其特点是：①皮肤上出现红斑、水疱或丘疱疹；②累累如串珠，排列成带状，沿一侧周围神经分布区出现；③局部刺痛，或伴臀核肿大；④好发于春秋季节，四季皆有；⑤好发于成人，老年人病情尤重；⑥好发于胸胁部。

2. 蛇串疮的辨证论治

证型	辨证要点	治法	方药
肝经郁热证	皮损鲜红，灼热刺痛，疱壁紧张。口苦咽干，心烦易怒，大便干燥，小便黄。舌质红，苔薄黄或黄厚，脉弦滑数	清泻肝火，解毒止痛	龙胆泻肝汤加紫草、板蓝根、延胡索等
脾虚湿蕴证	皮损色淡，疼痛不显，疱壁松弛。口不渴，食少腹胀，大便时溏。舌淡或正常，苔白或白腻，脉沉缓或滑	健脾利湿，解毒止痛	除湿胃苓汤
气滞血瘀证	皮疹减轻或消退后局部疼痛不止，放射到附近部位，痛不可忍，坐卧不安，重者可持续数月或更长时间。舌暗，苔白，脉弦细	理气活血，通络止痛	柴胡疏肝散合桃红四物汤

细目四　疣

1. 不同疣的特点与好发部位　疣是一种发于皮肤浅表的良性赘生物。因其皮损形态及发病部位不同而名称各异。

（1）如发于手背、手指、头皮等处者，称千日疮、疣目、枯筋箭或瘊子（相当于西医的寻常疣）。

（2）发于颜面、手背、前臂等处者，称扁瘊（相当于西医的扁平疣）。

（3）发于胸背部有脐窝的赘疣，称鼠乳（相当于西医的传染性软疣）。

（4）发于足跖部者，称跖疣（相当于西医的掌跖疣）。

（5）发于颈周围及眼睑部位，呈细软丝状突起者，称丝状疣或线瘊。

2. 寻常疣、扁平疣、传染性软疣的治疗

（1）内治法

疾病	证型	治法	方药
寻常疣	风热血燥证	养血活血，清热解毒	治瘊方加板蓝根、夏枯草
	湿热血瘀证	清化湿热，活血化瘀	马齿苋合剂加薏苡仁、冬瓜仁
扁平疣	风热蕴结证	疏风清热，解毒散结	马齿苋合剂去桃仁、红花，加木贼草、郁金、浙贝母、板蓝根
	热瘀互结证	活血化瘀，清热散结	桃红四物汤加生黄芪、板蓝根、紫草、马齿苋、浙贝母、薏苡仁

（2）外治法：各种疣均可选用木贼草、板蓝根、马齿苋、香附、苦参、白鲜皮、薏苡仁等中药，煎汤趁热洗涤患处，每天 2～3 次，可使部分皮疹脱落。

1）疣目：可选用推疣法、鸦胆子散敷贴法、荸荠或菱蒂摩擦法。

2）扁瘊：可选用洗涤法、涂法。

3）鼠乳：用消毒针头挑破患处，挤尽白色乳酪样物，再用碘酒或浓石炭酸溶液点患处。若损害较多，应分批治疗，注意保护周围皮肤。

细目五 癣

1. 头癣、手足癣、体癣和花斑癣的临床特点与诊断

<table>
<tr><td colspan="3">概念</td><td>癣是发生在表皮、毛发、指（趾）甲的浅部真菌性皮肤病。临床常见的癣病，有发于头部的白秃疮、肥疮；发于手部的鹅掌风；发于足部的脚湿气；发于面、颈、躯干、四肢的圆癣、紫白癜风等。癣都具有传染性、长期性和广泛性的特征</td></tr>
<tr><td rowspan="12">临床特点</td><td rowspan="4">头癣</td><td rowspan="2">白秃疮</td><td>相当于西医的白癣</td></tr>
<tr><td>①部位：头；②年龄：多见于学龄儿童；③性别：男性多于女性；④皮损特征：在头皮有圆形或不规则的覆盖灰白鳞屑的斑片。病损区毛发干枯无泽，常在距头皮 0.3～0.8cm 处折断而呈参差不齐。头发易于拔落且不疼痛，病发根部包绕有白色鳞屑形成的菌鞘。自觉瘙痒。发病部位以头顶、枕部居多，但发缘处一般不被累及。青春期可自愈，秃发也能再生，不遗留瘢痕</td></tr>
<tr><td rowspan="2">肥疮</td><td>相当于西医的黄癣，俗称“黄癞”</td></tr>
<tr><td>①部位：头；②年龄：儿童多见；③人群：多见于农村；④皮损特征：有黄癣痂堆积。癣痂呈蜡黄色，肥厚，富黏性，边缘翘起，中心微凹，上有毛发贯穿，质脆易粉碎。有特殊的鼠尿臭。久之毛囊被破坏而成永久性脱发。当病变痊愈后，则在头皮留下广泛、光滑的萎缩性瘢痕。病变四周约 1cm 左右头皮不易受损</td></tr>
<tr><td rowspan="4">手足癣</td><td rowspan="2">鹅掌风</td><td>相当于西医的手癣</td></tr>
<tr><td>①部位：手；②年龄：成年人多见，男女老幼均可染病；③发病季节：夏天起水疱病情加重，冬天则枯裂、疼痛明显；④皮损特点：初起为掌心或指缝水疱或掌部皮肤角化脱屑、水疱。水疱多透明如晶，散在或簇集，瘙痒难忍。水疱破后干涸，叠起白屑，中心向愈，四周继发疱疹，并可延及手背、腕部。若反复发作后，致手掌皮肤肥厚，枯槁干裂，疼痛，屈伸不利，宛如鹅掌。损害若侵及指甲，可使甲板被蛀蚀变形，甲板增厚或萎缩翘起，色灰白而成灰指甲（甲癣）。鹅掌风病程为慢性，反复发作</td></tr>
<tr><td rowspan="2">脚湿气</td><td>相当于西医的脚癣</td></tr>
<tr><td>①部位：脚；②年龄：多发于成年人，儿童少见；③发病季节：夏秋病重；④皮损特征：脚湿气主要发生在趾缝，也见于足底。以皮下水疱、趾间浸渍糜烂、渗流滋水、角化过度、脱屑、瘙痒等为特征。分为水疱型、糜烂型、脱屑型</td></tr>
<tr><td rowspan="4">体癣</td><td rowspan="2">圆癣</td><td>相当于西医的体癣。皮损多呈钱币状、圆形，故名圆癣，亦称铜钱癣。发于股胯、外阴等处者，称阴癣（股癣）</td></tr>
<tr><td>①部位：面部、颈部、躯干及四肢近端；②年龄：青壮年男性；③发病季节：多发于夏季；④皮损特征：为环形、多环形，边界清楚，中心消退，外围扩张的斑块</td></tr>
<tr><td rowspan="2">紫白癜风</td><td>相当于西医的花斑癣，俗称汗斑，可在家庭中互相传染</td></tr>
<tr><td>①部位：颈项、躯干，尤其是多汗部位及四肢近心端；②年龄：多汗体质青年；③发病季节：夏发冬愈；④皮损特征：皮损为大小不一、边界清楚的圆形或不规则的无炎症性斑块；色淡褐、灰褐至深褐色，或轻度色素减退，或附少许糠秕状细鳞屑，常融合成片；有轻微痒感，复发率高</td></tr>
<tr><td colspan="3">诊断</td><td>典型的皮损特征 + 真菌镜检及培养</td></tr>
</table>

2. 癣的治疗 杀虫止痒为主要治法，必须彻底治疗。以外治为主，抗真菌西药有一定优势，可中西药合用。

白秃疮、肥疮	采用拔发疗法。其方法为剪发后每天以 0.5% 明矾水或热肥皂水洗头，然后在病灶处敷药（敷药宜厚），可用 5% 硫黄软膏或雄黄膏，用薄膜盖上，包扎或戴帽固定，每天如上法换药 1 次。敷药 1 周病发比较松动，即用镊子将病发连根拔除（争取在 3 天内拔完）。拔发后继续薄涂原用药膏，每天 1 次，连续用药 2～3 周	
鹅掌风、脚湿气	水疱型	可选用 1 号癣药水、2 号癣药水、复方土槿皮酊外搽；二矾汤熏洗；鹅掌风浸泡方或藿黄浸剂浸泡
	糜烂型	可选 1∶1500 高锰酸钾溶液、3% 硼酸溶液、二矾汤或半边莲 60g 煎汤待温，浸泡 15 分钟，次以皮脂膏或雄黄膏外搽
	脱屑型	可选用以上软膏外搽，浸泡剂浸泡。如角化增厚较剧，可选以 10% 水杨酸软膏厚涂，外用油纸包扎，每晚 1 次，使其角质剥脱，然后再用抗真菌药物，也可用市售治癣中成药
灰指甲	每日以小刀刮除病甲变脆部分，然后用棉花蘸 2 号癣药水或 3% 冰醋酸浸涂；或用鹅掌风浸泡方浸泡，白凤仙花捣烂敷病甲上，或采用拔甲方法	
圆癣	可选用 1 号癣药水、2 号癣药水、复方土槿皮酊等外搽。阴癣由于患部皮肤薄嫩，不宜选用刺激性强的外用药物，若皮损有糜烂痒痛者，宜选用青黛膏外涂	
紫白癜风	用密陀僧散，以茄子片蘸药涂搽患处，或用 2 号癣药水，或 1% 土槿皮酊外搽，每天 2～3 次。治愈后，继续用药 1～2 周，以防复发	

细目六　白屑风

1. 白屑风的概念与特点　白屑风是因皮肤油腻，出现红斑，覆有鳞屑而得名，是发生在皮脂溢出部位的慢性炎症性皮肤病。相当于西医的脂溢性皮炎。其特点是：头发、皮肤多脂发亮，油腻，瘙痒，出现红斑、白屑，脱而复生。以青壮年为多，乳儿期亦有发生。

2. 白屑风的辨证论治

证型	辨证要点	治法	方药
风热血燥证	多发于头面部，为淡红色斑片，干燥、脱屑、瘙痒，受风加重，或头皮瘙痒，头屑多，毛发干枯脱落。伴口干口渴，大便干燥。舌质偏红，舌苔薄白或黄，脉细数	祛风清热，养血润燥	消风散合当归饮子
肠胃湿热证	皮损为潮红斑片，有油腻性痂屑，甚至糜烂、渗出。伴口苦口黏，脘腹痞满，小便短赤，大便臭秽；舌质红，苔黄腻，脉滑数	健脾除湿，清热止痒	参苓白术散合茵陈蒿汤

细目七　油风

1. 油风的概念与特点　油风是一种头发突然发生斑块状脱落的慢性皮肤病。因头发脱落之处头皮光亮而得名，又称鬼舐头、鬼剃头。相当于西医的斑秃。其特点是：突然发生斑片状脱发，脱发区皮肤变薄，多无自觉症状。可发生于任何年龄，多见于青年，男女均可发病。

2. 油风的辨证论治

证型	辨证要点	治法	方药
血热风燥证	突然脱发成片，偶有头皮瘙痒，或伴头部烘热，心烦易怒，急躁不安。舌质红，舌苔薄，脉弦	凉血息风，养阴护发	四物汤合六味地黄汤
气滞血瘀证	病程较长，头发脱落前先有头痛或胸胁疼痛等症。伴夜多噩梦，烦热难眠。舌质暗红，有瘀点、瘀斑，舌苔薄，脉沉细	通窍活血，祛瘀生发	通窍活血汤

续表

证型	辨证要点	治法	方药
气血两虚证	多在病后或产后头发呈斑块状脱落，并呈渐进性加重，范围由小而大，毛发稀疏枯槁，触摸易脱。伴唇白，心悸，气短懒言，倦怠乏力。舌质淡，舌苔薄白，脉细弱	益气补血	八珍汤
肝肾不足证	病程日久，平素头发焦黄或花白，发病时呈大片均匀脱落，甚或全身毛发脱落。伴头昏，耳鸣，目眩，腰膝酸软。舌质淡，舌苔薄，脉细	滋补肝肾	七宝美髯丹

细目八　黄水疮

1. 黄水疮的概念与特点　黄水疮是一种发于皮肤有传染性的化脓性皮肤病。中医古代文献又称为滴脓疮、天疱疮等。相当于西医的脓疱疮。其特点是：皮损主要表现为浅在性脓疱和脓痂，有接触传染和自体接种的特性，在托儿所、幼儿园或家庭中传播流行。

2. 黄水疮的辨证论治

证型	辨证要点	治法	方药
暑湿热蕴证	皮疹多而脓疱密集，色黄，四周有红晕，破后糜烂面鲜红，附近伴臖核肿大；或有发热，多有口干、便干、小便黄等。舌红，苔黄腻，脉濡数或滑数	清暑，利湿，解毒	清暑汤加马齿苋、广藿香
脾虚湿滞证	皮疹少而脓疱稀疏，色淡黄或淡白，四周红晕不显，破后糜烂面淡红；多有食少，面白无华，大便溏薄。舌淡，苔薄微腻，脉濡细	健脾渗湿	参苓白术散加冬瓜仁、广藿香

细目九　虫咬皮炎

1. 虫咬皮炎的概念与特点　虫咬皮炎是被致病虫类叮咬，接触其毒液或虫体的毒毛而引起的一种皮炎。较常见的致病害虫有蠓、螨、隐翅虫、刺毛虫、跳蚤、虱类、臭虫、飞蛾、蜂等。其特点是：皮肤上呈丘疹样风团，上有针尖大小的瘀点、丘疹或水疱，呈散在性分布。

2. 虫咬皮炎的辨证论治　以预防为主，发病后以外治为主，轻者外治可愈，重者内、外合治。治法主要为清热解毒止痒。外治是关键。

（1）内治法

证型	辨证要点	治法	方药
热毒蕴结证	皮疹较多，成片红肿，水疱较大，瘀斑明显，皮疹附近臖核肿大。伴畏寒，发热，头痛，恶心，胸闷。舌红，苔黄，脉数	清热解毒，消肿止痒	五味消毒饮合黄连解毒汤加地肤子、白鲜皮、紫荆皮

（2）外治法：初起红斑、丘疹、风团等皮损，用1%薄荷三黄洗剂（即三黄洗剂加薄荷脑1g）外搽。生于毛发处者，剃毛后外搽50%百部酊杀虫止痒；感染邪毒，水疱破后糜烂红肿者，可用马齿苋煎汤湿敷，再用青黛散油剂涂搽，或外用颠倒散洗剂外搽。松毛虫、桑毛虫皮炎可用橡皮膏黏去毛刺，外涂5%碘酒；蜂螫皮炎应先拔去毒刺，火罐吸出毒汁，消毒后外用紫金锭磨水涂。

细目十　疥疮

1. 疥疮的病因病机　疥疮是由人型疥虫通过密切接触而传染。其传染性很强，在家庭或集体宿舍中可相互传播，或使用患者用过而未经消毒的衣服、被席、用具等传染而得。

2. 疥疮的临床特点 夜间剧痒，在皮损处有灰白色、浅灰色或普通皮色的隧道，可找到疥虫。继发感染者，称脓窝疥。

3. 疥疮的治疗与预防

（1）治疗：本病以杀虫止痒为主要治法。必须隔离治疗，以外治为主。一般不需内服药，若抓破染毒，需内外合治。

1）疥疮以外治杀虫为主：硫黄治疗疥疮，古今皆为常用特效药物。目前临床常用浓度 5% ～ 20% 的硫黄软膏，小儿用 5% ～ 10%、成人用 10% ～ 15%，若患病时间长，可用 20% 的浓度，但浓度不宜过高，否则易产生皮炎。

2）涂药方法：先以花椒 9g、地肤子 30g 煎汤外洗，或用温水肥皂洗涤全身后，再擦药。一般先擦好发部位，再涂全身。

（2）预防：①加强卫生宣传及监督管理，对公共浴室、旅馆、车船上的衣服应定期严格消毒。②注意个人卫生，勤洗澡，勤换衣服，被褥经常洗晒。③接触疥疮患者后，用肥皂水洗手。患者所用衣服、被褥、毛巾等均需煮沸消毒，或在阳光下充分曝晒，以便杀灭疥虫及虫卵。④彻底消灭传染源，注意消毒隔离。家庭和集体宿舍患者应分居，并积极治疗，以杜绝传染源。

细目十一 湿疮

1. 湿疮的临床特点 湿疮是一种过敏性炎症性皮肤病。相当于西医的湿疹。根据病程可分为急性、亚急性、慢性湿疮三类。急性湿疮以丘疱疹为主，有渗出倾向；慢性湿疮以苔藓样变为主，易反复发作。本病男女老幼皆可发病，但以先天禀赋不耐者为多，无明显季节性，但冬季常复发。其特点是：对称分布、多形性损害、剧烈瘙痒、渗出倾向、反复发作、易成慢性。

2. 湿疮的病因病机 由于禀赋不耐，饮食失节，或过食辛辣刺激、荤腥动风之物，脾胃受损，失其健运，湿热内生，又兼外受风邪，内外两邪相搏，风湿热邪浸淫肌肤所致。急性者以湿热为主；亚急性者多与脾虚湿恋有关；慢性者则多病久耗伤阴血，血虚风燥，乃至肌肤甲错。

3. 湿疮的辨证治疗 本病以清热利湿止痒为主要治法。急性者以清热利湿为主；慢性者以养血润肤为主。外治宜用温和的药物，以免加重病情。

（1）内治法

证型	辨证要点	治法	
湿热蕴肤证	发病快，病程短，皮损潮红，有丘疱疹，灼热瘙痒无休，抓破渗液流脂水。伴心烦口渴，身热不扬，大便干，小便短赤。舌红，苔薄白或黄，脉滑或数	清热，利湿，止痒	龙胆泻肝汤合萆薢渗湿汤
脾虚湿蕴证	发病较缓，皮损潮红，有丘疹，瘙痒，抓后糜烂渗出，可见鳞屑。伴纳少，腹胀便溏，易疲乏。舌淡胖，苔白腻，脉濡缓	健脾，利湿，止痒	除湿胃苓汤或参苓白术散加紫荆皮、地肤子、白鲜皮
血虚风燥证	病程久，反复发作，皮损色暗或色素沉着，或皮损粗糙肥厚，剧痒难忍，遇热或肥皂水洗后瘙痒加重。伴有口干不欲饮，纳差，腹胀。舌淡，苔白，脉弦细	养血润肤，祛风止痒	当归饮子或四物消风饮加丹参、鸡血藤、乌梢蛇

（2）外治法

1）急性湿疮：初起仅有潮红、丘疹，或少数水疱而无渗液时，外治宜清热安抚，避免刺激。可选用清热止痒的中药苦参、黄柏、地肤子、荆芥等煎汤湿敷，或用三黄洗剂、炉甘石洗剂外搽。

2）亚急性湿疮：外治原则为消炎、止痒、燥湿、收敛，选用三黄洗剂、3% 黑豆馏油等外搽。

3）慢性湿疮：可选用各种软膏剂、乳剂，根据瘙痒及皮肤肥厚程度加入不同浓度的止痒剂、角质促成和溶解剂，一般可外搽青黛膏、5% 硫黄软膏、10% ～ 20% 黑豆馏油软膏。

4. 婴儿湿疮的病因、辨证论治 婴儿湿疮是发于 1 ～ 2 岁婴儿的过敏性皮肤病，又称奶癣、胎疮。相当于西医的婴儿湿疹。

（1）病因：由于禀赋不耐，脾胃运化失职，内有胎火湿热，外受风湿热邪，两者蕴阻肌肤而成；或因消化不良、食物过敏、衣服摩擦、肥皂水洗等刺激而诱发。好发于头面，重者可延及躯干和四肢。患儿常有家族过敏史，多见于人工哺育的婴儿。

（2）辨证论治

1）内治法

证型	辨证要点	治法	
胎火湿热证	皮肤潮红，红斑水疱，抓痒流滋，甚则黄水淋漓、糜烂，结黄色痂皮，大便干，小便黄赤。苔黄腻，脉滑数	凉血清火，利湿止痒	消风导赤汤
脾虚湿蕴证	初起皮肤暗淡，继而出现成片水疱瘙痒，抓破后结薄痂。患儿多有消化不良，大便稀溏，或完谷不化。舌淡，苔白或白腻，脉缓	健脾利湿	小儿化湿汤加土茯苓、鱼腥草

2）外治法：①脂溢性和湿性，用生地榆、黄柏煎水或马齿苋合剂、2% 硼酸外用冷湿敷，待流滋糜烂减轻后，选用青黛散油、黄连油或蛋黄油外搽。②干性，用三黄洗剂、黄柏霜外搽。

细目十二　接触性皮炎

1. 接触性皮炎的诊断要点

（1）发病前有明显的接触史，均有一定的潜伏期。

（2）一般急性发病，常见于暴露部位，如面、颈、四肢。

（3）皮损的形态、范围、严重程度取决于接触物质种类、性质、浓度、接触时间的久暂、接触部位面积大小及机体对刺激物的反应程度。皮损边界清楚，多局限于接触部位，形态与接触物大抵一致。皮疹一般为红斑、肿胀、丘疹、水疱或大疱、糜烂、渗出等，一个时期内以某一种皮损为主。

（4）病因去除和恰当处理后可在 1 ～ 2 周内痊愈。但反复接触或处理不当，可转变为亚急性或慢性，皮损表现为肥厚粗糙，呈苔藓样变。

（5）皮肤斑贴试验。将可疑致敏物用适当溶剂配成一定比例的浓度作斑贴试验，若示阳性则提示患者对被试物过敏。

2. 接触性皮炎与急性湿疮、颜面丹毒的鉴别

（1）急性湿疮：病因常不明确，无明显接触史，皮损为多形性，对称性分布，部位不定，边界不清楚，有趋向于慢性或再发的倾向。

（2）颜面丹毒：无异物接触史；全身症状严重，常有寒战、高热、头痛、恶心等症状；皮疹以水肿性红斑为主，形如云片，色若涂丹；自感灼热，疼痛而无瘙痒。

3. 接触性皮炎的治疗

（1）内治法

证型	辨证要点	治法	方药
风热蕴肤证	起病较急，好发于头面部，皮损色红，肿胀轻，其上为红斑或丘疹，自觉瘙痒，灼热；心烦，口干，小便微黄；舌红，苔薄白或薄黄，脉浮数	疏风清热止痒	消风散加紫荆皮（花）、僵蚕
湿热毒蕴证	起病急骤，皮损面积较广泛，其色鲜红肿胀，上有水疱或大疱，水疱破后则糜烂渗液，自觉灼热瘙痒。伴发热，口渴，大便干，小便短黄。舌红，苔黄，脉弦滑数	清热祛湿，凉血解毒	龙胆泻肝汤合化斑解毒汤
血虚风燥证	病程长，病情反复发作，皮损肥厚干燥有鳞屑，或呈苔藓样变，瘙痒剧烈，有抓痕及结痂。舌淡红，苔薄，脉弦细	养血润燥，祛风止痒	当归饮子合消风散

（2）外治法：找出致病原因，去除刺激物质，避免再次接触。

细目十三　药毒

1. 药毒的病因病机　总由禀赋不耐，邪毒侵犯所致。风热之邪侵袭腠理，入里化热，热入营血，血热妄行，溢于肌肤；或禀血热之体，受药毒侵扰，火毒炽盛，燔灼营血，外发皮肤，内攻脏腑；或禀湿热之体，受药毒侵扰，体内湿热蕴蒸，郁于肌肤；病久药毒灼伤津液，气阴两伤，肌肤失养；或久病阴液耗竭，阳无所附，浮越于外，病重而危殆。

2. 药毒的诊断

临床表现	发病前有用药史	
	有一定的潜伏期，第一次发病多在用药后 5 ～ 20 天内，重复用药常在 24 小时内发生，短者甚至在药后瞬间或数分钟内发生	
	突然发病，自觉灼热瘙痒，重者伴有发热、倦怠、纳差、大便干燥、小便黄赤等全身症状	
	皮损形态多样，颜色鲜艳，分布为全身性、对称性，可泛发或仅限于局部	
常见类型	固定红斑型	典型皮损为圆形或椭圆形水肿性紫红斑，边界清楚，重者红斑中央形成水疱或大疱。如再服此药，可在数分钟或数小时后先感原发疹部位瘙痒，随之局部发生同样皮损，但损害可扩大
	荨麻疹样型	症状为大小不等的风团，颜色较一般荨麻疹红，持续时间较长
	麻疹样或猩红热样型	皮损为密集、红色、帽针头至米粒大的斑疹或斑丘疹，常对称分布，可泛发全身，以躯干为多，类似麻疹。猩红热样发疹型开始为小片红斑，从面、颈、上肢发展，快者 24 小时，慢者 3 ～ 4 天可遍及全身，为水肿性鲜红色斑疹，弥漫对称分布，互相融合，很似猩红热。若不及时停药，则可发展为重症药疹
	湿疹皮炎样型	大都先由外用药物引起局部接触过敏，发生湿疹样皮炎后，再服用或注射同样的或化学结构相似的药物，即可发生泛发的湿疹样皮损
	多形红斑型	临床表现与多形红斑相似，皮损为豌豆至蚕豆大圆形或椭圆形水肿性红斑、丘疹，红斑中心呈紫红色或有水疱，有虹膜样或靶样损害，境界清楚
	紫癜型	轻者双小腿出现针头至豆大或更大的紫红色瘀点或瘀斑，散在或密集分布，皮疹平或稍隆起。重者可累及四肢、躯干，有时可有风团，甚至中央有血疱
	大疱性表皮松解型	是最严重的一型药疹。发病急，初起皮损发生于面、颈、胸部，为紫红或暗红色略带铁灰色斑，很快扩大、增多、融合，红斑上出现大小不等的松弛性水疱及表皮松解，水疱极易破，形成大片糜烂面；或外观无水疱，该处表皮极松，一推即形成糜烂面，似浅Ⅱ度烫伤。严重者可因感染、重要脏器病变、水电解质失衡等造成死亡
	剥脱性皮炎型	属重症药疹。开始即有全身皮肤潮红肿胀，或从麻疹样或猩红热样发疹型发展而来。面部及手足部皮损尤为严重。2 周左右全身皮肤大量脱屑，呈落叶状或鳞片状，手足呈手套、袜套样剥脱。严重者全身衰竭或继发感染而死亡

3. 药毒的治疗

（1）中医治疗

证型	辨证要点	治法	方药
湿毒蕴肤证	皮疹为红斑、丘疹、风团、水疱，甚则糜烂渗液，表皮剥脱。伴灼热剧痒，口干，大便燥结，小便黄赤，或有发热。舌红，苔薄白或黄，脉滑或数	清热利湿，解毒止痒	萆薢渗湿汤
热毒入营证	皮疹鲜红或紫红，甚则为紫斑、血疱，灼热痒痛。伴高热，神志不清，口唇焦燥，口渴不欲饮，大便干结，小便短赤。舌红绛，苔少或镜面舌，脉洪数	清热凉血，解毒护阴	清营汤

续表

证型	辨证要点	治法	方药
气阴两虚证	严重药疹后期大片脱屑。伴低热，神疲乏力，气短，口干欲饮。舌红，少苔，脉细数	益气，养阴，清热	增液汤合益胃汤

（2）西医治疗

1）一般药疹：使用抗组胺药物、维生素 C 和钙剂。

2）重症药疹：宜采用中西医结合疗法，除运用上述内治、外治方法外，宜早期足量使用皮质类固醇激素，如氢化可的松 300 ～ 400mg 或地塞米松 10 ～ 15mg，维生素 C 2 ～ 3g，加入 5% ～ 10% 葡萄糖溶液 1000 ～ 2000mL 中，静脉滴注。至病情缓解后，改为强的松或地塞米松口服。必要时配合抗生素以防止继发感染。

4. 药毒的预防与调护

（1）预防本病发生的关键是合理用药。用药前必须询问患者有无药物过敏史。应用青霉素及抗毒血清制剂，用药前要做过敏试验。

（2）用药过程中要注意观察用药后的反应，遇到全身起疹、瘙痒，要考虑药疹的可能，及时诊断，及时处理。

（3）多饮开水，忌食辛辣发物。

（4）皮损忌用热水烫洗或搔抓。

（5）重症药疹应按危重患者进行护理。

细目十四　瘾疹

1. 瘾疹的病因病机　本病因先天禀赋不足，卫外不固，风邪乘虚侵袭所致；或表虚不固，风寒、风热外袭，客于肌表，致使营卫失调而发；或饮食不节，过食辛辣肥厚；或肠道寄生虫，使肠胃积热，复感风邪，内不得疏泄，外不得透达，郁于皮毛腠理之间而发。此外，情志内伤，冲任不调，肝肾不足，血虚生风生燥，阻于肌肤也可发生；对食物、生物制品、肠道寄生虫等过敏亦可发作本病。

2. 瘾疹的临床表现

（1）急性荨麻疹：皮疹为大小不等的风团，色鲜红，也可为苍白色，孤立、散在或融合成片，数小时内风团减轻，变为红斑而渐消失，但不断有新的风团出现。病情严重者可有烦躁、心慌、恶心、呕吐等症状，甚至血压下降，发生过敏性休克样症状；有的可因累及胃肠道黏膜而出现腹痛、恶心、呕吐、腹泻，有的甚似急腹症，有的因食管水肿有进食困难；累及喉头黏膜时，可出现喉头水肿、呼吸困难，甚至窒息。如有高热、寒战等全身中毒症状，应注意有无严重感染的可能，大约有 90% 的急性荨麻疹在 2 ～ 3 周后症状消失，不再复发。

（2）慢性荨麻疹：全身症状一般较轻，风团时多时少，反复发生，病程在 6 周以上。大多数患者不能找到病因，有约 50% 的患者在 5 年内病情减轻，约 20% 的患者病程可长达 20 年以上。

（3）特殊类型荨麻疹：①皮肤划痕症：亦称人工荨麻疹。用钝器划或用手搔抓皮肤后，沿着划痕发生条状隆起，并有瘙痒，不久即消退。②寒冷性荨麻疹：较常见，可分为家族性（较罕见）和获得性两种。好发于面部、手背等暴露部位，在接触冷物、冷空气、冷风或食冷物后，发生红斑、风团，有轻到中等程度瘙痒。③胆碱能性荨麻疹：即小丘疹状荨麻疹。在热水浴、进食辛辣的食物、饮酒、情绪紧张、工作紧张、剧烈运动等刺激后数分钟发生风团。④压迫性荨麻疹：身体受压部位如臀部、上肢、掌跖等处受一定压力后，4 ～ 8 小时局部发生肿胀性斑块，累及真皮和皮下组织，多数有痒感或灼痛、刺痛等。

（4）实验室和其他辅助检查：血液中嗜酸性粒细胞升高。若伴感染时，白细胞计数增高及中性粒细胞的百分比增高。

3. 瘾疹的治疗

（1）内治法

证型	辨证要点	治法	方药
风寒束表证	风团色白，遇寒加重，得暖则减，恶寒怕冷，口不渴。舌淡红，苔薄白，脉浮紧	疏风，散寒，止痒	麻黄桂枝各半汤
风热犯表证	风团鲜红，灼热剧痒，遇热加重，得冷则减。伴有发热，恶寒，咽喉肿痛。舌质红，苔薄白或薄黄，脉浮数	疏风，清热，止痒	消风散
胃肠湿热证	风团片大、色红、瘙痒剧烈，发疹的同时伴脘腹疼痛，恶心呕吐，神疲纳呆，大便秘结或泄泻。舌质红，苔黄腻，脉弦滑数	疏风解表，通腑泄热	防风通圣散
血虚风燥证	反复发作，迁延日久，午后或夜间加剧，伴心烦易怒，口干，手足心热。舌红少津，脉沉细	养血祛风，润燥止痒	当归饮子

（2）外治法

①中药熏洗：瘙痒明显，无胸闷气憋者适用。风团红，瘙痒明显者，选用马齿苋、白鲜皮等解毒止痒中药熏洗；风团色淡白，皮肤干燥者，选用当归、茯苓、白术等健脾养血中药熏洗，每日 1 次。

②中药保留灌肠：对于因饮食不慎而诱发者，采取苦参、黄柏等中药保留灌肠以泄浊解毒，每日 1 次。

（3）其他疗法

1）西药治疗

①急性荨麻疹：可选用 1～2 种抗组胺药物，严重者可短期内应用皮质类固醇激素。发疹急骤而广泛，或喉头水肿、呼吸困难，或伴胃肠道症状，可皮下或肌内注射 0.1% 肾上腺素，或静脉滴注氢化可的松或地塞米松。

②慢性荨麻疹：应积极寻找病因，一般以抗组胺药物治疗为主，可根据风团发生的时间决定给药的时间。风团控制后，可持续服药月余，并逐渐减量。一种抗组胺药物无效时，可 2～3 种同时给药。

③特殊类型荨麻疹：常选用兼有抗 5- 羟色胺、抗乙酰胆碱的抗组胺药物，或与肥大细胞膜稳定剂联合应用。

2）针灸治疗：皮疹发于上半身者，取曲池、内关穴；发于下半身者，取血海、足三里、三阴交穴；发于全身者，配风市、风池、大椎、大肠俞等穴。耳针取穴肝区、脾区、肾上腺、皮质下、神门等。

细目十五 牛皮癣

1. 牛皮癣的皮损特点 牛皮癣是一种皮肤状如牛项之皮，厚而且坚的慢性瘙痒性皮肤病。在中医古代文献中，因其好发于颈项部，又称摄领疮；因其病缠绵顽固，亦称顽癣。相当于西医的神经性皮炎。其特点是：①皮损多呈圆形或多角形的扁平丘疹，融合成片。②剧烈瘙痒。③搔抓后皮损肥厚，皮沟加深，皮嵴隆起，极易形成苔藓样变。

2. 牛皮癣的治疗 本病治疗以疏风清热、养血润燥为治则。对继发感染应采用抗菌药物，及时控制感染。

（1）内治法

证型	辨证要点	治法	方药
肝郁化火证	皮疹色红，伴心烦易怒，失眠多梦，眩晕，心悸，口苦咽干。舌边尖红，脉弦数	疏肝理气，清肝泻火	龙胆泻肝汤

续表

证型	辨证要点	治法	方药
风湿蕴肤证	皮损呈淡褐色片状，粗糙肥厚，剧痒时作，夜间尤甚。舌淡红，苔薄白或白腻，脉濡缓	祛风利湿，清热止痒	消风散
血虚风燥证	皮损色淡或灰白，状如枯木，肥厚粗糙似牛皮，心悸怔忡，失眠健忘，女子月经不调。舌淡苔薄，脉沉细	养血润燥，息风止痒	当归饮子

（2）外治法

①肝郁化火，风湿蕴肤，用三黄洗剂外搽，每天 3 ～ 4 次。

②血虚风燥，外用油膏加热烘疗法。局部涂油膏后，热烘 10 ～ 20 次，烘后可将所涂药膏擦去，每天 1 次，4 周为 1 疗程。

③羊蹄根散，醋调搽患处，每天 1 ～ 2 次。

④醋泡鸡蛋，以醋泡过鸡蛋的蛋黄与蛋白搅匀，用棉棒或棉球蘸其液外搽数次。

⑤皮损浸润肥厚剧痒者，外用核桃枝或叶，刀砍取汁，外搽患处，每天 1 ～ 2 次。

细目十六　白疕

1. 白疕（寻常型）的皮损特点　皮损初起为针头大小的丘疹，逐渐扩大为绿豆、黄豆大小的淡红色或鲜红色丘疹或斑丘疹，可融合成形态不同的斑片，边界清楚，表面覆盖多层干燥银白色鳞屑，刮除鳞屑则露出发亮的半透明薄膜，为薄膜现象。再刮除薄膜，出现多个筛状出血点，为点状出血现象。在头部可出现束状发，在指甲甲板可呈顶针状凹陷。可见点滴状、钱币状、斑块状、地图状、蛎壳状、混合状等多种皮损状态。

2. 白疕（寻常型）的辨证治疗

证型	辨证要点	治法	方药
血热内蕴证	多见于进行期。皮疹多呈点滴状，发展迅速，颜色鲜红，层层鳞屑，瘙痒剧烈，刮去鳞屑有点状出血，伴口干舌燥，咽喉疼痛，心烦易怒，便干溲赤。舌质红，舌苔薄黄，脉弦滑或数	清热凉血，解毒消斑	犀角地黄汤
血虚风燥证	多见于静止期。病程较久，皮疹多呈片状，颜色淡红，鳞屑减少，干燥皲裂，自觉瘙痒，伴口咽干燥。舌质淡红，舌苔少，脉沉细	养血滋阴，润肤息风	当归饮子
气血瘀滞证	多见于静止期或消退期。皮损反复不愈，皮疹多呈斑块状，鳞屑较厚，颜色暗红。舌质紫暗有瘀点、瘀斑，脉涩或细缓	活血化瘀，解毒通络	桃红四物汤
湿毒蕴阻证	皮损多发生在腋窝、腹股沟等皱褶部位，红斑糜烂，痂屑黏厚，瘙痒剧烈，或掌跖红斑、脓疱、脱皮，或伴关节酸痛、肿胀、下肢沉重。舌质红，苔黄腻，脉滑	清利湿热，解毒通络	萆薢渗湿汤
火毒炽盛证	全身皮肤潮红、肿胀、灼热痒痛，大量脱皮，或有密集小脓疱，伴壮热、口渴、头痛、畏寒，大便干燥，小便黄赤。舌红绛，苔黄腻，脉弦滑数	清热泻火，凉血解毒	清瘟败毒饮

细目十七　淋病

1. 淋病的病因病机　因宿娼恋色或误用污染之器具，湿热秽浊之气由下焦前阴窍口入侵，阻滞于膀胱及肝经，局部气血运行不畅，湿热熏蒸，精败肉腐，气化失司而成本病。病久及肾，导致肾虚阴亏，瘀结于内，由实转虚，形成虚证或虚实夹杂之证。

本病的病原体为淋球菌，系革兰阴性球菌，多寄生在淋病患者的泌尿生殖系统。

2. 淋病的诊断

	男性	女性
临床表现	一般症状和体征较明显	大多数患者可无症状，有症状者往往不太明显，多在出现严重病变或娩出感染淋病的新生儿时才被发现
急性淋病	尿道口红肿发痒及轻度刺痛，继而有稀薄黏液流出，引起排尿不适，24 小时后症状加剧。排尿开始时尿道外口刺痛或灼热痛，排尿后疼痛减轻。尿道口溢脓，开始为浆液性分泌物，以后逐渐出现黄色黏稠的脓性分泌物，特别是清晨起床后分泌物的量较多。当病变上行蔓延至尿道时，可出现终末血尿、血精、会阴部轻度坠胀等现象	主要类型有淋菌性宫颈炎、淋菌性尿道炎、淋菌性前庭大腺炎
慢性淋病	表现为尿痛轻微，排尿时仅感尿道灼热或轻度刺痛，常可见终末血尿。尿道外口不见排脓，挤压阴茎根部或用手指压迫会阴部，尿道外口仅见少量稀薄浆液性分泌物	常由急性转变而来，一般症状较轻，部分患者有下腹坠胀，腰酸背痛，白带较多，下腹疼痛，月经过多，少数可引起不孕、宫外孕等
辅助检查	采取病损处分泌物或穿刺液涂片作革兰染色，在多形核白细胞内找到革兰染色阴性的淋球菌，可作初步诊断。经培养检查即可确诊	

3. 淋病的辨证论治

证型	辨证要点	治法	方药
湿热毒蕴证（急性淋病）	尿道口红肿，尿液浑浊如脂，尿道口溢脓，尿急，尿频，尿痛，尿道灼热，严重者尿道黏膜水肿，附近淋巴结红肿疼痛，女性宫颈充血、触痛，并有脓性分泌物，或有前庭大腺红肿热痛等，可伴有发热等全身症状。舌红，苔黄腻，脉滑数	清热利湿，解毒化浊	龙胆泻肝汤酌加土茯苓、红藤、萆薢等
阴虚毒恋证（慢性淋病）	小便不畅、短涩，淋沥不尽，女性带下多，或尿道口见少许黏液，酒后或疲劳易复发，腰酸腿软，五心烦热，食少纳差。舌红，苔少，脉细数	滋阴降火，利湿祛浊	知柏地黄丸酌加土茯苓、萆薢等

4. 淋病的其他治疗方法 普鲁卡因青霉素 G 480 万 U，一次肌内注射；壮观霉素（淋必治）2g，一次肌内注射；或头孢三嗪（菌必治）250mg，一次肌内注射。急性期且为初次感染者，给药 1 ～ 2 次即可，慢性者应给药 7 天以上；诺氟沙星 800mg，一次口服，或 800mg，每天 2 次；氧氟沙星 400mg，一次口服，或每天 2 次，共服 10 天。

细目十八 梅毒

1. 梅毒的病因病机 中医认为淫秽疫毒可与湿热、风邪杂合致病。传播方式主要是精化传染（直接传染），间有气化传染（间接传染）和胎中染毒。

邪之初染，疫毒结于阴器及肛门等处，发为疳疮；流于经脉，则生横痃；后期疫毒内侵，伤及骨髓、官窍、脏腑，变化多端，证候复杂。

2. 梅毒的诊断

<table>
<tr><td>病史</td><td colspan="4">一般有不洁性交史，或性伴侣有梅毒病史</td></tr>
<tr><td rowspan="14">临床表现</td><td>一期梅毒</td><td colspan="3">主要表现为疳疮（硬下疳），发生于不洁性交后 2 ～ 4 周。常发生在外生殖器部位，少数发生在唇、咽、宫颈等处，男性多发生在阴茎的包皮、冠状沟、系带或龟头上，同性恋男性常见于肛门部或直肠；女性多在大、小阴唇或子宫颈上。硬下疳常为单个，偶为多个，初为丘疹或浸润性红斑，继之轻度糜烂或呈浅表性溃疡，其上有少量黏液性分泌物或覆盖灰色薄痂，边缘隆起，边缘及基底部呈软骨样硬度，不痛不痒，直径 1 ～ 2cm，圆形，呈牛肉色，局部淋巴结肿大。疳疮不经治疗，可在 3 ～ 8 周内自然消失，而淋巴结肿大持续较久</td></tr>
<tr><td>二期梅毒</td><td colspan="3">主要表现为杨梅疮，一般发生在感染后 7～10 周或硬下疳出现后 6～8 周。早期症状有流感样综合征，表现为头痛、恶寒、低热、食欲差、乏力、肌肉及骨关节疼痛、全身淋巴结肿大，继而出现皮肤黏膜损害、骨损害、眼梅毒、神经梅毒等</td></tr>
<tr><td rowspan="10">三期梅毒</td><td colspan="3">亦称晚期梅毒，主要表现为杨梅结毒。此期特点为病程长，易复发，除皮肤黏膜损害外，常侵犯多个脏器</td></tr>
<tr><td rowspan="4">三期皮肤梅毒</td><td colspan="2">损害多为局限性、孤立性、浸润性斑块或结节，发展缓慢，破坏性大，愈后留有瘢痕</td></tr>
<tr><td>结节性梅毒疹</td><td>多见于面部和四肢，为豌豆大小铜红色的结节，成群而不融合，呈环形、蛇形或星形，质硬，可溃破，愈后留有萎缩性瘢痕</td></tr>
<tr><td>树胶样肿</td><td>先为无痛性皮下结节，继之中心软化溃破，溃疡基底不平，为紫红色肉芽，分泌如树胶样黏稠脓汁，持续数月至 2 年，愈后留下瘢痕</td></tr>
<tr><td>近关节结节</td><td>为发生于肘、膝、髋等大关节附近的皮下结节，对称发生，其表现无炎症，坚硬，压迫时稍有痛感，无其他自觉症状，发展缓慢，不溃破，治疗后可逐渐消失</td></tr>
<tr><td>三期黏膜梅毒</td><td colspan="2">主要见于口、鼻腔，为深红色的浸润型，上腭及鼻中隔黏膜树胶肿可侵犯骨质，产生骨坏死，死骨排出，形成上腭、鼻中隔穿孔及马鞍鼻，引起吞咽困难及发音障碍，少数可发生咽喉树胶肿而引起呼吸困难、声音嘶哑</td></tr>
<tr><td>三期骨梅毒</td><td colspan="2">以骨膜炎为多见，常侵犯长骨，损害较少，疼痛较轻，病程缓慢。其次为骨树胶肿，常见于扁骨，如颅骨，可形成死骨及皮肤溃疡</td></tr>
<tr><td>三期眼梅毒</td><td colspan="2">可发生虹膜睫状体炎、视网膜炎及角膜炎等</td></tr>
<tr><td>三期心血管梅毒</td><td colspan="2">主要有梅毒性主动脉炎、梅毒性主动脉瓣闭锁不全、梅毒性主动脉瘤和梅毒性冠状动脉狭窄等</td></tr>
<tr><td colspan="3">三期神经梅毒、脑膜梅毒、脑血管梅毒及脊髓脑膜血管梅毒和脑实质梅毒可见麻痹性痴呆、脊髓痨、视神经萎缩等</td></tr>
<tr><td>潜伏梅毒</td><td colspan="3">梅毒未经治疗或者用药剂量不足，无临床症状，血清反应阳性，排除其他可以引起血清反应阳性的疾病存在，脑脊液正常，这类患者称为潜伏梅毒</td></tr>
<tr><td>胎传梅毒</td><td colspan="3">母体内的梅毒螺旋体由血液经过胎盘传入胎儿血液中，导致胎儿感染的梅毒。多发生在妊娠 4 个月后</td></tr>
<tr><td>辅助检查</td><td colspan="4">梅毒螺旋体抗原血清试验阳性，或蛋白印记试验阳性有利于诊断。聚合酶链反应检查梅毒螺旋体核糖核酸阳性，或取硬下疳、病损皮肤、黏膜损害的表面分泌物、肿大的淋巴结穿刺液体在暗视野显微镜下查到梅毒螺旋体，均可确诊</td></tr>
</table>

3. 梅毒的辨证论治

证型	辨证要点	治法	方药
肝经湿热证	多见于一期梅毒。外生殖器疳疮质硬而润，或伴有横痃，杨梅疮多在下肢、腹部、阴部，兼见口苦口干，小便黄赤，大便秘结。舌质红，苔黄腻，脉弦滑	清热利湿，解毒驱梅	龙胆泻肝汤酌加土茯苓、虎杖

续表

证型	辨证要点	治法	方药
血热蕴毒证	多见于二期梅毒。周身起杨梅疮，色如玫瑰，不痛不痒，或见丘疹、脓疱、鳞屑，兼见口干咽燥，口舌生疮，大便秘结。舌质红绛，苔薄黄或少苔，脉细滑或细数	凉血解毒，泄热散瘀	清营汤合桃红四物汤
毒结筋骨证	见于杨梅结毒。患病日久，在四肢、头面、鼻咽部出现树胶肿，伴关节、骨骼作痛，行走不便，肌肉消瘦，疼痛夜甚。舌质暗，苔薄白或灰或黄，脉沉细涩	活血解毒，通络止痛	五虎汤
肝肾亏损证	见于三期梅毒脊髓痨者。患病可达数十年之久，逐渐两足瘫痪或痿弱不行，肌肤麻木或虫行作痒，筋骨窜痛，腰膝酸软，小便困难。舌质淡，苔薄白，脉沉细弱	滋补肝肾，填髓息风	地黄饮子
心肾亏虚证	见于心血管梅毒患者。心慌气短，神疲乏力，下肢浮肿，唇甲青紫，腰膝酸软，动则气喘。舌质淡有齿痕，苔薄白而润，脉沉弱或结代	养心补肾，祛瘀通阳	苓桂术甘汤

4. 梅毒的其他治疗方法

分期	药物	剂量	使用方法
早期梅毒	水剂普鲁卡因青霉素 G	80 万 U/d	肌内注射，日 1 次，连续 10 ～ 15 日
	四环素或红霉素	2g/d	分 4 次口服，连续 15 日
晚期梅毒	水剂普鲁卡因青霉素 G	80 万 U/d	肌内注射，日 1 次，连续 20 日为 1 个疗程
	苄星青霉素	240 万 U	肌内注射，1 次 / 周，共 3 ～ 4 次
胎传梅毒	普鲁卡因青霉素 G	5 万 U/kg	肌内注射，1 次即可
	红霉素（青霉素过敏者用）	7.5 ～ 25mg/kg	口服，日 4 次

细目十九　尖锐湿疣

1. 尖锐湿疣的病因病机　本病主要为性滥交或房事不洁，感受秽浊之毒，毒邪蕴聚，酿生湿热，湿热下注皮肤黏膜而产生的赘生物。

本病的病原体系人类乳头瘤病毒（HPV）的 6、11、16、18 等型。该病毒属 DNA 病毒，具有高度的宿主性和组织特异性，只侵犯人体皮肤黏膜，不侵犯动物。病毒通过局部细微损伤的皮肤黏膜而接种在患部，经过一定的潜伏期而出现赘生物。

2. 尖锐湿疣的诊断

临床表现	病史及潜伏期	有与尖锐湿疣患者不洁性交或生活接触史。潜伏期一般为 1 ～ 12 个月，平均 3 个月
	好发部位	外生殖器及肛门周围皮肤黏膜湿润区为好发部位，少数患者可见于肛门生殖器以外部位（如口腔、腋窝、乳房、趾间等）
	基本损害	为淡红色或污秽色柔软的表皮赘生物。赘生物大小不一，单个或群集分布，表面分叶或呈棘刺状，湿润，基底较窄或有蒂，但在阴茎体部可出现基底较宽的“无蒂疣”。由于皮损排列分布不同，外观上常表现为点状、线状、重叠状、乳头瘤状、鸡冠状、菜花状、蕈状、扁平状等不同形态。巨大的尖锐湿疣多见于男性，且好发于阴茎和肛门附近。女性则见于外阴部，偶尔可转化为鳞状细胞癌
辅助检查	醋酸白试验：用 3% ～ 5% 的醋酸液涂擦或湿敷 3 ～ 10 分钟，阳性者局部变白，病灶稍隆起，在放大镜下观察更明显。组织病理学检查有特异性	

3. 尖锐湿疣的鉴别诊断

（1）假性湿疣：多发生于20～30岁的女性外阴，特别是小阴唇内侧和阴道前庭；皮损为直径1～2mm大小的白色或淡红色小丘疹，表面光滑如鱼子状，群集分布；无自觉症状。

（2）扁平湿疣：为梅毒常见的皮肤损害，皮损为扁平而湿润的丘疹，表面光滑，成片或成簇分布；损害内可找到梅毒螺旋体；梅毒血清反应强阳性。

（3）阴茎珍珠状丘疹：多见于青壮年；皮损为冠状沟部珍珠样半透明小丘疹，呈半球状、圆锥状或不规则状，色白或淡黄、淡红，沿冠状沟排列成一行或数行，或包绕一周；无自觉症状。

4. 尖锐湿疣的辨证论治

证型	辨证要点	治法	方药
湿毒下注证	外生殖器或肛门等处出现疣状赘生物，色灰或褐或淡红，质软，表面秽浊潮湿，触之易出血，恶臭，伴小便黄或不畅。苔黄腻，脉滑或弦数	利湿化浊，清热解毒	萆薢化毒汤酌加黄柏、土茯苓、大青叶
湿热毒蕴证	外生殖器或肛门等处出现疣状赘生物，色淡红，易出血，表面有大量秽浊分泌物，色淡黄，恶臭，瘙痒，疼痛，伴小便色黄量少，口渴欲饮，大便干燥。舌红，苔黄腻，脉滑数	清热解毒，化浊利湿	黄连解毒汤加苦参、萆薢、土茯苓、大青叶、马齿苋等

5. 尖锐湿疣的其他疗法

（1）内服或注射可选用阿昔洛韦、伐昔洛韦、干扰素等抗病毒药物和免疫增强剂。

（2）外用可根据病情选用10%～25%足叶草酯素（疣脱欣）、1%～5%5-氟尿嘧啶、30%～50%三氯醋酸或咪喹莫特乳膏等涂敷于疣体表面，注意保护正常皮肤黏膜。

（3）使用激光、冷冻、电灼疗法时注意不要过度治疗，避免损害正常皮肤黏膜或形成瘢痕，预防感染。

（4）疣体较大者可手术切除。

第九单元　肛门直肠疾病

细目一　痔

1. 痔的概念与分类

概念	痔是直肠末端黏膜下和肛管皮下的静脉丛发生扩大曲张所形成的柔软静脉团，是临床常见病、多发病。本病好发于20岁以上的成年人	
分类	内痔	是发生于齿线上，由直肠上静脉丛瘀血、扩张、屈曲所形成的柔软静脉团，好发于肛门右前、右后和左侧正中部位即膀胱截石位3、7、11点处，以便血、坠胀、肿块脱出为主要临床表现
	外痔	是发生于齿线下，由痔外静脉丛扩大、曲张，或痔外静脉丛破裂，或反复发炎纤维增生所形成的疾病，以自觉坠胀、疼痛和有异物感为主要临床表现。常见外痔有结缔组织性外痔、静脉曲张性外痔、血栓性外痔、炎性外痔
	混合痔	是直肠上、下静脉丛瘀血、扩张、屈曲、相互沟通吻合而形成的静脉团。其位于齿线上下同一点位，表面分别为直肠黏膜和肛管皮肤所覆盖。内痔发展到Ⅱ期以上时多形成混合痔

2. 内痔的病因病机、诊断与治疗

（1）病因病机：内痔的发生，主要是由于先天性静脉壁薄弱，兼因饮食不节、过食辛辣醇酒厚味，燥热内生，下迫大肠，以及久坐久蹲、负重远行、便秘努责、妇女生育过多、腹腔癥瘕，致血行不畅，血液瘀积，热与血相搏，则气血纵横，筋脉交错，结滞不散而成。

（2）内痔的诊断

临床表现	便血	内痔最常见的早期症状。初起多为无痛性便血，血色鲜红，不与粪便相混，可表现为手纸带血、滴血、喷射状出血，便后出血停止。出血呈间歇性，饮酒、疲劳、过食辛辣食物、便秘等诱因，常使症状加重。出血严重者可出现继发性贫血
	脱出	随着痔核增大，排便时可脱出肛门外。若不及时回纳，可致内痔嵌顿
	肛周潮湿、瘙痒	痔核反复脱出，肛门括约肌松弛，常有分泌物溢出肛门外，故感肛门潮湿；分泌物长期刺激肛周皮肤，易发湿疹、瘙痒不适
	疼痛	脱出的内痔发生嵌顿，引起水肿、血栓形成，糜烂坏死，可有剧烈疼痛
	便秘	患者常因出血而人为控制排便，造成习惯性便秘，干燥粪便又极易擦伤痔核表面黏膜而出血，形成恶性循环
分期	Ⅰ期内痔	痔核较小，不脱出，以便血为主
	Ⅱ期内痔	痔核较大，大便时可脱出肛外，便后自行回纳，便血或多或少
	Ⅲ期内痔	痔核更大，大便时痔核脱出肛外，甚至行走、咳嗽、喷嚏、站立时也会脱出，不能自行回纳，须用手推回，或平卧、热敷后才能回纳，便血不多或不出血
	Ⅳ期内痔	痔核脱出，不能及时回纳，嵌顿于外，因充血、水肿和血栓形成，以致肿痛、糜烂和坏死，即嵌顿性内痔

（3）内痔的治疗

1）内治法：多适用于Ⅰ、Ⅱ期内痔，或内痔嵌顿伴有继发感染，或年老体弱者发病，或内痔兼有其他严重慢性疾病不宜手术治疗者。

证型	辨证要点	治法	方药
风伤肠络证	大便带血、滴血或呈喷射状出血，血色鲜红，或有肛门瘙痒。舌红，苔薄白或薄黄，脉浮数	清热，凉血，祛风	凉血地黄汤
湿热下注证	便血鲜红、量多，肛内肿物脱出，可自行还纳，肛门灼热。舌红，苔薄黄腻，脉弦数	清热，利湿，止血	脏连丸
气滞血瘀证	肛内肿物脱出，甚或嵌顿，肛门紧缩，坠胀疼痛，甚则肛门缘有血栓，形成水肿，触之疼痛明显。舌暗红，苔白或黄，脉弦或涩	清热利湿，祛风活血	止痛如神汤
脾虚气陷证	肛门坠胀，痔核脱出，需用手托方能复位，便血鲜红或淡红；面色无华，神疲乏力，少气懒言，纳呆便溏。舌淡胖，边有齿痕，苔薄白，脉弱	补气升提	补中益气汤

2）外治法：适用于各期内痔及术后。

名称	操作方法及功效
熏洗法	以药物加水煮沸，先熏后洗，或用毛巾蘸药液趁热湿敷患处，冷则更换。具有活血止痛、收敛消肿等作用。常用五倍子汤、苦参汤等
外敷法	将药物敷于患处。具有消肿止痛、收敛止血、祛腐生肌等作用。根据不同病情可选用油膏或散剂，如九华膏、黄连膏、消痔膏（散）、五倍子散等
塞药法	将药物制成栓剂，塞入肛内。具有消肿、止痛、止血作用。如痔疮栓等
挑治法	适用于内痔出血。其机理是疏通经络，调理气血，促使肿消痛减。常用穴位有肾俞、大肠俞、长强、上髎、中髎、次髎、下髎等。一般挑治 1 次即可见效，必要时可隔 10 日再挑治 1 次
枯痔法	以药物如枯痔散、灰皂散敷于Ⅱ、Ⅲ期脱出肛外的内痔痔核的表面。具有强腐蚀作用，能使痔核干枯坏死，达到痔核脱落痊愈的目的。此法目前较少采用

3）其他疗法

方法		适应证	禁忌证	备注
注射疗法		①Ⅰ、Ⅱ、Ⅲ期内痔；②内痔兼有贫血者；③混合痔的内痔部分	①Ⅳ期内痔；②外痔；③内痔伴肛门周围急慢性炎症或腹泻；④内痔伴有严重肺结核、高血压、肝肾疾病及血液病者；⑤因腹腔肿瘤引起的内痔和妊娠期妇女	常用药物为消痔灵注射液
结扎疗法	单纯结扎法	Ⅰ、Ⅱ期内痔	①肛门周围有急性脓肿或湿疮者；②内痔伴有痢疾或腹泻者；③因腹腔肿瘤引起的内痔；④内痔伴有严重肺结核、高血压及肝肾疾病或血液病者；⑤临产期孕妇	
	贯穿结扎法	Ⅱ、Ⅲ期内痔，对纤维型内痔更为适宜	同单纯结扎法	
	胶圈套扎法	Ⅱ、Ⅲ期内痔及混合痔的内痔部分	同单纯结扎法	

4）术后常见反应及处理方法

①疼痛：术后用0.75%罗哌卡因5mL＋生理盐水5mL＋亚甲蓝注射液2mL在肛周皮下点状注射；或肛内纳入吲哚美辛栓（消炎痛栓）1枚。

②小便困难：应消除患者精神紧张；下腹部热敷或针刺三阴交、关元、中极等穴，留针15～30分钟；或用1%利多卡因10mL长强穴封闭；因肛门敷料过多或压迫过紧引起者，可适当放松敷料；必要时采用导尿术。

③出血：内痔结扎不牢而脱落，或内痔枯萎脱落时可出现创面出血，甚至小动脉出血；对于创面渗血，可用凡士林纱条填塞压迫，或用桃花散外敷；至于小动脉出血，必须显露出血点，进行缝合结扎，以彻底止血；如出血过多，面色苍白，血压下降者，给予快速补液、输血、抗休克治疗。

④发热：一般因组织坏死、吸收而引起的发热不超过38℃，除加强观察外，无须特殊处理。局部感染引起的，可应用清热解毒药或抗生素等。

⑤水肿：以芒硝30g煎水熏洗，每日1～2次，或用五倍子汤或苦参汤熏洗再外敷消痔膏，也可用热水袋外敷。

3. 血栓性外痔的诊断与治疗

（1）诊断：①病史：病前有便秘、饮酒或用力负重等诱因。②好发部位：多发于截石位3、9点。③典型症状：肛门部突然剧烈疼痛，肛缘皮下有一触痛性肿物，排便、坐下、行走，甚至咳嗽等动作均可使疼痛加剧。④体格检查：在肛缘皮肤表面有一暗紫色圆形硬结节，界限清楚，触按痛剧，有时经3～5天血块自行吸收，疼痛缓解而自愈。

（2）治疗

1）内治法

证型	辨证要点	治法	方药
血热瘀结证	肛缘肿物突起，其色暗紫，疼痛剧烈难忍，肛门坠胀，伴口渴便秘。舌紫，苔薄黄，脉弦涩	清热凉血，散瘀消肿	凉血地黄汤合活血散瘀汤

2）外治法：用苦参汤熏洗，外敷消痔膏。

3）其他疗法：血栓外痔剥离术。适用于血栓外痔较大，血块不易吸收，炎症水肿局限者。

4. 混合痔的诊断与治疗

诊断	定义	内、外痔相连，无明显分界
	诱因	用力排便或负重等致腹压增加，可一并扩大隆起
	特征	内痔部分较大者，常可脱出肛门外。大便时滴血或射血，量或多或少，色鲜
	好发部位	多发生于肛门截石位 3、7、11 点位处，以 11 点处最多见
治疗	辨证论治	参见“内痔”
	外治疗法	参见“内、外痔外治法”
	其他疗法	必要时可选用外痔剥离、内痔结扎术

细目二 息肉痔

1. 息肉痔的概念 息肉痔是指直肠内黏膜上的赘生物，是一种常见的直肠良性肿瘤。其特点是：肿物蒂小质嫩，其色鲜红，便后出血。分为单发性和多发性两种，前者多见于儿童，后者多见于青壮年。

2. 息肉痔的病因病机 本病多因湿热下迫大肠，以致肠道气机不利，经络阻滞，瘀血浊气凝聚而成。西医学认为其发病可能与遗传有关，或因慢性刺激、慢性炎症、痢疾、血吸虫病感染等所致。

3. 息肉痔的诊断与鉴别诊断

诊断	临床表现	症状	因息肉大小及位置高低的不同，临床表现也不尽相同。位置较高的小息肉一般无症状；低位带蒂息肉大便时可脱出肛门外，小的能自行回纳，大的便后须用手推回，常伴有排便不畅、下坠或里急后重感。多发性息肉常伴腹痛、腹泻，排出血性黏液便，久之则体重减轻、体弱无力、消瘦、贫血等。若息肉并发溃疡及感染，可有大便次数增加，便后有里急后重感，便后出血，伴血性黏液排出
		专科检查	肛门指诊对低位息肉有重要诊断价值。可扪及圆形柔软肿物，表面光滑，活动度大，有长蒂时常有肿物出没不定的情况。肛镜下可见直肠黏膜有圆形肿物，有蒂。多发性息肉则可触及直肠腔内有葡萄串样大小不等的球形肿物，指套染血或附有血性黏液
	实验室及辅助检查		电子结肠镜检查并取活体组织行病理检查，可进一步明确诊断。气钡双重造影检查能发现早期微小病变，可确定息肉的部位与数目。长期出血者可见红细胞及血红蛋白下降，甚至贫血
鉴别诊断	直肠癌		可有大便习惯的改变，大便变扁变细，便血，指诊可触及坚硬不规则、活动范围小、基底粘连而压痛的肿物，指套上有脓血黏液，有恶臭味，病理检查可明确诊断
	肛乳头肥大		位置在肛窦附近，质韧，表面光滑，呈灰白色，多无便血，可脱出肛外，常伴有肛裂等
	内痔		二者均可脱出，便血。但内痔多位于齿线上左中、右前、右后三处，基底较宽而无蒂，便血量较大。多见于成年人

4. 息肉痔的治疗

（1）内治法

证型	辨证要点	治法	方剂
风伤肠络证	便血鲜红，或滴血，或便时带血，息肉表面充血明显，脱出或不脱出肛外。舌质红，苔薄白或薄黄，脉浮数	清热凉血，祛风止血	槐角丸
气滞血瘀证	肿物脱出肛外，不能回纳，疼痛甚，息肉表面紫暗。舌紫，脉涩	活血化瘀，软坚散结	少腹逐瘀汤
脾气亏虚证	肿物易于脱出肛外，表面增生粗糙，或有少量出血，肛门松弛。舌质淡，苔薄，脉弱	补益脾胃	参苓白术散

（2）外治法：灌肠法适用于多发性息肉。选用具有收敛、软坚散结作用的药液。方法：① 6% 明矾溶液 50mL 保留灌肠，每天 1 次。②乌梅、海浮石各 12g，五倍子 6g，牡蛎、夏枯草各 30g，紫草、贯众各

15g，浓煎取 150 ～ 200mL，每次取 50 ～ 80mL 保留灌肠，每天 1 次。

（3）其他疗法：本病应采用综合疗法；对保守治疗效果不佳者，可采用结扎、镜下套扎或手术切除等疗法。

方法	适应证	操作方法
结扎法	低位带蒂息肉	侧卧位或截石位，局部常规消毒，局部麻醉并扩肛后，用食指将息肉轻轻拉出肛外，或在肛镜下用组织钳夹住息肉轻轻拉出肛外，用圆针丝线在息肉基底贯穿结扎，然后切除息肉
套扎法	低位带蒂息肉	让患者排便后取膝胸位或侧卧位，先行直肠指诊，以排除其他病变，插入肛门镜，检查息肉位置及数目，选定套扎部位，用套扎器行息肉套扎
内镜下息肉切除术	中高位直肠息肉及结肠息肉	在结肠镜下行息肉圈套电切或内镜下黏膜剥离术（EMR）
直肠结肠切除术	高位多发性腺瘤	必要时可考虑切除直肠、结肠

细目三　肛隐窝炎

1. 肛隐窝炎的并发症　肛隐窝炎是肛隐窝、肛门瓣发生的急慢性炎症性疾病，又称肛窦炎，常并发肛乳头炎、肛乳头肥大。肛隐窝炎是肛周化脓性疾病的重要诱因，因此对本病的早期诊断、治疗有积极的意义。

2. 肛隐窝炎的病因病机　多因饮食不节，过食醇酒厚味、辛辣炙煿；或虫积骚扰，湿热内生，下注肛部；或因肠燥便秘，破损染毒而成。

3. 肛隐窝炎的主要症状

（1）自觉肛门部不适。

（2）疼痛：排便时因粪便压迫肛隐窝，可感觉肛门疼痛，一般不甚剧烈，数分钟内消失。若括约肌受刺激而挛缩则疼痛加剧，常可出现不排便时的短时间阵发性刺痛，并波及臀部和股后侧。

（3）便秘：急性期常伴便秘，粪便常带少许黏液，此种黏液常在粪便前流出，有时混有血丝。

（4）肛门潮湿瘙痒：若并发肛乳头肥大，并从肛门脱出，可使肛门潮湿瘙痒。

4. 手术治疗的适应证

方法	适应证	操作方法
切开引流术	单纯肛隐窝炎或脓者，或有隐性瘘管者	肛门部皮肤常规消毒，在局麻或腰俞穴位麻醉下，取截石位或侧卧位，在双叶肛门镜下，暴露病灶，沿肛隐窝作纵向切口，使引流通畅。术后每天便后坐浴、换药
切除术	伴肛乳头肥大者	准备同上，在双叶肛门镜下，暴露病灶，将肛窦、肛门瓣作纵向切口，并剥离至肛乳头根部，用止血钳夹住肛乳头基底部，贯穿结扎切除

细目四　肛痈

1. 肛痈的定义及病因病机

定义	肛痈是指肛管直肠周围间隙发生急慢性感染而形成的脓肿，相当于西医的肛门直肠周围脓肿。中医称脏毒、悬痈、坐马痈、跨马痈等
分类	由于发生的部位不同，可有不同的名称，如肛门旁皮下脓肿、坐骨直肠间隙脓肿、骨盆直肠间隙脓肿、直肠后间隙脓肿
特点	多发病急骤，疼痛剧烈，伴高热，破溃后多形成肛漏

续表

病因病机	多因过食肥甘、辛辣、醇酒等物，湿热内生，下注大肠，蕴阻肛门；或肛门破损染毒，致经络阻塞，气血凝滞而成；也有因肺、脾、肾亏损，湿热乘虚下注而成
	西医学认为，本病系由于肛腺感染后炎症向肛管直肠周围间隙组织蔓延而成

2. 肛痈的诊断

临床表现	发病男性多于女性，尤以青壮年为多，主要表现为肛门周围疼痛、肿胀、有结块，伴有不同程度的发热、倦怠等全身症状	
	肛门旁皮下脓肿	发生于肛门周围的皮下组织内，局部红、肿、热、痛明显，脓成按之有波动感，全身症状轻微
	坐骨直肠间隙脓肿	发于肛门与坐骨结节之间，感染区域比肛门皮下脓肿广泛而深。肛门指诊，患侧饱满，有明显压痛和波动感
	骨盆直肠间隙脓肿	位于提肛肌以上，腹膜以下，位置深隐，局部症状不明显，有时仅有直肠下坠感，但全身症状明显。肛门指诊，可触及患侧直肠壁处隆起、压痛及波动感
	直肠后间隙脓肿	症状与骨盆直肠间隙脓肿相同，但直肠内有明显的坠胀感，骶尾部可产生钝痛，并可放射至下肢，在尾骨与肛门之间有明显的深部压痛。肛门指诊，直肠后方肠壁处有触痛、隆起和波动感
实验室及辅助检查	血常规	白细胞及中性粒细胞可有不同程度的增加
	超声波检查	有助于了解肛痈的大小、位置及与肛门括约肌和肛提肌的关系

3. 肛痈的治疗　肛痈的治疗以手术为主，注意预防肛漏的形成。

（1）内治法

证型	辨证要点	治法	方药
热毒蕴结证	肛门周围突然肿痛，持续加剧，伴恶寒、发热、便秘、溲赤；肛周红肿，触痛明显，质硬，皮肤焮热。舌红，苔薄黄，脉数	清热解毒	仙方活命饮合黄连解毒汤
火毒炽盛证	肛周肿痛剧烈，持续数日，痛如鸡啄，难以入寐，伴恶寒发热，口干便秘，小便困难；肛周红肿，按之有波动感或穿刺有脓。舌红，苔黄，脉弦滑	清热，解毒，透脓	透脓散
阴虚毒恋证	肛周肿痛，皮色暗红，成脓时间长，溃后脓出稀薄，疮口难敛，伴午后潮热，心烦口干，盗汗。舌红，苔少，脉细数	养阴清热，祛湿解毒	青蒿鳖甲汤合三妙丸

（2）外治法：①初起：实证用金黄膏、黄连膏外敷；位置深隐者，可用金黄散调糊灌肠。虚证用冲和膏或阳和解凝膏外敷。②成脓：宜早期切开引流，并根据脓肿部位深浅和病情缓急选择手术方法。③溃后：用九一丹纱条引流，脓尽改用生肌散纱条。日久成瘘者，按肛漏处理。

（3）手术方法：①脓肿一次切开法：适用于浅部脓肿。②一次切开挂线法：适用于高位脓肿及马蹄形脓肿等。③分次手术：适用于体质虚弱或不愿住院治疗的深部脓肿。

（4）手术注意事项：①定位要准确：一般在脓肿切开引流前应先穿刺，待抽出脓液后，再行切开引流。②切口：浅部脓肿可行放射状切口，深部脓肿应行弧形切口，避免损伤括约肌。③引流要彻底：切开脓肿后要用手指去探查脓腔，分开脓腔内的纤维间隔以利引流。④预防肛漏形成：术中应切开原发性肛隐窝炎（即内口），可防止肛漏形成。

细目五　肛漏

1. 肛漏的病因病机　肛痈溃后，余毒未尽，蕴结不散，血行不畅，疮口不合，日久成漏；亦有虚劳久嗽，肺、脾、肾亏损，邪乘于下，郁久肉腐成脓，溃后成漏。

西医学认为，肛漏与肛周脓肿分别属于肛周间隙化脓性感染的两个病理阶段。急性期为肛周脓肿，慢性期即为肛漏。

2. 肛漏的诊断与分类 本病可发生于各种年龄和不同性别，但以成年人为多见。通常有肛痈反复发作史，并有自行溃破或曾作切开引流的病史。

（1）诊断

主要症状	流脓	局部间歇性或持续性流脓，久不收口
	疼痛	当瘘管通畅时，一般不觉疼痛，而仅有局部坠胀感
	瘙痒	由于脓液不断刺激肛门周围皮肤而引起瘙痒，有时可伴发肛周湿疮
查体	肛门视诊可见外口，外口凸起较小者多为化脓性；外口较大，凹陷，周围皮肤暗紫，皮下有穿凿性者，应考虑复杂性或结核性肛漏	
	低位肛漏可在肛周皮下触及硬索，高位或结核性者一般不易触及。以探针探查，常可找到内口	

（2）分类

分类	特点	
单纯性肛漏	指肌门旁皮肤仅有一个外口，直通入齿线上肛隐窝之内口者，称为完全漏，又叫内外漏；若只有外口下连瘘管，而无内口者，称为单口外漏，又叫外盲漏；若只有内口与瘘管相通，而无外口者，称为单口内漏，又叫内盲漏	
复杂性肛漏	指在肛门内、外有三个以上的开口；或管道穿通两个以上间隙；或管道多而支管横生；或管道绕肛门而生，形如马蹄者，称为马蹄形肛漏	
	低位单纯性肛漏	只有一个瘘管，并通过外括约肌深层以下；内口在肛窦附近
	低位复杂性肛漏	瘘管在外括约肌深层以下，有两个以上外口，或两条以上管道；内口在肛窦部位
	高位单纯性肛漏	仅有一条管道，瘘管穿过外括约肌深层以上；内口位于肛窦部位
	高位复杂性肛漏	有两个以上外口及管道有分支窦道，其主管道通过外括约肌深层以上，有一个或两个以上内口者

（3）实验室和其他辅助检查：X 线碘油造影术，可显示瘘管走行、深浅、有无分枝及内口的位置、与直肠及周围脏器的关系等，为手术提供可靠的依据。

（4）鉴别诊断

1）肛门部化脓性汗腺炎：是皮肤及皮下组织的慢性炎性疾病，常可在肛周皮下形成瘘管及外口，流脓并不断向四周蔓延。检查时可见肛周皮下多处瘘管及外口，皮色暗褐而硬，肛管内无内口。

2）骶前畸胎瘤溃破：骶前畸胎瘤是胚胎发育异常的先天性疾病。多在青壮年时期发病，初期无明显症状，如肿瘤增大压迫直肠可发生排便困难。若继发感染，可从肛门后溃破而在肛门后尾骨前有外口，但肛门指诊常可触及骶前有囊性肿物感，而无内口。手术可见腔内有毛发、牙齿、骨质等。

3. 肛漏的挂线疗法和切开疗法的适应证、禁忌证

手术疗法	适应证	禁忌证
切开疗法	适用于低位单纯性肛漏和低位复杂性肛漏。对高位肛漏切开时，必须配合挂线疗法，以免造成肛门失禁	①肛门周围有皮肤病患者；②瘘管仍有酿脓现象存在者；③有严重的肺结核病、梅毒等或极度虚弱者；④有癌变者
挂线疗法	适用于距离肛门 4cm 以内，有内外口的低位肛漏；亦作为复杂性肛漏切开疗法或切除疗法的辅助方法	同切开法

4. 肛漏手术注意事项

（1）探针由外口探入时，不能用力，以免造成假道。

（2）如瘘管在肛管直肠环下方通过，可以一次全部切开瘘管。如瘘管通过肛管直肠环上方，必须加用挂线疗法，即先切开外括约肌皮下部浅部及其下方的瘘管，然后用橡皮筋由剩余的管道口通入，由内口引出，缚在肛管直肠环上，这样可避免由于一次切断肛管直肠环而造成失禁。如肛管直肠环已纤维化，也可一次全部切开，无须挂线。

（3）瘘管若在外括约肌深、浅两层之间通过者，该处肌肉未形成纤维化时，不能同时切断两处外括约肌。在切断外括约肌时，要与肌纤维成直角，不能斜角切断。

（4）高位肛漏通过肛尾韧带，可以作纵行切开，不能横行切断肛尾韧带，以免造成肛门向前移位。

细目六　肛裂

1. 肛裂的定义与病因病机　肛管的皮肤全层纵行裂开并形成感染性溃疡者称肛裂，临床上以肛门周期性疼痛、出血、便秘为主要特点。中医将本病称为“钩肠痔”“裂痔”等。

《医宗金鉴》载：“肛门围绕，折纹破裂，便结者，火燥也。”故阴虚津亏，或热结肠燥，导致大便秘结，排便困难，而使肛门皮肤裂伤，然后染毒而逐渐形成慢性溃疡。

西医学认为，肛裂的形成与解剖因素、局部损伤、慢性感染、内括约肌痉挛等因素有关。

2. 肛裂的诊断

（1）主要症状：①疼痛：周期性疼痛是肛裂的主要症状。②出血：大便时出血，量不多，鲜红色，有时染红便纸或附着于粪便表面，有时滴血。③便秘。

（2）肛裂的分类：①早期肛裂：发病时间较短，仅在肛管皮肤见一个小的溃疡，创面浅而色鲜红，边缘整齐而有弹性。②陈旧性肛裂：裂口、栉膜带、赘皮性外痔、单口内瘘、肛窦炎、肛乳头炎和肛乳头肥大六种病理改变，成为陈旧性肛裂的特征。

3. 肛裂的治疗

（1）内治法

证型	辨证要点	治法	方药
血热肠燥证	大便两三日一行，质干硬，便时肛门疼痛、滴血或手纸染血，裂口色红，腹部胀满，溲黄。舌偏红，脉弦数	清热润肠通便	凉血地黄汤合脾约麻仁丸
阴虚津亏证	大便干结，数日一行，便时疼痛点滴下血，裂口深红，口干咽燥，五心烦热。舌红，苔少或无苔，脉细数	养阴清热润肠	润肠汤
气滞血瘀证	肛门刺痛明显，便时便后尤甚，肛门紧缩，裂口色紫暗。舌紫暗，脉弦或涩	理气活血，润肠通便	六磨汤加红花、桃仁、赤芍等

（2）手术疗法

①扩肛法：适用于早期肛裂，无结缔组织外痔、肛乳头肥大等合并症者。

②切开疗法：适用于陈旧性肛裂，伴有结缔组织外痔、肛乳头肥大等。

③肛裂侧切术：适用于不伴有结缔组织外痔、皮下瘘等的陈旧性肛裂。

④纵切横缝法：适用于陈旧性肛裂伴有肛管狭窄者。

细目七　脱肛

1. 脱肛的定义及病因病机

（1）脱肛的定义：脱肛是直肠黏膜、肛管、直肠全层和部分乙状结肠向下移位，脱出肛门外的一种疾病。其特点是以直肠黏膜及直肠反复脱出肛门外伴肛门松弛。相当于西医的直肠脱垂。

（2）脱肛的病因病机：小儿气血未旺；老年人气血衰退，中气不足；或妇女分娩用力耗气，气血亏损；以及慢性泻痢、习惯性便秘、长期咳嗽均易导致气虚下陷，固摄失司，以致肛管直肠向外脱出。

西医学认为，全身功能状况尤其是神经系统功能减退对直肠脱垂的发生有重大影响。但局部因素如解剖结构缺陷和功能不全、肠源性疾病、腹压增高等，亦是造成脱垂的重要条件。

2. 脱肛的症状与分类

症状	好发人群	多见于幼儿、老年人、久病体弱者及身高瘦弱者。女性因骨盆下口较大及多次分娩等因素，发病率高于男性
	典型症状	起病缓慢，无明显全身症状。早期便后有黏膜自肛门脱出，便后能自行回纳，以后渐渐不能自然回复，须手托或平卧方能复位。日久失治，致使直肠各层组织向下移位，直肠或部分乙状结肠脱出，甚至咳嗽、蹲下或行走时也可脱出
	伴随症状	患者常有大便不尽和大便不畅感，或下腹部坠痛，腰部、腹股沟及两侧下肢有酸胀和沉重感觉。因直肠黏膜反复脱出暴露在外，常发生充血、水肿、糜烂、出血，故肛门可流出黏液，刺激肛周皮肤，可引起瘙痒
直肠脱垂分度	一度脱垂	为直肠黏膜脱出，脱出物淡红色，长 3 ～ 5cm，触之柔软，无弹性，不易出血，便后可自行回纳
	二度脱垂	为直肠全层脱出，脱出物长 5 ～ 10cm，呈圆锥状，淡红色，表面为环状而有层次的黏膜皱襞，触之较厚，有弹性，肛门松弛，便后有时需用手回复
	三度脱垂	直肠及部分乙状结肠脱出，长达 10cm 以上，呈圆柱形，触之很厚，肛门松弛无力

3. 一度直肠黏膜脱垂与内痔脱出的鉴别

疾病	相同点	不同点
一度直肠黏膜脱垂	均有肛门异物脱出	脱出物淡红色，长 3 ～ 5cm，触之柔软，无弹性，不易出血，便后可自行回纳
内痔脱出		内痔脱出时痔核分颗脱出，无环状黏膜皱襞，暗红色或青紫色，容易出血

4. 脱肛的内治法

证型	辨证要点	治法	方药
脾虚气陷证	便时肛内肿物脱出，轻重不一，色淡红，伴有肛门坠胀，大便带血，神疲乏力，食欲不振，甚则头昏耳鸣，腰膝酸软。舌淡，苔薄白，脉细弱	补气升提，收敛固涩	补中益气汤
湿热下注证	肛内肿物脱出，色紫暗或深红，甚则表面溃破、糜烂，肛门坠痛，肛内指检有灼热感。舌红，苔黄腻，脉弦数	清热利湿	萆薢渗湿汤

5. 脱肛的其他疗法

（1）熏洗法：以苦参汤加石榴皮、枯矾、五倍子，煎水熏洗，每天 2 次。

（2）外敷法：五倍子散或马勃散外敷。

（3）注射法：将药液注入直肠黏膜下层或直肠周围，使分离的直肠黏膜与肌层粘连固定，或使直肠与周围组织粘连固定。

分类	适应证	禁忌证	药物
黏膜下注射法	一、二度直肠脱垂，以一度直肠脱垂效果最好	直肠炎、腹泻、肛周炎及持续性腹压增加疾病	6% ～ 8% 明矾溶液
直肠周围注射法	二、三度直肠脱垂	肠炎、腹泻、肛门周围急性炎症	

（4）针灸法：体针及电针，取穴长强、百会、足三里、承山、八髎、提肛穴。梅花针法，在肛门周围外括约肌部位点刺。

细目八　锁肛痔

1. 锁肛痔的主要症状及常用检查方法

概述	锁肛痔是发生在肛管直肠的恶性肿瘤，病至后期，肿瘤阻塞，肛门狭窄，排便困难，犹如锁住肛门一样，故称为锁肛痔。相当于西医的肛管直肠癌。本病的发病年龄多在 40 岁以上，偶见于青年人	
主要症状	初期表现为直肠黏膜或肛门皮肤一突起小硬结，无明显症状，病情进一步发展可出现一系列改变	
	便血	是直肠癌最常见的早期症状
	排便习惯改变	是直肠癌常见的早期症状。表现为排便次数增多，便意频繁，便不尽感等。有时为便秘，同时肛门内有不适或下坠感
	大便变形	大便形状变细、变扁等
	转移征象	首先是直接蔓延，后期穿过肠壁，侵入膀胱、阴道壁、前列腺等邻近组织，出现相应症状
检查方法	直肠指检	是诊断直肠癌最重要的方法。80% 的直肠癌位于手指可触及的部位
	直肠镜或乙状结肠镜检查	不仅可以看到直肠内病变的范围，更重要的是取活组织进行病理检查，以确定诊断
	钡剂灌肠检查	可以发现肠腔狭窄或钡影残缺等。为排除结肠中多发性原发癌，应常规进行钡剂灌肠或气钡双重造影术
	其他检查	直肠下端癌肿较大时，女性患者应行阴道及双合诊检查，男性患者必要时应行膀胱镜检查。疑有肝转移时应行 B 型超声检查、CT 或同位素扫描。直肠癌肿侵及肛管而有腹股沟淋巴结肿大时，应将淋巴结切除活检

2. 锁肛痔的鉴别诊断

（1）直肠息肉：无痛性便血，量时多时少，少夹黏液，肛门镜或直肠镜检查可见有蒂或无蒂肿物，病理检查可协助诊断。

（2）溃疡性结肠炎：黏液血便，或里急后重，结肠镜检查可见直肠或结肠黏膜充血、水肿或糜烂、溃疡，无明显肿物及肠腔狭窄，大便培养无致病菌生长。

（3）痢疾：黏液血便，里急后重，大便培养有痢疾杆菌，抗痢疾治疗效果显著。

3. 锁肛痔的治疗　本病一经诊断，应及早采取根治性手术治疗，适时结合中医辨证论治。

（1）内治法

证型	辨证要点	治法	方药
湿热蕴结证	肛门坠胀，便次增多，大便带血，色泽暗红，或夹黏液，或下痢赤白，里急后重。舌红，苔黄腻，脉滑数	清热利湿	槐角地榆丸
气滞血瘀证	肛周肿物隆起，触之坚硬如石，疼痛拒按，或大便带血，色紫暗，里急后重，排便困难。舌紫暗，脉涩	行气活血	桃红四物汤合失笑散
气阴两虚证	面色无华，消瘦乏力，便溏或排便困难，便中带血，色泽紫暗，肛门坠胀或伴心烦口干，夜间盗汗。舌红或绛，苔少，脉细弱或细数	益气养阴，清热解毒	四君子汤合增液汤

（2）外治法：包括灌肠疗法（略）和敷药法（直肠、肛管癌溃烂者外敷九华膏或黄连膏等）。

（3）其他疗法

1）手术：对能切除的肛管直肠癌应尽早行根治性切除术。适用于癌肿局限在直肠壁或肛管，或只有局部淋巴结转移的患者，已侵犯的子宫、阴道壁也可以同时切除。当晚期肛管直肠癌已广泛转移，不能行根治性手术时，可行乙状结肠造瘘术，以解除梗阻，减轻患者痛苦。

2）新辅助治疗：对于 T_3 期或淋巴结转移的直肠癌患者都应该进行术前的新辅助治疗。

第十单元　泌尿男性疾病

细目一　子痈

1. 子痈的概念　子痈是指睾丸及附睾的化脓性疾病。中医称睾丸和附睾为肾子，故以名之。临证中分急性子痈与慢性子痈，以睾丸或附睾肿胀疼痛为特点。相当于西医的急慢性附睾炎或睾丸炎。

2. 子痈的病因病机

（1）湿热下注：外感六淫或过食辛辣炙煿，湿热内生；或房事不洁，外染湿热秽毒；或跌仆闪挫，肾子受损，经络阻隔，气血凝滞，郁久化热，发为本病。

（2）气滞痰凝：郁怒伤肝，情志不畅，肝郁气结，经脉不利，血瘀痰凝，发于肾子，则为慢性子痈。

3. 子痈的诊断

	症状	体征	实验室检查
急性子痈	附睾或睾丸肿痛，突然发作，疼痛程度不一，行动或站立时加重。疼痛可沿输精管放射至腹股沟及下腹部。伴有恶寒发热、口渴欲饮、尿黄、便秘等	附睾可触及肿块，触痛明显。化脓后阴囊红肿，可有波动感，溃破或切开引流后，脓出毒泄，症状消退迅速，疮口容易愈合	血白细胞计数增高，尿中可有白细胞
慢性子痈	患者常有阴囊部隐痛、发胀、下坠感，疼痛可放射至下腹部及同侧大腿根部，可有急性子痈发作史	可触及附睾增大、变硬，伴轻度压痛，同侧输精管增粗	—

4. 子痈的治疗

（1）内治法

证型	辨证要点	治法	方药
湿热下注证	多见于成年人。睾丸或附睾肿大疼痛，阴囊皮肤红肿，焮热疼痛，少腹抽痛，局部触痛明显，脓肿形成时，按之应指，伴恶寒发热。苔黄腻，脉滑数	清热利湿，解毒消肿	枸橘汤或龙胆泻肝汤
气滞痰凝证	附睾结节，子系粗肿，轻微触痛，或牵引少腹不适，多无全身症状。舌淡或有瘀斑，苔薄白或腻，脉弦滑	疏肝理气，化痰散结	橘核丸

（2）外治法：①急性子痈：未成脓者，可用金黄散或玉露散水调匀，冷敷。病灶有波动感，穿刺有脓者，应及时切开引流。脓稠、腐肉较多时，可选用九一丹或八二丹药线引流；脓液已净，外用生肌白玉膏。②慢性子痈：葱归溻肿汤坐浴，或冲和膏外敷。

（3）其他疗法：急性子痈主张早期应用抗生素，在药敏试验未获结果前，可选用抗菌谱较广的抗生素。

细目二　子痰

1. 子痰的概念　子痰是发于肾子的疮痨性疾病。其特点是：附睾有慢性硬结，逐渐增大，形成脓肿，溃破后脓液稀薄如痰，并夹有败絮样物质，易成窦道，经久不愈。相当于西医的附睾结核。

2. 子痰的病因病机　因肝肾亏损，脉络空虚，浊痰乘虚下注，结于肾子；或阴虚内热，相火偏旺，灼津为痰，阻于经络，痰瘀互结而成。浊痰日久，郁而化热，热胜肉腐成脓。若脓水淋漓，病久不愈，阴损及阳，可出现阴阳两虚，气血两亏之候。

西医认为本病是由结核杆菌感染而引起的。

3. 子痰的诊断及鉴别诊断

诊断	临床表现	本病多发于中青年，以 20 ～ 40 岁居多
		初起自觉阴囊坠胀，附睾尾部有不规则的局限性结节，质硬，触痛不明显，结节常与阴囊皮肤粘连。日久结节逐渐增大，可形成脓肿，溃破后脓液清稀，或夹有豆腐渣样絮状物，易形成反复发作、经久不愈的窦道
		输精管增粗变硬，呈串珠状
		常有五心烦热、午后潮热、盗汗、倦怠乏力等症状
	辅助检查	尿常规检查可有红、白细胞及脓细胞，红细胞沉降率多增高。脓液培养有结核杆菌生长
鉴别诊断	慢性子痈	可有急性发作史，附睾肿块压痛明显，一般与阴囊皮肤无粘连，输精管无串珠样改变
	精液囊肿	多发于附睾头部，形圆光滑，透光试验阳性，穿刺有乳白色液体，镜检有死精子

4. 子痰的治疗 在辨证论治的同时，应用西药抗结核治疗 6 个月以上。

（1）内治法

证型	辨证要点	治法	方药
浊痰凝结证	见于初起硬结期。肾子处酸胀不适，附睾硬结，子系呈串珠状肿硬，无明显全身症状。苔薄，脉滑	温经通络，化痰散结	阳和汤，配服小金丹
阴虚内热证	见于中期成脓期。病程日久，肾子硬结逐渐增大并与阴囊皮肤粘连，阴囊红肿疼痛，触之可有应指感，伴低热、盗汗、倦怠。舌红，少苔，脉细数	养阴清热，除湿化痰，佐以透脓解毒	滋阴除湿汤合透脓散
气血两亏证	见于后期溃脓期。脓肿破溃，脓液稀薄，夹有败絮样物质，疮口凹陷，形成瘘管，反复发作，经久不愈，虚热不退，面色无华，腰膝酸软。舌淡，苔白，脉沉细无力	益气养血，化痰消肿	十全大补汤，兼服小金丹

（2）外治法：①未成脓者，宜消肿散结，外敷冲和膏，每天 1 ～ 2 次。②已成脓者，及时切开引流。窦道形成者，选用腐蚀平胬药物制成药线或药条外用。

（3）西医治疗：抗结核治疗，常用药物有异烟肼、利福平、吡嗪酰胺、乙胺丁醇等，一般主张联合使用。

细目三 阴茎痰核

1. 阴茎痰核的临床表现 阴茎痰核是指阴茎海绵体白膜发生纤维化硬结的一种疾病，相当于西医的阴茎硬结症。其特点是：①多见于中年人；②阴茎背侧可触及硬结或条索状斑块；③无压痛；④大小不一，单发或数个不等；⑤发展缓慢，从不破溃；⑥阴茎勃起时疼痛或弯曲变形，严重者可影响性交，甚至引起阳痿。

2. 阴茎痰核的辨证论治

（1）内治法

证型	证候	治法	方药
痰浊凝结证	阴茎背侧可触及条索状结块，皮色不变，温度正常，无明显压痛，阴茎勃起时可发生弯曲或疼痛。舌淡边有齿印，苔薄白，脉滑	温阳通脉，化痰散结	阳和汤合化坚二陈丸

（2）外治法：以阳和解凝膏或黑退消外敷。

细目四　尿石症

1. 尿石症的病因病机　本病多由肾虚和下焦湿热引起。病位在肾、膀胱和溺窍。肾虚为本，湿热为标。

西医认为，许多因素均可导致结石的形成，但其中主要因素是尿中盐类呈超饱和状态，尿中抑制晶体形成物质不足和核基的存在。

2. 尿石症的诊断与鉴别诊断

诊断	临床表现	上尿路结石	包括肾和输尿管结石，典型的临床症状是突然发作的肾或输尿管绞痛和血尿
		膀胱结石	典型症状为排尿中断，并引起疼痛，放射至阴茎头和远端尿道。此时患者常手握阴茎，蹲坐哭叫，经变换体位又可顺利排尿
		尿道结石	主要表现为排尿困难、排尿费力，呈点滴状，或出现尿流中断及急性尿潴留。排尿时疼痛明显，可放射至阴茎头部，后尿道结石可伴有会阴和阴囊部疼痛
	辅助检查	腹部X线平片多能发现结石的大小、形态和位置。排泄性尿路造影、B超、膀胱镜、CT等检查有助于临床诊断	
鉴别诊断	胆囊炎	表现为右上腹疼痛且牵引背部作痛，疼痛不向下腹及会阴部放射，墨菲征阳性。经腹部X线平片、B超及血、尿常规检查，两者不难鉴别	
	急性阑尾炎	以转移性右下腹痛为主症，麦氏点压痛，可有反跳痛或肌紧张。经腹部X线平片和B超检查即可鉴别	

3. 尿石症的治疗方法

（1）治疗原则：①结石横径小于1cm，且表面光滑，无肾功能损害者，可采用中药排石。

②对于较大结石可先行体外震波碎石，再配合中药治疗。③初起宜宣通清利，日久则配合补肾活血、行气导滞之剂。

（2）内治法

证型	辨证要点	治法	方药
湿热蕴结证	腰痛或小腹痛，或尿流突然中断，尿频，尿急，尿痛，小便浑赤，或为血尿，口干欲饮。舌红，苔黄腻，脉弦数	清热利湿，通淋排石	三金排石汤
气血瘀滞证	发病急骤，腰腹胀痛或绞痛，疼痛向外阴部放射，尿频，尿急，尿黄或赤。舌暗红或有瘀斑，脉弦或弦数	理气活血，通淋排石	金铃子散合石韦散
肾气不足证	结石日久，留滞不去，腰部胀痛，时发时止，遇劳加重，疲乏无力，尿少或频数不爽，或面部轻度浮肿。舌淡苔薄，脉细无力	补肾益气，通淋排石	济生肾气丸

（3）总攻疗法

①适应证：结石横径< 1cm，表面光滑；双肾功能基本正常；无明显尿路狭窄或畸形。

②方法：总攻疗法以6～7次为一疗程，隔天1次。总攻治疗后结石下移或排而未净者，休息2周可继续进行下一个疗程，一般不超过2个疗程。多次使用氢氯噻嗪等利尿药进行总攻时，需口服氯化钾1g，每日3次，以防低血钾。

（4）其他疗法：根据病情选择使用体外震波碎石或手术治疗。

细目五　精浊

1. 精浊的病因病机　急性者多由饮食不节、嗜食醇酒肥甘，酿生湿热；或因外感湿热之邪，壅聚于下焦而成。

慢性者多由相火妄动，所愿不遂；或忍精不泄，肾火郁而不散，离位之精化成白浊；或房事不洁，精室空虚，湿热从精道内侵，湿热壅滞，气血瘀阻而成。病久伤阴，肾阴暗耗，可出现阴虚火旺证候；亦有体质偏阳虚者，久则火势衰微，易见肾阳不足之象。

西医学认为，本病病因复杂，可能与致病菌或病原微生物感染、尿液反流及免疫因素等有关。

2. 精浊的诊断

临床表现	急性	发病较急，突发寒战高热，尿频、尿急、尿痛，腰骶部及会阴部疼痛，或伴有直肠刺激征。形成脓肿时常发生尿潴留。直肠指检前列腺饱满肿胀，压痛明显，温度增高
	慢性	临床表现不一，患者可出现不同程度的尿频、尿急、尿痛、尿不尽、尿道灼热，腰骶、小腹、会阴及睾丸等处坠胀隐痛。晨起、尿末或大便时尿道偶见有少量白色分泌物。部分病程长患者可出现阳痿、早泄、遗精或射精痛等，或头晕耳鸣、失眠多梦、腰酸乏力等症状。直肠指检前列腺多为正常大小，或稍大或稍小，质软或软硬不均，轻度压痛
实验室及辅助检查	尿道口溢出分泌物镜检	急性者有大量脓细胞，涂片可找到细菌
	前列腺按摩液镜检	慢性者白细胞每高倍视野在 10 个以上，卵磷脂小体减少或消失。尿三杯试验可作为参考
	前列腺液培养	有利于病原菌诊断。细菌性前列腺炎，前列腺液培养有较固定的致病菌生长；慢性非细菌性前列腺炎，细菌培养呈阴性
	超声波检查	多表现为内部回声强弱不均，可见增强的光斑及结节回声，被膜回声欠清晰

3. 精浊的辨证论治

（1）内治法

证型	辨证要点	治法	方药
湿热蕴结证	尿频，尿急，尿痛，尿道有灼热感，排尿终末或大便时偶有白浊，会阴、腰骶、睾丸、少腹坠胀疼痛。苔黄腻，脉滑数	清热利湿	八正散或龙胆泻肝汤
气滞血瘀证	病程较长，少腹、会阴、睾丸、腰骶部坠胀不适、疼痛，有排尿不净之感。舌暗或有瘀斑，苔白或薄黄，脉沉涩	活血祛瘀，行气止痛	前列腺汤
阴虚火旺证	排尿或大便时偶有白浊，尿道不适，遗精或血精，腰膝痠软，五心烦热，失眠多梦。舌红少苔，脉细数	滋阴降火	知柏地黄汤
肾阳虚损证	多见于中年人。排尿淋漓，腰膝酸痛，阳痿早泄，形寒肢冷。舌淡胖，苔白，脉沉细	补肾助阳	济生肾气丸

（2）外治法：①温水坐浴，每次 15 分钟，每日 1 次。②野菊花栓或前列安栓塞入肛门内 3 ～ 4cm，每次 1 枚，每日 2 次。

细目六　精癃

1. 精癃的诊断

临床表现	发病年龄	本病多见于 50 岁以上的中老年男性患者
	主要症状	逐渐出现进行性尿频，夜间明显，并伴排尿困难，尿线变细。部分患者由于尿液长期不能排尽，致膀胱残余尿增多，而出现假性尿失禁
	并发症	在发病过程中，常因受寒、劳累、憋尿、便秘等而发生急性尿潴留。严重者可引起肾功能损伤，而出现肾功能不全的一系列症状。有些患者可并发尿路感染、膀胱结石、疝气或脱肛等
直肠指检		前列腺常有不同程度的增大，表面光滑，中等硬度而富有弹性，中央沟变浅或消失
辅助检查		B 超、CT、膀胱尿道造影、膀胱镜及尿流动力学等检查可协助诊断

2. 精癃的辨证论治

（1）内治法

证型	辨证要点	治法	方剂
湿热下注证	小便频数黄赤，尿道灼热或涩痛，排尿不畅，甚或点滴不通，小腹胀满，或大便干燥，口苦口黏。舌暗红，苔黄腻，脉滑数或弦数	清热利湿，消癃通闭	八正散
脾肾气虚证	尿频，滴沥不畅，尿线细甚或夜间遗尿或尿闭不通，神疲乏力，纳谷不香，面色无华，便溏脱肛。舌淡，苔白，脉细无力	补脾益气，温肾利尿	补中益气汤加菟丝子、肉苁蓉、补骨脂、车前子等
气滞血瘀证	小便不畅，尿线变细或点滴而下，或尿道涩痛，闭塞不通，或小腹胀满隐痛，偶有血尿。舌质暗或有瘀点瘀斑，苔白或薄黄，脉弦或涩	行气活血，通窍利尿	沉香散
肾阴亏虚证	小便频数不爽，尿少热赤，或闭塞不通，头晕耳鸣，腰膝酸软，五心烦热，大便秘结。舌红少津，苔少或黄，脉细数	滋补肾阴，通窍利尿	知柏地黄丸加丹参、琥珀、王不留行、地龙等
肾阳不足证	小便频数，夜间尤甚，尿线变细，余沥不尽，尿程缩短，或点滴不爽，甚则尿闭不通，精神萎靡，面色无华，畏寒肢冷。舌质淡润，苔薄白，脉沉细	温补肾阳，通窍利尿	济生肾气丸

（2）外治法：多为急则治标之法，必要时可行导尿术。

①脐疗法：取独头蒜 1 个、生栀子 3 枚、盐少许，捣烂如泥敷脐部；或以葱白适量，捣烂如泥，加少许麝香，和匀敷脐部，外用胶布固定；或以食盐 250g，炒热，布包熨脐腹部，冷后再炒再熨。

②灌肠法：大黄 15g，泽兰、白芷各 10g，肉桂 6g。煎汤 150mL，每日保留灌肠 1 次。

（3）其他疗法

①手术疗法：一般来说，当残余尿量在 60mL 以上，或因梗阻诱发膀胱憩室、结石、肾及输尿管积水者，或由于梗阻引起慢性或反复发作的泌尿系感染者，或因急性尿潴留或反复出现尿潴留经非手术治疗无效或导尿失败者，可采用手术疗法。但当膀胱逼尿肌功能受损时则手术效果不理想。

②西药治疗：常用的有 α 受体阻断剂，如高特灵等；5α 还原酶抑制剂，如保列治；生长因子抑制剂，如通尿灵等。

③物理疗法：如微波、射频、激光等。

④针灸疗法：主要用于尿潴留患者，可针刺中极、归来、三阴交、膀胱俞、足三里等穴，强刺激，反复捻转提插；体虚者灸气海、关元、水道等穴。

易混考点解析

精浊和精癃的鉴别

鉴别要点	精浊	精癃
好发年龄	中青年男性	55 岁以上的老年男性
临床症状	①尿频、尿急、尿痛、尿道内灼热不适或排尿不净之感，滴白； ②腰骶、腹股沟、下腹及会阴部等处坠胀隐痛，有时可牵涉到耻骨上、阴茎、睾丸及股内侧； ③阳痿、早泄、遗精或射精痛等； ④头晕、耳鸣、失眠多梦、腰酸乏力等神经衰弱症状	①进行性尿频，以夜间为甚，并伴排尿困难，尿线变细； ②可出现假性尿失禁； ③急性尿潴留，严重者可引起肾功能损伤； ④可并发尿路感染、膀胱结石、疝气或脱肛等
直肠指检	前列腺正常大小，或稍大或稍小，轻度压痛，可表现为软硬不均或缩小变硬等异常现象	前列腺常增大，表面光滑，中等硬度，富有弹性，中央沟变浅或消失
前列腺液检查	①白细胞在 10/HP；②卵磷脂小体减少	可无异常

精浊、精癃和癃闭的比较

精浊（中医外科学）		精癃（中医外科学）		癃闭（中医内科学）	
分型证治	方药	分型证治	方药	分型证治	方药
湿热蕴结证	八正散或 龙胆泻肝汤	湿热下注证	八正散	膀胱湿热证	八正散
—	—	—	—	肺热壅盛证	清肺饮
气滞血瘀证	前列腺汤	气滞血瘀证	沉香散	肝郁气滞证	沉香散
阴虚火旺证	知柏地黄汤	肾阴亏虚证	知柏地黄丸	—	—
肾阳虚损证	济生肾气丸	肾阳不足证	济生肾气丸	—	—
—	—	脾肾气虚证	补中益气汤	脾气不升证	补中益气汤合春泽
—	—	—	—	浊瘀阻塞证	代抵挡丸

第十一单元　周围血管疾病

细目一　股肿

1. 股肿的含义与特点　股肿是指血液在深静脉血管内发生异常凝固，而引起静脉阻塞、血液回流障碍的疾病。相当于西医的下肢深静脉血栓形成，以往称血栓性深静脉炎。其发病特点为肢体肿胀、疼痛、局部皮温升高和浅静脉怒张四大症状，好发于下肢髂股静脉和股腘静脉，可并发肺栓塞和肺梗死而危及生命。

2. 股肿的病因病机　本病的病因主要是创伤或产后长期卧床，以致肢体气血运行不畅，气滞血瘀，瘀血阻于脉络，脉络滞塞不通，营血回流受阻，水津外溢，聚而为湿，发为本病。

西医学认为，血流滞缓、静脉管壁结构改变和血液成分变化是静脉血栓形成的三大因素，而外伤、手术、分娩、肿瘤等可直接诱发本病。

3. 股肿的诊断

<table>
<tr><td rowspan="5">临床表现</td><td colspan="2">主要表现为肢体水肿、疼痛、浅静脉曲张三大主症，疾病后期还可伴有小腿色素沉着、皮炎、臁疮等。由于阻塞的静脉部位不同，临床表现不一</td></tr>
<tr><td>小腿深静脉血栓形成</td><td>肢体疼痛是其最主要的临床症状之一</td></tr>
<tr><td>髂股静脉血栓形成</td><td>突然性、广泛性、单侧下肢粗肿是其临床特征</td></tr>
<tr><td>混合性深静脉血栓形成</td><td>是指血栓起源于小腿肌肉内的腓肠静脉丛，顺行性生长、蔓延扩展至整个下肢静脉主干，或由原发性髂股静脉血栓形成逆行扩展到整个下肢静脉者。临床上此被称为混合型。其临床表现兼具小腿深静脉和髂股静脉血栓形成的特点</td></tr>
<tr><td>深静脉血栓形成后遗症</td><td>是指深静脉血栓形成后期，由于血液回流障碍或血栓机化再通后，静脉瓣膜被破坏，血液倒流，回流不畅，引起的肢体远端静脉高压、瘀血而产生的肢体肿胀、浅静脉曲张、色素沉着、溃疡形成等临床表现</td></tr>
<tr><td rowspan="2">实验室及辅助检查</td><td colspan="2">放射性纤维蛋白原试验、核素静脉造影、多普勒血流和体积描记仪检查，为无创性检查方法，有助于明确患肢血液回流和供血状况</td></tr>
<tr><td colspan="2">静脉造影能使静脉直接显影，可判断有无血栓及其范围、形态及侧支循环状况，不仅有助于明确诊断，亦有助于直接观察治疗效果</td></tr>
</table>

4. 股肿的治疗

（1）内治法

证型	辨证要点	治法	方剂
湿热下注证	发病较急，表现为下肢粗肿，局部发热、发红，疼痛，活动受限。舌质红，苔黄腻，脉弦滑	清热利湿，活血化瘀	四妙勇安汤
血脉瘀阻证	下肢肿胀，皮色紫暗，固定性压痛，肢体青筋怒张。舌质暗或有瘀斑，苔白，脉弦	活血化瘀，通络止痛	活血通脉汤
气虚湿阻证	下肢肿胀日久，朝轻暮重，活动后加重，休息抬高下肢后减轻，皮色略暗，青筋迂曲，倦怠乏力。舌淡边有齿印，苔薄白，脉沉	益气健脾，祛湿通络	参苓白术散

（2）外治法：①急性期：可用芒硝加冰片外敷。方法是芒硝 500g，冰片 5g，共研成粉状，混合后装入纱布袋中，敷于患肢小腿肚及小腿内侧，待芒硝结块干结时，重新更换，发病后连用数日，可减轻患肢疼痛等症状。②慢性期：可用中药煎汤趁热外洗患肢，可选用活血止痛散每日 1 次，每次 30 ～ 60 分钟。

（3）其他疗法：西医治疗深静脉血栓形成主张早期（72 小时内）手术取栓和溶栓，以及抗凝、祛聚、降黏、扩血管等疗法。对于发生急性肺栓塞和疼痛性股白肿、股青肿者，应采用中西医结合方法积极救治。另外，植入下腔静脉滤器—防止发生肺栓塞也是近年来常用的方法之一。

细目二　青蛇毒

1. 青蛇毒的病因病机

（1）病因：本病多由湿热蕴结，寒湿凝滞，痰浊瘀阻，脾虚失运，外伤血脉等因素致使气血运行不畅，留滞脉中而发病。

（2）病机：本病外由湿邪为患，与热而蕴结，与寒而凝滞，与内湿相合，困脾而生痰，是病之标；经脉受损，气血不畅，络道瘀阻，为病之本。

2. 青蛇毒的临床表现与常见类型

临床表现	发病多见筋瘤后期，部位则以四肢多见（尤其多见于下肢），次为胸腹壁等处	
	初期（急性期）	在浅层脉络（静脉）径路上出现条索状物，患处疼痛，皮肤发红，触之较硬，扪之发热，按压疼痛明显，肢体沉重。一般无全身症状
	后期（慢性期）	患处遗有一条索状物，其色黄褐，按之如弓弦，可有按压疼痛，或结节破溃形成臁疮
常见类型	四肢血栓性浅静脉炎	临床最常见，下肢多于上肢。临床主要是累及一条浅静脉，沿着发病的静脉出现疼痛、红肿、灼热感，常可扪及结节或硬索状物，有明显压痛
	胸腹壁浅静脉炎	多为单侧胸腹壁出现一条索状硬物，长 10 ～ 20cm，皮肤发红、轻度刺痛
	游走性血栓性浅静脉炎	多发于四肢，即浅静脉血栓性炎症呈游走性发作，当一处炎性硬结消失后，其他部位的浅静脉又出现病变，具有游走、间歇、反复发作的特点

3. 青蛇毒的辨证论治

（1）内治法

证型	辨证要点	治法	方药
湿热瘀阻证	患肢肿胀、发热，皮肤发红、胀痛，喜冷恶热，或有条索状物，或微恶寒发热。苔黄腻或厚腻，脉滑数	清热利湿，解毒通络	二妙散合茵陈赤豆汤

续表

证型	辨证要点	治法	方药
血瘀湿阻证	患肢疼痛、肿胀、皮色红紫，活动后则甚，小腿部挤压刺痛，或见条索状物，按之柔韧或似弓弦。舌有瘀点、瘀斑，脉沉细或沉涩	活血化瘀，行气散结	活血通脉汤
肝郁蕴结证	胸腹壁有条索状物，固定不移，刺痛、胀痛，或牵掣痛，伴胸闷、嗳气等。舌质淡红或有瘀点、瘀斑，苔薄，脉弦或弦涩	疏肝解郁，活血解毒	柴胡清肝汤或复元活血汤

（2）外治法：①初期：可用消炎软膏或金黄散软膏外敷，每日换药 1 次。局部红肿渐消，可选用拔毒膏贴敷。②后期：可用熏洗疗法。当归尾 12g，白芷 9g，羌活 9g，独活 9g，桃仁 9g，红花 12g，海桐皮 9g，威灵仙 12g，生艾叶 15g，生姜 60g。水煎后熏洗，有活血通络、疏风散结之功。

细目三 筋瘤

1. 筋瘤的定义与特点 筋瘤是以筋脉色紫，盘曲突起，状如蚯蚓，形成团块为主要表现的浅表静脉病变。相当于西医的下肢静脉曲张。其特点是：筋瘤者，坚而色紫，累累青筋，盘曲甚者结若蚯蚓。由于长期从事站立负重工作，劳倦伤气，或多次妊娠等，使筋脉结块成瘤。

2. 筋瘤的治疗方法

（1）内治法

证型	辨证要点	治法	方药
劳倦伤气证	久站久行或劳累时瘤体增大，下坠不适感加重，常伴气短乏力，脘腹坠胀，腰酸。舌淡，苔薄白，脉细缓无力	补中益气，活血舒筋	补中益气汤
寒湿凝筋证	瘤色紫暗，喜暖，下肢轻度肿胀，伴形寒肢冷，口淡不渴，小便清长。舌淡暗，苔白腻，脉弦细	暖肝散寒，益气通脉	暖肝煎合当归四逆汤
外伤瘀滞证	青筋盘曲，状如蚯蚓，表面色青紫，患肢肿胀疼痛。舌有瘀点，脉细涩	活血化瘀，和营消肿	活血散瘀汤

（2）外治法：患肢穿医用弹力袜或用弹力绷带包扎，有助于使瘤体缩小或停止发展。并发青蛇毒、湿疮、臁疮者，参考有关章节治疗。

（3）其他疗法

①手术疗法：凡是诊断明确的筋瘤，无手术禁忌证者，都可手术治疗。

②硬化剂注射疗法：适用于程度较轻的单纯性下肢静脉曲张，亦可作为手术的辅助疗法，处理残留或复发的曲张静脉。

细目四 臁疮

1. 概述 臁疮是指发生于小腿臁骨部位的慢性皮肤溃疡。相当于西医的下肢慢性溃疡，俗称“老烂腿”。常发于双小腿内外侧下 1/3 处。

2. 臁疮的病因病机 本病多由久站或过度负重而致小腿筋脉横解，青筋显露，瘀停脉络，久而化热，或小腿皮肤破损染毒，湿热下注而成，疮口经久不愈。

3. 臁疮的局部辨证 根据臁疮的局部特点，临床中将其分为结核性、放射性和瘀滞性。本病的后期如果经久不愈，则有发生恶变的可能。

4. 臁疮的治疗

（1）内治法

证型	辨证要点	治法	方药
湿热下注证	小腿青筋怒张，局部发痒、红肿、疼痛，继则破溃，滋水淋漓，疮面腐暗，伴口渴，便秘，小便黄赤。苔黄腻，脉滑数	清热利湿，和营解毒	二妙丸合五神汤
气虚血瘀证	病程日久，疮面苍白，肉芽色淡，周围皮色黑暗、板硬，肢体沉重，倦怠乏力。舌淡紫或有瘀斑，苔白，脉细涩无力	益气活血，祛瘀生新	补阳还五汤合四妙汤

（2）外治法：①初期：局部红肿，溃破渗液较多者，宜用洗药。如马齿苋 60g，黄柏 20g，大青叶 30g，煎水温湿敷，每日 3～4 次。局部红肿，渗液较少者，宜用金黄膏薄敷，每日 1 次。②后期：久不收口，皮肤乌黑，疮口凹陷，疮面腐肉不脱，时流污水，用八二丹麻油调后，摊贴疮面，并用绷带缠缚，每日换药。腐肉已脱，露新肉者，用生肌散，外盖生肌玉红膏。周围有湿疹者，用青黛散调麻油盖贴。

细目五　脱疽

1. 脱疽的定义和特点　脱疽是指发于四肢末端，严重时趾（指）节坏疽脱落的周围血管疾病，又称脱骨疽。相当于西医的动脉硬化性闭塞症、糖尿病足和血栓闭塞性脉管炎。其特点是：好发于四肢末端，以下肢多见，初起患肢末端发凉、怕冷、苍白、麻木，可伴间歇性跛行，继则疼痛剧烈，日久患趾（指）坏死变黑，甚至趾（指）节脱落。部分患者起病急骤，进展迅速，预后严重，需紧急处理。

2. 脱疽的病因病机

（1）病因：本病主要由于脾气不健，肾阳不足，加外受寒冻，寒湿之邪入侵而发病。本病的发生还与长期吸烟、饮食不节、环境、遗传及外伤等因素有关。

（2）病机：本病的发生以脾肾亏虚为本，寒湿外伤为标。气血凝滞、经脉阻塞为其主要病机。

3. 脱疽的诊断与鉴别诊断

诊断	临床表现	血栓闭塞性脉管炎多发于寒冷季节，以 20～40 岁男性多见。常先一侧下肢发病，继而累及对侧，少数患者可累及上肢。患者多有受冷、潮湿、嗜烟、外伤等病史。本病病程较长，常在寒冷季节加重，治愈后又可复发。根据疾病的发展过程，临床一般可分为三期	
	分期	一期（局部缺血期）	患肢末端发凉，怕冷，麻木，酸痛，间歇性跛行。患肢出现轻度肌肉萎缩，皮肤干燥，皮温稍低于健侧。皮肤指压试验可见充盈缓慢，足背动脉、胫后动脉搏动减弱。部分患者小腿可出现游走性红硬条索（游走性血栓性浅静脉炎）
		二期（营养障碍期）	患肢发凉，怕冷，麻木，坠胀疼痛，间歇性跛行加重，并出现静息痛。患肢肌肉明显萎缩，皮肤干燥，汗毛脱落，趾甲增厚且生长缓慢，皮肤苍白或潮红或发绀。患侧足背动脉、胫后动脉搏动消失
		三期（坏死期或坏疽期）	坏疽可先为一趾或数趾，逐渐向上发展。合并感染时，足趾紫红肿胀、溃烂坏死，呈湿性坏疽；或足趾发黑、干瘪，呈干性坏疽。病程日久，患者可出现疲乏无力、不欲饮食、口干、形体消瘦，甚则壮热神昏
	分级	1 级坏疽	局限于足趾或手指部位
		2 级坏疽	局限于足跖部位
		3 级坏疽	发展至足背、足跟、踝关节及其上方
	辅助检查	肢体动脉彩色多普勒超声、血流图、甲皱微循环、计算机扫描血管三维成像（CTA）、动脉造影等影像学检查及血脂、血糖等实验室检查，可以明确诊断，并有助于鉴别诊断，了解病情严重程度	

续表

鉴别诊断	雷诺综合征	又称肢端动脉痉挛症，多见于青年女性。上肢较下肢多见，好发于双手。每因寒冷和精神刺激双手出现发凉苍白，继而发绀、潮红，最后恢复正常的三色变化（雷诺现象）。患肢动脉搏动正常，一般不出现肢体坏疽

易混考点解析

鉴别要点	动脉硬化性闭塞症	糖尿病足	血栓闭塞性脉管炎
发病年龄	40 岁以上	40 岁以上	20 ～ 40 岁
浅静脉炎	无	无	游走性
高血压	大部分有	大部分有	极少
冠心病	有	可有可无	无
血脂	升高	多数升高	基本正常
血、尿糖	正常	血糖高，尿糖阳性	正常
受累血管	大、中动脉	大、微血管	中、小动脉

4. 脱疽的辨证论治

（1）内治法

证型	辨证要点	治法	方药
寒湿阻络证	患趾（指）喜暖怕冷，麻木，酸胀疼痛，多走则疼痛加剧，稍歇痛减，皮肤苍白，触之发凉，趺阳脉搏动减弱。舌淡，苔白腻，脉沉细	温阳散寒，活血通络	阳和汤
血脉瘀阻证	患趾（指）酸胀疼痛加重，夜难入寐，步履艰难，患趾（指）皮色暗红或紫暗，下垂更甚，皮肤发凉干燥，肌肉萎缩，趺阳脉搏动消失。舌暗红或有瘀斑，苔薄白，脉弦涩	活血化瘀，通络止痛	桃红四物汤
湿热毒盛证	患肢剧痛，日轻夜重，局部肿胀，皮肤紫暗，浸淫蔓延，溃破腐烂，肉色不鲜，身热口干，便秘溲赤。舌红，苔黄腻，脉弦数	清热利湿，解毒活血	四妙勇安汤
热毒伤阴证	皮肤干燥，毫毛脱落，趾（指）甲增厚变形，肌肉萎缩，趾（指）呈干性坏疽，口干欲饮，便秘溲赤。舌红，苔黄，脉弦细数	清热解毒，养阴活血	顾步汤
气阴两虚证	病程日久，坏死组织脱落后疮面久不愈合，肉芽暗红或淡而不鲜，倦怠乏力，口渴不欲饮，面色无华，形体消瘦，五心烦热。舌淡尖红，少苔，脉细无力	益气养阴	黄芪鳖甲汤

（2）外治法

①未溃者：可选用冲和膏、红灵丹油膏外敷；亦可用当归 15g，独活 30g，桑枝 30g，威灵仙 30g，煎水熏洗，每日 1 次；或用附子、干姜、吴茱萸各等份研末，蜜调，敷于患足涌泉穴，每日换药 1 次，如发生药疹即停用；或用红灵酒少许揉擦患肢足背、小腿，每次 20 分钟，每日 2 次。

②已溃者：溃疡面积较小者，可用上述中药熏洗后，外敷生肌玉红膏；溃疡面积较大，坏死组织难以脱落者，可先用冰片锌氧油（冰片 2g，氧化锌油 98g）软化创面硬结痂皮，按疏松程度，依次清除坏死痂皮，先除软组织，后除腐骨。彻底的清创术必须待炎症完全消退后方可施行。

（3）其他疗法

手术疗法	坏死组织清除术（清创术）	待坏死组织与健康组织分界清楚，近端炎症控制后，可行坏死组织清除术。骨断面宜略短于软组织断面。术后需每日局部换药治疗
	坏死组织切除缝合术	坏死组织与正常组织分界清楚，且近端炎症控制，血运改善，可取分界近端切口，行趾（指）切除缝合术或半足切除缝合术
	截肢术	当坏死延及足背及踝部，可行小腿截肢术；坏疽发展至踝以上者，可行膝上截肢术
	植皮术	点状或邮票状植皮术适用于创面过大，难以自行愈合，但经治疗后血液循环改善，感染已被控制，肉芽新鲜者
病因治疗	动脉硬化性闭塞症	可应用降血脂、降血压药物
	糖尿病足	积极控制血糖，规范治疗，防治感染，促进肢体血液循环的恢复
其他治疗	血运重建术	采用动脉切开取栓术、动脉内膜剥脱术、动脉旁路移植术等开放手术或血管成形术（PTA）、血管内支架成形术等血管介入治疗，恢复肢体的血流，以改善肢体循环，阻止坏疽发生或降低截肢平面
	干细胞移植术	干细胞具有高度增殖和分化为体内各种细胞的潜能。提取患者自身骨髓或外周血中的干细胞，注射入缺血肢体的肌肉中，对缺血肢体的血管新生具有一定的促进作用

第十二单元　其他外科疾病

细目一　冻疮

1. 冻疮的临床表现

（1）局部性冻疮：主要发生在手足、耳郭、面颊等暴露部位，多呈对称性。

1）轻者：受冻部位先有寒冷感和针刺样疼痛，皮肤苍白、发凉，继则出现红肿、硬结或斑块，自觉灼痛、麻木、瘙痒。

2）重者：受冻部位皮肤呈灰白、暗红或紫色，并有大小不等的水疱或肿块，疼痛剧烈，或局部感觉消失。如果出现紫血疱，势将腐烂，溃后流脓、流水，甚至形成溃疡。严重的可导致肌肉、筋骨损伤。

冻疮轻症一般经 10 天左右痊愈，愈后不留瘢痕。重症患者往往需经 1 ～ 2 个月，或气温转暖时方能痊愈。

（2）全身性冻疮：开始时全身血管收缩产生寒战，随着体温的下降，患者出现疼痛性发冷、发绀、知觉迟钝、头晕、四肢无力、昏昏欲睡等表现。继而出现肢体麻木、僵硬、幻觉、视力或听力减退、意识模糊、呼吸浅快、脉搏细弱、知觉消失甚至昏迷，如不及时抢救，可导致死亡。

（3）冻疮的程度：根据冻疮复温解冻后的损伤程度，可将其分为三度。

Ⅰ度（红斑性冻疮）：损伤在表皮层。局部皮肤红斑、水肿，自觉发热、瘙痒或灼痛。

Ⅱ度（水疱性冻疮）：损伤达真皮层。皮肤红肿更加显著，有水疱或大疱形成，疱内液体色黄或成血性，疼痛较剧烈，对冷、热、针刺感觉不敏感。

Ⅲ度（腐蚀性冻疮）：损伤达全皮层或深及皮下组织。创面由苍白变为褐色，皮肤温度极低，触之冰冷，痛觉迟钝或消失。一般呈干性坏疽，坏死皮肤周围红肿、疼痛，可出现血性水疱。若无感染，坏死组织干燥成痂，脱落后形成肉芽创面，愈合后遗留瘢痕。

Ⅳ度（坏死性冻疮）：损伤达全皮层，严重者可深及皮下组织、肌肉、骨骼，甚至机体坏疽。

2. 严重全身冻疮的急救和复温方法

（1）急救：迅速使患者脱离寒冷环境，首先脱去冰冷潮湿的衣服、鞋袜（如衣服、鞋袜连同肢体冻结者，不可勉强，以免造成皮肤撕脱，可立即浸入40℃左右温水中，待融化后脱下或剪开）。必要时还应施行人工呼吸和抗休克等各种对症处理。

（2）复温方法：①对冻僵患者立即施行局部或全身快速复温，用38～42℃温水恒温浸泡伤肢或全身。局部20分钟、全身30分钟内，体温可迅速提高至接近正常，以指（趾）甲床出现潮红有温热感为度，不宜过久。②可给予姜汤、糖水、茶水等温热饮料，亦可少量饮酒及含酒饮料，以促进血液循环，扩张周围血管。③早期复温过程中，严禁用雪搓、用火烤或冷水浴等。在急救时，如一时无法获得热水，可将冻肢置于救护者怀中或腋下复温。

细目二　烧伤

1. 烧伤面积的计算方法

（1）手掌法：伤员本人五指并拢时，一只手掌的面积占体表面积的1%。此法常用于小面积或散在烧伤的计算。

（2）中国九分法：将全身体表面积分为11个9等份。成人头、面、颈部为9%；双上肢为2×9%；躯干前后包括外阴部为3×9%；双下肢包括臀部为5×9%+1%=46%。

（3）儿童烧伤面积计算法：小儿的躯干和双上肢的体表面积所占百分比与成人相似。其特点是头大、下肢小，随着年龄的增长，其比例也不同。计算公式如下：

头颈面部＝9+（12– 年龄）

双下肢＝46–（12– 年龄）

2. 烧伤深度的计算

分度		深度	创面表现	创面无感染的愈合过程
Ⅰ度（红斑）		达表皮角质层	红肿热痛，感觉过敏，表面干燥	2～3天后脱屑痊愈，无瘢痕
Ⅱ度（水疱）	浅Ⅱ度	达真皮浅层，部分生发层健在	剧痛，感觉过敏，有水疱，基底部呈均匀红色，潮湿，局部肿胀	1～2周愈合，无瘢痕，有色素沉着
	深Ⅱ度	达真皮深层，有皮肤附件残留	痛觉消失，有水疱，基底苍白，间有红色斑点，潮湿	3～4周愈合，可有瘢痕
Ⅲ度（焦痂）		达皮肤全层，甚至伤及皮下组织、肌肉和骨骼	痛觉消失，无弹力，坚硬如皮革样，蜡白焦黄或炭化，干燥。干后皮下静脉阻塞如树枝状	2～4周焦痂脱落，形成肉芽创面。除小面积外，一般均需植皮才能愈合，可形成瘢痕和瘢痕挛缩

3. 重度烧伤的治疗原则和辨证分型

（1）治疗原则：大面积重度烧伤，必须内外兼治，中西医结合治疗。内治原则以清热解毒、益气养阴为主。外治在于正确处理烧伤创面，保持创面清洁，预防和控制感染，促进愈合为原则。深Ⅱ度创面要争取和促进痂下愈合，减少瘢痕形成。Ⅲ度创面早期保持焦痂完整干燥，争取早期切痂植皮，缩短疗程。

（2）辨证分型

证型	辨证要点
火毒伤津证	壮热烦躁，口干喜饮，便秘尿赤。舌红绛而干，苔黄或黄糙，舌光无苔，脉洪数或弦细数
阴伤阳脱证	神疲倦卧，面色苍白，呼吸气微，表情淡漠，嗜睡，自汗肢冷，体温不升反低，尿少，全身或局部水肿，创面大量液体渗出。舌淡暗苔灰黑，或舌淡嫩无苔，脉微欲绝或虚大无力
火毒内陷证	壮热不退，口干唇燥，躁动不安，大便秘结，小便短赤。舌红绛而干，苔黄或黄糙，或焦干起刺，脉弦数等。若火毒传心，可见烦躁不安，神昏谵语；若火毒传肺，可见呼吸气粗，鼻翼扇动，咳嗽痰鸣，痰中带血；若火毒传肝，可见黄疸，双目上视，痉挛抽搐；若火毒传脾，可见腹胀便结，便溏黏臭，恶心呕吐，不思饮食，或有呕血、便血；若火毒传肾，可见浮肿，尿血或尿闭

续表

证型	辨证要点
气血两虚证	疾病后期，火毒渐退，低热或不发热，精神疲倦，气短懒言，形体消瘦，面色无华，食欲不振，自汗，盗汗，创面肉芽色淡，愈合迟缓。舌淡，苔薄白或薄黄，脉细弱
脾虚阴伤证	疾病后期，火毒已退，脾胃虚弱，阴津耗损，面色萎黄，纳呆食少，腹胀便溏，口干少津，或口舌生糜。舌暗红而干，苔花剥或光滑无苔，脉细数

3. 中小面积烧伤创面的正确处理

（1）根据创面的大小、部位、深浅，选用不同方法。

（2）一般肢体部位、中小面积烧伤创面多采用包扎疗法。

（3）头面、颈部、会阴部和大面积创面多采用暴露疗法。

（4）中小面积Ⅰ、Ⅱ度烧伤可外涂京万红烫伤药膏、清凉膏、紫草膏、万花油等，暴露或包扎；或用地榆粉、大黄粉各等份，麻油调敷后包扎，隔日换药 1 次。

细目三　毒蛇咬伤

1. 我国常见毒蛇的种类、有毒蛇与无毒蛇在形态和齿痕上的区别

（1）常见毒蛇种类：目前已知我国的蛇类有 173 种，其中毒蛇 48 种，华南地区较多，主要出没于山林、田野、海边等处。毒蛇咬伤是一种对劳动人民危害较大的灾害性、外伤性外科疾病。毒蛇咬伤虽然在我国南方多见，但毒蛇在全国范围内均有不同程度分布。其危害较大，能致人死亡的主要有 10 种：①神经毒者有银环蛇、金环蛇、海蛇。②血循毒者有蝰蛇、尖吻蝮蛇、竹叶青蛇和烙铁头蛇。③混合毒者有眼镜蛇、眼镜王蛇和蝮蛇。

（2）有毒蛇与无毒蛇的区别：有毒蛇咬伤后，患部一般有粗大而深的毒牙痕，一般有 2～4 个毒牙痕。无毒蛇咬伤后，牙痕呈锯齿状或弧形，数目多，浅小，大小一致，间距密。

2. 毒蛇咬伤的病因病机

（1）病因：中医认为蛇毒系风、火二毒。风者善行数变；火者生风动血，耗伤阴津。风毒偏盛，每多化火；火毒炽盛，极易生风。风火相扇，则邪毒鸱张，必客于营血或内陷厥阴，形成严重的全身性中毒症状。

（2）病机：毒蛇咬伤人体后，风火邪毒壅滞不通，化热腐肌溶肉。风火相扇，蛇毒鸱张，则邪毒内陷。毒热炽盛，内传营血，耗血动血。火毒炽盛伤阴，热极生风则神昏谵语、抽搐。若邪毒内陷厥阴，毒入心包，可发生邪毒蒙闭心包之闭证；或邪热耗伤心阳之脱证。

3. 毒蛇咬伤的治疗措施

（1）局部处理：毒蛇咬伤的局部常规处理，是指咬伤后在短时间内采取的紧急措施，包括早期结扎、扩创排毒、烧灼、针刺、火罐排毒、封闭疗法、局部用药等。

（2）辨证论治：根据毒蛇咬伤的毒理、病理和症状，将毒蛇咬伤分为风毒证、火毒证、风火毒证、蛇毒内陷证四个证型进行辨证施治。

（3）抗蛇毒血清治疗：抗蛇毒血清又名蛇毒抗毒素，有单价和多价两种。抗蛇毒血清特异性较高，效果确切，应用越早，疗效越好。

细目四　破伤风

1. 破伤风的病因病机

（1）病因：本病是因皮肉破伤，感受风毒之邪所引起。《诸病源候论》谓“金创得风”，简要说明了破伤风的发生，必须具备创伤和感受风毒两个因素。

（2）病机：创伤后，皮破血损，卫外失固，风毒之邪从伤口侵袭人体，从外达里而发病。风为阳邪，善行数变，通过经络、血脉入里传肝，外风引动内风。肝风内动，筋脉失养，而出现牙关紧闭、角弓反张、四肢抽搐。重者可导致脏腑功能失和，筋脉拘急不止，甚至造成呼吸、循环衰竭和全身衰竭而危及生命。

2. 破伤风的临床表现

（1）潜伏期：长短不一，一般为 4 ～ 14 天，短者 24 小时之内，长者数月或数年不等。潜伏期的长短，与创伤性质、部位和伤口的早期处理方式，以及是否接受过预防注射因素有关。潜伏期越短，病情越严重，预后也越差，死亡率也越高。

（2）前驱期：一般 1 ～ 2 天，患者常有头痛、头晕、乏力、多汗、烦躁不安、打呵欠；下颌微感紧张酸胀，咀嚼无力，张口略感不便；伤口往往干陷无脓，周围皮肤暗红，创口疼痛并有紧张牵制感。

（3）发作期：发作的典型症状是全身或局部肌肉强直性痉挛和阵发性抽搐。

①肌肉强直性痉挛：首先从头面部开始，进而延展至躯干四肢。其顺序为咀嚼肌、面肌、颈项肌、背腹肌、四肢肌群、膈肌和肋间肌。

②阵发性抽搐：是在肌肉持续性痉挛的基础上，轻微的刺激，如声音、光亮、震动、饮水、注射等均可诱发强烈的阵发性抽搐。

发作间歇期长短不一，在间歇期，疼痛稍减，但肌肉仍不能完全松弛。可有发热，大便秘结，小便短赤或尿闭，舌红或红绛，苔黄或黄浊，脉弦数等。

（4）后期：因长期肌肉痉挛和频繁抽搐，体力大量消耗，水、电解质紊乱或酸中毒，可致全身衰竭而死亡。

3. 破伤风的治疗原则 破伤风的发生和发展过程甚为迅速，死亡率高，必须坚持中西医结合综合治疗，以息风、镇痉、解毒为原则。尽快消除毒素来源和中和体内毒素，有效地控制和解除痉挛，保持呼吸道通畅，必要时行气管切开，不能进食者可鼻饲，防止并发症。

细目五 肠痈

1. 肠痈的病因病机 暴饮暴食，嗜食生冷、油腻，损伤脾胃，导致肠道功能失调，糟粕积滞，湿热内生，积结肠道而成痈。

2. 肠痈的诊断

临床表现	初期（瘀滞证）	腹痛多起于脐周或上腹部，数小时后腹痛转移并固定在右下腹部，疼痛呈持续性、进行性加重。70% ～ 80% 的患者有转移性右下腹痛的特点，但也有一部分病例发病开始即出现右下腹痛。右下腹压痛是本病常见的重要体征，压痛点通常在麦氏点。两侧足三里、上巨虚穴附近（阑尾穴）可有压痛点。一般可伴有轻度发热、恶心纳减、舌苔白腻、脉弦滑或弦紧等
	酿脓期（湿热证）	若病情发展，渐致化脓，则腹痛加剧，右下腹明显压痛、反跳痛，局限性腹皮挛急；或右下腹可触及包块。伴有壮热不退、恶心呕吐、纳呆、口渴、便秘或腹泻、舌红苔黄腻、脉弦数或滑数
	溃脓期（热毒证）	腹痛扩展至全腹，腹皮挛急，全腹压痛、反跳痛。伴有恶心呕吐、大便秘结或似痢不爽、壮热自汗、口干唇燥、舌质红或绛、苔黄糙、脉洪数或细数等
实验室及辅助检查	血常规：初期，多数患者白细胞计数及中性粒细胞比例增高；在酿脓期和溃脓期，白细胞计数常升至 18×10^{12}/L 以上	
	尿常规：盲肠后位阑尾炎可刺激右侧输尿管，尿中可见少量红细胞和白细胞	
	诊断性腹腔穿刺检查和 B 超检查对诊断有一定帮助	

3. 肠痈的治疗

（1）内治法：六腑以通为用，通腑泄热是治疗肠痈的关键。清热解毒、活血化瘀法及早应用可以缩短疗程。

证型	辨证要点	治法	方药
瘀滞证	转移性右下腹痛，呈持续性、进行性加剧，右下腹局限性压痛或拒按，伴恶心纳差，可有轻度发热。苔白腻，脉弦滑或弦紧	行气活血，通腑泄热	大黄牡丹汤合红藤煎剂
湿热证	腹痛加剧，右下腹或全腹压痛、反跳痛，腹皮挛急，右下腹可触及包块，壮热，纳呆，恶心呕吐，便秘或腹泻。舌红苔黄腻，脉弦数或滑数	通腑泄热，解毒利湿透脓	复方大柴胡汤
热毒证	腹痛剧烈，全腹压痛、反跳痛、腹皮挛急，高热不退或恶寒发热，时时汗出，烦渴，恶心呕吐，腹胀，便秘或似痢不爽。舌红而干，苔黄厚干燥或黄糙，脉洪数或细数	通腑排脓，养阴清热	大黄牡丹汤合透脓散

（2）外治法

①中药外敷：无论脓已成或未成，均可选用金黄散、玉露散或双柏散，用水或蜜调成糊状，外敷右下腹。如阑尾周围脓肿形成后，可先行脓肿穿刺抽脓，注入抗生素（2～3天抽脓1次），用金黄膏或玉露膏外敷。

②中药灌肠：采用通里攻下、清热解毒等中药，如大黄牡丹汤、复方大柴胡汤等煎剂150～200mL，直肠内缓慢滴入（滴入管插入肛门内15cm以上，药液30分钟左右滴完），以达到通腑泄热排毒的目的。

（3）其他疗法

①液体疗法：对禁食或脱水，或有水、电解质紊乱者，静脉补液，予以纠正。

②胃肠减压：阑尾穿孔并发弥漫性腹膜炎伴有肠麻痹者，应行胃肠减压，目的在于抽吸上消化道所分泌的液体，以减轻腹胀，并为灌入中药准备条件。

③抗生素应用：腹膜炎体征明显，或中毒症状较重，可选用广谱抗生素。

④手术疗法：西医治疗急性阑尾炎的原则是早期行手术治疗。

⑤针刺疗法：可作为辅助治疗手段。

第八章　中医妇科学

【本章通关解析】

中医妇科学是中医学的一门重要临床课程，在历年中医执业医师资格考试中占有重要地位。实践技能考试第一站病案分析中，中医妇科和外科、儿科以同等概率出一道病案分析题，占 20 分（实践技能总分 100）。在综合笔试考试中大约占 50 分（医学综合总分 600 分）。

本科目重点考查经、带、胎、产、杂五大类疾病。考生需重点掌握五个方面内容：一是辨病；二是病因病机；三是证候类型；四是治疗方法；五是使用方剂。在复习过程中，要抓住该病的诊断要点，记忆证候类型和辨证要点，强化记忆治疗方剂，其中病机 – 证候 – 治法三者是有机联系的。一般来说，有几种发病机制，就有几种证候类型，而治法又是针对证候而确立的。

同时，在学习过程中，要注意妇科疾病与内科、儿科相同或类似疾病的比较，如经行感冒与内科感冒、儿科感冒的比较，经行泄泻与内科泄泻和小儿泄泻的比较等；并对异病同治现象归纳总结，加深记忆。

第一单元　绪　论

各历史时期中医妇科主要著作及其对中医妇科学发展的重要影响

主要著作	主要内容及其影响
《经效产宝》	主张妊娠期以养胎、保胎为要，是我国现存的第一部妇产科专著
《妇人大全良方》	宋·陈自明所著。该书论理精详，条目清晰，对经、孕、产、带等 8 门所属诸病，均先明生理、病理，后列诊断、治疗及防护等，对后世有一定影响和启发
《邯郸遗稿》	论述了妇女异于男子的特点，提出天癸是促进人体生长发育和生殖的物质，命门之火是其主宰。该书重视脾肾，倡命门学说，认为妇科病与气血失调、中气虚弱、肝脾肾三脏功能失调有关
《景岳全书·妇人规》	张介宾主张“阳非有余，阴常不足”，强调阴阳互根为用，治疗妇科病侧重滋补精血调经。他认为“女子以血为主，血旺则经调”；安胎之法主张“当随证随经因其经而药之，乃为至善；若谓白术、黄芩安胎之圣药，执而用之，鲜不误矣”
《叶氏女科证治》	又名《叶天士女科证治秘方》。全书论女科病证较全面，方药俱备，切于实用。某些病的论述能对世俗说法加以批驳。如论不孕，谓“世俗专主妇人，此不通之论也”
《女科要旨》	清·陈修园所著。该书调经重脾胃，胎前善养血健脾、清热舒气，产后、杂病多效法《金匮要略》。所论篇幅不大，但切中关键，集前人精华及陈氏自己心得之佳作，不失为一部中医妇科较好的参考书
《傅青主女科》	为明末清初傅山所著。该书学术立论着眼于肝、脾、肾三脏，治疗侧重于培养气血、调理脾胃。傅氏学术上崇经而不泥古，长于独创，别具一格。方中所载方剂，既取前人已效之良方，也列入大量自己所创而有效的经验方，如完带汤、易黄汤、生化汤等

第二单元　女性生殖器官

细目一　外生殖器

1. 阴户的位置　阴户又称四边，是女性外生殖器官的解剖术语，系指女性外阴，包括阴蒂、大小阴唇、阴唇系带及前庭部位。

2. 阴户的功能　①是防御外邪入侵的第一道门户；②是排月经、泌带下、排恶露之出口；③是合阴阳之入口；④又是娩出胎儿、胎盘之产门。

细目二　内生殖器

1. 阴道的位置及功能　阴道是阴户连接子宫的通道，位于子宫与阴户之间。

阴道的功能：①娩出胎儿通道；②排出月经、带下、恶露的通道；③合阴阳的通道；④禁闭子精，防御外邪的处所。

2. 子门的位置及功能　子门又名子户，是指子宫颈口的部位。

子门的功能：①预防外邪入侵的第二道关口；②子门是排出月经和娩出胎儿的关口。

3. 子宫的位置形态及功能特性　子宫位于带脉之下，小腹正中，居直肠之前，膀胱之后，下口连接阴道。形如合钵，如倒置的梨形。

子宫的功能：①产生、排出月经；②孕育、分娩胎儿；③排出余血浊液；④分泌生理性带下。（经、带、胎、产）

子宫的特性：具有明显的周期性、节律性。

第三单元　女性生殖生理

细目一　女性一生各期的生理特点

女性一生各期的生理特点

时期	项目	内容
胎儿期	父母精卵结合成受精卵是胚胎的开始。从受精后到受精卵在子宫内种植、生长、发育、成熟的时期为胎儿期	
新生儿期	界定	从出生至生后 4 周内
	特点	①乳房隆起或泌乳（性腺和胎盘分泌的性激素的影响）；②阴道出血（雌激素水平迅速下降所致）
儿童期	界定	新生儿期之后至 12 岁，称儿童期，又分儿童前期和儿童后期
	特点	儿童前期身体持续增长和发育，但是生殖器官幼稚。儿童后期第二性征开始发育
青春期	界定	从月经初潮至生殖器官逐渐发育成熟的时期。WHO 规定青春期是 10 ～ 19 岁
	特点	①全身发育，身高、体形已渐发育成女性特有的体形；②内外生殖器官发育渐趋成熟，第二性征发育，呈现女性特有体态；③月经来潮是青春期开始的一个重要标志；④具有生育能力，但生殖系统功能上不完善
性成熟期（生育期）	界定	一般从 18 岁左右开始，历时 30 年，即中医从“三七”至“七七”之年
	特点	①生殖功能经历由成熟→旺盛→开始衰退的过程。②女性乳房发育成熟。中医关于脏腑经络与乳房的关系的学说认为“乳头属肝”，“乳房属胃”，足少阴肾经行乳内。③孕期乳房充分发育，以适应产后哺乳

续表

围绝经期	界定	中医称“七七“之年，经断前后或绝经前后。一般称更年期，包括绝经前期、绝经期、绝经后期三个阶段。绝经期，年龄一般在44～54岁（80%）。绝经后期，是指绝经后至生殖功能完全消失，行将步入老年期
	特点	肾气渐虚，冲任二脉虚衰，天癸将竭，生殖器官和乳房逐渐萎缩
老年期	界定	一般指60岁以后的妇女
	特点	①肾气虚，天癸竭，生殖器官萎缩，骨质疏松而易发骨折；②心脑功能减退，全身功能处于衰退期

细目二　月经的生理

1. 月经的生理现象

（1）月经初潮：女性第一次月经来潮，称初潮。年龄一般为13～15岁，平均14岁，即“二七”之年。

（2）月经周期：月经有月节律的周期性，出血的第一天为月经周期的开始，两次月经第一天之间的间隔时间称为一个月经周期，一般28～30天。

（3）经期：月经持续时间，正常经期为3～7天，多数3～5天。

（4）月经的量、色、质：经量50～80mL，色暗红，质量不稀不稠，不凝固，无血块，无特殊臭气。

（5）月经期表现：经行前出现胸乳略胀，小腹略坠，腰微酸，情绪易于波动，一般经来自消。

（6）绝经：妇女一生中最后一次行经后，停经1年以上，称为绝经。

（7）特殊的月经现象：①并月：身体无病，但月经定期2个月来潮一次；②居经：或称季经，身体无病，但月经定期3个月来潮一次；③避年：身体无病，但月经1年行经1次；④暗经：终生不潮但却能受孕者；⑤激经：又称盛胎或垢胎，受孕初期仍能按月经周期有少量出血而无损于胎儿者。

2. 月经产生的机理

（1）脏腑与月经：五脏中，与月经产生密切相关的是肾、肝、脾。

（2）天癸与月经：天癸，是肾中精气充盛到一定程度时体内出现的具有促进人体生长、发育、生殖的一种精微物质。天癸是肾主生殖的物质基础。天癸主宰月经的潮与止。

（3）气血与月经：月经的主要成分是血，气为血之帅，血为气之母。血是月经的物质基础，而气能生血、行血、摄血。气血调和，经候如常。

（4）经络与月经：与妇女月经有关的经络有奇经八脉中的冲、任、督、带。

（5）胞宫与月经：子宫是化生月经和受孕育胎的内生殖器官。

3. 月经的周期变化与调节

（1）月经周期节律：月经周期分为行经期、经后期、经间期、经前期四个时期。

（2）月经周期的调节机理：①天人相应说；②肾阴阳转化说；③肾－天癸－冲任－胞宫生殖轴说；④脑－肾－天癸－冲任－胞宫轴说。

4. 绝经机理　中医认为，“七七”之年，肾气虚，任虚冲衰，天癸竭，最终导致绝经。

细目三　带下生理

1. 带下的生理现象及作用　健康女性阴道排出的一种阴液，色白或无色透明，性黏而不稠，量适中，无特殊臭气，津津常润，称生理性带下，俗称白带，是正常生理现象。

①带下属津液。②带下有周期性月节律。③带下随肾气和天癸的调节，呈现周期性的变化并与生殖有关。④带下量随妊娠期增多。⑤带下濡泽胞宫、阴道。

2. 带下产生的机理

（1）脏腑与带下；与阴液生成关系最大的脏腑是肾、脾。

（2）经络与带下；任、督、带三脉共司带下。

（3）胞宫与带下；带下由胞宫渗润阴道，并能防御外邪入侵。

细目四　妊娠生理

1. 受孕机理　女子发育成熟后，月经按期来潮，就有了孕育的功能。受孕的机理在于肾气亢盛，天癸成熟，冲任二脉通盛，男女之精适时相合，便可构成胎孕。妊娠后，经十月怀胎，则"瓜熟蒂落"，足月分娩。

2. 妊娠的生理现象

（1）月经停闭：生育期的妇女，月经一贯正常而突然停闭，首应考虑怀孕。

（2）脉滑：妊娠后出现脉滑，是中医候胎重要的依据之一。

（3）妊娠反应：孕后常出现胃纳不馨、饱胀不思饮食、恶心欲吐、择食的早孕反应。3 个月内逐渐适应或消失。

（4）子宫增大：早孕 40 多天，可扪及子宫增大变软，子宫颈紫蓝色质软。非孕时子宫容量为 5mL，至妊娠足月约 5000mL，增加 1000 倍。子宫重量，非孕时 50g，至足月妊娠约 1000g，增加 20 倍。

（5）乳房变化：乳房自孕早期开始增大、发胀。乳头增大变黑，易勃起。乳晕增大变黑，外周有散在褐色小结节状隆起。妊娠 4 ～ 5 月，挤压乳头可分泌少量乳汁。

（6）下腹膨隆：妊娠 3 个月以后，可于下腹部手测子宫底高度以了解胎之长养。

3. 预产期的计算方法　现代推算的公式是：从末次月经的第 1 天算起，月数加 9（或减 3）日数加 7（阴历则加 14）。

细目五　产褥生理

1. 临产先兆

（1）释重感：妊娠末期胎头入盆后，孕妇骤然释重，呼吸变得轻松，但可能感到行走不便和尿频。

（2）弄胎（假宫缩）：《医宗金鉴·妇科心法要诀》云："若月数已足，腹痛或作或止，腰不痛者，此名弄胎。"

2. 正产现象

（1）见红：接近分娩发动或分娩已发动时，阴道有少量血性分泌物和黏液。

（2）离经脉：临产时可扪及产妇中指本节有脉搏跳动，称为离经脉。

（3）阵痛：从有规律的宫缩开始至产门开全（子宫颈口完全扩张）的腹部阵发性疼痛，称为阵痛。开始时阵痛间隔时间约 15 分钟，逐渐缩短为 5 ～ 6 分钟，最后为 2 ～ 3 分钟，这一现象称开口期，分娩正式发动。

3. 产褥期生理　分娩结束后，产妇逐渐恢复到孕前状态，需 6 ～ 8 周，此期为产褥期。产褥期的生理特点是多虚多瘀。

恶露是产后自子宫排出的余血浊液，先是暗红色的血性恶露，也称红恶露，持续 3 ～ 4 天干净；后渐变淡红，量由多渐少，称为浆液性恶露，7 ～ 10 天干净。继则渐为不含血色的白恶露，2 ～ 3 周干净。如果血性恶露 10 天以上仍未干净，应考虑子宫复旧不好或感染，当予以诊治。

细目六　哺乳生理

顺产者，生产后 30 分钟即可开乳。哺乳时间一般以 8 个月为宜。3 个月后婴儿适当添加辅食。哺乳期月经大多停闭，少数有排卵，注意避孕。

第四单元　妇科疾病的病因病机

细目一　病因

1. 外感六淫　寒、热、湿邪为主。

2. 情志因素　怒、思、恐为害尤甚。

3. 生活因素　房劳多产、饮食不节、劳逸失常、跌仆损伤、调摄失宜。

4. 体质因素　如先天肾气不足、素性忧郁或脾虚气弱。

细目二　病机

1. 脏腑功能失常　人体是以五脏为中心的有机整体，脏腑生理功能的紊乱和脏腑气血阴阳的失调，均可导致妇产科疾病，其中关系最密切的是肾、肝、脾三脏。

2. 气血失调　①气分病机：气虚、气陷、气滞、气逆；②血分病机：血虚、血瘀、血热、血寒。

3. 冲任督带损伤　冲任损伤、督脉虚损和带脉失约。

4. 胞宫、胞脉、胞络受损　①胞宫：子宫形质异常、子宫藏泻失司、子宫闭阻；②胞脉、胞络：若胞脉、胞络受损，可发生闭经、痛经、崩漏、不孕等病。

5. 肾 – 天癸 – 冲任 – 胞宫轴失调　生殖轴功能失调，可发生崩漏、闭经、迟发或“早发”绝经、流产、不孕症等妇科疾病。

第五单元　妇科疾病的诊断与辨证

细目一　四诊

1. 问诊　问年龄、问主诉、问现病史、问月经史、问带下史、问婚产史、问产后、问既往史。

2. 望诊

（1）望月经：观察月经量多少、颜色、性质是月经病诊断及辨证的主要依据。①经量多、经色淡红、质稀，多为气虚；②经量多、色深红、质稠，多为血热；③经量少、色淡暗、质稀，多为肾阳虚；④经量少、色淡红、质稀，多为血虚；⑤经量时多时少，多为气郁；⑥经色鲜红、质稠，多为阴虚血热；⑦经色紫暗有血块，多为血瘀。

（2）望带下：带下量多少、颜色、性质是带下病诊断及辨证的主要依据。①带下量多，色白，质清，多为脾虚、肾虚；②带下量少失润，多为津液不足；③带下色黄，量多，质黏稠，多为湿热；④带下色赤或赤白相兼，或黏稠如脓，多为湿热或热毒。

（3）望恶露：产后望恶露量之多少、颜色、性质亦是产后病辨证的重要内容。①量多、色淡红、质稀，多为气虚；②色红、质稠，为血热；③色紫暗，有血块，多为血瘀；④色暗若败酱，应注意是否感染邪毒。

（4）望阴户、阴道：主要观察阴户、阴道的形态、色泽与带下情况。①若阴道如螺、纹之状，或阴户呈鼓、角之形，均属先天畸形；②阴户色泽减退、变白，枯槁干涩，粗糙增厚，甚至皲裂，多为肾精亏虚，肝血不足所致；③阴户、阴道潮红，带下黄稠，多为感染湿热或诸虫而致；④阴户局部肿胀，多属阴疮；⑤阴道有物脱出，多为阴挺。

3. 闻诊（月经、带下、恶露）　正常的月经、带下、恶露无特殊臭气，如有秽臭、腥臭或腐臭味，多属感染淫邪所致。

4. 切诊（切脉）

（1）月经脉：月经将至或正值月经期，脉多呈滑象，为月经常脉。

（2）妊娠脉：女子怀孕 6 周左右易见脉滑有力或滑数，尺脉按之不绝，此为妊娠常脉。

（3）临产脉：《产孕集》云："尺脉转急，如切绳转珠者，欲产也。"若孕妇双手中指两旁从中节至末节，均可扪及脉之搏动，此为离经脉，亦为临产之脉。

（4）产后脉：脉常滑数而重按无力。三五日后，脉渐平和而呈虚缓之势，此属产后常脉。

细目二　辨证要点

1. 常用辨证方法　脏腑辨证和气血辨证。

2. 月经病、带下病、妊娠病、产后病的辨证要点

（1）月经病：以月经期、量、色、质的变化结合全身症状、舌脉作为辨证的依据。

（2）带下病：以带下量、色、质、气味的变化结合全身症状、舌脉作为辨证的依据。

（3）妊娠病：首先应分清属母病或胎病。

（4）产后病：应四诊八纲结合"产后三审"和全身症状、舌脉为辨证的依据。

第六单元　妇科疾病的治疗

细目一　常用内治法

妇科疾病常用的内治法包括：①调补脏腑；②调理气血；③温经散寒；④利湿除痰；⑤调治冲任督带；⑥调治胞宫；⑦调节肾－天癸－冲任－胞宫生殖轴。

细目二　常用外治法

妇科疾病常用的外治法包括：①坐浴；②外阴、阴道冲洗；③阴道纳药；④贴敷法；⑤宫腔注入；⑥直肠导入；⑦中药离子导入；⑧介入治疗。

细目三　中医妇科急症治疗

1. 血崩证　以止血为首务，积极预防厥脱，根据情况辨证论治。

2. 痛证　急性下腹痛者，止痛之前，须先明确诊断，对症治疗。

3. 高热证　"退热"是当务之急。冷湿毛巾或冰袋冷敷、25% ～ 50% 乙醇擦浴等物理降温可配合使用。

4. 厥脱证　及时采取有效措施，预防厥脱的发生。根据厥脱的病机不同，辨证施治。

第七单元　月经病

细目一　概述

1. 月经病的定义　凡以月经的周期、经期和经量异常为主症的疾病，以及伴随月经周期或经断前后出现明显症状的疾病，称为月经病。是妇科临床的多发病。

2. 月经病的病因病机　月经病发生的主要机理是脏腑功能失调，气血不和，导致冲任二脉的损伤。其病因除外感邪气、内伤七情、房劳多产、饮食不节之外，尚须注意身体素质对月经病发生的影响。

3. 月经病的诊断　以四诊收集到的资料为依据，以主要症状来命名。

4. 月经病的辨证　注意月经的量、色、质的异常或伴随月经周期出现的不适感觉。

5. 月经病的治疗原则　重在治本以调经。所谓治本，即消除病因，平衡阴阳。调经，即运用各种治疗方法，使月经恢复正常。治疗中应注意的问题：①顺应月经周期中阴阳气血的变化规律；②顺应不同年龄阶段生理病理特点；③掌握虚实补泻的规律。

细目二 月经先期

1. 概述 月经先期又称为“经期超前”“经行先期”“经早”“经水不及期”等。其主症是月经周期提前7天以上，甚至十余日一行，连续两个周期以上者称为“月经先期”。

2. 病因病机

（1）病因：①气虚：脾气虚、肾气虚；②血热：阴虚血热、阳盛血热、肝郁化热。

（2）病机：冲任不固，经血失于制约。气虚则统摄无权，冲任不固；血热则热伏冲任，伤及子宫，血海不宁，均可使月经先期而至。

3. 鉴别诊断

		经间期出血	月经先期
相同点		两次出血的间隔时间缩短	
不同点	出血时间	月经周期第12～16天	每次出血量大致相同，且出血时间不在排卵期内
	出血量	较少或透明黏稠的白带中夹有血丝	基本正常
	出血持续时间	数小时以至2～7天自行停止	一般与正常月经基本相同
	临床表现	出血量有一次多、一次少的现象	每次的出血量基本一致
	基础体温	低温、高温交替时出血	由高温下降呈低温开始时出血

4. 辨证论治

辨证分型		辨证要点	治法	方药
气虚型	脾气虚证	经期提前，或兼量多，色淡质稀，神疲肢倦，气短懒言，小腹空坠，纳少便溏，舌淡红，苔薄白，脉缓弱	补脾益气，固冲调经	补中益气汤
	肾气虚证	经期提前，量少，色淡暗，质清稀，腰酸腿软，头晕耳鸣，小便频数，面色晦暗或有暗斑，舌淡暗，苔薄白，脉沉细	补肾益气，固冲调经	固阴煎
血热型	阴虚血热证	经期提前，量少，色红质稠，颧赤唇红，手足心热，咽干口燥，舌红，苔少，脉细数	养阴清热，凉血调经	两地汤
	阳盛血热证	经期提前，量多，色紫红，质稠，心胸烦闷，渴喜冷饮，大便燥结，小便短赤，面色红赤，舌红，苔黄，脉滑数	清热降火，凉血调经	清经散
	肝郁化热证	经期提前，量多或少，经色紫红，质稠有块，经前乳房、胸胁、少腹胀痛，烦躁易怒，口苦咽干，舌红，苔黄，脉弦数	清肝解郁，凉血调经	丹栀逍遥散

细目三 月经后期

1. 概述 月经周期延后7天以上，甚至3～5个月一行，经期正常者，称为“月经后期”，亦称“经期错后”“经迟”。

2. 病因病机

（1）虚：虚者多因肾虚、血虚、虚寒导致精血不足，冲任不充，血海不能按时满溢而经迟。

（2）实：实者多因血寒、气滞、痰湿等导致血行不畅，冲任受阻，血海不能如期满盈，致使月经后期而来。

3. 鉴别诊断

疾病	相同点	不同点
月经后期	均有月经延后现象	月经延后7天以上，甚则3～5个月未行，无孕象。既往多有月经失调病史
早孕		有早孕反应，妇科检查宫颈着色，子宫体增大、变软，妊娠试验阳性，B超检查可见子宫腔内有孕囊

4. 辨证论治

分型证治		辨证要点	治法	方药
肾虚证		周期延后，量少，色暗淡，质清稀，或带下清稀，腰膝酸软，头晕耳鸣，面色晦暗，或面部暗斑，舌淡，苔薄白，脉沉细	补肾养血调经	当归地黄饮
血虚证		周期延后，量少，色淡红，质清稀，或小腹绵绵作痛，或头晕眼花，心悸少寐，面色苍白或萎黄，舌质淡红，脉细弱	补血益气调经	大补元煎
血寒证	实寒证	月经周期延后，量少，色暗有块，小腹冷痛拒按，得热痛减，畏寒肢冷，或面色青白，舌质淡暗，苔白，脉沉紧	温经散寒调经	温经汤（《妇人大全良方》）
	虚寒证	月经延后，量少，色淡红，质清稀，小腹隐痛，喜暖喜按，腰酸无力，小便清长，大便稀溏，舌淡，苔白，脉沉迟或细弱	扶阳祛寒调经	温经汤（《金匮要略》）或艾附暖宫丸
气滞证		月经周期延后，量少或正常，色暗红，或有血块，小腹胀痛，或精神抑郁，胸胁乳房胀痛，舌质正常或红，苔薄白或微黄，脉弦或弦数	理气行滞调经	乌药汤
痰湿证		经期延后，量少，色淡，质黏，头晕体胖，心悸气短，脘闷恶心，带下量多，舌淡胖，苔白腻，脉滑	燥湿化痰，活血调经	苍附导痰丸

细目四　月经先后无定期

1. 概述　月经先后无定期是指月经周期或提前或延后7天以上，连续3个周期以上者，又称“经水先后无定期”“月经愆期”“经乱”等。

2. 病因病机　病因多为肾虚、肝郁和脾虚。主要病机是冲任气血失调，血海蓄溢失常。

3. 鉴别诊断

疾病	月经周期	特征
月经先后无定期	或前或后，但在1～2周波动	经期、经量基本正常
崩漏	经血非时暴下不止或淋沥不尽	周期、经期、经量均异常

4. 辨证论治

辨证分型	辨证要点	治法	方药
肝郁证	经来先后无定，经量或多或少，色暗红或紫红，或有血块，或经行不畅，胸胁、乳房、少腹胀痛，脘闷不舒，时叹息，嗳气食少，苔薄白或薄黄，脉弦	疏肝理气调经	逍遥散
肾虚证	经行或先或后，量少，色淡暗，质清，或腰骶酸痛，或头晕耳鸣，舌淡，苔白，脉细弱	补肾调经	固阴煎

续表

辨证分型	辨证要点	治法	方药
肝郁肾虚证	月经先后无定，经量或多或少，色暗红或暗淡，或有块，经行乳房胀痛，腰膝酸软，或精神疲惫，舌淡，苔白，脉弦细	补肾疏肝调经	定经汤

细目五　月经过多

1. 概述　月经量较正常明显增多，而周期基本正常者，称为“月经过多”，又称“经水过多”。

2. 病因病机　病因主要是气虚、血热和血瘀。主要病机是冲任不固，经血失于制约而致出血量多。

3. 辨证论治

辨证分型	辨证要点	治法	方药
气虚证	经行量多，色淡红，质清稀，神疲体倦，气短懒言，小腹空坠，面色㿠白，舌淡，苔薄，脉缓弱	补气升提，固冲止血	举元煎
血热证	经行量多，色鲜红或深红，质黏稠，口渴饮冷，心烦多梦，尿黄便结，舌红，苔黄，脉滑数	清热凉血，固冲止血	保阴煎加地榆、茜草
血瘀证	经行量多，色紫暗，质稠有血块，经行腹痛，或平时小腹胀痛，舌紫暗或有瘀点，脉涩有力	活血化瘀，固冲止血	失笑散加益母草、三七、茜草

细目六　月经过少

1. 概述　月经过少是指月经周期正常，月经量明显减少，或行经时间不足 2 天，甚或点滴即净者，又称“经水涩少”“经水少”“经量过少”等。

2. 病因病机　常见的病因有肾虚、血虚、血寒和血瘀。病机有虚实两个方面，虚者多因精亏血少，冲任血海亏虚，经血乏源；实者多由瘀血内停，或痰湿阻滞，冲任壅塞，血行不畅而月经过少。

3. 月经过少与激经的鉴别　二者月经周期、经期均看似“正常”，“经量”较以往明显减少。但是激经应有早孕反应诸如恶心、呕吐等症状，妊娠试验阳性，妇科检查子宫体增大，宫体软，BBT 呈双向，高温相持续 18 天以上，B 超可见子宫腔内有孕囊、胚芽或胎心搏动。

4. 辨证论治

辨证分型	辨证要点	治法	方药
肾虚证	经来量少，不日即净，或点滴即止，血色淡暗，质稀，腰酸腿软，头晕耳鸣，小便频数，舌淡，苔薄，脉沉细	补肾益精，养血调经	归肾丸
血虚证	经来量少，不日即净，或点滴即止，经色淡红，质稀，头晕眼花，心悸失眠，皮肤不润，面色萎黄，舌淡，苔薄，脉细无力	养血益气调经	滋血汤
血瘀证	经行涩少，色紫黑有块，小腹刺痛拒按，血块下后痛减，或胸胁胀痛，舌紫暗，或有瘀斑紫点，脉涩有力	活血化瘀，理气调经	桃红四物汤
痰湿证	月经量少，色淡红，质黏稠如痰，经期正常，形体肥胖，胸闷呕恶，或带下量多黏腻，舌淡苔白腻，脉滑	化湿燥痰调经	苍附导痰丸

细目七　经期延长

1. 概述　经期延长是指月经周期基本正常，行经时间超过 7 天以上，甚或淋沥半月方净者，又称“月水不断”“经事延长”等。

2. 病因病机　经期延长的病因有气虚、血热、血瘀。发病机理多由气虚冲任失约；或热扰冲任，血海不宁；或瘀阻冲任，血不循经所致。

3. 辨证论治

辨证分型	辨证要点	治法	方药
气虚证	经行时间延长，量多，经色淡红，质稀，肢倦神疲，气短懒言，面色㿠白，舌淡，苔薄，脉缓弱	补气升提，固冲调经	举元煎加阿胶、炒艾叶、乌贼骨
虚热证	经行时间延长，量少，经色鲜红，质稠，咽干口燥，潮热颧红，手足心热，大便燥结，舌红，苔少，脉细数	养阴清热，凉血调经	两地汤合二至丸
血瘀证	经行时间延长，量或多或少，经色紫暗有块，经行小腹疼痛拒按，舌紫暗或有小瘀点，脉涩有力	活血祛瘀，固冲调经	桃红四物汤合失笑散

细目八　经间期出血

1. 概述　月经周期基本正常，在两次月经之间氤氲之时，发生周期性出血者，称为“经间期出血”。

2. 病因病机　肾阴不足，或脾气虚弱，或湿热内蕴，或瘀阻胞络，当阳气内动之时，阴阳转化不协调，阴络易伤，损及冲任，血海固藏失职，血溢于外，酿成经间期出血。

3. 鉴别诊断

疾病	出血时间	血量	月经周期	伴随症状
经间期出血	两次月经之间，周期性出血	少	正常	基础体温测定提示出血发生在低高温交替时
月经先期	非经间期，但偶有落在经间期者	正常或多或少	提前	基础体温测定提示出血发生在体温由高温下降至低温开始时
月经过少	每次月经来潮时	少或点滴而下	正常	—
赤带	不定时，持续时间长	少	无周期性	反复发作，可有接触性出血。妇检可见宫颈糜烂、赘生物和子宫、附件压痛明显

4. 辨证论治

辨证分型	辨证要点	治法	方药
肾阴虚证	经间期出血，量少，色鲜红，质稠，头晕耳鸣，腰腿酸软，手足心热，夜寐不宁，舌红，苔少，脉细数	滋肾益阴，固冲止血	两地汤合二至丸或一阴煎
脾气虚证	经间期出血，量少，色淡，质稀，神疲体倦，气短懒言，食少腹胀，舌淡苔薄，脉缓弱	健脾益气，固冲摄血	归脾汤
湿热证	经间期出血，血色深红，质稠，平时带下量多色黄，小腹时痛，心烦口渴，口苦咽干，舌红，苔黄腻，脉滑数	清热除湿，凉血止血	清肝止淋汤去阿胶、红枣，加小蓟、茯苓
血瘀证	经间期出血，血色紫暗，夹有血块，小腹疼痛拒按，情志抑郁，舌紫暗或有瘀点，脉涩有力	活血化瘀，理血归经	逐瘀止血汤

细目九　崩漏

1. 概述　妇女不在行经期间阴道突然大量出血，或淋漓下血不断者，称为“崩漏”，前者称为“崩中”，后者称为“漏下”。若经期延长达2周以上者，应属崩漏范畴。

2. 病因病机　主要病机是冲任损伤，不能制约经血。引起冲任不固的常见原因有肾虚、脾虚、血热和血瘀。

3. 鉴别诊断

（1）崩漏与月经先期、月经过多、经期延长

疾病	月经周期	经量、色、质	行经期
月经先期	缩短	正常	正常
月经过多	正常	经量明显增多	正常，可自止
经期延长	正常	正常	延长，甚或半月方净，可自止
崩漏	异常	异常	异常

（2）崩漏与月经先后无定期

疾病	月经周期	经量、色、质	行经期
月经先后无定期	或前或后，在1～2周波动	正常	正常
崩漏	异常	异常	异常

（3）崩漏与经间期出血

疾病	月经（出血）周期	经量、色、质	行经期（出血期）
经间期出血	发生在两次月经之间	量少	仅2～3天，不超过7天自然停止
崩漏	异常	异常	异常，不能自止

4. 崩漏治疗原则及塞流、澄源、复旧的含义　崩漏的治疗原则是急则治其标，缓则治其本，灵活运用塞流、澄源、复旧三法。

塞流，即是止血。崩漏以失血为主，止血是治疗本病的当务之急。澄源，即是求因治本。塞流、澄源两法常常是同步进行的。复旧，即是调理善后。崩漏在血止之后，应理脾益肾以善其后。

5. 辨证论治

辨证分型		辨证要点	治法	方药
脾虚证		经血非时而下，量多如崩，或淋漓不断，色淡质稀，神疲体倦，气短懒言，不思饮食，四肢不温，或面浮肢肿，面色淡黄，舌淡胖，苔薄白，脉缓弱	健脾益气，固冲止血	固本止崩汤
肾虚证	肾气虚证	经乱无期，出血量多，势急如崩，或淋漓日久不净，或崩淋反复，色淡红或淡暗，质稀，面色晦暗或眼眶暗，小腹空坠，腰骶酸软，舌淡暗，苔白润，脉沉弱	补肾益气，固冲止血	加减苁蓉菟丝子丸加党参、黄芪、阿胶
	肾阴虚证	经血非时而下，出血量少或多，淋漓不断，血色鲜红，质稠，头晕耳鸣，腰酸膝软，手足心热，颧赤唇红，舌红，苔少，脉细数	滋肾益阴，固冲止血	左归丸合二至丸
	肾阳虚证	经血非时而下，出血量多或淋沥不尽，色淡质稀，腰痛如折，畏寒肢冷，小便清长，大便溏薄，面色晦暗，舌淡暗，苔薄白，脉沉弱	温肾助阳，固冲止血	右归丸加党参、黄芪
血热证	实热证	经血非时而下，量多如崩，或淋漓不断，血色深红，质稠，心烦少寐，渴喜冷饮，头晕面赤，舌红，苔黄，脉滑数	清热凉血，固冲止血	清热固经汤
	虚热证	经来无期，量少淋沥不尽或量多势急，色鲜红质稠，伴有潮热颧红，心烦少寐，眼干口渴，便干溲黄，舌红少苔，脉细数	养阴清热，固冲止血	上下相资汤
血瘀证		经血非时而下，量多或少，淋沥不尽，血色紫暗有块，小腹疼痛拒按，舌紫暗或有瘀点，脉涩或弦涩有力	活血祛瘀，固冲止血	逐瘀止血汤

细目十　闭经

1. 概述　原发性闭经是指女性年逾16岁，虽有第二性征发育但无月经来潮；或年逾14岁，尚无第二性征发育及月经。继发性闭经是指月经来潮后停止3个周期或6个月以上者。

2. 病因病机　闭经的病因病机不外虚实两端。虚者，多因肾气不足，冲任虚弱；或肝肾亏损，精血不足；或脾胃虚弱，气血乏源；或阴虚血燥等。实者，多为气血阻滞，或痰湿流注下焦，使血流不通，冲任受阻，血海阻隔，经血不得下行而成闭经。

3. 鉴别诊断

（1）少女停经：少女月经初潮后，可有一段时间月经停闭，为正常现象。因此时正常性周期尚未建立，但绝大部分可在1年内建立，一般无须治疗。

（2）妊娠期停经：育龄期妇女月经停闭达6个月以上者，需与妊娠月经停闭鉴别。妊娠停经有月经停闭，但有厌食、择食、恶心呕吐等早孕反应史，并伴有乳头着色、乳房增大等妊娠体征。

（3）哺乳期停经：产妇分娩后进行哺乳，月经持续停闭不行，属于正常的生理性闭经，停止哺乳后月经一般可恢复正常。

（4）围绝经前停经：一般患者年龄已进入围绝经期，月经正常或紊乱，继而闭经，可伴有面部烘热汗出、心烦、心悸失眠、心神不宁等围绝经期症状。

4. 治疗原则　虚者，补而通之（补益肝肾，调养气血）；实者，泻而通之（活血化瘀，理气行滞，除邪调经）；虚实夹杂者，补中有通，攻中有养。

5. 辨证论治

辨证分型	辨证要点	治法	方药
气血虚弱证	月经逐渐后延，量少，血色淡而质薄，继而停闭不行，面色萎黄或苍白，头目眩晕，神疲肢倦，间有头痛，心悸失眠，舌淡，苔薄白，脉细弱	益气养血调经	人参养荣汤
肾气亏损证	年逾16周岁尚未行经，或由月经后期量少渐至月经停闭，形体虚弱，全身发育欠佳，第二性征发育不良，或腰酸腿软，头晕耳鸣，舌淡红，苔少，脉沉弱或细涩	滋补肝肾，养血调经	加减苁蓉菟丝子汤加淫羊藿、紫河车
阴虚血燥证	月经周期延后，经量少，色红质稠，渐至月经停闭不行，五心烦热，颧红唇干，盗汗甚至骨蒸劳热，干咳或咳嗽唾血，舌红，苔少，脉细数	养阴清热调经	加减一阴煎加丹参、黄精、女贞子、制香附
气滞血瘀证	月经停闭不行，胸胁、乳房胀痛，精神抑郁，少腹胀痛拒按，烦躁易怒，舌紫暗，有瘀点，脉沉弦而涩	理气活血，祛瘀通经	血府逐瘀汤
痰湿阻滞证	月经延后，经量少，色淡质黏腻，渐至月经停闭，伴形体肥胖，胸闷泛恶，神疲倦怠，纳少痰多或带下量多、色白，苔腻，脉滑	健脾燥湿化痰，活血调经	苍附导痰丸
寒凝血瘀证	月经停闭数月，小腹冷痛拒按，得热则痛缓，形寒肢冷，面色清白，舌紫暗，苔白，脉沉紧	温经散寒，活血调经	温经汤（《妇人大全良方》）

细目十一　痛经

1. 概述　凡在经期或经行前后，出现周期性小腹疼痛，或痛引腰骶，甚至剧痛晕厥者，称为“痛经”，亦称“经行腹痛”。

2. 病因病机　主要病机在于邪气内伏或精血素亏，更值经期前后冲任二脉气血的生理变化急骤，导致胞宫的气血运行不畅，“不通则痛”；或胞宫失于濡养，“不荣则痛”，故使痛经发作。

3. 辨证论治

辨证分型	辨证要点	治法	方药
气滞血瘀证	经前或经期小腹胀痛拒按，胸胁、乳房胀痛，经行不畅，经色紫暗有块，块下痛减，舌紫暗或有瘀点，脉弦或弦涩有力	理气行滞，化瘀止痛	膈下逐瘀汤
寒凝血瘀证	经前或经期小腹冷痛拒按，得热则痛减，月经或见推后，经血量少，色暗有块，畏寒肢冷，面色青白，舌暗，苔白，脉沉紧	温经散寒，化瘀止痛	少腹逐瘀汤
湿热瘀阻证	经前或经期小腹灼痛拒按，痛连腰骶，或平时小腹痛，至经前疼痛加剧，经量多或经期长，经色紫红，质稠或有血块，平素带下量多，黄稠臭秽，或伴低热，小便黄赤，舌红，苔黄腻，脉滑数或濡数	清热除湿，化瘀止痛	清热调血汤加车前子、薏苡仁、败酱草或银甲丸
气血虚弱证	经期或经后小腹隐痛喜按，月经量少，色淡质稀，神疲乏力，头晕心悸，失眠多梦，面色苍白，舌淡，苔薄，脉细弱	益气养血，调经止痛	圣愈汤
肾气亏损证	经期或经后小腹隐隐作痛，喜按，月经量少，色淡质稀，头晕耳鸣，腰酸腿软，小便清长，面色晦暗，舌淡，苔薄，脉沉细	补肾填精，养血止痛	益肾调经汤或调肝汤
阳虚内寒证	经期或经后小腹冷痛，喜按，得热则舒，经量少，经色暗淡，腰腿酸软，小便清长，舌淡胖，苔白润，脉沉	温经扶阳，暖宫止痛	温经汤（《金匮要略》）加附子、艾叶、小茴香

细目十二　经行乳房胀痛

1. 概述　每值经前或经期乳房作胀，甚至胀满疼痛，或乳头痒痛者，称为“经行乳房胀痛”。

2. 病因病机　常见的病因病机是肝气郁结，不通则痛；肝肾亏虚，不荣则痛；或脾胃虚弱，运化失职，水湿聚而成痰，冲气夹痰湿阻络，乳络不畅，遂致乳房胀痛或乳头痒痛。

3. 辨证论治

辨证分型	辨证要点	治法	方药
肝气郁结证	经前或经行乳房胀满疼痛，或乳头痒痛，甚则痛不可触衣，经行不畅，血色暗红，小腹胀痛，胸闷胁胀，精神抑郁，时叹息，苔薄白，脉弦	疏肝理气，和胃通络	柴胡疏肝散
肝肾亏虚证	经行或经后两乳作胀作痛，乳房按之柔软无块，月经量少、色淡，两目干涩，咽干口燥，五心烦热，舌淡或舌红少苔，脉细数	滋肾养肝，和胃通络	一贯煎
胃虚痰滞证	经前或经期乳房胀痛或乳头痒痛，痛甚不可触衣，胸闷痰多，食少纳呆，平素带下量多、色白稠黏，月经量少、色淡，舌淡胖，苔白腻，脉缓滑	健胃祛痰，活血止痛	四物汤合二陈汤去甘草

细目十三　经行头痛

1. 概述　每值经期或经行前后，出现以头痛为主的症状，经后辄止，称为“经行头痛”。

2. 病因病机　常见病因有肝火、血瘀和血虚。其主要病机为情志内伤，肝郁化火，上扰清窍；或瘀血内阻，经络不通；或素体血虚，经行时阴血愈感不足，脑失所养。

3. 辨证论治

辨证分型	辨证要点	治法	方药
肝火证	经行头痛，甚或巅顶掣痛，头晕目眩，月经量稍多，色鲜红，烦躁易怒，口苦咽干，舌质红，苔薄黄，脉弦细数	清热平肝息风	羚角钩藤汤

续表

辨证分型	辨证要点	治法	方药
血瘀证	每逢经前、经期头痛剧烈，痛如锥刺，经色紫暗有块，伴小腹疼痛拒按，胸闷不舒，舌暗或尖边有瘀点，脉细涩或弦涩	化瘀通络	通窍活血汤
痰湿中阻证	经前或经期头痛，头晕目眩，形体肥胖，胸闷泛恶，平日带多稠黏，月经量少色淡，面色不华，舌淡胖，苔白腻，脉滑	燥湿化痰，通络止痛	半夏白术天麻汤加葛根、丹参
血虚证	经期或经后，头晕，头部绵绵作痛，月经量少，色淡质稀，心悸少寐，神疲乏力，舌淡苔薄，脉虚细	养血益气	八珍汤加何首乌、蔓荆子

细目十四　经行感冒

1. 概述　每值经行前后或正值经期，出现感冒症状，经后逐渐缓解者，称为“经行感冒”。

2. 病因病机　本病以感受风邪为主，夹寒则为风寒，夹热则为风热。多由素体气虚，卫阳不密，经行阴血下注于胞宫，体虚益甚，此时血室正开，腠理疏松，卫气不固，风邪乘虚侵袭；或素有伏邪，随月经周期反复乘虚而发。经后因气血渐复，则邪去表解而缓解。常见病因有风寒、风热、邪入少阳。

3. 辨证论治

辨证分型	辨证要点	治法	方药
风寒证	每至经行期间，发热，恶寒，无汗，鼻塞流涕，咽喉痒痛，咳嗽痰稀，头痛身痛，舌淡红，苔薄白，脉浮紧。经血净后，诸症渐愈	解表散寒，和血调经	荆穗四物汤
风热证	每于经行期间，发热身痛，微恶风，头痛汗出，鼻塞咳嗽，痰稠，口渴欲饮，舌红，苔黄，脉浮数	疏风清热，和血调经	桑菊饮加当归、川芎
邪入少阳证	每于经期即出现寒热往来，胸胁苦满，口苦咽干，心烦欲呕，头晕目眩，默默不欲饮食，舌红，苔薄白或薄黄，脉弦或弦数	和解表里	小柴胡汤

细目十五　经行身痛

1. 概述　每值经前或经行前后，出现以身体疼痛为主症者，称“经行身痛”。

2. 病因病机　素体正气不足，营卫失调，筋脉失养（血虚）——不荣则痛；素有寒湿留滞，经行时则乘虚而发（血瘀）——不通则通。

3. 辨证论治

辨证分型	辨证要点	治法	方药
血虚证	经行时肢体疼痛麻木，肢软无力，经量少，色淡，质薄，面色无华，舌淡红，苔白，脉细弱	养血益气，柔筋止痛	当归补血汤加鸡血藤、白芍、丹参、玉竹
血瘀证	经行时肢体关节疼痛，得热痛减，遇寒痛甚，月经推迟，经量少、色暗，或有血块，舌紫暗或有瘀斑，苔薄白，脉沉紧	活血通络，益气散寒止痛	趁痛散

细目十六　经行泄泻

1. 概述　每值行经之际，或行经前后，出现大便溏薄，甚或水泻，日解数次，经净自止者，称“经行泄泻”，又称“经来泄泻”“经行而泻”。

2. 病因病机　本病的发生主要责之于脾肾虚弱。脾主运化，肾主温煦，为胃之关，主司二便。若二脏功能失于协调，脾气虚弱或肾阳不足，则运化失司，水谷精微不化，水湿内停。经行之际，气血下注冲任，脾肾益虚而致经行泄泻。

3. 辨证论治

辨证分型	辨证要点	治法	方药
脾气虚证	经前或经期大便泄泻，脘腹胀满，神疲肢倦，经行量多，色淡质稀，平时带下量多，色白质黏，无臭气，或面浮肢肿，舌淡胖，苔白腻，脉濡缓	补脾益气，除湿止泻	参苓白术散
肾阳虚证	经前或经期大便泄泻，晨起尤甚，腰酸腿软，畏寒肢冷，头晕耳鸣，月经量少，色淡，平时带下量多，质稀，面色晦暗，舌淡，苔白滑，脉沉迟无力	温阳补肾，健脾止泻	健固汤合四神丸

细目十七　经行浮肿

1. 概述　每值行经前后，或正值经期，头面四肢浮肿者，称“经行浮肿”，或称“经来遍身浮肿”“经来浮肿”

2. 病因病机　临床常见的有脾肾阳虚和气滞血瘀。思虑劳倦，损及脾肾（经行之际气血下注胞宫），脾肾阳虚，气化不利；情志内伤，肝失条达（经前、经时冲任气血壅滞），气机升降失常，水湿运化不利，溢于肌肤，发为水肿。

3. 辨证论治

辨证分型	辨证要点	治法	方药
脾肾阳虚证	经行面浮肢肿，按之没指，晨起头面肿甚，月经推迟，经行量多，色淡质稀，腹胀纳减，腰膝酸软，大便溏薄，舌淡，苔白腻，脉沉缓或濡细	温肾化气，健脾利水	肾气丸合苓桂术甘汤
气滞血瘀证	经行肢体肿胀，按之随手而起，经色暗有块，脘闷胁胀，善叹息，舌紫暗，苔薄白，脉弦涩	理气行滞，养血调经	八物汤加泽泻、益母草

细目十八　经行吐衄

1. 概述　每逢经行前后，或正值行经之时，出现周期性的衄血或吐血，称“经行吐衄”，或称“倒经”“逆经”

2. 病因病机　本病之因，由血热而冲气上逆，迫血妄行所致。出于口者为吐，出于鼻者为衄。临床以鼻衄为多。常见肝经郁火、肺肾阴虚。

3. 辨证论治

辨证分型	辨证要点	治法	方药
肝经郁火证	经前或经期吐血、衄血，量较多，色鲜红，月经可提前、量少甚或不行，心烦易怒，或两胁胀痛，口苦咽干，头晕耳鸣，尿黄便结，舌红苔黄，脉弦数	清肝调经	清肝引经汤
肺肾阴虚证	经前或经期吐血、衄血，量少，色暗红，月经每先期、量少；平素可有头晕耳鸣，手足心热，两颧潮红，潮热咳嗽，咽干口渴，舌红或绛，苔花剥或无苔，脉细数	滋阴养肺	顺经汤

细目十九　经行口糜

1. 概述　每值临经或经行时，口舌糜烂，每月如期反复发作者，称“经行口糜”。

2. 病因病机　病机多由心、胃之火上炎所致。其热有阴虚火旺，热乘于心者；有胃热炽盛而致者，每遇经行阴血下注，其热益盛，随冲气上逆而发。

3. 辨证论治

辨证分型	辨证要点	治法	方药
阴虚火旺证	经期口舌糜烂，口燥咽干，月经量少，色红，五心烦热，尿少色黄，舌红苔少，脉细数	滋阴降火	知柏地黄汤
胃热熏蒸证	经行口舌生疮，口臭，月经量多，色深红，口干喜饮，尿黄便结，舌苔黄厚，脉滑数	清胃泄热	凉隔散

细目二十　经行风疹块

1. 概述　每值临经时或行经期间，周身皮肤突起红疹，或起风团，瘙痒异常，经净渐退者，称“经行风疹块”。

2. 病因病机　本病多因风邪为患，缘于素体本虚，适值经行，气血益虚，风邪乘虚而入，郁于皮肤肌腠之间而诱发本病。本病有内风、外风之别，内风者，由血虚生风所致；外风者，由风邪乘经期、产后体虚之时，袭于肌腠所致。常见病因有血虚、风热。

3. 辨证论治

辨证分型	辨证要点	治法	方药
血虚证	经行风疹频发，瘙痒难忍，入夜尤甚，月经多推迟，量少色淡，面色不华，肌肤枯燥，舌淡红，苔薄，脉虚数	养血祛风	当归饮子
风热证	经行身发红色风团、疹块，瘙痒不堪，感风遇热，其痒尤甚，月经多提前，量多色红，口干喜饮，尿黄便结，舌红，苔黄，脉浮数	疏风清热	消风散

细目二十一　经行发热

1. 概述　每值经期或经行前后出现以发热为主的病证，称“经行发热”，又称“经来发热”。

2. 病因病机　主要发病机理是气血营卫失调，值月经的生理改变而发。其常见病因有阴虚、肝郁和血瘀。

3. 辨证论治

辨证分型	辨证要点	治法	方药
肝肾阴虚证	经期或经后，午后发热，五心烦热，咽干口燥，两颧潮红，经量少，色鲜红，舌红，苔少，脉细数	滋养肝肾，育阴清热	蒿芩地丹四物汤
血气虚弱证	经行或经后发热，热势不扬，动则自汗出，经量多，色淡质薄，神疲肢软，少气懒言，舌淡，苔白润，脉虚缓	补益血气，甘温除热	补中益气汤
瘀热壅阻证	经前或经期发热，腹痛拒按，经色紫暗，夹有血块，舌紫暗或舌边有瘀点，脉沉弦或沉涩有力	化瘀清热	血府逐瘀汤加丹皮

细目二十二　经行情志异常

1. 概述　经期或经行前后，出现烦躁易怒，悲伤欲哭，或情志抑郁，喃喃自语，或彻夜不眠，甚或狂躁不安，经后复如常人者，称为“经行情志异常”。

2. 病因病机　主要发病机理是痰火、郁热或心血素虚，值月经周期的生理改变时扰动心神或心神失养而致。常见的病因有心血不足、肝经郁热和痰火上扰。

3. 辨证论治

辨证分型	辨证要点	治法	方药
心血不足证	经前或经期，精神恍惚，心神不宁，无故悲伤，心悸失眠，月经量少、色淡，舌淡，苔薄白，脉细	补血养心，安神定志	甘麦大枣汤合养心汤去川芎、半夏曲
肝经郁热证	经前或经期烦躁易怒，或抑郁不乐，头晕目眩，口苦咽干，胸胁胀满，不思饮食，月经量多、色深红，舌红，苔黄，脉弦数	清肝泄热，解郁安神	丹栀逍遥散酌加川楝子、生龙齿、代赭石
痰火上扰证	经前或经期精神狂躁，语无伦次，头痛失眠，心胸烦闷，不思饮食，舌红，苔黄腻，脉滑数有力	清热化痰，宁心安神	生铁落饮加郁金、川连

细目二十三　绝经前后诸证

1. 概述　妇女在绝经前后，出现烘热面赤，进而汗出，精神倦怠，烦躁易怒，头晕目眩，耳鸣心悸，失眠健忘，腰酸背痛，手足心热，或伴有月经紊乱等与绝经有关的症状，称“经断前后诸证”，又称“经断前后诸证”。

2. 病因病机　本病发生的病机以肾虚为主。常见的病因有肾阴虚、肾阳虚和肾阴阳两虚。

3. 辨证论治

辨证分型	辨证要点	治法	方药
肾阴虚证	经断前后，月经周期紊乱，量少或多，经色鲜红，头晕耳鸣，腰酸腿软，烘热汗出，五心烦热，失眠多梦，口燥咽干，或皮肤瘙痒，舌红，苔少，脉细数	滋肾益阴，育阴潜阳	左归丸
肾阳虚证	经断前后，月经不调，量多或少，色淡质稀，头晕耳鸣，形寒肢冷，腰酸膝软，腹冷阴坠，小便频数或失禁，带下量多，精神萎靡，面色晦暗，舌淡，苔白滑，脉沉细而迟	温肾壮阳，填精养血	右归丸
肾阴阳俱虚证	经断前后，时而畏寒恶风，时而潮热汗出，腰酸乏力，头晕耳鸣，五心烦热，月经紊乱，量少或多，舌红，苔薄，脉沉细	补肾扶阳，滋肾养血	二仙汤
心肾不交证	绝经前后，心烦失眠，心悸易惊，甚至情志失常，月经周期紊乱，量少或多，经色鲜红，头晕健忘，腰酸乏力，舌红，苔少，脉细数	滋阴补血，养心安神	天王补心丹

细目二十四　经断复来

1. 概述　经断复来是指绝经期妇女月经停止 1 年或 1 年以上，又再次出现子宫出血，亦称为“年老经水复行”或“妇人经断复来”。

2. 病因病机　经断复来见于老年妇女。当进入老年期后，肾阴虚逐渐影响他脏，或脾虚肝郁，冲任失固；或湿热下注，或血热，或湿毒瘀结，损伤冲任，以致经断复行。

3. 鉴别诊断

（1）宫颈癌：阴道不规则出血，常为接触性出血，或见血性带下，量时多时少，也可大量出血。严重者可见下腹胀痛、腰痛、一侧或两侧下腹痉挛性疼痛。

（2）宫颈炎：表现为宫颈糜烂或息肉时均可见接触性出血，宫颈刮片细胞学检查示巴氏Ⅰ～Ⅱ级。宫颈 TCT 检查呈良性反应。

（3）宫颈结核：表现为阴道不规则出血，伴白带增多，局部见多个溃疡，甚至呈菜花样赘生物。可局部活检以确诊。

（4）子宫肉瘤或子宫内膜癌：子宫出血反复量多，子宫增大等，需作诊刮以确诊。

4. 辨证论治

辨证分型	辨证要点	治法	方药
脾虚肝郁证	经断后阴道出血，量少，色淡，质稀，气短懒言，神疲肢倦，食少腹胀，胁肋胀满，舌苔薄白，脉弦无力	健脾调肝，安冲止血	安老汤
肾阴虚证	经断后阴道出血，量少，色鲜红，质稠，腰膝酸软，潮热盗汗，头晕耳鸣，口咽干燥，舌质偏红，苔少，脉细数	滋阴清热，安冲止血	知柏地黄丸加阿胶、龟甲
湿热下注证	绝经后阴道出血，色红或紫红，量较多，平时带下色黄有味，外阴及阴道瘙痒，口苦咽干，大便不爽，疲惫无力，纳谷不馨，小便短赤，舌质偏红，苔黄腻，脉细数	清热利湿，止血凉血	易黄汤加黄芩、茯苓、泽泻、侧柏叶、大小蓟
血热证	自然绝经2年以上经水复来，色深红，质稠，带下增多，色黄，有臭味，口苦口干，小便短赤，大便秘结，舌红，苔黄，脉弦滑	清热凉血，固冲止血	益阴煎加生牡蛎、茜根、地榆
湿毒瘀结证	绝经后复见阴道出血，量少，淋漓不断，夹有杂色带下，恶臭，小腹疼痛，低热起伏，神疲，形体消瘦，舌质暗或有瘀斑，苔白腻，脉细弱	利湿解毒，化瘀散结	萆薢渗湿汤合桂枝茯苓丸去滑石，加黄芪、三七

第八单元　带下病

细目一　概述

1. 带下病的定义　带下病是指带下量增多或减少，色、质、气味异常，或伴有全身或局部症状者。带下明显增多者称为带下过多；带下明显减少者称为带下过少。

2. 带下病的治疗原则　以除湿为主，治脾宜运、宜升、宜燥；治肾宜补、宜固、宜涩；湿热和热毒宜清、宜利；阴虚夹湿则补清兼施。

细目二　带下过多

1. 概述　带下过多是指带下量明显增多，色、质、气味异常，或伴有局部及全身症状者。

2. 病因病机　病机是湿邪伤及任、带二脉，使任脉不固，带脉失约。湿邪是导致本病的主要原因，但有内外之别。

3. 辨证要点　带下色深（黄、赤、青绿）、质黏稠、气味臭秽者，属实，属热；带下色淡（淡白、淡黄）、质稀，或有腥气者，属虚，属寒。

4. 辨证论治

辨证分型	辨证要点	治法	方药
脾虚证	带下量多，色白或淡黄，质稀薄，或如涕如唾，绵绵不断，无臭，面色㿠白或萎黄，四肢倦怠，脘胁不舒，纳少便溏，或四肢浮肿，舌淡胖，苔白或腻，脉细缓	健脾益气，升阳除湿	完带汤
肾阳虚证	带下量多，绵绵不断，质清稀如水，腰酸如折，畏寒肢冷，小腹冷感，面色晦暗，小便清长，或夜尿多，大便溏薄，舌质淡，苔白润，脉沉迟	温肾培元，固涩止带	内补丸
阴虚夹湿证	带下量多，色黄或赤白相兼，质稠，有气味，阴部灼热感，或阴部瘙痒，腰酸腿软，头晕耳鸣，五心烦热，咽干口燥，或烘热汗出，失眠多梦，舌质红，苔少或黄腻，脉细数	滋肾益阴，清热利湿	知柏地黄汤

续表

辨证分型	辨证要点	治法	方药
湿热下注证	带下量多，色黄或呈脓性，质黏稠，有臭气，或带下色白质黏，呈豆渣样，外阴瘙痒，小腹作痛，口苦口腻，胸闷纳呆，小便短赤，舌红，苔黄腻，脉滑数	清利湿热，解毒杀虫	止带方
热毒蕴结证	带下量多，黄绿如脓，或赤白相兼，或五色杂下，质黏腻，臭秽难闻，小腹疼痛，腰骶酸痛，烦热头晕，口苦咽干，小便短赤，大便干结，舌红，苔黄或黄腻，脉滑数	清热解毒	五味消毒饮加败酱草、鱼腥草、土茯苓、薏苡仁

细目三　带下过少

1. 概述　带下过少是指带下量减少，导致阴中干涩痒痛，甚至阴部萎缩者。

2. 病因病机　主要病机是阴液不足，不能渗润阴道。肝肾亏损，血枯瘀阻是导致带下过少的主要原因。

3. 辨证论治

辨证分型	辨证要点	治法	方药
肝肾亏损证	带下过少，甚至全无，阴部干涩灼痛，或伴阴痒，阴部萎缩，性交疼痛＋肝肾亏损证（头晕耳鸣，腰膝酸软，烘热汗出，烦热胸闷，夜寐不安，小便黄，大便干结，舌红少苔，脉细数或沉弦细）	滋补肝肾，养精益血	左归丸加知母、肉苁蓉、紫河车、麦冬
血枯瘀阻证	带下过少，甚至全无，阴中干涩，阴痒＋血枯瘀阻证（面色无华，头晕眼花，心悸失眠，神疲乏力，或经行腹痛，经色紫暗，有血块，肌肤甲错，或下腹有包块），舌质暗，边有瘀点瘀斑，脉细涩	补血益精，活血化瘀	小营煎加丹参、桃仁、牛膝

第九单元　妊娠病

细目一　概述

1. 妊娠病的定义　妊娠期间，发生与妊娠有关的疾病，称“妊娠病”，又称“胎前病”。常见的疾病有妊娠恶阻、胎漏、胎动不安、妊高征、异位妊娠等。

2. 妊娠病的诊断　首先要明确妊娠诊断。根据停经史、早孕反应、脉滑等临床表现，结合辅助检查，如妊娠试验、基础体温、B 超等判断是否妊娠。

3. 妊娠病的发病机理　阴血虚、脾肾虚、冲气上逆、气滞。

4. 妊娠病的治疗原则　胎元正常，治病与安胎并举；胎元异常，下胎以益母。

5. 妊娠期间用药的注意事项　①凡峻下、滑利、祛瘀、破血、耗气、散气及一切有毒药品，都应慎用或禁用；②禁用影响胎儿正常发育的药物；③慎用影响母体妊娠的药物；病情需要时，适量使用；④“衰其大半而止”。

细目二　妊娠恶阻

1. 概述　妊娠早期出现严重的恶心呕吐、头晕倦怠，甚至食入即吐者，称“妊娠恶阻”。

2. 病因病机　病因是脾胃虚弱、肝胃不和。病机是冲脉之气上逆，胃失和降。

3. 辨证论治

辨证分型	辨证要点	治法	方药
脾胃虚弱证	妊娠早期，恶心呕吐不食，甚则食入即吐，口淡，呕吐清水痰涎，头晕乏力，神疲嗜睡，脘痞腹胀，舌淡，苔白，脉细滑无力	健脾和胃，降逆止呕	香砂六君子汤
肝胃不和证	妊娠早期，恶心，呕吐酸水或苦水，恶闻油腻，烦渴，口苦口干，头胀头晕，胸满胁痛，嗳气叹息，舌淡红，苔微黄，脉弦滑	清肝和胃，降逆止呕	橘皮竹茹汤或苏叶黄连汤加姜半夏、竹茹、乌梅
痰滞证	妊娠早期，呕吐痰涎，胸膈满闷，不思饮食，口中淡腻，头晕目眩，心悸气短，舌淡胖，苔白腻，脉滑	化痰除湿，降逆止呕	青竹茹汤

细目三　异位妊娠

1. 概述　受精卵在子宫体腔以外着床发育，称为“异位妊娠”，俗称“宫外孕”。

2. 病因病机　异位妊娠的发病机理与少腹宿有瘀滞，冲任胞脉、胞络不畅，或先天肾气不足，后天脾气受损等因素有关。病机的本质在于少腹血瘀实证。

3. 诊断与鉴别诊断

（1）诊断要点：根据病史，临床表现有停经、阴道不规则出血、腹痛及相关体征，结合妇科检查、尿妊娠试验、B 超、后穹隆穿刺可明确诊断。

（2）鉴别诊断：本病应与妊娠腹痛、胎动不安、黄体破裂、急性阑尾炎、急性盆腔炎、卵巢囊肿蒂扭转等相鉴别。

4. 临床表现

（1）症状：停经、阴道流血、腹痛、晕厥和休克。

（2）体征：患侧下腹明显压痛、反跳痛，轻度肌紧张；妇科检查可见阴道少量血液，后穹隆饱满、触痛。

5. 急症处理及手术适应证

（1）急症处理：①患者平卧，立即监测生命体征，观察患者神志；②急查血常规、血型及交叉配血，备血，必要时输血；③立即给予输氧、补液，可用丽参注射液 10mL 配 50% 葡萄糖注射液 20mL 静推，或配 5% 葡萄糖注射液 500mL 静滴；④有条件者可同时服用参附汤回阳救逆，或服生脉散合宫外孕Ⅰ号方以益气固脱、活血化瘀；⑤腹腔出血过多，或经以上处理休克仍不能纠正者，应立即手术治疗。

（2）手术适应证：①停经时间长，疑为输卵管间质部或残角子宫妊娠者；②休克严重，内出血量多或持续出血，虽经抢救而不易控制者；③妊娠试验持续阳性，包块继续长大，杀胚药无效者；④愿意同时施行绝育术者。

6. 辨证论治

辨证分型		辨证要点	治法	方药
未破损期		停经后可有早孕反应，或下腹一侧有隐痛，双合诊可触及一侧附件有软性包块，有压痛，尿妊娠试验阳性，脉弦滑	活血化瘀，消癥杀胚	宫外孕Ⅱ号方加蜈蚣、全蝎、紫草
已破损期	休克型	突发下腹剧痛，面白肢冷，或冷汗淋漓，恶心呕吐，血压下降或不稳定，有时烦躁不安，脉微欲绝，或细数无力，并有腹部及妇科检查的特征	益气固脱，活血化瘀	生脉散合宫外孕Ⅰ号方
	不稳定型	腹痛拒按，腹部有压痛及反跳痛，但逐渐减轻，可触及界限不清的包块，时有少量阴道出血，血压平稳，脉细缓	活血化瘀，佐以益气	宫外孕Ⅰ号方
	包块型	腹腔血肿包块形成，腹痛逐渐消失，可有下腹坠胀或便意感，阴道出血逐渐停止，脉细涩	活血祛瘀消癥	宫外孕Ⅱ号方

细目四　胎漏、胎动不安

1. 概述　妊娠期间，阴道不时有少量出血，时出时止，或淋沥不断，而无腰酸、腹痛、小腹下坠者，称为“胎漏”，也称“胞漏”“漏胎”。妊娠期间出现腰酸、腹痛、小腹下坠，或伴有少量阴道出血者，称为“胎动不安”。

2. 病因病机　胎漏、胎动不安的主要病机是冲任损伤，胎元不固。常见病因有肾虚、血热、气血虚弱、血瘀。

3. 鉴别诊断

疾病	相同点	不同点
异位妊娠	均可引起阴道出血	阴道出血呈点滴状，褐色，少腹隐痛或突发剧痛。妇检宫口闭合，宫颈举摇痛明显，子宫较孕周小。附件可有小包块，触痛明显。B超可区别
胎漏、胎动不安		阴道少量出血，淡红、暗红或鲜红。妇检宫颈无举摇痛。附件无包块

4. 辨证论治

辨证分型	辨证要点	治法	方药
肾虚证	妊娠期阴道少量出血，色淡暗，腰酸，腹痛，下坠，或曾屡孕屡堕，头晕耳鸣，夜尿多，眼眶暗黑或有面部暗斑，舌淡暗，苔白，脉沉细滑，尺脉弱	补肾健脾，益气安胎	寿胎丸加党参、白术或滋肾育胎丸
血热证	妊娠期阴道少量下血，色鲜红或深红，质稠，或腰酸，口苦咽干，心烦不安，便结溺黄，舌质红，苔黄，脉滑数	清热凉血，养血安胎	保阴煎
气血虚弱证	妊娠期少量阴道出血，色淡红，质清稀，或小腹空坠而痛，腰酸，面色㿠白，心悸气短，神疲肢倦，舌质淡，苔薄白，脉细弱略滑	补气养血，固肾安胎	胎元饮
跌仆伤胎证	妊娠外伤，腰酸，腹胀坠，或阴道下血，舌象正常，脉滑无力	补气和血安胎	圣愈汤合寿胎丸
癥瘕伤胎证	宿有癥积，孕后常有腰酸，腹痛下坠，阴道不时下血，色暗红，或妊娠期跌仆闪挫，继之腹痛，或少量阴道出血，舌暗红或有瘀斑，脉弦滑或沉弦	活血消癥，补肾安胎	桂枝茯苓丸合寿胎丸

细目五　堕胎、小产

1. 概述　凡妊娠12～28周内，胚胎自然殒堕者，称为“堕胎”。妊娠12～28周内，胎儿已成形而自然殒堕者，称为“小产”，亦称“半产”。怀孕一月不知受孕而殒堕者，称“暗产”。

2. 病因病机　发病机理主要是冲任损伤，胎结不实，胎元不固，而致胚胎、胎儿自然殒堕离宫而下，多由胎漏、胎动不安发展而来。常见病因有肾气虚弱、气血不足、热病伤胎和跌仆伤胎。

3. 鉴别诊断　本病诊断的关键是妊娠物是否完全堕出或产出，需与异位妊娠、葡萄胎相鉴别。经妇科检查、B超、后穹隆穿刺多可区分。

4. 辨证论治

辨证分型	辨证要点	治法	方药
胎堕难留证	妊娠早期，阴道流血逐渐增多，色红有块，小腹坠胀疼痛；或妊娠中晚期，小腹疼痛，阵阵紧逼，会阴逼胀下坠，或有羊水溢出，继而阴道下血量多，或伴心悸气短，面色苍白，头晕目眩，舌质正常或紫暗，舌边尖有瘀点，脉滑或涩	祛瘀下胎	脱花煎或生化汤加益母草

续表

辨证分型	辨证要点	治法	方药
胎堕不全证	胎殒之后，尚有部分组织残留于子宫，阴道流血不止，甚至经血如崩，腹痛阵阵紧逼，舌淡红，苔薄白，脉沉细无力	活血化瘀，佐以益气	脱花煎加人参、益母草、炒蒲黄

细目六　滑胎

1. 概述　凡堕胎或小产连续发生3次或3次以上者，称为“滑胎”，又称“数堕胎”。

2. 病因病机　滑胎的主要机理为母体冲任损伤和胎元不健。滑胎的病因临床常见的有肾虚、脾肾虚弱、气血两虚、血热和血瘀。

3. 诊断

（1）病史：堕胎、小产连续发生3次或3次以上者，称为滑胎。诊断时注意其连续性和自然陨堕的特点。

（2）检查

①妇科检查：了解子宫发育情况，有无子宫肌瘤、子宫畸形及盆腔肿物等。

②实验室检查：查男女双方染色体。男子因诸多因素所导致的精子数目、活动力、畸形率的异常。女方查黄体功能、胎盘内分泌功能等。

③辅助检查：通过B超或子宫－输卵管造影观察子宫形态、大小，有无畸形、宫腔粘连、子宫肌瘤、盆腔肿物，以及宫颈内口情况。

4. 辨证论治

辨证分型		辨证要点	治法	方药
肾虚证	肾气不足证	屡孕屡堕或应期而堕，孕后腰酸膝软，头晕耳鸣，夜尿频多，面色晦暗，舌质淡，苔薄白，脉细滑，尺脉沉弱	补肾健脾，调理冲任	补肾固冲丸
	肾阳亏虚证	屡孕屡堕，腰酸膝软，甚至腰痛如折，头晕耳鸣，畏寒肢冷，小便清长，夜尿频多，大便溏薄，舌淡，苔薄而润，脉沉迟或沉弱	温补肾阳，固冲安胎	肾气丸去泽泻，加菟丝子，杜仲，白术
	肾精亏虚证	屡孕屡堕，腰酸膝软，或足跟痛，头晕耳鸣，手足心热，两颧潮红，大便秘结，舌红，少苔，脉细数	补肾填精，固冲安胎	育阴汤
气血两虚证		屡孕屡堕，头晕目眩，神疲乏力，面色㿠白，心悸气短，舌质淡，苔薄白，脉细弱	益气养血，固冲安胎	泰山磐石散
血热证		屡孕屡堕，孕后阴道出血，色深红质稠，腰酸腹痛，面赤唇红，口干咽燥，便结尿黄，舌红苔黄，脉弦滑数	清热养血，滋肾安胎	保阴煎合二至丸加白术
血瘀证		素有癥瘕，孕后屡孕屡堕，肌肤无华，舌质紫暗或有瘀斑，脉弦滑或涩	祛瘀消癥，固冲安胎	桂枝茯苓丸合寿胎丸

易混考点解析

胎漏、胎动不安		滑胎		
辨证分型	方药	辨证分型		方药
肾虚证	寿胎丸加党参、白术或滋肾育胎丸	肾虚证	肾气不足证	补肾固冲丸
			肾阳亏虚证	肾气丸
			肾精亏虚证	育阴汤
跌仆伤胎证	圣愈汤合寿胎丸	—		—

续表

胎漏、胎动不安		滑胎	
气血虚弱证	胎元饮	气血两虚证	泰山磐石散
血热证	保阴煎	血热证	保阴煎合二至丸
癥瘕伤胎证	桂枝茯苓丸合寿胎丸	血瘀证	桂枝茯苓丸合寿胎丸

细目七　胎萎不长

1. 概述　妊娠 4 ～ 5 个月后，孕妇腹形与宫体增大明显小于正常妊娠月份，胎儿存活而生长迟缓者，称为“胎萎不长”。

2. 病因病机　本病的主要机理是气血不足以荣养其胎，而致胎儿生长迟缓。主要病因有气血虚弱、脾肾不足、血寒宫冷。

3. 辨证论治

辨证分型	辨证要点	治法	方药
气血虚弱证	妊娠 4 ～ 5 个月后，腹形和宫体增大明显小于妊娠月份，胎心胎动微弱，孕妇面色萎黄或㿠白，头晕心悸，纳少乏力，苔薄，脉细滑无力	益气补血养胎	胎元饮
脾肾不足证	妊娠腹形明显小于妊娠月份，胎心胎动低弱，孕妇腰酸膝冷，纳少便溏，或形寒畏冷，手足不温，苔白润，舌淡，脉沉迟	补养脾肾，养胎长胎	寿胎丸合四君子汤
血寒宫冷证	妊娠腹形明显小于妊娠月份，胎儿存活，形寒怕冷，腰腹冷痛，四肢不温，舌淡苔白，脉沉迟滑	温肾扶阳，养血育胎	长胎白术散加巴戟天、艾叶

细目八　子满

1. 概述　妊娠 5 ～ 6 个月后出现腹大异常，胸膈满闷，甚则遍身俱肿，喘息不得卧者，称“子满”，又称“胎水肿满”。

2. 病因病机　本病发生机制是气血不足以荣养其胎，而致胎儿生长迟缓。其病因有气血虚弱、脾肾不足、血寒宫冷。

3. 辨证论治　本病为本虚标实证，治宜标本兼顾。本着治病与安胎并举的治则，健脾消水而不伤胎。

主症：妊娠中期后，腹部增大异常，胸膈满闷，呼吸短促，神疲体倦，四肢不温，小便当短少，甚则喘不得卧，舌淡胖，苔白，脉沉滑无力。

治法：健脾利水，养血安胎。

方药：鲤鱼汤加黄芪、桑白皮或当归芍药散。

细目九　子肿

1. 概述　妊娠中晚期，孕妇出现肢体面目肿胀者，称“子肿”，又称“妊娠肿胀”。

2. 子气、皱脚、脆脚的含义　①头面遍身浮肿，小水短少者，属水气为病，故名曰子肿。②自膝至足肿，小水长者，属湿气为病，故名曰子气。③遍身俱肿，腹胀而喘，在 6 ～ 7 个月时，名曰子满。④但两脚肿而肤厚者，属湿，名曰皱脚；皮薄者属水，名曰脆脚。

3. 病因病机　脾肾阳虚，水湿不化，或气滞湿停为妊娠肿胀的主要发病机理。

4. 辨证论治

辨证分型	辨证要点	治法	方药
脾虚证	妊娠数月，四肢面目浮肿或遍及全身，皮薄光亮，按之凹陷不起＋脾阳虚证（面色㿠白无华，神疲气短懒言，口淡而腻，脘腹胀满，食欲不振，小便短少，大便溏薄）＋舌淡体胖，边有齿印，苔白润而腻，脉缓滑	健脾利水	白术散
肾虚证	妊娠数月，面浮肢肿，下肢尤甚，按之如泥＋肾阳虚证（腰酸乏力，下肢逆冷，小便不利）＋舌淡，苔白润，脉沉迟	补肾温阳，化气行水	真武汤或肾气丸
气滞证	妊娠3～4月后，肢体肿胀，始于两足，渐延于腿，皮色不变，随按随起＋气滞证（胸闷胁胀，头晕胀痛）＋苔薄腻，脉弦滑	理气行滞，除湿消肿	天仙藤散或正气天香散

易混考点解析

经行浮肿		子肿	
辨证分型	方药	辨证分型	方药
脾肾阳虚证	肾气丸合苓桂术甘汤	脾虚证	白术散
		肾虚证	真武汤或肾气丸
气滞血瘀证	八物汤加泽泻、益母草	气滞证	天仙藤散或正气天香散

细目十　子晕

1. 概述　子晕又称“妊娠眩晕”，是指妊娠期出现以头晕目眩，状若眩冒为主症，甚或眩晕欲厥，称为“子晕”。

2. 病因病机　本病发生的主要机理是阴血不足、肝阳上亢或痰浊上扰。

3. 辨证论治

辨证分型	辨证要点	治法	方药
阴虚肝旺证	妊娠中后期，头晕目眩，视物模糊，耳鸣失眠，心中烦闷，颜面潮红，口干咽燥，手足心热，舌红或绛，少苔，脉弦数	育阴潜阳	杞菊地黄丸加石决明、龟甲、钩藤、白蒺藜、天麻
脾虚肝旺证	妊娠中晚期，头晕头重目眩，胸闷心烦，呕逆泛恶，面浮肢肿，倦怠嗜睡，苔白腻，脉弦滑	健脾化湿，平肝潜阳	半夏白术天麻汤加钩藤、丹参、蔓荆子
气血虚弱证	妊娠后期，头晕目眩，眼前发黑，心悸健忘，少寐多梦，神疲乏力，气短懒言，面色苍白或萎黄，舌淡，脉细弱	调补气血	八珍汤加何首乌、钩藤、石决明

细目十一　子痫

1. 概述　子痫又称“子冒”“妊娠痫证”，其主症是妊娠晚期或临产前及新产后，突然发生眩晕倒仆，昏不知人，两目上视，牙关紧闭，四肢抽搐，全身强直，须臾醒，醒复发，甚至昏迷不醒者，称为“子痫”。

2. 诊断

（1）病史：孕前可有或无高血压史、肾病史、糖尿病史、家族高血压病史，双胎、多胎妊娠，羊水过多，葡萄胎，子痫病史等。

（2）临床表现：妊娠后期，或正值分娩时，或分娩后，忽然眩晕倒仆，昏不知人，两目上视，牙关紧闭，四肢抽搐，角弓反张，须臾醒，醒复发，甚或昏迷不醒。

（3）检查：妊娠前或妊娠20周前可有或无高血压史，妊娠20周后血压升高到18.7/12.0kPa（140/90mmHg），或较基础血压升高4.0kPa（30/15mmHg），伴蛋白尿、水肿即可诊断为子痫前期。

3. 急症处理原则　一经确诊，立即住院治疗，积极处理。治疗原则为解痉、降压、镇静、合理扩容，必要时利尿、适时终止妊娠，中西医配合抢救。

细目十二　妊娠小便淋痛

1. 概述　妊娠期间出现尿频、尿急、淋沥涩痛等症，称“妊娠小便淋痛”，亦称“妊娠小便难”，俗称“子淋”。

2. 病因病机　总因于热，病机是膀胱郁热，气化失司，水道不利。其热有虚实之分，虚者阴虚内热；实者心火亢盛，湿热下注。

3. 辨证论治

辨证分型	辨证要点	治法	方药
阴虚津亏证	妊娠期间，小便频数，淋沥涩痛，量少，色淡黄＋阴虚生热证候，舌红少苔，脉细滑数	滋阴清热，润燥通淋	知柏地黄丸加麦冬、五味子、车前子
心火偏亢证	妊娠期间，小便频数，尿少色黄，艰涩刺痛＋心火上炎证候，舌红欠润，少苔或无苔，脉细数	清心泻火，润燥通淋	导赤散加玄参、麦冬
湿热下注证	妊娠期间，突然尿频、尿急、尿痛，尿意不尽，欲解不能，小便短赤＋湿热下注证，舌红，苔黄腻，脉弦滑数	清热利湿，润燥通淋	加味五苓散

细目十三　妊娠小便不通

1. 概述　妊娠期间，小便不通，甚至小腹胀急疼痛，心烦不得卧，称为“妊娠小便不通”，又称“转胞”或“胞转”。常见于妊娠中晚期。

2. 病因病机　胎气下坠，压迫膀胱，致膀胱不利，水道不通，溺不得出。属本虚标实证，临床有肾虚、气虚之分。

3. 辨证论治

辨证分型	辨证要点	治法	方药
肾虚证	妊娠小便频数不畅，继则闭而不通，小腹胀满而痛，坐卧不安，腰膝酸软，畏寒肢冷，舌淡，苔薄润，脉沉滑无力	温肾补阳，化气行水	肾气丸去丹皮、附子，加巴戟天、菟丝子
气虚证	妊娠期间，小便不通，或频数量少，小腹胀急疼痛，坐卧不安，面色㿠白，神疲倦怠，头重眩晕，舌淡，苔薄白，脉虚缓滑	补中益气，导溺举胎	益气导溺汤

第十单元　产后病

细目一　概述

1. 产后病的定义　产妇在新产后及产褥期间，发生与分娩或产褥有关的疾病。

2. 产后“三冲”“三病”“三急”的内容　产后三冲，即冲心、冲胃、冲肺。产后三病，是指病痉、病郁冒、大便难。产后三急，即呕吐、盗汗、泄泻。

3. 病因病机　由产后亡血伤津、元气受损、瘀血内阻、外感六淫或饮食房劳所伤形成的“多虚多瘀”

的病机特点。

4. 产后“三审” 先审小腹痛与不痛，以辨有无恶露停滞；次审大便通与不通，以验津液盛衰；再审乳汁行与不行和饮食多少，以察胃气的强弱。

5. 治疗原则 不拘于产后，也勿忘于产后。注意点：补虚扶正与逐瘀攻邪的关系。

6. 用药“三禁” ①禁大汗以防亡阳；②禁峻下以防亡阴；③禁通利小便以防亡津液。

细目二 产后血晕

1. 概述 产妇分娩后突然头晕眼花，不能起坐，或心胸满闷，恶心呕吐，痰涌气急，心烦不安，甚则神昏口噤，不省人事，称为“产后血晕”。本病为产后危重急症之一，属于“三冲”。

2. 病因病机 虚者多因阴血暴亡，心神失守而发；实者多因瘀血上攻，扰乱心神所致。

3. 鉴别诊断

（1）产后郁冒与产后血晕

疾病	相同点	不同点
产后血晕	都可见眩晕症状	多由于产后阴血暴亡，心神失养；或瘀血停滞，气逆攻心所致。晕来势急，病情严重，临床诊断以不省人事、口噤，甚则昏迷不醒为特点
产后郁冒		因产后亡血复汗，感受寒邪所致，症见头晕目瞀、郁闷不适、呕不能食、大便反坚、但头汗出

（2）产后痉病与产后血晕

疾病	相同点	不同点
产后血晕	都可见口噤不开症状	多与产后阴血暴亡，心神失养；或瘀血停滞，气逆攻心所致。晕来势急，病情严重，临床诊断以不省人事、口噤，甚则昏迷不醒为特点
产后痉病		多由于产时创伤，感染邪毒；或产后亡血伤津，筋脉失养所致。其发病时间较产后血晕缓慢。其症状以四肢抽搐、项背强直、角弓反张为主

（3）产后子痫与产后血晕

疾病	相同点	不同点
产后血晕	都可见神志不清症状	多与产后阴血暴亡，心神失养；或瘀血停滞，气逆攻心所致。晕来势急，病情严重，临床诊断是以不省人事、口噤，甚则昏迷不醒为特点
产后子痫		除了产前有头晕目眩、头面四肢浮肿、高血压、蛋白尿等病史外，尚有典型的抽搐症状

4. 急症处理 急则治其标，缓则治其本。具体措施：①立即将产妇置于头低脚高的仰卧体位，同时予以保温；②针刺眉心、人中、涌泉等穴，强刺激以促速醒；③丽参注射液、参麦注射液、参附注射液，静脉推注或滴注，迅速补充血容量以抗休克；④结合西医有关“产后出血”的原因，即子宫收缩乏力、胎盘因素、软产道裂伤、凝血功能障碍，进行中西医结合的抢救。

细目三 产后发热

1. 概述 在产褥期间，出现发热持续不退，或突然高热寒战，并伴有其他症状者。

2. 病因病机 产后发热的原因较为复杂，但致病机理与产后“正气易虚，易感病邪，易生瘀滞”的特殊生理状态密切相关。其常见病因有感染邪毒、外感、血瘀、血虚。

3. 诊断

（1）病史：妊娠晚期不节房事，或产程不顺（难产、滞产），接生不慎，产创护理不洁；或产后失血过多；或产后不禁房事；或当风感寒；或冒暑受热；或有情志不遂史。

（2）临床表现：产褥期内，尤以新产后出现发热为主，表现为持续发热，或突然寒战高热，或发热恶寒，或乍寒乍热，或低热缠绵等症状。若产后 24 小时至 10 天内出现体温≥ 38℃，大多数情况下表示有产褥感染。除发热之外，常伴有恶露异常和小腹疼痛，尤其以恶露异常为辨证要点。

（3）妇科检查：软产道损伤，局部可见红肿化脓。盆腔呈炎性改变，恶露秽臭。

（4）辅助检查：血常规检查见白细胞计数及中性粒细胞升高。

4. 急症处理　感染邪毒所致的产后发热，是产科危急重症，此时应参照“产褥感染”，积极进行中西医结合救治。

（1）支持疗法：加强营养，纠正水、电解质平衡紊乱，病情严重者或贫血者，多次少量输血或输血浆。

（2）热入营血：治宜解毒清营、凉血养阴，方药用清营汤加味，或用清开灵注射液静滴。

（3）热入心包：治以凉血脱毒、清心开窍，方药用清营汤送服安宫牛黄丸或紫雪丹。

（4）热深厥脱：急当回阳救逆，方用独参汤、生脉散或参附汤，或用参附注射液肌注。

5. 辨证论治

辨证分型	辨证要点	治法	方药
感染邪毒证	产后高热寒战，热势不退，小腹疼痛拒按，恶露量或多或少，色紫暗如败酱，气臭秽，心烦口渴，尿少色黄，大便燥结，舌红苔黄，脉数有力	清热解毒，凉血化瘀	五味消毒饮合失笑散或解毒活血汤
外感证	产后恶寒发热，鼻流清涕，头痛，肢体酸痛，无汗，舌苔薄白，脉浮紧	养血祛风，疏解表邪	荆穗四物汤
血虚证	产后低热不退，腹痛绵绵，喜按，恶露量或多或少，色淡质稀，自汗，头晕心悸，舌质淡，苔薄白，脉细数	养血益气，和营退热	八珍汤
血瘀证	产后寒热时作，恶露不下或下亦甚少，色紫暗有块，小腹疼痛拒按，舌质紫暗或有瘀点，脉弦涩	活血化瘀，和营除热	生化汤加味或桃红消瘀汤

易混考点解析

产后发热		经行发热	
辨证分型	方药	辨证分型	方药
感染邪毒证	五味消毒饮合失笑散或解毒活血汤	肝肾阴虚证	蒿芩地丹四物汤
外感证	荆穗四物汤	—	—
血虚证	八珍汤	血气虚弱证	补中益气汤
血瘀证	生化汤加味或桃红消瘀汤	瘀热壅阻证	血府逐瘀汤加丹皮

细目四　产后腹痛

1. 概述　产妇在产褥期内，发生与分娩或产褥有关的小腹疼痛。其中因瘀血引起者，称“儿枕痛”。本病以新产后多见。

2. 病因病机　病因是气血两虚、瘀滞子宫。病机是气血运行不畅，不荣则痛；迟滞而痛，不通则痛。

3. 鉴别诊断

（1）伤食腹痛：多有伤食史，痛在脘腹，常伴有胃脘满闷、嗳腐吞酸、呕吐腹泻、大便臭秽、舌苔垢腻，而恶露无异常改变。

（2）产褥感染腹痛：小腹疼痛剧烈，持续不减拒按，伴有发热恶寒或高热寒战，恶露时多时少，色紫暗如败酱，气臭秽，舌质红，苔黄腻，脉弦数或洪数。

（3）产后痢疾：可有产后腹痛窘迫症状，里急后重，大便呈赤白脓血样。大便常规检查可见多量红细胞和白细胞。

4. 辨证论治 治疗原则以“补虚化瘀，调畅气血”为主。

辨证分型	辨证要点	治法	方药
气血两虚证	产后小腹隐隐作痛数日不止，喜按喜揉，恶露量少，色淡红，质稀无块＋气血虚证候，舌质淡，苔薄白，脉细弱	补血益气，缓急止痛	肠宁汤
瘀滞子宫证	产后小腹疼痛，拒按，得热痛缓，恶露量少，涩滞不畅，色紫暗有块，块下痛减＋血寒或气滞证候，舌质紫暗，脉沉紧或弦涩	活血化瘀，温经止痛	生化汤

细目五　产后身痛

1. 概述 产妇在产褥期内，出现肢体或关节酸楚、疼痛、麻木、重着者，称“产后身痛”，俗称“产后风”。

2. 病因病机 本病的发生机理，主要是产后营血亏虚，经脉失养，或风寒湿邪乘虚而入。常见病因有血虚、风寒、血瘀、肾虚。

3. 鉴别诊断

（1）产后身痛与痹证

疾病	相同点	不同点
产后身痛	产后身痛外感风寒型与痹证的发病机理相近，临床表现也有类似，二者病位都在肢体关节	产后身痛只发生在产褥期，与产褥生理有关；若产后身痛日久不愈，迁延至产褥期后，则不属本病，当属痹证论治
痹证		痹证任何时候均可发病

（2）产后身痛与痿证

病名	相同点	不同点
产后身痛	二者症状均在肢体关节	产后身痛以肢体、关节疼痛、重着、屈伸不利为特点，有时亦兼麻木不仁或肿胀，但无瘫痿的表现
痿证		痿证以肢体痿弱不用、肌肉瘦削为特点，肢体关节一般不痛

4. 辨证论治

辨证分型	辨证要点	治法	方药
血虚证	产后遍身关节酸痛肢麻，面色萎黄，头晕心悸，舌淡，脉细弱	养血益气，温经通络	黄芪桂枝五物汤加当归、秦艽、丹参、鸡血藤
外感证	产后肢体关节疼痛，屈伸不利，或痛无定出，或冷痛剧烈，宛如针刺，得热则舒，或关节肿胀、麻木、重着，伴有恶寒怕风，舌苔薄白腻，脉濡细	养血祛风，散寒除湿	独活寄生汤
血瘀证	产后身痛，下肢为甚，痛有定处，麻木发硬，重着，屈伸不利，恶露量少，腹痛拒按，舌暗苔白，脉弦涩	养血活血，化瘀除湿	身痛逐瘀汤加毛冬青、忍冬藤、益母草、木瓜
肾虚证	产后腰膝、足跟痛，头晕耳鸣，夜尿多，舌淡暗，脉弦涩	补肾养血，强腰壮骨	养荣壮肾汤加秦艽、熟地黄

易混考点解析

经行身痛		产后身痛	
辨证分型	方药	辨证分型	方药
血虚证	当归补血汤	血虚证	黄芪桂枝五物汤加当归、秦艽、丹参、鸡血藤
—	—	外感证	独活寄生汤
血瘀证	趁痛散	血瘀证	身痛逐瘀汤加毛冬青、忍冬藤、益母草、木瓜
—	—	肾虚证	养荣壮肾汤加秦艽、熟地黄

细目六 产后恶露不绝

1. 概述 产后恶露（血性）持续10天以上，仍淋沥不断者，称为“恶露不绝”，又称“恶露不尽”。

2. 病因病机 主要病机是胞宫藏泻失度，冲任不固，血海不宁。常见病因有气虚、血热、血瘀。

3. 鉴别诊断

疾病	相同点	不同点
子宫黏膜下肌瘤	产后阴道出血，淋沥不尽	B超提示宫内无胎盘胎膜残留，或可提示黏膜下肌瘤，HCG阴性
绒毛膜癌		本病25%发生于正常妊娠足月产2～3个月后，除产后阴道出血淋沥不尽外，有时可见转移症状，如咯血、阴道紫蓝色结节。可拍胸片、查尿HCG、B超、诊刮等辅助诊断。如HCG阳性，B超提示宫内无胎盘胎膜残留，子宫增大而软，或有子宫壁肿瘤，或卵巢黄素化囊肿。诊断性刮宫，组织物病理检查见坏死组织间夹有增生活跃且异型性滋养细胞，则可确诊

4. 辨证论治

辨证分型	辨证要点	治法	方药
气虚证	产后恶露过期不止，量多或淋沥不尽，色淡红，质稀，无臭味+气虚证候	补气摄血固冲	补中益气汤加艾叶、阿胶、益母草
血热证	产后恶露过期不止，量较多，色深红，质黏稠，其气秽臭+阴虚血热证候	养阴清热止血	保阴煎加益母草、七叶一枝花、贯众
血瘀证	产后恶露过期不止，淋沥量少，色紫暗，夹有血块，块下痛减，小腹疼痛拒按，舌紫暗或边有瘀点，脉沉涩	活血化瘀止血	生化汤加益母草、炒蒲黄

易混考点解析

月经过多		经期延长		产后恶露不绝	
辨证分型	方药	辨证分型	方药	辨证分型	方药
气虚证	举元煎	气虚证	举元煎	气虚证	补中益气汤
虚热证	保阴煎	虚热证	两地汤合二至丸	血热证	保阴煎
血瘀证	失笑散	血瘀证	桃红四物汤合失笑散	血瘀证	生化汤

细目七　缺乳

1. 概述　产妇在哺乳期内，乳汁甚少或全无，称为产后缺乳，又称“乳汁不行”“乳汁不足”。

2. 病因病机　乳汁缺乏，多因气血虚弱，生化之源不足；或肝郁气滞，乳络不畅所致。常见病因有气血虚弱、肝郁气滞、痰浊阻滞。

3. 辨证论治

辨证分型	辨证要点	治法	方药
气血虚弱证	产后乳汁少，甚或全无，乳汁清稀，乳房柔软，无胀满感＋气血虚弱证候	补气养血，佐以通乳	通乳丹
肝气郁滞证	产后乳汁分泌少，甚或全无，乳房胀硬、疼痛，乳汁稠＋肝郁气滞证候	疏肝解郁，通络下乳	下乳涌泉散
痰浊阻滞证	乳汁甚少或无乳可下，乳房硕大或下垂不胀满，乳汁不稠＋痰浊内盛证候（肥胖，胸闷痰多，纳少便溏，或食多乳少），舌淡胖，苔腻，脉沉细	健脾化痰，佐以通乳	苍附导痰丸合漏芦散

细目八　产后抑郁

1. 概述　产后抑郁是以产妇在分娩后出现情绪低落、精神抑郁为主要症状的病证，是产褥期精神综合征中最常见的一种类型。

2. 病因病机　病机是血虚或血瘀导致心神不守。常见病因有心脾两虚、瘀血内阻、肝郁气结。

3. 辨证论治

辨证分型	辨证要点	治法	方药
心脾两虚证	产后焦虑，忧郁，心神不宁，常悲伤欲哭，情绪低落，失眠多梦，健忘，精神萎靡，伴神疲乏力，面色萎黄，纳少便溏，脘闷腹胀，舌淡，苔薄白，脉细弱	健脾益气，养心安神	归脾汤
瘀血内阻证	产后郁郁寡欢，默默不语，失眠多梦，神志恍惚，恶露淋沥日久，色紫暗有块，面色晦暗，舌暗有瘀斑，苔白，脉弦或涩	活血逐瘀，镇静安神	调经散或芎归泻心汤
肝郁气结证	产后心情抑郁，心神不安，夜不入寐，或噩梦纷纭，惊恐易醒，恶露量或多或少，色紫暗有块，胸闷纳呆，善太息，苔薄，脉弦	疏肝解郁，镇静安神	逍遥散加首乌藤、合欢皮、磁石、柏子仁

细目九　产后小便不通

1. 概述　新产后产妇发生排尿困难，小便点滴而下，甚则闭塞不通，小腹胀急疼痛者，称“产后小便不通”，又称“产后癃闭”。

2. 病因病机　本病病机是膀胱气化失司所致。若肺脾气虚，肾阳不足，气机阻滞或瘀血阻滞，可导致膀胱气化失常，发为小便不通。常见的病因有气虚、肾虚和血瘀。

3. 辨证论治

辨证分型	辨证要点	治法	方药
气虚证	产后小便不通，小腹胀急疼痛，或小便清白，点滴而下，倦怠乏力，少气懒言，语音低微，面色少华，舌质淡，苔薄白，脉缓弱	补气升清，化气行水	补中益气汤去升麻，加桔梗、茯苓、通草
肾虚证	产后小便不通，小腹胀急疼痛或小便色白而清，点滴而下，面色晦暗，腰膝酸软，舌质淡，苔白，脉沉细无力	温补肾阳，化气行水	济生肾气丸或金匮肾气丸

续表

辨证分型	辨证要点	治法	方药
血瘀证	产程不顺，产时损伤膀胱，产后小便不通或点滴而下，尿色略浑浊带血丝，小腹胀满疼痛，舌正常或暗，脉涩	活血化瘀，行气利水	加味四物汤或小蓟饮子

易混考点解析

妊娠小便不通		产后小便不通	
辨证分型	方药	辨证分型	方药
气虚证	益气导溺汤	气虚证	补中益气汤
肾虚证	肾气丸	肾虚证	济生肾气丸或金匮肾气丸
—	—	血瘀证	加味四物汤或小蓟饮子

细目十　产后小便淋痛

1. 概述　产后出现尿频、尿急、淋沥涩痛等症状，称“产后小便淋痛”，又称“产后淋”“产后溺淋”。

2. 病因病机　本病主要病机是膀胱气化失司，水道不利。常见的病因有湿热蕴结、肾阴亏虚、肝经郁热。

3. 辨证论治

辨证分型	辨证要点	治法	方药
湿热蕴结证	产时不顺，产后突感小便短涩，淋沥灼痛，尿黄赤或浑浊，口渴不欲饮，心烦，舌红，苔黄腻，脉滑数	清热利湿通淋	加味五淋散加益母草，或八正散，或分清饮
肾阴亏虚证	产后小便频数，淋沥不爽，尿道灼热疼痛，尿少色深黄，伴腰酸膝软，头晕耳鸣，手足心热，舌红，苔少，脉细数	滋肾养阴通淋	知柏地黄汤
肝经郁热证	产后小便艰涩而痛，余沥不尽，尿色赤，情志抑郁或心烦易怒，小腹胀满，甚或两胁胀痛，口苦而干，大便干结，舌红，苔黄，脉弦数	疏肝清热通淋	沉香散

易混考点解析

妊娠小便淋痛		产后小便淋痛	
辨证分型	方药	辨证分型	方药
湿热下注证	加味五苓散	湿热蕴结证	加味五淋散，或八正散，或分清饮
阴虚津亏证	知柏地黄丸	肾阴亏虚证	知柏地黄汤
心火偏亢证	导赤散	肝经郁热证	沉香散

第十一单元　妇科杂病

细目一　概述

1. 妇科杂病的定义　凡不属于经、带、胎、产疾病范围，而又与妇女解剖、生理、病机特点密切相关的各种妇科疾病，统称为妇科杂病。

2. 妇科杂病的范围 癥瘕、盆腔炎、不孕症、阴痒、阴疮、子宫脱垂、妇人脏躁等。

3. 妇科杂病的病因病机 气滞血瘀，湿热瘀结，痰湿壅阻，肾虚，肝郁，脾虚，冲任、胞脉胞络损伤，以及脏阴不足。

4. 妇科杂病的治疗 重在整体调补肾、肝、脾功能，调理气血，调治冲任、胞宫，以恢复其生理功能，并注意祛邪。

细目二 癥瘕

1. 概述 妇女下腹结块，伴有或胀，或痛，或满，或异常出血者，称为癥瘕。癥者有形可征，固定不移，推揉不散，痛有定处，病属血分；瘕者假聚成形，聚散无常，推之可移，痛无定处，病属气分。

2. 病因病机 癥瘕的发生主要是由于机体正气不足，风寒湿热之邪内侵，或七情、房事、饮食内伤，脏腑功能失调。其主要病因有气滞血瘀、痰湿瘀结、湿热瘀阻和肾虚血瘀。

3. 辨证论治

辨证分型	辨证要点	治法	方药
气滞血瘀证	下腹部结块，触之有形，按之痛或不痛，小腹胀满，月经先后不定，经血量多有块，经行难净，经色暗＋气滞血瘀证候，舌质紫暗或有瘀斑、瘀点，脉沉弦涩	行气活血，化瘀消癥	香棱丸或大黄䗪虫丸
痰湿瘀结证	下腹结块，触之不坚，固定难移，经行量多，淋沥难净，经间带下增多＋痰湿瘀结证候，舌体胖大，紫暗，有瘀斑、瘀点，苔白厚腻，脉弦滑或沉涩	化痰除湿，活血消癥	苍附导痰丸合桂枝茯苓丸
湿热瘀阻证	下腹部肿块，热痛起伏，触之痛剧，痛连腰骶，经行量多，经期延长，带下量多，色黄如脓，或赤白相杂＋湿热瘀阻证候，舌暗红，有瘀斑，苔黄，脉弦滑数	清热利湿，化瘀消癥	大黄牡丹汤
肾虚血瘀证	下腹部结块，触痛，月经量多或少，经行腹痛较剧，经色紫暗有块，婚久不孕或曾反复流产＋肾虚证候，舌暗，脉弦细	补肾活血，消癥散结	补肾祛瘀方或益肾调经汤

细目三 盆腔炎

1. 概述 女性内生殖器及其周围的结缔组织、盆腔腹膜发生的炎症，称为盆腔炎。分为急性和慢性两种。

2. 病因病机

（1）急性盆腔炎：多发在产后、流产后、宫腔内手术处置后，或经期卫生保健不当之际，邪毒乘虚侵袭，稽留于冲任及胞宫脉络，与气血相搏结，邪正交争，而发热疼痛；邪毒炽盛则腐肉酿脓，甚至泛发为急性腹膜炎、感染性休克。常见病因有热毒炽盛、湿热瘀结。

（2）慢性盆腔炎：其病因病机主要是经行产后，胞门未闭，风寒湿热之邪或虫毒乘虚内侵，与冲任气血相搏结，蕴积于胞宫，反复进退，耗伤气血，虚实错杂，缠绵难愈。常见病因有湿热瘀结、气滞血瘀、寒湿凝滞、气虚血瘀。

3. 盆腔炎的诊断

（1）急性盆腔炎

1）病史：近期有经行、产后、妇产科手术、房事不洁等发病因素。

2）临床表现：呈急性病容，辗转不安，面部潮红、高热不退、小腹部疼痛难忍。

3）检查

①妇科检查：小腹部紧张、压痛、反跳痛；阴道充血，盆腔形成脓肿，位置较低者则后穹窿饱满，有波动感。

②辅助检查：血常规检查见白细胞升高，粒细胞更明显。

（2）慢性盆腔炎

1）病史：既往有急性盆腔炎、阴道炎、节育或妇科手术史，或不洁性生活史。

2）临床表现：下腹部疼痛，痛连腰骶，可伴有低热起伏、易疲劳等。

3）妇科检查：子宫触压痛，活动受限，宫体一侧或两侧附件增厚、压痛，甚则触及炎性肿块。盆腔B超、子宫输卵管造影及腹腔镜检查有助于诊断。

4. 鉴别诊断

（1）急性盆腔炎与异位妊娠

疾病	相同点	不同点
急性盆腔炎	输卵管妊娠流产、破裂者，腹腔内出血，临床表现为腹痛、阴道流血，甚至晕厥，与急性盆腔炎相似	盆腔炎者高热，白细胞明显升高。后穹隆穿刺，盆腔炎者可吸出脓液
异位妊娠		异位妊娠者 HCG（+）。后穹隆穿刺，异位妊娠者可吸出不凝固的积血

（2）急性盆腔炎与急性阑尾炎

疾病	相同点	不同点
急性盆腔炎	都有身热、腹痛、白细胞升高	盆腔炎痛在下腹部两侧，病位较低，常伴有月经异常
急性阑尾炎		急性阑尾炎疼痛多局限于右下腹部，有麦氏点压痛、反跳痛

（3）急性盆腔炎与卵巢囊肿蒂扭转

疾病	相同点	不同点
急性盆腔炎	均有腹痛	常伴高热，白细胞明显升高
卵巢囊肿蒂扭转		常有突然腹痛，逐渐加重，甚至伴有恶心呕吐，一般体温不甚高。B超检查或妇科盆腔检查可资鉴别

（4）慢性盆腔炎与子宫内膜异位症

疾病	相同点	不同点
慢性盆腔炎	二者均有进行性加重的痛经，病程长	长期慢性疼痛，可有反复急性发作，低热，经行、性交、劳累后疼痛加重
子宫内膜异位症		平时不痛，或仅有轻微疼痛不适，经期则腹痛难忍，并呈进行性加重。腹腔镜、B超及抗子宫内膜抗体等检查有助于确诊

（5）慢性盆腔炎与卵巢囊肿

疾病	相同点	不同点
慢性盆腔炎	慢性盆腔炎形成输卵管积水，或输卵管卵巢囊肿者，需与卵巢囊肿者鉴别	慢性盆腔炎有盆腔炎病史，肿块成腊肠型，囊壁较薄，周围有粘连，活动受限
卵巢囊肿		卵巢囊肿多为圆形或椭圆形，周围无粘连，活动自如，常无明显自觉不适，偶于妇科体检中发现

5. 辨证论治

辨证分型		辨证要点	治法	方药
急性盆腔炎	热毒炽盛证	高热腹痛，恶寒或寒战，下腹部疼痛拒按，带下量多、色黄，或脓血，大便秘结，小便短赤，舌红，苔黄厚，脉滑数	清热解毒，利湿排脓	五味消毒饮合大黄牡丹汤
	湿热瘀结证	下腹部疼痛拒按或胀满，热势起伏，寒热往来，带下量多，色黄，质稠，味臭秽，舌红，有瘀点，苔黄厚，脉弦滑	清热利湿，化瘀止痛	仙方活命饮加薏苡仁、冬瓜仁
慢性盆腔炎	湿热瘀结证	少腹部隐痛或疼痛拒按，痛连腰骶，低热，经行或劳累加重，带下量多，色黄，大便秘结，尿黄，舌红，苔黄腻，脉弦数或滑数	清热利湿，化瘀止痛	银甲丸或当归芍药散加丹参、毛冬青、忍冬藤、田七
	气滞血瘀证	少腹部胀痛或刺痛，经行腰腹疼痛加重，经量多，有血块，带下量多，婚后多年不孕，经前乳房胀痛，舌紫暗，有瘀斑，苔薄，脉弦涩	活血化瘀，理气止痛	膈下逐瘀汤
	寒湿凝滞证	小腹冷痛，或坠胀疼痛，经行腹痛加重，喜热恶寒，得热痛减，月经错后，经量少色暗，带下淋沥，腰骶冷痛，小便频数，婚久不孕，舌暗红，苔白腻，脉沉迟	祛寒除湿，活血化瘀	少腹逐瘀汤
	气虚血瘀证	下腹部疼痛结块，缠绵日久，痛连腰骶，经行加重，经量多，有血块，带下量多，疲乏无力，舌暗红，有瘀点，苔白，脉弦紧无力	益气健脾，化瘀散结	理冲汤

细目四 不孕症

1. 概述 凡女子婚后未避孕，有正常性生活，同居1年以上，而未受孕者，称原发性不孕，古称“全不产”。曾有过妊娠，而后未避孕，又连续1年以上未再受孕者，称继发性不孕，古称“断绪”。

2. 病因病机 虚者因冲任、胞宫失于濡养与温煦，难以成孕。主要因素有肾阳亏损和肾阴不足。实者因瘀滞内停，冲任受阻，不能摄精成孕。主要因素有肝郁、痰湿和血瘀。

3. 辨证论治

辨证分型		辨证要点	治法	方药
肾虚证	肾气虚证	婚久不孕，月经不调或停闭，经量或多或少，色暗+肾气虚证候，舌淡，苔薄，脉沉细	补肾益气，温养冲任	毓麟珠
	肾阳虚证	婚久不孕，月经推后或停闭不行，色淡暗，性欲淡漠，小腹冷，带下量多，清稀如水，或子宫发育不良+肾阳虚证候，舌淡暗，苔白，脉沉细尺弱	温肾暖宫，调补冲任	温胞饮或右归丸
	肾阴虚证	婚久不孕，月经提前、量少或停闭，经色鲜红，或行经时间延长，甚至崩中或漏下不止+肾阴虚证候，舌红略干，苔少，脉细或细数	滋肾养血，调补冲任	养精种玉汤
肝气郁结证		婚久不孕，月经或先或后，经量多少不一，经来腹痛+肝郁证候，舌暗红或有瘀点、瘀斑，脉弦细	疏肝解郁，理血调经	开郁种玉汤
瘀滞胞宫证		婚久不孕，月经推后或周期正常，经来腹痛，或进行性加剧，经量多少不一，经色紫暗，有血块，块下痛减，或经行不畅，淋沥难净，或经间出血；或肛门坠胀不适，性交痛，舌紫暗或有瘀点、瘀斑，脉弦或弦细涩	逐瘀荡胞，调经助孕	少腹逐瘀汤
痰湿内阻证		婚久不孕，形体肥胖，月经推后，甚停闭不行，带下量多，色白质黏无臭+痰湿证候，舌淡胖，苔白腻，脉滑	燥湿化痰，理气调经	苍附导痰丸

细目五 阴痒

1. 概述 妇女外阴及阴道瘙痒，甚则痒痛难忍，坐卧不宁，或伴有带下增多等，称为“阴痒”。

2. 病因病机 本病内因为脏腑虚损，肝肾功能失常；外因多见会阴局部损伤，带下、尿液停积，湿蕴而生热，湿热生虫，虫毒侵蚀，则致外阴痒痛难忍。常见病因有肝经湿热、肝肾阴虚。

3. 诊断

（1）病史：有不良的卫生习惯，带下量多，长期刺激外阴部，或有外阴、阴道炎病史。

（2）临床表现：妇人前阴部瘙痒时作，甚则难以忍受，坐卧不宁，亦可波及肛门周围或大腿内侧

（3）检查

①妇科检查：外阴部皮肤粗糙，有抓痕，色素蜕变，甚则皲裂、破溃、黄水淋沥。

②实验室检查：白带镜检正常或可见念珠菌、滴虫等。

4. 辨证论治

辨证分型	辨证要点	治法	方药
肝经湿热证	阴部瘙痒难忍，坐卧不安，外阴皮肤粗糙增厚，有抓痕，黏膜充血破溃，或带下量多，色黄如脓，或呈泡沫米泔样，或灰白如凝乳，味腥臭＋湿热证候	清热利湿，杀虫止痒	龙胆泻肝汤或萆薢渗湿汤，外用蛇床子散
肝肾阴虚证	阴部瘙痒难忍，干涩灼热，夜间加重，或会阴部肤色变浅白，皮肤粗糙，皲裂破溃＋肝肾阴虚证候	滋阴补肾，清肝止痒	知柏地黄汤加当归、栀子、白鲜皮

5. 阴痒的外治法

（1）熏洗盆浴：蛇床子 30g，百部 30g，苦参 30g，徐长卿 15g，黄柏 20g，荆芥（或薄荷）20g（后下）。亦可选用市售洁尔阴、洁身纯等中药制剂。

（2）阴道纳药：根据白带检查结果，针对病源选药。

细目六 阴疮

1. 概述 女子外阴部结块红肿，或溃烂成疮，黄水淋沥，局部肿痛，甚则溃疡如虫蚀状者，称“阴疮”，又称“阴蚀”或“阴蚀疮”。

2. 病因病机 主要由热毒炽盛或寒湿凝滞，侵蚀外阴部肌肤所致。常见病因有热毒、寒湿。

3. 辨证论治

辨证分型	辨证要点	治法	方药
热毒证	外阴部皮肤局限性鲜红肿胀，破溃糜烂，灼热结块，脓苔稠黏，或脓水淋沥，全身可见身热心烦，口干纳少，便秘尿黄，舌红苔黄腻，脉弦滑数	清热利湿，解毒消疮	龙胆泻肝汤
寒湿证	阴部肌肤肿溃，触之坚硬，色晦暗不泽，日久不愈，脓水淋沥，疼痛绵绵，伴面色㿠白，精神不振，疲乏无力，畏寒肢冷，食少纳呆，舌淡，苔白腻，脉细弱	温经散寒，除湿消疮	阳和汤或托里消毒散

易混考点解析

阴痒		阴疮	
辨证分型	方药	辨证分型	方药
肝经湿热证	龙胆泻肝汤或萆薢渗湿汤	热毒证	龙胆泻肝汤
肝肾阴虚证	知柏地黄汤	寒湿证	阳和汤或托里消毒散

细目七　阴挺

1. 概述　妇女子宫下脱，甚则挺出阴户之外，或阴道壁膨出。前者为阴挺，西医称为“子宫脱垂”；后者为阴道壁膨出，又称“阴菌”“阴脱”。因多发在产后，故又有“产肠不收”之称。

2. 病因病机　气虚下陷与肾虚不固，致胞络损伤，不能提摄子宫。

3. 诊断与分度

Ⅰ度	轻型	宫颈外口距处女膜缘＜4cm，未达处女膜缘
	重型	宫颈已达处女膜缘，阴道口可见宫颈
Ⅱ度	轻型	宫颈脱出阴道口，宫体仍在阴道内
	重型	宫颈及部分宫体脱出阴道口
Ⅲ度	宫颈与宫体全部脱出于阴道口外	

4. 辨证论治

辨证分型	辨证要点	治法	方药
气虚证	子宫下移或脱出于阴道口外，阴道壁松弛膨出，劳则加剧，小腹下坠，四肢无力，气少懒言，面色少华，小便频数，带下量多，质稀色白，舌淡苔薄，脉缓弱	补中益气，升阳举陷	补中益气汤加金樱子、杜仲、续断
肾虚证	子宫下脱，日久不愈，头晕耳鸣，腰膝酸软，小腹下坠，小便频数，夜间尤甚，带下清稀，舌淡红，脉沉弱	补肾固脱，益气升提	大补元煎加黄芪

第十二单元　计划生育

细目一　避孕

1. 工具避孕（宫内节育器）

（1）适应证：已婚育龄妇女，愿意选用而无禁忌证者均可放置。

（2）禁忌证：①月经过多过频；②生殖道急性炎症；③生殖器官肿瘤；④子宫畸形；⑤宫颈过松、重度陈旧性宫颈裂或子宫脱垂；⑥严重全身性疾患。

（3）放置时间：①月经干净后3～7日；②人工流产后立即；③顺产后3个月、剖宫产后半年。

（4）节育器的取出与置换

①取器指征：放置年限已到需更换者；计划再生育；宫内节育器并发症较重，治疗无效者；宫内节育器变形或异位者；要求改用其他避孕措施或节育者；已绝经半年以上，或丧偶、离婚者；有感染化脓、嵌顿等并发症。

②取器时间：月经干净后3～7日，或绝经后半年至一年为宜；如因为盆腔肿瘤需取出，则随时可取；带器妊娠者，妊娠终止时同时取出疑有感染者，术前、术后应给予抗生素治疗。

③更换节育器：旧节育器取出后，可立即放置新的，或待下次月经干净后再放置。

2. 药物避孕

（1）适应证：凡身体健康、愿意避孕且月经基本正常的育龄妇女均可使用。

（2）禁忌证：严重高血压、糖尿病、肝肾疾病及甲状腺功能亢进者不宜应用；血栓性疾病、充血性心力衰竭、血液病及哺乳期妇女不宜应用；子宫肌瘤、恶性肿瘤或乳房内有肿块者不宜应用。

细目二　人工流产

1. 人工流产的适应证和禁忌证

（1）适应证：①妊娠 10 周内要求终止妊娠而无禁忌证者；②妊娠 10 周内因各种疾病不宜继续妊娠者。

（2）禁忌证：①各种疾病的急性期或严重的全身性疾患；②生殖器官急性炎症；③妊娠剧吐，酸中毒尚未纠正；④术前相隔 4 小时两次体温在 37.5℃或以上。

2. 人工流产并发症　包括有人工流产综合征、子宫穿孔、人流不全、宫腔或颈管内口粘连、人流术后感染。

3. 药物流产的适应证和禁忌证

（1）使用药物：米非司酮片与前列腺素药物序贯全并使用。

（2）适应证：用于终止停经≤ 49 天内的正常宫内妊娠。

（3）禁忌证：①肾上腺疾病或内分泌有关的肿瘤；②心血管系统疾病；③过敏体质；④带器妊娠或怀疑宫外孕；⑤妊娠剧吐；⑥长期服用药物，如利福平、异烟肼、抗抑郁药等；⑦距医疗单位远，不能及时就诊。

细目三　经腹输卵管结扎术

绝育手术的适应证和禁忌证

（1）适应证：①已有子女而夫妇双方都不愿再生育，要求绝育者；②患有严重疾病或不能承受妊娠带来的生理性负担者；③患有严重遗传疾病不宜生育者。

（2）禁忌证：①各种疾病急性期；②全身情况不良，不能胜任手术者，如心力衰竭、血液病等；③腹部皮肤有感染灶或急、慢性盆腔炎患者，应在感染治愈后再行手术；④严重神经官能症者；⑤ 24 小时内体温 2 次超过 37.5℃。

第十三单元　女性生殖功能的调节与周期性变化

细目一　卵巢的功能及周期性变化

1. 卵巢功能的周期性变化　包括卵泡的发育及成熟、排卵、黄体的形成和萎缩。

2. 卵巢分泌的激素及其功能

（1）雌激素：①能促进卵泡的发育。如不足，将致卵泡发育停止而闭锁。②能促使子宫发育，子宫内膜增生，肌层增厚；能增加子宫平滑肌对催产素的敏感性和收缩力；能使子宫颈管黏液分泌量增多，质变稀薄，易拉成丝状，以利精子通过。③能促进输卵管发育，并加强输卵管节律性收缩，有利于孕卵的输送。④使阴道上皮细胞增生和角化，细胞内糖原增多，保持阴道呈弱酸性。⑤促进乳腺腺管细胞增生，乳头、乳晕着色，乳房组织中脂肪积聚，通过对催乳素分泌的抑制而抑制乳汁分泌。⑥对丘脑下部和垂体的反馈调节，有抑制性负反馈，也有促进性正反馈作用。即抑制脑垂体促卵泡激素的分泌，促进脑垂体产生黄体生成素，因而间接对卵巢功能产生调节作用。⑦促进水与钠的潴留。⑧促进骨中钙的沉积，加速骨骺闭合。

（2）孕激素：①使子宫内膜由增生期转变为分泌期，降低子宫肌肉的兴奋性，以利孕卵植入和胚胎发育。②抑制子宫颈内膜的黏液分泌，并使之黏稠。③抑制输卵管蠕动。④使阴道上皮细胞脱落、糖原沉积和阴道乳酸杆菌减少，酸性降低。⑤促进乳腺腺泡发育。大剂量孕激素对乳汁的分泌有一定抑制作用。⑥对正常的妇女有使体温轻度升高的作用，排卵后基础体温可上升 0.3 ～ 0.5℃。⑦对丘脑下部和脑垂体仅有抑制性的负反馈作用，因而抑制脑垂体前叶黄体生成素和促卵泡激素的释放。

细目二　子宫内膜的周期性变化

1. 增生期

（1）增生早期：内膜的增生与修复在月经期即已开始。约在月经周期的 5 ～ 7 日，此期内膜较薄，1 ～ 2mm。

（2）增生中期：约在月经周期的第 8 ～ 10 日。此期特征是间质水肿明显，腺体数增多、增长，呈弯曲形；腺上皮细胞表现增生活跃，细胞呈柱状，且有分裂相。

（3）增生晚期：约在月经周期的第 11 ～ 14 日。此期内膜增厚至 3 ～ 5mm，表面高低不平，略呈波浪形。组织内水肿明显，小动脉增生。

2. 分泌期

（1）分泌早期：约在月经周期的第 15 ～ 19 日。此期内膜腺体更长，弯曲更明显。腺上皮细胞开始出现含糖原的核下空泡，为该期的组织性特征，间质水肿，螺旋小动脉继续增生。

（2）分泌中期：约在月经周期的第 20 ～ 23 日。内膜较前更厚并呈锯齿状。腺体内的分泌上皮细胞顶端胞膜破碎，细胞内的糖原溢入腺腔，称为顶浆分泌。此期间质高度水肿、疏松，螺旋小动脉增生卷曲。

（3）分泌晚期：约在月经周期的第 24 ～ 28 日。此期为月经来潮前期。子宫内膜厚达 10mm，并呈海绵状。此期螺旋小动脉迅速增长超出内膜，厚度也更弯曲，血管管腔也扩张。

3. 月经期　月经周期的第 1 ～ 4 日子宫内膜剥脱和出血（内膜缺血致局灶性坏死、血管断裂、出血）。

细目三　下丘脑 – 垂体 – 卵巢轴的相互关系

下丘脑 – 垂体 – 卵巢轴的相互关系体现为反馈作用和调节功能。

第十四单元　妇产科特殊检查与常用诊断技术

细目一　妇科检查

1. 双合诊　即检查者用一手两指或一指放入阴道，另一手在腹部配合检查的方法。目的在于扪清阴道、宫颈、宫体、附件、宫旁组织和韧带及盆腔内壁有无异常，了解：①阴道深度、通畅、弹性及有无瘢痕、狭窄、肿块等；②宫颈质地，外口是否松弛，有无举痛等；③子宫位置、大小、质地、活动度及有无压痛；④宫旁、附件等有无增厚，包块位置、大小、质地、形状及压痛。

2. 三合诊　即腹部、阴道、直肠联合检查。一手食指放入阴道，中指放入直肠以替代双合诊时阴道内两指，弥补双合诊的不足。目的是了解极度后位子宫大小、子宫后壁、子宫直肠陷凹、骶骨韧带及骨盆腔后部病变。

细目二　妇科特殊诊断技术

1. 基础体温测定　基础体温（BBT）是指机体处于静息状态下的体温。

临床应用：检查不孕原因，指导避孕和受孕，协助诊断妊娠，协助诊断月经失调。

2. 阴道脱落细胞检查

（1）应用：了解体内性激素水平，可用于闭经、功血诊断。

（2）涂片种类及标本采集：包括阴道涂片和宫颈刮片（防癌涂片）。阴道细胞学诊断标准（巴氏分级）：Ⅰ级：正常；Ⅱ级：炎症；Ⅲ级：可疑癌；Ⅳ级：高度可疑癌；Ⅴ级：癌。

3. 宫颈黏液检查

（1）宫颈黏液结晶检查

1）宫颈黏液结晶的分类与周期变化

Ⅰ型：典型羊齿状结晶，主梗直而粗硬，分支密而长。

Ⅱ型：类似Ⅰ型，但主梗弯曲较软，分支少而短，似树枝着雪后的形态。

Ⅲ型：不典型结晶，其特点为树枝形象较模糊，分支少而稀疏，呈离散状态。

Ⅳ型：主要为椭圆体或梭形物体，顺同一方向排列成行，比白细胞长 2 ～ 3 倍，但稍窄，透光度大。

2）临床应用：预测排卵期，借以指导避孕与受孕。

（2）宫颈黏液拉丝试验：与宫颈黏液结晶检查结合，作为了解卵巢功能的简便方法。

4. 常用女性内分泌激素测定

（1）垂体促性腺激素测定：包括卵泡刺激素（FSH）和黄体生成激素（LH）。

闭经患者测定垂体促性腺激素有助于鉴别垂体性闭经和卵巢性闭经。前者垂体促性腺激素水平低，后者垂体促性腺激素升高。卵巢功能不足（更年期、绝经期、绝经后期、双侧卵巢切除术后、卵巢发育不良、卵巢早衰），垂体促性腺激素水平均升高。如 LH/FSH 比值 >3，提示多囊卵巢综合征。

（2）垂体泌乳素（PRL）测定：垂体肿瘤、空蝶鞍干扰多巴胺运输致 PRL 抑制因子减少，下丘脑疾病、颅咽管瘤等，原发性甲状腺功能低下、闭经－溢乳综合征、多囊卵巢综合征、卵巢早衰、黄体功能欠佳，药物作用如氯丙嗪、避孕药、雌激素、利血平等，神经精神刺激，长期哺乳等，均可引起 PRL 增高。

（3）雌二醇（E_2）测定：临床主要用于：①监测卵巢功能；②判断闭经原因；③诊断无排卵；④监测卵泡发育；⑤诊断女性性早熟。

（4）孕酮（P）测定：临床应用主要作为排卵的标准之一，血 P 达到 16nmol/L 以上，提示有排卵。

（5）睾酮（T）测定：卵巢男性化肿瘤，血 T 明显增高；鉴别两性畸形；评价多囊卵巢综合征。

5. 活体组织检查

（1）外阴活组织检查：确定外阴白色病变的类型及排除恶性病变；外阴部赘生物或久治不愈的溃疡需明确诊断及排除恶性病变者。

（2）宫颈活组织检查：宫颈溃疡或有赘生物需明确诊断者；宫颈细胞学检查巴氏分级Ⅲ级以上者；有宫颈接触性出血或可疑宫颈癌者；宫颈特异性炎症。

6. 诊断性刮宫

（1）适应证：①子宫异常出血，需排除或证实子宫内膜癌、宫颈管癌者；②月经失调需了解子宫内膜变化及其对性激素的反应者；③不孕症，了解有无排卵；④疑有子宫内膜结核者；⑤因宫腔残留组织或子宫内膜脱落不全导致长时间多量出血者。

（2）禁忌证：①急性或亚急性生殖道炎症；②疑有妊娠要求继续妊娠者；③急性或严重的全身性疾病；④手术前体温大于 37.5℃者。

7. 后穹隆穿刺　①明确子宫直肠凹陷积液性质；②明确贴近阴道后穹隆的肿块性质。

8. 输卵管通畅检查　包括输卵管通液术和子宫输卵管造影术。

（1）适应证：不孕症；习惯性流产；确定生殖器畸形的类别。

（2）禁忌证：急性或亚急性生殖道炎症；严重的全身性疾病；产后、流产后、刮宫术后 6 周内；停经不能排除妊娠者；过敏体质或碘过敏者。

9. 超声检查　有 B 超显像法、多普勒超声法两种。其临床应用主要有：①鉴别增大的子宫；②鉴别胎儿存活或死亡；③胎儿头径的测量；④探测多胎妊娠；⑤探测胎儿畸形；⑥胎盘定位；⑦探测羊水量；⑧探测宫内节育器；⑨盆腹腔包块的定位和（或）定性。

10. 宫腔镜检查

（1）宫腔镜检查适应证：①异常子宫出血；②可疑宫腔粘连及畸形；③可疑妊娠物残留；④影像学检查提示宫腔内占位病变；⑤原因不明的不孕或反复流产；⑥宫内节育器异常；⑦宫腔内异物；⑧宫腔镜术后相关评估。

（2）宫腔镜手术适应证：①子宫内膜息肉；②子宫黏膜下肌瘤及部分影响宫腔形态的肌壁间肌瘤；③宫腔粘连；④纵隔子宫；⑤子宫内膜切除；⑥宫腔内异物取出，如嵌顿节育器及流产残留物等；⑦宫腔镜引导下输卵管插管通液、注药及绝育术。

（3）禁忌证

1）绝对禁忌证：①急性、亚急性生殖道感染；②心、肝、肾衰竭急性期及其他不能耐受手术者。

2）相对禁忌证：①体温＞37.5℃；②子宫颈瘢痕，不能充分扩张者；③近期（3个月内）有子宫穿孔史或子宫手术史者；④浸润性子宫颈癌、生殖道结核未经系统抗结核治疗者。

11. 腹腔镜检查

（1）适应证：①急腹症（如异位妊娠、卵巢囊肿破裂、卵巢囊肿蒂扭转等）；②盆腔包块；③子宫内膜异位症；④确定不明原因急慢性腹痛和盆腔痛的原因；⑤不孕症；⑥计划生育并发症（如寻找和取出异位宫内节育器、子宫穿孔等）；⑦有手术指征的各种妇科良性疾病；⑧子宫内膜癌分期手术和早期子宫颈癌根治术。

（2）禁忌证

1）绝对禁忌证：①严重的心脑血管疾病及肺功能不全；②严重的凝血功能障碍；③绞窄性肠梗阻；④大的腹壁疝或膈疝；⑤腹腔内大出血。

2）相对禁忌证：①盆腔肿块过大；②妊娠＞16周；③腹腔内广泛粘连；④晚期或广泛转移的妇科恶性肿瘤。

第九章 中医儿科学

【本章通关解析】

中医儿科学是中医学的一门重要临床课程，在历年中医执业医师资格考试中占有重要地位。实践技能考试第一站病案分析中，儿科和外科、妇科以同等概率出一道病案分析题，占 20 分（实践技能总分 100 中）。综合笔试考试中，平均占 50 分左右（医学综合总分 600 分）。

本科目重点考查的是新生儿疾病、小儿肺系统、脾系统、肾系统和心肝系统疾病和儿科传染病。本章重点掌握五个方面内容：一是辨病；二是病因病机；三是证候类型；四是治疗方法；五是使用方剂。复习过程中，要抓住该病的诊断要点，记忆证候类型和辨证要点，强化记忆治疗方剂。其中病机－证候－治法三者是有机联系的，病机和证候有着内在联系，一般来说，有几种发病机制，就有几种证候类型，而治法又是针对证候而确立的。

学习过程中，考生需注意儿科疾病与内、妇科相同疾病的比较，如儿科感冒与内科感冒、妇科经行感冒，小儿泄泻与经行泄泻、内科泄泻等，从中找到联系与区别，以便加强记忆。

第一单元 儿科学基础

细目一 小儿年龄分期

1. 胎儿期 从男女生殖之精相合而受孕，直至分娩断脐，胎儿出生。特点：妊娠早期 12 周的胚胎期，最易受到各种病理因素伤害。

2. 新生儿期 从出生后脐带结扎开始，至生后满 28 天。特点：易患产伤、窒息、硬肿、脐风等疾病。

3. 婴儿期 出生 28 天后至 1 周岁。特点：自身免疫力尚未健全，容易发生肺系疾病、脾系疾病及各种传染病。

4. 幼儿期 1 周岁后至 3 周岁。特点：容易发生吐泻、疳证等脾系疾病；传染病发病率增高；易于发生中毒、烫伤等事故。

5. 学龄前期 3 周岁后到 7 周岁。特点：容易发生意外伤害，如溺水、烫伤等。

6. 学龄期 7 周岁后至青春期来临（女 12 岁，男 13 岁）。特点：注意保护视力，防止近视；防治龋齿；注意情绪和行为变化，减少精神行为障碍的发病率。

7. 青春期 一般女孩自 11 ～ 12 岁到 17 ～ 18 岁，男孩自 13 ～ 14 岁到 18 ～ 20 岁。特点：青春期体格发育出现第二次高峰；容易出现各种身心疾病，如月经紊乱、性心理障碍、酗酒等。

细目二 小儿生长发育

1. 体重测量方法、正常值及临床意义

（1）方法：测量体重，宜在清晨空腹，排空大小便、仅穿单衣情况下进行，平时以餐后 2 小时称量为佳。

（2）正常值：出生时体重约为 3kg，出生后前半年平均每月增长约 0.7kg，后半年平均每月增长约 0.5kg，1 周岁以后平均每年增加约 2kg。小儿体重推算公式：

6 个月以下体重（kg）= 出生时体重 +0.7× 月龄

7 ～ 12 个月体重（kg）=6+0.25× 月龄

1 岁以上体重（kg）=8+2× 年龄

（3）临床意义：①体重测定可以反映小儿体格生长状况和衡量小儿营养情况；②体重是临床用药的主要依据；③体重增长过快常见于肥胖症，体重低于正常均值的 85% 者为营养不良。

2. 身长（高）正常值及临床意义

（1）正常值：出生时身长约为 50cm。生后第一年增长约 25cm。2 周岁后至青春期身高增长每年约 7cm。进入青春期，身高增长出现第二个高峰。2 岁后至 12 岁儿童的身高推算公式：

身高（cm）=75+7× 年龄

（2）临床意义：身高（长）是反映骨骼发育的重要指标之一，其增长与种族、遗传、体质、营养、运动疾病等因素有关。身高的显著异常是疾病的表现，身高低于正常均值的 70%，考虑侏儒症、克汀病和营养不良。

3. 囟门测量方法、闭合时间及临床意义

（1）方法：前囟是额骨与顶骨之间的菱形间隙，以囟门对边中点间的连线距离表示，出生时 1.5 ～ 2cm。前囟应在小儿出生后的 12 ～ 18 个月闭合。后囟在部分小儿出生时就已闭合，未闭合者应在生后 2 ～ 4 个月内闭合。

（2）临床意义：囟门闭合时间对某些疾病诊断有一定意义。囟门早闭且头围明显小于正常者，为头小畸形；囟门迟闭及头围大于正常者，常见于解颅（脑积水）、佝偻病等。囟门凹陷多见于阴伤液竭之失水；囟门凸出多见于热炽气营之脑炎、脑膜炎等。

4. 头围的测量方法、正常值及临床意义

（1）方法：自双眉弓上沿处，经过枕骨结节绕头一周的长度为头围。足月出生时头围为 33 ～ 34cm，出生后前 3 个月和后 9 个月各增长 6cm，1 周岁时约 46cm，2 周岁时约 48cm，5 周岁时约 50cm，15 岁时接近成人，为 54 ～ 58cm。

（2）临床意义：头围的大小与脑和颅骨的发育有关。头围小者提示脑发育不良，头围增长过速，提示解颅。

5. 胸围的测量方法、正常值及临床意义

（1）方法：用软尺在乳头下缘（乳房已发育的女孩，固定于胸骨中线第 4 肋间）向背后绕两侧肩胛角下缘 1 周，取呼气和吸气时的平均值。新生儿胸围约 32cm；1 岁时 44cm，接近头围；2 岁后胸围渐大于头围，其差数约等于其岁数减 1。

（2）临床意义：胸围反映胸廓、胸背的肌肉、皮下脂肪及肺的发育程度。一般营养不良或缺少锻炼的小儿胸廓发育差，胸围超过头围的时间较晚。反之，营养状况良好的小儿，胸围超过头围的时间较早。

6. 乳牙和恒牙的萌出时间、数目正常值及临床意义

（1）乳牙萌出时间及正常值：生后 4 ～ 10 个月乳牙开始萌出；乳牙在 2 ～ 2.5 岁出齐；6 岁左右开始萌出第 1 颗恒牙。2 岁以内乳牙颗数可用以下公式推算：

乳牙数 = 月龄 –4（或 6）

（2）临床意义：出牙时间推迟或出牙顺序混乱，常见于佝偻病、呆小病、营养不良。

7. 呼吸、脉搏、血压的正常值及与年龄增长的关系

（1）呼吸脉搏与年龄的关系：小儿呼吸、脉搏的正常频率，随着年龄增长而逐渐减低。

（2）血压与年龄的关系：小儿血压的正常值，随着年龄增长而逐渐增高。血压正常值可用公式推算：

收缩压（mmHg）=80+2× 年龄

舒张压（mmHg）= 收缩压 ×2/3

8. 感知、运动、语言、性格发育特点

（1）运动发育规律：由上向下、由粗到细、由不协调到协调。

①粗动作：新生儿仅有反射性活动（如吮吸、吞咽等）和不自主的活动；1 个月小儿睡醒后常做伸欠

动作；“二抬四撑六会坐，七滚八爬周会走”；18个月可跑步和倒退行走；24个月时可双足并跳；36个月会骑三轮车。

②细动作：新生儿时双手握拳；3～4个月时可自行玩手；5个月时眼与手的动作取得协调；5～7个月时出现换手与捏、敲等探索性的动作；9～10个月时可用拇指、示指拾东西；12～15个月时学会用匙，乱涂画；18个月时能摆放2～3块方积木；2岁时会粗略地翻书页；3岁时会穿简单的衣服。

（2）语言发育：小儿语言发育要经过发音、理解与表达三个阶段。

（3）性格发育：小儿性格特征的形成和建立，是随着小儿的生长发育逐步完成的。

细目三 小儿生理、病因、病理特点

1. 生理特点及临床意义

（1）脏腑娇嫩，形气未充：稚阳未充，稚阴未长。小儿的脏腑娇嫩，是指小儿五脏六腑的形与气皆属不足，其中又以肺、脾、肾三脏不足更为突出。

（2）生机蓬勃，发育迅速：纯阳之体。小儿的机体，无论是在形态结构方面，还是在生理功能方面，都在不断地、迅速地发育成长。

2. 病因特点及临床意义 外感因素、乳食因素、先天因素、情志因素、意外因素、其他因素。

3. 病理特点及临床意义 ①发病容易，传变迅速；②脏气清灵，易趋康复。

细目四 儿科四诊特点

1. 儿科四诊应用特点 既主张四诊合参，又特别重视望诊。

2. 望诊特点及临床意义

（1）望神色（同中医诊断学）

（2）望形态

发育情况	①凡发育正常，筋骨强健，肌丰肤润，毛发黑泽，姿态活泼者，是胎禀充足，营养良好，属健康表现； ②若生长迟缓，筋骨软弱，肌瘦形瘠，皮肤干枯，毛发萎黄，囟门逾期不合，姿态呆滞者，为胎禀不足，营养不良，属于病态
头	①头小顶尖，颅缝闭合过早，是头小畸形； ②头大颌缩，前囟宽大，头缝开解，目珠下垂，见于解颅； ③前囟及眼窝凹陷，皮肤干燥，可见于婴幼儿泄泻阴伤液脱
头发	①头发稀细，色枯无泽，多是肾气亏虚或阴血内亏； ②发细结穗，色黄不荣，多是气血亏虚，积滞血瘀； ③头发脱落，见于枕部，是为气虚多汗之枕秃； ④脱落成片，界限分明，是为血虚血瘀之斑秃
面部五官	①面容瘦削，气色不华，是为气血不足； ②面部浮肿，脸肿如蚕，是为水湿泛溢； ③耳下腮部肿胀，是为邪毒窜络之痄腮或发颐； ④颌下肿胀热痛，多为热毒壅结之臀核肿大； ⑤五官不正，眼距缩小，鼻梁扁平，口张舌伸，见于先天禀赋异常之痴呆； ⑥口角歪斜，眼睑不阖，偏侧流涎，表情不对称，见于风邪留络之面瘫； ⑦面呈苦笑貌，是风毒从创口内侵之破伤风； ⑧面肌抽搐，是风邪走窜经络之惊风或痫病； ⑨小儿面部表情异常，或眨眼，或搐鼻，或咧嘴，或龇牙，或多咽，属抽动障碍
胸腹	①胸廓前凸形如鸡胸，可见于佝偻病、哮喘； ②腹部膨大，肢体瘦弱，发稀，额上有青筋显现，属于疳积

（3）审苗窍

察舌	舌体	同中医诊断学
	舌质	舌起粗大红刺，状如草莓者，常见于猩红热、皮肤黏膜淋巴结综合征。余同中医诊断学
	舌苔	同中医诊断学
察目		①寐时眼睑张开而不能闭阖，是脾虚气弱之露睛； ②上眼睑下垂不能提起，是气血两虚之睑废； ③两目呆滞，转动迟钝，是肾精不足，或为惊风之先兆； ④目眶凹陷，啼哭无泪，是阴津大伤。余同中医诊断学
察鼻		①鼻塞流清涕，为风寒感冒； ②鼻流黄浊涕，为风热客肺； ③气急喘促，鼻翼扇动，为肺气郁闭。余同中医诊断学
察口	口唇	①唇色樱红，为暴泻伤阴； ②面颊潮红，唯口唇周围苍白，是丹痧征象。余同中医诊断学
	黏膜	①口腔黏膜色淡白为虚为寒，色红为实为热； ②口腔破溃糜烂，为心脾积热之口疮； ③口内白屑成片，为鹅口疮； ④两颊黏膜有针尖大小的白色小点，周围红晕，为麻疹黏膜斑； ⑤上下白齿间腮腺管口红肿如粟粒，按摩肿胀腮部无脓水流出者为痄腮（流行性腮腺炎），有脓水流出者为发颐（化脓性腮腺炎）
	齿咽	①新生儿牙龈上有白色斑点斑块，称为马牙； ②咽痛微红，有灰白色假膜，不易拭去，为白喉之症； ③咽红恶寒发热，是外感之象； ④咽红乳蛾肿痛，为外感风热或肺胃之火上炎； ⑤乳蛾溢脓，是热壅肉腐； ⑥乳蛾大而不红，多为瘀热未尽，或气虚不敛
察耳		①小儿耳壳丰厚，颜色红润，是先天肾气充沛的表现； ②耳壳薄软，耳舟不清，是先天肾气未充的征象； ③耳内疼痛流脓，为肝胆火盛之证； ④以耳垂为中心的腮部漫肿疼痛，是痄腮（流行性腮腺炎）之表现
察二阴		①男孩阴囊不紧不松，是肾气充沛的表现； ②若阴囊松弛，多为体虚或发热； ③阴囊中睾丸肿大透亮不红，为水疝； ④阴囊中有物下坠，时大时小，上下可移，为小肠下坠之狐疝； ⑤阴囊水肿，常见于阳虚阴水； ⑥女孩前阴部潮红灼热，常见于湿热下注，亦须注意是否有蛲虫病

（4）辨斑疹（同中医诊断学）

（5）察二便

察二便	大便	①初生婴儿胎粪呈暗绿色或赤褐色，黏稠无臭； ②母乳喂养儿，大便呈卵黄色，稠而不成形，常发酸臭气； ③牛奶、羊奶喂养儿，大便呈淡黄白色，质地较硬，有臭气； ④大便燥结，为内有实热或津伤内热； ⑤大便稀薄，夹有白色凝块，为内伤乳食； ⑥大便稀薄，色黄秽臭，为肠腑湿热； ⑦下利清谷，洞泄不止，为脾肾阳虚； ⑧大便赤白黏冻，为湿热积滞，常见于痢疾； ⑨婴幼儿大便呈果酱色，伴阵发性哭闹，常为肠套叠； ⑩大便色泽灰白不黄，多系胆道阻滞

续表

察二便	小便	①小便黄褐如浓茶，伴身黄、目黄，多为湿热黄疸； ②若小便色红如洗肉水，或镜检红细胞增多者，为尿血；鲜红色为血热妄行，淡红色为气不摄血，红褐色为瘀热内结，暗红色为阴虚内热； ③若小便浑浊如米泔水，为脾胃虚弱，饮食不调所致，常见于积滞与疳证

（6）察指纹：浮沉分表里，红紫辨寒热，淡滞定虚实，三关测轻重。

3. 闻诊特点及临床意义

听声音	啼哭声	①啼哭声音洪亮有力者，多为实证； ②细弱无力者，多为虚证； ③哭声尖锐，阵作阵缓，弯腰曲背，多为腹痛； ④啼哭声嘶，呼吸不利，谨防急喉风； ⑤夜卧啼哭，睡卧不宁，为夜啼或积滞
	呼吸声	①若呼吸气粗有力，多为外感实证，肺蕴痰热； ②若呼吸急促，喉间哮鸣者，为邪壅气道，是为哮喘； ③呼吸急迫，甚则鼻扇，咳嗽频作者，是为肺气闭郁； ④呼吸窘迫，面青不咳或呛咳，常为异物堵塞气道
	咳嗽声	①如干咳无痰或痰少黏稠，多为燥邪犯肺，或肺阴受损； ②咳声清高，鼻塞声重，多为外感； ③咳嗽频频，痰稠难咳，喉中痰鸣，多为肺蕴痰热，或肺气闭塞； ④咳声嘶哑，如犬吠状者，常见于白喉、急喉风； ⑤连声咳嗽，夜咳为主，咳而呕吐，伴鸡鸣样回声者，为顿嗽（百日咳）
	语言声	①呻吟不休，多为身体不适； ②妄言乱语，语无伦次，声音粗壮，称为谵语，多属心气大伤； ③语声低弱，多语无力，常属气虚心怯； ④语声重浊，伴有鼻塞，多为风寒束肺； ⑤语声嘶哑，呼吸不利，多为毒结咽喉； ⑥小儿惊呼尖叫，多为剧痛、惊风； ⑦语声謇涩，多为热病高热伤津，或痰湿蒙蔽心包
嗅气味	口气	①口气臭秽，多属胃热； ②嗳气酸腐，多为伤食； ③口气腥臭，见于血证，如齿衄； ④口气如烂苹果味，为糖尿病酮症酸中毒
	便臭	①大便臭秽，是湿热积滞； ②大便酸臭而稀，多为伤食； ③下利清谷，无明显臭味，为脾肾两虚
	尿臭	①小便短赤，气味臊臭，为湿热下注； ②小便清长少臭，为脾胃虚寒
	呕吐物气味	①吐物酸臭，多因食滞化热； ②吐物臭秽如粪，多因肠结气阻，秽粪上逆

4. 问诊特点及临床意义

<table>
<tr><td colspan="2">问年龄</td><td>新生儿应问明出生天数；2 岁以内的小儿应问明实足月龄；2 岁以上的小儿应问明实足岁数及月数</td></tr>
<tr><td rowspan="4">问病情</td><td>问寒热</td><td>①小儿恶寒发热无汗，多为外感风寒；
②发热有汗，多为外感风热；
③寒热往来，多为邪郁少阳；
④但热不寒为里热，但寒不热为里寒；
⑤大热、大汗、口渴不已，为阳明热盛；
⑥发热持续，热势鸱张，面黄苔厚，为湿热蕴滞；
⑦夏季高热，持续不退，伴无汗、口渴、多尿，秋凉后自平，为夏季热；
⑧午后或傍晚低热，伴盗汗者，为阴虚燥热；
⑨夜间发热，腹壁手足心热，腹满不食者，多为内伤乳食</td></tr>
<tr><td>问出汗</td><td>①小儿入睡之时，头额汗出，汗出不多，又无他症者，不属病态；
②白天汗出较多，稍动尤甚，不发热者，为气虚卫外不固之自汗；
③入睡则汗出淋漓，醒后汗止，为阴虚或气阴两虚之盗汗；
④热病中汗出热不解者，为表邪入里；
⑤若口渴、烦躁、脉大、大汗者，为里热实证</td></tr>
<tr><td>问头身</td><td>①头痛而兼发热恶寒，为外感风寒；
②头痛呕吐，高热抽搐，为邪热入营，属急惊风；
③头晕而兼发热，多因外感；
④头晕而兼面白乏力，多为气血不足；
⑤头痛如刺，痛有定处，多为瘀阻脑络</td></tr>
<tr><td>问二便</td><td>①若大便酸臭，或如败卵，完谷不化，或腹痛则泻，泻后痛减，多属内伤乳食；
②若大便溏薄不化，或先干后溏，次数较多，或食后欲便者，多为脾虚运化失职；
③若便泻日久，形瘦脱肛者，多为中气下陷；
④便次多而量少，泻下黏冻，或见脓血，并伴里急后重者，多为痢疾；
⑤小便频数短赤，伴尿急尿痛，多为湿热下注膀胱之热淋；
⑥排尿不畅或突然中断，或见尿血鲜红，或排出砂石者，为湿热煎熬之石淋</td></tr>
<tr><td colspan="2">问个人史</td><td>包括胎产史、喂养史、生长发育史、预防接种史等</td></tr>
</table>

5. 切诊特点及临床意义

<table>
<tr><td colspan="2">脉诊</td><td>基本脉象主要分浮、沉、迟、数、有力、无力六种</td></tr>
<tr><td rowspan="3">按诊</td><td>按头囟</td><td>①囟门凹陷者，为囟陷，多见于阴伤液竭之失水或极度消瘦者；
②囟门隆凸，按之紧张，为囟填，多见于热炽气营之脑炎、脑膜炎等；
③颅骨开解，头缝四破，头大额缩，囟门宽大者，为解颅，多属先天肾气不足，或后天髓热膨胀之故</td></tr>
<tr><td>按颈腋</td><td>①耳下腮部肿胀疼痛，咀嚼障碍者，多是痄腮；
②触及质地较硬之圆形肿块，推之可移，头面口咽有炎症感染者，属痰热壅结之臀核肿痛；
③若仅见增大，按之不痛，质坚成串，则为瘰疬</td></tr>
<tr><td>按胸腹</td><td>①胸骨高突，按之不痛者，为鸡胸；
②脊背高突，弯曲隆起，按之不痛，为龟背；
③胸胁触及串珠，两肋外翻，可见于佝偻病；
④剑突下疼痛多属胃脘痛；
⑤脐周疼痛，按之痛减，并可触及条索状包块者，多为蛔虫病；
⑥腹部胀满，叩之如鼓者，为气胀；
⑦叩之音浊，按之有液体波动之感，多为腹水；
⑧右下腹按之疼痛，兼发热，右下肢拘急者，多属肠痈</td></tr>
</table>

续表

按诊	按四肢	①四肢厥冷，多属阳虚； ②手足心热者，多属阴虚内热或内伤乳食； ③高热时四肢厥冷，为热深厥甚； ④四肢厥冷，面白唇淡者，多属虚寒； ⑤四肢厥冷，唇舌红赤者，多是真热假寒之象
	按皮肤	①肤热无汗，为热炽所致； ②肌肤肿胀，按之随手而起，属阳水水肿； ③肌肤肿胀，按之凹陷难起，属阴水水肿

细目五　儿科辨证概要

小儿常用的辨证方法　脏腑辨证、八纲辨证、卫气营血辨证、气血津液辨证、病因辨证。

细目六　儿科治法概要

1. 儿科常用内治法的用药原则、给药剂量及方法

（1）用药原则：治疗及时准确、方药精简灵巧、重视先证而治、注意顾护脾胃、掌握用药剂量。

（2）给药方法：口服给药法（每剂内服中药煎剂总药量为：新生儿 10 ～ 30mL，婴儿 50 ～ 100mL，幼儿及学龄前期儿童 120 ～ 240mL，学龄期儿童 250 ～ 300mL）、鼻饲给药法、蒸气及气雾吸入法、直肠给药法、注射给药法。

2. 儿科常用内治法及其适应病证　疏风解表法、止咳平喘法、清热解毒法、消食导滞法、利水消肿法、安蛔驱虫法、镇惊息风法、健脾益气法、调脾助运法、培元补肾法、凉血止血法、活血化瘀法、回阳救逆法。

3. 儿科常用外治法及其临床应用　熏洗法、涂敷法、罨包法、热熨法、敷贴法、擦拭法、药袋疗法、推拿疗法。

第二单元　儿童保健

细目一　胎儿期保健

养胎护胎的主要内容　①饮食调养，嗜好有节；②调适寒温，防感外邪；③劳逸结合，适当活动；④精神内守，调畅情志；⑤避免外伤，节制房事；⑥审慎用药，避其药毒。

细目二　婴儿期保健

1. 新生儿的特殊生理现象　①“螳螂子”；②“马牙”；③乳房隆起；④假月经；⑤生理性黄疸。

2. 新生儿护养的主要措施　拭口洁眼、断脐护脐、洗浴衣着、祛除胎毒。

3. 喂养方式及选择原则　婴儿喂养方法分为母乳喂养、人工喂养和混合喂养三种。母乳喂养是指生后 6 个月之内以母乳为主要食品者，原则是按需喂哺。

（1）母乳喂养优点：①母乳中含有最适合婴儿生长发育的各种营养素，易于消化和吸收，是婴儿期前 4 ～ 6 个月最理想的食物。另外，母乳含不饱和脂肪酸较多，有利于脑发育。②母乳中含有丰富的抗体、活性细胞和其他免疫活性物质，可增强婴儿抗感染能力。③母乳温度及泌乳速度适宜，新鲜无细菌污染，直接喂哺，简便经济。④母乳喂养有利于增进母子感情，又便于观察小儿变化，随时照料护理。⑤产后哺乳可促进母体子宫收缩复原，推迟月经复潮，不易怀孕，减少乳母患乳腺癌和卵巢肿瘤的可能性。

（2）注意事项：①若母亲患有严重疾病，如急慢性传染病、活动性肺结核、慢性肾炎、糖尿病、恶性肿瘤、精神病、癫痫或心功能不全等，应停止哺乳。②乳头皲裂、急性感染等可暂停哺乳，但要定时吸出乳汁，以免乳量减少。

（3）断奶时间：8 ～ 12 个月时可以完全断乳。若遇婴儿患病或正值酷暑、严冬，可延至婴儿病愈、秋凉或春暖季节断奶。

4. 添加辅食的原则 辅食添加的原则是：由少到多，由稀到稠，由细到粗，由一种到多种。

第三单元 新生儿疾病

细目一 胎怯

1. 概述 胎怯，是指新生儿体重低下，身材矮小，脏腑形气均未充实的一种病证，又称“胎弱”。胎怯为新生儿常见病之一，相当于西医的低出生体重儿。临床以出生低体重为特点，以出生体重低于 2500g 为客观指标，包括早产儿和小于胎龄儿。胎怯多因先天不足，脾肾两虚而致。患儿出生后难以适应出生后的变化，易并发硬肿症、败血症、新生儿窒息、黄疸等疾病。出生体重越低，器官发育越不成熟，死亡率越高，成为围生期死亡的主要原因之一。

2. 病因病机 病因是先天禀赋不足，病变脏腑关键在肾、脾两脏。发病机制是先天禀赋不足，化源未充，涵养不足，肾脾两虚，五脏失养。

3. 诊断要点与鉴别诊断

（1）诊断要点

①有早产、多胎，孕妇体弱、疾病、胎养不周等造成先天不足的各种病因，以及胎盘、脐带异常等。

②新生儿出生时形体瘦小，肌肉瘠薄，面色无华，精神委顿，气弱声低，吮乳无力，筋弛肢软。一般体重低于 2500g，身长少于 46cm。

（2）鉴别诊断：胎怯多数为低出生体重儿，常见于早产儿和小于胎龄儿，二者鉴别见下表。

早产儿与小于胎龄儿的鉴别

鉴别要点	早产儿	小于胎龄儿（足月小样儿）
胎龄	胎龄未满 37 周	胎龄满 37 ～ 42 周
体重	体重低于 2500g，	体重低于 2500g
身长	身长不足 46cm	身长、头围大多在正常范围内
皮肤、头发、耳壳	皮肤薄，甚至水肿，皮肤发亮，有毳毛，胎脂多，头发乱如绒线头，耳壳软、缺乏软骨，耳舟不清，指（趾）甲软，多未达到指（趾）端	皮肤极薄、干燥、脱皮，无毳毛，胎脂少，头发细丝状，清晰可数，耳软骨已发育，耳舟已形成，指（趾）甲稍软，已达到指（趾）端

4. 辨证论治 胎怯的治疗原则是补肾培元。

证型	辨证要点	治法	方药
肾精薄弱证	体短形瘦，头大囟张，头发稀黄，耳壳软，哭声低微，肌肤不温，指甲软短，骨弱肢柔，或有先天性缺损畸形，指纹淡	益精充髓，补肾温阳	补肾地黄丸
脾肾两虚证	啼哭无力，多卧少动，皮肤干皱，肌肉瘠薄，四肢不温，吮乳乏力，呛乳溢乳，腹胀腹泻，甚而水肿，指纹淡	健脾益肾，温运脾阳	保元汤

细目二 硬肿症

1. 概述 硬肿症是新生儿时期特有的一种严重疾病，是由多种原因引起的局部甚至全身皮肤和皮下脂肪硬化及水肿，常伴有低体温及多器官功能低下的综合征，亦称新生儿寒冷损伤综合征。寒冷的冬春季节多见，生后 7 ～ 10 天的新生儿，以胎怯儿多见，低体温和皮肤硬肿是本病的主要表现。新生儿由于受寒、早产、重症感染、窒息等原因都可引起发病。新生儿硬肿症重症预后较差，易于并发肺炎和败血症，严重者常合并肺出血、休克及多脏器功能衰竭等而引起死亡。

2. 病因病机　硬肿症的内因是肾阳虚衰，外因是感受寒邪。病变脏腑在脾、肾。阳气虚衰，寒凝血涩是主要病机。

3. 诊断要点与鉴别诊断

（1）诊断要点

①寒冷季节，环境温度低，保温不够，早产儿或足月小样儿，或有感染、窒息、产伤、热量摄入不足史等。

②低体温，全身或手足冰凉，体温＜ 35℃，严重者＜ 30℃，腋 – 肛温差由正值变为负值。硬肿为对称性，依次为双下肢、臀、面颊、两上肢、背、腹、胸部等，可有凹陷性水肿。患儿不吃、不哭、少动，严重者可伴有休克、肺出血及多脏器功能衰竭等。

③实验室检查：血常规红细胞压积增高，血小板减少。由于缺氧与酸中毒，血气分析 pH 降低、PaO_2 降低、$PaCO_2$ 增高。由于心肌损害，心电图呈低电压、Q–T 延长、T 波低平或 S–T 段下移。

④病情分度：见下表。

新生儿硬肿症的诊断分度标准

分度	体温		硬肿范围	器官功能改变
	肛温（℃）	腋 – 肛温差		
轻度	≥ 35	正常	＜ 20%	无或轻度功能低下
中度	＜ 35	0 或正值	20% ～ 50%	功能损害明显
重度	＜ 30	负值	＞ 50%	功能衰竭、DIC、肺出血

（2）鉴别诊断

①新生儿水肿：可由先天性心脏病、心功能不全、新生儿溶血、低蛋白血症、肾功能障碍、维生素 B_1 或维生素 E 缺乏等引起。生后任何时候均可发生，表现为凹陷性浮肿，但不硬，常见于眼睑、足背、外阴等处，皮肤不红，无体温下降。

②新生儿皮下坏疽：常由金黄色葡萄球菌、链球菌感染引起，多见于背、臀、骶等受压部位，局部皮肤变硬、发红、边缘不清，病变中央初期较硬以后软化，先呈暗红色，以后变为黑色，重者可有出血和溃疡形成。

4. 辨证论治　辨证要点以肌肤质硬色紫暗为主，治疗原则是温阳散寒、活血化瘀。

证型	辨证要点	治法	方药
阳气虚衰证	全身欠温，四肢发凉，肌肤硬肿，难以捏起，硬肿多局限于臀、小腿、臂、面颊等部位，色暗红、青紫，或红肿如冻伤，哭声较低，精神萎靡，反应尚可，或伴呼吸不匀，气息微弱，指纹紫滞	益气温阳，通经活血	参附汤
寒凝血涩证	全身冰冷，肌肤板硬而肿，范围波及全身，气息微弱，僵卧少动，哭声低怯，吸吮困难，反应极差，皮肤暗红，尿少或无，面色苍白，唇舌色淡，指纹淡红不显	温经散寒，活血通络	当归四逆汤

5. 其他疗法

（1）中药外敷（略）

（2）推拿疗法（略）

（3）复温疗法：①轻度者先置于远红外线辐射台，调节温度至 34℃，利用远红外线辐射复温。30 分钟后置于预热的 32℃暖箱中，恒温复温。②中重度者，先置于远红外线辐射台上，以同样的温度和方法配合按摩复温，60～90分钟后移入预热好的32℃暖箱中，每小时升高箱温0.5～1℃（箱温不超过34℃），恒温复温。③轻中度患儿于6～12小时内，重度患儿于12～24小时内恢复正常体温。

细目三　胎黄

1. 概述　胎黄以婴儿出生后皮肤、面目出现黄疸为特征，因与胎禀因素有关，故称“胎黄”或“胎疸”。胎黄相当于西医的新生儿黄疸，包括了新生儿生理性黄疸和病理性高胆红素血症，如溶血性黄疸、肝细胞性黄疸、阻塞性黄疸、新生儿溶血症、胆汁淤阻、母乳性黄疸等。

本病多见于早产儿、多胎儿、素体虚弱的新生儿。部分高未结合胆红素血症可引起胆红素脑病（核黄疸），一般多留有后遗症，严重者可死亡。

2. 病因病机　主要为胎禀湿蕴。胎黄的病变脏腑在肝胆、脾胃。病机主要为脾胃湿热或寒湿内蕴，肝失疏泄，胆汁外溢而致发黄，日久则气滞血瘀。

3. 病理性黄疸的诊断与生理性黄疸的鉴别诊断

（1）病理性黄疸的诊断要点

1）临床表现：黄疸出现早（生后24小时以内）、发展快（血清总胆红素每日上升幅度＞85.5μmol/L或每小时上升幅度＞8.5μmol/L）、程度重（足月儿血清总胆红素＞221μmol/L，早产儿＞257μmol/L）、消退迟（黄疸持续时间：足月儿＞2周，早产儿＞4周）或黄疸退而复现。伴随各种临床症状。

2）实验室检查

①血清学检查：血清总胆红素（TBIL）升高，直接胆红素（DBIL）和/或间接胆红素（IBIL）升高，血清总胆汁酸（TBA）升高。

②尿常规：尿胆红素、尿胆原阳性。

③肝功能：丙氨酸氨基转移酶（ALT）、γ－谷氨酰转肽酶（γ－GT）、碱性磷酸酶（ALP）等可升高。

（2）鉴别诊断

鉴别疾病		鉴别要点
生理性黄疸		生理性胎黄大多在生后2～3天出现，4～6天达高峰，足月儿在生后2周消退，早产儿持续时间较长，3～4周。黄疸较轻（足月儿血清总胆红素≤221μmol/L，早产儿≤257μmol/L）。除有轻微食欲不振外，一般无其他临床症状
病理性黄疸	溶血性黄疸	生后24小时内出现黄疸并迅速加重，可有贫血及肝脾肿大，重者可见水肿及心力衰竭。严重者合并胆红素脑病，早产儿更易发生。见于母婴ABO血型不合和Rh血型不合溶血病、葡萄糖-6-磷酸脱氢酶缺乏症、遗传性球形红细胞增多症、地中海贫血等疾病
	新生儿感染性黄疸	表现为黄疸持续不退或2～3周后又出现。细菌感染是导致新生儿高胆红素血症的一个重要原因，以金黄色葡萄球菌、大肠杆菌引起的败血症多见；病毒所致感染多为宫内感染，如巨细胞病毒、乙肝病毒等
阻塞性黄疸		常见原因为先天性胆道畸形，如先天性胆道闭锁、胆总管囊肿等。生后1～4周时出现黄疸，以结合胆红素升高为主；大便颜色渐变浅黄或白陶土色；尿色随黄疸加重而加深，尿胆红素阳性；肝脾肿大，肝功能异常；腹部B超、同位素胆道扫描、胆道造影可确诊
母乳性黄疸		纯母乳喂养，生长发育好；除外其他引起黄疸的因素；试停母乳喂养48～72小时，胆红素下降30%～50%

4. 辨证论治

（1）辨证要点：①辨生理性黄疸和病理性黄疸；②常证辨阴阳及虚实；③变证辨胎黄动风和胎黄虚脱。

（2）治疗原则：利湿退黄。

证型		辨证要点	治法	方药
常证	湿热郁蒸证	面目皮肤发黄，色泽鲜明如橘，哭声响亮，不欲吮乳，口渴唇干，或有发热，大便秘结，小便深黄，舌质红，苔黄腻	清热利湿退黄	茵陈蒿汤
	寒湿阻滞证	面目皮肤发黄，色泽晦暗，持久不退，精神萎靡，四肢欠温，纳呆，大便溏薄、色灰白，小便短少，舌质淡，苔白腻	温中化湿退黄	茵陈理中汤
	气滞血瘀证	面目皮肤发黄，颜色逐渐加深，晦暗无华，右胁下痞块质硬，肚腹膨胀，青筋显露，或见瘀斑、衄血，唇色暗红，舌见瘀点，苔黄	行气化瘀消积	血府逐瘀汤
变证	胎黄动风证	黄疸迅速加重，嗜睡，神昏，抽搐，舌质红，苔黄腻	平肝息风，利湿退黄	羚角钩藤汤
	胎黄虚脱证	黄疸迅速加重，伴面色苍黄，浮肿，气促，神昏，四肢厥冷，胸腹欠温，舌淡苔白	大补元气，温阳固脱	参附汤合生脉散

5. 其他疗法

（1）中药成药：茵栀黄口服液（颗粒）、茵栀黄注射液。

（2）药物外治：灌肠疗法、泡浴疗法。

（3）西医治疗

1）光照治疗：①最好选择蓝光。双面光疗法及非溶血性黄疸，采用 10 ～ 12 小时间断光疗；单面光疗法及溶血性黄疸，采用 24 小时持续光疗。②尽量裸露，用黑布遮盖，保护眼睛和生殖器。③光疗时不显性失水增加，因此光疗时液体入量需增加 15% ～ 20%。④光疗时可出现发热、腹泻、皮疹、青铜症等，停止光疗可痊愈。

2）病因治疗：生理性黄疸不需要治疗。病理性黄疸针对病因进行治疗。①感染性黄疸，选用有效抗生素，如羟氨苄青霉素、头孢氨噻肟、头孢三嗪等。②肝细胞性黄疸，选用保肝利胆药，如肝泰乐、消胆胺。③溶血性黄疸，光照疗法，肝酶诱导剂，输大剂量丙种球蛋白、血浆或白蛋白。严重时给予换血疗法。④胆道闭锁导致的阻塞性黄疸，手术治疗。

第四单元　肺系病证

细目一　感冒

1. 概述　感冒是感受外邪引起的一种疾病，以发热、鼻塞流涕、喷嚏、咳嗽为主要临床特征，是儿科最常见的疾病。本病一年四季均可发生，以气候骤变及冬春时节发病率较高。任何年龄皆可发病，婴幼儿更为多见。小儿具有肺脏娇嫩、脾常不足、肝火易亢的生理特点，患感冒后易出现夹痰、夹滞、夹惊的兼夹证。

2. 病因病机　感冒的病变部位主要在肺，可累及肝、脾。病机关键为卫表失和，肺气失宣。

3. 诊断要点与鉴别诊断

（1）诊断要点

①气候骤变，冷暖失调，感受外邪，或有与感冒患者接触史。

②发热、恶风寒、鼻塞流涕、喷嚏、咳嗽等为主症。

③感冒伴兼夹证者，可见咳嗽加剧，喉间痰鸣；或脘腹胀满，不思饮食，呕吐酸腐，大便失调；或睡卧不宁，惊惕抽搐。

④血常规检查：病毒感染者白细胞计数正常或偏低；细菌感染者白细胞计数及中性粒细胞均增高。

⑤病原学检查：鼻咽分泌物病毒分离、咽拭子培养等可明确病原。

（2）鉴别诊断

急性传染病早期：多种急性传染病的早期都有类似感冒的症状，如麻疹、奶麻、丹痧、水痘等，应根据流行病学史、临床特点、实验室检查等加以鉴别。

4. 辨证论治　感冒的治疗原则是疏风解表。

	证型	辨证要点	治法	方药
主证	风寒感冒证	发热，恶寒，鼻流清涕，喷嚏，咳嗽，咽部不红肿，舌淡红，苔薄白，脉浮紧或指纹浮红	辛温解表	荆防败毒散
	风热感冒证	发热重，鼻流浊涕，咽红肿痛，脉浮数或指纹浮紫	辛凉解表	银翘散
	暑邪感冒证	发热，无汗或汗出热不解，身重困倦，胸闷	清暑解表	新加香薷饮
	时邪感冒证	起病急骤，全身症状重，肌肉酸痛，腹痛，或有恶心、呕吐	清热解毒	银翘散合普济消毒饮
兼证	夹痰	咳嗽较剧，痰多，喉间痰鸣＋风寒证	辛温解表，宣肺化痰	加用三拗汤、二陈汤
		咳嗽较剧，痰多，喉间痰鸣＋风热证	辛凉解表，清肺化痰	加用桑菊饮、黛蛤散
	夹滞	脘腹胀满，不思饮食，呕吐酸腐，口气秽浊	解表兼以消食导滞	加用保和丸
	夹惊	惊惕哭闹，睡卧不宁，甚至骤然抽风	解表兼以清热镇惊	加用镇惊丸

细目二　乳蛾

1. 概述　乳蛾为小儿常见肺系疾病，因喉核红肿，形似乳头或蚕蛾，故称乳蛾，溃烂化脓为烂乳蛾，临床以咽痛、喉核红肿，甚则溃烂化脓为特征。据病程可分为急乳蛾和慢乳蛾。

本病属西医学“扁桃体炎”范畴，常由链球菌感染引起，据病程分为急性扁桃体炎和慢性扁桃体炎。多见于4岁以上小儿。一年四季均可发病。多数预后良好，但也可迁延不愈或反复发生，合并鼻窦炎、中耳炎及急性肾炎等。

2. 病因病机　本病病因为外感风热，或平素过食辛辣炙煿之品，肺胃蕴热所致。故本病病变部位在肺、胃。病机是热毒蕴结咽喉。

3. 诊断要点与鉴别诊断

（1）诊断要点

①以咽痛、吞咽困难为主要症状。急乳蛾有发热；慢乳蛾不发热或有低热。

②急乳蛾起病较急，病程较短；反复发作则转化为慢乳蛾，病程较长。

③咽部检查：急乳蛾可见扁桃体充血呈鲜红或深红色，肿大，表面可有脓点，重者有小脓肿；慢乳蛾可见扁桃体肿大，充血呈暗红色，或不充血，表面或有脓点，或挤压后有少许脓液溢出。

④实验室检查：急乳蛾及部分慢乳蛾者可见血白细胞计数及中性粒细胞增高。

（2）鉴别诊断

乳蛾与感冒鉴别：感冒以发热恶寒、鼻塞流涕、喷嚏、咳嗽为主要表现，也可有咽喉红赤。若以咽红、喉核红肿疼痛，甚至溃烂化脓等局部表现为主者，则诊断为乳蛾。

4. 辨证论治

证型	辨证要点	治法	方药
风热搏结证	喉核赤肿，咽喉疼痛，或咽痒不适，吞咽不利，发热重，恶寒轻，鼻塞流涕，头痛身痛，舌红，苔薄白或黄，脉浮数或指纹浮紫	疏风清热，利咽消肿	银翘马勃散

续表

分型	辨证要点	治法	方药
热毒炽盛证	喉核赤肿明显，甚至溃烂化脓，吞咽困难，壮热不退，口干口臭，大便干结，小便黄少，舌红，苔黄，脉数或指纹青紫	清热解毒，利咽消肿	牛蒡甘桔汤
肺胃阴虚证	喉核肿大暗红，咽干咽痒，日久不愈，干咳少痰，大便干结，小便黄少，舌质红，苔少，脉细数或指纹淡紫	养阴润肺，软坚利咽	养阴清肺汤

细目三　咳嗽

1. 概述　有声无痰为咳，有痰无声为嗽，有声有痰谓之咳嗽。

2. 病因病机　病变部位在肺，常涉及脾。基本病机为肺失宣肃。

3. 诊断要点和鉴别诊断

（1）诊断要点

1）病史：好发于冬、春二季，常因气候变化而发病，病前多有感冒病史。

2）临床表现：以咳嗽、咳痰为主症。肺部听诊两肺呼吸音粗糙，可闻及干啰音或不固定的粗湿啰音。

3）辅助检查

①X线检查：胸片显示肺纹理增粗模糊，肺门阴影增深。

②血常规：病毒感染者血白细胞计数正常或偏低；细菌感染者血白细胞计数及中性粒细胞增高。

③病原学检查：取鼻咽或气管分泌物标本作病毒分离或桥联酶标法检测，有助于病毒学的诊断。血肺炎支原体抗体 IgG、IgM 检测用于肺炎支原体感染诊断。痰细菌培养，可作为细菌学诊断。

（2）鉴别诊断

①肺炎喘嗽：以气喘、咳嗽、痰壅、发热为主症，双肺听诊吸气末可闻及固定的中细湿性啰音。胸部X线检查可见肺纹理增粗、紊乱及斑片状阴影。

②原发型肺结核：以低热、咳嗽、盗汗为主要临床症状。多有结核病接触史。结核菌素试验阳性，气道排出物中可找到结核菌，胸部X线检查显示活动性原发型肺结核改变，纤维支气管镜检查可见明显的支气管结核病变。

③支气管异物：有异物吸入史，突然出现呛咳。胸部X线检查可见纵隔摆动，纤维支气管镜检查可确定诊断。

4. 辨证论治

证型		辨证要点	治法	方药
外感咳嗽	风寒咳嗽证	咳嗽频作、声重，咽痒，痰白清稀，鼻塞流涕，恶寒无汗，发热头痛，全身酸痛，舌苔薄白，脉浮紧或指纹浮红	疏风散寒，宣肺止咳	杏苏散或金沸草散
	风热咳嗽证	咳嗽不爽，痰黄黏稠，不易咳出，口渴咽痛，鼻流浊涕，伴有发热恶风，头痛，微汗出，舌质红，苔薄黄，脉浮数或指纹浮紫	疏风解热，宣肺止咳	桑菊饮
	风燥咳嗽证	咳嗽痰少，或痰黏稠难咳，或干咳无痰，连声作呛，咳声嘶哑，鼻燥咽干，心烦口渴，皮肤干燥，或伴发热、微恶风寒、鼻塞、咽红等表证，舌偏红，苔少乏津，脉浮数或指纹紫	疏风清肺，润燥止咳	清燥救肺汤或桑杏汤

续表

证型		辨证要点	治法	方药
内伤咳嗽	痰热咳嗽证	咳嗽痰多，色黄黏稠，难以咳出，甚则喉间痰鸣，发热口渴，烦躁不宁，尿少色黄，大便干结，舌质红，苔黄腻，脉滑数或指纹紫	清肺化痰，宣肺止咳	清金化痰汤或清气化痰汤
	痰湿咳嗽证	咳嗽重浊，痰多壅盛，色白而稀，喉间痰声辘辘，胸闷纳呆，神乏困倦，舌淡红，苔白腻，脉滑	燥湿化痰，宣肺止咳	二陈汤
	气虚咳嗽证	咳而无力，痰白清稀，面色苍白，气短懒言，语声低微，自汗畏寒，舌淡嫩，边有齿痕，脉细无力	健脾补肺，益气化痰	六君子汤
	阴虚咳嗽证	干咳无痰，或痰少而黏，或痰中带血，不易咳出，口渴咽干，喉痒，声音嘶哑，午后潮热或手足心热，舌红，少苔，脉细数	养阴润肺，兼清余热	沙参麦冬汤

细目四　肺炎喘嗽

1. 概述　肺炎喘嗽是小儿时期常见的一种肺系疾病，临床以发热、咳嗽、痰壅、气喘、肺部闻及中细湿啰音、X 线胸片见炎性阴影为主要表现，重者可见张口抬肩、呼吸困难、面色苍白、口唇青紫等症。

本病一年四季均可发生，但多见于冬春季节，好发于婴幼儿，年龄越小，发病率越高。本病若治疗及时得当，一般预后良好。病情较重者，容易合并心阳虚衰及邪陷心肝等严重变证。

2. 病因病机　本病外因责之于感受风邪，或由其他疾病传变而来；内因责之于小儿形气未充，肺脏娇嫩，卫外不固。病位在肺。病机为肺气闭郁。痰热是其病理产物。

3. 诊断要点和鉴别诊断

（1）诊断要点

1）临床表现：①起病较急，有发热、咳嗽、气急、鼻扇、痰鸣等症，或有轻度发绀；②肺部听诊可闻及较固定的中细湿啰音，常伴干性啰音，如病灶融合，可闻及管状呼吸音；③新生儿患肺炎时，常以不乳、精神萎靡、口吐白沫等症状为主，而无上述典型表现。

2）实验室检查：① X 线检查：见肺纹理增多、紊乱，肺部透亮度降低或增强，可见小片状、斑片状阴影，也可出现不均匀的大片状阴影。②血象检查：细菌性肺炎，白细胞计数较高，中性粒细胞增多；病毒性肺炎，白细胞计数正常或降低，有时可见异型淋巴细胞。③病原学检查：细菌培养、病毒分离和鉴别，可获得相应的病原学诊断。病原特异性抗原或抗体检测常有早期诊断价值。

（2）鉴别诊断

儿童哮喘：呈反复发作的喘息、气促、胸闷或咳嗽，发作时双肺可闻及呼气相为主的哮鸣音，呼气相延长，支气管舒张剂有显著疗效。

4. 辨证论治

证型		辨证要点	治法	方药
常证	风寒闭肺证	恶寒发热，无汗，呛咳不爽，呼吸气急，痰白而稀，口不渴，咽不红，舌质不红，舌苔薄白或白腻，脉浮紧，指纹浮红	辛温宣肺，化痰止咳	华盖散
	风热闭肺证	发热恶风，头痛有汗，鼻塞流浊涕，咳嗽，气促，咳吐黄痰，咽红肿，喉核红肿，纳呆，舌红，苔薄黄，脉浮数，指纹浮紫	辛凉宣肺，化痰止咳	麻杏石甘汤

续表

证型		辨证要点	治法	方药
常证	痰热闭肺证	发热烦躁，咳嗽喘促，呼吸困难，气急鼻扇，喉间痰鸣，口唇发绀，面赤口渴，胸闷胀满，泛吐痰涎，舌质红，苔黄，脉象弦滑，指纹紫滞，显于气关	清热涤痰，开肺定喘	麻杏石甘汤合葶苈大枣泻肺汤
	毒热闭肺证	壮热不退，咳嗽剧烈，痰黄稠难咳或痰中带血，气急鼻扇，甚至喘憋，涕泪俱无，鼻孔干燥，面赤唇红，烦躁口渴，溲赤便秘，舌红而干，舌苔黄腻，脉滑数	清热解毒，泻肺开闭	黄连解毒汤合麻杏石甘汤
	阴虚肺热证	病程较长，低热盗汗，手足心热，干咳无痰，面色潮红，舌质红乏津，舌苔花剥、苔少或无苔，脉细数	养阴清肺，润肺止咳	沙参麦冬汤
	肺脾气虚证	低热起伏不定，面白少华，动则汗出，咳嗽无力，纳差便溏，神疲乏力，舌质偏淡，舌苔薄白，脉细无力	补肺益气，健脾化痰	人参五味子汤
变证	心阳虚衰证	骤然面色苍白，口唇发绀，呼吸困难或呼吸浅促，额汗不温，四肢厥冷，虚烦不安或神萎淡漠，右胁下出现痞块并渐增大，舌质略紫，苔薄白，脉细弱而数，指纹青紫，可达命关	温补心阳，救逆固脱	参附龙牡救逆汤
	邪陷厥阴证	壮热烦躁，神昏谵语，四肢抽搐，口噤项强，双目上视，舌质红绛，指纹青紫，可达命关，或透关射甲	平肝息风，清心开窍	羚角钩藤汤合牛黄清心丸

细目五　哮喘

1. 概述　哮喘是小儿时期常见的肺系疾病。哮指声响言，喘指气息言，哮必兼喘，故通称哮喘。临床以反复发作，发作时喘促气急、喉间哮鸣、呼吸困难、张口抬肩、摇身撷肚为主要特征。本病包括了西医学所称的喘息性支气管炎、儿童哮喘等。本病有明显的遗传倾向，发病年龄以 1 ～ 6 岁为多见，大多在 3 岁以内初次发作。多数病儿可经治疗缓解或自行缓解，部分儿童哮喘在青春发育期可完全消失。

2. 病因病机　内因是肺、脾、肾三脏功能不足，导致痰饮留伏，隐伏于肺窍，成为哮喘之夙根；外因是感受外邪，接触异物、异味，以及嗜食咸酸等。发作时病机为内有壅塞之气，外有非时之感，膈有胶固之痰，三者相合，闭拒气道，搏击有声，发为哮喘。

3. 诊断要点与鉴别诊断

（1）诊断要点

①多有婴儿期湿疹史、过敏史、家族哮喘史。

②有反复发作的病史。发作多与某些诱发因素有关，发作之前多有喷嚏、鼻塞、咳嗽等先兆。

③常突然发作，发作时咳嗽阵作，喘促，气急，喉间痰鸣，甚至不能平卧，烦躁不安，口唇青紫。

④肺部听诊两肺可闻及哮鸣音，以呼气时明显，呼气延长。若支气管哮喘有继发感染，可闻及湿啰音。

⑤实验室检查：外周血嗜酸性粒细胞增高。肺功能测定显示换气率和潮气量降低，残气量增加。

（2）鉴别诊断

1）咳嗽变异性哮喘：①咳嗽持续＞4 周，常在夜间和（或）清晨及运动后发作或加重，以干咳为主；②临床上无感染征象，或经较长时间抗生素治疗无效；③抗哮喘药物诊断性治疗有效；④排除其他原因引起的慢性咳嗽。

2）毛细支气管炎：①多由上呼吸道合胞病毒感染所致；②常见于 2 岁以下婴幼儿，尤以 2 ～ 6 个月婴儿最为多见；③发病季节以寒冷时多发；④常于上呼吸道感染后 2 ～ 3 天出现咳嗽、发热、呼吸困难，喘憋来势凶猛，但中毒症状轻微；⑤肺部听诊可闻及多量哮鸣音、呼气性喘鸣，当毛细支气管接近完全梗阻时，呼吸音可明显减低，往往听不到湿啰音；⑥胸部 X 线检查常见不同程度梗阻性肺气肿和支气管周围炎，有时可见小点片状阴影或肺不张。

4. 辨证论治

证型		辨证要点	治法	方药
发作期	寒性哮喘	气喘，喉间哮鸣，咳嗽，胸闷，痰稀色白有泡沫，喷嚏鼻塞，流清涕，唇青，形寒肢冷，无汗，口不渴，小便清长，大便溏薄，咽不红，舌淡红，苔薄白或白滑，脉浮紧，指纹红	温肺散寒，涤痰定喘	小青龙汤合三子养亲汤
	热性哮喘	气喘，声高息涌，喉间哮鸣，咳嗽痰壅，痰黏色黄难咳，胸闷，呼吸困难，鼻塞，流涕黄稠，身热，面赤，口干，夜卧不安，烦躁不宁，口渴，小便黄赤，大便干，咽红，舌质红，苔薄黄或黄腻，脉滑数，指纹紫	清肺涤痰，止咳平喘	麻杏石甘汤合苏葶丸
	外寒内热证	气喘，喉间哮鸣，咳嗽痰黏，色黄难咳，胸闷，喷嚏，鼻塞，流清涕，恶寒发热，面红目赤，夜卧不安，无汗，口渴，大便干结，尿黄，咽红，舌红，苔薄白或黄，脉滑数或浮紧，指纹浮红或沉紫	解表清里，定喘止咳	大青龙汤
发作期	肺实肾虚证	气喘，喉间哮鸣，持续较久，喘促胸满，动则喘甚，咳嗽，痰稀白易咳，形寒肢冷，面色苍白或晦滞少华，神疲倦怠，小便清长，舌淡，苔薄白或薄腻，脉细弱或沉迟，指纹淡滞	泻肺平喘，补肾纳气	肺实者用苏子降气汤；肾虚者用都气丸合射干麻黄汤
缓解期	肺脾气虚证	反复感冒，气短自汗，咳嗽无力，神疲懒言，形体消瘦，纳差，面白少华或萎黄，便溏，舌质淡，苔薄白，脉细软，指纹淡	健脾益气，补肺固表	人参五味子汤合玉屏风散
	脾肾阳虚证	喘促乏力，动则气喘，气短心悸，咳嗽无力，形体消瘦，形寒肢冷，腰膝酸软，面白少华，腹胀纳差，夜尿多，发育迟缓，舌质淡，苔薄白，脉细弱，指纹淡	健脾温肾，固摄纳气	金匮肾气丸
	肺肾阴虚证	喘促乏力，动则气喘，干咳少痰，痰黏难咳，咳嗽无力，盗汗，形体消瘦，腰膝酸软，面色潮红，午后潮热，口咽干燥，手足心热，便秘，舌红少津，苔花剥，脉细数，指纹淡红	养阴清热，敛肺补肾	麦味地黄丸

细目六　反复呼吸道感染

1. 概述　反复呼吸道感染（包括上呼吸道感染和下呼吸道感染）年发病在一定次数以上者。以感冒、乳蛾、咳嗽、肺炎喘嗽在一段时间内反复发作经久不愈为主要临床特征。

2. 病因病机　内因是禀赋虚弱，肺、脾、肾三脏功能不足，卫外不固；外因是喂养不当，精微摄取不足；或调护失宜，外邪乘虚侵袭；或用药不当，损伤正气；或疾病所伤，正气未复。病机是卫表失和，肺气失宣。

3. 诊断要点与鉴别诊断

（1）诊断要点

1）按不同年龄每年呼吸道感染的次数诊断：见下表。

反复呼吸道感染诊断条件（次/年）

年龄（岁）	上呼吸道感染	下呼吸道感染	
		气管支气管炎	肺炎
0～2	7	3	2
2^+～5	6	2	2
5^+～14	5	2	2

注：①两次感染间隔时间至少7日以上。②若上呼吸道感染次数不够，可以将上、下呼吸道感染次数相加，反之则不能。但若反复感染是以下呼吸道感染为主，则应定义为反复下呼吸道感染。③确定次数需连续观察1年。④肺炎需由肺部体征和影像学证实，两次肺炎诊断期间肺炎体征和影像学改变应完全消失。

2）按半年内呼吸道感染的次数诊断：半年内呼吸道感染≥6次，其中下呼吸道感染≥3次（其中肺炎≥1次）。

（2）鉴别诊断

①哮喘：反复发作，但发作时呼吸困难，呼气延长，伴有哮鸣音，其发作多由异物过敏引起，包括特异性体质的内因和变态反应性的外因所致。也可因呼吸道感染而诱发，或病程中兼有感染。

②咳嗽变异性哮喘：咳嗽经久不愈，以干咳为主，常在夜间和/或清晨及运动后发作或加重；常伴有过敏性鼻炎、湿疹等过敏性疾病；抗生素治疗无效，但抗哮喘药物治疗有效。

4. 辨证论治

证型	辨证要点	治法	方药
肺脾气虚证	反复外感，面黄少华，形体消瘦，肌肉松软，少气懒言，气短，自汗多汗，食少纳呆，大便不调，舌质淡，苔薄白，脉无力，指纹淡	补肺固表，健脾益气	玉屏风散合六君子汤
营卫失调证	反复外感，恶风、恶寒，面色少华，四肢不温，多汗易汗，舌淡红，苔薄白，脉无力，指纹淡红	调和营卫，益气固表	黄芪桂枝五物汤
脾肾两虚证	反复外感，面白少华，形体消瘦，肌肉松软，鸡胸龟背，腰膝酸软，形寒肢冷，发育落后，动则气喘，少气懒言，多汗易汗，食少纳呆，大便稀溏，舌质淡，苔薄白，脉沉细无力	温补肾阳，健脾益气	金匮肾气丸合理中丸
肺脾阴虚证	反复外感，面白颧红少华，食少纳呆，口渴，盗汗自汗，手足心热，大便干结，舌质红，苔少或花剥，脉细数，指纹淡红	养阴润肺，益气健脾	生脉散合沙参麦冬汤
肺胃实热证	反复外感，咽微红，口臭，口舌易生疮，汗多而黏，夜寐欠安，大便干，舌质红，苔黄，脉滑数	清泻肺胃	凉膈散

第五单元　脾系病证

细目一　鹅口疮

1. 概述　鹅口疮是以口腔、舌上蔓生白屑为主要临床特征的一种口腔疾病。因其状如鹅口，故称鹅口疮；因其色白如雪片，故又名“雪口”。

本病一年四季均可发生。多见于初生儿，以及久病体虚婴幼儿。

2. 病因病机　鹅口疮的发病，可由胎热内蕴，口腔不洁，感受秽毒之邪所致。其主要病变在心、脾。病机关键是火热之邪循经上炎，熏灼口舌。

3. 诊断要点与鉴别诊断

（1）诊断要点

①多见于新生儿，久病体弱者，或长期使用抗生素、激素患儿。

②舌上、颊内、牙龈或上颚散布白屑，可融合成片。重者可向咽喉处蔓延，影响吸奶与呼吸，偶可累及食管、肠道、气管等。

③取白屑少许涂片，加10%氢氧化钠溶液，置显微镜下，可见白色念珠菌芽孢及菌丝。

（2）鉴别诊断

白喉：是一种传染病。白喉假膜多起于扁桃体，渐次蔓延于咽或鼻腔等处，其色灰白，不易擦去，若强力擦去则易出血，多有发热、喉痛、疲乏等症状，病情严重。

4. 辨证论治

证型	辨证要点	治法	方药
心脾积热证	口腔满布白屑，周围焮红较甚，面赤，唇红，或伴发热、烦躁、多啼，口干或渴，大便干结，小便黄赤，舌红，苔薄白，脉滑或指纹青紫	清心泻脾	清热泻脾散
虚火上浮证	口腔内白屑散在，周围红晕不著，形体瘦弱，颧红，手足心热，口干不渴，舌红，苔少，脉细或指纹紫	滋阴降火	知柏地黄丸

5. 西医治疗 2% 碳酸氢钠溶液于哺乳前后清洗口腔，制霉菌素甘油涂患处，每日 3 ～ 4 次

细目二　口疮

1. 概述 小儿口疮，以齿龈、舌体、两颊、上颚等处出现黄白色溃疡，疼痛流涎，或伴发热为特征。若满口糜烂，色红作痛者，称为口糜；溃疡只发生在口唇两侧，称为燕口疮。

本病可单独发生，也可伴发于其他疾病之中。口疮一年四季均可发病，无明显的季节性。发病年龄以 2 ～ 4 岁为多见，预后良好；若体质虚弱，则口疮可反复出现，迁延难愈。

2. 病因病机 病因主要为外感风热之邪；或饮食不节，蕴积生热；或禀赋不足，气阴两虚。其主要病变在心、脾、胃、肾。病机关键是心、脾、胃、肾素蕴积热，或阴虚火旺，复感邪毒熏蒸口舌所致。

3. 诊断要点与鉴别诊断

（1）诊断要点

①有喂养不当、过食炙煿或外感发热的病史。

②齿龈、舌体、两颊、上颚等处出现黄白色溃疡点，大小不等，甚则满口糜腐，疼痛流涎，可伴发热或颌下淋巴结肿大、疼痛。

③血常规检查：白细胞计数及中性粒细胞偏高或正常。

（2）鉴别诊断

①鹅口疮：多发生于初生儿或体弱多病的婴幼儿。口腔及舌上满布白屑，周围有红晕，其疼痛、流涎一般较轻。

②手足口病：多见于 4 岁以下小儿，春夏季流行。除口腔黏膜溃疡之外，伴手、足、臀部皮肤疱疹。

4. 辨证论治

证型	辨证要点	治法	方药
风热乘脾证	以口颊、上颚、齿龈、口角溃烂为主，甚则满口糜烂，周围焮红，疼痛拒食，烦躁不安，口臭，涎多，小便短赤，大便秘结，或伴发热，舌红，苔薄黄，指纹紫，脉浮数	疏风散火，清热解毒	银翘散
心火上炎证	舌上、舌边溃烂，色赤疼痛，饮食困难，心烦不安，口干欲饮，小便短黄，舌尖红，苔薄黄，指纹紫，脉细数	清心凉血，泻火解毒	泻心导赤散
虚火上浮证	口腔溃烂，周围色不红或微红，疼痛不甚，反复发作或迁延不愈，神疲颧红，口干不渴，舌红，苔少或花剥，指纹淡紫，脉细数	滋阴降火，引火归原	六味地黄丸加肉桂

细目三　泄泻

1. 概述 泄泻是以大便次数增多，粪质稀薄或如水样为特征的一种小儿常见病。

本病一年四季均可发生，以夏秋季节发病率为高。不同季节发生的泄泻，其临床表现有所不同。2 岁以下小儿发病率高。因婴幼儿脾常不足，易于感受外邪、伤于乳食，或脾肾气阳亏虚，均可导致脾病湿盛而发生泄泻。久泻迁延不愈者，易转为疳证。

2. 病因病机 小儿泄泻发生的原因，以感受外邪、伤于饮食、脾胃虚弱为多见。其主要病变在脾胃。

基本病机为脾虚湿困。

3. 诊断要点与鉴别诊断

（1）诊断要点

①有乳食不节、饮食不洁，或冒风受寒、感受时邪等病史。

②大便次数较平时明显增多，重症达 10 次以上。伴有恶心、呕吐、腹痛、发热、口渴等症。

③重症泄泻，可见脱水征，以及酸碱平衡失调和电解质紊乱的表现。

④大便镜检可有脂肪球或少量白细胞、红细胞。

⑤大便病原学检查可有轮状病毒等病毒检测阳性。

（2）鉴别诊断

痢疾（细菌性痢疾）：急性起病，便次频多，大便稀，有黏冻脓血，腹痛明显，里急后重。大便常规检查脓细胞、红细胞多，可找到吞噬细胞；大便培养有痢疾杆菌生长。

4. 辨证论治

证型		辨证要点	治法	方药
常证	湿热泻证	大便水样，或如蛋花汤样，泻下急迫，量多次频，气味秽臭，或见少许黏液，腹痛时作，食欲不振，或伴呕恶，神疲乏力，或发热烦闹，口渴，小便短黄，舌质红，苔黄腻，脉滑数，指纹紫	清肠解热，化湿止泻	葛根黄芩黄连汤
	风寒泻证	大便清稀，夹有泡沫，臭气不甚，肠鸣腹痛，或伴恶寒发热，鼻流清涕，咳嗽，舌质淡，苔薄白，脉浮紧，指纹淡红	疏风散寒，化湿和中	藿香正气散
	伤食泻证	大便稀溏，夹有乳凝块或食物残渣，气味酸臭，或如败卵，脘腹胀满，便前腹痛，泻后痛减，腹痛拒按，嗳气酸馊，或有呕吐，不思乳食，夜卧不安，舌苔厚腻，或微黄，脉滑实，指纹滞	运脾和胃，消食化滞	保和丸
常证	脾虚泻证	大便稀溏，色淡不臭，多于食后作泻，时轻时重，面色萎黄，形体消瘦，神疲倦息，舌淡苔白，脉缓弱，指纹淡	健脾益气，助运止泻	参苓白术散
	脾肾阳虚泻证	久泻不止，大便清稀，澄澈清冷，完谷不化，或见脱肛，形寒肢冷，面色皖白，精神萎靡，睡时露睛，舌淡苔白，脉细弱，指纹色淡	温补脾肾，固涩止泻	附子理中汤合四神丸
变证	气阴两伤证	泻下过度，质稀如水，精神委顿或心烦不安，目眶及囟门凹陷，皮肤干燥或枯瘪，啼哭无泪，口渴引饮，小便短少，甚至无尿，唇红而干，舌红少津，苔少或无苔，脉细数	健脾益气，酸甘敛阴	人参乌梅汤
	阴竭阳脱证	泻下不止，次频量多，精神萎靡，表情淡漠，面色青灰或苍白，哭声微弱，啼哭无泪，尿少或无，四肢厥冷，舌淡无津，脉沉细欲绝	挽阴回阳，救逆固脱	生脉散合参附龙牡救逆汤

细目四　厌食

1. 概述　厌食是小儿时期的一种常见病证，临床以较长时期厌恶进食、食量减少为特征。

本病可发生于任何季节，但夏季暑湿当令之时，可使症状加重。各年龄儿童均可发病，以 1 ～ 6 岁为多见。患儿除食欲不振外，一般无其他明显不适，预后良好。但长期不愈者，可使气血生化乏源，转化为疳证。

2. 病因病机　病因常见者有喂养不当、脾胃湿热、他病伤脾、禀赋不足、情志失调、邪毒犯胃等。本病病位在脾胃。病机关键为脾胃不和，纳化失职。

3. 诊断要点与鉴别诊断

（1）诊断要点

①有喂养不当、病后失调、先天不足或情志失调史。

②长期食欲不振，厌恶进食，食量明显少于同龄正常儿童。

③面色少华，形体偏瘦，但精神尚好，活动如常。

④除外其他外感、内伤慢性疾病。

（2）鉴别诊断

疰夏：为夏季季节性疾病，有“春夏剧，秋冬瘥”的发病特点。临床表现除食欲不振外，可见精神倦怠、大便不调，或有发热等症。

4. 辨证论治

证型	辨证要点	治法	方药
脾失健运证	食欲不振，厌恶进食，食而乏味，或伴胸脘痞闷，嗳气泛恶，大便不调，偶尔多食后则脘腹饱胀，形体尚可，精神正常，舌淡红，苔薄白或薄腻，脉尚有力	调和脾胃，运脾开胃	不换金正气散
脾胃气虚证	不思进食，食而不化，大便溏薄夹不消化食物，面色少华，形体偏瘦，肢倦乏力，舌质淡，苔薄白，脉缓无力	健脾益气，佐以助运	异功散
脾胃阴虚证	不思进食，食少饮多，皮肤失润，大便偏干，小便短黄，甚或烦躁少寐，手足心热，舌红少津，苔少或花剥，脉细数	滋脾养胃，佐以助运	养胃增液汤

细目五　积滞

1. 概述　积滞是指小儿内伤乳食，停聚中焦，积而不化，气滞不行所形成的一种胃肠疾患。以不思乳食，食而不化，脘腹胀满，嗳气酸腐，大便溏薄或秘结酸臭为特征。

本病既可单独出现，也可夹杂于其他疾病中。各种年龄均可发病，但以婴幼儿为多见。禀赋不足，脾胃素虚，人工喂养及病后失调者，更易罹患。

2. 病因病机　主要原因为乳食不节，伤及脾胃，致脾胃运化功能失调；或脾胃虚弱，腐熟运化不及，乳食停滞不化。其病位在脾胃。基本病理改变为乳食停聚中脘，积而不化，气滞不行。

3. 诊断要点与鉴别诊断

（1）诊断要点

①有伤乳、伤食史。

②以不思乳食，食而不化，脘腹胀满，嗳气酸腐，大便溏泄或便秘，气味酸臭为特征。

③可伴有烦躁不安、夜间哭闹或呕吐等症。

④大便镜检可见不消化食物残渣、脂肪滴。

（2）鉴别诊断

厌食：以长期食欲不振，厌恶进食，一般无脘腹胀满、大便酸臭等症。

4. 辨证论治

证型	辨证要点	治法	方药
乳食内积证	不思乳食，嗳腐酸馊或呕吐食物、乳片，脘腹胀满疼痛，大便酸臭，烦躁啼哭，夜眠不安，手足心热，舌质红，苔白厚或黄厚腻，脉象弦滑，指纹紫滞	消乳化食，和中导滞	乳积者，选消乳丸 食积者，选保和丸
脾虚夹积证	面色萎黄，形体消瘦，神疲肢倦，不思乳食，食则饱胀，腹满喜按，大便稀溏酸腥，夹有乳片或不消化食物残渣，舌质淡，苔白腻，脉细滑，指纹淡滞	健脾助运，消食化滞	健脾丸

细目六　疳证

1. 概述　疳证是由喂养不当或多种疾病影响，导致脾胃受损，气液耗伤，而形成的一种慢性疾病。临床以形体消瘦、面色无华、毛发干枯、精神萎靡或烦躁、饮食异常为特征。

本病发病无明显季节性，各种年龄均可罹患，临床尤多见于 5 岁以下小儿。

2. 病因病机　病因多由于饮食不节、喂养不当、营养失调、疾病影响，以及先天禀赋不足。主要病变部位在脾胃。其基本病理改变为脾胃受损，津液消亡。

3. 诊断要点与鉴别诊断

（1）诊断要点

①有喂养不当或病后饮食失调及长期消瘦史。

②形体消瘦，体重比正常同年龄儿童平均值低 15% 以上；面色不华，毛发稀疏枯黄。严重者干枯羸瘦，体重可比正常平均值低 40% 以上。

③饮食异常，大便干稀不调，或脘腹膨胀等明显脾胃功能失调症状。

④兼有精神不振，或好发脾气，烦躁易怒，或喜揉眉挖鼻，或吮指磨牙等症。

⑤贫血者，血红蛋白及红细胞减少。出现肢体浮肿，属于疳肿胀（营养性水肿）者，血清总蛋白大多在 45g/L 以下，血清白蛋白常在 20g/L 以下。

（2）鉴别诊断

①厌食：由喂养不当，脾胃运化功能失调所致。以长期食欲不振、厌恶进食为主症，无明显消瘦，精神尚好，病在脾胃，不涉及他脏，一般预后良好。

②积滞：以不思乳食，食而不化，脘腹胀满，大便酸臭为特征，与疳证以形体消瘦为特征有明显区别。但两者也有密切联系，若积久不消，影响水谷精微化生，致形体日渐消瘦，可转化为疳证。

4. 辨证论治

证型		辨证要点	治法	方药
常证	疳气证	形体略瘦，面色少华，毛发稀疏，不思饮食，精神欠佳，性急易怒，大便干稀不调，舌质略淡，苔薄微腻，脉细有力	调脾健运	资生健脾丸
	疳积证	形体明显消瘦，面色萎黄，肚腹膨胀，甚则青筋暴露，毛发稀疏结穗，性情烦躁，夜卧不宁，或见揉眉挖鼻，吮指磨牙，动作异常，食欲不振或善食易饥，或嗜食异物，舌淡苔腻，脉沉细而滑	消积理脾	肥儿丸
	干疳证	形体极度消瘦，皮肤干瘪起皱，大肉已脱，皮包骨头，貌似老人，毛发干枯，面色㿠白，精神萎靡，啼哭无力，腹凹如舟，杳不思食，大便稀溏或便秘，舌淡嫩，苔少，脉细弱	补益气血	八珍汤
兼证	疳肿胀证	足踝浮肿，甚或颜面及全身浮肿，面色无华，神疲乏力，四肢欠温，小便不利，舌淡嫩，苔薄白，脉沉迟无力	健脾温阳，利水消肿	防己黄芪汤合五苓散
	眼疳证	两目干涩，畏光羞明，眼角赤烂，甚则黑睛浑浊，白翳遮睛或有夜盲等	养血柔肝，滋阴明目	石斛夜光丸
	口疳证	口舌生疮，甚或满口糜烂，秽臭难闻，面赤心烦，夜卧不宁，小便短黄，或吐舌、弄舌，舌质红，苔薄黄，脉细数	清心泻火，滋阴生津	泻心导赤散

细目七　腹痛

1. 概述　小儿腹痛是小儿时期常见的一种病证，是指小儿胃脘以下、脐周及耻骨以上部位发生的疼痛。其发病无季节性，任何年龄都可发生。

2. 病因病机　小儿腹痛的发病原因较多，或因腹部中寒，或因乳食积滞，或因胃肠结热，或因素体脾胃虚寒，或因瘀血内阻所致。病位主要在脾、胃、大肠，亦与肝有关。其总的病机为气机不畅，气血运行受阻。

3. 诊断要点与鉴别诊断

（1）诊断要点

①病史：患儿可有外感寒邪、伤于乳食、脾胃虚寒、情志不畅等病史或诱因。

②临床表现：表现在胃脘部、脐周部位、小腹两侧或一侧部位、下腹部正中部位；腹痛时作时止、时轻时重，常有反复发作、发作后自行缓解的特点；疼痛的性质可有隐痛、钝痛、胀痛、刺痛、掣痛等；除外腹部器官器质性病变、全身性疾病及腹部以外器官疾病引起的腹痛。

③实验室及特殊检查：血、尿、便检查，腹部超声波检查、X 线检查等有助于临床诊断及鉴别诊断。腹腔穿刺、胃镜、腹腔镜、CT 等，根据病情及临床需要选择。

（2）鉴别诊断

①腹部器质性病变腹痛与功能性腹痛鉴别：器质性病变引起的腹痛比较持续，体征较固定，只要病变继续存在，腹痛也存在，可由于肠蠕动或暂时的痉挛而引起阵发性腹痛加剧。

②急腹症：腹腔内脏器急性炎症主要症状为腹痛，继之发热，白细胞升高，腹部出现局限范围的压痛、肌紧张、反跳痛。腹膜炎以腹部出现局限或全腹压痛、肌紧张、反跳痛、腹胀、肠鸣音减弱或消失为主要表现。肠梗阻的主要症状为阵发性腹绞痛、呕吐、无大便等。腹部损伤则多有外伤史及腹膜刺激征表现。

4. 辨证论治

证型	辨证要点	治法	方药
腹部中寒证	腹部疼痛，拘急疼痛，得温则舒，遇寒痛甚，痛处喜暖，面色苍白，痛甚者额冷汗出，唇色紫暗，肢冷不温，或兼吐泻，小便清长，舌淡，苔白滑，脉沉弦紧，指纹红	温中散寒，理气止痛	养脏汤
乳食积滞证	脘腹胀满，按之痛甚，嗳腐吞酸，不思乳食，矢气频作或腹痛欲泻，泻后痛减，或有呕吐，吐物酸馊，矢气频作，大便秽臭，夜卧不安，时时啼哭，舌红，苔厚腻，脉沉滑，指纹紫滞	消食导滞，行气止痛	香砂平胃散
胃肠结热证	腹痛胀满，疼痛拒按，大便秘结，烦躁口渴，手足心热，口唇舌红，舌苔黄燥，脉滑数或沉实，指纹紫滞	通腑泄热，行气止痛	大承气汤
脾胃虚寒证	腹痛绵绵，时作时止，痛处喜按，得温则舒，面白少华，精神倦怠，手足清冷，乳食减少，或食后腹胀，大便稀溏，舌淡苔白，脉沉缓，指纹淡红	温中理脾，缓急止痛	小建中汤合理中丸
气滞血瘀证	腹痛经久不愈，痛有定处，痛如针刺，或腹部癥块拒按，肚腹硬胀，青筋显露，舌紫暗或有瘀点，脉涩，指纹紫滞	活血化瘀，行气止痛	少腹逐瘀汤

细目八　便秘

1. 概述　便秘是指大便干燥坚硬，秘结不通，排便时间间隔延长，或虽有便意但排出困难的一种病证。

本病可发生于任何年龄，一年四季均可发病。由于排便困难，部分小儿可发生食欲不振，烦躁不安，或可由于便时努力，引起肛裂、痔疮或脱肛。

2. 病因病机　便秘的病因包括饮食因素、情志因素、正虚因素及热病伤津。主要病位在大肠，与脾、肝、肾三脏相关。病机关键是大肠传导功能失常。

3. 诊断要点与鉴别诊断

（1）诊断要点

①病史：患儿可有喂养不当、挑食、偏食、外感时邪、情志不畅、脏腑虚损等病史。

②临床表现：不同程度的大便干燥，伴有腹胀、腹痛、食欲不振、排便哭闹等症。可因便秘而发生肛裂、便血、痔疮。部分患儿左下腹部可触及粪块。

（2）鉴别诊断

①先天性巨结肠：主要表现为顽固性便秘，新生儿有胎便排出延迟，小儿便秘症状进行性加重，伴有严重腹胀、消瘦、生长发育落后等。钡剂灌肠检查显示近直肠－乙状结肠处狭窄，上段结肠异常扩大。

②机械性肠梗阻：腹部 X 线检查显示多个扩张肠袢及较宽液平面，结肠远端及直肠无气。

4. 辨证论治

证型	辨证要点	治法	方药
食积便秘证	大便秘结，脘腹胀满，不思饮食，或恶心呕吐，或有口臭，手足心热，小便黄少，舌质红，苔黄厚，脉沉有力，指纹紫滞	消积导滞通便	枳实导滞丸
燥热便秘证	大便干结，排便困难，甚则便秘不通，面赤身热，腹胀或痛，小便短赤，或口干口臭，或口舌生疮，舌质红，苔黄燥，脉滑实，指纹紫滞	清热润肠通便	麻子仁丸
气滞便秘证	大便秘结，欲便不得，甚或胸胁痞满，腹胀疼痛，嗳气频作，舌质红，苔薄白，脉弦，指纹滞	理气导滞通便	六磨汤
气虚便秘证	时有便意，大便不干燥，仍努挣难下，排便时汗出气短，便后神疲乏力，面色少华，舌淡苔薄，脉虚弱，指纹淡红	益气润肠通便	黄芪汤
血虚便秘证	大便干结，艰涩难下，面白无华，唇甲色淡，心悸目眩，舌质淡嫩，苔薄白，脉细弱，指纹淡	养血润肠通便	润肠丸

细目九　营养性缺铁性贫血

1. 概述　营养性缺铁性贫血，是由于体内铁缺乏致使血红蛋白合成减少而引起的一种小细胞低色素性贫血。本病为儿科常见疾病，属于中医学“血虚”范畴。

多见于婴幼儿，尤以 6 个月～ 3 岁最常见。轻度贫血可无自觉症状；中度以上的贫血，可出现头晕乏力、纳呆、烦躁等症，并有不同程度的面色苍白及指甲口唇和睑结膜苍白。

2. 病因病机　小儿先天禀赋不足，后天喂养不当，或感染诸虫、疾病损伤等，皆可导致贫血。病变主要在脾、肾、心、肝。血虚不荣是其主要病理基础。

3. 诊断要点与鉴别诊断

（1）诊断要点

1）病史：有明确的缺铁病史，如铁供给不足、吸收障碍、需要增多或慢性失血等。

2）临床表现：发病缓慢，皮肤黏膜逐渐苍白或苍黄，以口唇、口腔黏膜及甲床最为明显，神疲乏力，食欲减退。年长儿有头晕等症状。部分患儿可有肝脾肿大。

3）实验室检查：①贫血为小细胞低色素性，平均血红蛋白浓度（MCHC）＜ 31%，红细胞平均体积（MCV）＜ 80fL，平均血红蛋白（MCH）＜ 27pg；② 3 个月～ 6 岁血红蛋白＜ 110g/L。

4）病情分度：①轻度：血红蛋白,6 个月～ 6 岁 90 ～ 110g/L,6 岁以上 90 ～ 120g/L；红细胞（3 ～ 4）$\times10^{12}$/L。②中度：血红蛋白 60 ～ 90g/L；红细胞（2 ～ 3）$\times10^{12}$/L。③重度：血红蛋白 30 ～ 60g/L；红细胞（1 ～ 2）$\times10^{12}$/L。④极重度：血红蛋白＜ 30g/L；红细胞＜ 1×10^{12}/L。

（2）鉴别诊断

①再生障碍性贫血：临床以贫血、出血、感染等为特征。外周血象检查呈全血减低现象。骨髓象多部位增生减低

②营养性巨幼红细胞性贫血：骨髓象增生明显活跃，以红细胞系统增生为主，各期幼红细胞均出现巨幼变。

4. 辨证论治

分型	辨证要点	治法	方药
脾胃虚弱证	长期纳食不振，神疲乏力，形体消瘦，面色苍黄，唇淡甲白，大便不调，舌淡苔白，脉细无力，指纹淡红	健运脾胃，益气养血	六君子汤
心脾两虚证	面色萎黄或苍白，唇淡甲白，发黄稀疏，时有头晕目眩，心悸心慌，夜寐欠安，语声不振，甚至低微，气短懒言，体倦乏力，纳食不振，舌淡红，脉细弱，指纹淡红	补脾养心，益气生血	归脾汤
肝肾阴虚证	面色皮肤黏膜苍白，爪甲色白易脆，发育迟缓，头晕目涩，两颧潮红，潮热盗汗，毛发枯黄，四肢震颤抽动，舌红，苔少或光剥，脉弦数或细数	滋养肝肾，益精生血	左归丸
脾肾阳虚证	面色㿠白，唇舌爪甲苍白，精神萎靡不振，纳谷不香，或有大便溏泄，发育迟缓，毛发稀疏，四肢不温，舌淡苔白，脉沉细无力，指纹淡	温补脾肾，益阴养血	右归丸

5. 西医治疗 使用铁剂治疗。一般用硫酸亚铁口服，每次 5 ～ 10mg/kg，1 日 2 ～ 3 次，同时口服维生素 C 有助吸收，服用至血红蛋白达正常水平后 2 个月左右再停药。

第六单元 心肝病证

细目一 夜啼

1. 概述 小儿白天能安静入睡，入夜则啼哭不安，时哭时止，或每夜定时啼哭，甚则通宵达旦，称为夜啼。多见于新生儿及婴儿。

2. 病因病机 夜啼的病因病机是寒则痛而啼，热则烦而啼，惊则神不安而啼，是以寒、热、惊为本病之主要病因病机。

3. 诊断要点与鉴别诊断

（1）诊断要点

①婴儿难以查明原因的入夜啼哭不安，时哭时止，或每夜定时啼哭，甚则通宵达旦，但白天如常。

②排除外感发热、口疮、肠套叠、寒疝等疾病引起的啼哭。

（2）鉴别诊断

①不适啼哭：小儿夜间若喂哺不足或过食，尿布潮湿未及时更换，环境及衣被过冷或过热，襁褓中夹有缝衣针或其他异物等，均可引起婴儿不适而啼哭，采取相应措施后则婴儿啼哭即止。

②拗哭：有些小婴儿因不良习惯而致夜间拗哭，如夜间开灯而寐，摇篮中摇摆而寐，怀抱而寐，边走边拍而寐等，要注意加以纠正。

4. 辨证论治

证型	辨证要点	治法	方药
脾寒气滞证	啼哭时哭声低弱，时哭时止，睡喜蜷曲，腹喜摩按，四肢欠温，吮乳无力，胃纳欠佳，大便溏薄，小便较清，面色青白，唇色淡红，舌苔薄白，指纹多淡红	温脾散寒，行气止痛	乌药散合匀气散
心经积热证	啼哭时哭声较响，见灯尤甚，哭时面赤唇红，烦躁不宁，身腹俱暖，大便秘结，小便短赤，舌尖红，苔薄黄，指纹多紫	清心导赤，泻火安神	导赤散
惊恐伤神证	夜间突然啼哭，似见异物状，神情不安，时作惊惕，紧偎母怀，面色乍青乍白，哭声时高时低，时急时缓，舌苔正常，指纹色紫，脉数	定惊安神，补气养心	远志丸

细目二 汗证

1. 概述 汗证是指小儿在安静状态下，正常环境中，全身或局部出汗过多，甚则大汗淋漓的一种病证。多发生于5岁以内的小儿。

2. 病因病机 小儿汗证的发生，多由体虚所致。其主要病因为禀赋不足，调护失宜。小儿汗证有虚实之分，虚证有肺卫不固、营养失调、气阴亏损，实证多因湿热迫蒸所致。

3. 诊断要点与鉴别诊断

（1）诊断要点

①小儿在安静状态下及正常环境中，全身或局部出汗过多，甚则大汗淋漓。

②寐则汗出，醒时汗止者，称为盗汗；不分寤寐而汗出过多者，称为自汗。

③排除因环境、活动等客观因素及风湿热、结核病等疾病引起的出汗。

（2）鉴别诊断

①脱汗：发生于病情危笃之时，出现大汗淋漓，或汗出如油，伴有肢冷、脉微、呼吸微弱，甚至神志不清等。

②战汗：在恶寒发热时全身战栗，随之汗出淋漓，或但热不寒，或汗出身凉，常出现在热病病程中。

③黄汗：汗色发黄，染衣着色如黄柏色，多见于黄疸及湿热内盛者。

4. 辨证论治

证型	辨证要点	治法	方药
肺卫不固证	以自汗为主，或伴盗汗，以头部、肩背部汗出明显，活动尤甚，神疲乏力，面色少华，平时易患感冒，舌质淡，苔薄白，脉细弱	益气固表	玉屏风散合牡蛎散
营卫失调证	以自汗为主，或伴盗汗，汗出遍身而不温，畏寒恶风，不发热或伴低热，精神疲倦，胃纳不振，舌质淡红，苔薄白，脉缓	调和营卫	黄芪桂枝五物汤
气阴亏虚证	以盗汗为主，也常伴自汗，形体消瘦，汗出较多，神萎不振，心烦少寐，寐后汗多，或伴低热、口干、手足心灼热，哭声无力，口唇淡红，舌质淡，苔少或见剥苔，脉细弱或细数	益气养阴	生脉散、当归六黄汤
湿热迫蒸证	汗出过多，以额、心胸为甚，汗出肤热，汗渍色黄，口臭，口渴不欲饮水，小便色黄，舌质红，苔黄腻，脉滑数	清热泻脾	泻黄散

细目三 病毒性心肌炎

1. 概述 病毒性心肌炎是由病毒感染引起的以局限性或弥漫性心肌炎性病变为主的疾病。以神疲乏力、面色苍白、心悸、气短、肢冷、多汗为临床特征。本病发病以3～10岁小儿为多。

2. 病因病机 小儿素体正气亏虚是发病之内因，温热邪毒侵袭是发病之外因。心脉痹阻，气阴耗伤是其主要病理表现。瘀血、痰浊为本病主要病理产物。病性为邪实正虚，或以虚为主，或虚中夹实。病机演病多端，可发生心阳暴脱等危证。

3. 诊断要点与鉴别诊断

（1）诊断要点

1）病史：发病前有感冒、泄泻、风疹等病史。

2）临床表现：心功能不全、心源性休克或心脑综合征。有明显心悸、胸闷、乏力、气短、面色苍白、肢冷、多汗、脉结代等表现；心脏听诊可有心音低钝、心率加快、心律不齐、奔马律等。

3）辅助检查：X线或超声心动图检查示心脏扩大；心电图示Ⅰ、Ⅱ、aVF、V_5导联中2个或2个以上ST-T改变持续4天以上，以及其他严重心律失常；血清肌酸激酶同工酶（CK-MB）升高，心肌肌钙蛋白（cTnI或cTnT）阳性。

4）分期

①急性期：新发病，症状及体征明显且多变，一般病程在半年以内。

②迁延期：临床症状反复出现，客观检查指标迁延不愈，病程多在半年以上。

③慢性期：进行性心脏增大，反复心力衰竭或心律失常，病情时轻时重，病程在1年以上。

（2）鉴别诊断

①风湿性心肌炎：亦可出现发热、心悸、头晕、心律失常等类似本病的表现，但病前1～3周多有链球菌感染史，风湿活动期表现明显，如发热、关节炎、皮下结节、环形红斑、血沉增快、抗链球菌溶血素“O”增高，心电图PR间期增长，病原学检测有助于鉴别。

②中毒性心肌炎：由非病毒性病原体，如细菌、真菌、立克次体、支原体等的毒素引起，可有类似本病的胸闷、憋气、心悸、乏力等表现，但几乎均见其原发病的特殊临床表现，如大叶性肺炎、支原体肺炎、伤寒等，而且中毒症状明显，如高热、苍白、神疲、白细胞及中性粒细胞增高等，以此鉴别。

4. 辨证论治

证型	辨证要点	治法	方药
风热犯心证	发热，低热绵延，或不发热，鼻塞流涕，咽红肿痛，咳嗽有痰，肌痛肢楚，头晕乏力，心悸气短，胸闷胸痛，舌质红，舌苔薄，脉数或结代	清热解毒，宁心复脉	银翘散
湿热侵心证	寒热起伏，全身肌肉酸痛，恶心呕吐，腹痛泄泻，心悸胸闷，肢体乏力，舌质红，苔黄腻，脉濡数或结代	清热化湿，宁心复脉	葛根黄芩黄连汤
气阴亏虚证	心悸不宁，活动后尤甚，少气懒言，神疲倦怠，头晕目眩，烦热口渴，夜寐不安，舌光红少苔，脉细数或促或结代	益气养阴，宁心复脉	炙甘草汤合生脉散
心阳虚弱证	心悸怔忡，神疲乏力，畏寒肢冷，面色苍白，头晕多汗，甚则肢体浮肿，呼吸急促，舌质淡胖或淡紫，脉缓无力或结代	温振心阳，宁心复脉	桂枝甘草龙骨牡蛎汤
痰瘀阻络证	心悸不宁，胸闷憋气，心前区痛如针刺，脘闷呕恶，面色晦暗，唇甲青紫，舌体胖，舌质紫暗，或舌边尖有瘀点，舌苔腻，脉滑或结代	豁痰化瘀，宁心通络	瓜蒌薤白半夏汤合失笑散

细目四　注意力缺陷多动障碍

1. 概述　注意力缺陷多动障碍又称轻微脑功能障碍综合征，是一种较常见的儿童时期行为障碍性疾病，以注意力不集中，自我控制差，动作过多，情绪不稳，冲动任性，伴有学习困难，但智力正常或基本正常为主要临床特征。本病男孩多于女孩，多见于学龄期儿童。发病与遗传、环境、产伤等有一定关系。

2. 病因病机　注意力缺陷多动障碍的病因主要有先天禀赋不足，或后天护养不当、外伤、病后、情志失调等。病位主要在心、肝、脾、肾。病机关键为脏腑功能失常，阴阳平衡失调。

3. 诊断要点与鉴别诊断

（1）诊断要点

①多见于学龄期儿童，男性多于女性。

②注意力涣散，上课时思想不集中，话多，坐立不安，在不该动的场合乱跑乱爬，喜欢做小动作，活动过度，做事粗心大意，不能按要求做事，经常忘事。

③情绪不稳，冲动任性，动作笨拙，学习成绩差，但智力正常。

④翻手试验、指鼻试验、指指试验阳性。

（2）鉴别诊断

正常顽皮儿童：虽有时出现注意力不集中，但大部分时间仍能正常学习，功课作业完成迅速。能遵守纪律，上课一旦出现小动作，经指出即能自我制约而停止。

4. 辨证论治

证型	辨证要点	治法	方药
肝肾阴虚证	多动难静，急躁易怒，冲动任性，难以自控，神思涣散，注意力不集中，难以静坐，或有记忆力欠佳、学习成绩低下，或有遗尿、腰酸乏力，或有五心烦热、盗汗、大便秘结，舌质红，苔薄，脉细弦	滋养肝肾，平肝潜阳	杞菊地黄丸
心脾两虚证	神思涣散，注意力不能集中，神疲乏力，形体消瘦或虚胖，多动而不暴躁，言语冒失，做事有头无尾，睡眠不实，记忆力差，伴自汗盗汗，偏食纳少，面色无华，舌质淡，苔薄白，脉虚弱	养心安神，健脾益气	归脾汤合甘麦大枣汤
痰火内扰证	多动多语，烦躁不宁，冲动任性，难以制约，兴趣多变，注意力不集中，胸中烦热，懊侬不眠，纳少口苦，便秘尿赤，舌质红，苔黄腻，脉滑数	清热泻火，化痰宁心	黄连温胆汤

细目五　抽动障碍

1. 概述　抽动障碍主要表现为不自主、无目的、反复、快速的一个部位或多部位肌群运动抽动和发声抽动，并可伴发其他行为症状，包括注意力不集中、多动、自伤和强迫障碍等。

起病在 2 ～ 12 岁，发病无季节性，男孩发病率较女孩约高 3 倍，病程不一，可自行缓解或加重，如长期持续，可成为慢性神经精神障碍。

2. 病因病机　本病病因是多方面的，与先天禀赋不足、产伤、窒息、感受外邪、情志失调等因素有关，多由五志过极，风痰内蕴而引发。病位主要在肝，与心、脾、肾密切相关。肝风内动是本病的主要病理特征。

3. 诊断要点与鉴别诊断

（1）诊断要点

①起病年龄在 2 ～ 12 岁，可有疾病后及情志失调的诱因或有家族史。

②不自主的眼、面、颈、肩及上下肢肌肉快速收缩，以固定方式重复出现，无节律性，入睡后消失。抽动时，可出现异常声音，如咯咯、咳声、呻吟声或粗言秽语。

③抽动能受意志遏制，可暂时不发作。

④病状呈慢性过程，但病程呈明显波动性。

⑤实验室检查多无异常，脑电图正常或非特异性异常。智力测试基本正常。

（2）鉴别诊断

①风湿性舞蹈病：6 岁以后多见，女孩居多，是风湿热的主要表现之一。常表现为四肢较大幅度的无目的而不规则的舞蹈样动作，生活经常不能自理，常伴肌力及肌张力减低，并可有风湿热其他症状。无发声抽动或秽语症状。抗链球菌溶血素“O”增高。抗风湿治疗有效。

②肌阵挛：是癫痫发作的一个类型，表现为全身肌肉或某部分肌肉突然、短暂、触电样收缩，可一次或多次发作。发作时常伴有意识障碍，脑电图异常。抗癫痫治疗可控制发作。

③习惯性抽搐：4 ～ 6 岁多见。往往只有一组肌肉抽搐，如眨眼、皱眉、龇牙或咳嗽声。发病前常有某些诱因。此症一般较轻，预后较好。但此症与多发性抽搐症并无严格的界限，有些病儿能发展为多发性抽搐症。

④注意力缺陷多动障碍：以注意力不集中、自我控制差、动作过多、情绪不稳、冲动任性，伴有学习困难，但智力正常或基本正常为主要临床特征。

4. 辨证论治

证型	辨证要点	治法	方药
外风引动证	喉中异声或秽语，挤眉眨眼，每于感冒后症状加重，常伴鼻塞流涕，咽红咽痛，或有发热，舌淡红，苔薄白，脉浮数	疏风解表，息风止动	银翘散
肝亢风动证	摇头耸肩，挤眉眨眼，噘嘴踢腿，抽动频繁有力，不时喊叫，声音高亢，急躁易怒，自控力差，伴头晕头痛，面红目赤，或腹动胁痛，便干尿黄，舌红苔黄，脉弦数	平肝潜阳，息风止动	天麻钩藤饮
痰火扰神证	肌肉抽动有力，喉中痰鸣，异声秽语，偶有眩晕，睡眠多梦，喜食肥甘，烦躁易怒，口干口苦，大便秘结，小便短赤，舌红苔黄，脉滑数	清热化痰，息风止动	黄连温胆汤
脾虚肝旺证	抽动无力，时轻时重，眨眼皱眉，噘嘴搐鼻，腹部抽动，喉出怪声，精神倦怠，面色萎黄，食欲不振，形瘦性急，夜卧不安，大便不调，舌质淡，苔薄白或薄腻，脉细或细弦	扶土抑木，调和肝脾	缓肝理脾汤
阴虚风动证	挤眉弄眼，摇头扭腰，肢体抖动，咽干清嗓，形体偏瘦，性情急躁，两颧潮红，五心烦热，睡眠不安，大便偏干，舌质红少津，苔少或花剥，脉细数或弦细无力	滋水涵木，柔肝息风	大定风珠

细目六　惊风

惊风是小儿时期常见的急重病证，临床以抽搐、昏迷为主要症状。惊风是一个证候，可发生在许多疾病中。一般以 1 ～ 5 岁的儿童发病率最高，具有年龄越小发病率越高的特点。一年四季都可发生。

急惊风

1. 概述　急惊风为痰、热、惊、风四证俱备，临床以高热、抽风、神昏为主要表现，多由外感时邪、内蕴湿热和暴受惊恐而引发。

2. 病因病机　病因是外感时邪、内蕴湿热、暴受惊恐。病位主要在心、肝。病机关键为邪陷厥阴，蒙蔽心窍，引动肝风。

3. 诊断要点

①多见于 3 岁以下婴幼儿，5 岁以上则逐渐减少。

②以四肢抽搐、颈项强直、角弓反张、神志昏迷为主要临床表现。

③可有接触疫疠之邪或暴受惊恐的病史。

④有明显的原发疾病，如感冒、肺炎喘嗽、疫毒痢、流行性腮腺炎、流行性乙型脑炎等。中枢神经系统感染患儿，脑脊液检查有异常改变，神经系统检查出现病理性反射。

⑤必要时可做大便常规及大便细菌培养、血培养、脑脊液等有关检查。

4. 辨证论治

证型	辨证要点	治法	方药
风热动风证	起病急骤，发热，头痛，咳嗽，鼻塞，流涕，咽痛，随即出现烦躁、神昏、抽搐，舌苔薄白或薄黄，脉浮数	疏风清热，息风定惊	银翘散
气营两燔证	多见于盛夏之季，起病较急，壮热多汗，头痛项强，恶心呕吐，烦躁嗜睡，抽搐，口渴便秘，舌红，苔黄，脉弦数。病情严重者高热不退，反复抽搐，神志昏迷，舌红苔黄腻，脉滑数	清气凉营，息风开窍	清瘟败毒饮
邪陷心肝证	起病急骤，高热不退，烦躁口渴，谵语，神志昏迷，反复抽搐，两目上视，舌质红，苔黄腻，脉数	清心开窍，平肝息风	羚角钩藤汤
湿热疫毒证	持续高热，频繁抽风，神志昏迷，谵语，腹痛呕吐，大便黏腻或夹脓血，舌质红，苔黄腻，脉滑数	清热化湿，解毒息风	黄连解毒汤合白头翁汤

续表

证型	辨证要点	治法	方药
惊恐惊风证	暴受惊恐后惊惕不安，身体战栗，喜投母怀，夜间惊啼，甚则惊厥、抽风，神志不清，大便色青，脉律不整，指纹紫滞	镇惊安神，平肝息风	琥珀抱龙丸

5. 西医治疗

（1）退热：物理降温，用退热贴或冷湿毛巾敷额头处，过高热时头、颈侧放置冰袋；药物降温，安乃近滴鼻，或用安痛定每次 1 ～ 2mL 肌内注射。

（2）抗惊厥：地西泮（安定），每次 0.3 ～ 0.5mg/kg，最大剂量不超过 10mg，静脉缓慢注射，惊厥止则停用，注射过程中注意防止呼吸抑制。5% 水合氯醛 1mL/kg，保留灌肠；或用苯巴比妥钠，每次 8 ～ 10mg/kg，肌内注射。

（3）预防脑损伤：减轻惊厥后脑水肿。惊厥持续 30 分钟以上者，给予吸氧，并用高张葡萄糖 1g/kg 静脉注射；或用 20% 甘露醇 1 ～ 2g/kg，于 20 ～ 30 分钟内快速静滴，必要时 6 ～ 8 小时重复 1 次。

慢惊风

1. 概述　慢惊风来势缓慢，抽搐无力，时作时止，反复难愈，常伴昏迷、瘫痪等症。

2. 病因病机　病因是脾胃虚弱、脾肾阳虚、阴虚风动。慢惊风多由脾胃虚弱，土虚木亢；或脾肾阳虚，失于温煦；或热邪伤阴，经脉失去濡养所致。病位在肝、脾、肾，性质以虚为主。

3. 诊断要点

①有反复呕吐、长期腹泻、急惊风、解颅、佝偻病等病史。

②多起病缓慢，病程较长；也具有惊风八候的表现。

③根据不同疾病出现的证候，结合血液生化、脑电图、脑脊液、CT 等检查，明确原发疾病。

4. 辨证论治

证型	辨证要点	治法	方药
脾虚肝亢证	精神萎靡，嗜睡露睛，面色萎黄，不欲饮食，大便稀溏，色带青绿，时有肠鸣，四肢不温，抽搐无力，时作时止，舌淡，苔白，脉沉弱	温中健脾，缓肝理脾	缓肝理脾汤
脾肾阳衰证	精神委顿，昏睡露睛，面白无华或灰滞，口鼻气冷，额汗不温，四肢厥冷，溲清便溏，手足蠕动震颤，舌质淡，苔薄白，脉沉微	温补脾肾，回阳救逆	固真汤合逐寒荡惊汤
阴虚风动证	精神疲惫，形容憔悴，面色萎黄或时有潮红，虚烦低热，手足心热，易出汗，大便干结，肢体拘挛或强直，抽搐时轻时重，舌绛少津，苔少或无苔，脉细数	育阴潜阳，滋肾养肝	大定风珠

细目七　痫病

1. 概述　痫病是以突然仆倒，昏不识人，口吐涎沫，两目上视，肢体抽搐，惊掣啼叫，喉中发出异声，片刻即醒，醒后一如常人为特征，具有反复发作特点的一种疾病。本病多发生于 4 岁以上的儿童。男女之比为（1.1 ～ 1.7）: 1。

2. 病因病机　痫病的先天因素主要责之胎禀不足、胎产损伤和胎中受惊。引起癫痫发作的后天因素颇为复杂，归纳起来，不外乎顽痰内伏、暴受惊恐、惊风频发、外伤血瘀等。痫病的病位主要在心、肝、脾、肾。病机关键是痰气逆乱，蒙蔽心窍，引动肝风。

3. 诊断要点与鉴别诊断

（1）诊断要点

1）主症：①突然昏倒，不省人事；②四肢抽搐，项背强直；③口吐涎沫，牙关紧闭；④两目上视；

⑤瞳仁散大，对光反射迟钝或消失。

2）反复发作，可自行缓解。

3）急性起病，经救治多可恢复，若日久频发，则可并发健忘、痴呆。

4）发作前常有眩晕、胸闷等先兆症状，发病可有诱因。

5）脑电图检查可见异常。

注意：主症中有①②⑤，并具备2）、3）两项条件者，结合先兆、诱因、脑电图等方面的特点，可确定诊断。

（2）鉴别诊断

惊风：急惊风急性起病，以高热、神昏、抽风为主要表现；慢惊风则来势缓慢，抽搐无力，有体质羸弱的明显征象。痫病一般无发热，有反复发作史，发时抽搐、神昏，平时则如常人，脑电图检查可见癫痫波型。

4. 辨证论治

证型	辨证要点	治法	方药
惊痫证	起病前常有惊吓史。发作时惊叫，吐舌，急啼，神志恍惚，面色时红时白，惊惕不安，如人将捕之状，四肢抽搐，大便黏稠，舌淡红，苔白，脉弦滑，乍大乍小，指纹色青	镇惊安神	镇惊丸
痰痫证	发作时痰涎壅盛，喉间痰鸣，瞪目直视，神志恍惚，状如痴呆、失神，或仆倒于地，手足抽搐不甚明显，或局部抽动，智力逐渐低下，或头痛、腹痛、呕吐、肢体疼痛，骤发骤止，日久不愈，舌苔白腻，脉弦滑	豁痰开窍	涤痰汤
风痫证	发作常由外感发热引起。发作时突然仆倒，神志不清，颈项及全身强直，继而四肢抽搐，两目上视或斜视，牙关紧闭，口吐白沫，口唇及面部色青，舌苔白，脉弦滑	息风止痉	定痫丸
瘀血痫证	发作时头晕眩仆，神志不清，单侧或四肢抽搐，抽搐部位及动态较为固定，头痛，大便干硬如羊屎，舌红或见瘀点，舌苔少，脉涩，指纹沉滞	化瘀通窍	通窍活血汤
脾虚痰盛证	痫病发作频繁或反复发作，神疲乏力，面色无华，时作眩晕，食欲欠佳，大便稀薄，舌质淡，苔薄腻，脉细软	健脾化痰	六君子汤
脾肾两虚证	发病年久，屡发不止，瘛疭抖动，时有眩晕，智力迟钝，腰膝酸软，神疲乏力，少气懒言，四肢不温，睡眠不宁，大便稀溏，舌淡红，舌苔白，脉沉细无力	补益脾肾	河车八味丸

5. 西医治疗

（1）病因治疗

（2）合理应用抗癫痫药物：①用药要审时：一旦诊断明确，应尽早予抗癫痫药。对首次发作，症状不重，既往体健，各项检查无异常者，可暂不用药，但应密切观察。②选药应正确：主要根据发作类型选择抗癫痫药。③联合用药应谨慎：尽量采用单药治疗，避免药物相互作用导致毒性增加；若单药不能控制，需联合用药时，必须了解药物相互作用及机制，正确应用。④用药个体化：由于药物代谢及对药物的敏感性存在个体差异，因此用药应从小剂量开始，逐渐增加。⑤服药宜规律：用药疗程要足，一般控制发作后还要继续服药2～4年。⑥停药要缓慢：减药过程一般3～6个月，甚至1～2年。减药过快或突然停药易致再次发作或发作加重；停药后复发者应重新开始抗癫痫药物治疗。⑦定期复查：定期复查动态脑电图，监测血药浓度以评价药物治疗效果；定期检测血、尿常规及肝肾功能等以观察药物不良反应。

（3）手术治疗：经规范药物治疗无效或效差，严重影响患儿日常生活，并具有手术指征者。

（4）其他疗法：如激素、丙种球蛋白、迷走神经刺激术等。

（5）癫痫持续状态的治疗

1）快速控制发作：①地西泮 0.25 ～ 0.5mg/kg 缓慢静脉注射，必要时 20 分钟后可再用。②氯硝西泮每次 0.01 ～ 0.06mg/kg。③咪达唑仑 0.1 ～ 0.2mg/kg 缓慢静脉注射。④苯巴比妥 20mg/kg 分次肌内注射，24 小时后改为维持量 3 ～ 5mg/（kg · d）。⑤ 10% 水合氯醛 0.5mg/kg 稀释后灌肠。仍不能控制者，备好气管插管使用麻醉药物。

2）保持呼吸道通畅，吸痰。

3）保护脑、心等重要脏器功能，防治并发症。

第七单元　肾系病证

细目一　水肿

1. 概述　小儿水肿是由多种病证引起的体内水液潴留，泛滥肌肤，引起面目、四肢甚则全身浮肿及小便短少，严重的可伴有胸水、腹水为主要表现的常见病证，临床以肾脏疾病引发者多见。好发于 2 ～ 7 岁小儿，一年四季均可发病。

2. 病因病机　主要病因为外感风邪、湿热、疮毒。小儿水肿与体质稚弱，不慎感受外邪，导致肺的通调、脾的传输、肾的开阖及三焦、膀胱的气化异常，不能输布水津有关。水肿的基本病机为水液泛滥。

3. 急性肾小球肾炎与肾病综合征的诊断要点与鉴别诊断

（1）诊断要点

1）急性肾小球肾炎

①前驱感染史：发病前 1 ～ 4 周多有呼吸道或皮肤感染、猩红热等链球菌感染病史或其他急性感染史。

②急性起病，急性期一般为 2 ～ 4 周。

③浮肿及尿量减少：浮肿为紧张性，浮肿轻重与尿量无关。

④血尿：起病即有血尿，呈肉眼血尿或镜下血尿。

⑤高血压：1/3 ～ 2/3 患儿病初有高血压，常为 120 ～ 150/80 ～ 110mmHg（16.0 ～ 20.0/10.7 ～ 14.4kPa）。

⑥并发症：高血压脑病、严重循环充血、急性肾功能衰竭。

⑦实验室检查：尿检均有红细胞增多。尿蛋白增高，可伴有不同程度的血清总补体及 C_3 的一过性明显下降，抗链球菌溶血素“O”抗体可增高。

2）肾病综合征

①单纯性肾病：具备四大特征：a. 全身水肿；b. 大量蛋白尿；c. 低蛋白血症；d. 高脂血症。其中以大量蛋白尿和低蛋白血症为必要条件。

②肾炎性肾病：具有以下四项中一项或多项：a. 明显血尿，尿中红细胞 ≥ 10/HP（见于 2 周内 3 次离心尿标本）。b. 高血压持续或反复出现，学龄儿童血压 > 130/90mmHg（17.3/12kPa），学龄前儿童血压 ≥ 120/80mmHg（16.0/10.7kPa），并排除激素所致者。c. 持续性氮质血症（血尿素氮 ≥ 10.7mmol/L），并排除血容量不足所致者。d. 血总补体量（CH_{50}）或血 C_3 反复降低。

（2）鉴别诊断：肾病综合征与急性肾炎均以浮肿及尿改变为主要特征，但肾病综合征以大量蛋白尿为主，且伴低白蛋白血症及高脂血症，浮肿多为指陷性。急性肾炎则以血尿为主，浮肿多为非指陷性。

4. 辨证论治

证型		辨证要点	治法	方药
常证	风水相搏证	水肿自眼睑开始迅速波及全身，以头面肿势为甚，皮色光亮，按之凹陷，随手而起，尿少色赤，微恶风寒或伴发热，咽红咽痛，肢体酸痛，鼻塞，咳嗽，舌质淡，舌苔薄白或薄黄，脉浮	疏风宣肺，利水消肿	麻黄连翘赤小豆汤合五苓散
	湿热内侵证	头面肢体浮肿或轻或重，小便黄赤而少，尿血，伴脓疱疮、疖肿、丹毒等，发热口渴，烦躁，头痛头晕，大便干结，舌红，苔黄腻，脉滑数	清热利湿，凉血止血	五味消毒饮合小蓟饮子
	肺脾气虚证	浮肿不著，或仅见面目浮肿，面色少华，倦怠乏力，纳呆便溏，小便略少，汗自出，易感冒，舌质淡，苔薄白，脉缓弱	益气健脾，利水消肿	参苓白术散合玉屏风散
	脾肾阳虚证	全身浮肿明显，按之深陷难起，腰腹下肢尤甚，面白无华，畏寒肢冷，神倦乏力，小便短少不利，甚或无尿，大便溏，舌质淡，苔白滑，脉沉细	温肾健脾，利水消肿	真武汤
	气阴两虚证	面色无华，腰膝酸软，或有浮肿，头晕耳鸣，口干咽燥或长期咽痛，咽部暗红，手足心热，舌质稍红，舌苔少，脉细弱	益气养阴，利水消肿	六味地黄丸加黄芪
变证	水凌心肺证	肢体浮肿，尿少或尿闭，频咳气急，胸闷心悸，烦躁不宁，喘息不能平卧，面色苍白，唇指青紫，苔白或白腻，脉细数无力	泻肺逐水，温阳扶正	己椒苈黄丸合参附汤
	邪陷心肝证	头痛眩晕，烦躁不安，视物模糊，甚至抽搐、昏迷，舌质红，苔黄燥，脉弦数	平肝息风，泻火利水	龙胆泻肝汤合羚角钩藤汤
	水毒内闭证	全身浮肿，尿少或尿闭，头晕头痛，恶心呕吐，口中气秽，腹胀，甚则昏迷，苔腻，脉弦	通腑降浊，解毒利尿	温胆汤合附子泻心汤

5. 西医治疗

（1）抗感染：急性肾炎患儿有咽部及皮肤感染灶者，应给予青霉素或其他敏感抗生素治疗 10 ～ 14 天。肾病患儿合并感染时，抗感染对症治疗。

（2）激素疗法：肾病综合征患儿采用肾上腺皮质激素治疗，多采用中、长程疗法。先以泼尼松 2mg/（kg·d），最大量 60mg/d，分次服用。尿蛋白转阴 2 周后开始减量至隔日 2mg/kg 顿服，按照每月 2.5 ～ 5mg 速度逐渐减量。疗程 6 ～ 9 个月为中程疗法，疗程 9 个月以上者为长程疗法。复发病例可延长隔日服药时间，即采用“拖尾疗法”，对于难治性肾病可使用免疫抑制剂治疗。

（3）利尿：急性肾炎患儿一般采用噻嗪类或者袢利尿剂，慎用保钾利尿剂及渗透性利尿剂。肾病综合征患儿利尿时常选用氢氯噻嗪、螺内酯、呋塞米等，必要时可予低分子右旋糖酐、血浆以扩容利尿。

（4）降压：可选用钙拮抗剂、血管紧张素转换酶抑制剂等。

（5）治疗严重并发症：积极进行降压、利尿、止痉、强心等抢救方法。

细目二　尿频

1. 概述　尿频是以小便频数为特征的疾病。多发于学龄前儿童，尤以婴幼儿发病率最高，女孩多于男孩。

2. 病因病机　病因有湿热下注、脾肾气虚、阴虚内热。尿频的发生，多由于湿热之邪蕴结下焦，也可因脾肾气虚，使膀胱气化功能失常所致；或病久不愈，损伤肾阴而致阴虚内热。主要病机为膀胱气化功能失常。

3. 泌尿系感染及白天尿频综合征的诊断要点

（1）泌尿系感染：①有外阴不洁或坐地嬉戏等湿热外侵病史。②起病急，以小便频数，淋沥涩痛，或伴发热、腰痛等为特征。③实验室检查：尿常规白细胞增多或见脓细胞，可见白细胞管型。中段尿细菌培养阳性。

（2）白天尿频综合征（神经性尿频）：①多发生在婴幼儿时期；②醒时尿频，次数较多，甚者数分钟 1 次，点滴淋沥，但入寐消失。反复发作，无明显其他不适。③实验室检查：尿常规、尿培养无阳性发现。

4. 辨证论治

证型	辨证要点	治法	方药
湿热下注证	起病较急，小便频数短赤，尿道灼热疼痛，尿液淋沥浑浊，小腹坠胀，腰部酸痛，婴儿则时时啼哭不安，常伴有发热、烦躁口渴、头痛身痛、恶心呕吐，舌质红，苔薄腻微黄或黄腻，脉数有力	清热利湿，通利膀胱	八正散
脾肾气虚证	病程日久，小便频数，滴沥不尽，尿液不清，面色萎黄，精神倦怠，食欲不振，甚则畏寒怕冷，手足不温，大便稀薄，眼睑浮肿，舌质淡，或有齿痕，舌苔薄腻，脉细弱	温补脾肾，升提固摄	缩泉丸
阴虚内热证	病程日久，小便频数或短赤，低热，盗汗，颧红，五心烦热，咽干口燥，唇干舌红，舌苔少，脉细数	滋阴补肾，清热降火	知柏地黄丸

细目三　遗尿

1. 概述　遗尿又称尿床，是指 5 周岁以上的小儿睡中小便自遗，醒后方觉的一种病证。若 5 岁以后夜间仍不能自主控制排尿而经常尿床，就是遗尿症。多见于 10 岁以下的儿童。

2. 病因病机　病因有肾气不足、肺脾气虚、肝经郁热、心肾失交。遗尿多与膀胱和肾的功能密切相关，其中尤以肾气不足、膀胱虚寒最为常见。膀胱失约是遗尿的主要病机。

3. 诊断要点与鉴别诊断

（1）诊断要点

①发病年龄在 5 周岁以上，寐中小便自出，醒后方觉。

②睡眠较深，不易唤醒，每夜或隔几天发生尿床，甚则每夜遗尿数次者。

③尿常规及尿培养无异常发现。

④部分患儿腰骶部 X 线摄片显示隐性脊柱裂。

（2）鉴别诊断

热淋（尿路感染）：尿频急、疼痛，白天清醒时小便也急迫难耐而尿出，裤裆常湿。尿常规检查有白细胞或脓细胞。

4. 辨证论治

证型	辨证要点	治法	方药
肾气不足证	寐中多遗，可达数次，小便清长，面白少华，神疲乏力，智力较同龄儿稍差，肢冷畏寒，舌质淡，苔白滑，脉沉无力	温补肾阳，固涩膀胱	菟丝子散
肺脾气虚证	睡中遗尿，日间尿频而量多，经常感冒，面色少华，神疲乏力，食欲不振，大便溏薄，舌质淡红，苔薄白，脉沉无力	补肺益脾，固涩膀胱	补中益气汤合缩泉丸
心肾失交证	梦中遗尿，寐不安宁，烦躁叫扰，白天多动少静，难以自制，或五心烦热，形体较瘦，舌质红，苔薄少津，脉沉细而数	清心滋肾，安神固脬	交泰丸合导赤散
肝经湿热证	寐中遗尿，小便量少色黄，性情急躁，夜梦纷纭，或寐中龂齿，目睛红赤，舌质红，苔黄腻，脉滑数	清热利湿，泻肝止遗	龙胆泻肝汤

易混考点解析

遗尿		尿频	
证型	方药	证型	方药
肾气不足证	菟丝子散	—	—
肺脾气虚证	补中益气汤合缩泉丸	脾肾气虚证	缩泉丸
心肾失交证	交泰丸合导赤散	阴虚内热证	知柏地黄丸
肝经湿热证	龙胆泻肝汤	湿热下注证	八正散

细目四　五迟、五软

1. 概述　五迟、五软是小儿生长发育障碍的病证。五迟指立迟、行迟、齿迟、发迟、语迟；五软指头项软、口软、手软、足软、肌肉软。五迟、五软病证既可单独出现，也可同时存在。本病由于先天禀赋不足、后天调护失当引起。

2. 病因病机　先天因素致先天精气未充，髓脑未满，脏气虚弱，筋骨肌肉失养而成。后天因素致脾胃受损，气血虚弱，精髓不充，而致生长发育障碍。

3. 诊断要点与鉴别诊断

（1）诊断要点

①可有孕期调护失宜、药物损害、产伤、窒息、早产，以及喂养不当史，或有家族史，父母为近亲结婚者。

③小儿 2 ～ 3 岁还不能站立、行走，为立迟、行迟；初生无发或少发，随年龄增长，仍稀疏难长，为发迟；12 个月时尚未出牙及此后牙齿萌出过慢，为齿迟；1 ～ 2 岁还不会说话，为语迟。

③小儿半岁前后颈项仍软弱下垂，为头项软；咀嚼无力，时流清涎，为口软；手臂不能握举，为手软；2 岁以后尚不能站立、行走，为足软；皮宽肌肉松软无力，为肌肉软。

④五迟、五软不一定悉具，但见一二症者可分别作出诊断。临床还应根据小儿生长发育规律，及早发现生长发育迟缓的变化。

（2）鉴别诊断

1）智力低下：①智能明显低于同龄儿童正常水平，即智商低于均值以下两个标准差，在 70 以下；②同时存在适应功能缺陷或损害，即与其年龄和群体文化相称的个体功能，如社会技能、社会责任、交谈、日常生活料理、独立和自给智力的缺陷或损害；③出现在发育年龄阶段，即 18 岁以下，其轻度者智商为 50 ～ 70，中度者为 35 ～ 49，重度者为 20 ～ 34，极重度者在 20 以下；④理化检查：某些疾病引起的智能低下，如苯丙酮尿症者，尿三氯化铁试验阳性；先天性愚型者，染色体检查有助诊断；甲状腺功能减低者，骨骼 X 线检查提示发育落后，甲状腺功能检查提示甲减。

2）脑性瘫痪：①出生前到生后 1 个月以内各种原因（如早产、多胎、低体重、高龄妊娠、窒息、高胆红素血症）所致的非进行性脑损伤；②中枢性运动障碍及姿势异常，表现为多卧少动，颈项、肢体关节活动不灵，分为痉挛型（约占 2/3）、共济失调型、肌张力低下型、混合型等；③常伴有智力迟缓，视、听、感觉障碍及学习困难；④行头颅 X 线或 CT 检查，了解脑部有无异常、畸形，或异常钙化影等，脑电图有助于支持合并癫痫的诊断。

4. 辨证论治

证型	辨证要点	治法	方药
肝肾亏损证	筋骨瘦弱，发育迟缓，坐起、站立、行走、生齿等明显迟于正常同年龄小儿，头项萎弱，天柱骨倒，头型方大，目无神采，反应迟钝，囟门宽大，易惊，夜卧不安，舌质淡，舌苔少，脉沉细无力，指纹淡	补肾填髓，养肝强筋	加味六味地黄丸
心脾两虚证	语言发育迟滞，精神呆滞，智力低下，头发生长迟缓，发稀萎黄，四肢痿软，肌肉松弛，口角流涎，吮吸咀嚼无力，或见弄舌，纳食欠佳，大便秘结，舌质胖，苔少，脉细缓，指纹色淡	健脾养心，补益气血	调元散
痰瘀阻滞证	失聪失语，反应迟钝，意识不清，动作不自主，或有吞咽困难，口流痰涎，喉间痰鸣，或关节强硬，肌肉软弱，或有癫痫发作，舌体胖有瘀斑瘀点，苔腻，脉沉涩或滑，指纹暗滞	涤痰开窍，活血通络	通窍活血汤合二陈汤

第八单元　传染病

细目一　麻疹

1. 概述　麻疹是由麻疹时邪引起的一种急性出疹性传染病。临床以发热恶寒，咳嗽咽痛，鼻塞流涕，泪水汪汪，羞明畏光，口腔两颊近臼齿处可见麻疹黏膜斑，周身皮肤依序布发红色斑丘疹，皮疹消退时皮肤有糠状脱屑和棕色色素沉着斑为特征。

本病一年四季均可发病，以冬春季多见，6 个月至 5 岁发病率较高，容易并发肺炎。

2. 病因病机　麻疹的病因为外感麻疹时邪。病机是邪犯肺脾，肺脾热炽，外发肌肤。病变部位主要在肺、脾。

3. 诊断要点与鉴别诊断

（1）诊断要点

①易感儿，流行季节，近期有麻疹接触史。

②初期发热，流涕，咳嗽，两目畏光多泪，口腔两颊黏膜近臼齿处可见麻疹黏膜斑。

③典型皮疹自耳后发际及颈部开始，自上而下，蔓延全身，最后达于手足心。皮疹为玫瑰色斑丘疹，可散在分布，或不同程度融合。疹退后有糠麸样脱屑和棕褐色色素沉着。

④实验室检查：血常规检查，白细胞计数正常或降低；鼻、咽、眼分泌物涂片，可见多核巨细胞。应用荧光标记的特异抗体，检测患儿鼻咽分泌物或尿沉渣涂片的麻疹病毒抗原，有助于早期诊断；非典型麻疹可在发病后 1 个月作血清学检查，血清抗体超过发病前 4 倍或抗体＞ 1∶100 时可确诊。

（2）鉴别诊断

①幼儿急疹（奶麻）：多见于 2 岁以下婴幼儿，突然高热，持续 3 ～ 5 天，身热始退或热退稍后即出现玫瑰红色皮疹，以躯干、腰部、臀部为主，面部及肘、膝关节等处较少。全身症状轻微，皮疹出现 1 ～ 2 天后即消退，疹退后无脱屑及色素沉着斑。

②风疹（风痧）：发热 1 天左右，皮肤出现淡红色斑丘疹，可伴耳后枕部淋巴结肿大。皮疹初见于头面部，迅速向下蔓延，1 天内布满躯干和四肢。出疹 2 ～ 3 天后，发热渐退，皮疹逐渐隐没，皮疹消退后，可有皮肤脱屑，但无色素沉着。无畏光、泪水汪汪和麻疹黏膜斑。

4. 辨证论治

证型		辨证要点	治法	方药
顺证	邪犯肺卫证（初热期）	发热咳嗽，微恶风寒，鼻塞流涕，喷嚏，咽喉肿痛，眼睑红赤，泪水汪汪，畏光羞明，神烦哭闹，纳减口干，小便短少，大便不调。发热第 2 ～ 3 天，口腔两颊黏膜红赤，贴近臼齿处可见麻疹黏膜斑，周围红晕，舌质偏红，苔薄白或微黄，脉浮数	辛凉透表，清宣肺卫	宣毒发表汤
	邪入肺胃证（出疹期）	壮热持续，起伏如潮，肤微有汗，烦躁不安，目赤眵多，咳嗽阵作，皮疹布发，疹点由细小稀少而逐渐稠密，疹色先红后暗，皮疹凸起，触之碍手，压之退色，大便干结，小便短少，舌质红赤，苔黄腻，脉数有力	清凉解毒，透疹达邪	清解透表汤
	阴津耗伤证（收没期）	疹点出齐后，发热渐退，咳嗽渐减，疹点依次渐回，皮肤呈糠麸状脱屑，并有色素沉着，胃纳增加，精神好转，质红少津，舌苔薄净，脉细无力或细数	养阴益气，清解余邪	沙参麦冬汤
逆证	邪毒闭肺证	高热烦躁，咳嗽气促，鼻翼扇动，喉间痰鸣，疹点紫暗或隐没，甚则面色青灰，口唇发绀，舌红，苔薄黄或黄腻，脉数	宣肺开闭，清热解毒	麻杏石甘汤
	热毒攻喉证	咽喉肿痛，声音嘶哑，或咳声重浊，声如犬吠，甚则吸气困难，胸高胁陷，烦躁不安，舌质红，苔黄腻，脉象滑数	清热解毒，利咽消肿	清咽下痰汤
	邪陷心肝证	高热不退，烦躁谵语，皮肤疹点密集成片，遍及周身，色泽紫暗，甚则神昏、抽搐，舌红绛，苔黄起刺，脉数有力	平肝息风，清心开窍	羚角钩藤汤

5. 推拿疗法

（1）初热期：推攒竹，分推坎宫，推太阳，擦迎香，按风池，清肺经。

（2）出疹期：拿风池，清脾胃，清肺经，清天河水，按揉二扇门，推天柱。

（3）收没期：补脾胃，补肺金，揉中脘，揉脾俞、胃俞，揉足三里。

细目二　奶麻

1. 概述　奶麻，又称假麻，西医学称为幼儿急疹，是由人疱疹病毒 6 型感染而引起的一种急性出疹性传染病，临床以持续高热 3 ～ 5 天，热退疹出为特征。

好发年龄为 6 ～ 18 个月小儿，3 岁以后少见。一年四季都可发病，多见于冬春两季。患病后可获持久免疫，很少有两次得病者。

2. 病因病机　奶麻的发病原因，为感受幼儿急疹时邪。幼儿急疹时邪由口鼻而入，侵袭肺卫，郁于肌表，与气血相搏。其主要病变在肺、脾。正邪相争，热蕴肺胃，正气抗邪，时邪出于肺卫，疹透于肌肤，邪毒外泄。部分患儿疹出后气阴耗损，调养后多能康复。

3. 诊断要点与鉴别诊断

（1）诊断要点

①多发生于 1 岁左右的乳婴儿，冬春季多见。

②起病急骤，突起高热，持续 3 ～ 4 天，全身状况一般良好。

③热退同时或热退后出现玫瑰色细小丘疹。

④以躯干、颈背、腰、臀部较多，面部及肘膝等处较少，疹出后 1 ～ 2 天即消退干净，无色素沉着，也不脱屑。

⑤血常规检查：血中白细胞计数正常或稍低、中性粒细胞减少，淋巴细胞相对增多。

（2）鉴别诊断

①麻疹：发热 3 ～ 4 天出疹，出疹时发热更高，玫瑰色斑丘疹自耳后发际到额面、颈部，到躯干，到四肢，3 天左右出齐。病程 2 ～ 3 天时可出现麻疹黏膜斑。疹退后遗留棕色色素斑、糠麸样脱屑。

②猩红热（丹痧）：多见于 3 ～ 15 岁儿童，起病急骤，发热数小时至 1 天皮肤猩红，伴细小红色丘疹，

自颈、胸、腋下、腹股沟处开始，2～3天遍布全身。在出疹时可伴见口周苍白圈、皮肤线状疹、草莓舌等典型症状。

4. 辨证论治

证型	辨证要点	治法	方药
邪郁肌表证	骤发高热，持续3～4天，神情正常或稍有烦躁，饮食减少，偶有囟填，或见抽风，咽红，舌质偏红，苔薄黄，指纹浮紫	疏风清热，宣透邪毒	银翘散
毒透肌肤证	身热已退，肌肤出现玫瑰红色小丘疹，皮疹始见于躯干部，很快延及全身，经1～2天皮疹消退，肤无痒感，或有口干、纳差，舌质偏红，苔薄少津，指纹淡紫	清热生津，以助康复	银翘散合养阴清肺汤

细目三　风痧

1. 概述　风疹是由外感风疹时邪（风疹病毒）引起的一种急性出疹性传染病。临床以轻度发热，咳嗽，全身皮肤出现细沙样玫瑰色斑丘疹，耳后、枕部臖核（淋巴结）肿大为主要特征。

本病好发于冬春季节。多见于1～5岁以下的小儿。患病后可获得持久性免疫，预后好。孕妇在妊娠3个月内患本病，容易影响胚胎正常发育，引发先天性心脏病、白内障、脑发育障碍等疾病，因此必须特别重视防止孕期感染。

2. 病因病机　风痧的病因以感受风疹时邪为主。病机为邪犯肺卫，外发肌肤。其主要病变在肺卫。

3. 诊断要点与鉴别诊断

（1）诊断要点

①患儿有风疹接触史。

②初期类似感冒，发热1天左右，皮肤出现淡红色斑丘疹，经过1天后皮疹布满全身。出疹1～2天后，发热渐退，皮疹逐渐隐没。皮疹消退后，可有皮肤脱屑，但无色素沉着。

③一般全身症状较轻，但常伴耳后及枕部臖核肿大、左胁下痞块。

④血象检查可见白细胞计数减少，分类淋巴细胞相对增多。

⑤直接免疫荧光试验法可在咽部分泌物中查到病毒抗原。

⑥患儿恢复期血清学检测风疹病毒抗体增加4倍以上可确诊。

（2）鉴别诊断

①麻疹：发热3～4天出疹，出疹时发热更高，玫瑰色斑丘疹自耳后发际到额面、颈部，到躯干，到四肢，3天左右出齐。疹退后遗留棕色色素斑、糠麸样脱屑。

②猩红热（丹痧）：起病急骤，发热数小时至1天皮肤猩红，伴细小红色丘疹，自颈、胸、腋下、腹股沟处开始，2～3天遍布全身。出疹时可伴见口周苍白圈、皮肤线状疹、草莓舌等典型症状。

4. 辨证论治

证型	辨证要点	治法	方药
邪犯肺卫证	发热恶风，喷嚏流涕，轻微咳嗽，精神倦怠，胃纳欠佳，疹色浅红，先起于头面、躯干，随即遍及四肢，分布均匀，稀疏细小，2～3日消退，有瘙痒感，耳后及枕部臖核肿大有触痛，舌质偏红，舌苔薄白或薄黄，脉象浮数	疏风清热透疹	银翘散
邪入气营证	壮热口渴，心烦哭闹，疹色鲜红或紫暗，疹点稠密，甚至可见皮疹融合成片，皮肤猩红，小便黄少，大便秘结，舌质红赤，舌苔黄糙，脉象洪数	清气凉营解毒	透疹凉解汤

细目四　丹痧

1. 概述　丹痧是因感受猩红热时邪（A族乙型溶血性链球菌）引起的急性传染病。临床以发热，咽喉肿痛或伴糜烂，全身布发弥漫性猩红色皮疹，疹后脱屑脱皮为特征。

本病主要发生于冬春季节。各年龄均可发病，以2～8岁的儿童发病率较高。本病属于中医学温病范畴，又称为“疫痧”“疫疹”“烂喉痧”“烂喉丹痧”。本病早期诊断，及时治疗，一般预后好。少数可并发心悸、痹证、水肿。

2. 病因病机　丹痧的病因为感受痧毒疫疠之邪（猩红热时邪）所致。猩红热病变部位主要在肺胃二经。主要病机为邪侵肺胃，热毒炽盛，内外充斥，外透肌肤。

3. 诊断要点与鉴别诊断

（1）诊断要点

①有与丹痧患者接触史。

②起病急，突然发热，咽部红肿疼痛，并可化脓。

③临床表现：潜伏期1～12天，病程一般为2～5天。起病12～36小时内出疹。皮疹从耳后、颈部、胸背迅速蔓延四肢，全身皮肤呈弥漫性红晕，压之退色，其上散布针尖大小猩红色皮疹，疏密不等，以颈部、肘前、腋窝、腹股沟等皮肤皱褶处皮疹密集，形成紫红色线条，称线状疹。皮肤表面呈鸡皮样，皮疹有瘙痒感。面颊充血潮红，唯口唇周围苍白，称环口苍白圈。病初舌苔厚，3～4天后舌苔剥脱，舌红起刺，称草莓舌。

④皮疹出齐后1～2天身热、皮疹消退，伴脱屑、脱皮。

⑤实验室检查：周围血象白细胞计数及中性粒细胞增高。咽拭子细菌培养可分离出A组乙型溶血性链球菌。

（2）鉴别诊断

①金黄色葡萄球菌感染：金葡菌可产生红疹毒素，引起猩红热样皮疹。其皮疹比猩红热皮疹消退快，且疹退后无脱皮，皮疹消退后全身症状不减轻，咽拭子、血培养可见金葡菌。

②皮肤黏膜淋巴结综合征（川崎病）：可有草莓舌、猩红热样皮疹，或多形性红斑皮疹。川崎病多见婴儿持续高热1～3周，眼结膜充血，唇红皲裂，手足出现硬性水肿，掌跖及指趾端潮红，持续10天左右消退，于甲床皮肤交界处出现特征性指趾端薄片状或膜状脱皮，有时可引起冠状动脉病变。青霉素等抗生素治疗无效。

③几种出疹性疾病的鉴别：见下表。

五种发疹性疾病鉴别表

病名	麻疹	奶麻	风疹	丹痧	药疹
病原	麻疹病毒	人疱疹病毒6型	风疹病毒	A族乙型溶血性链球菌	—
潜伏期	6～21天	7～17天	5～25天	1～7天	—
初期症状	发热，咳嗽，流涕，泪水汪汪	突然高热，一般情况好	发热，咳嗽，流涕，枕部淋巴结肿大	发热，咽喉红肿化脓疼痛	原发病症状
出疹与发热的关系	发热3～4天出疹，出疹时发热更高	发热3～4天出疹，热退疹出	发热1～2天出疹	发热数小时～1天出疹，出疹时热高	无发热，有用药史
特殊体征	麻疹黏膜斑	无	耳后、枕部淋巴结肿大	环口苍白圈，草莓舌，帕氏线	—

续表

病名	麻疹	奶麻	风痧	丹痧	药疹
皮疹特点	玫瑰色斑丘疹自耳后发际→额面、颈部→躯干→四肢→手足心、鼻尖，3天左右出齐。疹退后遗留棕色色素斑、糠麸样脱屑	玫瑰色斑疹或斑丘疹，较麻疹细小，发疹无一定顺序，疹出后1～2天消退。疹退后无色素沉着，无脱屑	玫瑰色细小斑丘疹自头面→躯干→四肢，24小时布满全身。疹退后无色素沉着，很少有脱屑	细小红色丘疹，皮肤猩红，自颈、腋下、腹股沟处开始，2～3天遍布全身。疹退后无色素沉着，有大片脱皮	皮疹与用药有关，常反复出现，痒感明显，摩擦及受压部位多。皮疹呈斑丘疹、疱疹、荨麻疹
周围血象	白细胞计数下降，淋巴细胞升高	白细胞计数下降，淋巴细胞升高	白细胞计数下降，淋巴细胞升高	白细胞计数升高，中性粒细胞升高	—

4. 辨证论治

证型	辨证要点	治法	方药
邪侵肺卫证	发热骤起，头痛畏寒，肌肤无汗，咽喉红肿疼痛，常影响吞咽，皮肤潮红，痧疹隐隐，舌质红，苔薄白或薄黄，脉浮数有力	辛凉宣透，清热利咽	解肌透痧汤
毒炽气营证	壮热不解，烦躁口渴，咽喉肿痛，伴有糜烂白腐，皮疹密布，色红如丹，甚则色紫如瘀点。疹由颈、胸开始，继而弥漫全身，压之退色，见疹后的1～2天舌苔黄糙，舌质起红刺，3～4天后舌苔剥脱，舌面光红起刺，状如草莓，脉数有力	清气凉营，泻火解毒	凉营清气汤
疹后阴伤证	丹痧布齐后1～2天，身热渐退，咽部糜烂疼痛亦渐减轻，或见低热，唇干口燥，或伴有干咳，食欲不振，舌红少津，苔剥脱，脉细数。约2周后可见皮肤脱屑、脱皮	养阴生津，清热润喉	沙参麦冬汤

5. 西医治疗 首选青霉素，每日5万～10万U/kg，分2次肌注，疗程7～10天。重症患者加大剂量，并给予静滴；如青霉素过敏，可用红霉素或头孢菌素。

细目五 水痘

1. 概述 水痘是由水痘时邪（水痘－带状疱疹病毒）引起的一种传染性强的出疹性疾病。以发热、皮肤黏膜分批出现瘙痒性皮疹，丘疹、疱疹、结痂同时存在为主要特征。

本病一年四季均可发生，以冬春二季发病率高。任何年龄皆可发病，但以6～9岁儿童最为多见。本病一般预后良好，一次感染水痘大多可获终生免疫。

2. 病因病机 本病病因为感受水痘时邪。主要病机为时邪蕴郁肺脾，湿热蕴蒸，透于肌腠。病变部位主要在肺脾两经。

3. 诊断要点与鉴别诊断

（1）诊断要点

①起病2～3周前有水痘接触史。

②初起有发热、流涕、咳嗽、不思饮食等症，发热大多不高。在发热同时1～2天内即于头、面、发际及全身其他部位出现红色斑丘疹，以躯干部较多，四肢部位较少，疹点出现后很快为疱疹，大小不等，内含水液，周围有红晕，继而结成痂盖脱落，不留瘢痕。

③皮疹分批出现，此起彼落，在同一时期，丘疹、疱疹、干痂往往同时并见。

④血常规检查及刮取新鲜疱疹基底物检查等可协助诊断。

（2）鉴别诊断

①脓疱疮：好发于炎热夏季，多见于头面部及肢体暴露部位，病初为疱疹，很快成为脓疱，疱液浑浊。疱液可培养出细菌。

②水疥（丘疹样荨麻疹）：好发于婴儿，多有过敏史，多见于四肢，呈风团样丘疹，长大后其顶部略似疱疹，较硬，不易破损，数日后渐干或轻度结痂，瘙痒重，易反复出现。

4. 辨证论治

证型	辨证要点	治法	方药
邪伤肺卫证	发热轻微，或无热，鼻塞流涕，喷嚏，咳嗽，起病后1～2天出疹，疹色红润，疱浆清亮，根盘红晕，皮疹瘙痒，分布稀疏，此起彼伏，以躯干为多，舌苔薄白，脉浮数	疏风清热，利湿解毒	银翘散
邪炽气营证	壮热不退，烦躁不安，口渴欲饮，面红目赤，皮疹分布较密，疹色紫暗，疱浆浑浊，甚至可见出血性皮疹、紫癜，大便干结，小便短黄，舌质红或绛，苔黄糙而干，脉数有力	清热凉营，解毒化湿	清胃解毒汤

细目六　手足口病

1. 概述　手足口病是由感受手足口病时邪（柯萨奇病毒 A 组）引起的发疹性传染病。临床以手足肌肤、口咽部发生疱疹为特征。

本病夏秋季节多见，常见于 5 岁以下小儿。本病传染性强，易于流行，预后较好，少数重症患儿可合并心肌炎、脑炎、脑膜炎，甚至危及生命。

2. 病因病机　本病的病因为感受手足口病时邪。病变部位在肺脾二经。病机是邪蕴肺脾，外透肌表。

3. 诊断要点与鉴别诊断

（1）诊断要点

①发病前 1 ～ 2 周有手足口病接触史。

②潜伏期 2 ～ 7 天，多数突然起病。发病前 1 ～ 2 天或发病的同时出现发热，多在 38℃左右，可伴头痛、咳嗽、流涕、咽痛、纳差、恶心、呕吐、泄泻等症状。一般体温越高，病程越长，则病情越重。

③主要表现为口腔及手足部发生疱疹。

④辅助检查：血白细胞计数正常，淋巴细胞和单核细胞比值相对增高。

（2）鉴别诊断

①水痘：疱疹较手足口病稍大，呈向心性分布，躯干、头面多，四肢少，疱壁薄，易破溃结痂，疱疹多呈椭圆形，其长轴与躯体的纵轴垂直，且在同一时期同一皮损区斑丘疹、疱疹、结痂并见。

②疱疹性咽峡炎：多见于 5 岁以下小儿。起病较急，常突发高热、流涕、口腔疼痛甚或拒食，体检可见软腭、悬雍垂、舌腭弓、扁桃体、咽后壁等部位出现灰白色小疱疹，1 ～ 2 天内疱疹破溃形成溃疡，颌下淋巴结可肿大，但很少累及颊黏膜、舌、龈及口腔以外部位皮肤。

4. 辨证论治

证型	辨证要点	治法	方药
邪犯肺脾证	发热轻微，或无发热，或流涕咳嗽，纳差恶心，呕吐泄泻，1～2天后或同时出现口腔内疱疹，破溃后形成小的溃疡，疼痛流涎，不欲进食。随病情进展，手足掌心部出现米粒至豌豆大斑丘疹，并迅速转为疱疹，分布稀疏，疹色红润，根盘红晕不著，疱液清亮，舌质红，苔薄黄腻，脉浮数	宣肺解表，清热化湿	甘露消毒丹
湿热蒸盛证	身热持续，烦躁口渴，小便黄赤，大便秘结，手、足、口部及四肢、臀部疱疹，痛痒剧烈，甚或拒食，疱疹色泽紫暗，分布稠密，或成簇出现，根盘红晕显著，疱液浑浊，舌质红绛，苔黄厚腻或黄燥，脉滑数	清热凉营，解毒祛湿	清瘟败毒饮

细目七 痄腮

1. 概述 痄腮是由痄腮时邪（腮腺炎病毒）引起的一种急性传染病，西医学称为流行性腮腺炎。以发热、耳下腮部漫肿疼痛为主要临床特征。

本病冬春两季易于流行。好发于 3 岁以上儿童，2 岁以下婴幼儿少见。感染本病后可获得终身免疫。

2. 病因病机 本病为感受痄腮时邪所致。当小儿机体抵抗力下降时，时邪乘虚侵入而致病。主要病机为邪毒壅阻少阳经脉，与气血相搏，凝滞于耳下腮部。

3. 诊断要点与鉴别诊断

（1）诊断要点

①腮腺炎流行期间，发病前 2 ～ 3 周有流行性腮腺炎接触史。

②初病时可有发热。腮腺肿大以耳垂为中心，向前、后、下扩大，边缘不清，触之有弹性感、疼痛感。常一侧先肿大，2 ～ 3 天后对侧亦出现肿大。腮腺管口红肿，或同时有颌下腺肿大。

③血常规：白细胞计数可正常，或稍降低，或稍增高，淋巴细胞可相对增加。

④血、尿淀粉酶增高。

⑤可疑病例应做血清学检查及病原学检查。

（2）鉴别诊断

化脓性腮腺炎：中医名发颐。两颊肿胀疼痛，表皮泛红，腮腺化脓，按摩腮部可见口腔内腮腺管口有脓液溢出。多为一侧腮部肿痛，无传染性，常继发于热病之后。

4. 辨证论治

证型		辨证要点	治法	方药
常证	邪犯少阳证	轻微发热恶寒，一侧或两侧耳下腮部漫肿疼痛，咀嚼不便，或有头痛，咽红，纳少，舌质红，舌苔薄白或淡黄，脉浮数	疏风清热，散结消肿	柴胡葛根汤
	热毒壅盛证	高热，一侧或两侧耳下腮部肿胀疼痛，坚硬拒按，张口咀嚼困难，或有烦躁不安，口渴欲饮，头痛，咽红肿痛，颌下肿块胀痛，纳少，大便秘结，尿少而黄，舌红苔黄，脉象滑数	清热解毒，软坚散结	普济消毒饮
变证	邪陷心肝证	高热不退，耳下腮部肿痛，坚硬拒按，神昏嗜睡，头痛项强，反复抽搐，呕吐，四肢抽搐，舌红，苔黄，脉弦数	清热解毒，息风开窍	清瘟败毒饮
	毒窜睾腹证	腮部肿胀消退后，一侧或双侧睾丸肿胀疼痛，或少腹疼痛，痛时拒按，舌红，苔黄，脉数	清肝泻火，活血止痛	龙胆泻肝汤

细目八 顿咳

1. 概述 顿咳是小儿时期感受百日咳时邪（百日咳杆菌）引起的肺系传染病。临床以阵发性痉挛性咳嗽和痉咳后伴有较长的鸡鸣样吸气性吼声为特征。

本病主要发生于冬春季节。5 岁以下婴幼儿最易发病，年龄愈小，病情大多愈重。

2. 病因病机 本病主要病因病机为外感时行邪毒侵入肺系，夹痰胶结气道，导致肺失肃降。顿咳病变脏腑以肺为主，初犯肺卫，继则由肺而影响肝、胃、大肠、膀胱，重者可内陷心肝。

3. 诊断要点与鉴别诊断

（1）诊断要点

①根据流行病学资料，未接种百日咳疫苗，有百日咳接触史。

②初咳期从起病至发生痉咳，7 ～ 10 天。

③实验室检查：血常规、细菌培养、免疫荧光检查和血清抗体检测可助确诊。

（2）鉴别诊断

①支气管炎、肺炎：无鸡鸣样吸气性吼声，常伴发热，肺部听诊有干性或湿性啰音，胸部X线片有炎症改变。

②气管、支气管异物：有异物吸入史，起病突然，无鸡鸣样吸气性吼声。

③百日咳综合征：副百日咳杆菌、肺炎支原体、腺病毒、呼吸道合胞病毒、副流感病毒等引起类似百日咳的痉挛性咳嗽，称为百日咳综合征。但其血常规中淋巴细胞增高不如百日咳明显，依靠病原体分离或血清学检查可进行鉴别。

4. 辨证论治

证型	辨证要点	治法	方药
邪犯肺卫证（初咳期）	本病初起，一般均有咳嗽，喷嚏，鼻塞流涕，或有发热，2～3天后咳嗽日渐加剧，日轻夜重，痰稀白、量不多，或痰稠不易咳出，咳声不畅，舌苔薄白或薄黄，脉浮紧或浮数，指纹浮红或浮紫在风关。历时1周左右	疏风祛邪，宣肺止咳	三拗汤
痰火阻肺证（痉咳期）	咳声阵作，持续难止，日轻夜重，咳剧时咳后伴有深吸气样鸡鸣声，吐出痰涎及食物后痉咳才能暂时缓解，但不久又复发作。轻则昼夜痉咳5～6次，重症多达40～50次。每次痉咳多出于自发，有些外因，如进食、用力活动、闻到刺激性气味、情绪激动时常引起发作。一般痉咳3周后，可伴有目睛红赤，两胁作痛，舌系带溃疡。舌质红，苔薄黄，脉数，指纹紫达气关。一般持续2～6周，亦有达8周以上者	清热泻肺，涤痰镇咳	桑白皮汤合葶苈大枣泻肺汤
气阴耗伤证	痉咳缓解，咳嗽逐渐减轻，仍有干咳无痰，或痰少而稠，声音嘶哑，伴低热，午后颧红，烦躁，夜寐不宁，盗汗，口干，舌红，苔少或无苔，脉细数。或表现咳声无力，痰白清稀，神倦乏力，气短懒言，纳差食少，自汗或盗汗，大便不实，舌质淡，舌苔薄白，脉细弱	养阴润肺，健脾益气	肺阴亏虚证用沙参麦冬汤； 肺脾气虚证用人参五味子汤

5. 西医治疗

（1）抗生素：早期应用，常用红霉素40～50mg/(kg·d)，口服，疗程1～2周，或选用头孢克洛等。

（2）并发症治疗：并发百日咳脑病惊厥时，可用地西泮或苯巴比妥；有脑水肿者，可行脱水疗法；病危重者，可应用肾上腺皮质激素。

第九单元　虫　证

细目一　蛔虫病

1. 概述　蛔虫病是感染蛔虫卵引起的小儿常见肠道寄生虫病。以脐周疼痛，时作时止，饮食异常，大便下虫，或粪便镜检有蛔虫卵为主要特征。成虫寄生小肠，劫夺水谷精微，妨碍正常的消化吸收，严重者影响儿童生长发育。

本病无明显的季节性。其发生率农村高于城市，儿童高于成人，尤多见于3～10岁的儿童。蛔虫病不仅影响小儿的食欲及肠道功能，而且影响小儿的生长发育。重者可能出现并发症，其中以蛔厥证、虫瘕证多见。

2. 诊断要点

①可有吐蛔、便蛔史。

②反复脐周疼痛，时作时止，腹部按之有条索状物或团块，轻揉可散，食欲异常，形体消瘦，可见挖

鼻、咬指甲、睡眠磨牙、面部白斑。

③合并蛔厥、虫瘕，可见阵发性剧烈腹痛，伴恶心呕吐，甚或吐出蛔虫。蛔厥者，可伴有畏寒发热，甚至出现黄疸。虫瘕者，腹部可扪及虫团，按之柔软可动，多见大便不通。

④大便病原学检查：应用直接涂片法，或厚涂片法，或饱和盐水浮聚法，检出粪便中蛔虫卵即可确诊，但粪检未查出虫卵也不能排除本病。

3. 辨证论治

证型	辨证要点	治法	方药
肠虫证	腹部疼痛，轻重不一，时作时止，或不思饮食，或嗜食异物，大便不调，或泄泻，或便秘，或便下蛔虫，面色多黄滞，可见面部白斑，白睛蓝斑，唇内粟状白点，夜寐龂齿。甚者腹部扪及条索状物，时聚时散，形体消瘦，肚腹胀大，青筋显露。舌苔腻或花剥，舌尖红赤，脉弦滑	驱蛔杀虫，调理脾胃	使君子散
蛔厥证	有肠蛔虫症状，突然腹部绞痛，弯腰曲背，辗转不安，肢冷汗出，恶心呕吐，常吐出胆汁或蛔虫。腹部绞痛呈阵发性，疼痛部位在右上腹或剑突下为主，发作间歇时，痛止如常人。重者腹痛持续不止，时轻时剧，畏寒发热，甚则出现黄疸。舌苔多黄腻，脉弦数或滑数	安蛔定痛，继则驱虫	乌梅丸
虫瘕证	有肠蛔虫症状，突然阵发性脐腹剧烈疼痛，部位不定，频繁呕吐，可呕出蛔虫，大便不下或量少，腹胀，腹部可扪及质软、无痛的可移动团块。病情持续不缓解者，见腹硬、压痛明显，肠鸣，无矢气。舌苔白或黄腻，脉滑数或弦数	行气通腑，散蛔驱虫	驱蛔承气汤

4. 西医治疗　①甲苯咪唑 200mg，顿服。2 岁以下小儿禁用。②阿苯哒唑（丙硫咪唑）200mg，顿服。2 岁以下小儿禁用。③枸橼酸哌嗪（驱蛔灵），每日 100 ～ 160mg/kg，最大量不超过 3g，连服 2 日。

细目二　蛲虫病

1. 概述　蛲虫病是由蛲虫寄生人体所致的小儿常见肠道寄生虫病，以夜间肛门及会阴附近奇痒并见到蛲虫为特征。蛲虫色白，形细小如线头，俗称“线虫”。

本病无明显的季节性。患儿是唯一的传染源。2 ～ 9 岁儿童感染率最高，尤以集体机构的儿童高发。蛲虫的寿命不超过 2 个月，如果无重复感染可自行痊愈。

2. 诊断要点

①有喜以手摄取食物、吮手指等不良卫生习惯。

①以夜间肛门及会阴部奇痒、睡眠不安为主要临床表现，可并见尿频、遗尿、腹痛等症。大便或肛周可见 8 ～ 13mm 长的白色线状成虫。

③用肛门拭纸法检查虫卵，常用方法有透明胶纸法、棉签拭子法。

3. 辨证论治

证候：肛门、会阴部瘙痒，夜间尤甚，睡眠不宁，烦躁不安，或尿频、遗尿，或女孩前阴瘙痒，分泌物增多，或食欲不振，形体消瘦，面色苍黄。舌淡，苔白，脉无力。

治法：杀虫止痒，结合外治。

方药：驱虫粉。

4. 西医治疗　①扑蛲灵，每次 5mg/kg，总量不超过 0.25g，睡前 1 次顿服。必要时 2 ～ 3 周后重复治疗。②阿苯哒唑（丙硫咪唑），每次 200 ～ 400mg，1 次顿服。为防止再感染，服药后间隔 1 ～ 2 周再服 100 ～ 200mg。2 岁以下小儿禁用。

第十单元　其他疾病

细目一　夏季热

1. 概述　夏季热是婴幼儿在暑天发生的特有的季节性疾病。临床以长期发热、口渴、多饮、多尿、少汗或汗闭为特征。

本病多见于6个月至3岁的婴幼儿，5岁以上者少见。在我国南方如华东、中南、西南等气候炎热地区较多见。

本病有严格的发病季节，多集中在6、7、8三个月，与气候有密切关系，气温愈高，发病就愈多，秋凉以后，症状多能自行消退。

2. 病因病机　夏季热的发病原因，在于小儿体质不能耐受夏季炎暑。病机关键是小儿正气虚弱，不耐暑气熏蒸，气阴耗伤所致。

3. 诊断要点与鉴别诊断

（1）诊断要点

①发热：大多数病儿表现为盛夏时节渐起发热，体温在38～40℃，持续不退，天气越热，体温越高。发热期可长达1～3个月，待气候凉爽时自然下降。

②多饮多尿：病儿口渴多饮，尿亦频繁、清长。

③少汗或无汗：大多不出汗，仅有时在起病时头部稍有汗出。

④其他情况：病初起时一般情况良好，不显病容，或偶有感冒症状，但多不严重。发热持续不退时可见食欲减退，面色苍白，形体消瘦，倦怠乏力，烦躁不安。

⑤病程：多数历时1～2个月，亦可长达3～4个月，直至秋凉后发热及其他症状逐渐消退。

⑥实验室检查：血象除部分病儿周围血淋巴细胞百分数增高外，其他检查多在正常范围。

（2）鉴别诊断

①疰夏：多发生在长夏季节，主要表现为低热，一般无高热、汗闭、口渴多饮、多尿等症状，可伴有食欲减退、身困乏力。

②湿温：系感受湿热时邪所致。发生于夏秋季节，发热持续不退，与夏季热相类似，但口渴不甚明显、尿不多，这是与夏季热的主要区别之处。

4. 辨证论治

证型	辨证要点	治法	方药
暑伤肺胃证	入夏后体温逐渐增高，发热持续，气温越高，体温越高，皮肤灼热，少汗或无汗，口渴引饮，小便频数，甚则饮一溲一，精神烦躁，口唇干燥，舌质稍红，苔薄黄，脉数	清暑益气，养阴生津	王氏清暑益气汤
上盛下虚证	发热日久不退，朝盛暮衰，精神萎靡或虚烦不安，面色苍白，下肢清冷，小便清长，频繁无度，大便稀溏，口渴多饮，舌质淡，苔薄黄，脉细数无力	温补肾阳，清心护阴	温下清上汤

细目二　紫癜

1. 概述　紫癜是小儿常见的出血性疾病之一，以血液溢于皮肤、黏膜之下，出现瘀点瘀斑，压之不退色为其临床特征，常伴鼻衄、齿衄，甚则呕血、便血、尿血。本病包括西医学的过敏性紫癜和免疫性血小板减少症。过敏性紫癜好发年龄为3～14岁，尤以学龄儿童多见，男性多于女性，春秋两季发病较多。免疫性血小板减少症发病年龄多在2～5岁，男女发病比例无差异，其死亡率约1%，主要致死原因为颅内出血。

2. 病因病机 小儿素体正气亏虚是发病之内因，外感风热时邪及其他异气是发病之外因。风热之邪与气血相搏，热伤血络，迫血妄行，溢于脉外，渗于皮下，发为紫癜。

3. 诊断要点与鉴别诊断

（1）过敏性紫癜

①病史：发病前可有上呼吸道感染或服食某些致敏食物、药物等诱因。

②典型表现：紫癜多见于下肢伸侧及臀部、关节周围，为高出皮肤的鲜红色至深红色丘疹、红斑或荨麻疹，大小不一，多呈对称性，分批出现，压之不退色。

③伴随症状：伴有腹痛、呕吐、血便等消化道症状，以及游走性大关节肿痛及血尿、蛋白尿等。

④实验室检查：血小板计数、出血、凝血时间、血块收缩时间均正常。

（2）免疫性血小板减少症

①典型表现：皮肤黏膜见瘀点、瘀斑。瘀点多为针尖大小，一般不高出皮面，多不对称，可遍及全身，但以四肢及头面多见。

②伴随症状：可伴见鼻衄、齿衄、尿血、便血等，严重者可并发颅内出血。

③实验室检查：血小板计数显著减少，出血时间延长，血块收缩不良，束臂试验阳性。

4. 辨证论治

证型	辨证要点	治法	方药
风热伤络证	起病较急，全身皮肤紫癜散发，尤以下肢及臀部居多，呈对称分布，色泽鲜红，大小不一，或伴痒感，可有发热、腹痛、关节肿痛、尿血等，舌质红，苔薄黄，脉浮数	疏风清热，凉血安络	银翘散
血热妄行证	起病较急，皮肤出现瘀点瘀斑，色泽鲜红，或伴鼻衄、齿衄、尿血、便血，血色鲜红或紫红，同时见心烦、口渴、便秘，或伴腹痛，或有发热，舌红，脉数有力	清热解毒，凉血止血	犀角地黄汤
气不摄血证	起病缓慢，病程迁延，紫癜反复出现，瘀点、瘀斑颜色淡紫，常有鼻衄、齿衄，面色苍黄，神疲乏力，食欲不振，头晕心慌，舌质淡胖，舌苔薄，脉细无力	健脾养心，益气摄血	归脾汤
阴虚火旺证	紫癜时发时止，鼻衄齿衄，血色鲜红，低热盗汗，心烦少寐，大便干燥，小便黄赤，舌光红，苔少，脉细数	滋阴降火，凉血止血	知柏地黄丸

5. 西医治疗

（1）过敏性紫癜：①积极寻找和去除致病因素，如控制感染、补充维生素。②有荨麻疹或血管神经性水肿时，应用抗组胺药物和钙剂。③腹痛应用解痉剂，消化道出血应禁食，可静滴西咪替丁，必要时输血。④急性期对腹痛和关节痛者可应用肾上腺皮质激素，症状缓解后停用。⑤过敏性紫癜若并发肾炎且经激素治疗无效者，可考虑联合用免疫抑制剂。

（2）免疫性血小板减少症：①急性型可用大剂量丙种球蛋白、短疗程肾上腺皮质激素等。②病情重者可考虑大剂量甲基强的松龙、血小板输注、血浆置换等。③慢性型必要时行脾切除术。

细目三　皮肤黏膜淋巴结综合征

1. 概述 皮肤黏膜淋巴结综合征又称川崎病，是一种以全身血管炎性病变为主要病理特点的急性发热、出疹性疾病。以急性发热、多形红斑、球结膜充血、草莓舌和颈淋巴结肿大、手足硬肿为主要临床表现。

本病好发于婴幼儿，男女比例为（1.3～1.5）∶1。病程多为6～8周，绝大多数患儿经积极治疗可以康复，但尚有1%～2%的死亡率。死亡原因多为心肌炎、动脉瘤破裂及心肌梗死，有些患儿的心血管症状可持续数月至数年。

2. 病因病机 本病为温热邪毒从口鼻而入，犯于肺卫，蕴于肌腠，内侵入气及营扰血而传变，尤以侵犯营血为甚。病变脏腑则以肺胃为主，可累及心、肝、肾诸脏。

3. 诊断要点与鉴别诊断

（1）诊断要点

①不明原因的发热，持续 5 天或更久，抗生素治疗无效。

②双侧球结膜充血。

③口腔及咽部黏膜弥漫充血，唇发红及干裂，并呈草莓舌。

④手足硬肿和掌跖发红，恢复期指趾端出现膜状脱皮。

⑤躯干部多形红斑，但无水疱及结痂。

⑥颈淋巴结的非化脓性肿胀，其直径达 1.5cm 或更大。

以上 6 条中具备包括发热在内的 5 条即可确诊。不足 4 项，而有冠状动脉损害的，也可确诊。

（2）鉴别诊断

幼年类风湿病：发热时间较长，可持续数周或数月，对称性、多发性关节炎，尤以指趾关节受累比较突出，类风湿因子可为阳性。

4. 辨证论治

证型	辨证要点	治法	方药
卫气同病证	病起急骤，持续高热，微恶风，口渴喜饮，目赤，咽红，手掌足底潮红，面部、躯干部初现皮疹，或见颈部淋巴结肿大，或伴咳嗽，轻度腹泻，舌质红，苔薄白，脉浮数	辛凉透表，清热解毒	银翘散
气营两燔证	壮热不退，昼轻夜重，咽红目赤，唇赤干裂，烦躁不宁或嗜睡，肌肤斑疹，或见关节痛，单侧或双侧颈部淋巴结肿大，手足硬肿，掌跖及指趾端潮红，随后指趾端脱皮，舌质红绛，状如草莓，舌苔薄黄，指纹紫，脉数有力	清气凉营，凉营化瘀	清瘟败毒饮
气阴两伤证	身热已退（或有低热留恋），倦怠乏力，动辄汗出，手足硬肿及红斑消退，而在指趾末端沿指（趾）甲与皮肤交界处出现薄片或膜样脱屑，口渴喜饮，舌质红，苔薄白，脉细弱不整	益气养阴，清解余热	沙参麦冬汤

5. 西医治疗

（1）丙种球蛋白：在发病早期（发病 10 日以内）大剂量应用丙种球蛋白静脉输入，2g/kg，于 10 ～ 12 小时左右一次静脉缓慢滴入。

（2）阿司匹林：每天 30 ～ 50mg/kg，退热后可减为每天 3 ～ 5mg/kg，直至血沉、血小板恢复正常后停药（一般在发病后 6 ～ 8 周）。

（3）并发症治疗：如有心源性休克、心力衰竭及心律失常者，予相应治疗。

细目四　维生素 D 缺乏性佝偻病

1. 概述　维生素 D 缺乏性佝偻病简称佝偻病，是由于儿童体内维生素 D 不足，致使钙磷代谢失常的一种慢性营养性疾病。以正在生长的骨骺端软骨板不能正常钙化，造成骨骼病变为特征。

本病主要见于 2 岁以内婴幼儿。北方地区发病率高于南方地区，城市高于农村，人工喂养的婴儿发病率高于母乳喂养者。本病轻者如治疗得当，预后良好；重者如失治、误治，易导致骨骼畸形，留有后遗症，影响儿童正常生长发育。

2. 病因病机　病因与胎元失养、乳食失调、其他因素有关。本病病机主要是脾肾虚亏，常累及心、肺、肝。

3. 诊断要点与鉴别诊断

（1）诊断要点：早期的多汗、烦躁等神经兴奋性增高的症状无特异性，因此仅根据临床表现诊断的准确率较低。要结合患儿年龄、季节、早产、日光照射或维生素 D 摄入不足，以及母亲孕期情况等进行综合分析。可疑病例可做X线长骨检查和血清生化检测以助诊断。

（2）鉴别诊断

①先天性甲状腺功能低下：出生3个月后呈现生长发育迟缓，体格明显矮小，出牙迟，前囟大而闭合晚，神情呆滞，腹胀，食欲不振等。患儿智力低下，有特殊面容。血清TSH、T_4测定可资鉴别。

②脑积水：中医学称“解颅”。发病常在出生后数月，前囟及头颅进行性增大，且前囟饱满紧张，骨缝分离，两眼下视，如“落日状”。X线片示颅骨穹隆膨大，颅骨变薄，囟门及骨缝宽大等。

4. 辨证论治

证型	辨证要点	治法	方药
肺脾气虚证	多汗夜惊，烦躁不安，发稀枕秃，囟门增大，伴有轻度骨骼改变，形体虚胖，肌肉松软，食欲不振，易反复感冒，舌淡苔薄白，脉细无力	健脾补肺	人参五味子汤
脾虚肝旺证	头部多汗，发稀枕秃，囟门迟闭，出牙延迟，坐立行走无力，夜啼不宁，易惊多惕，甚则抽搐，纳呆食少，舌淡苔薄，脉细弦	健脾助运，平肝息风	益脾镇惊散
肾精亏损证	有明显的骨骼改变症状，如头颅方大，肋软骨沟，肋串珠，手镯，足镯，鸡胸，漏斗胸等，O形或X形腿，出牙、坐立、行走迟缓，并有面白虚烦，多汗肢软，舌淡苔少，脉细无力	补肾填精，佐以健脾	补肾地黄丸

5. 西医治疗　初期每日口服维生素D 5000～10000U，连服1个月。激期每日口服维生素D 1万～2万U，连服1个月。不能坚持口服者可肌内注射维生素D_2，每次40万U（或$D_3$30万U），连用1～3次，每次间隔1个月。在给维生素D的同时应给钙剂每次0.5～1.0g，每日2～3次，连服2～3个月。

细目五　传染性单核细胞增多症

1. 概述　传染性单核细胞增多症（简称传单）是由传单时邪（EB病毒）引起的急性传染病。临床表现多样，以发热，咽峡炎，淋巴结肿大，肝脾肿大，外周血中淋巴细胞增多并出现异型淋巴细胞增多为特征。本病属中医“瘟疫”范畴。本病任何年龄均可发病，以年长儿及青少年为多见。四季均可发病，多散发或小流行。患病后可获得持久免疫力，二次发病的很少。本病病程长短不一，数周至数月不等，有并发症者病程较长。预后一般良好。

2. 病因病机　病因为传单时邪。本病为疫邪致病，发病按卫气营血规律传变，病涉脏腑经络。病机为热痰瘀互结。

3. 诊断要点与鉴别诊断

（1）诊断要点

①病史：有传单接触史。

②不规则发热：热型不定，体温波动在39℃左右，发热持续1周左右，少数热程可达数周。

③咽峡炎：咽痛，咽部充血，扁桃体肿大、充血，可有灰白色假膜，或腭及咽部有小出血点及溃疡。

④淋巴结肿大：全身浅表淋巴结普遍受累，以颈部最为常见，腋下、腹股沟次之，中等硬度，无粘连及明显压痛，一般在发热退后数天或数周逐渐消退。

⑤肝脾肿大：约1/3患者有肝大，可有肝功能异常及黄疸。有半数患者脾大，偶有发生脾破裂。

⑥皮疹：约10%左右的患者在病后1周出现皮疹，形态多样，可为斑疹、丘疹、猩红热样斑疹，多在躯干部位，1周左右消退。

⑦受累症状：累及心、肺、肾、脑时，可出现咳喘、惊厥、血尿、水肿、失语、偏瘫等症状。

⑧实验室检查：血常规白细胞计数增高，淋巴细胞和单核细胞增多，异型淋巴细胞10%以上。嗜异性凝集试验阳性，EB病毒特异性抗体阳性。

（2）鉴别诊断

①溶血性链球菌感染引起的咽峡炎：传单早期发热、咽峡炎、淋巴结肿大，与链球菌性咽峡炎类似，

但溶血性链球菌感染引起的咽峡炎血象示中性粒细胞增多，咽拭子细菌培养可得阳性结果，且青霉素治疗有效。

②传染性淋巴细胞增多症：临床症状轻微，轻度发热，多无明显肝脾及淋巴结肿大。外周血白细胞计数可升高，分类中以成熟淋巴细胞为主，占60%～90%，异常淋巴细胞并不增高，骨髓象正常。嗜异性凝集试验阴性。

③急性淋巴细胞白血病：传单病程远较急性淋巴细胞白血病缓和，且嗜异性凝集试验阳性，血液异常淋巴细胞呈多形性，红细胞及血小板大多正常，骨髓象幼稚细胞比例不增高。

4. 辨证论治

证型	辨证要点	治法	方药
邪犯肺胃证	发热，微恶风寒，鼻塞流涕，头痛咳嗽，咽红疼痛，恶心呕吐，不思饮食，颈淋巴结轻度肿大，或见皮肤斑丘疹，舌质红，苔薄白或薄黄，脉浮数	疏风清热，宣肺利咽	银翘散
气营两燔证	壮热烦渴，咽喉红肿疼痛，乳蛾肿大，甚则溃烂，口疮口臭，面红唇赤，红疹显露，便秘尿赤，淋巴结或肝脾肿大，舌质红，苔黄糙，脉洪数	清气凉营，解毒化痰	普济消毒饮
痰热流注证	发热，热型不定，颈、腋、腹股沟处浅表淋巴结肿大，以颈部为重，肝脾肿大，舌质红，苔黄腻，脉滑数	清热化痰，通络散瘀	清肝化痰丸
湿热蕴滞证	发热持续，缠绵不退，身热不扬，汗出不透，头身重痛，精神困倦，呕恶纳呆，口渴不欲饮，胸腹痞闷，面色苍黄，皮疹色红，大便黏滞不爽，小便短黄不利，舌偏红，苔黄腻，脉濡数	清热解毒，行气化湿	甘露消毒丹
正虚邪恋证	病程日久，发热渐退，或低热不退，神疲气弱，口干唇红，大便或干或稀，小便短黄，咽部稍红，淋巴结、肝脾肿大逐渐缩小，舌红绛或淡红，或剥苔，脉细弱	益气生津，兼清余热	气虚邪恋，竹叶石膏汤；阴虚邪恋，青蒿鳖甲汤、沙参麦冬汤

5. 西医治疗

（1）抗病毒治疗：阿昔洛韦或更昔洛韦有一定效果，也可应用EBV特异性免疫球蛋白。

（2）对症治疗：高热者可予物理降温，亦可用退热剂。注意口腔清洁和水、电解质平衡。继发细菌性咽峡炎、肺炎者，应进行咽拭子培养，给予敏感抗生素。对持续高热、重症肝炎伴黄疸、心肌炎、咽喉水肿、血小板减少、溶血性贫血及中枢系统严重并发症者，可用肾上腺皮质激素治疗。

（3）急症处理：最严重的并发症为脾破裂。常发生在疾病的第2周，触摸脾脏或轻微创伤均可引起。应及时确诊，迅速处理。宜迅速补充血容量，输血和脾切除。脾肿大患者应避免剧烈运动，防止腹部外伤，体检时亦应谨慎。

第十章　针灸学

【本章通关解析】

针灸学是中医专业的一门重要临床课程，在历年中医执业医师资格考试中占据非常重要的地位。其中实践技能考试第二站技能操作中涉及腧穴的主治、定位或针刺、灸法、拔罐、推拿等技术操作，常见病的针灸取穴（包括主穴和配穴），以及针灸异常情况的处理等答辩，共占20分（实践技能总分100分）。综合笔试考试中，平均每年出题60分（医学综合总分600分）。

本科目共涉及32个单元41种疾病。考查的重点主要是十四经穴的定位、主治，特定穴，以及常见疾病的针灸取穴，包括主穴及配穴。其中常见疾病的针灸取穴占据大部分分值。

复习针灸学课程，要在牢固掌握中医基础理论和中医临床课程的基础上，并具备中医辨病辨证能力的前提下，再进一步深入学习，重点是各科常见病的针灸治疗取穴。

第一单元　腧穴的分类

腧穴总体上可归纳为十四经穴、奇穴、阿是穴三类。

1. 十四经穴　具有固定的名称和位置，归属于十二经脉和任、督脉的腧穴，简称“经穴”。具有主治本经病证的共同作用。

2. 奇穴　具有一定的名称，又有明确的位置，但尚未归入或不便归入十四经系统的腧穴，又称“经外奇穴”。主治范围比较单纯，多数对某些病证有特殊疗效。

3. 阿是穴　既无固定名称，也无固定位置，而是以压痛点或其他反应点作为针灸施术部位的一类腧穴，又称“不定穴”“天应穴”“压痛点”等。

第二单元　腧穴的主治特点和规律

细目一　主治特点

1. 近治作用　“腧穴所在，主治所在”。

2. 远治作用　“经脉所过，主治所及”。

3. 特殊作用　具有双向的良性调整作用和相对的特异性治疗作用。

细目二　主治规律

1. 分经主治规律

手三阴经腧穴分经主治规律

经名	本经主治	二经相同主治	三经相同主治
手太阴经	肺、喉病		胸部病
手厥阴经	心、胃病	神志病	
手少阴经	心病		

手三阳经腧穴分经主治规律

经名	本经主治	二经相同主治	三经相同主治
手阳明经	前头、鼻、口、齿病		
手少阳经	侧头、胁肋病	目病、耳病	咽喉病、热病
手太阳经	后头、肩胛病、神志病		

足三阳经腧穴分经主治规律

经名	本经主治	二经相同主治	三经相同主治
足阳明经	前头、口齿、咽喉病、胃肠病		
足少阳经	侧头、耳病、胁肋病、胆病	眼病	神志病、热病
足太阳经	后头、项、背腰病（背俞并治脏腑病）、肛肠病		

足三阴经腧穴分经主治规律

经名	本经主治	二经相同主治	三经相同主治
足太阴经	脾胃病		
足厥阴经	肝病	前阴病	腹部病、妇科病
足少阴经	肾病、肺病、咽喉病		

任督二脉腧穴分经主治规律

经名	本经主治	二经相同主治
任脉	中风脱证、虚寒、下焦病	神志病、脏腑病、妇科病
督脉	中风、昏迷、热病、头面部病	

2. 分部主治规律

头面颈项部经穴主治规律

分部	主治
前头、侧头区	眼、鼻病，前头及侧头部病
后头区	神志、头部病
项区	神志、咽喉、眼、头项病
眼区	眼病
鼻区	鼻病
颈区	舌、咽喉、气管、颈部病

胸腹背腰部经穴主治规律

前	后	主治
胸膺部	上背部	肺、心（上焦）病
胁腹部	下背部	肝、胆、脾、胃（中焦）病
少腹部	腰尻部	前后阴、肾、肠、膀胱（下焦）病

第三单元　特定穴

1. 特定穴的分类及概念　特定穴是指十四经中具有特殊治疗作用，并有特定称号的腧穴。根据其不同的分布特点、含义和治疗作用，将特定穴分为五输穴、原穴、络穴、郄穴、下合穴、背俞穴、募穴、八会穴、八脉交会穴和交会穴10类。

2. 特定穴的内容及临床应用

（1）五输穴：五输穴指十二经脉在肘膝关节以下的五个腧穴，称为井、荥、输、经、合。

1）分布特点和组成：所出为井，所溜为荥，所注为输，所行为经，所入为合。配属五行：阴井木，阳井金。

【简便记忆歌诀】

五输穴歌

少商鱼际与太渊，经渠尺泽肺相连，商阳二三间（合谷），阳溪曲池大肠牵。
厉兑内庭陷谷胃，（冲阳）解溪三里随。隐白大都太白脾，商丘阴陵泉要知。
少冲少府属于心，神门灵道少海寻，少泽前谷后溪腕，阳谷小海小肠经。
至阴通谷束京骨，昆仑委中膀胱知，涌泉然谷与太溪，复溜阴谷肾所宜。
中冲劳宫心包络，大陵间使传曲泽，关冲液门中渚焦，（阳池）支沟天井索。
窍阴侠溪临泣胆，（丘墟）阳辅阳陵泉，大敦行间太冲看，中封曲泉属于肝。

2）临床应用

①按五输穴主病特点选用："井主心下满，荥主身热，输主体重节痛，经主喘咳寒热，合主逆气而泄"。井穴多用于急救，荥穴多用于治疗热证，输穴多用于治疗关节疼痛，经穴治疗作用不典型，合穴多用于治疗相关脏腑病证。

②按五行生克关系选用：本经子母补泻，他经子母补泻（见下表）。

		脏						腑					
		金	水	木	火	相火	土	金	水	木	火	相火	土
本经子母穴	经脉	肺经	肾经	肝经	心经	心包经	脾经	大肠经	膀胱经	胆经	小肠经	三焦经	胃经
	母穴	太渊	复溜	曲泉	少冲	中冲	大都	曲池	至阴	侠溪	后溪	中渚	解溪
	子穴	尺泽	涌泉	行间	神门	大陵	商丘	二间	束骨	阳辅	小海	天井	厉兑
他经子母穴	母经	脾经	肺经	肾经	肝经	肝经	心经	胃经	大肠经	膀胱经	胆经	胆经	小肠经
	母穴	太白	经渠	阴谷	大敦	大敦	少府	足三里	商阳	足通谷	足临泣	足临泣	阳谷
	子经	肾经	肝经	心经	脾经	脾经	肺经	膀胱经	胆经	小肠经	胃经	胃经	大肠经
	子穴	阴谷	大敦	少府	太白	太白	经渠	足通谷	足临泣	阳谷	足三里	足三里	商阳

③按时选用："春刺井，夏刺荥，季夏刺输，秋刺经，冬刺合"等。

（2）原穴、络穴：十二经脉在腕、踝关节附近各有一个腧穴，是脏腑原气经过和留止的部位，称为原穴，又名"十二原"。络穴是指络脉从本经别出的部位。"络"，是联络的意思。

1）分布特点和组成：阴经五脏之原穴，与五输穴中的输穴为同一穴，"阴经之输并于原"，"以输为原"。阴经的输穴与原穴为同一穴，阳经则除输穴外，还有专门的一个原穴。

【简便记忆歌诀】

十二原穴歌

肺渊包陵心神门，大肠合谷焦阳池，小肠之原腕骨穴，
足之三阴三原太，胃原冲阳胆丘墟，膀胱之原京骨取。

十五络穴歌

人身络穴一十五，我今逐一从头数，手太阴络为列缺，
手少阴络即通里，手厥阴络为内关，手太阳络支正是，
手阳明络偏历当，手少阳络外关位，足太阳络号飞扬，
足阳明络丰隆记，足少阳络为光明，足太阴络公孙寄，
足少阴络名大钟，足厥阴络蠡沟配，阳督之络号长强，
阴任之络号尾翳，脾之大络为大包，十五络脉君须记。

2）临床应用：十二络脉具有加强表里两经联系的作用，络穴能沟通表里二经，故有“一络通二经”之说。“原络配穴法”或“主客原络配穴法”，是表里经配穴法的典型用法。如肺经先病，先取其原穴太渊，大肠后病，再取该经络穴偏历。反之，大肠先病，先取其原穴合谷，肺经后病，后取该经络穴列缺。

（3）背俞穴、募穴：背俞穴是脏腑之气输注于背腰部的腧穴。募穴是脏腑之气结聚于胸腹部的腧穴。

1）分布特点和组成

【简便记忆歌诀】

十二募穴歌

天枢大肠肺中府，关元小肠巨阙心，中极膀胱京门肾，期门日月肝胆寻，
脾募章门胃中脘，气化三焦石门针，心包募穴何处取？胸前膻中觅浅深。

十二背俞穴歌

肺三厥四心五找，肝九胆十脾十一，十二胃俞焦腰一，腰二肾俞大肠四，骶一骶二小膀胱。

2）临床应用：①主要用于治疗相关脏腑的病变；②用于治疗与对应脏腑经络相联属的组织器官疾患；③临床上腑病多选其募穴治疗，脏病多选其背俞穴治疗；④俞募配穴法；⑤用于疾病的诊断。

（4）八脉交会穴：与奇经八脉相通的十二经脉在四肢部的八个腧穴，原称“交经八穴”“流注八穴”和“八脉八穴”。

1）分布特点和组成：均分布于肘膝以下，包括公孙、内关、后溪、申脉、足临泣、外关、列缺、照海。

【简便记忆歌诀】

八脉交会穴歌

公孙冲脉胃心胸，内关阴维下总同，临泣胆经连带脉，阳维目锐外关逢，
后溪督脉内眦颈，申脉阳跷络亦通，列缺任脉行肺系，阴跷照海膈喉咙。

2）临床应用：①可以单独应用，治疗各自相通的奇经病证；②治疗两脉相合部位的疾病。

（5）八会穴：脏、腑、气、血、筋、脉、骨、髓等精气所会聚的腧穴。“会”，是聚会的意思。

1）分布特点和组成：脏、腑、气、血、骨之会穴位于躯干部，筋、脉、髓之会穴位于四肢部。

【简便记忆歌诀】

八会穴歌

脏会章门，腑会中脘，气会膻中，血会膈俞，筋会阳陵，脉会太渊，骨会大杼，髓会绝骨。

2）临床应用：对于各自所会的脏、腑、气、血、筋、脉、骨、髓相关的病证有特殊的治疗作用。

（6）郄穴：十二经脉和奇经八脉中的阴跷脉、阳跷脉、阴维脉、阳维脉之经气深聚的部位称为郄穴。

1）分布特点和组成：大多分布在四肢肘膝关节以下。十二经脉各有一个郄穴，阴阳跷脉及阴阳维脉也各有一个郄穴，合称为十六郄穴。

【简便记忆歌诀】

十六郄穴歌

肺向孔最取，大肠温溜列，胃经是梁丘，脾属地机穴，
心则取阴郄，小肠养老列，膀胱金门守，肾向水泉施，
心包郄门刺，三焦会宗持，胆郄在外丘，肝经中都是，
阳跷跗阳走，阴跷交信期，阳维阳交穴，阴维筑宾知。

2）临床应用：阴经郄穴多治疗血证，阳经郄穴多治疗急性痛证。如孔最治咯血，中都治崩漏，颈项痛取外丘，胃脘痛取梁丘等。

（7）下合穴：六腑之气下合于足三阳经的六个腧穴，又称六腑下合穴。

1）分布特点和组成：分布在足三阳经膝关节及以下部位。

【简便记忆歌诀】

下合穴歌

胃经下合足三里，上下巨虚大小肠，膀胱委中胆阳陵，三焦下合属委阳。

2）临床应用：下合穴主要用于治疗六腑疾病。

（8）交会穴

1）分布特点和组成：两经或数经相交会的腧穴，多分布于头面、躯干部。中脘是任脉穴，与足阳明、手太阳、手少阳经相交会；关元、中极是任脉穴，与足太阴、足厥阴、足少阴经相交会；期门是足厥阴肝经穴，与足太阴经、阴维脉相交会；水沟是督脉穴，与手阳明经、足阳明经相交会；睛明是足太阳膀胱经穴，与手太阳经、足阳明经相交会；听宫是手太阳小肠经穴，与手、足少阳经相交会；风池是足少阳胆经穴，与阳维脉相交会；环跳是足少阳胆经穴，与足太阳经相交会。

2）临床应用：交会穴可以治疗各自交会经脉的病证。

第四单元　腧穴的定位方法

1. 常用骨度折量寸定位法

【简便记忆歌诀】

头部分寸有何难，发发 12 印发 3，印大 18 大发 3，头维之间横 9 寸，乳突耳后 9 寸连。
胸腹胁部看周全，先说 8 寸两乳间，天突胸剑歧为 9，5 寸脐至耻上缘，腋顶章门取 12，
8 寸胸剑歧脐间。背腰唯后正中线，肩胛内缘只横 3，另有 8 寸是哪里？后正中线肩峰缘。
肘腕横纹有 12，肘横 9 寸腋后前。下肢（腘）横纹先看，相约 16 外踝尖，臀沟 14 转 19，
胫髁踝尖只 13。

2. 体表解剖标志定位法

1）固定标志：借助人体各部的骨节、肌肉所形成的突起和凹陷，五官轮廓，发际，指（趾）甲，乳头，脐窝等在自然姿势下可见的标志。

2）活动标志：借助人体各部的关节、肌肉、肌腱、皮肤随着活动而出现的空隙、凹陷、皱纹、尖端等在活动姿势下才会出现的标志。

3. 手指同身寸定位法（患者本人手指为尺寸折量标准）

（1）中指同身寸：是以患者中指中节桡侧两端纹头间的距离作为 1 寸。

（2）拇指同身寸：是以患者拇指指间关节的宽度作为 1 寸。

（3）横指同身寸：食指、中指、无名指及小指四指相并，以中指中节横纹为标准，其四指的宽度作为 3 寸。

4. 简便取穴法　两耳尖连线中点取百会；两虎口自然平直交叉，一手食指压在另一手腕后高骨的上方，当食指尽端处取列缺；半握拳，当中指端所指处取劳宫；垂肩屈肘，于平肘尖处取章门；立正姿势，两手下垂，于中指尖处取风市。

第五单元　手太阴肺经、腧穴

1. 经脉循行

体表循行：腋下→上肢内侧前缘→寸口→鱼际→大指端（少商）。

体内联系：中焦－络大肠－胃口－属肺－肺系（气管咽喉）。
连接下经：食指桡侧端（商阳）－大肠经。

2. 主治概要 ①胸、肺、咽喉部等肺脏相关病证；②经脉循行部位的其他病证。

3. 常用腧穴的定位、主治要点和操作 手太阴肺经左右各 11 个穴位，起于中府，止于少商。

（1）中府 肺募穴；手、足太阴经交会穴
【定位】在胸部，横平第 1 肋间隙，锁骨下窝外侧，前正中线旁开 6 寸。
【主治】①咳嗽、胸痛、咯血、肺胀满、胸中烦满、气喘等肺胸病证；②肩臂痛。
【操作】直刺 0.8 ～ 1.2 寸，或点刺出血。

（2）尺泽▲ 合穴
【定位】在肘区，肘横纹上，肱二头肌腱桡侧缘凹陷中。
【主治】①咳嗽、气喘、咽喉肿痛、咯血等肺系病证；②肘臂挛痛；③小儿惊风、急性腹痛、吐泻等急症。
【操作】直刺 0.8 ～ 1.2 寸，或点刺出血。

（3）孔最▲ 郄穴。
【定位】在前臂前区，腕掌侧远端横纹上 7 寸，尺泽与太渊连线上。
【主治】①咳嗽、气喘、咯血、鼻衄、咽喉肿痛等肺系病证；②肘臂挛痛；③痔疮出血。
【操作】直刺 0.5 ～ 1 寸。

（4）列缺▲ 络穴；八脉交会穴，通任脉
【定位】在前臂，腕掌侧远端横纹上 1.5 寸，拇短伸肌腱与拇长展肌腱之间，拇长展肌腱沟的凹陷中。简便取穴法：两手虎口自然平直交叉，一手食指按在另一手桡骨茎突上，指尖下凹陷中是穴。
【主治】①咳嗽、气喘、咽喉肿痛等肺系病证；②外感头痛、项强、齿痛、口歪等头面五官疾患；③手腕痛。
【操作】向肘部斜刺 0.5 ～ 0.8 寸。

（5）太渊 输穴；原穴；八会穴之脉会
【定位】在腕前区，桡骨茎突与手舟骨之间，拇长展肌腱尺侧凹陷中。
【主治】①咳嗽、气喘、咳血、喉痹等肺系病证；②无脉症；③胸痛，缺盆中痛，腕臂痛。
【操作】避开桡动脉，直刺 0.3 ～ 0.5 寸。

（6）鱼际▲ 荥穴
【定位】在手外侧，第 1 掌骨桡侧中点赤白肉际处。
【主治】①咳嗽、气喘、咳血、失音、喉痹、咽干等肺系病证；②外感发热，掌中热；③小儿疳积。
【操作】直刺 0.5 ～ 0.8 寸。

（7）少商▲ 井穴
【定位】在手指，拇指末节桡侧，指甲根角侧上方 0.1 寸。
【主治】①咳嗽、气喘、咽喉肿痛、鼻衄等肺系实热病证；②中暑，发热；③昏迷，癫狂；④指肿、麻木。
【操作】浅刺 0.1 寸，或点刺出血。

注：标注▲的腧穴是实践技能考试中规定腧穴，要求掌握定位、主治及操作。下同。

第六单元 手阳明大肠经、腧穴

1. 经脉循行
体表循行：食指→合谷→上肢外侧前缘→肩前→颈→下齿→鼻旁。
体内联系：络肺－属大肠。

连接下经：鼻旁 – 足阳明胃经。

2. 主治概要 ①头面五官病证；②肠腑病证；③皮肤病证；④神志病证；⑤热病；⑥经脉循行部位的其他病证。

3. 常用腧穴的定位、主治要点和操作 手阳明大肠经，左右各 20 个穴位，起于商阳，止于迎香。

（1）商阳▲ 井穴

【定位】在手指，食指末节桡侧，指甲根角侧上方 0.1 寸。

【主治】①热病，昏迷；②耳聋、青盲、咽喉肿痛、颐颔肿、齿痛等五官病证；③手指麻木。

【操作】浅刺 0.1 寸，或点刺出血。

（2）合谷▲ 原穴

【定位】在手背，第 2 掌骨桡侧的中点处。

【主治】①头痛、齿痛、目赤肿痛、咽喉肿痛、牙关紧闭、口歪、鼻衄、耳聋、痄腮等头面五官病证；②发热恶寒等外感病；③热病；④无汗或多汗；⑤经闭、滞产、月经不调、痛经、胎衣不下、恶露不止、乳少等妇科病证；⑥上肢疼痛、不遂；⑦皮肤瘙痒、荨麻疹等皮肤科病证；⑧小儿惊风，痉证；⑨腹痛、痢疾、便秘等肠腑病证；⑩牙拔出术、甲状腺手术等面口五官及颈部手术针麻常用穴。

【操作】直刺 0.5 ～ 1 寸。孕妇不宜针灸。

（3）阳溪 经穴

【定位】在腕区，腕背侧远端横纹桡侧，桡骨茎突远端，解剖学“鼻烟窝”凹陷中。

【主治】①头痛、目赤肿痛、咽喉肿痛、齿痛、耳聋、耳鸣等头面五官病证；②手腕痛，手指拘急。

【操作】直刺 0.5 ～ 0.8 寸。

（4）偏历 络穴

【定位】在前臂，腕背侧远端横纹上 3 寸，阳溪与曲池连线上。

【主治】①目赤、咽喉肿痛、耳聋、鼻衄等五官病证；②水肿，小便不利；③手臂酸痛；④腹部胀满。

【操作】直刺或斜刺 0.3 ～ 0.5 寸。

（5）手三里▲

【定位】在前臂，肘横纹下 2 寸，阳溪与曲池连线上。

【主治】①手臂麻痛、肘挛不伸、上肢不遂等上肢病证；②腹胀、泄泻等肠腑病证；③齿痛颊肿。

【操作】直刺 0.8 ～ 1.2 寸。

（6）曲池▲ 合穴

【定位】在肘区，尺泽与肱骨外上髁连线的中点处。

【主治】①目赤肿痛、齿痛、咽喉肿痛等五官热性病证；②热病；③手臂肿痛、上肢不遂等上肢病证；④风疹、瘾疹、湿疹、丹毒、瘰疬等皮肤科病证；⑤腹痛、吐泻、痢疾等肠腑病证；⑥头痛，眩晕；⑦癫狂等神志病。

【操作】直刺 1.0 ～ 1.5 寸。

（7）肩髃▲ 手阳明经与阳跷脉的交会穴。

【定位】在三角肌区，肩峰外侧缘前端与肱骨大结节两骨间凹陷中。

【主治】①肩痛不举，上肢不遂；②瘰疬；③瘾疹。

【操作】直刺或向下斜刺 0.8 ～ 1.5 寸。

（8）扶突

【定位】在胸锁乳突肌区，横平喉结，胸锁乳突肌前、后缘中间。

【主治】①咽喉肿痛、暴喑、吞咽困难、呃逆等咽喉病证；②瘿气，瘰疬；③咳嗽，气喘；④颈部手术针麻用穴。

【操作】直刺 0.5 ～ 0.8 寸。避开颈动脉，不可深刺。一般不使用电针，以免引起迷走神经反应。

（9）迎香▲

【定位】在面部，鼻翼外缘中点旁，鼻唇沟中。

【主治】①鼻塞、鼻衄、鼻渊等鼻病；②口歪、面痒、面肿等口面部病证；③胆道蛔虫病。
【操作】略向内上方斜刺或平刺 0.3 ～ 0.5 寸。

第七单元　足阳明胃经、腧穴

1. 经脉循行
体表循行：鼻旁→目下→面周→缺盆→胸腹二侧线→下肢外侧前→大次中趾。
体内联系：属胃 – 络脾 – 腹里 – 气冲。
连接下经：足太阴脾经。
2. 主治概要　①脾胃肠病证；②头面五官病证；③神志病证；④热病；⑤经脉循行部位的其他病证。
3. 常用腧穴的定位、主治要点和操作　足阳明胃经，左右各 45 个穴位，起于承泣，止于厉兑。
（1）承泣　足阳明经与任脉的交会穴
【定位】在面部，眼球与眶下缘之间，瞳孔直下。
【主治】①目赤肿痛、迎风流泪、近视、夜盲等眼病；②口歪、眼睑瞤动等面部病证。
【操作】以左手拇指向上轻推固定眼球，右手持针紧靠眶缘缓慢直刺 0.5 ～ 1 寸，不宜提插和大幅度捻转，以防刺破血管引起血肿。出针时稍加按压，以防出血。禁灸。
（2）四白
【定位】在面部，眶下孔处。
【主治】①目赤肿痛、目翳、近视等眼病；②口歪、眼睑瞤动、头痛、眩晕、面痛等头面部病证。
【操作】直刺或向上斜刺 0.3 ～ 0.5 寸。
（3）地仓▲　手、足阳明经与任脉的交会穴
【定位】在面部，口角旁开 0.4 寸（指寸）。
【主治】口歪、眼睑瞤动、流涎、齿痛、颊肿等头面五官病证。
【操作】斜刺或平刺 0.3 ～ 0.8 寸，可向颊车穴透刺。
（4）颊车
【定位】在面部，下颌角前上方一横指（中指）。
【主治】口歪、口噤、齿痛、面痛等面口病证。
【操作】直刺 0.3 ～ 0.5 寸，或向颊车穴透刺 1.5 ～ 2 寸。
（5）下关▲
【定位】在面部，颧弓下缘中央与下颌切迹之间凹陷中。
【主治】①牙关不利、面痛、齿痛、口歪等面口病证；②耳鸣、耳聋、聤耳等耳部病证。
【操作】直刺 0.5 ～ 1 寸。
（6）头维▲　足阳明经与足少阳经和阳维脉的交会穴。
【定位】在头部，额角发际直上 0.5 寸，头正中线旁开 4.5 寸。
【主治】头痛、眩晕、目痛、迎风流泪、眼睑瞤动等头面五官病证。
【操作】平刺 0.5 ～ 1 寸。
（7）人迎
【定位】在颈部，横平喉结，胸锁乳突肌前缘，颈总动脉搏动处。
【主治】①咽喉肿痛、瘿气、瘰疬等咽喉、颈部病证；②胸满，气喘；③原发性高血压。
【操作】避开颈总动脉，直刺 0.3 ～ 0.8 寸。
（8）梁门
【定位】在上腹部，脐中上 4 寸，前正中线旁开 2 寸。
【主治】纳少、胃痛、呕吐、腹胀等脾胃病证。

【操作】直刺 0.8 ～ 1.2 寸。

（9）天枢▲　大肠募穴

【定位】在腹部，横平脐中，前正中线旁开 2 寸。

【主治】①绕脐腹痛、腹胀、便秘、泄泻、痢疾等脾胃肠病证；②癥瘕、月经不调、痛经等妇科病证。

【操作】直刺 1 ～ 1.5 寸。

（10）归来　络穴

【定位】在下腹部，脐中下 4 寸，前正中线旁开 2 寸。

【主治】①小腹胀痛，疝气；②月经不调、经闭、痛经、带下、阴挺等妇科病证。

【操作】直刺 1 ～ 1.5 寸。

（11）梁丘▲　郄穴

【定位】在股前区，髌底上 2 寸，股外侧肌与股直肌肌腱之间。

【主治】①急性胃痛；②膝肿痛、下肢不遂等下肢病证；③乳痈、乳痛等乳房病证。

【操作】直刺 1 ～ 1.2 寸。

（12）足三里▲　合穴；胃下合穴

【定位】在小腿外侧，犊鼻下 3 寸，犊鼻与解溪连线上。

【主治】①胃痛、呕吐、腹胀、泄泻、痢疾、便秘、肠痈等脾胃肠病证；②膝痛、下肢痿痹、中风瘫痪等下肢病证；③癫狂、不寐等神志病证；④气喘，痰多；⑤乳痈；⑥虚劳诸证，为强壮保健要穴。

【操作】直刺 1 ～ 2 寸。

（13）上巨虚▲　大肠下合穴

【定位】在小腿外侧，犊鼻下 6 寸，犊鼻与解溪连线上。

【主治】①肠鸣、腹中切痛、泄泻、便秘、肠痈等肠腑病证；②下肢痿痹、中风瘫痪等下肢病证。

【操作】直刺 1 ～ 2 寸。

（14）条口▲

【定位】在小腿外侧，犊鼻下 8 寸，犊鼻与解溪连线上。

【主治】①下肢痿痹、跗肿、转筋等下肢病证；②肩臂痛；③脘腹疼痛。

【操作】直刺 1 ～ 1.5 寸。

（15）下巨虚　小肠下合穴

【定位】在小腿外侧，犊鼻下 9 寸，犊鼻与解溪连线上。

【主治】①泄泻、痢疾、小腹痛等肠腑病证；②下肢痿痹；③乳痈。

【操作】直刺 1 ～ 1.5 寸。

（16）丰隆▲　络穴

【定位】在小腿外侧，外踝尖上 8 寸，胫骨前肌的外缘。

【主治】①头痛、眩晕等头部病证；②癫狂；③咳嗽、哮喘、痰多等肺系病证；④下肢痿痹。

【操作】直刺 1 ～ 1.5 寸。

（17）解溪　经穴

【定位】在踝区，踝关节前面中央凹陷中，当拇长伸肌腱与趾长伸肌腱之间。

【主治】①头痛、眩晕等头部病证；②癫狂、谵语等神志病证；③下肢痿痹、足踝肿痛、足下垂等下肢病证；④腹胀，便秘。

【操作】直刺 0.5 ～ 1 寸。

（18）内庭　荥穴

【定位】在足背，第 2、3 趾间，趾蹼缘后方赤白肉际处。

【主治】①胃痛、吐酸、泄泻、痢疾、便秘等胃肠病证；②足背肿痛；③齿痛、咽喉肿痛、鼻衄等五官病证；④热病。

【操作】直刺或斜刺 0.5 ～ 0.8 寸，可灸。

（19）厉兑　井穴

【定位】在足趾，第 2 趾末节外侧，趾甲根角侧后方 0.1 寸（指寸）。

【主治】①齿痛、咽喉肿痛、鼻衄等五官病证；②热病；③梦魇不宁、癫狂等神志病证。

【操作】浅刺 0.1 寸。

第八单元　足太阴脾经、腧穴

1. 经脉循行

体表循行：大趾→下肢内侧前（内踝上八寸以下肝前脾中）→胸腹第三侧线。

体内联系：属脾络胃 – 上膈，夹咽 – 注心中。

连接下经：心中 – 心经。

2. 主治概要　①脾胃病；②妇科病；③前阴病；④经脉循行部位的其他病证。

3. 常用腧穴的定位、主治要点和操作　足太阴脾经，左右各 21 个穴位，起于隐白，止于大包。

（1）隐白　井穴

【定位】在足趾，大趾末节内侧，趾甲根角侧后方 0.1 寸（指寸）。

【主治】①月经过多、崩漏等妇科病证；②鼻衄、便血、尿血等出血证；③腹满、呕吐、泄泻等脾胃病证；④癫狂、多梦等神志病证；⑤惊风。

【操作】浅刺 0.1 寸。

（2）太白　输穴；原穴

【定位】在跖区，第 1 跖趾关节近端赤白肉际凹陷中。

【主治】①肠鸣、腹胀、泄泻、胃痛、便秘等脾胃病证；②足痛、足肿等足部病证；③体重节痛。

【操作】直刺 0.5 ～ 0.8 寸。

（3）公孙▲　络穴；八脉交会穴，通冲脉

【定位】在跖区，第 1 跖骨底的前下缘赤白肉际处。

【主治】①胃痛、呕吐、肠鸣腹胀、腹痛、痢疾等脾胃病证；②心烦不寐、狂证等神志病证；③逆气里急，气上冲心（奔豚气）等冲脉病证。

【操作】直刺 0.6 ～ 1.2 寸。

（4）三阴交▲　足三阴经的交会穴

【定位】在小腿内侧，内踝尖上 3 寸，胫骨内侧缘后际。

【主治】①肠鸣腹胀、泄泻、便秘等脾胃肠病证；②月经不调、经闭、痛经、带下、阴挺、不孕、滞产等妇产科病证；③心悸、不寐、癫狂等心神病证；④小便不利、遗尿、遗精、阳痿等生殖、泌尿系统病证；⑤下肢痿痹；⑥湿疹、荨麻疹等皮肤病证；⑦阴虚诸证。

【操作】直刺 1 ～ 1.5 寸。孕妇禁针。

（5）地机▲　郄穴

【定位】在小腿内侧，阴陵泉下 3 寸，胫骨内侧缘后际。

【主治】①痛经、崩漏、月经不调、癥瘕等妇科病证；②腹胀、腹痛、泄泻等脾胃肠病证；③小便不利，水肿，遗精；④下肢痿痹。

【操作】直刺 1 ～ 2 寸。

（6）阴陵泉▲　合穴

【定位】在小腿内侧，胫骨内侧髁下缘与胫骨内侧缘之间的凹陷中。

【主治】①腹痛、泄泻、水肿、黄疸等脾湿证；②小便不利、遗尿、癃闭等泌尿系统病证；③遗精、阴茎痛等男科病证；④带下、妇人阴痛等妇科病证；⑤膝痛、下肢痿痹。

【操作】直刺 1 ～ 2 寸。

（7）血海▲

【定位】在股前区，髌底内侧端上 2 寸，股内侧肌隆起处。简便取穴法：患者屈膝，医者以左手掌心按于患者右膝髌骨上缘（或者右手掌心按于患者左膝髌骨上缘），第 2 ～ 5 指向上伸直，拇指约成 45° 斜置，拇指尖下是穴。

【主治】①月经不调、痛经、经闭、崩漏等妇科病证；②湿疹、瘾疹、丹毒、皮肤瘙痒等外科病证；③膝股内侧痛。

【操作】直刺 1 ～ 1.5 寸。

（8）大横　足太阴脾经与阴维脉的交会穴

【定位】在腹部，脐中旁开 4 寸。

【主治】①腹痛、泄泻、便秘等脾胃肠病证；②肥胖症。

【操作】直刺 1 ～ 2 寸。

（9）大包

【定位】在胸外侧区，第 6 肋间隙，在腋中线上。

【主治】①气喘；②胸胁痛；③周身疼痛、四肢无力等肌肉病证。

【操作】斜刺或向外平刺 0.5 ～ 0.8 寸。

第九单元　手少阴心经、腧穴

1. 经脉循行

体表循行：腋下→上肢内侧后缘→寸口→手小指。

体内联系：起心中 – 属心系 – 络小肠 – 夹咽 – 系目系 – 上肺。

连接下经：小指末端 – 手太阳小肠经。

2. 主治概要　①心系病证；②神志病证；③经脉循行部位的其他病证。

3. 常用腧穴的定位、主治要点和操作　手少阴心经，左右各 9 个穴位，起于极泉，止于少冲。

（1）极泉

【定位】在腋区，腋窝中央，腋动脉搏动处。

【主治】①心痛、心悸等心系病证；②胁肋疼痛；③肩臂疼痛、肘臂冷痛、上肢不遂等上肢病证；④瘰疬；⑤上肢针麻用穴。

【操作】避开腋动脉，直刺或斜刺 0.5 ～ 0.8 寸。

（2）少海　合穴

【定位】在肘前区，横平肘横纹，肱骨内上髁前缘。

【主治】①心痛、癔症、癫狂、痫证等心疾、神志病证；②肘臂挛痛、麻木，手颤；③腋胁痛，头项痛；④瘰疬。

【操作】直刺 0.5 ～ 1 寸。

（3）通里▲　络穴

【定位】在前臂前区，腕掌侧远端横纹上 1 寸，尺侧腕屈肌腱的桡侧缘。

【主治】①心悸、怔忡等心疾；②暴喑、舌强不语等舌窍病证；③肘臂挛痛、麻木、手颤等上肢病证。

【操作】直刺 0.5 ～ 1 寸。

（4）阴郄　郄穴

【定位】在前臂前区，腕掌侧远端横纹上 0.5 寸，尺侧腕屈肌腱的桡侧缘。

【主治】①心痛、心悸、惊恐等心疾；②吐血、衄血等血证；③骨蒸盗汗。

【操作】直刺 0.3 ～ 0.5 寸。

(5) 神门▲　输穴；原穴

【定位】在腕前区，腕掌侧远端横纹尺侧端，尺侧腕屈肌腱的桡侧缘。

【主治】①心痛、心烦、惊悸、怔忡等心疾；②不寐、健忘、痴呆、癫狂痫等神志病证；③胸胁痛。

【操作】直刺 0.3 ～ 0.5 寸。

(6) 少冲　井穴

【定位】在手指，小指末节桡侧，指甲根角侧上方 0.1 寸（指寸）。

【主治】①心悸、心痛等心疾；②癫狂、昏迷等神志病证；③目赤；④热病；⑤胸胁痛。

【操作】浅刺 0.1 寸，或点刺出血。

第十单元　手太阳小肠经、腧穴

1. 经脉循行

体表循行：小指外侧→上肢外侧后缘→肩关节→肩甲→肩上→颈→面颊→目外眦→耳前→入耳中。

体内联系：络心 - 循咽 - 抵胃 - 属小肠。

连接下经：从面颊 - 抵鼻 - 目内眦 - 足太阳膀胱经。

2. 主治概要　①头面五官病证；②热病；③神志病；④经脉循行部位的其他病证。

3. 常用腧穴的定位、主治要点和操作　手太阳小肠经，左右各 11 穴位，起于中府，止于少商。

(1) 少泽　井穴

【定位】在手指，小指末节尺侧，指甲根角侧上方 0.1 寸（指寸）。

【主治】①肩臂后侧痛、小指麻木疼痛等上肢病证；②乳痈、乳少、产后缺乳等乳房病证；③昏迷、癫狂等神志病证；④头痛、咽喉肿痛、目翳、胬肉攀睛、耳聋、耳鸣等头面五官病证。

【操作】斜刺 0.1 寸或点刺出血。孕妇慎用。

(2) 后溪▲　输穴；八脉交会穴，通督脉

【定位】在手内侧，第 5 掌指关节尺侧近端赤白肉际凹陷中。

【主治】①头项强痛、腰背痛、手指及肘臂挛痛等痛证；②耳聋、目赤、咽喉肿痛等五官病证；③癫、狂、痫等神志病证；④疟疾。

【操作】直刺 0.5 ～ 1 寸。治手指挛痛可透刺合谷穴。

(3) 养老　郄穴

【定位】在前臂后区，腕背横纹上 1 寸，尺骨头桡侧凹陷中。

【主治】①肩、背、肘、臂酸痛，项强等经脉循行所过部位病证；②急性腰痛；③目视不明。

【操作】直刺或斜刺 0.5 ～ 0.8 寸。

(4) 支正　络穴

【定位】在前臂后区，腕背侧远端横纹上 5 寸，尺骨尺侧与尺侧腕屈肌之间。

【主治】①头痛、眩晕、项强等头项病证；②肘臂酸痛；③热病；④癫狂；⑤疣症。

【操作】直刺或斜刺 0.5 ～ 0.8 寸。

(5) 天宗▲

【定位】在肩胛区，肩胛冈中点与肩胛骨下角连线的上 1/3 与下 2/3 交点凹陷中。

【主治】①肩胛疼痛；②气喘；③乳痈、乳癖等乳房病证。

【操作】直刺或斜刺 0.5 ～ 1 寸。遇到阻力不可强行进针。

(6) 颧髎

【定位】在面部，颧骨下缘，目外眦直下凹陷中。

【主治】口歪、眼睑瞤动、齿痛、面痛等头面五官病证。

【操作】直刺 0.3 ～ 0.5 寸，斜刺或平刺 0.5 ～ 1 寸。

（7）听宫▲

【定位】在面部，耳屏正中与下颌骨髁状突之间的凹陷中。

【主治】①耳鸣、耳聋、聤耳等耳部病证；②面痛、齿痛等口面病证；③癫、狂、痫等神志病。

【操作】张口，直刺 1 ～ 1.5 寸。

第十一单元 足太阳膀胱经、腧穴

1. 经脉循行

体表循行：目内眦→头顶第一侧线→腰背→下肢外侧后缘→小趾。

体内分布：络脑 – 络肾 – 属膀胱。

连接下经：足小趾外侧 – 足少阳肾经。

2. 主治概要 ①脏腑病证；②神志病证；③头面五官病证；④经脉循行部位的其他病证。

3. 常用腧穴的定位、主治要点和操作 足太阳膀胱经，左右各 67 个穴位，起于睛明，止于至阴。

（1）睛明

【定位】在面部，目内眦内上方眶内侧壁凹陷中。

【主治】①目赤肿痛、流泪、视物不明、目眩、近视、夜盲、色盲、目翳等眼病；②急性腰痛；③心悸、怔忡等心疾。

【操作】嘱患者闭目，医者左手轻推眼球向外侧固定，右手缓慢进针，紧靠眶缘直刺 0.5 ～ 1 寸。遇到阻力时，不宜强行进针，应改变进针方向或退针。不捻转，不提插（或只轻微地捻转和提插）。出针后按压针孔片刻，以防出血。针具宜细，消毒宜严。禁灸。

（2）攒竹▲

【定位】在面部，眉头凹陷中，额切迹处。

【主治】①头痛、面痛、眉棱骨痛、面瘫等头面病证；②眼睑瞤动、眼睑下垂、目视不明、流泪、目赤肿痛等眼疾；③呃逆；④急性腰扭伤。

【操作】可向眉中或向眼眶内缘平刺或斜刺 0.5 ～ 0.8 寸，或直刺 0.2 ～ 0.3 寸。禁灸。

（3）天柱▲

【定位】在颈后区，横平第 2 颈椎棘突上际，斜方肌外缘凹陷中。

【主治】①后头痛，项强，肩背痛；②眩晕、咽喉肿痛、鼻塞、目赤肿痛、近视等头面五官病证；③热病；④癫狂痫。

【操作】直刺或斜刺 0.5 ～ 0.8 寸，不可向内上方深刺，以免伤及延髓。

（4）大杼 八会穴之骨会

【定位】在脊柱区，第 1 胸椎棘突下，后正中线旁开 1.5 寸。

【主治】①咳嗽，发热；②项强，肩背痛；③颈椎病、腰椎病、膝骨关节炎、齿痛等骨病。

【操作】斜刺 0.5 ～ 0.8 寸。本经背部诸穴，不宜深刺，以免伤及内部重要脏器。

（5）风门

【定位】在脊柱区，第 2 胸椎棘突下，后正中线旁开 1.5 寸。

【主治】①感冒、发热、头痛、咳嗽、哮喘等外感病证、肺系病证；②项强，胸背痛。

【操作】斜刺 0.5 ～ 0.8 寸。热证宜点刺放血。

（6）肺俞▲ 肺之背俞穴

【定位】在脊柱区，第 3 胸椎棘突下，后正中线旁开 1.5 寸。

【主治】①鼻塞、咳嗽、气喘、咯血等肺系病证；②骨蒸潮热、盗汗等阴虚病证；③背痛；④皮肤瘙痒，瘾疹。

【操作】斜刺 0.5 ～ 0.8 寸。热证宜点刺放血。

（7）心俞　心之背俞穴

【定位】在脊柱区，第 5 胸椎棘突下，后正中线旁开 1.5 寸。

【主治】①心痛、惊悸、不寐、健忘、癫痫等心神病证；②胸闷、胸痛、咳嗽、吐血等胸肺病证；③遗精、白浊等男科病证；④盗汗。

【操作】斜刺 0.5 ～ 0.8 寸。

（8）膈俞▲　八会穴之血会

【定位】在脊柱区，第 7 胸椎棘突下，后正中线旁开 1.5 寸。

【主治】①胃痛；②呕吐、呃逆、咳嗽、气喘等气逆之证；③贫血、吐血、便血等血证；④瘾疹、皮肤瘙痒等皮肤病证；⑤潮热、盗汗等阴虚证。

【操作】斜刺 0.5 ～ 0.8 寸。

（9）肝俞　肝之背俞穴

【定位】在脊柱区，第 9 胸椎棘突下，后正中线旁开 1.5 寸。

【主治】①胁痛、黄疸等肝胆病证；②目赤、目视不明、夜盲、迎风流泪等目疾；③眩晕，癫狂痫；④脊背痛，角弓反张，转筋。

【操作】斜刺 0.5 ～ 0.8 寸。

（10）胆俞　胆之背俞穴

【定位】在脊柱区，第 10 胸椎棘突下，后正中线旁开 1.5 寸。

【主治】①胁痛、黄疸、口苦等肝胆病证；②肺痨，潮热。

【操作】斜刺 0.5 ～ 0.8 寸。

（11）脾俞　脾之背俞穴

【定位】在脊柱区，第 11 胸椎棘突下，后正中线旁开 1.5 寸。

【主治】①腹胀、纳呆、呕吐、泄泻、痢疾、便血、多食善饥、身体消瘦等脾胃病证；②黄疸，水肿；③背痛。

【操作】斜刺 0.5 ～ 0.8 寸。

（12）胃俞▲　胃之背俞穴

【定位】在脊柱区，第 12 胸椎棘突下，后正中线旁开 1.5 寸。

【主治】胃痛、呕吐、腹胀、肠鸣、多食善饥、身体消瘦等脾胃病证。

【操作】斜刺 0.5 ～ 0.8 寸。

（13）肾俞▲　肾之背俞穴

【定位】在脊柱区，第 2 腰椎棘突下，后正中线旁开 1.5 寸。

【主治】①头晕、耳鸣、耳聋、慢性腹泻、气喘、腰酸痛、遗精、阳痿、不育等肾虚病证；②遗尿、癃闭等前阴病证；③月经不调、带下、不孕等妇科病证；④消渴。

【操作】斜刺 0.5 ～ 1.0 寸。

（14）大肠俞▲　大肠之背俞穴

【定位】在脊柱区，第 4 腰椎棘突下，后正中线旁开 1.5 寸。

【主治】①腰痛；②腹胀、泄泻、便秘等肠腑病证。

【操作】斜刺 0.8 ～ 1.2 寸。

（15）膀胱俞　膀胱之背俞穴

【定位】在骶区，横平第 2 骶后孔，骶正中嵴旁开 1.5 寸。

【主治】①石淋、癃闭、遗尿等膀胱气化功能失调病证；②腰骶痛；③腹泻、便秘等肠腑病。

【操作】斜刺 0.8 ～ 1.2 寸。

（16）次髎▲　合穴

【定位】在骶区，正对第 2 骶后孔中。

【主治】①月经不调、痛经、阴挺、带下等妇科病证；②遗精、阳痿等男科病证；③小便不利、癃闭、遗尿、疝气等前阴病证；④腰骶痛，下肢痿痹。

【操作】直刺 1.0 ～ 1.5 寸。

（17）承扶

【定位】在股后区，臀沟的中点。

【主治】①腰腿痛、下肢痿痹等下肢病证；②痔疾。

【操作】直刺 1.0 ～ 2.0 寸。

（18）委阳 三焦下合穴

【定位】在膝部，腘横纹上，股二头肌腱的内侧缘。

【主治】①腹满，癃闭；②腰脊强痛，腿足挛痛。

【操作】直刺 0.8 ～ 1.2 寸。

（19）委中▲ 膀胱下合穴

【定位】在膝后区，腘横纹中点。

【主治】①腰背痛、下肢痿痹等；②急性腹痛、急性吐泻等急症；③癃闭、遗尿等泌尿系病证；④丹毒、瘾疹、皮肤瘙痒、疔疮等血热病证。

【操作】直刺 1 ～ 1.5 寸，或用三棱针点刺腘静脉出血。针刺不宜过快、过强、过深，以免损伤血管和神经。

（20）膏肓

【定位】在脊柱区，第 4 胸椎棘突下，后正中线旁开 3 寸。

【主治】①咳嗽、气喘、肺痨等肺系虚损病证；②肩胛痛；③健忘、遗精、盗汗、羸瘦等虚劳诸证。

【操作】斜刺 0.5 ～ 0.8 寸。此穴多用灸法。

（21）志室

【定位】在腰区，第 2 腰椎棘突下，后正中线旁开 3 寸。

【主治】①遗精、阳痿、癃闭、遗尿、水肿等肾虚病证；②腰脊强痛。

【操作】斜刺 0.5 ～ 0.8 寸。

（22）秩边▲

【定位】在骶区，横平第 4 骶后孔，骶正中嵴旁开 3 寸。

【主治】①腰骶痛，下肢痿痹；②癃闭、便秘、痔疾、阴痛等前后二阴病证。

【操作】直刺 1.5 ～ 3 寸。

（23）承山▲

【定位】在小腿后区，腓肠肌两肌腹与肌腱交角处。

【主治】①腰腿拘急、疼痛；②痔疾，便秘；③腹痛，疝气。

【操作】直刺 1 ～ 2 寸。不宜过强刺激，以免引起腓肠肌痉挛。

（24）飞扬 络穴。

【定位】在小腿后区，昆仑直上 7 寸，腓肠肌外下缘与跟腱移行处。

【主治】①头痛，眩晕，鼻塞，鼻衄；②颈痛，腰腿痛；③痔疾。

【操作】直刺 1.0 ～ 1.5 寸。

（25）昆仑▲ 经穴

【定位】在踝区，外踝尖与跟腱之间的凹陷中。

【主治】①后头痛、目眩、项强等头项病证；②腰骶疼痛，足踝肿痛；③癫痫；④滞产。

【操作】直刺 0.5 ～ 0.8 寸。孕妇禁用，经期慎用。

（26）申脉▲ 八脉交会穴，通阳跷脉；足太阳经与阳跷脉的交会穴

【定位】在踝区，外踝尖直下，外踝下缘与跟骨之间凹陷中。

【主治】①头痛、眩晕等头部疾病；②癫、狂、痫等神志病证；③嗜睡、不寐等眼睛开合不利病证；④腰腿酸痛，下肢运动不利。

【操作】直刺 0.3 ～ 0.5 寸。

（27）束骨　输穴

【定位】在跖区，第 5 跖趾关节的近端，赤白肉际处。

【主治】①头痛、项强、目眩等头项部病证；②腰腿痛；③癫狂。

【操作】直刺 0.3 ～ 0.5 寸。

（28）至阴▲　井穴

【定位】在足趾，小趾末节外侧，趾甲根角侧后方 0.1 寸（指寸）。

【主治】①胎位不正、滞产、胞衣不下等胎产病证；②头痛、目痛、鼻塞、鼻衄等头面五官病证。

【操作】浅刺 0.1 寸。胎位不正用灸法。

第十二单元　足少阴肾经、腧穴

1. 经脉循行

体表循行：足小趾下→足心→下肢内侧后缘→胸腹第一侧线。

体内分布：贯脊属肾 – 络膀胱 – 贯肝膈入肺 – 循喉咙，夹舌本 – 络心 – 注胸中。

连接下经：胸中 – 手厥阴心包经。

2. 主治概要　①头及五官病证；②妇科病证；③前阴病证；④经脉循行部位的其他病证。

3. 常用腧穴的定位、主治要点和操作　足少阴肾经，左右各 27 个穴位，起于涌泉，止于俞府。

（1）涌泉▲　井穴

【定位】在足底，屈足卷趾时足心最凹陷中。

【主治】①昏厥、中暑、小儿惊风等急症；②癫狂痫、头痛、头晕、目眩、失眠等神志病证；③咽喉肿痛、喉痹、失音等头面五官病证；④大便难、小便不利等前后二阴病证；⑤足心热；⑥奔豚气。

【操作】直刺 0.5 ～ 1.0 寸。针刺时要防止刺伤足底动脉弓。临床常用灸法或药物贴敷。

（2）然谷　荥穴

【定位】在足内侧，足舟骨粗隆下方，赤白肉际处。

【主治】①月经不调、阴痒、带下病、阴挺、白浊等妇科病证；②遗精、阳痿等男科病证；③癃闭、小便不利等泌尿系统病证；④咯血，咽喉肿痛；⑤消渴，腹泻；⑥下肢痿痹，足背痛；⑦小儿脐风，口噤。

【操作】直刺 0.5 ～ 0.8 寸。

（3）太溪▲　输穴；原穴

【定位】在踝区，内踝尖与跟腱之间的凹陷中。

【主治】①头晕目眩、不寐、健忘、遗精、阳痿、月经不调等肾虚证；②咽喉肿痛、齿痛、耳聋、耳鸣等阴虚性五官病证；③咳喘、胸痛、咳血等肺系病证；④消渴，小便频数，便秘；⑤腰脊痛，足跟痛，下肢厥冷。

【操作】直刺 0.5 ～ 0.8 寸。

（4）大钟　络穴

【定位】在跟区，内踝后下方，跟骨上缘，跟腱附着部前缘凹陷中。

【主治】①遗尿、癃闭、便秘等前后二阴病证；②咽痛，咳血，气喘；③痴呆；④腰脊强痛，足跟痛。

【操作】直刺 0.3 ～ 0.5 寸。

（5）照海▲　八脉交会穴，通阴跷脉

【定位】在踝区，内踝尖下 1 寸，内踝下缘边际凹陷中。

【主治】①月经不调、痛经、阴痒、赤白带下等妇科病证；②癫痫、不寐、嗜卧、癔症等神志病证；③咽喉干痛，目赤肿痛；④小便频数，癃闭；⑤便秘。

【操作】直刺 0.5 ～ 0.8 寸。

（6）复溜　经穴

【定位】在小腿内侧，内踝尖上 2 寸，跟腱前缘。

【主治】①腹胀，泄泻，癃闭，水肿；②盗汗、汗出不止或热病无汗等津液输布失调病证；③下肢痿痹，腰脊强痛。

【操作】直刺 0.5 ～ 1 寸。

（7）肓俞　足少阴经与冲脉的交会穴

【定位】在腹部，脐中旁开 0.5 寸。

【主治】①绕脐痛、腹胀、痢疾、泄泻、便秘等脾胃病证；②疝气；③月经不调。

【操作】直刺 0.8 ～ 1.2 寸。

第十三单元　手厥阴心包经、腧穴

1. 经脉循行

体表循行：起于乳头外侧天池穴→上肢内侧正中→掌中→中指末端。

体内分布：属心包，络上、中、下三焦。

连接下经：从掌中劳宫分出至无名指端交三焦经。

2. 主治概要　①心胸、神志病证；②胃腑病证；③经脉循行部位的其他病证。

3. 常用腧穴的定位、主治要点和操作　手厥阴心包经，左右各 9 个穴位，起于天池，止于中冲。

（1）天池　手厥阴经与足少阳经的交会穴

【定位】在胸部，第 4 肋间隙，前正中线旁开 5 寸。

【主治】①咳嗽、气喘、胸闷、痰多、胸痛等肺胸病证；②腋下肿痛，乳痈，乳少；③瘰疬。

【操作】斜刺或平刺 0.3 ～ 0.5 寸，不可深刺，以免伤及心、肺。

（2）曲泽　合穴

【定位】在肘前区，肘横纹上，肱二头肌腱的尺侧缘凹陷中。

【主治】①心痛、心悸、善惊等心疾；②胃痛、呕吐、泄泻等胃腑热性病证；③热病，中暑；④肘臂挛痛，上肢颤动。

【操作】直刺 1 ～ 1.5 寸；或三棱针点刺出血。

（3）郄门　郄穴

【定位】在前臂前区，腕掌侧远端横纹上 5 寸，掌长肌腱与桡侧腕屈肌腱之间。

【主治】①心痛、心悸、心烦、胸痛等心胸病证；②咳血、呕血、衄血等血证；③疔疮；④癫痫。

【操作】直刺 0.5 ～ 1 寸。

（4）间使　经穴

【定位】在前臂前区，腕掌侧远端横纹上 3 寸，掌长肌腱与桡侧腕屈肌腱之间。

【主治】①心痛、心悸等心疾；②胃痛、呕吐等胃腑病证；③热病，疟疾；④癫狂痫等神志病证；⑤肘臂挛痛。

【操作】直刺 0.5 ～ 1 寸。

（5）内关▲　络穴；八脉交会穴，通阴维脉

【定位】在前臂前区，腕掌侧远端横纹上 2 寸，掌长肌腱与桡侧腕屈肌腱之间。

【主治】①心痛、心悸、胸闷等心胸病证；②胃痛、呕吐、呃逆等胃腑病证；③不寐、郁病、癫狂痫等神志病证；④中风，眩晕，偏头痛；⑤胁痛，胁下痞块，肘臂挛痛。

【操作】直刺 0.5 ～ 1 寸。注意穴位深层有正中神经。

（6）大陵▲　输穴，原穴

【定位】在腕前区，腕掌侧远端横纹中，掌长肌腱与桡侧腕屈肌腱之间。

【主治】①心痛、心悸、胸胁胀痛等心胸病证；②胃痛、呕吐、口臭等胃腑病证；③喜笑悲恐、癫狂痫等神志病证；④手臂挛痛。

【操作】直刺 0.3 ～ 0.5 寸。

（7）劳宫　荥穴

【定位】在掌区，横平第 3 掌指关节近端，第 2、3 掌骨之间偏于第 3 掌骨。简便取穴：握拳，中指尖下是穴。

【主治】①中风昏迷、中暑等急症；②心痛、烦闷等心疾；③癫狂痫等神志病证；④口疮，口臭；⑤鹅掌风。

【操作】直刺 0.3 ～ 0.5 寸。为急救要穴之一。

（8）中冲▲　井穴

【定位】在手指，中指末端最高点。

【主治】①中风昏迷、舌强不语、中暑、昏厥、小儿惊风等急症；②高热；③舌下肿痛。

【操作】浅刺 0.1 寸，或点刺出血。为急救要穴之一。

第十四单元　手少阳三焦经、腧穴

1. 经脉循行

体表循行：无名指尺侧端→手背→上肢外侧正中→肩颈→耳后→耳前→眉梢。

体内分布：属三焦，络心包。

连接下经：目外眦交胆经。

2. 主治概要　①头面五官病证；②热病；③经脉循行部位的其他病证。

3. 常用腧穴的定位、主治要点和操作　手少阳三焦经，左右各 23 个穴位，起于关冲，止于丝竹空。

（1）关冲　井穴

【定位】在手指，第 4 指末节尺侧，指甲根角侧上方 0.1 寸（指寸）。

【主治】①头痛、目赤、咽喉痛、耳鸣、耳聋、舌强等头面五官病证；②热病，中暑。

【操作】浅刺 0.1 寸，或点刺出血。

（2）中渚　输穴

【定位】在手背，第 4、5 掌骨间，第 4 掌指关节近端凹陷中。

【主治】①手指屈伸不利，肘臂肩背痛；②头痛、耳鸣、耳聋、聤耳、耳痛、目赤、咽喉肿痛等头面五官病证；③热病，疟疾。

【操作】直刺 0.3 ～ 0.5 寸。

（3）阳池　原穴

【定位】在腕后区，腕背侧远端横纹上，指伸肌腱的尺侧缘凹陷中。

【主治】①手指屈伸不利、疼痛、麻木，腕痛，肘臂痉挛等上肢病证；②耳聋、目赤肿痛、咽喉肿痛、头痛等头面五官病证；③消渴。

【操作】直刺 0.3 ～ 0.5 寸。

（4）外关▲　络穴；八脉交会穴，通阳维脉

【定位】在前臂后区，腕背侧远端横纹上 2 寸，尺骨与桡骨间隙中点。

【主治】①耳鸣、耳聋、聤耳、耳痛、目赤肿痛、目生翳膜、目眩、咽喉肿痛、口噤、口歪、齿痛、面痛等头面五官病证；②头痛，颈项及肩部疼痛，胁痛，上肢痹痛；③热病，疟疾，伤风感冒；④瘰疬。

【操作】直刺 0.5 ～ 1 寸。

（5）支沟▲ 经穴

【定位】在前臂后区，腕背侧远端横纹上 3 寸，尺骨与桡骨间隙中点。

【主治】①便秘；②热病；③耳鸣、耳聋、咽喉肿痛、暴喑、头痛等头面五官病证；④肘臂痛，胁肋痛，落枕；⑤瘰疬。

【操作】直刺 0.5 ～ 1 寸。

（6）肩髎

【定位】在三角肌区，肩峰角与肱骨大结节两骨间凹陷中。

【主治】①肩臂挛痛，不遂；②风疹。

【操作】直刺 0.8 ～ 1.5 寸。

（7）翳风▲ 手、足少阳经的交会穴。

【定位】在颈部，耳垂后方，乳突下端前方凹陷中。

【主治】①耳鸣、耳聋、聤耳等耳病；②眼睑瞤动、颊肿、口歪、牙关紧闭、齿痛等面口病证；③瘰疬。

【操作】直刺 0.5 ～ 1 寸。

（8）角孙

【定位】在头部，耳尖正对发际处。

【主治】①耳部肿痛、耳聋、目赤肿痛、视物不明、目翳等官窍病证；②偏头痛，项强；③颊肿，痄腮，齿痛。

【操作】平刺 0.3 ～ 0.5 寸。治疗小儿腮腺炎常用灯草灸。

（9）耳门

【定位】在耳区，耳屏上切迹与下颌骨髁突之间的凹陷中。

【主治】①耳鸣、耳聋、聤耳等耳病；②面痛、齿痛、牙关拘急、口歪等口面病证。

【操作】直刺 0.3 ～ 0.5 寸，微张口。

（10）丝竹空 手、足少阳经的交会穴

【定位】在面部，眉梢凹陷中。

【主治】①头痛、眩晕、目赤肿痛、眼睑瞤动、视物不清等头目病证；②癫痫；③齿痛，牙关拘急，口歪。

【操作】平刺 0.3 ～ 0.5 寸。不灸。

第十五单元 足少阳胆经、腧穴

1. 经脉循行

体表循行：目外眦旁→绕耳前后→头侧→颈、胸、腹侧面→下肢外侧正中→外踝前→第四趾外侧端。

体内分布：属胆，络肝。

连接下经：足背分出至足大趾交肝经。

2. 主治概要 ①头面五官病证；②肝胆病证；③神志病证；④热病；⑤经脉循行部位的其他病证。

3. 常用腧穴的定位、主治要点和操作 足少阳胆经，左右各 44 个穴位，起于瞳子髎，止于足窍阴。

（1）瞳子髎 手、足少阳经及手太阳经的交会穴

【定位】在面部，目外眦外侧 0.5 寸凹陷中。

【主治】①目痛、目赤、目翳等目疾；②头痛、口歪、面痛等头面病证。

【操作】平刺 0.3 ～ 0.5 寸，或用三棱针点刺出血。

（2）听会 手、足少阳经的交会穴

【定位】在面部，耳屏间切迹与下颌骨髁突之间的凹陷中。

【主治】①耳鸣、耳聋、聤耳等耳病；②齿痛、口歪、面痛等面口病证。

【操作】张口，直刺 0.5 ～ 1 寸。

（3）完骨　足少阳经与足太阳经的交会穴

【定位】在头部，耳后乳突的后下方凹陷中。

【主治】①头痛，颈项强痛；②不寐；③齿痛、口歪、口噤不开、颊肿等面颊部病证。

【操作】直刺 0.5 ～ 0.8 寸。

（4）阳白　足少阳经与阳维脉的交会穴

【定位】在头部，眉上 1 寸，瞳孔直上。

【主治】①头痛，眩晕；②视物模糊、目痛等目疾；③眼睑瞤动、眼睑下垂等目疾。

【操作】平刺 0.3 ～ 0.5 寸。

（5）头临泣　足少阳经、足太阳经与阳维脉的交会穴

【定位】在头部，前发际上 0.5 寸，瞳孔直上。

【主治】①头痛，眩晕；②流泪、鼻塞、鼻渊等头面五官病证；③癫痫等神志病证；④小儿惊风。

【操作】平刺 0.3 ～ 0.5 寸。

（6）风池▲　足少阳经与阳维脉的交会穴

【定位】在颈后区，枕骨之下，胸锁乳突肌上端与斜方肌上端之间的凹陷中。

【主治】①中风、头痛、眩晕、不寐、癫痫等内风所致病证；②恶寒发热、口眼歪斜等外风所致证；③目赤肿痛、视物不明、鼻塞、鼻衄、鼻渊、耳鸣、咽喉肿痛等五官病证；④颈项强痛。

【操作】向鼻尖方向斜刺 0.8 ～ 1.2 寸。

（7）肩井▲　手、足少阳经与阳维脉的交会穴

【定位】在肩胛区，第 7 颈椎棘突与肩峰最外侧点连线的中点。

【主治】①头痛、眩晕、颈项强痛等头项部病证；②肩背疼痛，上肢不遂；③瘰疬；④乳晕、乳少、难产、胞衣不下等妇科病证。

【操作】直刺 0.3 ～ 0.5 寸，切忌深刺、捣刺。孕妇禁用。

（8）日月　胆募穴；足少阳经、足太阴经与阳维脉的交会穴

【定位】在胸部，第 7 肋间隙中，前正中线旁开 4 寸。

【主治】①黄疸、呕吐、吞酸等胆腑病证；②胁肋胀痛。

【操作】斜刺或平刺 0.5 ～ 0.8 寸。

（9）带脉　足少阳经与带脉的交会穴

【定位】在侧腹部，第 11 肋游离端垂线与脐水平线的交点上。

【主治】①带下、月经不调、阴挺、经闭、小腹痛等妇科病证；②疝气；③胁痛，腰痛。

【操作】直刺 0.8 ～ 1.0 寸。

（10）环跳▲　足少阳经与足太阴经的交会穴

【定位】在臀区，股骨大转子最凸点与骶管裂孔连线的外 1/3 与内 2/3 交点处。

【主治】①下肢痿痹，半身不遂，腰腿痛；②风疹。

【操作】直刺 2 ～ 3 寸。

（11）风市

【定位】在股部，直立垂手，掌心贴于大腿时，中指尖所指凹陷中，髂胫束后缘。

【主治】①下肢痿痹；②遍身瘙痒。

【操作】直刺 1 ～ 2 寸。

（12）阳陵泉▲　合穴；胆下合穴；八会穴之筋会

【定位】在小腿外侧，腓骨头前下方凹陷中。

【主治】①黄疸、口苦、呕吐、胁痛等胆腑病证；②下肢痿痹、膝髌肿痛、肩痛等筋病；③小儿惊风。

【操作】直刺 1 ～ 1.5 寸。

（13）光明　络穴

【定位】在小腿外侧，外踝尖上 5 寸，腓骨前缘。

【主治】①目痛、夜盲、目视不明等目疾；②乳房胀痛、乳少等乳疾。

【操作】直刺 1 ～ 1.5 寸。

（14）悬钟▲　八会穴之髓会

【定位】在小腿外侧，外踝尖上 3 寸，腓骨前缘。

【主治】①中风、颈椎病、腰椎病等骨髓病；②颈项强痛，偏头痛，咽喉肿痛；③胸胁胀痛；④下肢痿痹，脚气。

【操作】直刺 0.5 ～ 0.8 寸。

（15）丘墟　原穴

【定位】在踝区，外踝的前下方，趾长伸肌腱的外侧凹陷中。

【主治】①偏头痛，胸胁胀痛；②下肢痿痹，外踝肿痛，足下垂，脚气；③疟疾。

【操作】直刺 0.5 ～ 0.8 寸。

（16）足临泣　输穴；八脉交会穴，通带脉

【定位】在足背，第 4、5 跖骨底结合部的前方，第 5 趾长伸肌腱外侧凹陷中。

【主治】①偏头痛、眩晕、目赤肿痛、目涩、耳鸣、耳聋等头面五官病证；②乳痈、乳胀、月经不调等妇科病证；③胁肋胀痛，足跗肿痛；④瘰疬；⑤疟疾。

【操作】直刺 0.3 ～ 0.5 寸。

（17）侠溪　荥穴

【定位】在足背，第 4、5 跖骨间，趾蹼缘后方赤白肉际处。

【主治】①头痛、眩晕、目赤肿痛、耳鸣、耳聋等头面五官病证；②胁痛；③乳痈；④热病。

【操作】直刺 0.3 ～ 0.5 寸。

（18）足窍阴　井穴

【定位】在足趾，第 4 趾末节外侧，趾甲根角侧后方 0.1 寸（指寸）。

【主治】①目赤肿痛、耳鸣、耳聋、咽喉肿痛等五官病证；②头痛，不寐，多梦；③热病；④胁痛，足跗肿痛。

【操作】浅刺 0.1 ～ 0.2 寸，或点刺出血。

第十六单元　足厥阴肝经、腧穴

1. 经脉循行

体表循行：足大趾外侧端大敦穴→内踝前→小腿内侧脾经前→内踝上八寸处交于脾经之后→股膝内侧正中→外阴→胁肋→乳下第六肋期门穴。

体内分布：属肝，络胆，与胃、肺、咽喉、外阴、目、脑等有联系。

连接下经：从肝贯膈交肺经。

2. 主治概要　①肝胆病证；②妇科病和前阴病证；③经脉循行部位的其他病证。

3. 常用腧穴的定位、主治要点和操作　足厥阴肝经，左右各 14 个穴位，起于大敦，止于期门。

（1）大敦　井穴

【定位】在足趾，大趾末节外侧，趾甲根角侧后方 0.1 寸（指寸）。

【主治】①疝气，少腹痛；②遗尿、癃闭、淋证等泌尿系病证；③月经不调、经闭、崩漏、阴挺等妇科病证；④癫痫。

【操作】浅刺 0.1 ～ 0.2 寸，或点刺出血。

（2）行间▲　荥穴

【定位】在足背，第 1、2 趾之间，趾蹼缘后方赤白肉际处。

【主治】①头痛、目眩、目赤肿痛、青盲、口歪等头面五官热性病证；②月经过多、崩漏、痛经、经闭、带下等妇科病证；③阴中痛，疝气；④小便不利，癃闭，尿痛；⑤胁痛，黄疸。

【操作】直刺 0.5 ～ 0.8 寸。

（3）太冲▲　输穴；原穴

【定位】在足背，第 1、2 跖骨间，跖骨底结合部前方凹陷中，或触及动脉搏动处。

【主治】①中风、癫狂痫、头痛、眩晕、口眼歪斜、小儿惊风等内风所致病证；②目赤肿痛、口歪、青盲、咽喉干痛、耳鸣、耳聋等头面五官热性病证；③月经不调、崩漏、痛经、难产等妇科病证；④黄疸、胁痛、腹胀、呕逆等肝胃病证；⑤下肢痿痹，足跗肿痛。

【操作】直刺 0.5 ～ 1 寸。

（4）蠡沟　络穴

【定位】在小腿内侧，内踝尖上 5 寸，胫骨内侧面的中央。

【主治】①睾丸肿痛、阳强挺长等男科病证；②月经不调、带下等妇科病证；③外阴瘙痒、小便不利、遗尿等前阴病证；④足胫疼痛。

【操作】平刺 0.5 ～ 0.8 寸。

（5）曲泉　合穴

【定位】在膝部，腘横纹内侧端，半腱肌肌腱内缘凹陷中。

【主治】①小便不利、淋证、癃闭等泌尿系病证；②月经不调、痛经、带下、阴挺、阴痒等妇科病证；③遗精、阳痿等男科病证；④膝股疼痛。

【操作】直刺 0.5 ～ 1 寸。

（6）章门　八会穴之脏会；脾募穴；足厥阴经与足少阳经的交会穴

【定位】在侧腹部，在第 11 肋游离端的下际。

【主治】①腹胀、泄泻、痞块等胃肠病；②胁痛、黄疸、痞块等肝胆脾病证。

（7）期门▲　肝募穴；足厥阴经与足太阴经的交会穴

【定位】在胸部，第 6 肋间隙，前正中线旁开 4 寸。

【主治】①胸胁胀痛；②腹胀、呃逆、吞酸等肝胃病证；③郁病，奔豚气；④乳痈。

【操作】斜刺 0.5 ～ 0.8 寸。

第十七单元　督脉、腧穴

1. 经脉循行

体表循行：小腹内→尾骨尖下长强穴→腰背项部正中→颠顶→前额正中→鼻柱→人中沟→上唇系带与齿龈相接处的龈交穴。

体内分布：与生殖器、脊髓、脑、鼻有联系。

2. 主治概要　①脏腑病证；②神志病；③热病；④头面五官病证；⑤经脉循行部位的其他病证。

3. 常用腧穴的定位、主治要点和操作　督脉经，为单穴，一穴一名，共 28 个穴位，起于长强，止于龈交。

（1）长强　络穴；督脉与足少阴经、足少阳经的交会穴

【定位】在会阴区，尾骨下方，尾骨端与肛门连线的中点处。

【主治】①便血、痔疾、脱肛等肠腑病证；②腰痛，尾骶骨痛，脊强反折；③癫狂痫等神志病证。

【操作】斜刺，针尖向上与骶骨平行刺入 0.5 ～ 1 寸。不宜直刺，以免伤及直肠。

（2）腰阳关▲

【定位】在脊柱区，第 4 腰椎棘突下凹陷中，后正中线上。

【主治】①月经不调、带下等妇科病证；②遗精、阳痿等男科病证；③腰骶疼痛，下肢痿痹。

【操作】向上斜刺 0.5 ～ 1 寸。

（3）命门▲

【定位】在脊柱区，第 2 腰椎棘突下凹陷中，后正中线上。

【主治】①月经不调、痛经、经闭、带下、不孕等妇科病证；②遗精、阳痿、不育等男科病证；③五更泄泻、小便频数、癃闭等肾虚病证；④腰脊强痛，下肢痿痹。

【操作】向上斜刺 0.5 ～ 1 寸。

（4）至阳

【定位】在脊柱区，第 7 胸椎棘突下凹陷中，后正中线上。

【主治】①胸胁胀满，黄疸；②咳嗽，气喘；③腰背疼痛，脊强。

【操作】向上斜刺 0.5 ～ 1 寸。

（5）身柱

【定位】在脊柱区，第 3 胸椎棘突下凹陷中，后正中线上。

【主治】①身热、头痛、咳嗽、气喘等外感病证；②惊厥、癫狂痫等神志病证；③脊背强痛；④疔疮发背。

【操作】向上斜刺 0.5 ～ 1 寸。

（6）大椎▲ 督脉与足三阳经的交会穴

【定位】在脊柱区，第 7 颈椎棘突下凹陷中，后正中线上。

【主治】①恶寒发热、疟疾等外感病证；②热病，骨蒸潮热；③咳嗽、气喘等肺气失于宣降证；④癫狂痫、小儿惊风等神志病证；⑤风疹、痤疮等皮肤疾病；⑥项强、脊痛等脊柱病证。

【操作】直刺 0.5 ～ 1 寸。

（7）哑门 督脉与阳维脉的交会穴

【定位】在颈后区，第 2 颈椎棘突上际凹陷中，后正中线上。

【主治】①暴喑，舌强不语，聋哑；②癫狂痫、癔症等神志病证；③头痛，项强。

【操作】伏案正坐位，头微前倾，项肌放松，向下颌方向缓慢刺入 0.5 ～ 1 寸。不可向上斜刺或深刺，以免刺入枕骨大孔，伤及延髓。

（8）风府▲ 督脉与阳维脉的交会穴

【定位】在颈后区，枕外隆凸直下，两侧斜方肌之间凹陷中。

【主治】①中风、头痛、眩晕、痴呆等内风所致病证；②恶寒发热、项强等外感病证；③癫狂痫、癔症等神志病证；④目痛、鼻衄、咽喉肿痛、失音等五官病证。

【操作】伏案正坐位，头微前倾，项肌放松，向下颌方向缓慢刺入 0.5 ～ 1 寸。不可向上斜刺或深刺，以免刺入枕骨大孔，伤及延髓。

（9）百会▲ 督脉与足太阳经的交会穴

【定位】在头部，前发际正中直上 5 寸。

【主治】①晕厥、中风、失语、痴呆等脑病；②癫狂、不寐、健忘等神志病；③头风、颠顶痛、眩晕、耳鸣等头面病证；④脱肛、阴挺、胃下垂等气虚下陷证。

【操作】平刺 0.5 ～ 0.8 寸。升阳固脱多用灸法。

（10）上星

【定位】在头部，前发际正中直上 1 寸。

【主治】①头痛、眩晕、目痛、鼻渊、鼻衄等头面五官病证；②癫狂；③热病，疟疾。

【操作】平刺 0.5 ～ 0.8 寸。

（11）素髎

【定位】在面部，鼻尖的正中央。

【主治】①惊厥、昏迷、晕厥、脱证等急症；②鼻渊、鼻衄等鼻病。

【操作】向上斜刺 0.3 ～ 0.5 寸，或点刺出血。

（12）水沟▲ 督脉与手、足阳明经的交会穴

【定位】在面部，人中沟的上 1/3 与中 1/3 交点处。

【主治】①昏迷、晕厥、中风、中暑、脱证等急症，为急救要穴之一；②癫狂痫、癔症、急慢惊风等神志病；③闪挫腰痛，脊背强痛；④口歪、面肿、鼻塞、牙关紧闭等头面五官病证。

【操作】向上斜刺 0.3 ～ 0.5 寸，强刺激；或指甲按掐。

（13）印堂▲

【定位】在头部，两眉毛内侧端中间的凹陷中。

【主治】①不寐、健忘、痴呆、痫证、小儿惊风等神志病；②头痛、眩晕、鼻渊、鼻鼽、鼻衄等头面五官病证；③小儿惊风，产后血晕，子痫。

【操作】平刺 0.3 ～ 0.5 寸，或三棱针点刺出血。

第十八单元　任脉、腧穴

1. 经脉循行

体表循行：小腹内→前后阴之间会阴穴→腹胸颈前正中→承浆穴。

体内分布：与生殖器、唇、目有联系。

2. 主治概要　①脏腑病证；②妇科病；③男科病及前阴病；④神志病；⑤虚证；⑥经脉循行部位的其他病证。

3. 常用腧穴的定位、主治要点和操作　任脉经，为单穴，一穴一名，共 24 个穴位，起于会阴，止于承浆。

（1）中极▲　膀胱之募穴；任脉与足三阴经的交会穴

【定位】在下腹部，脐中下 4 寸，前正中线上。

【主治】①遗尿、癃闭、尿频、尿急等泌尿系病证；②遗精、阳痿、不育等男科病证；③崩漏、月经不调、痛经、经闭、不孕、带下等妇科病证。

【操作】直刺 1 ～ 1.5 寸，应在排尿后针刺，以免伤及深部膀胱。孕妇慎用。

（2）关元▲　小肠之募穴；任脉与足三阴经的交会穴

【定位】在下腹部，脐中下 3 寸，前正中线上。

【主治】①中风脱证、虚劳羸瘦、脱肛、阴挺等元气虚损所致病证；②遗精、阳痿、早泄、不育等男科病证；③崩漏、月经不调、痛经、闭经、不孕、带下等妇科病证；④遗尿、癃闭、尿频、尿急等泌尿系病证；⑤腹痛、泄泻、脱肛、便血等肠腑病证；⑥保健要穴。

【操作】直刺 1 ～ 1.5 寸，应在排尿后针刺，以免伤及深部膀胱。孕妇慎用。

（3）气海▲

【定位】在下腹部，脐中下 1.5 寸，前正中线上。

【主治】①中风脱证、虚劳羸瘦、脱肛、阴挺等气虚证；②遗精、阳痿、疝气、不育等男科病证；③崩漏、月经不调、痛经、经闭、不孕、带下等妇科病证；④遗尿、癃闭等泌尿系病证；④水谷不化、绕脐疼痛、便秘、泄泻等肠腑病证；⑤保健要穴。

【操作】直刺 1 ～ 1.5 寸。孕妇慎用。

（4）神阙▲

【定位】在脐区，脐中央。

【主治】①中风脱证、虚脱、脱肛、阴挺、胃下垂等元气虚损证；②腹胀、腹痛、肠鸣、泄泻、痢疾、便秘、水肿等脾肾虚损所致病证；③保健要穴。

【操作】此穴禁针，多用艾条灸或隔盐灸。

（5）下脘　任脉与足太阴经的交会穴

【定位】在上腹部，脐中上 2 寸，前正中线上。

【主治】胃痛、呕吐、完谷不化、食欲不振、腹胀、泄泻、小儿疳积等脾胃病证。

【操作】直刺 1 ～ 1.5 寸。

（6）建里

【定位】在上腹部，脐中上 3 寸，前正中线上。

【主治】①胃痛、呕吐、食欲不振、腹胀、腹痛等脾胃病证；②水肿，小便不利。

【操作】直刺 1 ～ 1.5 寸。

（7）中脘▲　胃之募穴；八会穴之腑会；任脉与手少阳经、手太阳经、足阳明经的交会穴

【定位】在上腹部，脐中上 4 寸，前正中线上。

【主治】①胃痛、呕吐、完谷不化、食欲不振、腹胀、泄泻、小儿疳积等脾胃病证；②癫痫、不寐等神志病；③黄疸。

【操作】直刺 1 ～ 1.5 寸。

（8）上脘　任脉与手少阳经、足阳明经的交会穴

【定位】在上腹部，脐中上 5 寸，前正中线上。

【主治】①胃痛、呕吐、呃逆、腹胀等脾胃病证；②癫痫。

【操作】直刺 1 ～ 1.5 寸。

（9）膻中▲　心包之募穴；八会穴之气会

【定位】在胸部，横平第 4 肋间隙，前正中线上。

【主治】①咳嗽、气喘、胸闷等胸中气机不畅病证；②心痛、心悸等心疾；③产后乳少、乳痈、乳癖等乳病；④呕吐、呃逆等胃气上逆证。

【操作】直刺 0.3 ～ 0.5 寸，或平刺。

（10）天突　任脉与阴维脉的交会穴

【定位】在颈前区，胸骨上窝中央，前正中线上。

【主治】①咳嗽、气喘、咽喉肿痛、胸痛等肺系病证；②暴喑、梅核气、瘿气等咽部病证。

【操作】先直刺 0.2 寸，然后将针尖转向下方，紧靠胸骨后方、气管前缘缓慢刺入 1 ～ 1.5 寸。必须严格掌握针刺的角度和深度，以防刺伤肺和有关动、静脉。

（11）廉泉　任脉与阴维脉的交会穴

【定位】在颈前区，喉结上方，舌骨上缘凹陷中，前正中线上。

【主治】中风舌强不语、舌缓流涎、舌下肿痛、咽喉肿痛、暴喑、吞咽困难、喉痹等咽喉口舌病证。

【操作】向舌根斜刺 0.5 ～ 0.8 寸。

（12）承浆　任脉与督脉及手、足阳明经的交会穴

【定位】在面部，颏唇沟的正中凹陷处。

【主治】①口歪、流涎、齿龈肿痛、口舌生疮等面口舌病证；②癫狂；③暴喑。

【操作】斜刺 0.3 ～ 0.5 寸。

第十九单元　奇　穴

常用奇穴的定位、主治要点和操作

（1）四神聪▲

【定位】在头部，百会前后左右各旁开 1 寸，共 4 穴。

【主治】①头痛、眩晕、健忘等头脑病证；②不寐、癫痫等神志病证。

【操作】平刺 0.5 ～ 0.8 寸。

（2）太阳▲

【定位】在头部，眉梢与目外眦之间，向后约一横指的凹陷中。

【主治】①头痛；②目赤肿痛，眼睑瞤动，色盲；③面瘫。

【操作】直刺 0.3 ～ 0.5 寸，或点刺出血。

（3）金津、玉液

【定位】在口腔内，舌下系带静脉上，左侧称金津，右侧称玉液。

【主治】①舌强，舌肿，口疮，喉痹；②消渴，呕吐，泄泻；③失语。

【操作】点刺出血。

（4）牵正

【定位】在面颊部，耳垂前 0.5 ～ 1 寸。

【主治】口歪，口疮。

【操作】向前斜刺 0.5 ～ 1 寸。

（5）安眠

【定位】在项部，翳风穴与风池穴连线的中点。

【主治】失眠、头痛、眩晕、心悸、癫狂等心神病。

【操作】直刺 0.5 ～ 1 寸。

（6）三角灸

【定位】在下腹部，以患者两口角之间的长度为一边，做等边三角形，将顶角置于患者脐心，底边呈水平线，两底角处取穴。

【主治】①疝气，奔豚，绕脐疼痛；②不孕症。

【操作】艾炷灸 5 ～ 7 壮。

（7）定喘▲

【定位】在脊柱区，横平第 7 颈椎棘突下，后正中线旁开 0.5 寸。

【主治】①哮喘，咳嗽；②肩背痛，落枕。

【操作】直刺 0.5 ～ 1 寸。

（8）夹脊▲

【定位】在脊柱区，第 1 胸椎至第 5 腰椎棘突下两侧，后正中线旁开 0.5 寸，一侧 17 穴。

【主治】上背部的夹脊穴治疗心肺及上肢病证，下背部的夹脊穴治疗胃肠病证，腰部的夹脊穴治疗腰腹及下肢病证。

【操作】直刺 0.5 ～ 1 寸，或梅花针叩刺。

（9）胃脘下俞

【定位】在脊柱区，横平第 8 胸椎棘突下，后正中线旁开 1.5 寸。

【主治】①消渴；②胃痛，腹痛，胸胁痛。

【操作】斜刺 0.3 ～ 0.5 寸。

（10）腰眼

【定位】在腰区，横平第 4 腰椎棘突下，后正中线旁开约 3.5 寸凹陷中。

【主治】①腰痛；②月经不调，带下；③虚劳。

【操作】直刺 0.5 ～ 1 寸。

（11）腰痛点

【定位】在手背，第 2、3 掌骨间及第 4、5 掌骨间，腕背侧远端横纹与掌指关节的中点处，一手 2 穴。

【主治】急性腰扭伤。

【操作】直刺 0.3 ～ 0.5 寸。

（12）外劳宫

【定位】在手背，第 2、3 掌骨间，掌指关节后 0.5 寸（指寸）凹陷中。

【主治】①落枕；②手背红肿，手指麻木；③脐风。

【操作】直刺 0.5 ～ 0.8 寸。

（13）八邪

【定位】在手背，第 1 ～ 5 指间，指蹼缘后方赤白肉际处，左右共 8 穴。

【主治】①毒蛇咬伤；②手指疼痛、麻木，手背肿痛；③目痛，烦热。

【操作】斜刺 0.5 ～ 0.8 寸，或点刺出血。

（14）四缝

【定位】在手指，第 2 ～ 5 指掌面的近侧指间关节横纹的中央，一手 4 穴。

【主治】①小儿疳积；②百日咳。

【操作】直刺 0.1 ～ 0.2 寸，点刺出血或挤出少许黄白色透明黏液。

（15）十宣▲

【定位】在手指，十指尖端，距指甲游离缘 0.1 寸（指寸），左右共 10 穴。

【主治】①中风、昏迷、晕厥等神志病；②中暑、高热等急症；③咽喉肿痛；④手指麻木。

【操作】直刺 0.1 ～ 0.2 寸，或点刺出血。

（16）内膝眼

【定位】在膝部，髌韧带内侧凹陷处的中央。

【主治】①膝痛，腿痛。②脚气等下肢病证。

【操作】向膝中斜刺 0.5 ～ 1 寸，或透刺对侧膝眼。

（17）胆囊

【定位】在小腿外侧，腓骨小头直下 2 寸。

【主治】①胁痛、胆道蛔虫病等胆道病证；②下肢痿痹。

【操作】直刺 1 ～ 1.5 寸。

（18）阑尾

【定位】在小腿外侧，髌韧带外侧凹陷下 5 寸，胫骨前嵴外一横指（中指）。

【主治】①腹痛，胃痛，消化不良；②下肢痿痹。

【操作】直刺 1 ～ 1.5 寸。

（19）八风

【定位】在足背，第 1 ～ 5 趾间，趾蹼缘后方赤白肉际处，左右共 8 穴。

【主治】①足跗肿痛，足趾麻木无力；②毒蛇咬伤；③脚气。

【操作】斜刺 0.5 ～ 0.8 寸，或点刺出血。

第二十单元　毫针刺法

细目一　针刺准备

1. 消毒　针具器械消毒（以高压蒸汽灭菌法为佳）、医者手指消毒、针刺部位消毒、治疗室内消毒。

2. 体位

（1）仰卧位：适宜于取前身部（头面、颈部、胸腹、四肢前面）腧穴。

（2）侧卧位：适宜于取侧身部（侧头、胁肋、侧腰、臀部、四肢侧面）腧穴。

（3）俯卧位：适宜于取后身部（头颈、背、腰、臀、下肢背侧）腧穴。

（4）仰靠坐位：适宜于取头面、颈、胸、四肢的部分腧穴。

（5）侧伏坐位：适宜于取侧头、面颊、耳、颈侧、上肢的部分腧穴。

（6）俯伏坐位：适宜于取头顶、后头、项、肩、背、上肢的部分腧穴。

细目二　进针方法

1. 单手进针法

2. 双手进针法 ①指切进针法：适用于短针的进针；②夹持进针法：适用于长针的进针；③舒张进针法：适用于皮肤松弛部位腧穴的进针；④提捏进针法：适用于皮肉浅薄部位腧穴的进针。

3. 针管进针法

细目三 针刺的方向、角度和深度

1. 方向

（1）依经脉循行定方向：根据治疗需要使用的针刺补泻手法，采用顺经脉而刺的补法，或逆经脉而刺的泻法，如“迎随补泻”手法。

（2）依腧穴位置定方向：根据腧穴的局部解剖，针刺某些穴位时，必须朝向某一特定方向进针。如哑门穴，针尖应朝下颌方向缓慢刺入。

（3）依病性、病位定方向：根据病位的深浅、病性的虚实，选择针尖朝向阳经刺或朝向阴经刺。

（4）依病证定方向：为使针感到达病变所在的部位，即达到“气至病所”的目的，针尖应朝向病所。

2. 角度

（1）直刺：是以 90° 垂直刺入，适用于肌肉较为丰厚的大部分腧穴，如四肢、腰臀、腹部的穴位。

（2）斜刺：是以 45° 左右倾斜刺入，适用于肌肉浅薄处或内有重要脏器处的腧穴，如胸、背部穴位等。

（3）平刺：是以 15° 左右横向刺入，适用于皮薄肉少处的腧穴，如头部穴位。

3. 深度 主要根据年龄、体质、病情、部位确定。

（1）体质：形盛体强者宜深刺；形瘦体弱者宜浅刺。

（2）病情：阳证、新病，宜浅刺；阴证、久病宜深刺。

（3）部位：头面、胸腹部及皮薄肉少处的腧穴宜浅刺；四肢、臀、腹及肌肉丰满处的腧穴宜深刺。对于天突、风府、哑门等，以及眼区、胸背和内有重要脏器部位的腧穴，要掌握好针刺的角度、深度。

细目四 行针手法

1. 行针的基本手法

（1）提插法：施以上提下插动作。

（2）捻转法：施以向前向后交替旋转捻动动作。

2. 行针的辅助手法

（1）循法：顺着经脉的循行径路，在腧穴的上下部轻柔地循按。本法可推动气血，激发经气，有催气、行气作用。

（2）弹法：留针过程中，以手指弹动针尾或针柄，使针体震摇，以加强针感，助气运行。本法有催气、行气的作用。

（3）刮法：以拇指或食指的指腹抵住针尾，用拇指、食指或中指指甲，频频刮动针柄。本法在针刺不得气时用之可激发经气，如已得气者可以加强针刺感应的传导和扩散。

（4）摇法：手持针柄，将针轻轻摇动。其法有二：一是直立针身而摇，以加强得气的感应；二是卧倒针身而摇，使经气向一定方向传导。

（5）飞法：针后不得气者，用刺手拇、食指执持针柄，细细捻搓数次，然后张开两指，一搓一放，反复数次，状如飞鸟展翅，故称飞法。本法的作用在于催气、行气，并使针刺感应增强。宜在肌肉丰厚处施术。

（6）震颤法：手持针柄，用小幅度、快频率的提插、捻转手法，使针身轻微震颤。本法可促使针下得气，增强针刺感应。

细目五 得气

1. 得气的概念 得气，又称“针感”，是指毫针刺入腧穴一定深度后，施以提插或捻转等行针手法，使针刺部位获得“经气”感应。

2. 得气的临床意义 得气与否及气至的速迟，不仅关系到针刺的疗效，而且可以借此推断正气的盛衰、疾病的预后及转归。

细目六 针刺补泻

单式补泻手法

捻转补泻	捻转补法	针下得气后，捻转角度小、用力轻、频率慢、操作时间短，结合拇指向前、食指向后（左转用力为主）者为补法
	捻转泻法	捻转角度大、用力重、频率快、操作时间长，结合拇指向后、食指向前（右转用力为主）者为泻法
提插补泻	提插补法	针下得气后，先浅后深，重插轻提，提插幅度小，频率慢，操作时间短，以下插用力为主者为补法
	提插泻法	先深后浅，轻插重提，提插幅度大，频率快，操作时间长，以上提用力为主者为泻法
徐疾补泻	徐疾补法	进针时徐徐刺入，少捻转，疾速出针者为补法
	徐疾泻法	进针时疾速刺入，多捻转，徐徐出针者为泻法
迎随补泻	迎随补法	进针时，针尖顺着经脉循行去的方向刺入为补法
	迎随泻法	进针时，针尖迎着经脉来的方向刺入为泻法
呼吸补泻	呼吸补法	患者呼气时进针，吸气时出针为补法
	呼吸泻法	患者吸气时进针，呼气时出针为泻法
开阖补泻	开阖补法	出针后迅速按压针孔为补法
	开阖泻法	出针时摇大针孔而不按压为泻法
平补平泻	进针得气后，均匀地捻转、提插后即可出针	

细目七 针刺异常情况的处理

1. 晕针 ①立即停止针刺，将针全部起出。②使患者平卧，注意保暖，轻者仰卧片刻，给予温开水或糖水后，即可恢复正常。③重者在上述处理基础上，可刺人中、素髎、内关、足三里，灸百会、关元、气海等穴，即可恢复。④若仍不省人事，呼吸细微，脉细弱者，应配合其他治疗或采用急救措施。

2. 滞针 ①若患者精神紧张、局部肌肉过度收缩，可稍延长留针时间，或于滞针腧穴附近，进行循按或叩弹针柄，或在附近再刺一针，以宣散气血，而缓解肌肉的紧张。②若行针不当，或单向捻针而致者，可向相反方向将针捻回，并用刮柄、弹柄法，使缠绕的肌纤维回缩，即可消除滞针。

3. 血肿 若微量的皮下出血而局部小块青紫时，一般不必处理，可以自行消退；若局部肿胀疼痛较剧，青紫面积大且影响到活动功能时，可先做冷敷止血后，再做热敷或在局部轻轻揉按，以促使局部瘀血消散吸收。

4. 断针 医者态度必须从容镇静，嘱患者切勿变动原有体位，以防断针向肌肉深部陷入；若残端部分针身显露于体外时，可用手指或镊子将针起出；若断端与皮肤相平或稍凹陷于体内者，可用左手拇、食二指垂直向下挤压针孔两旁，使断针暴露体外，右手持镊子将针取出；若断针完全深入皮下或肌肉深层时，应在X线下定位，手术取出。

5. 弯针 ①出现弯针后，不得再行提插、捻转等手法。②如针柄轻微弯曲，应慢慢将针起出。③若弯曲角度过大时，应顺着弯曲方向将针起出。④若由患者移动体位所致，应使患者慢慢恢复原来体位，局部肌肉放松后，再将针缓缓起出。切忌强行拔针，以免将针体折断在体内。

6. 刺伤内脏

（1）气胸：一旦发生气胸，应立即出针，采取半卧位休息，要求患者心情平静，切勿因恐惧而翻转体位。一般漏气量少者，可自然吸收。同时要密切观察，随时对症处理，如给予镇咳消炎药物，以防止肺组织因咳嗽扩大创孔，加重漏气和感染。对严重病例，如发现呼吸困难、发绀、休克等现象需组织抢救，如胸腔排气、少量慢速输氧、抗休克等。

（2）刺伤其他内脏：伤轻者，卧床休息后一般即可自愈；如果损伤严重或出血明显者，应密切观察，注意病情变化，特别是要定时检测血压；若损伤严重，出血较多，出现休克、腹膜刺激征，应立即采取相应措施，必须迅速进行输血等急救或外科手术治疗。

7. 刺伤脑与脊髓 应立即出针。轻者安静休息，经过一段时间可自行恢复；重者应配合有关科室如神经外科，进行及时的抢救。

8. 外周神经损伤 ①一旦出现神经损伤症状，勿继续提插捻转，应缓慢出针。②可应用B族维生素类药物治疗。③严重者可在相应经络腧穴上进行B族维生素类药物穴位注射，或根据病情需要应用激素冲击疗法以对症治疗。

细目八 针刺注意事项

1. 施术部位的宜忌 注意针刺角度、方向和深度，避免刺伤器官等。

2. 患者状态的宜忌 过于饥饿、疲劳，精神过于紧张者不宜；年老体弱、针刺耐受程度差、初次针刺者，应使用卧位针刺，且不宜强刺激；妇女行经时，若非为了调经，三阴交、合谷、昆仑、至阴等一些通经活血的腧穴应慎刺；妊娠妇女注意不宜行腰腹部的针刺；小儿囟门未合时，头项部的腧穴一般不宜针刺。对于不能合作的小儿，针刺时宜采用速针法，不宜留针。

3. 病情的宜忌 常有自发性出血或损伤后出血不止的患者，不宜针刺；皮肤有感染、溃疡、瘢痕或肿瘤的部位，不宜针刺。

第二十一单元 灸 法

细目一 灸法的作用

灸法的作用 温经散寒、扶阳固脱、消瘀散结、防病保健、引热外行。

细目二 灸法的种类

1. 灸法的分类

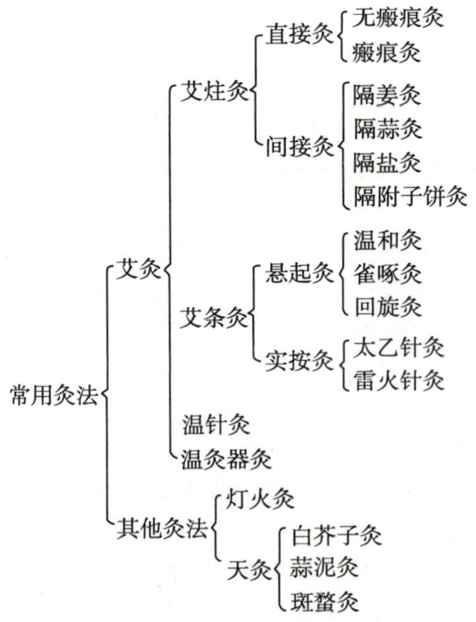

图8 灸法的分类示意图

2. 艾炷灸

名称		适应证
直接灸	瘢痕灸（化脓灸）	治疗哮喘、肺痨、瘰疬等慢性顽疾
	无瘢痕灸（非化脓灸）	适用于虚寒性疾病，如哮喘、眩晕、慢性腹泻、风寒湿痹等
间接灸	隔姜灸	常用于因寒而致的呕吐、腹痛及风寒湿痹等，有温胃止呕、散寒止痛的作用
	隔蒜灸	多用于治疗瘰疬、肺痨及初起肿疡等，有清热解毒、杀虫等作用
	隔盐灸	多用于治疗伤寒阴证或吐泻并作、中风脱证等，有回阳、救逆、因脱之功，但需连续施灸，不拘壮数，以待脉起、肢温，证候改善
	隔附子饼灸	多用于治疗命门火衰而致的阳痿、早泄、遗精和疮疡久溃不敛等，有温补肾阳的作用

3. 艾条灸

（1）悬起灸：温和灸（慢性病）、雀啄灸（急性病）、回旋灸（急性病）。

（2）实按灸：分为太乙针灸、雷火针灸。

4. 温针灸 针刺与艾灸结合应用的一种方法，适用于既需要针刺留针而又适宜用艾灸的病证。

细目三 灸法的注意事项

1. 施灸的先后顺序 ①先灸上部，后灸下部；②先灸阳部，后灸阴部；③壮数是先少而后多；④艾炷先小而后大。

2. 施灸的禁忌 ①对实热证、阴虚发热者，一般不适宜灸疗；②对颜面、五官、大血管及关节活动部位，一般不适宜采用瘢痕灸；③孕妇的腹部和腰骶部也不宜施灸；④一般空腹、过饱、极度疲劳和对灸法恐惧者，应慎施灸；⑤对于体弱患者，灸治时艾炷不宜过大，刺激量不可过强，以防晕灸；⑥一旦发生晕灸，应立即停止施灸，并做出及时处理，其方法同晕针。

第二十二单元 拔罐法

1. 拔罐的方法

（1）留罐法（坐罐法）：一般疾病均可应用本法。

（2）走罐法：适宜于面积较大、肌肉丰厚的部位，如脊背、腰臀、大腿等部位。

（3）闪罐法：多用于局部皮肤麻木、疼痛或功能减退等疾患，尤其适用于不宜留罐的患者，如小儿、年轻女性的面部。

（4）刺血拔罐法（刺络拔罐法）：多用于丹毒、扭伤、乳痈等。

（5）留针拔罐法（针罐）：此法能起到针罐配合的作用。

2. 拔罐的作用 通经活络、行气活血、消肿止痛、祛风散寒等。

3. 拔罐的适应范围 较广泛，一般多用于风寒湿痹、腰背肩臂腿痛、关节痛、软组织闪挫伤及伤风感冒、头痛、咳嗽、哮喘、胃脘痛、呕吐、腹痛、泄泻、痛经、中风偏枯等。

4. 拔罐的禁忌证 ①皮肤过敏、溃疡、水肿及心脏大血管分布部位；②高热抽搐者，以及孕妇的腹部、腰骶部位；③有自发性出血倾向疾患、高热、抽搐等。

第二十三单元　其他针法

1. 电针法

波形		工作方式	特点	适应证
疏密波		疏波、密波交替出现，各自持续 1.5 秒	能克服单一波形适应的缺点；改善组织营养，消除炎性水肿	出血、扭挫伤、关节周围炎、气血运行障碍、坐骨神经痛、面瘫、肌无力、局部冻伤等
断续波		有节律地时断、时续的波形	能提高肌肉组织兴奋性	痿证、瘫痪
连续波	密波	频率快，在 50 ～ 100 次 / 秒	产生抑制	止痛、镇静、缓解肌肉和血管痉挛
	疏波	频率慢，在 2 ～ 5 次 / 秒	产生兴奋	痿证和各种肌肉关节、韧带、肌腱的损伤

2. 三棱针法

（1）点刺法：点刺腧穴放出少量血液或挤出少量液体的方法，多用于四肢末端的十宣穴、十二井穴和耳尖及头面部的攒竹、上星、太阳、印堂等穴。

（2）散刺法：又叫豹纹刺，是在病变局部及其周围进行连续点刺以治疗疾病的方法，多用于局部瘀血、血肿或水肿、顽癣等。

（3）刺络法：刺入浅表血络或静脉放出适量血液的方法，多用于曲泽、委中等穴，治疗急性吐泻、中暑、发热等。

（4）挑刺法：用三棱针挑断穴位皮下纤维组织以治疗疾病的方法，常用于治疗肩周炎、胃痛、颈椎病、失眠、支气管哮喘、血管神经性头痛等。

三棱针法具有通经活络、开窍泄热、调和气血、消肿止痛作用，凡各种实证、热证、瘀血、疼痛等均可应用。

3. 皮肤针法

（1）叩刺部位

1）循经叩刺：沿着经脉进行叩刺，适用于项背腰骶部的督脉和足太阳膀胱经。

2）穴位叩刺：在穴位上进行叩刺，适用于各种特定穴、华佗夹脊穴、阿是穴等。

3）局部叩刺：在患部进行叩刺，适用于扭伤后局部的瘀肿疼痛、顽癣等。

（2）刺激强度

1）轻刺：用力稍小，皮肤仅现潮红、充血为度，适用于头面部、老弱妇女患者，以及病属虚证、久病者。

2）重刺：用力较大，以皮肤有明显潮红，并有微出血为度，适用于压痛点、背部、臀部、年轻体壮患者，以及病属实证、新病者。

3）中刺：介于轻刺与重刺之间，以局部有较明显潮红，但不出血为度。适用于一般部位，以及一般患者。

4. 火针法　将特制的针具用火烧红针体后，迅速刺入人体的腧穴或一定部位，达到治疗疾病目的的方法。

（1）作用：温经散寒、活血化瘀、软坚散结、祛腐生肌、止痛缓急、清热解毒。

（2）深度：四肢、腰背部腧穴针刺稍深，可刺 2 ～ 5 分；胸背部腧穴宜浅刺，可刺 1 ～ 2 分；痣、疣的针刺深度应以刺到基底部为宜。

（3）适用范围：主要用于治疗疼痛类疾病，如风寒湿痹、颈痹等。

5. 穴位注射法　适应范围非常广泛，凡是针灸的适应证大部分可以用本法治疗，如痿证、痹证、腰腿痛等。

第二十四单元　针灸治疗总论

细目一　针灸治疗原则

1. 补虚泻实

（1）虚则补之（背俞穴、原穴）；陷下则灸之（气虚下陷以灸治为主）。

（2）盛则泻之（井穴、募穴）；菀陈则除之（络脉瘀阻不通引起的病证，宜采用三棱针点刺出血，达到活血化瘀的目的）。

（3）不盛不虚，以经取之（本经自病，不涉他脏，虚实表现不明显，取本经之穴，运用平补平泻的手法）。

2. 清热温寒

（1）热则疾之：热性病证的治疗原则是浅刺疾出或点刺出血，手法宜轻而快，可以不留针或针用泻法，以清泻热毒。

（2）寒则留之：寒性病证的治疗原则是深刺而久留针，以达温经散寒的目的。

3. 治病求本　急则治标、缓则治本、标本同治。

4. 三因制宜　因时、因地、因人制宜。

细目二　针灸治疗作用

针灸治疗作用　疏通经络、调和阴阳、扶正祛邪。

细目三　针灸处方

1. 选穴原则

（1）近部选穴：病变局部或距离比较接近的范围，腧穴所在，主治所及。如鼻病取睛明、上星，胃痛取中脘。

（2）远部选穴：病变部位所属和相关的经络上，距病位较远的部位，“经脉所过，主治所及”。如腰痛取委中，胃痛取足三里或取太冲，咳嗽取尺泽。

（3）辨证选穴：是根据疾病的证候特点，分析病因病机而辨证选取穴位的方法。证候所见，对应选穴。如发热取大椎、曲池、合谷，便秘取支沟、天枢，痰邪所致的病证取丰隆，遗尿、脱肛取百会等。

（4）对症选穴：是根据疾病的特殊症状而选取穴位的原则。经验选穴，如哮喘选定喘穴，腰痛选腰痛点。

2. 配穴方法

（1）按经配穴

1）本经配穴法：当某一脏腑、经脉发生病变时，即选该脏腑、经脉的腧穴配成处方。如咳嗽取中府、太渊；急性胃痛取足三里、梁丘等。

2）表里经配穴法：当某一脏腑、经脉发生病变时，取该经和其相表里的经脉腧穴配成处方。如胃痛取三阴交、足三里。原络配穴法是典型代表，如咳嗽取合谷、列缺。

3）同名经配穴法：将手足同名经的腧穴相互配合的方法。如牙痛取合谷、内庭，肝气郁结证取太冲、内关。

（2）按部配穴

1）远近配穴法：是以病变部位为依据，在病变附近和远部同时选穴配伍组成处方的方法。如眼病以局部的睛明，邻近的风池，远端的光明相配；痔疮以局部的长强，下肢的承山相配；痛经以局部的关元，远端的三阴交相配。

2）上下配穴法：位于腰部以上或上肢的腧穴与腰部以下或下肢的腧穴配合应用的方法。如眩晕，上取百会，下取太冲等。八脉交会穴的配合应用是典型代表。

3）前后配穴法：人体前部和后部的腧穴配合应用的方法，主要指将胸腹部和背腰部的腧穴配合应用。本法主要用于治疗内脏疾病。如膀胱疾患取中极、秩边，咳嗽取膻中、风门。俞募配穴法是典型代表。

4）左右配穴法：人体左侧和右侧的腧穴配合应用的方法。如急性胃痛取双侧梁丘，面瘫取双侧合谷。对侧腧穴也适用，如左侧偏头痛取左侧的太阳和右侧的外关，也属于左右配穴。《灵枢·官针》中的“缪刺”“巨刺”属本法的范畴。

第二十五单元　内科病证的针灸治疗

细目一　头痛

1. 头痛的辨证分型　枕部痛或下连于项者为太阳头痛；额痛或兼眉棱、鼻根部痛者为阳明头痛；两侧头部疼痛者为少阳头痛；颠顶痛或连于目系者为厥阴头痛。还可以分为外感头痛和内伤头痛。

2. 头痛的治法　调和气血，通络止痛。根据头痛部位循经取穴和取阿是穴为主。

3. 头痛的处方

【主穴】百会、太阳、风池、阿是穴、合谷。

【趣味记忆】白痴是太阳谷，让人头痛。

【配穴】见下表。

	分型	配穴
经络辨证	太阳头痛	天柱、后溪、昆仑
	阳明头痛	阳白、内庭
	少阳头痛	率谷、外关、足临泣
	厥阴头痛	四神聪、太冲、内关
外感头痛	风寒头痛	风门、列缺
	风热头痛	曲池、大椎
	风湿头痛	头维、阴陵泉
内伤头痛	肝阳头痛	太溪、太冲
	痰浊头痛	中脘、丰隆
	瘀血头痛	血海、膈俞
	血虚头痛	脾俞、足三里

4. 头痛的治疗操作

基本刺灸方法：毫针虚补实泻法，寒证加灸；瘀血头痛可在阿是穴点刺出血。头痛剧烈者，阿是穴可采用强刺激和久留针。

附：偏头痛

1. 偏头痛的治法　疏泄肝胆，通经止痛。取手足少阳、足厥阴经穴，以及局部穴为主。

2. 偏头痛的处方

【主穴】率谷、阿是穴、风池、外关、足临泣、太冲。

【趣味记忆】关之琳太帅，偏头痛。

【配穴】肝阳上亢配百会、行间；痰湿偏盛配中脘、丰隆；瘀血阻络配血海、膈俞。

3. 偏头痛的治疗操作

基本刺灸方法：毫针刺，泻法。当偏头痛发作时一般以远端穴为主，用较强刺激。

细目二　面痛

1. 面痛的治法　疏通经络，祛风止痛。取手足阳明和足太阳经穴为主。

2. 面痛的处方

【主穴】攒竹、四白、下关、地仓、合谷、太冲、内庭。

【记忆歌诀】攒竹四白下关仓，合谷太冲内庭旁。

【配穴】见下表。

分型	配穴
眼部疼痛	丝竹空、阳白、外关
上颌支痛	颧髎、迎香
下颌支痛	承浆、颊车、翳风
外感风寒	风池、列缺
外感风热	曲池、外关
气血瘀滞	内关、三阴交
肝胃郁热	行间、内庭
阴虚阳亢	风池、太溪

3. 面痛的治疗操作

基本刺灸方法：毫针泻法。宜先取远端穴，重刺激。面部腧穴在急性期宜轻刺。风寒证可酌情加灸。

细目三　腰痛

1. 腰痛的治法　通经止痛。取局部阿是穴及足太阳经穴为主。

2. 腰痛的处方

【主穴】大肠俞、阿是穴、委中。

【记忆歌诀】腰痛取穴太阳经，阿是大肠俞委中。

【配穴】见下表。

分型	配穴
督脉病证	后溪
足太阳经证	申脉
腰椎病变	腰夹脊
寒湿腰痛	命门、腰阳关
瘀血腰痛	膈俞、次髎
肾虚腰痛	肾俞、太溪

3. 腰痛的治疗操作

基本刺灸方法：毫针虚补实泻法。寒湿腰痛或肾虚腰痛加灸法；瘀血腰痛阿是穴用刺络拔罐；痛势较急者委中点刺放血。

细目四　痹证

1. 痹证的治法　通络止痛。以局部穴为主，配合循经取穴及辨证选穴。

2. 痹证的处方

【主穴】阿是穴、局部经穴。

【配穴】见下表。

分型	配穴
行痹	血海、膈俞
痛痹	肾俞、关元
着痹	阴陵泉、足三里
热痹	大椎、曲池

3. 痹证的治疗操作

基本刺灸方法：毫针泻法或平补平泻。痛痹、着痹者加灸法。大椎、曲池可点刺放血，局部腧穴可加拔罐法。

细目五　坐骨神经痛

1. 坐骨神经痛的治法　通经止痛。循经取足太阳、足少阳经穴为主。

2. 坐骨神经痛的处方

【主穴】足太阳经证：腰夹脊、秩边、委中、承山、昆仑、阿是穴。足少阳经证：腰夹脊、环跳、阳陵泉、悬钟、丘墟、阿是穴。

【趣味记忆】足太阳经证：妖姬在昆仑山中质变。足少阳经证：妖姬还阳故弄玄虚。

【配穴】见下表。

分型	配穴
寒湿证	命门、腰阳关
瘀血证	血海、阿是穴
气血不足	足三里、三阴交

3. 坐骨神经痛的治疗操作

基本刺灸方法：毫针虚补实泻法。秩边、环跳以针感沿腰腿部足太阳、足少阳经向下传导为佳，但不宜多次重复。

细目六　中风

1. 中风辨证分型

（1）中经络：意识清楚，半身不遂，口角歪斜，语言不利。

（2）中脏腑：突然昏仆，不省人事，或神志恍惚、嗜睡，兼见半身不遂、口角歪斜。

2. 中风的治法

（1）中经络：疏通经络，醒脑调神。取督脉、手厥阴及足太阴经穴为主。

（2）中脏腑：①闭证：平肝息风，醒脑开窍。取督脉、手厥阴和十二井穴为主。②脱证：回阳固脱。以任脉穴为主。

3. 中风的处方

（1）中经络

【主穴】水沟、内关、三阴交、极泉、尺泽、委中。

【记忆歌诀】中风中络病情轻，内关水沟最为精；阴交胫骨内侧取，极泉尺泽委中请。

【配穴】见下表（中经络之辨证配穴）。

分型	配穴
肝阳暴亢	太冲、太溪
风痰阻络	丰隆、合谷
痰热腑实	曲池、内庭、丰隆
气虚血瘀	气海、血海、足三里
阴虚风动	太溪、风池

病变部位		配穴
上肢拘挛		肩髃、曲池、手三里、合谷
下肢拘挛		环跳、风市、阳陵泉、足三里、悬钟、太冲
病侧肢体屈曲拘挛者	肘部	曲泽
	腕部	大陵
	膝部	曲泉
	踝部	太溪
	足内翻	丘墟透照海
	足外翻	太溪、中封
	足下垂	解溪
口角歪斜		地仓、颊车、合谷、太冲
语言謇涩		廉泉、通里、哑门
吞咽困难		廉泉、金津、玉液
复视		风池、睛明
便秘		天枢、丰隆
尿失禁、尿潴留		中极、关元

（2）中脏腑

【主穴】闭证：水沟、十二井、太冲、丰隆、劳宫。脱证：关元、神阙。

【记忆歌诀】中风中脏最严重，闭证水沟十二井，太冲丰隆与劳宫；脱证要用关元穴，神阙温灸保命行。

细目七　眩晕

1. 眩晕的治法　实证：平肝潜阳，化痰定眩。取足少阳、足厥阴经穴及督脉穴为主。虚证：益气养血，填精定眩。以督脉穴和相应背俞穴为主。

2. 眩晕的处方

（1）实证

【主穴】百会、风池、太冲、内关。

【趣味记忆】白（百）痴（池）冲关，眩晕。

【配穴】见下表。

分型	配穴
肝阳上亢	行间、侠溪、太溪
痰湿中阻	头维、中脘、丰隆
高血压	曲池、足三里
颈性眩晕	风府、天柱、颈夹脊

（2）虚证

【主穴】百会、风池、肝俞、肾俞、足三里。

【记忆歌诀】肝肾二叔（俞）会三里池。

【配穴】见下表。

分型	配穴
气血两虚	气海、脾俞、胃俞
肾精不足	太溪、悬钟、三阴交

3. 眩晕的治疗操作

基本刺灸方法：实证毫针用泻法，虚证百会、风池用平补平泻法，余穴用补法，可灸。

细目八　面瘫

1. 主症　以口眼歪斜为特点。通常急性发作，常在睡眠醒来时发现一侧面部肌肉板滞、麻木、瘫痪，额纹消失，眼裂变大，露睛流泪，鼻唇沟变浅，口角下垂歪向健侧等。

2. 面瘫的治法　祛风通络，疏调经筋。取局部穴、手足阳明经穴为主。

3. 面瘫的处方

【主穴】攒竹、阳白、四白、颧髎、颊车、地仓、合谷、太冲。

【趣味记忆】攒四百车阳白髎，冲谷仓。

【配穴】见下表。

分型	配穴
风寒外袭	风池、风府
风热侵袭	外关、关冲
气血不足	足三里、气海
眼睑闭合不全	鱼腰、申脉
鼻唇沟变浅	迎香
人中沟歪斜	水沟
颏唇沟歪斜	承浆
乳突部疼痛	翳风
舌麻，味觉减退	廉泉、足三里
听觉过敏	听宫、中渚

4. 面瘫的治疗操作

基本刺灸方法：面部腧穴均行平补平泻法，恢复期可加灸法。

细目九　痿证

1. 主症　肢体软弱无力，筋脉弛缓，甚则肌肉萎缩或瘫痪。

2. 痿证的治法　祛邪通络，濡养筋脉。以手足阳明经穴和夹脊穴为主。

3. 痿证的处方

【主穴】上肢：肩髃、曲池、外关、合谷、颈胸段夹脊穴。下肢：髀关、足三里、阳陵泉、悬钟、三阴交、解溪、腰部夹脊穴。

【记忆歌诀】上肢：何故曲肩关，颈胸夹脊难。下肢：三姐悬臂足三里，阳陵泉与腰夹脊。

【配穴】见下表。

分型	配穴
肺热津伤	尺泽、大椎
湿热浸淫	阴陵泉、内庭
脾胃虚弱	脾俞、胃俞
肝肾亏虚	肝俞、肾俞

4. 痿证的治疗操作

基本刺灸方法：毫针刺，按虚补实泻法常规操作；尺泽可点刺出血。

细目十　痫病

1. 痫病的治法

（1）发作期：醒脑开窍。以督脉、手厥阴经穴为主。

（2）间歇期：化痰息风，理气通络。取任脉穴及手足厥阴经穴为主。

2. 痫病的处方

（1）发作期

【主穴】水沟、百会、后溪、内关、涌泉。

【趣味记忆】溪内百水如泉涌。

（2）间歇期

【主穴】印堂、鸠尾、间使、太冲、丰隆、腰奇。

【配穴】见下表。

分型	配穴
痰火扰神	神门、行间、内庭
风痰痹阻	合谷、风池、阴陵泉
瘀阻脑络	内关、膈俞、血海
心脾两虚	心俞、脾俞、足三里
肝肾阴虚	肝俞、肾俞、三阴交

3. 痫病的治疗操作

（1）发作期：用毫针泻法，水沟宜强刺激。

（2）间歇期：太冲、丰隆行泻法，其余主穴行平补平泻法。

细目十一　不寐

1. 不寐的治法　舒脑宁心，安神利眠。取督脉、手少阴经穴为主。

2. 不寐的处方

【主穴】百会、安眠、神门、三阴交、照海、申脉。

【歌诀】神僧申脉照阴交，百会安眠。

【配穴】见下表。

分型	配穴
心脾两虚	心俞、脾俞
心肾不交	太溪、肾俞
心胆气虚	心俞、胆俞

续表

分型	配穴
肝火扰神	行间、侠溪
脾胃不和	足三里、内关
噩梦多	厉兑、隐白
头晕	风池、悬钟
重症不寐	夹脊、四神聪

3. 不寐的治疗操作

基本刺灸方法：毫针平补平泻，照海用补法，申脉用泻法。配穴则虚补实泻，心胆气虚者可配合灸法。

细目十二　郁证

1. 郁证的治法　调神解郁，疏利气机。取督脉、手足厥阴、手少阴经穴为主。

2. 郁证的处方

【主穴】百会、印堂、水沟、内关、神门、太冲。

【歌诀】神内百水冲印堂，郁闷。

【配穴】见下表。

分型	配穴
肝气郁结	膻中、期门
气郁化火	行间、侠溪
痰气郁结（梅核气）	丰隆、天突、阴陵泉
心神惑乱（脏躁）	通里、心俞、三阴交
心脾两虚	心俞、脾俞、足三里、三阴交
肝肾阴虚	肝俞、肾俞、太溪、三阴交
咽部异物感明显	天突、照海

3. 郁证的治疗操作

基本刺灸方法：水沟行泻法，其余主穴行平补平泻法。

细目十三　痴呆

1. 痴呆的治法　醒脑调神，充髓益智。取督脉、手厥阴、足少阴经穴为主。

2. 痴呆的处方

【主穴】百会、印堂、四神聪、内关、太溪、悬钟。

【趣味记忆】四百关印堂，太悬。

【配穴】见下表。

分型	配穴
肝肾亏虚	肝俞、肾俞
气血不足	足三里、气海、血海
痰浊蒙窍	丰隆、中脘
瘀血阻络	膈俞、内关

3. 痴呆的治疗操作

基本刺灸方法：太溪、悬钟行补法，其余主穴平补平泻。

细目十四　心悸

1. 心悸的治法　宁心安神，定悸止惊。取手少阴、手厥阴经穴及脏腑俞募穴为主。

2. 心悸的处方

【主穴】内关、神门、郄门、心俞、巨阙。

【趣味记忆】内心缺两门，故心悸不宁。

【配穴】见下表。

分型	配穴
心虚胆怯	胆俞
心脾两虚	脾俞、足三里
阴虚火旺	太溪、肾俞
水气凌心	气海、阴陵泉
心脉瘀阻	膻中、膈俞

3. 心悸的治疗操作

基本刺灸方法：毫针平补平泻。心脉瘀阻者膈俞可用刺络拔罐。

易混考点解析

病名	主穴	总结
痫病	水沟、百会、后溪、内关、涌泉	百会是痫病、不寐、郁证、痴呆的共用穴； 内关是痫病、郁证、痴呆、心悸的共用穴； 神门是不寐、郁证、心悸的共用穴； 印堂是郁证、痴呆的共用穴； 水沟是痫病、郁证的共用穴
不寐	百会、安眠、神门、三阴交、照海、申脉	
郁证	百会、印堂、水沟、内关、神门、太冲	
痴呆	百会、印堂、四神聪、内关、太溪、悬钟	
心悸	内关、神门、郄门、心俞、巨阙	

细目十五　感冒

1. 感冒的治法　祛风解表。取手太阴、手阳明经穴及督脉穴为主。

2. 感冒的处方

【主穴】列缺、合谷、风池、大椎、太阳。

【趣味记忆】大谷池缺太阳，易患感冒。

【配穴】见下表。

分型	配穴
风寒感冒	风门、肺俞
风热感冒	曲池、尺泽
夹湿	阴陵泉
夹暑	委中
体虚感冒	足三里
咽喉肿痛	少商、商阳

3. 感冒的治疗操作

基本刺灸方法：主穴以毫针泻法，风寒感冒可加灸法，风热感冒大椎可行刺络拔罐法。配穴中足三里用补法，尺泽、委中、少商、商阳可点刺出血。

细目十六　咳嗽

1. 咳嗽的治法

（1）外感咳嗽：疏风解表，宣肺止咳。取手太阴、手阳明经穴为主。

（2）内伤咳嗽：肃肺理气，止咳化痰。取手、足太阴经穴为主。

2. 咳嗽的处方

（1）外感咳嗽

【主穴】肺俞、列缺、合谷。

【趣味记忆】肺缺谷，故易感咳嗽。

【配穴】见下表。

分型	配穴
风寒袭肺	风门、太渊
风热犯肺	曲池、大椎
咽喉肿痛	少商

（2）内伤咳嗽

【主穴】肺俞、太渊、三阴交。

【趣味记忆】肺太阴，故内伤咳嗽。

【配穴】见下表。

分型	配穴
痰湿阻肺	丰隆、阴陵泉
肝火灼肺	行间、鱼际
肺阴亏虚	膏肓
咯血	孔最
胁痛	阳陵泉
咽喉干痒	太溪
盗汗	阴郄
气短乏力	足三里、气海

3. 咳嗽的治疗操作

基本刺灸方法：外感咳嗽用毫针泻法，少商点刺放血；风寒袭肺者宜针灸并用，或针后在背部腧穴拔罐。内伤咳嗽用毫针平补平泻，酌情加灸。

细目十七　哮喘

1. 哮喘的治法

（1）实证：祛邪肃肺，化痰平喘。取手太阴经穴及相应背俞穴为主。

（2）虚证：补益肺肾，止哮平喘。取相应背俞穴及手太阴、足少阴经穴为主。

2. 哮喘的处方

（1）实证

【主穴】列缺、尺泽、肺俞、中府、定喘。

【趣味记忆】肺中缺尺泽，一定喘。

【配穴】见下表。

分型	配穴
风寒外袭	风门、合谷
痰热阻肺	丰隆、曲池
喘甚	天突

（2）虚证

【主穴】肺俞、膏肓、肾俞、太渊、太溪、足三里、定喘。

【趣味记忆】肺肾二叔（俞）搞（膏）不定三太太，累得气喘吁吁。

【配穴】肺气虚配气海；肾气虚配关元。

3. 哮喘的治疗操作

基本刺灸方法：毫针常规刺，实证用泻法，虚证用补法，风寒及肺肾气虚者可酌情加灸或拔罐法。

易混考点解析

疾病		主穴
感冒		列缺、合谷、风池、大椎、太阳
咳嗽	外感咳嗽	肺俞、列缺、合谷
	内伤咳嗽	肺俞、太渊、三阴交
哮喘	实证	列缺、尺泽、肺俞、中府、定喘
	虚证	肺俞、膏肓、肾俞、太渊、太溪、足三里、定喘

细目十八　呕吐

1. 呕吐的治法　和胃理气，降逆止呕。取胃的募穴及足阳明、手厥阴经穴为主。

2. 呕吐的处方

【主穴】中脘、足三里、内关。

【趣味记忆】呕吐中关足。

【配穴】见下表。

分型	配穴
寒邪客胃	上脘、胃俞
热邪内蕴	合谷、金津、玉液
饮食停滞	梁门、天枢
肝气犯胃	期门、太冲
痰饮内停	丰隆、公孙
脾胃虚寒	脾俞、胃俞

3. 呕吐的治疗操作

基本刺灸方法：主穴毫针平补平泻法。寒气客胃或脾胃虚寒者宜配合灸法，热邪内蕴者金津、玉液点刺出血。

细目十九　胃痛

1. 胃痛的治法　和胃止痛。取胃的募穴、下合穴为主。

2. 胃痛的处方

【主穴】中脘、足三里、内关。

【趣味记忆】同呕吐。

【配穴】见下表。

分型	配穴
寒邪客胃	胃俞
饮食伤胃	梁门、下脘
肝气犯胃	期门、太冲
瘀血停胃	膈俞、三阴交
脾胃虚寒	关元、脾俞、胃俞
胃阴不足	胃俞、三阴交、内庭

3. 胃痛的治疗操作

基本刺灸方法：根据虚实证候进行相应毫针补泻，寒邪客胃、脾胃虚寒者宜加用灸法。疼痛发作时可适当加强刺激，持续运针 1 ～ 3 分钟。中脘等局部穴以捻转为主，中等刺激。

细目二十　泄泻

1. 泄泻的治法

（1）急性泄泻：除湿导滞，通调腑气。取足阳明、足太阴经穴为主。

（2）慢性泄泻：健脾温肾，固本止泻。取任脉、足阳明、足太阴经穴为主。

2. 泄泻的处方

（1）急性泄泻

【主穴】天枢、上巨虚、阴陵泉、水分。

【趣味记忆】天上泉水泄下来，急。

【配穴】见下表。

分型	配穴
寒湿内盛	神阙
肠腑湿热	内庭、曲池
食滞胃肠	中脘
泻下脓血	曲池、三阴交、内庭

（2）慢性泄泻

【主穴】神阙、天枢、足三里、公孙。

【趣味记忆】天神三里谢（泄）公孙，慢。

【配穴】见下表

分型	配穴
脾气虚弱	脾俞、太白
肾阳虚衰	肾俞、关元
肝气乘脾	肝俞、太冲
久泻虚陷	百会

3. 泄泻的治疗操作

基本刺灸方法：神阙穴用隔盐灸或隔姜灸，其他腧穴常规针刺。寒湿及脾虚、肾虚证针灸并用（肾阳虚衰者可用隔附子饼灸）。

细目二十一　便秘

1. 便秘的治法　理肠通便。取大肠的背俞穴、募穴及下合穴为主。

2. 便秘的处方

【主穴】天枢、大肠俞、上巨虚、支沟。

【趣味记忆】天上大沟挡住了，便秘。

【配穴】见下表。

分型	配穴
热秘	合谷、曲池
气秘	太冲、中脘
冷秘	神阙、关元
虚秘	足三里、脾俞、气海
阴伤津亏	照海、太溪

3. 便秘的治疗操作

基本刺灸方法：毫针实泻虚补。冷秘、虚秘宜配合灸法。

易混考点解析

疾病		主穴	总结
胃痛		中脘、足三里、内关	主穴相同
呕吐		中脘、足三里、内关	
泄泻	急性泄泻	天枢、上巨虚、阴陵泉、水分	大肠经募穴天枢和下合穴上巨虚常用
	慢性泄泻	天枢、神阙、足三里、公孙	
便秘		天枢、上巨虚、大肠俞、支沟	

细目二十二　癃闭

1. 癃闭的治法

（1）实证：清热利湿，行气活血。取足太阳、足太阴经穴及相应俞、募穴为主。

（2）虚证：温补脾肾，益气启闭。取足太阴、任脉穴及相应背俞穴为主。

2. 癃闭的处方

（1）实证

【主穴】中极、膀胱俞、秩边、阴陵泉、三阴交。

【趣味记忆】膀胱之中二阴实，堵住了（癃闭）。

【配穴】见下表。

分型	配穴
膀胱湿热	委阳
肺热壅盛	尺泽
肝郁气滞	太冲
浊瘀阻塞	次髎、血海

（2）虚证

【主穴】关元、脾俞、肾俞、三焦俞、秩边。

【趣味记忆】脾肾三焦运水忙，关元秩边不通畅（癃闭）。

【配穴】见下表。

分型	配穴
脾虚气弱	气海、足三里
肾气亏虚	太溪、命门

3. 癃闭的治疗操作

基本刺灸方法：膀胱充盈者，中极、关元等小腹部穴不能直刺，应向下斜刺、浅刺；虚证可用温针灸。

细目二十三　消渴

1. 消渴的治法　养阴生津，清热润燥。取相应脏腑背俞穴及足太阴、足少阴经穴为主。

2. 消渴的处方

【主穴】胃脘下俞、肺俞、脾俞、肾俞、太溪、三阴交。

【趣味记忆】四叔（俞）三太治消渴。

【配穴】见下表。

分型	配穴
肺燥津伤	太渊、少府
胃热津伤	内庭、地机
肾阴亏虚	复溜、太冲
阴阳两虚	关元、命门
上肢痛麻	肩髃、曲池、合谷
下肢痛麻	风市、阳陵泉、解溪
皮肤瘙痒	风池、曲池、血海

3. 消渴的治疗操作

基本刺灸方法：肾俞、太溪行毫针补法，其余主穴行平补平泻法。阴阳两虚者可配合灸法。

第二十六单元　妇儿科病证的针灸治疗

细目一　月经不调

1. 月经不调的治法

（1）月经先期：调理冲任，清热调经。取任脉、足太阴经穴为主。

（2）月经后期：温经散寒，行血调经。取任脉、足太阴经穴为主。

（3）月经先后无定期：调补肝肾，理血调经。取任脉、足太阴经穴为主。

2. 月经不调的处方

（1）月经先期

【主穴】关元、三阴交、血海。

【趣味记忆】月经先期山（三）海关。

【配穴】见下表。

分型	配穴
实热证	行间
虚热证	太溪
气虚证	足三里、脾俞
月经过多	隐白

（2）月经后期

【主穴】气海、三阴交、归来。

【趣味记忆】月经后期三海归。

【配穴】见下表。

分型	配穴
寒凝	关元、命门
血虚	足三里、血海

（3）月经先后无定期

【主穴】关元、三阴交、肝俞。

【趣味记忆】先后不定三肝关。

【配穴】见下表。

分型	配穴
肝郁	期门、太冲
肾虚	肾俞、太溪

3. 月经不调的治疗操作

基本刺灸方法：①月经先期：毫针刺，实证用泻法，虚证可加灸。②月经后期：毫针补法，可加灸。③月经先后无定期：毫针虚补实泻法。

易混考点解析

疾病	主穴	总结
月经先期	关元、三阴交、血海	三阴交为共有
月经后期	气海、三阴交、归来	
月经先后无定期	关元、三阴交、肝俞	

细目二　痛经

1. 痛经的治法

（1）实证：行气活血，调经止痛。取任脉、足太阴经穴为主。

（2）虚证：调补气血，温养冲任。取任脉、足太阴、足阳明经穴为主。

2. 痛经的处方

（1）实证

【主穴】中极、次髎、地机、三阴交、十七椎。

【趣味记忆】三次中的（地）十七椎，实在痛。

【配穴】见下表。

分型	配穴
气滞血瘀	太冲、血海
寒凝血瘀	关元、归来

（2）虚证

【主穴】关元、足三里、三阴交、十七椎。

【趣味记忆】十七追（椎）三元三。

【配穴】见下表。

分型	配穴
气血虚弱	气海、脾俞
肾气亏损	太溪、肾俞

3. 痛经的治疗操作

基本刺灸方法：①实证：毫针泻法，寒凝者加艾灸。②虚证：毫针补法，可加灸。

细目三　崩漏

1. 崩漏的治法

（1）实证：清热利湿，固经止血。取任脉、足太阴经穴为主。

（2）虚证：健脾补肾，固冲止血。取任脉及足太阴、足阳明经穴为主。

2. 崩漏的处方

（1）实证

【主穴】关元、三阴交、隐白。

【趣味记忆】三关隐，崩漏了。

【配穴】见下表。

分型	配穴
血热	中极、血海
血瘀	血海、膈俞
湿热	中极、阴陵泉
气郁	膻中、太冲

（2）虚证

【主穴】气海、三阴交、肾俞、足三里。

【趣味记忆】三海俞三里，崩溃了。

【配穴】见下表。

分型	配穴
脾虚	百会、脾俞
肾虚	肾俞、太溪

3. 崩漏的治疗操作

基本刺灸方法：①实证：毫针刺，关元用平补平泻法，其余穴位用泻法，隐白艾炷灸。②虚证：毫针补法，可灸。

细目四　绝经前后诸证

1. 绝经前后诸证的治法　滋补肝肾，调理冲任。取任脉、足太阴经穴及相应背俞穴为主。

2. 绝经前后诸证的处方

【主穴】肾俞、肝俞、太溪、气海、三阴交。

【趣味记忆】肝肾二叔（俞）气三太，更年期了。

【配穴】见下表。

分型	配穴
肾阴虚	照海、阴谷
肾阳虚	关元、命门
肝阳上亢	风池、太冲
痰气郁结	中脘、丰隆
烦躁失眠	心俞、神门
纳少便溏	中脘、阴陵泉

3. 绝经前后诸证的治疗操作

基本刺灸方法：毫针补法或平补平泻法。

细目五　带下病

1. 带下病的治法　利湿化浊，固摄带脉。取足少阳、足太阴经穴及任脉穴为主。

2. 带下病的处方

【主穴】带脉、中极、白环俞、三阴交。

【趣味记忆】阴中白带，带下病了。

【配穴】见下表。

分型	配穴
湿热下注	阴陵泉、水道、次髎
脾虚	气海、足三里、脾俞
肾虚	关元、肾俞、照海
阴痒	蠡沟、太冲

3. 带下病的治疗操作

基本刺灸方法：毫针平补平泻法。

细目六　缺乳

1. 缺乳的治法　调理气血，疏通乳络。取足阳明经穴及任脉穴为主。

2. 缺乳的处方

【主穴】乳根、膻中、少泽。

【趣味记忆】膻中少乳，缺乳了。

【配穴】见下表。

分型	配穴
气血虚弱	足三里、脾俞、胃俞
肝郁气滞	太冲、内关

3. 缺乳的治疗操作

基本刺灸方法：乳根针尖向乳房基底部横刺至双乳微胀为佳。膻中向两侧乳房横刺 0.5 ～ 1 寸；少泽点刺出血。气血不足者可加灸。

细目七　遗尿

1. 遗尿的治法　调理膀胱，温肾健脾。取任脉穴、足太阴经穴及膀胱的背俞穴、募穴为主。

2. 遗尿的处方

【主穴】关元、中极、膀胱俞、三阴交。

【趣味记忆】关中三俞（膀胱）遗尿了。

【配穴】见下表。

分型	配穴
肾气不足	肾俞、命门、太溪
肺脾气虚	肺俞、气海、足三里
肝经郁热	行间、阳陵泉
夜梦多	百会、神门

3. 遗尿的治疗操作

基本刺灸方法：毫针补法或平补平泻法，可灸。下腹部穴位针尖向下斜刺，以针感到达前阴部为佳。

细目八　小儿多动症

1. 小儿多动症的治法　调和阴阳，安神定志。取督脉穴及手少阴、手厥阴经穴为主。

2. 小儿多动症的选穴

【主穴】印堂、四神聪、太溪、风池、神门、内关。

【趣味记忆】印堂风太冲（聪），小儿多动去关门。
【配穴】见下表。

分型	配穴
阴虚阳亢	三阴交、太冲
心脾两虚	心俞、脾俞
烦躁不安	照海、神庭
记忆力差	悬钟
盗汗	阴郄、复溜
纳少	中脘、足三里
遗尿	中极、膀胱俞

3. 小儿多动症的治疗操作
基本刺灸方法：毫针刺，虚补实泻。

第二十七单元　皮外伤科病证的针灸治疗

细目一　瘾疹

1. 瘾疹的治法　疏风和营。取手阳明、足太阴经穴为主。
2. 瘾疹的处方
【主穴】曲池、合谷、血海、膈俞、委中、三阴交。
【趣味记忆】三中荨麻隔（膈）谷血池。
【配穴】见下表。

分型	配穴
风热犯表	大椎、风门
风寒束表	风门、肺俞
胃肠积热	天枢、足三里
血虚风燥	脾俞、足三里
呼吸困难	天突
恶心呕吐	内关

3. 瘾疹的治疗操作
基本刺灸方法：毫针泻法，膈俞可点刺出血。风寒束表者可灸，血虚风燥者只针不灸。

细目二　蛇串疮

1. 蛇串疮的治法　泻火解毒，清热利湿。取局部阿是穴及相应夹脊穴为主。
2. 蛇串疮的处方
【主穴】局部阿是穴、相应夹脊穴。
【趣味记忆】蛇串阿是与夹脊，出疹子了。
【配穴】见下表。

分型	配穴
肝胆火盛	行间、侠溪
脾胃湿热	阴陵泉、内庭
瘀血阻络	血海、三阴交
便秘	天枢
心烦	神门

3. 蛇串疮的治疗操作

基本刺灸方法：毫针泻法，强刺激。皮损局部阿是穴用围针法，即在疱疹带的头、尾各刺一针，两旁则根据疱疹带的大小选取数点，向疱疹带中央沿皮平刺。

细目三　神经性皮炎

1. 神经性皮炎的治法　祛风止痒，清热润燥。取局部阿是穴及手阳明、足太阴经穴为主。

2. 神经性皮炎的处方

【主穴】阿是穴、曲池、合谷、血海、膈俞。

【趣味记忆】牛皮癣隔（膈）谷血池。

【配穴】见下表。

分型	配穴
风热侵袭	外关、风池
肝郁化火	太冲、肝俞
血虚风燥	脾俞、三阴交、足三里

3. 神经性皮炎的治疗操作

基本刺灸方法：阿是穴毫针围刺，针尖沿病灶基底部皮下向中心平刺。余穴毫针虚补实泻法。

细目四　乳癖

1. 乳癖的治法　理气化痰，调理冲任。取足阳明、足厥阴经穴为主。

2. 乳癖的处方

【主穴】膻中、乳根、屋翳、期门、足三里、太冲。

【趣味记忆】膻中侮辱（屋乳）欺（期）三太，乳腺增生了。

【配穴】见下表。

分型	配穴
肝郁气滞	肝俞、内关
痰浊凝结	丰隆、中脘
冲任失调	关元、肝俞、肾俞

3. 乳癖的治疗操作

基本刺灸方法：毫针泻法。膻中向患侧乳房横刺；乳根向上刺入乳房底部；屋翳、期门沿肋间隙向外斜刺。诸穴不可直刺、深刺，以免伤及内脏。

细目五　颈椎病

1. 颈椎病的治法　通经止痛。取局部腧穴和手足三阳经穴、督脉穴为主。

2. 颈椎病的处方

【主穴】颈夹脊、天柱、风池、曲池、悬钟、阿是穴。

【趣味记忆】二池夹脊悬天柱，脖子疼。

【配穴】见下表。

分型	配穴
太阳经	申脉
少阳经	外关
阳明经	合谷
督脉	后溪
外邪内侵	合谷、列缺
气滞血瘀	膈俞、合谷
肝肾不足	肝俞、肾俞
上肢麻痛	合谷、手三里
头晕头痛	百会或四神聪
恶心呕吐	中脘、内关
耳鸣耳聋	听宫、外关

3. 颈椎病的治疗操作

基本刺灸方法：夹脊穴宜直刺或向颈椎斜刺，得气后行平补平泻手法。余穴用泻法。

细目六　落枕

1. 落枕的治法　疏经活络，调和气血。取局部阿是穴和手太阳、足少阳经穴为主。

2. 落枕的处方

【主穴】外劳宫、天柱、阿是穴、后溪、悬钟。

【趣味记忆】后天选老公，累的落枕了。

【配穴】见下表。

分型	配穴
督脉、太阳经	大椎、束骨
少阳经	风池、肩井
风寒袭络	风池、合谷
气滞血瘀	内关、合谷
肩痛	肩髃
背痛	天宗

3. 落枕的治疗操作

基本刺灸方法：毫针泻法。先刺远端外劳宫、后溪、悬钟，持续捻转，嘱患者慢慢活动颈部，一般颈项疼痛立即缓解，再针刺局部腧穴。风寒袭络者可局部配合艾灸，气滞血瘀者可局部配合三棱针点刺出血。

细目七　漏肩风

1. 漏肩风的治法　通经活络，舒筋止痛。取局部穴位为主，配合循经远端取穴。

2. 漏肩风的处方

【主穴】肩髃、肩髎、肩贞、阿是穴、阳陵泉、条口透承山。

【趣味记忆】阳陵配三肩，条口透承山。

【配穴】见下表。

分型	配穴
手阳明经	合谷
手少阳经	外关
手太阳经	后溪
手太阴经	列缺
外邪内袭	合谷、风池
气滞血瘀	内关、膈俞
气血虚弱	足三里、气海

3. 漏肩风的治疗操作

基本刺灸方法：毫针泻法或平补平泻。先刺远端穴，行针后让患者运动肩关节。局部穴可加灸法。

细目八　扭伤

1. 扭伤的治法　祛瘀消肿，舒筋通络。取扭伤局部腧穴为主。

2. 扭伤的处方

【主穴】阿是穴、扭伤局部经穴。

腰部：阿是穴、大肠俞、腰痛点、委中。

颈部：阿是穴、风池、绝骨、后溪。

肩部：阿是穴、肩髃、肩髎、肩贞。

肘部：阿是穴、曲池、小海、天井。

腕部：阿是穴、阳溪、阳池、阳谷。

髋部：阿是穴、环跳、秩边、居髎。

膝部：阿是穴、膝眼、膝阳关、梁丘。

踝部：阿是穴、申脉、解溪、丘墟。

【配穴】①根据病位配合循经远端取穴。急性腰扭伤：督脉病证配水沟或后溪；足太阳经证配昆仑或后溪；手阳明经证配手三里或三间。②根据病位在其上下循经邻近取穴，如膝内侧扭伤，病在足太阴脾经，可在扭伤部位其上取血海，其下取阴陵泉。③根据手足同名经配穴法进行配穴。方法：踝关节与腕关节对应，膝关节与肘关节对应，髋关节与肩关节对应。例如，踝关节外侧昆仑穴、申脉穴处扭伤，病在足太阳经，可在对侧腕关节手太阳经养老穴、阳谷穴处寻找最明显的压痛点针刺；再如，膝关节内上方扭伤，病在足太阴经，可在对侧手太阴经尺泽穴处寻找最明显的压痛点针刺。以此类推。

3. 扭伤的治疗操作

基本刺灸方法：毫针泻法。陈旧性损伤留针加灸法，或用温针灸。针灸对急性扭伤者，常先针刺远端穴位，并令患者同时活动患部，常有针入痛止之效。

细目九　肘劳

1. 肘劳的治法　舒筋通络。取局部阿是穴为主。

2. 肘劳的处方

【主穴】阿是穴。

【配穴】见下表。

分型	配穴
手阳明经证	曲池、手三里、三间
手太阳经证	阳谷、小海
手少阳经证	外关、天井

3. 肘劳的治疗操作

基本刺灸方法：毫针泻法。压痛点局部采用多向透刺法或齐刺法，得气后留针，局部可加温和灸或电针。网球肘局部疼痛明显者可加电针。

第二十八单元　五官科病证的针灸治疗

细目一　目赤肿痛

1. 目赤肿痛的治法　疏风散热，消肿止痛。以近部取穴及手阳明、足厥阴经穴为主。

2. 目赤肿痛的处方

【主穴】睛明、太阳、风池、合谷、太冲。

【趣味记忆】何故太阳净明，风太冲，眼睛疼。

【配穴】见下表。

分型	配穴
外感风热	少商、外关
肝胆火盛	行间、侠溪

3. 目赤肿痛的治疗操作

基本刺灸方法：毫针泻法，太阳、少商点刺出血。

细目二　耳鸣耳聋

1. 耳鸣耳聋的治法

（1）实证：疏风泻火，通络开窍。取局部穴及手足少阳经穴为主。

（2）虚证：补肾养窍。取局部穴及足少阴经穴为主。

2. 耳鸣耳聋的处方

（1）实证

【主穴】听会、翳风、中渚、侠溪。

【趣味记忆】侠溪听中医，听不清（耳聋）。

【配穴】见下表。

分型	配穴
外感风邪	外关、合谷
肝胆火盛	行间、丘墟
痰火郁结	丰隆、阴陵泉

（2）虚证

【主穴】听宫、翳风、太溪、肾俞。

【趣味记忆】肾俞听太医，听不懂（耳聋）。

【配穴】脾胃虚弱配气海、足三里。

3. 耳鸣耳聋的治疗操作

基本刺灸方法：听会、听宫、翳风的针感宜向耳底或耳周传导为佳，余穴常规针刺，虚证可加灸。

细目三　鼻鼽

1. 鼻鼽的治法　调补正气，通利鼻窍。取局部腧穴、手阳明经穴为主。

2. 鼻鼽的选穴

【主穴】迎香、印堂、风池、合谷、足三里。

【趣味记忆】三股（谷）香绕池塘（堂），熏得人打喷嚏。

【配穴】见下表。

分型	配穴
肺气虚寒	肺俞、气海
脾气虚弱	脾俞、胃俞、气海
肾阳亏虚	肾俞、命门

3. 鼻鼽的治疗操作

基本刺灸方法：毫针平补平泻法。印堂由上向下沿皮直刺至鼻根部；迎香由下向上沿鼻唇沟斜刺。

细目四　牙痛

1. 牙痛的治法　祛风泻火，通络止痛。取手、足阳明经穴为主。

2. 牙痛的处方

【主穴】合谷、颊车、下关。

【趣味记忆】何故下车，牙痛。

【配穴】见下表。

分型	配穴
风火牙痛	外关、风池
胃火牙痛	内庭、二间
虚火牙痛	太溪、行间

3. 牙痛的治疗操作

基本刺灸方法：毫针泻法，或平补平泻。循经远取可左右交叉刺，合谷持续行针 1～2 分钟。虚火牙痛者，太溪可用补法。

细目五　咽喉肿痛

1. 咽喉肿痛的治法

（1）实证：清热利咽，消肿止痛。取手太阴、手阳明经穴为主。

（2）虚证：滋阴降火，利咽止痛。取足少阴经穴为主。

2. 咽喉肿痛的处方

（1）实证

【主穴】少商、合谷、尺泽、关冲。

【趣味记忆】何故斥责关少商，嗓子疼。

【配穴】见下表。

分型	配穴
外感风热	风池、外关
肺胃热盛	内庭、鱼际

（2）虚证

【主穴】太溪、照海、列缺、鱼际。

【趣味记忆】照海缺（光），鱼太稀。

3. 咽喉肿痛的治疗操作

基本刺灸方法：实证用泻法，少商、关冲点刺出血。虚证用补法或平补平泻法，列缺、照海行针时可配合做吞咽动作。

细目六 近视

1. 近视的治法 调气活血，养肝明目。以局部穴及足太阳、足少阳经穴为主。

2. 近视的处方

【主穴】睛明、承泣、风池、光明。

【趣味记忆】二明哭（泣）风池，眼睛出问题了。

【配穴】见下表。

分型	配穴
心脾两虚	心俞、脾俞、足三里
肝肾不足	肝俞、肾俞、太溪、太冲

3. 近视的治疗操作

基本刺灸方法：主穴宜平补平泻；配穴均用补法，可加灸。

第二十九单元 急症及其他病证的针灸治疗

细目一 晕厥

1. 晕厥的治法 苏厥醒神。以督脉穴为主。

2. 晕厥的处方

【主穴】水沟、百会、内关、足三里。

【趣味记忆】晕厥水沟三百关。

【配穴】见下表。

分型	配穴
虚证	气海、关元
实证	合谷、太冲

3. 晕厥的治疗操作

基本刺灸方法：毫针虚补实泻法。

细目二 内脏绞痛

1. 内脏绞痛的治法

（1）心绞痛：通阳行气，活血止痛。取手厥阴、手少阴经穴为主。

（2）胆绞痛：疏肝利胆，行气止痛。取足少阳经穴、胆的俞募穴为主。

（3）肾绞痛：清利湿热，通淋止痛。取足太阴经穴与背俞穴为主。

2. 内脏绞痛的处方

（1）心绞痛

【主穴】内关、郄门、阴郄、膻中。

【趣味记忆】膻中关二郄，心绞痛。

【配穴】见下表。

分型	配穴
气滞血瘀	太冲、血海
寒邪凝滞	神阙、至阳
痰浊阻络	中脘、丰隆
阳气虚衰	心俞、至阳

（2）胆绞痛

【主穴】胆囊、阳陵泉、胆俞、日月。

【趣味记忆】二胆凌（陵）日月，胆绞痛。

【配穴】见下表。

分型	配穴
肝胆湿热	内庭、阴陵泉
肝胆气滞	太冲、丘墟
蛔虫妄动	迎香透四白

（3）肾绞痛

【主穴】肾俞、膀胱俞、中极、三阴交、阴陵泉。

【趣味记忆】膀肾二俞三中阴陵，肾疼。

【配穴】见下表。

分型	配穴
下焦湿热	委阳、合谷
肾气不足	气海、关元

3. 内脏绞痛的治疗操作

基本刺灸方法：①心绞痛：毫针泻法。寒证、虚证加艾灸。②胆绞痛：毫针泻法。日月、胆俞注意针刺方向，勿深刺。③肾绞痛：毫针泻法。

细目三　肥胖症

1. 肥胖症的治法　祛湿化痰，通经活络。取手足阳明、足太阴经穴为主。

2. 肥胖症的处方

【主穴】曲池、天枢、阴陵泉、丰隆、太冲。

【趣味记忆】天泉池风（丰）太冲，波涛汹涌（胖）。

【配穴】见下表。

分型	配穴
胃肠积热	上巨虚、内庭
脾胃虚弱	脾俞、足三里
肾阳亏虚	肾俞、关元
心悸	神门、内关
胸闷	膻中、内关
嗜睡	照海、申脉
腹部肥胖	归来、下脘、中极
便秘	支沟
性功能减退	关元、肾俞
下肢水肿	三阴交、水分

3. 肥胖症的治疗操作

基本刺灸方法：毫针虚补实泻法。

易混考点解析

经验效穴总结

病证	经验效穴	病证	经验效穴
痰证	丰隆	清热	曲池、大椎
水湿	阴陵泉	少乳	少泽
瘀血	血海、膈俞	胆蛔证	迎香
高血压	曲池	奔豚气	期门、公孙、涌泉
外感有汗或无汗	合谷	疳积	鱼际
汗证	复溜	咽喉肿痛	少商
止呕	内关	牙痛	合谷
心绞痛	内关	息风止痉	合谷、太冲（开四关）
调经	三阴交	滞产（孕妇忌用）	合谷、三阴交、昆仑、至阴
痛经	次髎	舌强不语	通里
便秘	支正、支沟	双向调节大便	天枢

辨证配穴总结

证型	穴位	证型	穴位
祛风	带风字的穴位、合谷、列缺、外关	气滞	太冲、期门、膻中、气海
风寒	风池、风门、合谷、列缺	食积	足三里、中脘
风热	曲池、大椎、外关	气血虚	脾俞、胃俞、足三里、气海、血海
痰湿	丰隆、阴陵泉、中脘	阴虚	太溪、三阴交、肾俞
痰热	丰隆、曲池、大椎，或荥穴	阳虚	肾俞、命门、关元
肝阳	太冲、太溪	里热	井穴、荥穴
血瘀	血海、膈俞、三阴交	寒湿	命门、腰阳关

西医综合

第十一章　诊断学基础

【本章通关解析】

诊断学基础是西医基础知识与临床的桥梁，是一门非常重要的学科。在历年的中医执业医师资格考试中，实践技能考试考查体格检查和临床判读，大约占 15 分（实践技能总分 100 分）；综合笔试考试，平均每年出题约 40 分（医学综合总分 600 分）。

本科目重点考查的章节有症状学、检体诊断、实验室检查、心电图检查、影像学检查。

本科目的特点是知识点零散，并且是西医临床课程的基础，与内科学、传染病学等密切相关。考生需重点复习与上述课程相关的症状、四诊检查结果和实验室及其他检查方法，以便更好地处理临床常见病、多发病。

第一单元　症状学

细目一　发热

1. 发热的概念　机体在致热原的作用下，体温调节中枢调定点上移而引起的产热增加和（或）散热减少，导致体温升高，超出正常范围。

2. 发热的病因

（1）感染性发热：临床最多见。各种病原体包括细菌、病毒、支原体、立克次体、螺旋体、真菌、寄生虫等引起的急慢性感染，均能引起感染性发热。

（2）非感染性发热：无菌性坏死物质吸收、抗原－抗体反应、内分泌与代谢障碍、皮肤散热减少、体温调节中枢功能失常、自主神经功能紊乱等。

3. 发热的临床表现

（1）发热的临床分度（口腔温度）

分度	体温范围
低热	37.3 ～ 38℃
中等度热	38.1 ～ 39℃
高热	39.1 ～ 41℃
超高热	41℃以上

（2）发热的临床经过

分期	临床表现及意义
体温上升期	疲乏无力、肌肉酸痛、畏寒或寒战、皮肤苍白、干燥、无汗。 ①骤升型：见于肺炎链球菌肺炎、疟疾、败血症、流感。 ②缓升型：见于伤寒、结核病等。伤寒初期体温以阶梯状上升为特征

续表

分期	临床表现及意义
高热持续期	皮肤潮红而灼热，呼吸加快加深，心率增快，常出汗。此期可持续数小时（如疟疾）、数日（如肺炎、流感）或数周（如伤寒极期）
体温下降期	出汗多、皮肤潮湿。 ①骤降：见于疟疾、肺炎链球菌肺炎、急性肾盂肾炎及输液反应等。 ②渐降：见于伤寒缓解期、风湿热等

热型	体温曲线	常见疾病
稽留热	持续于 39 ～ 40℃以上，24 小时波动范围不超过 1℃，达数日或数周	肺炎链球菌肺炎、伤寒和斑疹伤寒的高热期
弛张热	体温在 39℃以上，但波动幅度大，24 小时内体温差达 2℃以上，最低时一般仍高于正常水平	败血症、风湿热、重症肺结核、化脓性炎症
间歇热	高热期与无热期交替出现，即体温骤升达高峰后持续数小时，又迅速降至正常水平，无热期（间歇期）可持续 1 日至数日，反复发作	疟疾、急性肾盂肾炎
回归热	骤然升至 39℃以上，持续数日后又骤然下降至正常水平，高热期与无热期各持续若干日后即有规律地交替一次	回归热、霍奇金病
波状热	逐渐升高达 39℃或以上，数天后逐渐下降至正常水平，数天后再逐渐升高，如此反复多次	布鲁菌病
不规则热	无一定规律	结核病、风湿热、支气管肺炎、渗出性胸膜炎、感染性心内膜炎

4. 发热的问诊要点及临床意义

（1）病史：有无传染病接触史、外伤史、药物或毒物接触史、手术史等。

（2）临床特点：起病缓急、发热程度、持续时间等。

（3）伴随症状

伴随症状	临床意义
伴寒战	见于肺炎链球菌肺炎、败血症、急性溶血性疾病、急性胆囊炎、疟疾等
伴头痛、呕吐或昏迷	见于乙型脑炎、流行性脑脊髓膜炎、脑型疟疾、脑出血、蛛网膜下腔出血、中毒性痢疾等
伴关节痛	常见于结核病、结缔组织病等
伴淋巴结及肝脾肿大	见于血液病、恶性肿瘤、布鲁菌病、黑热病、传染性单核细胞增多症等
伴尿频、尿急、尿痛	提示尿路感染
伴咳嗽、咳痰、胸痛	常见于支气管炎、肺炎、胸膜炎、肺结核等
伴恶心、呕吐、腹痛、腹泻	见于急性胃肠炎、细菌性痢疾等
伴皮肤黏膜出血	见于流行性出血热、钩端螺旋体病、急性白血病、急性再生障碍性贫血、败血症、重型麻疹和病毒性肝炎等
伴结膜充血	见于流行性出血热、斑疹伤寒、钩端螺旋体病等
伴口唇单纯疱疹	见于肺炎链球菌肺炎、流行性脑脊髓膜炎、间日疟、流行性感冒等

细目二 头痛

1. 头痛的概念 头痛是指局限于头颅上半部的疼痛，主要有额、顶、颞及枕部的疼痛，是临床常见的症状之一。

2. 头痛的病因

（1）颅内病变：脑出血、蛛网膜下腔出血、脑肿瘤、颅脑外伤、流行性脑脊髓膜炎、偏头痛等。

（2）颅外病变：颈椎病，三叉神经痛，眼、耳、鼻和齿等疾病所致的头痛。

（3）全身性疾病：各种感染发热、高血压、中毒、中暑、月经期及绝经期头痛等。

（4）神经症：神经衰弱及癔症性头痛等。

3. 头痛的问诊要点及临床意义

（1）病史：有无头颅外伤史、感染、发热、中毒、高血压、青光眼、鼻窦炎、偏头痛、脑炎、脑膜炎、颅脑肿瘤、使用药物史及精神疾病史等。

（2）头痛的特点

1）头痛的病因及诱因：①眼疲劳引起的头痛，发生在用眼过度。②紧张性头痛多因过度紧张、劳累而诱发或加重。③女性偏头痛在月经期容易发作。④感染或中毒可引发头痛，并且随病情变化而减轻或加重。⑤高血压头痛多在血压未得到控制时出现或加重。⑥颅外伤头痛发生在受伤后。⑦颅脑病变头痛可发生在典型症状或诊断明确前，常与病变过程伴随。

2）头痛的部位：①大脑半球的病变疼痛多位于病变同侧，以额部为多，并向颞部放射。②小脑幕以下病变引起的头痛多位于后枕部。③青光眼引起的头痛多位于眼的周围或眼上部。

3）头痛的性质：①三叉神经痛表现为颜面部发作性电击样疼痛。②舌咽神经痛的特点是咽后部发作性疼痛并向耳及枕部放射。③血管性头痛为搏动样头痛。

4）头痛的时间：①鼻窦炎引起的头痛多为上午重下午轻。②紧张性头痛多在下午或傍晚出现。③颅内占位性头痛在早上起床时较明显。④丛集性头痛常在夜间发生。⑤药物引起的头痛一般出现在用药后15～30分钟，持续时间与药物半衰期有关。

（3）伴随症状

1）伴发热：见于脑炎、脑膜炎等感染，先头痛后出现发热，见于脑出血、脑外伤等。

2）伴呕吐：见于脑膜炎、脑炎、脑肿瘤等引起的颅内压增高，头痛在呕吐后减轻，见于偏头痛。

3）伴意识障碍：见于脑炎、脑膜炎、脑出血、蛛网膜下腔出血、脑肿瘤、脑外伤、一氧化碳中毒等。

4）伴眩晕：见于小脑肿瘤、椎－基底动脉供血不足等。

5）伴脑膜刺激征：见于脑膜炎、蛛网膜下腔出血。

细目三 胸痛

1. 胸痛的概念 胸痛是指颈部与上腹之间的不适或疼痛，主要是由胸部疾病引起，有时腹腔疾病也可引起胸痛。胸痛的程度因个体痛阈差异而不同，与病情轻重程度不完全一致。

2. 胸痛的病因

（1）胸壁疾病：①皮肤及皮下组织病变，如蜂窝组织炎、乳腺炎等。②肌肉病变，如外伤、劳损、肌炎等。③肋骨病变，如肋软骨炎、肋骨骨折等。④肋间神经病变，如肋间神经炎、带状疱疹等。

（2）心血管疾病：①心绞痛、心肌梗死等。②急性心包炎、肥厚型心肌病等。③血管病变，如胸主动脉瘤、主动脉夹层、肺梗死等。④心脏神经症。

（3）呼吸系统疾病：①支气管及肺部病变，如支气管肺癌、肺炎、肺结核等累及胸膜。②胸膜病变，如急性胸膜炎、自发性气胸、胸膜肿瘤等。

（4）其他：①食管疾病，如食管炎、食管癌等。②纵隔疾病，如纵隔气肿、纵隔肿瘤。③腹部疾病，如肝脓肿、胆囊炎、胆石症、膈下脓肿等。

3. 胸痛的问诊要点及临床意义

（1）发病年龄与病史：青壮年胸痛，注意各种病因引起的胸膜炎、自发性气胸、心肌病等；40 岁以上者多考虑心绞痛、心肌梗死与肺癌等。并注意询问患者有无高血压、心脏病、动脉硬化、肺及胸膜疾病、胸部手术史、外伤史，有无大量吸烟史等。

（2）胸痛的部位（常常是病变的部位）：①带状疱疹引起的胸痛表现为成簇的水疱沿一侧肋间神经分布伴剧痛。②非化脓性肋软骨炎，多侵犯第 1、2 肋软骨。③心绞痛与急性心肌梗死的疼痛常位于胸骨后或心前区，常牵涉至左肩背、左臂内侧。④食管、膈和纵隔肿瘤疼痛也位于胸骨后，常于进食或吞咽时加重。⑤自发性气胸、急性胸膜炎的胸痛，多位于患侧的腋前线及腋中线附近。

（3）胸痛的性质：①带状疱疹呈阵发性的灼痛或刺痛。②肌痛常呈酸痛。③骨痛呈刺痛。④食管炎常呈灼痛或灼热感。⑤心绞痛常呈压榨样痛，可伴有窒息感。⑥心肌梗死疼痛更为剧烈，并有恐惧、濒死感。⑦干性胸膜炎常呈尖锐刺痛或撕裂痛，呼吸时加重，屏气时消失。⑧原发性肺癌、纵隔肿瘤可有胸部闷痛。⑨肺梗死为突然的剧烈刺痛或绞痛，常伴有呼吸困难与发绀。

（4）胸痛持续时间：①平滑肌痉挛或血管狭窄缺血所致的疼痛为阵发性。心绞痛的发作时间短暂，常为数分钟，不超过 15 分钟，而心肌梗死的疼痛持续时间长且不易缓解。②炎症、肿瘤、栓塞或梗死所致的疼痛呈持续性。

（5）胸痛的诱因与缓解因素：①心绞痛常因劳力后诱发，含服硝酸甘油可迅速缓解。②心肌梗死的胸痛含服硝酸甘油不能缓解。③心脏神经症的胸痛在体力活动后反而减轻。④胸膜炎、自发性气胸的胸痛则可因深呼吸与咳嗽而加剧。⑤胸壁疾病所致的胸痛常在局部有压痛。⑥食管疾病常于吞咽时出现或加剧。⑦反流性食管炎在服用抗酸剂后减轻或消失。

（6）伴随症状：①伴咳嗽、咳痰，见于急慢性支气管炎、肺炎、支气管扩张、肺脓肿等。②伴咯血，见于肺结核、肺炎、肺脓肿、肺梗死或支气管肺癌。③伴呼吸困难，见于肺炎链球菌肺炎、自发性气胸、渗出性胸膜炎、心绞痛、心肌梗死、急性心包炎、主动脉夹层等。④伴吞咽困难，见于食管癌等。⑤伴面色苍白、大汗、血压下降或休克，考虑急性心肌梗死、主动脉夹层或大块肺栓塞等。

细目四　腹痛

1. 腹痛的概念　腹痛为临床常见症状，多由腹部脏器疾病所致，少数也可由腹腔外及全身性疾病引起。腹痛按性质可分为器质性和功能性两种，按病情缓急可分为急性腹痛和慢性腹痛。属外科范畴的急性腹痛也称“急腹症”，其特点是发病急、进展快、变化多、病情重，诊断延误或治疗不当会给患者带来生命危险。

2. 腹痛的病因

（1）腹部疾病

1）急性腹膜炎：由胃、肠穿孔引起者最常见，伴有腹部压痛、反跳痛与腹肌紧张，肠鸣音减弱或消失。

2）腹腔脏器炎症：如急性或慢性胃炎、肠炎、胰腺炎、阑尾炎和盆腔炎等。一般腹痛部位与病变脏器的体表投影相符。

3）空腔脏器痉挛或梗阻：如胆石症、胆道蛔虫病、泌尿道结石、肠梗阻等。

4）脏器扭转或破裂：如肠扭转、肠系膜或大网膜扭转、卵巢囊肿蒂扭转、急性内脏破裂（如肝脾破裂、异位妊娠破裂等）。

5）腹膜粘连或脏器包膜牵张：如手术后或炎症后腹膜粘连；实质性脏器因病变肿胀，导致包膜张力增加而发生腹痛（如肝炎、肝淤血、肝癌等）。

6）化学性刺激：消化性溃疡，可因胃酸作用而发生刺痛或灼痛。

7）肿瘤压迫与浸润：如胃癌、结肠癌、直肠癌等。

8）腹腔内血管疾病：如缺血性肠病、腹主动脉瘤及门静脉血栓形成等。

（2）胸腔疾病的牵涉痛：如肺炎、心绞痛、急性心肌梗死、急性心包炎、肺梗死、胸膜炎等，疼痛可牵涉腹部，类似急腹症。

（3）全身性疾病：如尿毒症时毒素刺激腹腔浆膜而引起腹痛。少数糖尿病酮症酸中毒可引起腹痛，酷似急腹症。铅中毒时则引起肠绞痛。

（4）其他原因：如荨麻疹时胃肠黏膜水肿，腹型过敏性紫癜时的肠管浆膜下出血等。

3. 腹痛的问诊要点及临床意义

（1）病史及年龄：①消化性溃疡常有反复发作的节律性上腹痛病史，多发生在青壮年。②胆绞痛、肾绞痛常有胆道、泌尿道结石史。③腹膜粘连性腹痛常与结核性腹膜炎、腹部手术史有关。④儿童腹痛多见于肠道蛔虫病、肠套叠。⑤急性阑尾炎多见于青壮年；中老年人腹痛应警惕恶性肿瘤。

（2）腹痛的部位：①胃、十二指肠疾病、急性胰腺炎疼痛多在中上腹部。②肝、胆疾患疼痛位于右上腹。③急性阑尾炎早期疼痛在脐周或上腹部，数小时后转移至右下腹。④小肠绞痛位于脐周。⑤结肠疾病疼痛多位于下腹或左下腹。⑥膀胱炎、盆腔炎及异位妊娠破裂引起的疼痛在下腹部。⑦空腔脏器穿孔后引起弥漫性腹膜炎则为全腹痛。⑧结核性腹膜炎、腹膜转移癌、腹膜粘连等腹痛呈弥漫性与不定位性。

（3）腹痛的性质与程度：①消化性溃疡常有慢性、周期性、节律性中上腹隐痛或灼痛。②如突然呈剧烈的刀割样、烧灼样持续性疼痛，可能并发急性穿孔。③并发幽门梗阻者为胀痛，于呕吐后减轻或缓解。④胆石症、泌尿道结石及肠梗阻时呈剧烈绞痛。⑤剑突下钻顶样痛是胆道蛔虫梗阻的特征。⑥肝癌疼痛多呈进行性锐痛。⑦慢性肝炎与淤血性肝肿大多为持续性胀痛。⑧肝或脾破裂、异位妊娠破裂可出现腹部剧烈绞痛或持续性疼痛。⑨持续性、广泛性剧烈腹痛伴腹肌紧张或板状腹，提示为急性弥漫性腹膜炎。

（4）诱发、加重或缓解腹痛的因素：①胆囊炎或胆石症发作前常有进油腻食物史。②急性胰腺炎发作前常有暴饮暴食、酗酒史。③十二指肠溃疡腹痛多发生在空腹时，进食或服碱性药后缓解。④胃溃疡腹痛发生在进食后半小时左右，至下次进餐前缓解。⑤反流性食管炎在直立时可减轻。⑥肠炎引起的腹痛常于排便后减轻。⑦肠梗阻腹痛于呕吐或排气后缓解。

（5）伴随症状：①伴寒战、高热，见于急性化脓性胆管炎、肝脓肿、腹腔脏器脓肿等。②伴黄疸，提示肝、胆、胰腺疾病，以及急性溶血等。③伴血尿，多见于尿路结石。④伴休克，见于腹腔内脏大出血、急性胃肠穿孔、急性心肌梗死、中毒性菌痢等。⑤伴腹胀、呕吐隔餐或隔日食物，见于幽门梗阻。⑥伴腹胀、呕吐、停止排便排气，提示肠梗阻。⑦伴腹泻，见于急性肠炎、急性细菌性痢疾，以及慢性胰腺及肝脏疾病引起的吸收不良等。⑧伴血便，急性者见于急性细菌性痢疾、肠套叠、绞窄性肠梗阻、急性出血性坏死性结肠炎、过敏性紫癜等；慢性者可见于慢性菌痢、肠结核、结肠癌等；柏油样便提示上消化道出血；鲜血便提示下消化道出血。⑨伴里急后重，见于直肠病变。

细目五　咳嗽与咳痰

1. 咳嗽的概念　咳嗽是机体的防御性神经反射，有利于清除呼吸道分泌物、吸入物和异物。痰是气管、支气管的病理性分泌物或肺泡内渗出液，借助咳嗽反射将其排出体外，称为咳痰。

2. 咳嗽的病因

（1）呼吸道疾病：如急慢性咽炎、扁桃体炎、喉炎、急慢性支气管炎、肺炎、肺结核、肺癌、支气管扩张症、气道异物及其他化学性气味刺激等，均可刺激呼吸道黏膜的迷走神经、舌咽神经和三叉神经的感觉纤维而引起咳嗽。

（2）胸膜疾病：胸膜炎或胸膜受刺激，如自发性气胸、胸膜炎等。

（3）心血管疾病：如二尖瓣狭窄或其他原因所致的肺淤血与肺水肿。

（4）中枢神经因素：如脑炎、脑膜炎、脑出血、脑肿瘤等也可出现咳嗽。

3. 咳嗽与咳痰的问诊要点及临床意义

（1）咳嗽的性质：①干性咳嗽：见于急性咽喉炎、急性支气管炎初期、气管受压、支气管异物、支气管肿瘤、胸膜炎、二尖瓣狭窄、肺癌等。②湿性咳嗽：见于慢性支气管炎、支气管扩张症、肺炎、肺脓肿、空洞性肺结核等。

（2）咳嗽的时间与节律：①突然发生的咳嗽常见于吸入刺激性气体所致的急性咽喉炎、气管与支气管异物。②阵发性咳嗽见于支气管异物、支气管哮喘、支气管肺癌、百日咳等。③长期慢性咳嗽见于慢性支气管炎、支气管扩张症、慢性肺脓肿、空洞性肺结核等。④晨咳或夜间平卧时（即改变体位时）加剧并伴咳痰，常见于慢性支气管炎、支气管扩张症和肺脓肿等。⑤左心衰竭、肺结核则夜间咳嗽明显。

（3）咳嗽的音色：①声音嘶哑的咳嗽多见于声带炎、喉炎、喉癌，以及喉返神经受压迫。②犬吠样咳嗽多见于喉头炎症水肿或气管受压。③无声（或无力）咳嗽可见于极度衰弱或声带麻痹的患者。④咳嗽带有鸡鸣样吼声常见于百日咳。⑤金属调的咳嗽可由于纵隔肿瘤或支气管肺癌等直接压迫气管所致。

（4）痰的性质与量：痰的性质可分为黏液性、浆液性、脓性、黏液脓性、浆液血性、血性等。①支气管扩张症与肺脓肿患者痰量多时，痰可出现分层现象，上层为泡沫，中层为浆液或浆液脓性，下层为坏死性物质。②痰有恶臭气味者提示有厌氧菌感染。③黄绿色痰提示铜绿假单孢菌感染。④粉红色泡沫痰是肺水肿的特征。

（5）伴随症状：①伴发热，多见于呼吸道感染、胸膜炎、肺结核等。②伴胸痛，见于肺炎、胸膜炎、支气管肺癌、自发性气胸等。③伴喘息，见于支气管哮喘、喘息型慢性支气管炎、心源性哮喘等。④伴呼吸困难，见于喉头水肿、喉肿瘤、慢性阻塞性肺疾病、重症肺炎，以及重症肺结核、大量胸腔积液、气胸、肺淤血、肺水肿等。⑤伴咯血，常见于肺结核、支气管扩张症、肺脓肿、支气管肺癌及风湿性心脏病二尖瓣狭窄等。

细目六　咯血

1. 咯血的概念　喉及喉部以下的呼吸道及肺脏等任何部位的出血，经咳嗽动作从口腔咯出，称为咯血。少量咯血可表现为痰中带血；大咯血时血液从口鼻涌出，常可阻塞呼吸道，造成窒息死亡，是内科急症之一。

2. 咯血的病因

（1）支气管疾病：常见于支气管扩张症、支气管肺癌、支气管内膜结核和慢性支气管炎等。

（2）肺部疾病：如肺结核、肺炎链球菌肺炎、肺脓肿等。肺结核为我国最常见的咯血原因。

（3）心血管疾病：如风湿性心脏病二尖瓣狭窄所致的咯血等。

（4）其他：如血小板减少性紫癜、白血病、血友病、肺出血型钩端螺旋体病、流行性出血热等。

3. 咯血的问诊要点及临床意义

（1）病史及年龄：有无心、肺、血液系统疾病；有无结核病接触史、吸烟史等；中年以上，咯血痰或小量咯血，特别是有多年吸烟史者，除考虑慢性支气管炎外，应高度注意支气管肺癌的可能。

（2）咯血的量及性状：①大量咯血（每日超过 500mL），见于空洞性肺结核、支气管扩张症和肺脓肿。②中等量咯血（每日 100 ～ 500mL），见于二尖瓣狭窄。③其他原因所致的咯血多为小量咯血（每日在 100mL 以内）或仅为痰中带血。④粉红色泡沫痰见于急性左心衰竭。⑤铁锈色血痰见于典型的肺炎链球菌肺炎。⑥咯血量大而骤然停止，见于支气管扩张症。⑦痰中带血，见于浸润性肺结核。

（3）伴随症状：①伴发热，见于肺结核、肺炎链球菌肺炎、肺脓肿、肺出血型钩端螺旋体病、流行性出血热等。②伴胸痛，见于肺炎链球菌肺炎、肺梗死、肺结核、支气管肺癌等。③伴脓痰，见于支气管扩张症、肺脓肿、空洞性肺结核并发感染、化脓性肺炎等。④伴皮肤黏膜出血，见于钩端螺旋体病、流行性出血热、血液病等。

4. 咯血与呕血的鉴别

	咯血	呕血
病史	肺结核、支气管扩张症、肺癌、心脏病等	消化性溃疡、肝硬化等
出血前症状	喉部痒感、胸闷、咳嗽等	上腹不适、恶心、呕吐
出血方式	咯出	呕出，可为喷射状
出血颜色	鲜红	棕黑色或暗红色，有时鲜红色

续表

	咯血	呕血
血内混有物	泡沫和（或）痰	食物残渣、胃液
黑便	无（如咽下血液时可有）	有，可在呕血停止后仍持续数日
酸碱反应	碱性	酸性

细目七　呼吸困难

1. 呼吸困难的概念　呼吸困难是指患者主观上感到空气不足，呼吸费力；客观上表现为呼吸频率、节律与深度的异常，严重时出现鼻翼扇动、发绀、端坐呼吸及辅助呼吸肌参与呼吸活动。

2. 呼吸困难的病因

（1）呼吸系统疾病

1）呼吸道疾病：如急性喉炎、喉头水肿、喉部肿瘤、气道异物、气管与支气管的炎症或肿瘤、双侧扁桃体Ⅲ度肿大等。

2）肺部疾病：如支气管哮喘、肺炎、肺结核、喘息型慢性支气管炎、阻塞性肺气肿、肺心病、肺性脑病、弥漫性肺间质纤维化、肺癌、肺栓塞、肺部疾病导致的呼吸衰竭等。

3）胸膜、胸壁疾病：如气胸、胸腔积液、胸膜肥厚、胸部外伤、肋骨骨折及胸廓畸形等。

（2）循环系统疾病：各种原因所致的急慢性左心衰竭、心包填塞、原发性动脉高压等。

（3）全身中毒：如一氧化碳中毒、亚硝酸盐中毒、使用镇静剂或麻醉剂过量、糖尿病酮症酸中毒及尿毒症等。

（4）血液系统疾病：如重度贫血、高铁血红蛋白血症等。

（5）神经、精神及肌肉病变：中枢神经系统疾病，如各种脑炎、脑膜炎、脑外伤、脑出血、脑肿瘤等；周围神经疾病，如脊髓灰质炎累及颈部脊髓、急性感染性多发性神经炎等；精神疾患，如癔症；肌肉病变，常见的有重症肌无力、药物导致的呼吸肌麻痹等。

（6）腹部病变：如急性弥漫性腹膜炎、腹腔巨大肿瘤、大量腹水、麻痹性肠梗阻等。

3. 呼吸困难的临床表现

（1）肺源性呼吸困难

1）吸气性呼吸困难：表现为胸骨上窝、锁骨上窝、肋间隙在吸气时明显凹陷，称为“三凹征”，常伴有频繁干咳及高调的吸气性喘鸣音，见于急性喉炎、喉水肿、喉痉挛、白喉、喉癌、气管异物、支气管肿瘤或气管受压等。

2）呼气性呼气困难：呼气显著费力，呼气时间延长而缓慢，伴有广泛哮鸣音。常见于支气管哮喘、喘息型慢性支气管炎、慢性阻塞性肺疾病等。

3）混合性呼吸困难：吸气与呼气均感费力，呼吸频率浅而快。见于重症肺炎、重症肺结核、大面积肺不张、大块肺梗死、大量胸腔积液和气胸等。

（2）心源性呼吸困难（主要由左心衰竭引起）

1）劳力性呼吸困难：在体力活动时出现或加重，休息时减轻或缓解。

2）端坐呼吸：常表现为平卧时加重，端坐位时减轻，故被迫采取端坐位或半卧位以减轻呼吸困难的程度。

3）夜间阵发性呼吸困难：左心衰竭时，因急性肺淤血常出现阵发性呼吸困难，多在夜间入睡后发生。发作时，患者因胸闷被憋醒而被迫坐起喘气和咳嗽，重者面色青紫、大汗、呼吸有哮鸣声，咳浆液性粉红色泡沫样痰，两肺底湿啰音，心率增快，可出现奔马律，此种呼吸又称为心源性哮喘。常见于高血压心脏病、冠状动脉粥样硬化性心脏病、风湿性心瓣膜病、心肌炎等引起的左心衰竭。

（3）中毒性呼吸困难：代谢性酸中毒，呼吸深大而规则，可伴有鼾声，称 Kussmaul 呼吸。见于尿毒症、糖尿病酮症酸中毒。

(4)药物及中毒：如吗啡、巴比妥类等药物及有机磷农药中毒时，可抑制呼吸中枢，致呼吸减慢，也可呈潮式呼吸。一氧化碳、氰化物中毒时均可引起呼吸加快。

(5)中枢性呼吸困难：脑出血、颅内压增高、颅脑外伤等，呼吸变慢而深，并常伴有呼吸节律的异常。

(6)精神或心理性呼吸困难：见于癔症、抑郁症患者。其特点是呼吸非常频速和表浅，并常因换气过度而发生呼吸性碱中毒，出现口周、肢体麻木和手足搐搦，经暗示疗法可使呼吸困难减轻或消失。

4. 呼吸困难的问诊要点及临床意义

(1)发病情况：注意询问突发性还是渐进性，是吸气困难、呼气困难、吸气和呼气均困难，还应询问有无药物、毒物摄入及外伤史。

(2)发病诱因：劳力后出现呼吸困难，常见于心力衰竭早期、慢性阻塞性肺疾病、尘肺和先天性心脏病；呼吸困难于卧位时加重见于心力衰竭，直立时加重而仰卧位时缓解见于左房黏液瘤，健侧卧位时加重见于胸腔积液。

(3)伴随症状：①伴发热，见于肺炎、肺脓肿、胸膜炎、肺结核、急性心包炎等。②伴咳嗽、咳痰，见于慢性支气管炎、阻塞性肺疾病合并感染、肺脓肿等。③伴咳粉红色泡沫样痰，见于急性左心衰竭。④伴大量咯血，常见于肺结核、支气管扩张症、肺癌等。⑤伴胸痛，见于肺炎链球菌肺炎、渗出性胸膜炎、自发性气胸、支气管肺癌、肺梗死、急性心肌梗死、纵隔肿瘤等。⑥伴意识障碍，见于脑出血、脑膜炎、尿毒症、肝性脑病、肺性脑病、各种中毒等。

细目八 水肿

1. 水肿的概念 人体组织间隙有过多液体积聚，导致组织肿胀称为水肿，可分为全身性水肿和局部性水肿。过多液体在体内组织间隙呈弥漫性分布时，称全身性水肿；而液体积聚在局部组织间隙时，称局部性水肿。当体腔内有液体积聚时称为积液，如胸腔积液、心包积液、腹腔积液等，是水肿的特殊形式。

2. 水肿的病因

(1)全身性水肿：①心源性水肿，见于右心衰竭、慢性缩窄性心包炎等。②肾源性水肿，见于各种肾炎、肾病综合征等。③肝源性水肿，见于肝硬化、重症肝炎等。④营养不良性水肿，见于低蛋白血症和维生素 B_1 缺乏。⑤内分泌源性水肿，见于甲状腺功能减退症、垂体前叶功能减退症等。

(2)局部性水肿：见于各种组织炎症、静脉回流受阻(静脉血栓形成、静脉炎等)、淋巴回流受阻(丝虫病、淋巴管炎、肿瘤压迫等)及血管神经性水肿。

3. 水肿的临床表现

(1)全身性水肿：①心源性水肿，特点是下垂性水肿，严重者可出现胸水、腹水等，常伴有呼吸困难、心脏扩大、心率加快、颈静脉怒张、肝颈静脉回流征阳性等表现。②肾源性水肿，特点为早期晨起时眼睑或颜面水肿，以后发展为全身水肿，伴有血尿、少尿、蛋白尿、管型尿、高血压、贫血等表现。③肝源性水肿，主要表现为腹水，也可出现下肢踝部水肿并向上蔓延，头、面部及上肢常无水肿。常伴有肝功能受损及门静脉高压等表现，可见肝掌、蜘蛛痣等。④营养不良性水肿，患者往往有贫血、乏力、消瘦等营养不良的表现。⑤内分泌源性水肿，见于甲状腺功能减退症等黏液性水肿，特点是非凹陷性，颜面及下肢较明显，患者常伴有精神萎靡、食欲不振。

(2)局部性水肿：①见于局部组织炎症，如丹毒等，常伴红、热、痛。②也见于静脉回流受阻，如血栓性静脉炎、静脉血栓形成等。水肿主要出现在病变局部或病变侧肢体，可见局部肿胀明显，或伴有静脉曲张。③丝虫病可引起淋巴液回流受阻，表现为象皮肿，以下肢常见。

4. 水肿的问诊要点及临床意义

(1)既往病史：尤其是心、肝、肾及内分泌等疾病史。是否有使用肾上腺皮质激素、睾酮、雌激素等药物史。

(2)伴随症状：①伴颈静脉怒张、肝脏肿大和压痛、肝颈静脉回流征阳性，见于心源性水肿。②伴高血压、蛋白尿、血尿、管型尿，见于肾源性水肿。③伴肝掌、蜘蛛痣、黄疸、腹壁静脉曲张、脾肿大，见于肝源性水肿。

（3）女性患者应注意水肿与月经、妊娠、体位的关系。

细目九　恶心与呕吐

1. 恶心与呕吐的概念　恶心是一种上腹部不适、欲吐的感觉，可伴有流涎、出汗、皮肤苍白、心动过缓、血压下降等迷走神经兴奋的症状；呕吐是指胃或部分小肠内容物通过胃的强烈收缩，经食管或口腔排出体外的现象。恶心常为呕吐的前奏，一般恶心后随即呕吐，但两者也可单独存在。

2. 恶心与呕吐的病因

（1）反射性呕吐

1）消化系统疾病：①胃源性呕吐，如急慢性胃炎、消化性溃疡、胃肿瘤、幽门梗阻、功能性消化不良等引起的呕吐常与进食有关，多伴有恶心先兆，吐后感轻松。②肠源性呕吐，见于急性肠炎、急性阑尾炎、肠梗阻等。肠梗阻者常伴腹痛、肛门停止排便排气。③急慢性肝炎、急慢性胆囊炎、胆石症、胆道蛔虫、急性胰腺炎、急性腹膜炎等，呕吐的特点是有恶心先兆，呕吐后不觉轻松。④其他如异味刺激、急慢性咽炎、肺炎、急性胸膜炎、肺梗死、急性心肌梗死、充血性心力衰竭、急性肾炎、泌尿系统结石、急性肾盂肾炎、尿毒症、急性盆腔炎等也可引起呕吐。

（2）中枢性呕吐

1）中枢神经系统疾病：①脑血管疾病，如高血压脑病、脑栓塞、脑出血、椎 – 基底动脉供血不足等。②颅内感染，如脑炎、脑膜炎、脑脓肿、脑寄生虫等。

2）全身疾病：①感染。②内分泌与代谢紊乱：如早孕反应、甲状腺危象、Addison 病危象、糖尿病酮症酸中毒、尿毒症、水电解质及酸碱平衡紊乱等。③其他：如休克、缺氧、中暑、急性溶血等。

3）药物反应与中毒：药物反应常见于洋地黄、吗啡、雌激素、雄激素、环磷酰胺等。中毒常见于有机磷中毒、毒蕈中毒、酒精中毒、食物中毒等。

（3）前庭障碍性呕吐：常见于迷路炎、梅尼埃病、晕动病等。常伴听力障碍、眩晕，发作时常有皮肤苍白、血压下降、心动过缓。

（4）精神因素引起的呕吐：常见于胃神经症、癔症等。

3. 恶心与呕吐的问诊要点及临床意义

（1）呕吐与进食：进食后出现的呕吐多见于胃源性呕吐。如餐后骤起且集体发病见于急性食物中毒。

（2）呕吐发生的时间：①晨间呕吐发生在育龄女性要考虑早孕反应。②服药后出现呕吐应考虑药物反应。③乘飞机、车、船发生呕吐常提示晕动病。④餐后 6 小时以上呕吐多见于幽门梗阻。

（3）呕吐的特点：①有恶心先兆，呕吐后感轻松者多见于胃源性呕吐。②喷射状呕吐多见于颅内高压，常无恶心先兆，吐后不感轻松，常伴剧烈头痛、血压升高、脉搏减慢、视盘水肿。③无恶心，呕吐不费力，全身状态较好者多见于神经性呕吐。

（4）呕吐物的性质：①呕吐物呈咖啡色，见于上消化道出血。②呕吐隔餐或隔日食物，并含腐酵气味，见于幽门梗阻。③呕吐物含胆汁者多见于十二指肠乳头以下的十二指肠或空肠梗阻。④呕吐物有粪臭者提示低位肠梗阻。⑤呕吐物中有蛔虫者见于胆道蛔虫、肠道蛔虫。

（5）伴随症状：①伴发热，见于全身或中枢神经系统感染、急性细菌性食物中毒。②伴剧烈头痛，见于颅内高压、偏头痛、青光眼。③伴眩晕及眼球震颤，见于前庭器官疾病。④伴腹泻，见于急性胃肠炎、急性中毒、霍乱等。⑤伴腹痛，见于急性胰腺炎、急性阑尾炎及空腔脏器梗阻等。⑥伴黄疸，见于急性肝炎、胆道梗阻、急性溶血。⑦伴贫血、水肿、蛋白尿，见于肾功能不全。

细目十　呕血与黑便

1. 呕血与黑便的概念　呕血是指因上消化道及其邻近器官 / 组织疾病，或全身性疾病导致上消化道出血，血液经口腔呕出；黑便是指血液经过肠道时，血红蛋白中的铁与肠内硫化物结合，生成硫化铁而使粪便呈黑色。呕血和黑便是上消化道出血的主要症状，呕血均伴有黑便，但黑便不一定伴有呕血。

2. 呕血与黑便的病因

（1）食管疾病：食管炎、食管癌、食管贲门黏膜撕裂、食管异物、食管裂孔疝等。食管异物刺穿主动脉可造成大量呕血，危及生命

（2）胃及十二指肠疾病：最常见的原因是消化性溃疡。非甾体抗炎药及应激所致的急性胃黏膜病变出血也较常见。其他病因有胃癌、急性及慢性胃炎、胃黏膜脱垂症、十二指肠炎等

（3）肝、胆、胰的疾病：肝硬化、门静脉高压引起的食管与胃底静脉曲张破裂是引起上消化道出血的常见病因。胆道感染、胆石症、胆道肿瘤可引起胆道出血。胰腺癌、急性重症胰腺炎也可引起上消化道出血，但均少见。

（4）全身性疾病：①血液疾病，如白血病、再生障碍性贫血、血小板减少性紫癜、过敏性紫癜、弥散性血管内凝血（DIC）等。②急性传染病，如肾综合征出血热、钩端螺旋体病、急性重型肝炎等。③其他，如尿毒症、肺源性心脏病、结节性多动脉炎等。

上消化道出血前四位的病因是：消化性溃疡、食管与胃底静脉曲张破裂、急性胃黏膜病变及胃癌。

3. 呕血与黑便的临床表现

（1）幽门以上的出血常表现为呕血和黑便，出血量大，呕吐物呈鲜红色或暗红色，常混有血块；出血量少，呕吐物呈咖啡色或棕褐色，或只有黑便。

（2）幽门以下的出血常无呕血，只表现为黑便。

（3）上消化道大出血时，可出现头昏、心悸、乏力、口渴、出冷汗、心率加快、血压下降等循环衰竭的表现。

4. 呕血与黑便的问诊要点及临床意义

（1）是否为上消化道出血：呕血应与咯血及口、鼻、咽喉部位出血鉴别。黑便应与进食动物血、铁剂、铋剂等造成的黑便鉴别。

（2）估计出血量

临床表现或检查结果	出血量估计
大便隐血试验阳性	5mL 以上
黑便	60mL 以上
呕血	胃内蓄积血量达 300mL
头昏、眼花、口干乏力、皮肤苍白、心悸不安、出冷汗，甚至昏倒	一次达 500mL 以上
周围循环衰竭	800 ～ 1000mL 以上

（3）诱因：如饮食不节、饮酒及服用某些药物、严重创伤等。

（4）既往病史：重点询问有无消化性溃疡、肝炎、肝硬化，以及长期服药史。

（5）伴随症状

伴随症状	临床意义
伴慢性、周期性、节律性上腹痛	见于消化性溃疡
伴蜘蛛痣、肝掌、黄疸、腹壁静脉曲张、腹水、脾肿大	见于肝硬化门静脉高压
伴皮肤黏膜出血	见于血液病及急性传染病
伴右上腹痛、黄疸、寒战高热	见于急性梗阻性化脓性胆管炎

细目十一　黄疸

1. 黄疸的概念　血清总胆红素浓度升高致皮肤、黏膜、巩膜黄染称黄疸。总胆红素在 17.1 ~ 34.2μmol/L，虽然浓度升高，但无黄疸出现，称为隐性黄疸；总胆红素浓度超过 34.2μmol/L 则可出现皮肤、黏膜、巩膜黄染，称为显性黄疸。

2. 胆红素的正常代谢途径

（1）来源：血中胆红素主要来源于血红蛋白，正常情况下，衰老的红细胞被单核 – 巨噬细胞系统破坏，释放出血红蛋白并分解为胆红素、铁、珠蛋白。此时的胆红素为不溶于水的、非结合状态的胆红素，称为非结合胆红素或游离胆红素（UCB），非结合胆红素随血流到达肝脏。

（2）肝内转变：游离胆红素在肝细胞内与葡萄糖醛酸结合形成葡萄糖醛酸胆红素，称为结合胆红素（CB）。结合胆红素为水溶性，增多时可通过肾小球滤过，从尿中排出。

（3）排泄：结合胆红素随胆汁→肠道（在肠道内细菌的作用下）→无色的尿胆原（又称粪胆原）。大部分尿胆原自粪便排出。小部分尿胆原在肠内被重吸收入血液→回肝脏→再变成结合胆红素，随胆汁排入肠道，形成“胆红素的肠 – 肝循环”。其中小部分回肝的尿胆原则经体循环由肾脏排出，遇空气被氧化为尿胆素。

3. 各型黄疸的病因、临床表现及实验室检查特点

（1）溶血性黄疸

1）病因：①先天性溶血性贫血：如遗传性球形红细胞增多症、珠蛋白生成障碍性贫血、蚕豆病等。②后天获得性溶血性贫血：自身免疫性溶血性贫血。③同种免疫性溶血性贫血：如误输异型血、新生儿溶血。④非免疫性溶血性贫血：如败血症、疟疾、毒蛇咬伤、毒蕈中毒、阵发性睡眠性血红蛋白尿等。

2）临床表现：黄疸较轻，呈浅柠檬色。急性溶血时，起病急骤，出现寒战、高热、头痛、腰痛、呕吐，尿呈酱油色或茶色。严重者出现周围循环衰竭及急性肾功能衰竭。慢性溶血常反复发作，有贫血、黄疸、脾肿大三大特征。

3）实验室检查特点：血清总胆红素增多，以非结合胆红素为主，结合胆红素基本正常或轻度增高，尿胆原增多，尿胆红素阴性，大便颜色变深。具有溶血性贫血的改变，如贫血、网织红细胞增多、血红蛋白尿、骨髓红细胞系增生旺盛等。

（2）肝细胞性黄疸

1）病因：病毒性肝炎、中毒性肝炎、肝硬化、肝癌、钩端螺旋体病、败血症、伤寒等。

2）临床表现：黄疸呈浅黄至深黄色，有乏力、食欲下降、恶心呕吐，甚至出血等肝功能受损的症状及肝脾肿大等体征。

3）实验室检查特点：血清结合及非结合红素均增多，尿中尿胆原通常增多，尿胆红素阳性，大便颜色通常改变不明显，有转氨酶升高等肝功能受损的表现。

（3）胆汁淤积性黄疸（阻塞性黄疸）

1）病因：①肝外梗阻：如胆道结石、胆管癌、胰头癌、胆道炎症水肿、胆道蛔虫、胆管狭窄等引起的梗阻。②肝内胆汁淤积：胆汁排泄障碍所致，而无机械性梗阻，常见于内科疾病，如毛细胆管型病毒性肝炎、药物性胆汁淤积、原发性胆汁性肝硬化、妊娠期特发性黄疸等。

2）临床表现：黄疸深而色泽暗，甚至呈黄绿色或褐绿色。胆酸盐返流入血，刺激皮肤可引起瘙痒，刺激迷走神经可引起心动过缓，粪便颜色变浅或呈白陶土色。

3）实验室检查特点：血清结合胆红素明显增多。尿胆原减少或阴性，尿胆红素阳性，尿色深，大便颜色变浅。反映胆道梗阻的指标改变，如血清碱性磷酸酶及总胆固醇增高等。

4. 黄疸的问诊要点及临床意义

（1）病史及诱因：疟疾、误输异型血等出现的黄疸多为溶血性黄疸；有肝炎病史或肝炎密切接触史，或长期使用对肝脏有害的药物，或长期接触对肝脏有害的毒物者，容易发生肝脏损害，出现肝细胞性黄疸；有胆石症、胆道蛔虫病、肝结石、胆道肿瘤等胆囊疾病者，多出现阻塞性黄疸。

（2）病程：①黄疸快速出现者常见于急性病毒性肝炎、急性中毒性肝炎、胆石症、急性溶血等。②黄疸持续时间长者见于慢性溶血、肝硬化、肿瘤等。③黄疸进行性加重者，要考虑胰头癌、胆管癌、肝癌。④黄疸波动较大者常见于胆总管结石等。

（3）年龄：①新生儿黄疸常见于生理性黄疸、新生儿溶血性黄疸、新生儿败血症及先天性胆道闭锁等。②儿童与青少年时期出现的黄疸要考虑先天性与遗传性疾病。③病毒性肝炎也多见于儿童及青年人。④中年人出现黄疸常见于胆道结石、肝硬化、原发性肝癌。⑤老年人多考虑肿瘤。

（4）伴随症状：①伴有右上腹绞痛的多见于胆石症。②伴有上腹部钻顶样疼痛的见于胆道蛔虫病。③伴有乏力、食欲不振、厌油腻、肝区疼痛的见于病毒性肝炎。④伴有进行性消瘦的应考虑肝癌、胰头癌、胆总管癌、壶腹癌等。⑤伴有腹痛、发热的应考虑急性胆囊炎、胆管炎等。

细目十二 抽搐

1. 抽搐的概念 抽搐是指一块或一组肌肉快速、重复性、不自主地阵挛性或强直性收缩。抽搐发作时一般是全身性的，伴有或不伴有意识丧失。

2. 抽搐的病因

（1）颅脑疾病

1）感染性疾病：如各种脑炎及脑膜炎、脑脓肿、脑寄生虫病等。

2）非感染性疾病：①外伤：如产伤、脑挫伤、脑血肿等。②肿瘤：如原发性肿瘤（如脑膜瘤、神经胶质瘤等）及转移性脑肿瘤。③血管性疾病：如脑血管畸形、高血压脑病、脑栓塞、脑出血等。④癫痫。

（2）全身性疾病

1）感染性疾病：如中毒性肺炎、中毒性菌痢、败血症、狂犬病、破伤风、小儿高热惊厥等。

2）非感染性疾病：①缺氧：如窒息、溺水等。②中毒：外源性中毒，如药物、化学物；内源性中毒，如尿毒症、肝性脑病等。③代谢性疾病：如低血糖、低血钙等。④心血管疾病：如阿－斯综合征。⑤物理损伤：如中暑、触电等。⑥癔症性抽搐。

3. 抽搐的问诊要点及临床意义

（1）病史及发病年龄：有无产伤史、产后窒息史、癫痫史、颅脑疾病史、长期服药史，以及心、肺、肝、肾及内分泌疾病史等。

（2）发作情况：有无诱因及先兆、意识丧失及大小便失禁、发作时肢体抽动次序及分布。

（3）伴随症状：①伴高热，见于颅内与全身的感染性疾病、小儿高热惊厥等。注意抽搐本身也可引起高热。②伴高血压，见于高血压脑病、高血压脑出血、妊娠高血压综合征等。③伴脑膜刺激征，见于各种脑膜炎及蛛网膜下腔出血等。④伴瞳孔散大、意识丧失、大小便失禁，见于癫痫大发作。⑤不伴意识丧失，见于破伤风、狂犬病、低钙抽搐、癔症性抽搐等。⑥伴肢体偏瘫者，见于脑血管疾病及颅内占位性病变。

细目十三 意识障碍

1. 意识障碍的概念 意识障碍是指当弥漫性大脑皮质或脑干网状结构发生损害或功能抑制时，机体对自身状态和客观环境的识别与觉察能力出现障碍。

2. 意识障碍的病因

（1）颅脑疾病

1）感染性疾病：见于各种脑炎、脑膜炎、脑脓肿、脑寄生虫感染等。

2）非感染性疾病：①占位性病变：如脑肿瘤、颅内血肿、囊肿等。②脑血管疾病：如脑出血、蛛网膜下腔出血、脑栓塞、脑血栓形成、高血压脑病等。③颅脑外伤：如颅骨骨折、脑震荡、脑挫伤、颅内血肿等。④癫痫。

（2）全身性疾病

1）感染性疾病：见于全身严重感染性疾病，如伤寒、中毒性菌痢、重型肝炎、流行性出血热、钩端螺旋体病、中毒性肝炎、败血症等。

2）非感染性疾病：①心血管疾病：阿－斯综合征、重度休克等。②内分泌疾病：甲状腺危象、黏液性水肿性昏迷、糖尿病酮症酸中毒、高渗性昏迷、低血糖性昏迷、垂体性昏迷等。③代谢性脑病：尿毒症昏迷、肝性脑病、肺性脑病等。④电解质及酸碱平衡紊乱等。⑤外源性中毒：如严重食物或药物中毒、毒蛇咬伤、一氧化碳中毒等。⑥物理性损伤：中暑、触电、淹溺等。

3. 意识障碍的临床表现

（1）嗜睡：最轻的意识障碍，患者处于病理的睡眠状态，表现为持续性的睡眠。轻刺激如推动或呼唤患者，可被唤醒，醒后能回答简单的问题或做一些简单的活动，但反应迟钝，刺激停止后，又迅速入睡。

（2）昏睡：是一种比嗜睡重的意识障碍。患者处于熟睡状态，不易唤醒。虽在强刺激下（如压迫眶上神经）可被唤醒，但不能回答问题或答非所问，而且很快又再入睡。

（3）昏迷：指意识丧失，任何强大的刺激都不能唤醒，是最严重的意识障碍。①浅昏迷：是意识大部分丧失，强刺激也不能唤醒，但对疼痛刺激有痛苦表情及躲避反应。角膜反射、瞳孔对光反射、吞咽反射、眼球运动等都存在。②中度昏迷：是意识全部丧失，对强刺激的反应减弱，角膜反射、瞳孔对光反射迟钝，眼球活动消失。③深昏迷：是对疼痛等各种刺激均无反应，全身肌肉松弛，角膜反射、瞳孔对光反射、眼球活动均消失，可出现病理反射。

（4）意识模糊：是一种常见的轻度意识障碍，意识障碍程度较嗜睡重。具有简单的精神活动，但定向力有障碍，表现为对时间、空间、人物失去了正确的判断力。

（5）谵妄：是一种以兴奋性增高为主的急性高级神经中枢活动失调状态。表现为意识模糊，定向力障碍，伴错觉、幻觉、躁动不安、谵语。谵妄常见于急性感染的高热期，也可见于某些中毒（急性酒精中毒）、代谢障碍（肝性脑病）等。

4. 意识障碍的问诊要点及临床意义

（1）既往史：询问有无高血压、心脏病、肝脏病、肾脏病、糖尿病、甲状腺功能亢进症、慢性阻塞性肺疾病、颅脑外伤、肿瘤、癫痫等病史，有无手术、外伤、中毒及药物过敏史等。

（2）发病诱因：询问糖尿病患者降糖药或胰岛素的用量、肝脏病患者应用镇静剂等情况，有无在高温或烈日下工作等诱因。

（3）伴随症状：①伴发热，先发热后有意识障碍，见于脑膜炎、脑炎、败血症等；先有意识障碍后发热，见于脑出血、蛛网膜下腔出血、脑肿瘤、脑外伤等。②伴呼吸缓慢，见于吗啡、巴比妥类、有机磷杀虫剂等中毒、颅内高压等。③伴瞳孔散大，见于脑疝，脑外伤，颠茄类、酒精、氰化物等中毒，癫痫，低血糖昏迷等。④伴瞳孔缩小，见于脑桥出血，吗啡类、巴比妥类及有机磷杀虫剂等中毒。⑤伴高血压，见于高血压脑病、脑梗死、脑出血、尿毒症等。⑥伴心动过缓，见于颅内高压症、房室传导阻滞、甲状腺功能减退症、吗啡类中毒等。⑦伴脑膜刺激征，见于各种脑膜炎、蛛网膜下腔出血等。

第二单元　问　诊

1. 问诊的方法与注意事项

（1）问诊方法：医生对患者首先从礼节性谈话开始，自我介绍，明确患者本次就诊目的，根据不同患者的具体情况，采用不同类型的提问方式，语言要通俗易懂，避免使用医学术语，可用开放性或直接提问，避免诱导式或暗示性、责难性、连续性提问及杂乱无章的重复提问。每一部分病史询问结束时要进行归纳总结，对危重患者询问要简明扼要，迅速，并立即进行抢救。

（2）注意事项：问诊时环境要安静；仪表、礼节和友善的举止，态度要和蔼、亲切、同情和耐心，应对患者适当微笑或赞许地点头示意；交谈时采取适当的姿势表示对患者的尊重和理解；不乱解释，不要不懂装懂，也不要简单回答“不知道”，可以提供自己所知道的情况供患者参考；问诊时记录要尽量简单、快速，并与患者做必要的眼神交流；问诊结束时，应感谢患者的合作。

2. 问诊的内容 一般项目、主诉、现病史、既往史、个人史、婚姻史、月经生育史、家族史。

第三单元 检体诊断

细目一 全身状态检查及临床意义

1. 生命体征检查内容及临床意义

（1）体温测量

1）口腔温度

方法：将消毒过的口腔温度计（简称口表）的水银柱甩到35℃以下，水银端置于舌下，紧闭口唇，不用口腔呼吸，测量5分钟后读数。

正常值：36.3～37.2℃。

注意：口测法温度虽较可靠，但对婴幼儿及意识障碍者则不宜使用。

2）肛门温度

方法：患者取侧卧位，将直肠温度计（简称肛表）的水银柱甩到35℃以下，肛表水银端涂以润滑剂，徐徐插入肛门，深达肛表的一半为止，放置5分钟后读数。

正常值：36.5～37.7℃。

注意：肛门温度较口腔温度高0.3～0.5℃。适用于小儿及神志不清的患者。

3）腋下温度

方法：擦干腋窝汗液（有汗会使腋温低），将腋窝温度计（称腋表）的水银柱甩到35℃以下，温度计的水银端放在患者腋窝深处，嘱患者用上臂将温度计夹紧，放置10分钟后读数。

正常值：36～37℃。

注意：腋测法较安全、方便，不易发生交叉感染。

临床意义：正常人24小时内体温略有波动，相差不超过1℃。生理状态下，运动或进食后体温稍高，老年人体温略低，妇女在月经期前或妊娠期略高。

（2）脉搏检查

1）方法：以3个手指（示指、中指、环指）的指端来触诊桡动脉的搏动，如桡动脉不能触及，也可触摸肱动脉、颞动脉和颈动脉等。

2）正常值：正常成人，在安静状态下脉率为60～100次/分。儿童较快，婴幼儿可达130次/分。

3）临床意义：病理状态下，发热、疼痛、贫血、甲状腺功能亢进症、心力衰竭、休克、心肌炎等，脉率增快；颅内高压、病态窦房结综合征、二度及以上窦房或房室传导阻滞，或服用强心苷、钙拮抗剂、β受体阻滞剂等药时，脉率减慢。临床上除注意脉率增快或减慢之外，还应注意脉率与心率是否一致。心房颤动时，脉率少于同时计数的心率，这种现象称为脉搏短绌。

（3）血压测量

1）测量方法：①直接测量法：用特制的导管经穿刺周围动脉，送入主动脉，导管末端经换能器外接床旁监护仪，自动显示血压。此法技术要求高，且属有创，仅适用于危重和大手术的患者。②间接测量法：目前广泛应用袖带加压法。此法常用的血压计有汞柱式、弹簧式和电子血压计，以汞柱式为最常用。临床上通常采用间接方法在上臂肱动脉部位测取血压值。

2）血压变异的临床意义：①高血压：未服抗高血压药的情况下，收缩压≥140mmHg和（或）舒张压≥90mmHg，即为高血压。如果只有收缩压达到高血压标准，则称为单纯收缩期高血压。高血压绝大多数见于高血压病（亦称原发性高血压）；继发性高血压少见（约＜5%），见于肾脏疾病、肾上腺皮质或髓质肿瘤、肢端肥大症、甲状腺功能亢进症、妊娠高血压综合征等所致的血压增高。②低血压：血压低于

90/60mmHg 时，称为低血压。常见于休克、急性心肌梗死、心力衰竭、心包填塞、肾上腺皮质功能减退等，也可见于极度衰竭的患者。③脉压增大和减小：脉压＞ 40mmHg 称为脉压增大，见于主动脉瓣关闭不全、动脉导管未闭、动静脉瘘、高热、甲状腺功能亢进症、严重贫血、动脉硬化等。脉压＜ 30mmHg 称为脉压减小，见于主动脉瓣狭窄、心力衰竭、休克、心包积液、缩窄性心包炎等。

2. 发育与体型

（1）发育：发育的正常与否，通常以年龄与体格成长状态（身高、体重）、智力和性征（第一、第二性征）之间的关系来判断。发育正常时，年龄与体格、智力和性征的成长状态是相应的。

（2）体型：是身体各部发育的外观表现，包括骨骼、肌肉的成长与脂肪分布的状态等。临床上把正常人的体型分为均称型、矮胖型、瘦长型三种：①瘦长型（无力型）：体高肌瘦，颈细长，肩窄下垂，胸廓扁平，腹上角小于 90°。②矮胖型（超力型）：体格粗壮，颈粗短，肩宽平，胸围大，腹上角常大于 90°。③匀称型（正力型）：身体的各部分结构匀称适中，一般正常人多为此型。

临床上病态发育与内分泌的关系尤为密切。如在发育成熟前，脑垂体前叶功能亢进时，体格异常高大，称为巨人症；反之，垂体功能减退时，体格异常矮小，称脑垂体性侏儒症。

3. 营养状态检查

（1）判定方法：根据皮肤、毛发、皮下脂肪、肌肉的发育情况来综合判断，临床上常用良好、中等、不良三个等级来概括。

分度	临床表现
良好	黏膜红润，皮肤光泽，弹性良好，皮下脂肪丰满而有弹性，肌肉结实，指甲、毛发润泽，肋间隙及锁骨上窝深浅适中，肩胛部和腹部肌肉丰满，精神饱满
不良	黏膜干燥，皮肤弹性减低，皮下脂肪菲薄，肌肉松弛无力，指甲粗糙无光泽，毛发稀疏，肋间隙、锁骨上窝凹陷，肩胛部和髂骨突出，精神萎靡
中等	介于良好与不良之间

（2）常见的营养异常状态

1）营养不良：体重减轻到低于标准体重的 90% 时称为消瘦。主要见于长期的慢性感染（如结核病、血吸虫病等）、恶性肿瘤（如食管癌、胃癌等）、某些内分泌疾病（如糖尿病、垂体功能减退症等），以及精神性厌食。

2）肥胖：超过标准体重 20% 以上者为肥胖。主要由于摄食过多所致。此外，内分泌、家族遗传、生活方式与运动、精神因素等皆有影响。肥胖一般分为单纯性肥胖（全身脂肪分布均匀，一般无异常表现，常有一定的遗传倾向）和继发性肥胖（多由内分泌疾病引起，如肾上腺皮质功能亢进症）两类。

4. 意识状态 ①检查者可通过与患者交谈来了解其思维、反应、情感活动、计算能力、记忆力、注意力、定向力（即对时间、人物、地点，以及对自己本身状态的认识能力）等方面的情况。②对较为严重者应同时做痛觉测试（如重压患者眶上缘）、瞳孔对光反射、角膜反射、腱反射等，以判断有无意识障碍及其程度。③对昏迷患者，重点注意生命体征，尤其是呼吸的频率和节律，瞳孔大小，眼底有无视乳头水肿、出血，有无偏瘫、锥体束征、脑膜刺激征等。

5. 面容与表情

（1）急性（热）病容：表现为面色潮红，兴奋不安，呼吸急促，表情痛苦，鼻翼扇动，口唇疱疹，见于肺炎链球菌肺炎、流行性脑脊髓膜炎、急性化脓性阑尾炎等。

（2）慢性病容：表现为面容憔悴，面色晦暗或苍白无华，双目无神，表情淡漠，见于恶性肿瘤、肝硬化、严重肺结核等慢性消耗性疾病。

（3）肝病病容：表现为面颊瘦削，面色灰褐，额部、鼻背、双颊有褐色色素沉着，见于慢性肝炎、肝硬化等。

（4）肾病面容：表现为面色苍白，眼睑、颜面浮肿，见于慢性肾炎、慢性肾盂肾炎、慢性肾功能衰竭等。

（5）甲状腺功能亢进面容：表现为眼裂增大，眼球突出，目光闪烁，呈惊恐貌，兴奋不安，烦躁易怒，见于甲状腺功能亢进症。

（6）黏液性水肿面容：表现为面色苍白，睑厚面宽，颜面浮肿，目光呆滞，反应迟钝，眉毛、头发稀疏，见于甲状腺功能减退症。

（7）二尖瓣面容：表现为面色晦暗，双颊紫红，口唇轻度发绀，见于风湿性心瓣膜病二尖瓣狭窄。

（8）伤寒面容：表现为表情淡漠，反应迟钝，呈无欲状态，见于伤寒、脑脊髓膜炎、脑炎等。

（9）苦笑面容：表现为发作时牙关紧闭，面肌痉挛，呈苦笑状，见于破伤风。

（10）满月面容：表现为面圆如满月，皮肤发红，常伴痤疮和小须，见于库欣综合征及长期应用肾上腺皮质激素的患者。

（11）面具面容：表现为面部呆板，无表情，似面具样，见于帕金森病、脑炎。

（12）肢端肥大症面容：表现为头颅增大，脸面变长，下颌增大并向前突出，眉弓及两颧隆起，唇舌肥厚，耳鼻增大，见于肢端肥大症等。

（13）贫血面容：表现为面色苍白，口唇色淡，表情疲惫，见于各种原因所致的贫血。

6. 体位及步态

（1）体位检查

1）自动体位：身体活动自如，不受限制，见于正常人、轻病或疾病早期。

2）被动体位：患者不能随意调整或变换体位，需别人帮助才能改变体位。见于极度衰弱或意识丧失的患者。

3）强迫体位：患者为减轻疾病所致的痛苦，被迫采取的某些特殊体位。①强迫仰卧位：患者仰卧，双腿蜷曲，借以减轻腹部肌肉紧张，见于急性腹膜炎等。②强迫俯卧位：通过俯卧位减轻脊背肌肉的紧张程度，常见于脊柱疾病。③强迫侧卧位：通过侧卧于患侧，以减轻疼痛，且有利于健侧代偿呼吸，见于一侧胸膜炎及大量胸腔积液。④强迫坐位：患者坐于床沿，以两手置于膝盖上或扶持床边，见于心、肺功能不全者。⑤强迫蹲位：活动中因呼吸困难和心悸而采取蹲位以缓解症状，见于发绀型先天性心脏病。⑥辗转体位：患者坐卧不安，辗转反侧，见于胆绞痛、肾绞痛、肠绞痛等。⑦角弓反张位：患者颈及脊背肌肉强直，头向后仰，胸腹前凸，背过伸，躯干呈反弓形，见于破伤风、小儿脑膜炎等。

（2）步态检查

1）痉挛性偏瘫步态：瘫痪侧上肢呈内收、旋前，指、肘、腕关节屈曲，无正常摆动；下肢伸直并外旋，举步时将患侧骨盆抬高以提起瘫痪侧下肢，然后以髋关节为中心，脚尖拖地，向外划半个圆圈并跨前一步，故又称划圈样步态。见于急性脑血管疾病的后遗症。

2）醉酒步态：行走时重心不稳，左右摇晃，状如醉汉。见于小脑病变、酒精中毒等。

3）慌张步态：步行时头及躯干前倾，步距较小，起步动作慢，但行走后越走越快，有难以止步之势。见于帕金森病，又称震颤麻痹。

4）蹒跚步态（鸭步）：走路时身体左右摇摆似鸭行。见于佝偻病、大骨节病、进行性肌营养不良、先天性双髋关节脱位等。

5）共济失调步态：起步时一脚高抬，骤然垂落，且双目向下注视，两脚间距很宽，以防身体倾斜，闭目时不能保持平衡。见于小脑或脊髓后索病变，如脊髓痨。

6）剪刀步态：双下肢肌张力过高，行走时两腿交叉呈剪刀状。见于脑瘫或截瘫患者。

7）间歇性跛行：行走时，因下肢突发疼痛而停止前行，休息后继续前行。见于闭塞性动脉硬化、高血压动脉硬化等。

8）跨阈步态：患足下垂，行走时先将膝关节、髋关节屈曲，使患肢抬很高才能起步，如跨越门槛之势。见于腓总神经麻痹出现的足下垂患者。

细目二　皮肤检查及临床意义

1. 弹性、颜色、湿度检查

（1）皮肤弹性：皮肤弹性与年龄、营养状态、皮下脂肪及组织间隙含液量有关。检查时，常取手背或上臂内侧部位，用拇指和示指将皮肤捏起，正常人于松手后皮肤皱褶迅速平复。弹性减弱时皱褶平复缓慢，见于长期消耗性疾病或严重脱水的患者。发热时血液循环加速，周围血管充盈，皮肤弹性可增加。

（2）皮肤颜色

1）发红：由毛细血管扩张充血、血流加速及增多所致。生理情况下见于饮酒、日晒、运动、情绪激动等；病理情况下见于发热性疾病、阿托品和一氧化碳中毒等。一氧化碳中毒患者的皮肤、黏膜呈樱桃红色。皮肤持久性发红可见于库欣（Cushing）综合征及真性红细胞增多症。

2）苍白：皮肤黏膜苍白可由贫血、末梢毛细血管痉挛或充盈不足引起，常见于贫血、寒冷、惊恐、休克、虚脱及主动脉瓣关闭不全等；只有肢端苍白者，可能与肢体血管痉挛或阻塞有关，如雷诺病、血栓闭塞性脉管炎。

3）黄染：皮肤黏膜呈不正常的黄色，称为黄染。主要见于：①因胆红素浓度增高引起的黄疸。黄疸早期或轻微时见于巩膜及软腭黏膜，较明显时才见于皮肤。黄疸见于肝细胞损害、胆道阻塞或溶血性疾病。②过多食用胡萝卜、南瓜、橘子等，使胡萝卜素在血中的含量增加可使皮肤黄染，但发黄的部位多在手掌、足底皮肤，一般不发生于巩膜和口腔黏膜。长期服用带有黄颜色的药物，如阿的平、呋喃类等也可使皮肤发黄，严重者可表现巩膜黄染，但这种巩膜黄染以角膜缘周围最明显，离角膜缘越远，黄染越浅，这是与黄疸鉴别的重要特征。

4）发绀：皮肤黏膜呈青紫色，主要因单位容积血液中脱氧血红蛋白增多（＞50g/L）所致。发绀的常见部位为舌、唇、耳郭、面颊和指端。

5）色素沉着：由于表皮基底层的黑色素增多，以致部分或全身皮肤色泽加深，称为色素沉着。全身性色素沉着多见于慢性肾上腺皮质功能减退，肝硬变、肝癌晚期等也可引起不同程度的皮肤色素沉着。妇女在妊娠期，面部、额部可发生棕褐色对称性色素斑片，称为妊娠斑。老年人全身或面部也可发生散在的斑片，称老年斑。

6）色素脱失：指皮肤色素局限性或全身性减少或缺失。当缺乏酪氨酸酶导致酪氨酸不能转化为多巴而形成黑色素时，即可发生色素脱失，见于白癜风、黏膜白斑、白化症等。

（3）湿度与出汗：出汗增多见于风湿热、结核病、甲状腺功能亢进症、佝偻病、布鲁菌病等；盗汗（夜间睡后出汗）见于肺结核活动期；冷汗（手脚皮肤发凉、大汗淋漓）见于休克与虚脱；无汗见于维生素A缺乏症、黏液性水肿、硬皮病和脱水等。

2. 皮疹、皮下出血、蜘蛛痣、皮下结节检查

（1）皮疹：检查时应注意皮疹出现与消失的时间、发展顺序、分布部位、形状及大小、颜色、压之是否退色、平坦或隆起、有无瘙痒和脱屑等。

1）斑疹：只是局部皮肤发红，一般不高出皮肤。见于麻疹初起、斑疹伤寒、丹毒、风湿性多形性红斑等。

2）玫瑰疹：是一种鲜红色的圆形斑疹，直径2～3mm，由病灶周围的血管扩张所形成，压之退色，松开时又复现，多出现于胸腹部。对伤寒或副伤寒具有诊断意义。

3）丘疹：直径小于1cm，除局部颜色改变外还隆起皮面，为局限、充实的浅表损害。见于药物疹、麻疹、猩红热及湿疹等。

4）斑丘疹：在丘疹周围合并皮肤发红的底盘，称为斑丘疹。见于风疹、猩红热、湿疹及药物疹等。

5）荨麻疹：又称风团块，是由于皮肤、黏膜的小血管反应性扩张及渗透性增加而产生的一种局限性暂时性水肿。主要表现为边缘清楚的红色或苍白色的瘙痒性皮肤损害，出现快，消退快，消退后不留痕迹。见于各种异性蛋白性食物或药物等过敏。

（2）皮下出血：皮肤或黏膜下出血，出血面的直径小于2mm者，称为瘀点；小的出血点容易和小红色皮疹或小红痣相混淆，皮疹压之退色，而出血点压之不退色，小红痣加压虽不退色，但触诊时可稍高出平面，并且表面发亮。皮下出血直径在 3 ～ 5mm 者，称为紫癜；皮下出血直径＞ 5mm 者，称为瘀斑；片状出血并伴有皮肤显著隆起者，称为血肿。常见于造血系统疾病、重症感染、某些血管损害的疾病，以及某些毒物或药物中毒等。

（3）蜘蛛痣：蜘蛛痣是皮肤小动脉末端分支扩张所形成的血管痣。蜘蛛痣出现部位多在上腔静脉分布区，如面、颈、手背、上臂、前胸和肩部等处。蜘蛛痣的发生与雌激素增多有关，常见于慢性肝炎、肝硬化，是肝脏对体内雌激素的灭活能力减弱所致。健康妇女在妊娠期间、月经前或月经期偶尔也可出现蜘蛛痣。慢性肝病患者手掌大、小鱼际处常发红，加压后退色，称为肝掌，其发生机制与蜘蛛痣相同。

（4）皮下结节：皮下圆形或椭圆形小节，无压痛，推之活动，多出现在关节附近或长骨隆起部位及肌腱上。常见的有风湿结节、痛风结节、Osler 小结、动脉炎结节、囊虫幼结节等。检查时应注意其大小、硬度、部位、活动度、有无压痛。

3. 水肿、毛发检查

（1）水肿：皮下组织间隙液体积聚过多使组织肿胀，称为水肿。

1）凹陷性水肿：手指按压后凹陷不能很快恢复者。

2）非凹陷性水肿：黏液性水肿及象皮肿指压后无组织凹陷。黏液性水肿见于甲状腺功能减退症；象皮肿见于丝虫病。

3）全身性水肿：常见于肾炎、肾病综合征、心力衰竭（尤其是右心衰竭）、失代偿期肝硬变和营养不良等。

4）局部性水肿：见于局部炎症、外伤、过敏、血栓形成所致的毛细血管通透性增加，静脉或淋巴回流受阻。

（2）毛发：毛发的分布、多少和变化对临床诊断有辅助意义。病理性毛发稀少常见的原因：①头部皮肤疾病：如脂溢性皮炎。②神经营养障碍：如斑秃。③某些发热性疾病后：如伤寒可致弥漫性脱发。④某些内分泌疾患：如甲状腺功能减退症、垂体前叶功能减退等。⑤理化因素性脱发：如过量的放射线影响，某些抗癌药物（如环磷酰胺等）的使用。某些疾病也可使毛发增多，如库欣综合征或长期使用肾上腺皮质激素者，女性患者除一般体毛增多外，还可呈男性体毛分布如生长胡须。

细目三　淋巴结检查

1. 浅表淋巴结分布　在耳前、耳后、乳突区、枕骨下区、颌下、颏下、颈后三角、颈前三角、锁骨上窝、腋窝、滑车上、腹股沟和腘窝等部位。检查表浅淋巴结时，按以上顺序进行。

2. 浅表淋巴结检查方法　检查某部淋巴结时，应使该部皮肤和肌肉松弛，以利于触摸。如发现有肿大的浅表淋巴结，应记录其位置、数目、大小、质地、移动度，表面是否光滑，有无粘连，局部皮肤有无红肿、压痛和波动，是否有瘢痕、溃疡和瘘管等，同时应注意寻找引起淋巴结肿大的病灶。

3. 局部和全身浅表淋巴结肿大的临床意义

（1）局部淋巴结肿大的原因

1）非特异性淋巴结炎：一般炎症所致的淋巴结肿大多有触痛，表面光滑，无粘连，质不硬。①颌下淋巴结肿大常由口腔内炎症所致。②颈部淋巴结肿大常由化脓性扁桃体炎、齿龈炎等急慢性炎症所致。③上肢、胸壁及乳腺的炎症常引起腋窝淋巴结肿大。④下肢、会阴及臀部的炎症常引起腹股沟淋巴结肿大。

2）淋巴结结核：肿大淋巴结常发生在颈部血管周围，多发性，质地较硬，大小不等，可互相粘连或与邻近组织、皮肤粘连，移动性稍差。如组织发生干酪性坏死，则可触到波动感；晚期破溃后形成瘘管，愈合后可形成瘢痕。

3）转移性淋巴结肿大：①恶性肿瘤转移所致的淋巴结肿大，质硬或有象皮样感，一般无压痛，表面光滑或有突起，与周围组织粘连而不易推动。②左锁骨上窝淋巴结肿大，多为腹腔脏器癌肿（胃癌、肝癌、结肠癌等）转移。③右锁骨上窝淋巴结肿大，多为胸腔脏器癌肿（肺癌等）转移。④鼻咽癌易转移到颈部淋巴结。⑤乳腺癌最早经胸大肌外侧缘淋巴管侵入同侧腋下淋巴结。

（2）全身淋巴结肿大：常见于传染性单核细胞增多症、淋巴细胞白血病、淋巴瘤和系统性红斑狼疮。

细目四　头部检查

1. 头颅形状、大小检查　通常以头围来表示头颅的大小。

（1）小颅：前囟过早闭合可引起小头畸形，同时伴有智力发育障碍（痴呆症）。

（2）方颅：前额左右突出，头顶平坦呈方颅畸形，见于小儿佝偻病、先天性梅毒。

（3）巨颅：额、头顶、颞和枕部膨大呈圆形，颜面部相对很小，头皮静脉明显怒张。由于颅内高压，压迫眼球，形成双目下视、巩膜外露的特殊面容，称为落日现象，见于脑积水。

2. 眼部检查

（1）眼睑：检查时注意观察有无红肿、浮肿，睑缘有无内翻或外翻，睫毛排列是否整齐及生长方向，两侧眼睑是否对称，上睑抬起及闭合功能是否正常。

1）上睑下垂：①双上眼睑下垂见于重症肌无力、先天性上眼睑下垂。②单侧上眼睑下垂常见于各种疾病引起的动眼神经麻痹，如脑炎、脑脓肿、蛛网膜下腔出血、白喉、外伤等。

2）眼睑水肿：多见于肾炎、慢性肝病、贫血、营养不良、血管神经性水肿等。

3）眼睑闭合不全：双侧眼睑闭合不全常见于甲状腺功能亢进症；单侧眼睑闭合不全常见于面神经麻痹。

（2）结膜：分为睑结膜、穹隆结膜和球结膜三部分，检查时应注意有无充血、水肿、乳头增生、结膜下出血、滤泡和异物等。①结膜发红、水肿、血管充盈为充血，见于结膜炎、角膜炎、沙眼早期。②结膜苍白见于贫血。③结膜发黄见于黄疸。④睑结膜有滤泡或乳头，见于沙眼。⑤结膜有散在出血点，见于亚急性感染性心内膜炎。⑥结膜下片状出血，见于外伤及出血性疾病，亦可见于高血压、动脉硬化。⑦球结膜透明而隆起为球结膜下水肿，见于脑水肿或输液过多。

（3）巩膜：检查巩膜有无黄染应在自然光线下进行。患者出现黄疸时，巩膜黄染均匀，血液中其他黄色色素增多时（如胡萝卜素与阿的平等），一般黄染只出现于角膜周围。

（4）角膜：检查时应注意角膜的透明度，有无白斑、云翳、溃疡、角膜软化和血管增生等。①角膜边缘出现灰白色混浊环，称为老年环，是类脂质沉着所致，多见于老年人或早老症。②角膜边缘出现黄色或棕褐色环，环外缘清晰，内缘模糊，是铜代谢障碍的体征，称为凯－费环（角膜色素环），见于肝豆状核变性（Wilson 病）。

（5）瞳孔：正常瞳孔直径 2 ～ 5mm，两侧等大等圆。检查瞳孔时，应注意其大小、形态、双侧是否相同、对光反射和调节反射是否正常。

1）瞳孔大小：①瞳孔缩小（＜ 2mm）常见于虹膜炎、有机磷农药中毒、毒蕈中毒，以及吗啡、氯丙嗪、毛果芸香碱等药物影响。②瞳孔扩大（＞ 5mm）见于外伤、青光眼绝对期、视神经萎缩、完全失明、濒死状态、颈交感神经刺激和阿托品、可卡因等药物影响。③瞳孔大小不等：双侧瞳孔大小不等，常见于脑外伤、脑肿瘤、脑疝及中枢神经梅毒等颅内病变。

2）对光反射：①直接对光反射（即电筒光直接照射一侧瞳孔立即缩小，移开光线后瞳孔迅速复原）。②间接对光反射（即用手隔开双眼，电筒光照射一侧瞳孔后，另一侧瞳孔也立即缩小，移开光线后瞳孔迅速复原）。瞳孔对光反射迟钝或消失，见于昏迷患者。

3）调节反射与集合反射：嘱被检查者注视 1m 以外的目标（通常为检查者的示指尖），然后逐渐将目标移至距被检查者眼球约 10cm 处，同时观察双眼瞳孔的变化情况。正常反应是双侧瞳孔逐渐缩小（调节反射）、双眼球向内聚合（集合反射）。当动眼神经受损害时，调节和集合（辐辏）反射消失。

（6）眼球：检查时注意眼球的外形和运动。

1）眼球突出：①双侧眼球突出见于甲状腺功能亢进症。②单侧眼球突出，多见于局部炎症或眶内占位性病变，偶见于颅内病变。

2）眼球凹陷：①双侧眼球凹陷见于重度脱水，老年人由于眶内脂肪萎缩而有双侧眼球后退。②单侧眼球凹陷见于 Horner 综合征或眶尖骨折。

3）眼球运动：医师左手置于被检查者头顶并固定头部，使头部不能随眼转动，右手指尖（或棉签）放在被检查者眼前 30 ～ 40cm 处，嘱被检查者两眼随医师右手指尖的移动方向运动。顺序：左侧→左上→左下，右侧→右上→右下。注意眼球运动幅度、灵活性、持久性，两眼是否同步，并询问患者有无复视出现。眼球运动受动眼神经（Ⅲ）、滑车神经（Ⅳ）和展神经（Ⅵ）支配，这些神经麻痹时，会引起眼球运动障碍，并伴有复视。

4）眼球震颤：嘱被检查者眼球随医师手指所示方向（水平或垂直）运动数次，观察是否出现一系列有规律的往返运动。双侧眼球出现一系列快速水平或垂直的往返运动，称为眼球震颤。运动方向以水平方向多见，垂直和旋转方向很少见，自发的眼球震颤见于耳源性眩晕及小脑疾患等。

3. 耳部检查

（1）外耳

1）耳郭：注意耳郭的外形、大小、位置和对称性，有无畸形、瘘管、结节等。耳郭上有触痛的小结为尿酸盐沉积形成的痛风结节；耳郭红肿并有局部发热、疼痛，为局部感染；牵拉和触诊耳郭引起疼痛，提示炎症。

2）外耳道：有黄色液体流出伴痒痛者为外耳道炎。外耳道有局限性红肿，触痛明显，牵拉耳郭或压迫耳屏时疼痛加剧，见于外耳道疖肿。外耳道有脓性分泌物、耳痛及全身症状，见于中耳炎。外耳道有血液或脑脊液流出，多为颅底骨折。

（2）鼓膜：注意观察鼓膜有无病变，检查时先向后上牵拉耳郭，再插入耳镜进行观察。

（3）乳突：化脓性中耳炎引流不畅时可蔓延到乳突而成乳突炎，表现为耳郭后皮肤红肿，乳突压痛，有时可见瘘管或瘢痕，严重时可导致耳源性脑脓肿或脑膜炎。

4. 鼻部检查

（1）鼻的外形：①鼻梁部现红色斑块，病损处高出皮面且向两侧面颊扩展为蝶形红斑，见于系统性红斑狼疮。②鼻尖及鼻翼皮肤发红，并有毛细血管扩张、组织肥厚，见于酒渣鼻。③鼻梁塌陷而致鼻外形似马鞍状，称为鞍鼻，见于鼻骨骨折、鼻骨发育不全和先天性梅毒。④鼻腔完全阻塞，鼻梁宽平如蛙状，称为蛙状鼻，见于肥大鼻息肉患者。

（2）鼻翼扇动：吸气时鼻孔开大，呼气时鼻孔回缩，是高度呼吸困难的表现。常见于肺炎链球菌肺炎、支气管哮喘、心源性哮喘等。

（3）鼻中隔、鼻腔检查：正常情况下，多数人鼻中隔稍偏离中线。如果鼻中隔明显偏离中线，并产生呼吸障碍，称为鼻中隔偏曲。①鼻中隔穿孔见于外伤、鼻腔慢性炎症等。②急性鼻炎时，鼻腔黏膜因充血而肿胀，伴有鼻塞、流鼻涕等症状。③慢性鼻炎时鼻黏膜可因黏膜组织肥厚而肿胀。④慢性萎缩性鼻炎时，黏膜组织萎缩，鼻甲缩小，鼻腔宽大，分泌物减少，伴有嗅觉减退或丧失。⑤鼻腔或鼻窦化脓性炎症时，鼻腔分泌物增多，颜色发黄或发绿。

（4）鼻窦：额窦、筛窦、上颌窦和蝶窦，统称为鼻窦。鼻窦区压痛多为鼻窦炎。蝶窦因解剖位置较深，不能在体表检查到压痛。

5. 口腔、腮腺检查

（1）口唇：正常人的口唇红润、光泽。①口唇苍白见于贫血、主动脉瓣关闭不全或虚脱。②唇色深红见于急性发热性疾病。③口唇单纯疱疹常伴发于肺炎链球菌肺炎、感冒、流行性脑脊髓膜炎、疟疾等。④口唇干燥并有皲裂，见于重度脱水患者。⑤口角糜烂见于核黄素缺乏。⑥口唇发绀见于心脏内外有异常动、静脉分流通道，如法洛四联症、先天性肺动静脉瘘；呼吸衰竭、肺动脉栓塞等；心力衰竭、休克及暴露在寒冷环境；真性红细胞增多症。

（2）口腔黏膜：①正常人的口腔黏膜光洁呈粉红色，出现蓝黑色的色素沉着多见于肾上腺皮质功能减退。②在相当于第二磨牙处的颊黏膜出现直径约 1mm 的灰白色小点，外有红色晕圈，为麻疹黏膜斑，是麻疹的早期（发疹前 24 ～ 48 小时）特征。③在黏膜下出现大小不等的出血点或瘀斑，见于各种出血性疾病或维生素 C 缺乏。④口腔黏膜溃疡见于慢性复发性口疮，无痛性黏膜溃疡可见于系统性红斑狼疮。⑤乳白色薄膜覆盖于口腔黏膜、口角等处，为鹅口疮（白色念珠菌感染），多见于体弱重症的病儿或老年患者，或长期使用广谱抗生素的患者。

（3）牙齿：检查时应注意有无龋齿缺齿、义齿、残根，牙齿颜色及形状。①牙齿呈黄褐色为斑釉牙，见于长期饮用含氟量高的水或服用四环素等药物后。②切牙切缘凹陷呈月牙形伴牙间隙过宽，见于先天性梅毒。③单纯性牙间隙过宽，见于肢端肥大症。

（4）牙龈：正常人的牙龈呈粉红色并与牙颈部紧密贴合。①齿龈水肿及流脓（挤压牙龈容易查见），见于慢性牙周炎。②牙龈萎缩，见于牙周病。③牙龈出血可见于牙石、牙周炎、血液系统疾病及坏血病等。④齿龈的游离缘出现灰黑色点线为铅线，见于慢性铅中毒。在铋、汞、砷中毒时，也可出现类似黑褐色点线状的色素沉着。

（5）舌：正常舌呈粉红色，大小厚薄适中，活动自如，舌面湿润，并覆盖着一层薄白苔。异常舌包括：①草莓舌：舌乳头肿胀、发红如同草莓，见于猩红热或长期发热的患者。②牛肉舌：舌面绛红如同生牛肉，见于糙皮病（烟酸缺乏）。③镜面舌：亦称光滑舌，舌体小，舌面光滑，呈粉红色或红色，无苔，见于恶性贫血（内因子缺乏）、缺铁性贫血或慢性萎缩性胃炎。④运动异常：舌体不自主偏斜见于舌下神经麻痹；舌体震颤见于甲状腺功能亢进症。⑤其他：舌色淡红见于营养不良或贫血；舌色深红见于急性感染性疾病；舌色紫红见于心、肺功能不全。

（6）咽部及扁桃体：①咽部充血红肿，多见于急性咽炎。②咽部充血，表面粗糙，并有淋巴滤泡呈簇状增生，见于慢性咽炎。③扁桃体红肿增大，可伴有黄白色分泌物或苔片状易剥离假膜，是扁桃体炎。扁桃体肿大分为三度：Ⅰ度肿大时扁桃体不超过咽腭弓；Ⅱ度肿大时扁桃体超过咽腭弓，介于Ⅰ度与Ⅲ度之间；Ⅲ度肿大时扁桃体达到或超过咽后壁中线。④扁桃体充血红肿，并有不易剥离的假膜（强行剥离时出血），见于白喉。

（7）腮腺：腮腺位于耳屏、下颌角与颧弓所构成的三角区内。腮腺导管开口在与上颌第二磨牙牙冠相对的颊黏膜上。正常的腮腺腺体软薄，不能触清其轮廓。腮腺肿大时可出现以耳垂为中心的隆起，并可触及包块。一侧或双侧腮腺肿大，触诊边缘不清，有轻压痛，腮腺导管口红肿，见于流行性腮腺炎。

细目五　颈部检查

1. 颈部血管检查

（1）颈静脉：正常人安静坐位或立位时，颈外静脉不显露，平卧时可见稍充盈。①颈静脉怒张，提示体循环静脉血回流受阻或上腔静脉压增高，见于右心衰竭、缩窄性心包炎、心包积液及上腔静脉阻塞综合征等。②颈静脉搏动，可见于三尖瓣关闭不全。

（2）颈动脉：安静状态下出现明显的颈动脉搏动，提示心排血量增加或脉压增大，常见于主动脉瓣关闭不全、高血压、甲状腺功能亢进症及严重贫血等。

2. 甲状腺检查

（1）检查方法

视诊：注意观察甲状腺有无肿大，是否对称。检查时可让患者头后仰、双手放于枕后再观察，并嘱其做吞咽动作，可将甲状腺与颈前其他包块相鉴别。

触诊：检查甲状腺的大小、轮廓和性质，注意甲状腺的肿大程度、硬度，是否对称、光滑，有无结节、压痛及震颤，有无粘连及血管杂音，触诊包括甲状腺峡部和甲状腺侧叶的检查。

（2）甲状腺肿大的临床意义：甲状腺肿大分为三度：不能看出肿大但能触及者为Ⅰ度；能看见肿大又能触及，但在胸锁乳突肌以内者为Ⅱ度；超出胸锁乳突肌外缘者为Ⅲ度。生理性甲状腺肿大见于女性青春期、妊娠或哺乳期。病理性甲状腺轻度肿大见于单纯性甲状腺肿、甲状腺功能亢进症、甲状腺炎及甲状腺肿瘤。

3. 气管检查　正常人的气管位于颈前正中部。①大量胸腔积液、气胸或纵隔肿瘤及单侧甲状腺肿大，可将气管推向健侧。②肺不张、肺硬化、胸膜粘连等，可将气管拉向患侧。

细目六 胸壁及胸廓检查

1. 胸部体表标志及分区

（1）骨骼标志

1）胸骨角：两侧胸骨角分别与左、右第 2 肋软骨相连接，通常以此作为标记来计数前胸壁上的肋骨和肋间隙。

2）第 7 颈椎棘突：为背部颈、胸交界部的骨性标志，其下即为第 1 胸椎棘突。

3）肩胛下角：被检查者取直立位，两手自然下垂时，肩胛下角平第 7 肋骨或第 7 肋间隙，或相当于第 8 胸椎水平。

（2）胸部体表标志线：前正中线、锁骨中线（左、右）通过锁骨胸骨端与锁骨肩峰端连线的中点所引的垂直线。成年男性和儿童，此线一般通过乳头、腋前线（左、右）、腋后线（左、右）、腋中线（左、右）、肩胛线（左、右）、后正中线。

（3）胸部分区：腋窝（左、右）、胸骨上窝、锁骨上窝（左、右）、锁骨下窝（左、右）、肩胛上区（左、右）、肩胛区（左、右）、肩胛间区（左、右）、肩胛下区（左、右）。

2. 常见异常胸廓

（1）桶状胸：常见于慢性阻塞性肺疾病及支气管哮喘发作时，亦可见于一部分老年人。

（2）扁平胸：见于瘦长体型者，也可见于慢性消耗性疾病，如肺结核等。

（3）鸡胸（佝偻病胸）：此为佝偻病所致的胸部病变，多见于儿童。伴有佝偻病串珠肋膈沟。

（4）漏斗胸：见于佝偻病、胸骨下部长期受压者，也有原因不明者。

（5）胸廓一侧或局限性变形：①胸廓一侧膨隆多见于大量胸腔积液、气胸等。②一侧平坦或下陷见于肺不张、肺纤维化、广泛性胸膜增厚和粘连等。③胸廓局限性隆起见于心脏明显增大、大量心包积液、肋骨骨折等。

（6）脊柱畸形引起的胸廓改变：常见于脊柱结核、强直性脊柱炎、胸椎疾患等。

3. 胸壁静脉检查 正常胸壁无明显静脉可见。上腔静脉或下腔静脉回流受阻建立侧支循环时，胸壁静脉可充盈或曲张。上腔静脉受阻时，胸壁静脉的血流方向自上向下；下腔静脉受阻时，胸壁静脉的血流方向自下向上。

4. 胸壁及胸骨检查 用手指轻压或轻叩胸壁，正常人无疼痛感觉。胸壁炎症、肿瘤浸润、肋软骨炎、肋间神经痛、带状疱疹、肋骨骨折等，可有局部压痛。骨髓异常增生时，常有胸骨压痛或叩击痛，见于白血病患者。

5. 乳房检查 检查时光线应充足，前胸充分暴露。被检查者取坐位或仰卧位，必要时取前倾位，先视诊后触诊，除检查乳房外还应检查引流乳房部位的淋巴结。

（1）视诊：注意两侧乳房的大小、对称性、外表、乳头状态及有无溢液等。①乳房外表发红、肿胀并伴疼痛、发热者，见于急性乳腺炎。②乳房皮肤表皮水肿隆起，毛囊及毛囊孔明显下陷，皮肤呈“橘皮样”，多为浅表淋巴管被乳癌细胞堵塞后局部皮肤出现淋巴性水肿所致。③乳房溃疡和瘘管见于乳腺炎、结核或脓肿。④单侧乳房表浅静脉扩张常是晚期乳癌或肉瘤的征象。⑤妊娠、哺乳也可引起乳房表浅静脉扩张，但常是双侧性的。⑥近期发生的乳头内陷或位置偏移，可能为癌变；乳头有血性分泌物见于乳管内乳头状瘤、乳腺癌。

（2）触诊

1）方法：被检查者取坐位，先两臂下垂，然后双臂高举超过头部或双手叉腰再进行检查。先触诊检查健侧乳房，再检查患侧。检查者以并拢的手指掌面略施压力，以旋转或来回滑动的方式进行触诊，切忌用手指将乳房提起来触摸。检查按外上、外下、内下、内上、中央（乳头、乳晕）的顺序进行，然后检查淋巴引流部位（腋窝，锁骨上、下窝等处淋巴结）。

2）临床意义：①触诊乳房变为较坚实而无弹性，提示皮下组织受肿瘤或炎症浸润。②乳房压痛多系炎症所致，恶性病变一般无压痛。③触及乳房包块时，应注意其部位、大小、外形、硬度、压痛及活动度。④急性乳腺炎时乳房红、肿、热、痛，常局限于一侧乳房的某一象限。触诊有明显压痛的硬块，患侧腋窝淋巴结肿大并有压痛，伴寒战、发热及出汗等全身中毒症状。⑤乳房肿块见于乳癌、乳房纤维腺瘤、乳管内乳头状瘤、乳房肉瘤等。良性肿块一般较小，形状规则，表面光滑，边界清楚，质不硬，无粘连而活动度大；恶性肿瘤以乳癌最为常见，多见于中年以上的妇女，肿块形状不规则，表面凹凸不平，边界不清，压痛不明显，质坚硬，早期恶性肿瘤可活动，但晚期可与皮肤及深部组织粘连而固定，易向腋窝等处淋巴结转移，尚可有“橘皮样”、乳头内陷及血性分泌物。

细目七 肺和胸膜检查

1. 肺和胸膜视诊

（1）呼吸类型：胸式呼吸和腹式呼吸。①生理：一般说来，成年女性以胸式呼吸为主，儿童及成年男性以腹式呼吸为主。②病理：患肺炎、重症肺结核、胸膜炎、肋骨骨折、肋间肌麻痹等胸部疾患时，因肋间肌运动受限可使胸式呼吸减弱而腹式呼吸增强，即胸式呼吸变为腹式呼吸。腹膜炎、腹水、巨大卵巢囊肿、肝脾极度肿大、胃肠胀气等腹部疾病及妊娠晚期，因膈肌向下运动受限可使腹式呼吸减弱而胸式呼吸增强，即腹式呼吸变为胸式呼吸。

（2）呼吸频率、深度及节律

1）呼吸频率：成人呼吸频率为 12 ～ 20 次 / 分钟。①成人呼吸频率超过 20 次 / 分钟，称为呼吸过速。见于剧烈体力活动、发热、疼痛、贫血、甲状腺功能亢进症、心力衰竭、肺炎、胸膜炎、精神紧张等。②成人呼吸频率低于 12 次 / 分钟，称为呼吸频率过缓。见于深度睡眠、颅内高压、黏液性水肿、吗啡及巴比妥中毒等。

2）呼吸深度：①呼吸幅度加深见于严重代谢性酸中毒时，患者可以出现节律匀齐，呼吸深而大（吸气慢而深，呼气短促），不感呼吸困难的呼吸，称为库斯莫尔呼吸（酸中毒大呼吸），见于尿毒症、糖尿病酮症酸中毒等。②呼吸浅快可见于肺气肿、胸膜炎、胸腔积液、气胸、呼吸肌麻痹、大量腹水、肥胖、鼓肠等。

3）呼吸节律：正常人呼吸节律匀齐，呼吸与脉搏之比为 1∶4。常见的呼吸节律异常有潮式呼吸及间停呼吸：①潮式呼吸（Cheyne-Stokes 呼吸），特点是呼吸由浅慢逐渐变为深快，由深快逐渐变为浅慢，直至呼吸停止片刻（5 ～ 30 秒），再开始上述周期性呼吸，形成如潮水涨落的节律，见于脑炎、脑膜炎、颅内压增高、脑干损伤等。②间停呼吸（Biot 呼吸），表现为有规律的深度相等的几次呼吸之后，突然停止呼吸，间隔一个短时间后又开始深度相同的呼吸，如此周而复始，间停呼吸的发生机制与潮式呼吸一样，但病情较潮式呼吸更为严重，常为临终前的危急征象。

（3）呼吸运动：健康人在平静状态下呼吸运动平稳而有节律，胸廓两侧动度一致、对称。

1）呼吸运动减弱或消失：①一侧或局部：见于大叶性肺炎、中等量以上胸腔积液或气胸、胸膜增厚或粘连、一侧肺不张等。②双侧：见于慢性阻塞性肺疾病、双侧肺纤维化、双侧大量胸腔积液、呼吸肌麻痹等。

2）呼吸运动增强：①局部或一侧：见于健侧的代偿。②双侧：见于酸中毒大呼吸、剧烈运动。

2. 肺和胸膜触诊

（1）触觉语震：也称语音震颤。正常情况下，前胸上部的语颤较下部强；后胸下部较上部强；右上胸较左上胸强。

1）语颤增强：①肺实变：见于肺炎链球菌肺炎、肺梗死、肺结核、肺脓肿及肺癌等。②压迫性肺不张：见于胸腔积液上方受压而萎瘪的肺组织及受肿瘤压迫的肺组织。③较浅而大的肺空洞：见于肺结核、肺脓肿、肺肿瘤所致的空洞。

2）语颤减弱或消失：①肺泡内含气量增多：如肺气肿及支气管哮喘发作时。②支气管阻塞：如阻塞性肺不张、气管内分泌物增多。③胸壁距肺组织距离加大：如胸腔积液、气胸、胸膜高度增厚及粘连、胸壁水肿或高度肥厚、胸壁皮下气肿。④体质衰弱：因发音较弱而语颤减弱。大量胸腔积液、严重气胸时，语颤可消失。

（2）胸膜摩擦感：急性胸膜炎时，两层胸膜因有纤维蛋白沉着而变得粗糙，呼吸时壁层和脏层胸膜相互摩擦而产生震动，引起胸膜摩擦感。触诊时，检查者用手掌轻贴胸壁，令患者反复做深呼吸，此时若有皮革相互摩擦的感觉，即为胸膜摩擦感。胸膜的任何部位均可出现胸膜摩擦感，但以腋中线第 5 ～ 7 肋间隙最易感觉到。

3. 肺部叩诊　正常肺部叩诊呈清音。

（1）肺部定界叩诊

1）肺上界：即肺尖的上界，其内侧为颈肌，外侧为肩胛带。

操作方法：自斜方肌前缘中部叩诊为清音，逐渐叩向外侧，变为浊音时为肺上界外侧终点。然后再由中部向内侧叩，由清音变为浊音时为肺上界内侧终点。此清音带的宽度即为肺尖的宽度，正常为 4 ～ 6cm，右侧较左侧稍窄。

临床意义：肺上界变窄见于肺尖有结核、肿瘤、纤维化、萎缩或胸膜增厚等；肺上界增宽见于气胸、肺大疱、阻塞性肺疾病等，叩诊可呈鼓音或过清音。

2）肺下界

操作方法：平静呼吸时，右肺下界在右侧锁骨中线、腋中线、肩胛线，分别为第 6、第 8、第 10 肋间水平。左肺下界除在左锁骨中线上变动较大（因有胃泡鼓音区）外，其余与右侧大致相同。矮胖体型或妊娠时，肺下界可上移 1 肋；消瘦体型者，肺下界可下移 1 肋；卧位时肺下界可比直立时升高 1 肋。

临床意义：病理情况下，肺下界下移见于肺气肿、腹腔内脏下垂；肺下界上移见于肺不张、肺萎缩、胸腔积液、气胸等。下叶肺实变、胸膜增厚时，肺下界不易叩出。

3）肺下界移动度

操作方法：在叩出肺下界的基础上，嘱被检查者深吸气后屏住呼吸，重新叩出肺下界，用笔标记之；稍事休息后，再嘱其深呼气，后屏住呼吸，叩出肺下界，用笔标记之。两个标记之间的距离即为肺下界移动度。正常人的两侧肺下界移动度为 6 ～ 8cm。

临床意义：若肺组织弹性减退、胸膜粘连或膈肌移动受限，则肺下界移动度减小，见于阻塞性肺疾病、胸腔积液、肺不张、胸膜粘连、肺炎及各种原因所致的腹压增高。当胸腔大量积液、积气或广泛胸膜增厚粘连时，肺下界移动度难以叩出。

（2）胸部病理性叩诊音

1）浊音或实音：①肺组织含气量减少或消失，如肺炎、肺结核、肺梗死、肺不张、肺水肿、肺硬化等。②肺内不含气的病变，如肺肿瘤、肺包囊虫病、未穿破的肺脓肿等。③胸膜腔病变，如胸腔积液、胸膜增厚粘连等。④胸壁疾病，如胸壁水肿、肿瘤等。

2）鼓音：见于气胸及直径大于 3 ～ 4cm 的浅表肺大疱、肺空洞，如空洞性肺结核、液化破溃了的肺脓肿或肺肿瘤。

3）过清音：介于鼓音和清音之间，见于肺内含气量增加且肺泡弹性减退者，如阻塞性肺疾病、支气管哮喘发作时。

4. 呼吸音听诊

（1）正常呼吸音

1）支气管呼吸音：正常人在喉部、胸骨上窝、背部第 6 颈椎至第 2 胸椎附近均可听到，如在肺部其他部位听到支气管呼吸音则为病理现象。

2）肺泡呼吸音：此为气体进出肺泡产生的声音，正常人除了可听到支气管呼吸音及支气管肺泡呼吸音的部位外，其余肺部任何区域都可听到。

3）支气管肺泡呼吸音：正常人在胸骨角附近，肩胛间区的第 3、4 胸椎水平及右肺尖可以听到，如在肺部其他部位听到则为病理现象。

（2）病理性呼吸音

1）病理性肺泡呼吸音：①肺泡呼吸音减弱或消失：常见于呼吸运动障碍，如全身衰弱、腹压过高、胸膜炎、肋骨骨折、肋间神经痛等；呼吸道阻塞，如支气管炎、支气管哮喘、喉或大支气管肿瘤等；肺顺应性降低，如阻塞性肺疾病、肺淤血、肺间质炎症等；胸腔内肿物，如肺癌、肺囊肿等；胸膜疾患，如胸腔积液、气胸、胸膜增厚及粘连等。②肺泡呼吸音增强：与呼吸运动及通气功能增强，进入肺泡的空气流量增多有关，见于运动、发热、甲状腺功能亢进症等；肺脏或胸腔病变使一侧或一部分肺的呼吸功能减弱或丧失，则健侧或无病变部分的肺泡呼吸音可出现代偿性增强。

2）病理性支气管呼吸音：在正常肺泡呼吸音部位听到支气管呼吸音，亦称管状呼吸音。主要见于肺组织实变，如大叶性肺炎实变期等；肺内大空洞，如肺结核、肺脓肿、肺癌形成空洞时；压迫性肺不张，见于胸腔积液、肺部肿块等使肺组织受压发生肺不张时。

3）病理性支气管肺泡呼吸音：在正常肺泡呼吸音的区域听到支气管肺泡呼吸音。常见于肺实变区域较小且与正常肺组织掺杂存在，或肺实变部位较深并被正常肺组织所遮盖。

5. 啰音听诊

（1）干啰音

1）听诊特点：①吸气和呼气都可听到，但常在呼气时更加清楚，因为呼气时管腔更加狭窄。②性质多变且部位变换不定。如咳嗽后可以增多、减少、消失或出现，多为黏稠分泌物移动所致。③音调较高，每个音响持续时间较长。④几种不同性质的干啰音可同时存在。⑤发生于主支气管以上的干啰音，有时不用听诊器都可听到，称喘鸣，可分为鼾音、哨笛音、飞箭音等。

2）临床意义：干啰音是支气管有病变的表现。如两肺都出现干啰音，见于急慢性支气管炎、支气管哮喘、支气管肺炎、心源性哮喘等。局限性干啰音是由局部支气管狭窄所致，常见于支气管局部结核、肿瘤、异物或黏稠分泌物附着。局部而持久的干啰音见于肺癌早期或支气管内膜结核。

（2）湿啰音（水泡音）：可分为大、中、小湿啰音和捻发音。

1）听诊特点：①吸气和呼气都可听到，以吸气终末时多而清楚。因吸气时气流速度较快且较强，吸气末气泡大，容易破裂，常有多个水泡音成串或断续发生。②部位较恒定，性质不易改变。③大、中、小水泡音可同时存在。④咳嗽后湿啰音可减少、增多或消失。

2）临床意义：湿啰音是肺与支气管有病变的表现。①湿啰音两肺散在性分布，常见于支气管炎、支气管肺炎、血行播散性肺结核、肺水肿。②两肺底分布，多见于肺淤血、肺水肿早期及支气管肺炎。③一侧或局限性分布，常见于肺炎、肺结核、支气管扩张症、肺脓肿、肺癌及肺出血等。④捻发音常见于肺炎或肺结核早期、肺淤血、肺泡炎等，也可见于正常老年人或长期卧床者。

6. 胸膜摩擦音听诊 在吸气和呼气时皆可听到，一般以吸气末或呼气开始时较为明显，屏住呼吸时胸膜摩擦音消失，可借此与心包摩擦音区别。深呼吸或在听诊器体件上加压时胸膜摩擦音常更清楚。胸膜摩擦音可发生于胸膜的任何部位，但最常见于脏层胸膜与壁层胸膜发生位置改变最大的部位——胸廓下侧沿腋中线处。

胸膜摩擦音是干性胸膜炎的重要体征，主要见于：①胸膜炎症，如结核性胸膜炎等其他原因引起的胸膜炎症。②原发性或继发性胸膜肿瘤。③肺部病变累及胸膜，如肺炎、肺梗死等。④胸膜高度干燥，如严重脱水等。⑤其他，如尿毒症等。

7. 听觉语音检查

（1）听觉语音减弱：见于过度衰弱、支气管阻塞、阻塞性肺疾病、胸腔积液、气胸、胸膜增厚或水肿。

（2）听觉语音增强：见于肺实变、肺空洞及压迫性肺不张。听觉语音增强、响亮，且字音清楚，称为支气管语音，见于肺组织实变。此时常伴有触觉语颤增强、病理性支气管呼吸音等肺实变的体征，但以支气管语音出现最早。耳语音增强见于肺实变、肺空洞及压迫性肺不张。耳语音增强且字音清晰者，为胸耳语音，是肺实变较广泛的征象。

8. 呼吸系统常见疾病的体征

鉴别	视诊		触诊		叩诊	听诊	
	胸廓	呼吸动度	气管位置	语颤	患侧	呼吸音	听觉语音
肺实变	对称	减弱	居中	增强	浊音或实音	消失	增强
阻塞性肺疾病	桶状	减弱	居中	减弱	过清音	减弱，呼气延长	减弱
胸腔积液	饱满	减弱	居中	减弱或消失	浊音或实音	减弱或消失	减弱或消失
阻塞性肺不张	下陷	减弱或消失	移向患侧	减弱或消失	清音或实音	消失	减弱或消失
气胸	饱满	减弱	推向健侧	减弱或消失	鼓音	减弱或消失	减弱或消失

细目八 心脏、血管检查

1. 心脏视诊

（1）心前区隆起：①某些先天性心脏病，如法洛四联症、肺动脉瓣狭窄等。②儿童时期患慢性风湿性心脏瓣膜病伴右心室增大者。

（2）心尖搏动：正常人心尖搏动位于左侧第 5 肋间隙、锁骨中线内侧 0.5 ～ 1cm 处，搏动范围的直径 2 ～ 2.5cm。

1）心尖搏动位置改变

生理因素：卧位时心尖搏动可稍上移；左侧卧位时，心尖搏动可向左移 2 ～ 3cm；右侧卧位时可向右移 1 ～ 2.5cm。小儿及妊娠时心脏常呈横位，心尖搏动可向上外方移位；瘦长体型者，心脏呈垂直位，心尖搏动可向下、向内移至第 6 肋间隙。

病理因素：左心室增大时，心尖搏动向左下移位；右心室增大时，心尖搏动向左移位；肺不张、粘连性胸膜炎时，心尖搏动移向患侧；胸腔积液、气胸时心尖搏动移向健侧；大量腹水、肠胀气、腹腔巨大肿瘤或妊娠等，心尖搏动位置向上外移位。

2）心尖搏动强度及范围改变：①左心室肥大、甲状腺功能亢进症、重症贫血、发热等疾病时心尖搏动增强。②心包积液、左侧气胸或胸腔积液、肺气肿等，心尖搏动减弱甚或消失。③负性心尖搏动见于粘连性心包炎，也可见于显著右心室肥大。

2. 心脏触诊

（1）心尖搏动异常：左心室肥大时，心尖搏动呈抬举性。

（2）心脏震颤（猫喘）：此为器质性心血管病的体征。具体情况见下表。

心脏常见震颤的临床意义

时期	部位	临床意义
收缩期	胸骨右缘第 2 肋间	主动脉瓣狭窄
	胸骨左缘第 2 肋间	肺动脉瓣狭窄
	胸骨左缘第 3、4 肋间	室间隔缺损
舒张期	心尖部	二尖瓣狭窄
连续期	胸骨左缘第 2 肋间及其附近	动脉导管未闭

（3）心包摩擦感：是干性心包炎的体征，见于结核性、化脓性心包炎，也可见于风湿热、急性心肌梗死、尿毒症、系统性红斑狼疮等引起的心包炎。通常在胸骨左缘第 3、4 肋间最易触及，心脏收缩期和舒张期均可触及，以收缩期明显。坐位稍前倾或深呼气末更易触及。

3. 心脏叩诊

（1）叩诊方法：采用间接叩诊法，沿肋间隙从外向内、自下而上叩诊，板指与肋间隙平行并紧贴胸壁。叩诊心脏左界时，从心尖搏动外 2 ～ 3cm 处由外向内进行叩诊。如心尖搏动不明显，则自第 6 肋间隙左锁骨中线外的清音区开始，然后按肋间隙逐一上移，至第 2 肋间隙为止；叩诊心脏右界时，自肝浊音界的上一肋间隙开始，逐一叩诊至第 2 肋间隙。

（2）心脏浊音界改变的临床意义

1）心脏与血管本身病变：①左心室增大：心脏浊音界向左下扩大，使心脏外形呈靴形，见于主动脉瓣关闭不全、高血压心脏病。②右心室增大：显著增大时，心界向左、右两侧扩大，以向左增大较为显著。常见于二尖瓣狭窄、肺心病。③左心房增大或合并肺动脉段扩大：心腰部饱满或膨出，心脏浊音区呈梨形，见于二尖瓣狭窄。④左、右心室增大：心界向两侧扩大，称为普大型心脏，见于扩张型心肌病等。⑤心包积液：坐位时心脏浊音界呈烧瓶形，卧位时心底部浊音界增宽。

2）心脏以外因素：大量胸腔积液、积气时，心浊音界向健侧移位；胸膜增厚粘连、肺不张则使心界移向患侧；阻塞性肺疾病时心浊音界变小。

4. 心脏瓣膜听诊区

<table>
<tr><th colspan="2">听诊区名称</th><th>位置</th></tr>
<tr><td colspan="2">二尖瓣区</td><td>心尖搏动最强处，又称心尖区</td></tr>
<tr><td rowspan="2">主动脉瓣区</td><td>主动脉瓣区</td><td>胸骨右缘第 2 肋间隙（主动脉瓣狭窄时的收缩期杂音在此区最响）</td></tr>
<tr><td>主动脉瓣第二听诊区</td><td>胸骨左缘第 3、4 肋间隙（主动脉瓣关闭不全时的舒张期杂音在此区最响）</td></tr>
<tr><td colspan="2">肺动脉瓣区</td><td>胸骨左缘第 2 肋间</td></tr>
<tr><td colspan="2">三尖瓣区</td><td>胸骨下端左缘，即胸骨左缘第 4、5 肋间处</td></tr>
</table>

5. 心率听诊、心律听诊

（1）心率：正常成人心率为 60 ～ 100 次 / 分，超过 100 次 / 分为心动过速，临床意义同脉率增快；低于 60 次 / 分为心动过缓，临床意义同脉率减慢。

（2）心律：正常人的心律基本规则。①呼吸性窦性心律不齐常见于健康青少年及儿童，表现为吸气时心率增快，呼气时心率减慢，屏住呼吸时节律变规整。②期前收缩（过早搏动）见于情绪激动、酗酒、饮浓茶，以及各种心脏病、心脏手术、心导管检查、低血钾等。③心房颤动（房颤）多见于二尖瓣狭窄、冠心病、甲状腺功能亢进症，具有心律绝对不规则、第一心音强弱不等、脉搏短绌的听诊特点。

6. 正常心音及其产生机制 正常心音有 4 个。按其在心动周期中出现的顺序，依次命名为第一心音（S_1）、第二心音（S_2）、第三心音（S_3）及第四心音（S_4）。S_1 主要是二尖瓣、三尖瓣关闭振动而产生，标志心室收缩期的开始；S_2 主要是主动脉瓣、肺动脉瓣关闭振动而产生，标志心脏舒张期的开始。

7. 心音听诊 正常心音有 4 个，成年人可以听到 S_1 和 S_2，儿童和部分青少年可听到 S_3，一般听不到 S_4。第一心音和第二心音的区别见下表。

第一心音和第二心音的区别

区别点	第一心音	第二心音
声音特点	音强，调低，时限较长	音弱，调高，时限较短
最强部位	心尖部	心底部
与心尖搏动及颈动脉搏动的关系	与心尖搏动和颈动脉搏动同时出现	心尖搏动之后出现
与心动周期的关系	S_1 和 S_2 之间的间隔（收缩期）较短	S_2 到下一心动周期 S_1 的间隔（舒张期）较长

（1）心音改变及其临床意义

1）两个心音同时增强，见于胸壁较薄、情绪激动、甲状腺功能亢进症、发热、贫血等。

2）两个心音同时减弱，见于肥胖、胸壁水肿、左侧胸腔积液、阻塞性肺疾病、心包积液、缩窄性心包炎、甲状腺功能减退症、心肌炎、心肌病、心肌梗死、心功能不全等。

3）S_1 增强，见于发热、甲状腺功能亢进症、二尖瓣狭窄等，完全性房室传导阻滞可产生极响亮的 S_1，称为"大炮音"。S_1 减弱，见于心肌炎、心肌病、心肌梗死、二尖瓣关闭不全等；S_1 强弱不等见于早搏、心房颤动、二度房室传导阻滞、高度房室传导阻滞。

4）A_2 增强，见于高血压病、主动脉粥样硬化等。A_2 减弱，见于低血压、主动脉瓣狭窄和关闭不全。

5）P_2 增强，见于肺动脉高压、二尖瓣狭窄、左心衰竭、室间隔缺损、动脉导管未闭、肺心病。P_2 减弱，见于肺动脉瓣狭窄或关闭不全。

6）心音性质改变：心肌有严重病变时，心肌收缩力明显减弱，致使 S_1 失去其原有特征而与 S_2 相似，同时因心搏加速使舒张期明显缩短致收缩期与舒张期时间几乎相等，此时听诊 S_1、S_2 酷似钟摆的"滴答"声，称为钟摆律。如钟摆律时心率超过 120 次 / 分，酷似胎儿心音，称为胎心律，提示病情严重。以上两者可见于大面积急性心肌梗死和重症心肌炎等。

7）心音分裂：① S_1 分裂：当左、右心室收缩明显不同步时，可出现 S_1 分裂，在二、三尖瓣听诊区都可听到，但以胸骨左下缘较清楚，多见于二尖瓣狭窄等，偶见于儿童及青少年。② S_2 分裂：临床上较常见，由主、肺动脉瓣关闭明显不同步所致，在肺动脉瓣区听诊较明显。可见于青少年，尤以深吸气更明显。临床上最常见的 S_2 分裂，见于右室排血时间延长，肺动脉瓣关闭明显延迟（如完全性右束支传导阻滞、肺动脉瓣狭窄、二尖瓣狭窄等），或左心室射血时间缩短，主动脉关闭时间提前（如二尖瓣关闭不全、室间隔缺损等）时。

（2）喀喇音：心脏收缩期的额外心音，可发生于收缩早、中、晚期。

1）收缩早期喀喇音（收缩早期喷射音）：心底部听诊最清楚。肺动脉瓣区的收缩早期喀喇音见于肺动脉高压、轻中度肺动脉瓣狭窄、房间隔缺损、室间隔缺损等疾病；主动脉瓣收缩早期喀喇音见于高血压、主动脉瓣狭窄、主动脉瓣关闭不全、主动脉瘤等。

2）收缩中、晚期喀喇音：在心尖部及其稍内侧最清楚。多见于二尖瓣脱垂。

（3）奔马律及开瓣音：发生在心脏舒张期的额外心音。

1）舒张早期奔马律：最常见的奔马律是病理性第三心音，又称 S_3 奔马律或室性奔马律，以左心室奔马律占多数，所以，在心尖部容易听到。舒张早期奔马律的出现，提示心脏有严重的器质性病变，见于各种原因的心力衰竭、急性心肌梗死、重症心肌炎等。

2）开瓣音（二尖瓣开放拍击音）：见于二尖瓣狭窄而瓣膜弹性尚好时，是二尖瓣分离术适应证的重要参考条件。

8. 心脏杂音产生机制

（1）血流加速：见于剧烈运动后、发热、贫血、甲亢等。

（2）瓣膜口、大血管通道狭窄：如二尖瓣狭窄、主动脉瓣狭窄、肺动脉瓣狭窄、梗阻性肥厚型心肌病等。

（3）瓣膜关闭不全：如二尖瓣关闭不全、主动脉瓣关闭不全、主动脉硬化、扩张型心肌病、二尖瓣脱垂等。

（4）异常通道：如室间隔缺损、动脉导管未闭及动静脉瘘等。

（5）心腔内漂浮物：如心内膜炎时赘生物产生的杂音等。

（6）大血管腔瘤样扩张：如动脉瘤。

9. 心脏杂音的特征

（1）最响部位：杂音最响的部位，就是病变的位置。杂音在心尖部最响，提示病变在二尖瓣。杂音在主动脉瓣区或肺动脉瓣区最响，提示病变在主动脉瓣或肺动脉瓣。杂音在胸骨下端近剑突偏左或偏右处最响，提示病变在三尖瓣。胸骨左缘第 3、4 肋间听到响亮粗糙的收缩期杂音则可能为室间隔缺损。

（2）出现的时期：①收缩期杂音：出现在 S_1 与 S_2 之间。②舒张期杂音：出现在 S_2 与下一个心动周期的 S_1 之间。③连续性杂音：连续出现于收缩期及舒张期，并不为 S_2 打断。④双期杂音：收缩期和舒张期都出现，但不连续，性质不一致。舒张期杂音及连续性杂音均为器质性，收缩期杂音可为功能性。二尖瓣关闭不全的收缩期杂音可占整个收缩期，并可遮盖 S_1 甚至 S_2，称全收缩期杂音；二尖瓣狭窄的舒张期杂音常出现在舒张中晚期；主动脉瓣关闭不全的舒张期杂音则出现在舒张早期，也可为早中期或全期；肺动脉瓣狭窄的收缩期杂音常为收缩中期杂音；动脉导管未闭时可出现连续性杂音。

（3）杂音的性质：分为吹风样、隆隆样（或雷鸣样）、叹气样、机器样及乐音样等，进一步分为粗糙、柔和。①心尖区粗糙的吹风样收缩期杂音，常提示二尖瓣关闭不全。②心尖区舒张中晚期隆隆样杂音是二尖瓣狭窄的特征性杂音。③心尖区柔和而高调的吹风样杂音常为相对性二尖瓣关闭不全。④主动脉瓣第二听诊区叹气样舒张期杂音见于主动脉瓣关闭不全。⑤胸骨左缘第 2 肋间及其附近机器样连续性杂音见于动脉导管未闭。⑥听诊时杂音如海鸥鸣或鸽鸣样，常见于感染性心内膜炎及梅毒性主动脉瓣关闭不全。

（4）收缩期杂音强度：与下列因素有关：①狭窄程度：狭窄越重杂音越强，但当极度狭窄以致通过的血流极少时，杂音反而减弱或消失。②血流速度：血流速度越快，杂音越强。③狭窄口两侧压力差：压力差越大，杂音越强。如风湿性二尖瓣狭窄伴心衰加重时，心肌收缩力减弱，狭窄口两侧压力差减小，血流速度减慢，杂音减弱甚至消失。当心功能改善时两侧压力差增大，血液加快，杂音又增强。④胸壁厚薄：胸壁薄者杂音较强，胸壁厚者杂音较弱。采用 Levine 6 级分级法。

1 级：杂音很弱，所占时间很短，须仔细听诊才能听到。

2 级：较易听到，杂音柔和。

3 级：中等响亮的杂音。

4 级：响亮的杂音，常伴有震颤。

5 级：很响亮的杂音，震耳，但听诊器如离开胸壁则听不到，伴有震颤。

6 级：极响亮，听诊器稍离胸壁时亦可听到，有强烈的震颤。

杂音强度的表示法：4 级杂音记为“4/6 级收缩期杂音”。

（5）传导方向：①二尖瓣关闭不全的收缩期杂音在心尖部最响，并向左腋下及左肩胛下角处传导。②主动脉瓣关闭不全的舒张期杂音在主动脉瓣第二听诊区最响，并向胸骨下端或心尖部传导。③主动脉瓣狭窄的收缩期杂音以主动脉瓣区最响，可向上传至胸骨上窝及颈部。④肺动脉瓣关闭不全的舒张期杂音在肺动脉瓣区最响，可传至胸骨左缘第 3 肋间。

较局限的杂音：①二尖瓣狭窄的舒张期杂音常局限于心尖部。②肺动脉瓣狭窄的收缩期杂音常局限于胸骨左缘第 2 肋间。③室间隔缺损的收缩期杂音常局限于胸骨左缘第 3、4 肋间。

（6）杂音与体位的关系：左侧卧位可使二尖瓣狭窄的舒张中晚期隆隆样杂音更明显；前倾坐位可使主动脉瓣关闭不全的舒张期杂音更易于听到；仰卧位则使肺动脉瓣、二尖瓣、三尖瓣关闭不全的杂音更明显。

（7）杂音与呼吸的关系：深吸气时可使右心相关瓣膜（三尖瓣、肺动脉瓣）的杂音增强；深呼气时可使左心相关瓣膜（二尖瓣、主动脉瓣）的杂音增强。

（8）杂音与运动的关系：运动后心率加快，增加循环血流量及流速，在一定的心率范围内可使杂音增强。例如，运动可使二尖瓣狭窄的舒张中晚期杂音增强。

10. 各瓣膜区常见杂音听诊

（1）二尖瓣区

1）收缩期杂音：见于二尖瓣关闭不全、二尖瓣脱垂、冠心病乳头肌功能不全等，杂音为吹风样，较粗糙、响亮，多在 3/6 级以上，可占全收缩期。

2）舒张期杂音：二尖瓣狭窄时，心尖部可闻及舒张中晚期隆隆样杂音，呈递增型，音调较低而局限，左侧卧位呼气末时较清楚，常伴有 S_1 亢进、二尖瓣开放拍击音及舒张期震颤，P_2 亢进及分裂。主动脉瓣关闭不全所致的相对性二尖瓣狭窄的杂音，称为 Austin–Flint 杂音，性质柔和，不伴有 S_1 亢进、开瓣音，无震颤。

（2）主动脉瓣区

1）收缩期杂音：见于各种病因的主动脉瓣狭窄，杂音为喷射性，响亮而粗糙，呈递增 – 递减型，沿大血管向颈部传导。

2）舒张期杂音：叹气样杂音，见于先天性或风湿性主动脉瓣关闭不全、梅毒性升主动脉炎等。

（3）肺动脉瓣区

1）收缩期杂音：多见于先天性肺动脉瓣狭窄，杂音粗糙，呈喷射性，强度在 3/6 级以上。

2）舒张期杂音：常见于二尖瓣狭窄、肺心病等，伴明显肺动脉高压，杂音为叹气样，柔和，递减型，卧位吸气末增强，常伴 P_2 亢进，称为格－斯杂音（Graham–Steell 杂音）。

（4）其他

1）三尖瓣区收缩期杂音：多为右心室扩大导致的相对性三尖瓣关闭不全，见于二尖瓣狭窄、肺心病等，杂音柔和，在 3/6 级以下。

2）其他部位的收缩期杂音：胸骨左缘第 3、4 肋间响亮而粗糙的收缩期杂音，该杂音或伴收缩期震颤，不向左腋下传导，见于室间隔缺损或梗阻性肥厚型心肌病。

3）连续性杂音：是一种连续、粗糙、类似机器转动的声音，在胸骨左缘第 2 肋间隙及其附近听到，见于动脉导管未闭。

器质性与功能性收缩期杂音的鉴别，见下表。

器质性与功能性收缩期杂音的鉴别

区别点	器质性	功能性
部位	任何瓣膜听诊区	肺动脉瓣区和（或）心尖部
持续时间	长，常占全收缩期，可遮盖 S_1	短，不遮盖 S_1
性质	吹风样，粗糙	吹风样，柔和
传导	较广而远	比较局限
强度	常在 3/6 级或以上	一般在 2/6 级或以下
心脏大小	有心房和（或）心室增大	正常

11. 心包摩擦音听诊 胸骨左缘第 3、4 肋间隙较易听到，患者坐位稍前倾，深呼气后屏住呼吸时易于听到，见于急性心包炎。

12. 血管检查及周围血管征

（1）毛细血管搏动征：用手指轻压患者指甲床末端，或以干净玻片轻压患者口唇黏膜，如见到红白交替的、与患者心搏一致的节律性微血管搏动现象，称为毛细血管搏动征。

（2）水冲脉：脉象似潮起潮落，见于脉压增大（主动脉瓣关闭不全、甲亢）。

（3）交替脉：脉搏强弱交替，见于严重左心衰。

（4）重搏脉：正常脉搏后出现一次减弱脉搏，见于伤寒、败血症、低血容量性休克。

（5）奇脉（吸停脉）：吸气时脉搏明显减弱或消失，见于心包填塞（大量心包积液）。

（6）无脉：脉搏消失，见于严重休克、多发性大动脉炎。

（7）枪击音与杜氏双重杂音：将听诊器体件放在肱动脉等外周较大动脉的表面，可听到与心跳一致的“嗒——嗒——”音，称为枪击音。如再稍加压力，则可听到收缩期与舒张期双重杂音，即杜氏双重杂音。

（8）其他血管杂音：在甲状腺功能亢进症患者肿大的甲状腺上可听到血管杂音，常为连续性，收缩期较强。主动脉瘤时，在相应部位可听到收缩期杂音。动－静脉瘘时，在病变部位可听到连续性杂音。肾动脉狭窄时，可在腰背部及腹部听到收缩期杂音。

（9）周围血管征：头部随脉搏呈节律性点头运动、颈动脉搏动明显、毛细血管搏动征、水冲脉、枪击音与杜氏双重杂音统称为周围血管征。它们均由脉压增大所致，常见于主动脉瓣关闭不全、贫血及甲状腺功能亢进症等。

13. 循环系统常见疾病的体征

病变	视诊	触诊	叩诊	听诊
二尖瓣狭窄	二尖瓣面容，心尖搏动略向左移	心尖搏动向左移，心尖部触及舒张期震颤	心浊音界早期稍向左，以后向右扩大，心腰部膨出，呈梨形	心尖部 S_1 亢进，较局限的递增型舒张中晚期隆隆样杂音，可伴开瓣音，P_2 亢进、分裂，肺动脉瓣区 Graham-Steell 杂音
二尖瓣关闭不全	心尖搏动向左下移位	心尖搏动向左下移位，常呈抬举性	心浊音界向左下扩大	心尖部 S_1 减弱，心尖部有 3/6 级或以上较粗糙的吹风样全收缩期杂音，范围广泛，常向左腋下及左肩胛下角传导，并可掩盖 S_1
主动脉瓣狭窄	心尖搏动向左下移位	心尖搏动向左下移位，呈抬举性，主动脉瓣区收缩期震颤	心浊音界向左下扩大	主动脉瓣区高调、粗糙的递增－递减型收缩期杂音，向颈部传导，心尖部 S_1 减弱，A_2 减弱
主动脉瓣关闭不全	颜面较苍白，颈动脉搏动明显，心尖搏动向左下移位且范围较广，可见点头运动	心尖搏动向左下移位并呈抬举性，周围血管征阳性	心浊音界向左下扩大，心脏呈靴形	主动脉瓣第二听诊区叹气样递减型舒张期杂音，可向心尖部传导；心尖部 S_1 减弱，A_2 减弱或消失，可闻及 Austin–Flint 杂音
左心衰竭	不同程度呼吸困难，发绀，高枕卧位或端坐位，心尖搏动向左下移位	心尖搏动向左下移位（除单纯二尖瓣狭窄外），严重者有交替脉	心浊音界向左下扩大，单纯二尖瓣狭窄则表现为梨形心	心率快，S_1 减弱，可闻及舒张早期奔马律，P_2 亢进伴分裂；双肺底可闻及细湿啰音，少量哮鸣音。急性肺水肿时，全肺可满布湿啰音
右心衰竭	口唇发绀，颈静脉怒张，浮肿	肝脏肿大、压痛，肝－颈静脉回流征阳性，下肢或腰骶部凹陷性水肿	心界扩大，可有胸水或腹水体征	心率增快，剑突下或胸骨左缘第 4、5 肋间可闻及右室舒张早期奔马律
大量心包积液	颈静脉怒张，心尖搏动明显减弱或消失	心尖搏动减弱或消失；可有奇脉；肝大，压痛，肝－颈静脉回流征阳性	心界向两侧扩大，呈“烧瓶状”，卧位时心底部增宽	心率加快，心音遥远

细目九　腹部检查

1. 腹部视诊

（1）腹部外形：正常腹部平坦。

1）全腹膨隆：①腹内积气：见于肠梗阻或肠麻痹。积气在肠道外腹腔内者，称为气腹，见于胃肠穿孔或治疗性人工气腹。②腹内积液：当腹腔内大量积液时，在仰卧位腹部外形呈宽而扁状，称为蛙腹，常见于肝硬化门脉高压症、右心衰竭、缩窄性心包炎、肾病综合征、结核性腹膜炎、腹膜转移癌等；结核性腹膜炎、肿瘤浸润时，腹形常呈尖凸状，也称为尖腹。③腹腔巨大肿块：以巨大卵巢囊肿最常见，腹部呈球形膨隆而以囊肿部位较明显。

2）局部膨隆：常见于腹部炎性包块、胃肠胀气、脏器肿大、腹内肿瘤、腹壁肿瘤和疝等。①左上腹膨隆见于脾肿大、巨结肠或结肠脾曲肿瘤。②上腹中部膨隆见于肝左叶肿大、胃扩张、胃癌、胰腺囊肿或肿瘤。③右上腹膨隆见于肝肿大（淤血、脓肿、肿瘤）、胆囊肿大及结肠肝曲肿瘤。④腰部膨隆见于大量肾盂积水或积脓、多囊肾、巨大肾上腺瘤。⑤左下腹部膨隆见于降结肠肿瘤、干结粪块。⑥下腹部膨隆多见于妊娠、子宫肌瘤、卵巢囊肿、尿潴留等。⑦右下腹膨隆见于阑尾周围脓肿、回盲部结核或肿瘤等。

3）全腹凹陷：见于严重脱水、明显消瘦及恶病质等。严重者呈舟状腹，见于恶性肿瘤、结核、糖尿病、甲状腺功能亢进症等消耗性疾病。

（2）呼吸运动：腹式呼吸减弱，见于各种原因的急腹症、大量腹水、腹腔巨大肿瘤等；腹式呼吸消失，见于急性弥漫性腹膜炎等。

（3）腹壁静脉：正常时腹壁静脉一般不显露。当门静脉高压或上、下腔静脉回流受阻导致侧支循环形成时，腹壁静脉呈现扩张、迂曲状态，称为腹壁静脉曲张。①门脉高压，腹壁曲张的静脉以脐为中心向周围伸展，肚脐以上腹壁静脉血流方向从下向上，肚脐以下腹壁静脉血流方向自上向下。②上腔静脉梗阻，胸腹壁静脉血流方向自上向下，流入下腔静脉。③下腔静脉梗阻，腹壁浅静脉血流方向。向上，进入上腔静脉。

（4）胃肠型和蠕动波：正常人腹部一般看不到蠕动波及胃型和肠型，有时在腹壁菲薄或松弛的老年人、极度消瘦者或经产妇可能见到。幽门梗阻时可见到胃蠕动波自左肋缘下向右缓慢推进（正蠕动波），有时可见到逆蠕动波及胃型。脐部出现肠蠕动波见于小肠梗阻。严重梗阻时，脐部可见横行排列呈多层梯形的肠型和较大的肠蠕动波。结肠梗阻时宽大的肠型多出现于腹壁周边，同时盲肠多胀大呈球形。

2. 腹部触诊 被检者采取仰卧位，两手平放于躯干两侧，两腿并拢屈曲，使腹壁肌肉放松，做缓慢的腹式呼吸运动。医生站在其右侧，面向被检者，以便观察其有无疼痛等表情。检查者的手要温暖，动作轻柔。边与被检者交谈，边进行检查。从健康部位开始对腹部进行全面检查。检查时注意腹壁紧张度、有无压痛和反跳痛等。

（1）腹壁紧张度

1）增加（腹肌紧张）：①弥漫性腹肌紧张：多见于胃肠道穿孔或实质脏器破裂所致的急性弥漫性腹膜炎。此时腹壁常强直，硬如木板，故称为板状腹。②局限性腹肌紧张：多系局限性腹膜炎所致，如右下腹腹壁紧张多见于急性阑尾炎，右上腹腹壁紧张多见于急性胆囊炎。③腹膜慢性炎症时，触诊如揉面团一样，不易压陷，称为揉面感，常见于结核性腹膜炎、癌性腹膜炎。

2）减低：见于慢性消耗性疾病或刚放出大量腹水者，也可见于身体瘦弱的老年人和经产妇。

3）消失：见于脊髓损伤所致的腹肌瘫痪和重症肌无力等。

（2）压痛及反跳痛

1）压痛：①广泛性压痛：见于弥漫性腹膜炎。②局限性压痛：见于局限性腹膜炎或局部脏器的病变。明确而固定的压痛点是诊断某些疾病的重要依据，如麦氏（Mc Burney）点（右髂前上棘与脐连线中外 1/3 交界处）压痛多考虑急性阑尾炎，胆囊点（右腹直肌外缘与肋弓交界处）压痛考虑胆囊病变。

2）反跳痛：反跳痛表示炎症已波及腹膜壁层。腹肌紧张伴压痛、反跳痛称为腹膜刺激征，是急性腹膜炎的可靠体征。

（3）液波震颤：检查时患者仰卧，医师用手掌面贴于患者一侧腹壁，另一手四指并拢屈曲，用指端迅速叩击对侧腹壁，如腹腔内有大量游离液体（3000～4000mL 以上），则贴于腹壁的手掌可感到液波的冲击，称为液波震颤或波动感。为防止腹壁本身的震动传至对侧，可让另一人将手掌尺侧缘轻压于患者脐部腹中线上，即可阻止腹壁震动的传导。

3. 腹内脏器触诊

（1）肝脏

1）检查方法：采用单手或双手触诊法，分别在右侧锁骨中线延长线和前正中线上触诊肝脏右叶和左叶。检查时患者取仰卧位，双腿稍屈曲，使腹壁松弛，医师位于患者右侧。

2）正常肝脏：正常成人的肝脏一般触不到，但腹壁松弛的消瘦者于深吸气时可触及肝下缘，多在肋弓下 1cm 以内，剑突下如能触及肝左叶，多在 3cm 以内。2 岁以下小儿的肝脏相对较大，易触及。正常肝脏质地柔软，边缘较薄，表面光滑，无压痛和叩击痛。

3）注意事项：仔细感觉并详细描述其大小、质地、表面光滑度及边缘情况、有无压痛及搏动等。

4）肝脏大小变化的临床意义：①弥漫性肝肿大见于肝炎、脂肪肝、肝淤血、早期肝硬化、白血病、血吸虫病等。②局限性肝肿大见于肝脓肿、肝囊肿（包括肝包虫病）、肝肿瘤等。③肝脏缩小见于急性和亚急性重型肝炎、晚期肝硬化。

5）肝脏质地分级：质软、质韧（中等硬度）和质硬三级。正常肝脏质地柔软，如触口唇；急性肝炎及脂肪肝时质地稍韧；慢性肝炎质韧，如触鼻尖；肝硬化质硬，肝癌质地最硬，如触前额；肝脓肿或囊肿有积液时呈囊性感。

6）肝脏常见疾病的临床表现

疾病	大小	质地	表面	边缘	压痛
急性肝炎	轻度肿大	质稍韧	光滑	钝	有
慢性肝炎	明显肿大	质韧或稍硬	—	—	较轻
肝硬化	早期肝常肿大，晚期则缩小变硬	质硬	结节状	薄	无
肝癌	进行性肿大	坚硬如石	大小不等的结节状或巨块状	不整	明显
脂肪肝	肿大	质软或稍韧	光滑	—	无
肝淤血	明显肿大	质韧	光滑	圆钝	有

右心衰竭引起的肝淤血肿大时，压迫右上腹肝区，可使颈静脉怒张更明显，称为肝－颈静脉回流征阳性，还可见于心包积液、缩窄性心包炎。

（2）胆囊

1）墨菲征的检查方法：医生将左手掌平放在被检者的右肋，拇指放在胆囊点，用中等压力按压腹壁，然后嘱被检者缓慢深呼吸，如果深吸气时被检者因疼痛而突然屏气，则称墨菲征（Murphy Sign）阳性，见于急性胆囊炎。

2）临床意义：正常胆囊不能触及。急性胆囊炎时胆囊肿大，呈囊性感，压痛明显，常有墨菲征阳性。胰头癌压迫胆总管导致胆囊显著肿大时无压痛，但有逐渐加深的黄疸，称库瓦西耶征（Courvoisier Sign）阳性。胆囊肿大，有实性感者，见于胆囊结石或胆囊癌。

（3）脾脏

1）检查方法：仰卧位或右侧卧位，右下肢伸直，左下肢屈髋、屈膝进行检查。

2）注意事项：正常脾脏不能触及。内脏下垂、左侧大量胸腔积液或积气时，脾向下移而可触及。除此之外能触及脾脏，则提示脾肿大。触及脾脏后应注意其大小、质地、表面形态、有无压痛及摩擦感等。

3）脾肿大的分度方法：①深吸气时脾脏在肋下不超过 2cm 者为轻度肿大。②超过 2cm 但在脐水平线以上，为中度肿大。③超过脐水平线或前正中线为高度肿大，又称巨脾。中度以上脾肿大时其右缘常可触及脾切迹，这一特征可与左肋下其他肿块相鉴别。

4）脾肿大的测量方法：用三线记录法（单位：厘米）。

①甲乙线：测量左锁骨中线与左肋缘交点（甲点）至脾下缘（乙点）之间的距离。

②甲丙线：测量甲点至脾脏最远端（丙点）之间的距离。

③丁戊线：测量脾右缘（丁点）与前正中线之间的距离。

如脾脏高度增大，向右越过前正中线，则测量脾右缘至前正中线的最大距离，以“+”表示；未超过前正中线，则测量脾右缘与前正中线的最短距离，以“－”表示。

5）脾肿大的临床意义：①轻度脾大：见于慢性肝炎、粟粒型肺结核、伤寒、感染性心内膜炎、败血症和急性疟疾等，一般质地较柔软。②中度脾大：见于肝硬化、慢性溶血性黄疸、慢性淋巴细胞白血病、系统性红斑狼疮、疟疾后遗症及淋巴瘤等，一般质地较硬。③高度脾大：表面光滑者见于慢性粒细胞白血病、慢性疟疾和骨髓纤维化等。表面不平而有结节者见于淋巴瘤和恶性组织细胞病等。脾脓肿、脾梗死和脾周围炎时，可触及摩擦感且压痛明显。

（4）肾脏

1）触诊方法：常用双手触诊法。患者可取仰卧位或立位。医生位于患者右侧，将左手掌放在患者右后腰部向上托（触诊左肾时，左手绕过患者前方托住左后腰部），右手掌平放于被检侧季肋部，以微弯的手指指端放在肋弓下方，随患者呼气，右手逐渐深压向后腹壁，与在后腰部向上托起的左手试图接近，双手夹触肾。如未触及肾脏，应让患者深吸气，此时随吸气下移的肾脏可能滑入双手之间而被触知。如能触及肾脏大部分，将其在两手间夹住时，患者常有类似恶心或酸痛的不适感。有时只能触及光滑、圆钝的肾下极，且常从触诊的手中滑出。

2）注意事项：触及肾脏时应注意其大小、形状、质地、表面状态、敏感性和移动度等。

3）临床意义：肾脏肿大见于肾盂积水或积脓、肾肿瘤及多囊肾等。肾盂积水或积脓时，其质地柔软，富有弹性，有波动感；肾肿瘤则质地坚硬，表面凹凸不平；多囊肾时，肾脏不规则增大，有囊性感。

3）肾脏和尿路炎性疾病常见压痛点：①季肋点：在第 10 肋骨前端。②上输尿管点：在脐水平线上，腹直肌外缘。③中输尿管点：在两侧髂前上棘水平，腹直肌外缘，相当于输尿管第二狭窄处（入骨盆腔处）。④肋脊点：在背部脊柱与第 12 肋所成的夹角顶点，又称肋脊角。⑤肋腰点：在第 12 肋与腰肌外缘的夹角顶点，又称肋腰角。季肋点压痛亦提示肾脏病变。输尿管有结石、化脓性或结核性炎症时，在上或中输尿管点出现压痛。肋脊点和肋腰点是肾脏炎症性疾病（如肾盂肾炎、肾结核或肾脓肿等）常出现压痛的部位；如炎症深隐于肾实质内，可无压痛而仅有叩击痛。

4. 正常腹部可触及的结构和腹部肿块触诊

（1）正常腹部可触及的结构：除瘦弱者和多产妇可触到右肾下极，儿童可触及肝脏下缘外，正常腹部可触及腹主动脉、腰椎椎体与骶骨岬、横结肠、乙状结肠、盲肠等结构。

（2）腹部肿块触诊：腹腔脏器的肿大、异位、肿瘤、囊肿或脓肿、炎性组织粘连或肿大的淋巴结等均可形成肿块。①触到肿块要鉴别其来源于何种脏器：上腹中部肿块多来源于胃或胰腺的肿瘤，右肋下肿块常与肝胆有关，两侧腹部的肿块常为结肠肿瘤。②是炎症性还是非炎症性：炎性肿块压痛明显，如肝炎、肝脓肿、阑尾周围脓肿等，而非炎性肿块压痛轻微或不明显。③实质性还是囊性：实质性肿块质地可柔软、中等硬或坚硬，见于炎症、结核和肿瘤；而囊性肿块触之柔软，见于脓肿或囊肿等。④良性还是恶性：良性肿块多为圆形且表面光滑，而形态不规整、表面凹凸不平及坚硬者多为恶性。⑤在腹腔内还是在腹壁上。还须注意肿块的部位、大小、形态、质地、压痛、搏动、移动度、与邻近器官的关系等。

5. 腹部叩诊

（1）正常叩诊音：除肝脏、脾脏所在部位外，正常腹部叩诊音主要为鼓音。

1）肝脏叩诊：匀称体型者的正常肝上界在右锁骨中线上，第 5 肋间，下界位于右季肋下缘。右锁骨中线上，肝浊音区上下径之间的距离为 9 ～ 11cm。右腋中线上，肝上界在第 7 肋间，下界相当于第 10 肋骨水平。在右肩胛线上，肝上界为第 10 肋间，下界不易叩出。瘦长型者肝上下界均可低一个肋间，矮胖型者则可高一个肋间。

病理情况及其意义，见下表。

肝脏叩诊	临床意义
肝浊音界向上移位	见于右肺不张、气腹及鼓肠
肝浊音界向下移位	见于阻塞性肺疾病、右侧张力性气胸
肝浊音界扩大	见于肝炎、肝脓肿、肝淤血、肝癌和多囊肝
肝浊音界缩小	见于暴发性肝衰竭、晚期肝硬化和胃肠胀气
肝浊音界消失代之以鼓音	见于急性胃肠穿孔、人工气腹
肝区叩击痛	见于肝炎、肝脓肿

2）脾脏叩诊：脾浊音区宜采用轻叩法，在左腋中线自上而下进行叩诊。正常脾浊音区在左腋中线上第 9 ～ 11 肋间，宽 4 ～ 7cm，前方不超过腋前线。脾浊音区缩小或消失见于左侧气胸、胃扩张及鼓肠等。脾浊音区扩大见于脾肿大。

3）膀胱叩诊：膀胱空虚时，因小肠位于耻骨上方遮盖膀胱，故叩诊呈鼓音，叩不出膀胱的轮廓；膀胱充盈时，可在耻骨上方叩出圆形浊音区。妊娠的子宫、卵巢囊肿或子宫肌瘤等，该区叩诊也呈浊音，应予鉴别。腹水时，耻骨上方叩诊可呈浊音区，但此区的弧形上缘凹向脐部，而膀胱胀大的浊音区弧形上缘凸向脐部。排尿或导尿后复查，如为浊音区转为鼓音，即为尿潴留而致的膀胱胀大。

6. 胃泡鼓音区和移动性浊音叩诊

（1）胃泡鼓音区：位于左前胸下部，上界为膈及肺下缘，下界为肋弓，左界为脾脏，右界为肝左缘。①此区明显扩大见于幽门梗阻。②明显缩小见于胸腔积液、心包积液、脾肿大及肝左叶肿大等。③此区鼓音消失而转为实音，见于急性胃扩张或溺水者。

（2）移动性浊音：①检查方法：当腹腔内有 1000mL 以上游离液体时，患者仰卧位叩诊，脐部呈鼓音，腹部两侧呈浊音；侧卧位时，叩诊上侧腹部转为鼓音，下侧腹部呈浊音。这种因体位不同而出现浊音区变动的现象称为移动性浊音阳性。②临床意义：见于肝硬化门静脉高压症、右心衰竭、肾病综合征、严重营养不良及渗出性腹膜炎（如结核性或自发性）等引起的腹水。

7. 腹部听诊

（1）肠鸣音（肠蠕动音）：正常肠鸣音大约每分钟 4 ～ 5 次，在脐部或右下腹部听得最清楚。①肠鸣音活跃：超过每分钟 10 次，音调不特别高亢，见于服泻药后、急性肠炎或胃肠道大出血等。②肠鸣音亢进：肠鸣音次数多，且呈响亮、高亢的金属音，见于机械性肠梗阻。③肠鸣音减弱或稀少：肠鸣音明显少于正常，或 3 ～ 5 分钟以上才听到一次，见于老年性便秘、电解质紊乱（低血钾）及胃肠动力低下等。④肠鸣音消失或静腹：持续听诊 3 ～ 5 分钟未闻及肠鸣音，见于急性腹膜炎或各种原因所致的麻痹性肠梗阻。

（2）振水音：患者仰卧，医师用耳凑近患者上腹部或将听诊器体件放于此处，然后用稍弯曲的手指以冲击触诊法连续迅速冲击患者上腹部，如果听到胃内液体与气体相撞击的声音为振水音。正常人餐后或饮入多量液体时，振水音阳性。若空腹或餐后 6 ～ 8 小时以上仍有此音，则提示胃内有液体潴留，见于胃扩张、幽门梗阻及胃液分泌过多等。

（3）血管杂音：①上腹部的两侧出现收缩期血管杂音常提示肾动脉狭窄。②左叶肝癌压迫肝动脉或腹主动脉时，可在包块部位闻及吹风样血管杂音。③脐部收缩期血管杂音提示腹主动脉瘤或腹主动脉狭窄。④肝硬化门脉高压侧支循环形成时，在脐周可闻及连续性的嗡鸣音。

8. 腹部常见疾病的体征

病变	视诊	触诊	叩诊	听诊
肝硬化门静脉高压	肝病面容、蜘蛛痣及肝掌，晚期患者黄疸，腹部膨隆，呈蛙腹状，腹壁静脉曲张	早期肝肿大，质地偏硬；晚期肝脏缩小，脾大	早期肝浊音区轻度扩大；晚期肝浊音区缩小，移动性浊音阳性	肠鸣音正常
急性腹膜炎	急性病容，强迫仰卧位，腹式呼吸消失，肠麻痹时腹部膨隆	出现典型的腹膜刺激征——腹壁紧张、压痛及反跳痛	鼓肠或有气腹时，肝浊音区缩小或消失，移动性浊音阳性	肠鸣音减弱或消失
肠梗阻	急性病容，腹部呼吸运动减弱，可见肠型及蠕动波	腹壁紧张、压痛，绞窄性肠梗阻有压痛性包块及反跳痛	腹部鼓音明显	机械性肠梗阻早期肠鸣音亢进，呈金属调；麻痹性肠梗阻时肠鸣音减弱或消失

细目十　肛门、直肠检查及临床意义

1. 肛门、直肠视诊　根据病情需要采取肘膝位、仰卧位、截石位、左侧卧位或蹲位等体位。正常肛门周围皮肤色较黑，可见皮肤皱褶自肛门向外周放射。视诊肛门时注意观察肛门有无闭锁或狭窄、有无伤口及感染、有无肛瘘及肛裂、有无直肠脱垂、有无痔疮，并注意区分是外痔（肛门齿状线以下的紫红色包块，表面为皮肤）、内痔（肛门齿状线以上的紫红色包块，表面为黏膜），还是混合痔。

2. 肛门、直肠指诊　肛门、直肠指诊对肛门直肠疾病的诊断有重要价值。指诊时剧烈触痛，见于肛裂与感染；触痛并有波动感，见于肛门、直肠周围脓肿；触及柔软光滑而有弹性的包块，见于直肠息肉；触及质地坚硬、表面凹凸不平的包块，考虑直肠癌；指诊后指套带有黏液、脓液或血液，存在炎症并有组织破坏。

细目十一　脊柱与四肢检查及临床意义

1. 脊柱检查

（1）脊柱弯曲度

1）检查方法：患者取立位或坐位，先从侧面观察脊柱有无过度的前凸与后凸，然后从后面用手指沿脊椎棘突用力从上向下划压，划压后的皮肤出现一条红色充血线，观察脊柱有无侧弯。

2）临床意义：①脊柱后凸多发生于胸段，见于佝偻病、脊柱结核、强直性脊柱炎、脊柱退行性变等。②脊柱前凸多发生于腰段，见于大量腹水、腹腔巨大肿瘤、髋关节结核及髋关节后脱位等。③脊柱侧凸：姿势性侧凸的特点为弯曲度多不固定，多见于儿童发育期坐立位姿势不良、椎间盘突出症、脊髓灰质炎等；器质性侧凸时，改变体位不能使侧凸得到纠正，见于佝偻病、脊椎损伤、胸膜肥厚等。

（2）脊柱活动度

1）检查方法：检查颈段活动时，固定被检查者的双肩，让其做颈部的前屈、后伸、侧弯、旋转等动作；检查腰段活动时，固定被检查者的骨盆，让其做腰部的前屈、后伸、侧弯、旋转等动作。若已有外伤性骨折或关节脱位时，应避免做脊柱活动度检查，以防损伤脊髓。

2）临床意义：脊柱活动受限常见于软组织损伤、骨质增生、骨质破坏、脊椎骨折或脱位、腰椎间盘突出症。

（3）脊柱压痛与叩击痛

1）检查方法：①脊柱压痛检查：患者取坐位，身体稍向前倾，医师用右手拇指自上而下逐个按压脊椎棘突及椎旁肌肉。②脊柱叩击痛检查：患者取坐位，医师用手指或用叩诊锤直接叩击各个脊椎棘突，了解患者是否有叩击痛，此为直接叩诊法；或患者取坐位，医师将左手掌置于患者头顶部，右手半握拳，以小鱼际肌部位叩击左手背，了解患者的脊柱是否有疼痛，此为间接叩诊法。

2）临床意义：正常人脊柱无压痛与叩击痛，若某一部位有压痛与叩击痛，提示该处有病变，如脊椎结核、脊椎骨折、脊椎肿瘤、椎间盘突出等。

2. 四肢、关节检查

（1）四肢、关节形态改变及其临床意义

1）匙状甲（反甲）：常见于缺铁性贫血，偶见于风湿热。

2）杵状指（趾）：常见于支气管扩张症、支气管肺癌、慢性肺脓肿、脓胸，以及发绀型先天性心脏病、亚急性感染性心内膜炎等。

3）指关节变形：以类风湿关节炎引起的梭形关节最常见。

4）膝内翻、膝外翻：膝内翻为“O”形腿，膝外翻为“X”形腿，常见于佝偻病及大骨节病。

5）膝关节变形：常见于风湿性关节炎活动期、结核性关节炎、关节积液等。

6）足内翻、足外翻：多见于先天畸形、脊髓灰质炎后遗症等。

7）肢端肥大：见于腺垂体功能亢进、生长激素分泌过多引起的肢端肥大症。

8）下肢静脉曲张：多见于小腿，是下肢浅静脉血液回流受阻或静脉瓣功能不全所致。表现为下肢静脉如蚯蚓状怒张、弯曲，久立位更明显，严重时有小腿肿胀感，局部皮肤暗紫红色或有色素沉着，甚至形成溃疡。常见于从事站立性工作者或栓塞性静脉炎患者。

（2）运动功能检查：关节活动障碍见于相应部位骨折、脱位、炎症、肿瘤、退行性变及肌腱、软组织损伤等。

细目十二　神经系统检查及临床意义

1. 脑神经检查

（1）视神经

1）视神经检查包括视力、视野和眼底检查。

2）视野反映黄斑中央凹以外的视网膜及视觉通路的功能，视觉通路的任何部位受到损害，都可引起视野缺损。

3）眼底检查需要用检眼镜观察视乳头、视网膜、视网膜血管、黄斑有无异常。①视乳头水肿常见于颅内肿瘤、视神经受压迫等，如颅内出血、脑膜炎、脑炎等引起的颅内压增高。②视网膜出血常见于高血压、出血性疾病等。③视网膜有渗出物可见于高血压、慢性肾炎、妊娠高血压综合征等。④原发性视神经萎缩见于球后视神经炎或肿瘤。

（2）动眼神经：动眼神经位于中脑，支配上直肌、下直肌、内直肌、下斜肌、上睑提肌、瞳孔括约肌和睫状肌。动眼神经麻痹可表现为上睑下垂；眼球转向外下方，有外斜视和复视；眼球不能向上、向下、向内转动；瞳孔扩大；对光反射、调节反射、集合反射消失。常见于颅底肿瘤、结核性脑膜炎、脑出血合并脑疝等。

（3）三叉神经：三叉神经位于脑桥，主要支配面部感觉和咀嚼运动。三叉神经刺激性病变时，可出现三叉神经痛，常表现为突然发作的一侧面部剧痛，可在眶上孔、上颌孔和颏孔三处有压痛点，且按压时可诱发疼痛。

（4）面神经：①面神经主要支配面表情肌和分管舌前 2/3 味觉。面神经核位于脑桥，分上、下两部分：上部受双侧大脑皮质运动区支配，下部仅受对侧大脑皮质运动区支配。②中枢性与周围性面神经麻痹的鉴别见下表。

中枢性与周围性面神经麻痹的鉴别

区别点	中枢性面神经麻痹	周围性面神经麻痹
病因	核上组织（包括皮质、皮质脑干纤维、内囊、脑桥等）受损	面神经核或面神经受损
临床表现	病灶对侧颜面下部肌肉麻痹，可见鼻唇沟变浅，露齿时口角下垂（或称口角歪向病灶侧），不能吹口哨或鼓腮	病灶同侧全部面肌瘫痪，从上到下表现为不能皱额、皱眉、闭眼，角膜反射消失，鼻唇沟变浅，不能露齿、鼓腮、吹口哨，口角下垂（或称口角歪向病灶对侧）
临床意义	多见于脑血管病变、脑肿瘤和脑炎	多见于受寒、耳部或脑膜感染、神经纤维瘤引起的周围性面神经麻痹。此外，还可出现舌前 2/3 味觉障碍等

2. 感觉功能检查、感觉障碍及其常见类型

（1）感觉功能检查

1）浅感觉：包括痛觉、触觉、温度觉。

2）深感觉：包括运动觉、位置觉、振动觉。

3）复合感觉（皮质感觉）：包括定位觉、两点辨别觉、立体觉和图形觉。

（2）感觉障碍：疼痛、感觉减退、感觉异常、感觉过敏、感觉过度和感觉分离。分型如下：

1）末梢型：表现为肢体远端对称性完全性感觉缺失，呈手套状、袜子状分布，也可有感觉异常、感觉过度和疼痛等。常见于多发性神经炎。

2）神经根型：感觉障碍范围与某种神经根的节段分布一致，呈节段型或带状，在躯干呈横轴走向，在四肢呈纵轴走向，疼痛较剧烈，常伴有放射痛或麻木感，是脊神经后根损伤所致。见于椎间盘突出症、颈椎病、髓外肿瘤和神经根炎等。

3）脊髓型：根据脊髓受损程度分型：①脊髓横贯型：为脊髓完全被横断。其特点为病变平面以上完全正常，病变平面以下各种感觉均缺失，并伴有截瘫或四肢瘫，排尿排便障碍。多见于急性脊髓炎、脊髓

外伤等。②脊髓半横贯型：仅脊髓一半被横断，又称布朗－塞卡尔综合征。其特点为病变同侧损伤平面以下深感觉丧失及痉挛性瘫痪，对侧痛、温觉丧失。见于脊髓外肿瘤和脊髓外伤等。

4）内囊型：表现为病灶对侧半身感觉障碍、偏瘫、同向偏盲，称为三偏征，常见于脑血管疾病。

5）脑干型：特点是同侧面部感觉缺失和对侧躯干及肢体感觉缺失，见于炎症、肿瘤和血管病变。

6）皮质型：特点为上肢或下肢感觉障碍，并有复合感觉障碍，见于大脑皮层感觉区损害。

3. 运动功能检查

（1）随意运动：是指受意识支配的动作，由大脑皮质通过锥体束支配骨骼肌来完成。检查的重点是肌力。

1）肌力分级：分为 6 级。

0 级：无肢体活动，也无肌肉收缩，为完全性瘫痪。

1 级：可见肌肉收缩，但无肢体活动。

2 级：肢体能在床面上做水平移动，但不能抬起。

3 级：肢体能抬离床面，但不能抵抗阻力。

4 级：能做抵抗阻力的动作，但较正常差。

5 级：正常肌力。

其中，0 级为全瘫，1 ～ 4 级为不完全瘫痪（轻瘫），5 级为正常肌力。

2）瘫痪的表现形式：单瘫、偏瘫、交叉性偏瘫、截瘫。①单瘫：单一肢体瘫痪，多见于脊髓灰质炎。②偏瘫：为一侧肢体（上、下肢）瘫痪，常伴有同侧脑神经损害，多见于颅内病变或脑卒中。③交叉性偏瘫：为一侧偏瘫及对侧脑神经损害，见于脑干病变。④截瘫：为双下肢瘫痪，是脊髓横贯性损伤，见于脊髓外伤、炎症等。

（2）被动运动：是检查肌张力强弱的方法。肌张力是肌肉在松弛状态下的紧张度和被动运动时的阻力。张力过低或缺失见于周围神经、脊髓灰质前角及小脑病变。折刀样张力过高见于锥体束损害。铅管样肌张力过高及齿轮样肌张力过高见于锥体外系损害，如帕金森病。

（3）不自主运动

1）震颤：①静止性震颤见于帕金森病。②动作性震颤见于小脑病变。③扑翼样震颤主要见于肝性脑病。

2）舞蹈症：多见于儿童脑风湿病变。

3）手足搐搦：见于低钙血症和碱中毒。

（4）共济运动

1）检查方法：指鼻试验、对指试验、轮替动作、跟－膝－胫试验、闭目难立试验。

2）临床意义：正常人动作协调、稳准，如动作笨拙和不协调时称为共济失调。①感觉性共济失调：与视觉有关，睁眼时减轻，闭眼时加重，伴有深感觉障碍，常见于感觉系统病变，如多发性神经炎、亚急性脊髓联合变性、脊髓空洞症等。②小脑性共济失调：与视觉无关，不受睁眼与闭眼的影响，伴有肌张力降低、眼球震颤等，常见于小脑疾病。③前庭性共济失调：以平衡障碍为主，伴有眩晕、恶心、呕吐及眼球震颤，常见于梅尼埃病、脑桥小脑角综合征等。

4. 神经反射检查

（1）浅反射

1）角膜反射：①直接角膜反射存在，间接角膜反射消失，为受刺激对侧的面神经瘫痪。②直接角膜反射消失，间接角膜反射存在，为受刺激侧的面神经瘫痪。③直接、间接角膜反射均消失为受刺激侧三叉神经病变。④深昏迷患者角膜反射也消失。

2）腹壁反射：①上部腹壁反射消失说明病变在胸髓 7 ～ 8 节。②中部腹壁反射消失说明病变在胸髓 9 ～ 10 节。③下部腹壁反射消失说明病变在胸髓 11 ～ 12 节。④一侧腹壁反射消失，多见于同侧锥体束受损。⑤上、中、下腹壁反射均消失见于昏迷或急腹症患者。⑥肥胖、老年人、经产妇也可见腹壁反射消失。

3）提睾反射：①一侧反射减弱或消失见于锥体束损害，或腹股沟疝、阴囊水肿、睾丸炎等。②双侧反射消失见于腰髓1～2节病损。

（2）深反射

1）检查内容：肱二头肌反射、肱三头肌反射、桡骨骨膜反射、膝反射、踝反射、阵挛（髌阵挛、踝阵挛）。

2）临床意义：①深反射减弱或消失：多为器质性病变，是相应脊髓节段或所属的脊神经的病变，常见于末梢神经炎、神经根炎、脊髓灰质炎、脑或脊髓休克状态等。②深反射亢进：见于锥体束的病变，如急性脑血管病、急性脊髓炎休克期过后等。

（3）病理反射

1）检查内容：巴宾斯基（Babinski）征、奥本海姆（Oppenheim）征、戈登（Gordon）征、查多克（Chaddock）征、霍夫曼（Hoffmann）征。

2）临床意义：锥体束病变时，大脑失去对脑干和脊髓的抑制而出现的异常反射，为病理反射。一岁半以内的婴幼儿由于锥体束尚未发育完善，可以出现上述反射现象。成人出现则为病理反射。

（4）脑膜刺激征

1）检查内容：颈强直、凯尔尼格（kernig）征、布鲁津斯基（Brudzinski）征。

2）临床意义：脑膜刺激征阳性见于各种脑膜炎、蛛网膜下腔出血等。颈强直也可见于颈椎病、颈部肌肉病变。凯尔尼格征也可见于坐骨神经痛、腰骶神经根炎等。

（5）拉塞格征：为坐骨神经根受刺激的表现，又称坐骨神经受刺激征。阳性见于腰椎间盘突出症、坐骨神经痛、腰骶神经根炎等。

第四单元　实验室诊断

细目一　血液的一般检查及临床意义

1. 血红蛋白测定和红细胞计数，红细胞形态变化

【参考值】血红蛋白（Hb）：男性130～175g/L；女性115～150g/L。红细胞（RBC）：男性（4.3～5.8）$\times 10^{12}$/L；女性（3.8～5.1）$\times 10^{12}$/L。

【临床意义】血红蛋白测定与红细胞计数的临床意义基本相同。

（1）红细胞及血红蛋白减少：单位容积循环血液中血红蛋白量、红细胞数低于参考值低限称为贫血。以血红蛋白为标准，成年男性Hb＜130g/L，成年女性Hb＜115g/L，即为贫血。

贫血分为4级：①轻度：Hb＜参考值低限，但＞90g/L。②中度：Hb 90～60g/L。③重度：Hb 60～30g/L。④极重度：Hb＜30g/L。

1）生理性减少：见于妊娠中、后期，6个月至2岁的婴幼儿，老年人。

2）病理性减少：①红细胞生成减少：如叶酸及（或）维生素B_{12}缺乏所致的巨幼细胞贫血；血红蛋白合成障碍所致的缺铁性贫血、铁粒幼细胞贫血等；骨髓造血功能障碍，如再生障碍性贫血、白血病；慢性系统性疾病，如慢性感染、恶性肿瘤、慢性肾病等。②红细胞破坏过多：各种原因引起的溶血性贫血，如异常血红蛋白病、珠蛋白生成障碍性贫血、阵发性睡眠性血红蛋白尿、免疫性溶血性贫血、脾功能亢进等。③红细胞丢失过多：如各种失血性贫血等。

（2）红细胞及血红蛋白增多：单位容积循环血液中血红蛋白量、红细胞数高于参考值高限。诊断标准：成年男性Hb＞180g/L，RBC＞6.5$\times 10^{12}$/L；成年女性Hb＞170g/L，RBC＞6.0$\times 10^{12}$/L。

1）相对性增多：因血浆容量减少，血液浓缩所致。见于严重腹泻、频繁呕吐、大量出汗、大面积烧伤、糖尿病酮症酸中毒、尿崩症等。

2）绝对性增多：①继发性：组织缺氧所致，生理性见于新生儿及高原生活者；病理性见于严重的慢性心、肺疾病，如阻塞性肺疾病、肺源性心脏病、发绀型先天性心脏病等。②原发性：见于真性红细胞增多症。

（3）红细胞形态异常

1）大小改变：①小红细胞：红细胞直径＜6μm，见于小细胞低色素性贫血，主要为缺铁性贫血。②大红细胞：红细胞直径＞10μm，见于溶血性贫血、急性失血性贫血、巨幼细胞贫血。③巨红细胞：红细胞直径＞15μm，见于巨幼细胞贫血。④红细胞大小不均：红细胞大小悬殊，直径可相差一倍以上，见于增生性贫血，如溶血性贫血、失血性贫血、巨幼细胞贫血，尤其以巨幼细胞贫血更为显著。

2）形态改变：①球形红细胞：主要见于遗传性球形红细胞增多症，也可见于自身免疫性溶血性贫血。②椭圆形红细胞：主要见于遗传性椭圆形红细胞增多症，巨幼细胞贫血时可见巨椭圆形红细胞。③靶形红细胞：常见于珠蛋白生成障碍性贫血、异常血红蛋白病，也可见于缺铁性贫血等。④口形红细胞：主要见于遗传性口形红细胞增多症，少量可见于 DIC 及乙醇中毒。⑤镰形红细胞：见于镰形细胞性贫血（血红蛋白 S 病）。⑥泪滴形红细胞：主要见于骨髓纤维化，为本病的特点之一，也可见于珠蛋白生成障碍性贫血、溶血性贫血等。

2. 白细胞计数和白细胞分类计数，中性粒细胞核象变化

【参考值】白细胞计数：成人（3.5 ～ 9.5）$\times 10^9$/L。5 种白细胞的百分数和绝对值见下表。

5 种白细胞的百分数和绝对值

细胞类型		百分比（%）	绝对值（$\times 10^9$/L）
中性粒细胞	杆状核	1 ～ 5	0.04 ～ 0.5
	分叶核	50 ～ 70	2 ～ 7
嗜酸性粒细胞		0.5 ～ 5	0.05 ～ 0.5
嗜碱性粒细胞		0 ～ 1	0 ～ 0.1
淋巴细胞		20 ～ 40	0.8 ～ 4
单核细胞		3 ～ 8	0.12 ～ 0.8

【临床意义】成人白细胞数＞ 9.5×10^9/L 称白细胞增多；＜ 3.5×10^9/L 称白细胞减少。

（1）中性粒细胞

1）增多：生理性增多，见于新生儿、妊娠后期、分娩、剧烈运动或劳动后。病理性增多分为反应性增多和异常增生性增多两种。反应性增多见于：①急性感染：化脓性感染最常见，如流行性脑脊髓膜炎、肺炎链球菌肺炎、阑尾炎等；也可见于某些病毒感染，如肾综合征出血热、流行性乙型脑炎、狂犬病等；某些寄生虫感染，如急性血吸虫病、肺吸虫病等。②严重组织损伤：如大手术后、大面积烧伤、急性心肌梗死等。③急性大出血及急性溶血：如消化道大出血、脾破裂或输卵管妊娠破裂等。④急性中毒：如代谢性酸中毒（尿毒症、糖尿病酮症酸中毒）、化学药物中毒（安眠药中毒）、有机磷农药中毒等。⑤恶性肿瘤：各种恶性肿瘤晚期，特别是消化道肿瘤（如胃癌、肝癌等）。⑥其他：如器官移植术后排斥反应、类风湿关节炎、自身免疫性溶血性贫血、痛风、严重缺氧及应用某些药物（如皮质激素、肾上腺素等）。异常增生性增多见于急慢性粒细胞白血病、骨髓增殖性疾病（如真性红细胞增多症、原发性血小板增多症和骨髓纤维化等）。

2）减少：中性粒细胞绝对值＜ 1.5×10^9/L 为粒细胞减少症，＜ 0.5×10^9/L 为粒细胞缺乏症。病理性减少见于：①感染性疾病：病毒感染最常见，如流行性感冒、病毒性肝炎、麻疹、风疹、水痘等；某些革兰阴性杆菌感染，如伤寒及副伤寒等；某些原虫感染，如恙虫病、疟疾等。②血液病：如再生障碍性贫血、粒细胞减少症、粒细胞缺乏症、非白血性白血病、恶性组织细胞病等。③自身免疫性疾病：如系统性红斑狼疮等。④单核－巨噬细胞系统功能亢进：如脾功能亢进，见于各种原因引起的脾脏肿大（如肝硬化等）。⑤药物及理化因素的作用：物理因素如 X 线、γ 射线、放射性核素等；化学物质如苯、铅、汞等；化学药物如氯霉素、磺胺类药、抗肿瘤药、抗糖尿病药物及抗甲状腺药物等。

3）中性粒细胞核象变化：中性粒细胞的核象是指粒细胞的分叶状况，反映粒细胞的成熟程度。正常时外周血中性粒细胞的分叶以3叶居多，但可见到少量杆状核粒细胞（1%～5%）。①核左移：当周围血中杆状核粒细胞增多（＞5%），并出现晚幼粒、中幼粒、早幼粒等细胞时，称为核左移，常见于感染，特别是急性化脓性感染，也可见于急性大出血、急性溶血反应、急性中毒等。②核右移：正常人血中的中性粒细胞以3叶者为主，若5叶者超过3%时称为核右移。常伴有白细胞计数减少，为骨髓造血功能减低或缺乏造血物质所致。常见于巨幼细胞贫血、恶性贫血，也可见于应用抗代谢药物（如阿糖胞苷、6-巯基嘌呤）之后。在感染的恢复期出现一过性核右移是正常现象，若在疾病进展期突然出现核右移，提示预后不良。

（2）嗜酸性粒细胞

1）增多：①变态反应性疾病：如支气管哮喘、血管神经性水肿、荨麻疹、药物过敏反应、血清病等。②皮肤病：如湿疹、剥脱性皮炎、天疱疮、银屑病等。③寄生虫病：如血吸虫病、蛔虫病、钩虫病、丝虫病等。④血液病：如慢性粒细胞白血病、淋巴瘤、多发性骨髓瘤等。

2）减少：见于伤寒的极期、应激状态（如严重烧伤、大手术）、休克、库欣综合征及长期应用肾上腺皮质激素后等。

（3）嗜碱性粒细胞

1）增多：见于慢性粒细胞白血病、骨髓纤维化、转移癌、慢性溶血、嗜碱性粒细胞白血病（临床上罕见）等。

2）减少：一般无临床意义。

（4）淋巴细胞

1）增多：①感染性疾病：主要为病毒感染，如麻疹、风疹、水痘、流行性腮腺炎、传染性单核细胞增多症、病毒性肝炎、肾综合征出血热等；某些杆菌感染，如结核病、百日咳、布鲁菌病等。②某些血液病：急性和慢性淋巴细胞白血病、淋巴瘤等。③急性传染病的恢复期。再生障碍性贫血和粒细胞缺乏症时，由于中性粒细胞减少，淋巴细胞比例相对增高，但绝对值并不增高。

2）减少：主要见于应用肾上腺皮质激素、烷化剂、抗淋巴细胞球蛋白等的治疗，接触放射线，免疫缺陷性疾病，丙种球蛋白缺乏症等。

3）异型淋巴细胞：正常人外周血中偶可见到（＜2%）。增多主要见于病毒感染性疾病，如传染性单核细胞增多症、流行性出血热等。

（5）单核细胞

1）增多：①某些感染：如感染性心内膜炎、活动性结核病、疟疾、急性感染的恢复期等。②某些血液病：单核细胞白血病、粒细胞缺乏症恢复期、恶性组织细胞病、淋巴瘤、骨髓增生异常综合征等。

2）减少：一般无临床意义。

3. 网织红细胞计数

【参考值】百分数0.005～0.015（0.5%～1.5%），绝对值（24～84）$\times 10^9$/L。

【临床意义】

（1）反映骨髓造血功能状态：①增多则表示骨髓红细胞系增生旺盛。溶血性贫血和急性失血性贫血时明显增多；缺铁性贫血和巨幼细胞贫血时可轻度增多。②减少则表示骨髓造血功能减低，见于再生障碍性贫血、骨髓病性贫血（如急性白血病）等。

（2）贫血治疗的疗效判断指标：缺铁性贫血及巨幼细胞贫血患者，治疗前网织红细胞可轻度增多，给予铁剂或叶酸治疗3～5天后，网织红细胞开始升高，7～10天达到高峰。治疗后2周逐渐下降。

（3）观察病情变化：溶血性贫血和失血性贫血患者在治疗过程中，网织红细胞逐渐减低，表示溶血或出血已得到控制；反之，如持续不减低，甚至增高者，表示病情未得以控制，甚至还在加重。

4. 血小板计数

【参考值】（125～350）$\times 10^9$/L。

【临床意义】血小板＞350$\times 10^9$/L称为血小板增多，＜125$\times 10^9$/L称为血小板减少。

（1）增多：①反应性增多：见于急性大出血及溶血之后、脾切除术后等。②原发性增多：见于原发性血小板增多症、真性红细胞增多症、慢性粒细胞白血病、骨髓纤维化早期等。

（2）减少：①生成障碍：见于再生障碍性贫血、急性白血病、急性放射病、骨髓纤维化晚期等。②破坏或消耗增多：见于原发性血小板减少性紫癜、脾功能亢进、系统性红斑狼疮、淋巴瘤、DIC、血栓性血小板减少性紫癜等。③分布异常：见于脾肿大，如肝硬化。

5. 红细胞沉降率（血沉）测定

【参考值】成年男性 0 ～ 15mm/h；成年女性 0 ～ 20mm/h。

【临床意义】

（1）生理性增快：见于妇女月经期、妊娠 3 个月以上、60 岁以上高龄者。

（2）病理性增快：①各种炎症：细菌性急性炎症、结核病和风湿热活动期。②组织损伤及坏死：较大的组织损伤或手术创伤时血沉增快，急性心肌梗死血沉增快，而心绞痛时血沉则正常。③恶性肿瘤：恶性肿瘤血沉增快，良性肿瘤血沉多正常。④各种原因导致的高球蛋白血症：如慢性肾炎、多发性骨髓瘤、肝硬化、感染性心内膜炎、系统性红斑狼疮等。⑤贫血和高胆固醇血症。

6. C 反应蛋白（CRP）检测

【参考值】免疫扩散法：血清＜ 10mg/L。

【临床意义】

（1）CRP 增高见于各种急性化脓性炎症、菌血症、组织坏死、恶性肿瘤等的早期。

（2）可作为细菌感染与非细菌感染、器质性与功能性疾病的鉴别指标。一般细菌性感染、器质性疾病 CRP 增高。

细目二　血栓与止血检查

1. 出血时间（BT）测定

【参考值】6.9±2.1 分钟（测定器法），超过 9 分钟为异常。

【临床意义】出血时间延长见于：①血小板显著减少：如原发性或继发性血小板减少性紫癜。②血小板功能异常：如血小板无力症、巨大血小板综合征。③毛细血管壁异常：如遗传性出血性毛细血管扩张症、维生素 C 缺乏症。④某些凝血因子严重缺乏：如血管性血友病、DIC。

2. 血小板聚集试验

【参考值】采用血小板聚集仪比浊法进行血小板聚集试验（PAgT），因加入的血小板致聚剂不同，参考值不同。

【临床意义】

（1）PAgT 增高：反映血小板聚集功能增强，见于血栓前状态和血栓性疾病，如心肌梗死、心绞痛、糖尿病、脑血管疾病、高脂血症、抗原－抗体复合物反应、人工心脏和瓣膜移植术等。

（3）PAgT 减低：反映血小板聚集功能减低，见于血小板无力症、尿毒症、肝硬化、骨髓增生性疾病、原发性血小板减少性紫癜、急性白血病等。

3. 凝血因子检测

（1）活化部分凝血活酶原时间（APTT）测定

【参考值】32 ～ 43 秒（手工法），较正常对照延长 10 秒以上为异常。

【临床意义】① APTT 延长：血浆Ⅷ、Ⅸ、Ⅺ因子缺乏，如重症 A、B 型血友病和遗传性因子Ⅺ缺乏症。凝血酶原严重减少，如先天性凝血酶原缺乏症。纤维蛋白原严重减少，如先天性纤维蛋白缺乏症。纤溶亢进，DIC 后期继发纤溶亢进。APTT 又是监测肝素治疗的首选指标。② APTT 缩短：见于血栓性疾病和血栓前状态，如 DIC 早期、脑血栓形成、心肌梗死等，但灵敏度、特异度差。

（2）血浆凝血酶原时间（PT）测定

【参考值】11 ～ 13 秒。超过正常对照 3 秒以上为异常。

【临床意义】① PT 延长：先天性凝血因子异常，如因子Ⅱ、Ⅴ、Ⅶ、Ⅹ减少及纤维蛋白原减少。后天性凝血因子异常，如严重肝病、维生素 K 缺乏、DIC 后期及应用抗凝药物。② PT 缩短：主要见于血液高凝状态，如 DIC 早期、脑血栓形成、心肌梗死、深静脉血栓形成、多发性骨髓瘤等。

（3）血浆纤维蛋白原（Fg）测定

【参考值】2 ～ 4g/L（凝血酶比浊法）。

【临床意义】① Fg 增高：见于糖尿病、急性心肌梗死、急性肾炎、多发性骨髓瘤、休克、大手术后、急性感染、妊娠高血压综合征、恶性肿瘤及血栓前状态等。② Fg 减低：见于 DIC、原发性纤溶症、重症肝炎和肝硬化等。

4. 纤溶活性检测

（1）血浆 D- 二聚体测定

【参考值】0 ～ 0.256mg/L。

【临床意义】本试验为鉴别原发性与继发性纤溶症的重要指标。①继发性纤溶症：为阳性或增高，见于 DIC，恶性肿瘤，各种栓塞，心、肝、肾疾病等。D- 二聚体增高对诊断肺栓塞、肺梗死有重要意义。②原发性纤溶症：为阴性或不升高。

（2）血浆硫酸鱼精蛋白副凝固试验（3P 试验）

【参考值】阴性。

【临床意义】①阳性：见于 DIC 的早、中期。但在恶性肿瘤、上消化道出血、外科大手术后、败血症、肾小球疾病、人工流产、分娩等也可出现假阳性。②阴性：见于正常人、晚期 DIC 和原发性纤溶症。

5. 口服抗凝药治疗监测 国际标准化比值（INR）作为首选口服抗凝药治疗监测的指标。血浆凝血酶原时间（PT）测定是对口服抗凝药治疗监测简便、敏感、快速、实用的实验室首选指标。

【参考值】1.0±0.2。

【临床意义】WHO 推荐应用 INR 作为首选口服抗凝剂的监测试验，建议 INR 维持在 2.0 ～ 2.5 为宜，一般不超过 3.0，小于 1.5 提示抗凝无效。

细目三　骨髓检查

1. 骨髓细胞学检查的临床意义 ①确定诊断造血系统疾病。②辅助诊断造血系统疾病。③诊断其他非造血系统疾病。④鉴别诊断。

2. 骨髓增生程度分级 骨髓内有核细胞的多少反映骨髓的增生情况，一般以成熟红细胞和有核细胞的比例判断骨髓增生的程度，其分级见下表。

骨髓增生程度的分级

增生程度	成熟红细胞：有核细胞	有核细胞（%）	常见原因
极度活跃	1∶1	＞ 50	各种白血病
明显活跃	10∶1	10 ～ 50	白血病、增生性贫血、骨髓增殖性疾病
活跃	20∶1	1 ～ 10	正常骨髓、某些贫血
减低	50∶1	0.5 ～ 1	非重型再障、粒细胞减少或缺乏症
极度减低	200∶1	＜ 0.5	重型再障

细目四　肝脏病实验室检查

1. 蛋白质代谢检查

（1）血清蛋白测定

【参考值】血清总蛋白（STP）60 ～ 80g/L；白蛋白（A）40 ～ 55g/L；球蛋白（G）20 ～ 30g/L；A/G（1.5 ～ 2.5）∶1。

【临床意义】STP ＜ 60g/L 或 A ＜ 25g/L，称为低蛋白血症；STP ＞ 80g/L 或 G ＞ 35g/L，称为高蛋白

血症或高球蛋白血症。

1）血清总蛋白及白蛋白减低：①见于肝脏疾病，慢性肝病，如慢性肝炎、肝硬化、肝癌时可有白蛋白减少，球蛋白增加，A/G 比值减低。A/G 比值倒置，表示肝功能严重损害，如重度慢性肝炎、肝硬化。②肝外疾病：蛋白质摄入不足或消化吸收不良，如营养不良；蛋白质丢失过多，如肾病综合征、大面积烧伤、急性大出血等；消耗增加，见于慢性消耗性疾病，如重症结核、甲状腺功能亢进症、恶性肿瘤等；低蛋白血症时患者易出现严重水肿及胸、腹水。

2）血清总蛋白及白蛋白增高：主要由于血清水分减少，使单位容积总蛋白浓度增加，见于各种原因引起的严重脱水，如腹泻、呕吐、肠梗阻、肠瘘、肾上腺皮质功能减退症等。

3）血清总蛋白及球蛋白增高：主要是因球蛋白增高引起，其中以 γ 球蛋白增高为主。高蛋白血症见于：①慢性肝病：如肝硬化、慢性肝炎等。② M 球蛋白血症：如多发性骨髓瘤、淋巴瘤、原发性巨球蛋白血症等。③自身免疫性疾病：如系统性红斑狼疮、类风湿关节炎、风湿热等。④慢性炎症与慢性感染：如结核病、疟疾、黑热病等。

（2）血清蛋白电泳

【参考值】醋酸纤维素膜法：白蛋白 0.62 ～ 0.71（62% ～ 71%）；α_1 球蛋白 0.03 ～ 0.04（3% ～ 4%）；α_2 球蛋白 0.06 ～ 0.10（6% ～ 10%）；β 球蛋白 0.07 ～ 0.11（7% ～ 11%）；γ 球蛋白 0.09 ～ 0.18（9% ～ 18%）。

【临床意义】

1）肝脏疾病：急性及轻症肝炎时血清蛋白电泳结果多无异常。慢性肝炎、肝硬化、肝癌（多合并肝硬化），表现为血清白蛋白及 α_1、α_2、β 球蛋白减低，γ 球蛋白增高。重度慢性肝炎和失代偿性肝硬化时，γ 球蛋白增高尤为显著。γ 球蛋白长时间持续上升，是急性肝炎转为慢性肝炎并向肝硬化发展的先兆。

2）M 球蛋白血症：如多发性骨髓瘤、原发性巨球蛋白血症等，白蛋白轻度减低，γ 球蛋白明显增高。

3）肾病综合征、糖尿病肾病：由于血脂增高，可致 α_2 及 β 球蛋白增高，白蛋白、γ 球蛋白减低。

4）其他：结缔组织病伴有多克隆 γ 球蛋白增高；先天性低丙种球蛋白血症 γ 球蛋白减低。

2. 胆红素代谢检查

（1）血清总胆红素、结合胆红素、非结合胆红素测定

【参考值】血清总胆红素（STB）3.4 ～ 17.1μmol/L；结合胆红素（CB）0 ～ 6.8μmol/L；非结合胆红素（UCB）1.7 ～ 10.2μmol/L。

【临床意义】

1）判断有无黄疸：① STB ＞ 17.1μmol/L，可诊断为黄疸。② STB 17.1 ～ 34.2μmol/L 为隐性黄疸。③ STB ＞ 34.2μmol/L 为显性黄疸。

2）反映黄疸程度：①轻度黄疸：STB 34.2 ～ 171μmol/L。②中度黄疸：STB 171 ～ 342μmol/L。③高度黄疸：STB ＞ 342μmol/L。

3）鉴别黄疸类型：①溶血性黄疸：STB 及 UCB 增高，以 UCB 增高为主，见于新生儿黄疸、溶血性贫血，如蚕豆病、珠蛋白生成障碍性贫血等。②肝细胞性黄疸：STB、UCB、CB 均增高，见于病毒性肝炎、中毒性肝炎、肝癌、肝硬化等。③阻塞性黄疸：STB 及 CB 增高，以 CB 增高为主，见于胆石症、胰头癌、肝癌等。

（2）尿胆红素定性试验

【参考值】正常定性为阴性。

【临床意义】尿胆红素定性试验阳性提示血液中 CB 增高。肝细胞性黄疸为阳性；阻塞性黄疸为强阳性；溶血性黄疸为阴性。

（3）尿胆原检查

【参考值】定性：阴性或弱阳性反应（阳性稀释度在 1∶20 以下）。定量：0.84 ～ 4.2μmol（L・24h）。

【临床意义】

1）尿胆原增高：①溶血性黄疸时明显增高。②肝细胞性黄疸时可增高。③其他：如发热、心力衰竭、肠梗阻、顽固性便秘等。

2）尿胆原减低：①阻塞性黄疸时尿胆原减低和缺如。②新生儿及长期应用广谱抗生素者，由于肠道菌群受抑制，使肠道尿胆原生成减少。

胆红素代谢检查对黄疸诊断和鉴别诊断具有重要的价值。3 种类型黄疸实验室检查鉴别见下表。

3 种类型黄疸实验室检查的鉴别

类型	STB	CB	UCB	CB/STB	尿胆原	尿胆红素
溶血性黄疸	↑↑	轻度↑或正常	↑↑↑	＜ 20%	（+++）	（-）
阻塞性黄疸	↑↑↑	↑↑↑	轻度↑或正常	＞ 50%	（-）	（+++）
肝细胞性黄疸	↑↑	↑↑	↑↑	20% ～ 50%	（+）	（++）

3. 血清酶及同工酶检查

（1）血清氨基转移酶测定

【参考值】连续监测法（37℃）：ALT 5 ～ 40U/L，AST 8 ～ 40U/L。ALT/AST ≤ 1。

【临床意义】

1）肝脏疾病：①急性病毒性肝炎：ALT 与 AST 均显著增高，ALT 增高更明显，ALT/AST ＞ 1。急性重型肝炎 AST 增高明显，但在病情恶化时，黄疸进行性加深，酶活性反而降低，称为胆 - 酶分离，提示肝细胞严重坏死，预后不良。在急性肝炎恢复期，如血清氨基转移酶活性不能降至正常或再增高，提示急性病毒性肝炎转为慢性。②慢性病毒性肝炎：ALT 与 AST 轻度增高或正常，ALT/AST ＞ 1；若 AST 增高明显，ALT/AST ＜ 1，提示慢性肝炎进入活动期。③肝硬化：血清氨基转移酶活性取决于肝细胞进行性坏死程度，终末期肝硬化血清氨基转移酶活性正常或降低。④肝内、外胆汁淤积：血清氨基转移酶轻度增高或正常。⑤其他肝病：如脂肪肝、肝癌等，血清氨基转移酶正常或轻度增高；酒精性肝病时 ALT 基本正常，AST 显著增高，ALT/AST ＜ 1。

2）急性心肌梗死：发病后 6 ～ 8 小时 AST 增高，18 ～ 24 小时达高峰，4 ～ 5 天恢复正常，若再次增高提示梗死范围扩大或有新的梗死发生。

3）AST 同工酶变化：①肝细胞轻度损害：如轻、中度急性肝炎时血清 AST 轻度增高，且以 ASTs 增高为主，ASTm 正常。②肝细胞严重损害：如重型肝炎、急性重型肝炎、严重酒精性肝病时，血清 ASTm 增高。③其他肝病：中毒性肝炎、妊娠脂肪肝、肝动脉栓塞术后及急性心肌梗死等，血清 ASTm 也增高。

（2）碱性磷酸酶及其同工酶测定

【参考值】磷酸对硝基苯酚连续监测法（37℃）：成人 40 ～ 150U/L，儿童＜ 500U/L。ALP 同工酶：正常人血清中以 ALP_2 为主，占总 ALP 的 90%，有少量 ALP_3；发育期儿童 ALP_3 增高，占总 ALP 的 60% 以上；妊娠晚期 ALP_4 增高，占总 ALP 的 40% ～ 65%。

【临床意义】

1）胆道阻塞：各种肝内、外胆道阻塞性疾病，如胰头癌、胆道结石、原发性胆汁性肝硬化、肝内胆汁淤积等，ALP 明显升高，以 ALP_1 为主。尤其是癌性梗阻时，100% 出现 ALP_1，且 $ALP_1 > ALP_2$。

2）肝脏疾病：急性肝炎时 ALP_2 明显增高，ALP_1 轻度增高，且 $ALP_1 < ALP_2$，肝硬化患者 80% 以上 ALP_5 明显增高，可达总 ALP 的 40% 以上。

3）黄疸的鉴别诊断：①阻塞性黄疸：ALP 和胆红素水平明显增高。②肝细胞性黄疸：ALP 轻度增高。③肝内局限性胆道阻塞：如原发性肝癌、转移性肝癌、肝脓肿等，ALP 明显增高，血清胆红素大多正常。

4）骨骼疾病：如纤维性骨炎、骨肉瘤、佝偻病、骨软化症、骨转移癌及骨折愈合期等，ALP 均可增高。

（3）γ - 谷氨酰转移酶

【参考值】硝基苯酚连续监测法（37℃）：男性 11 ～ 50U/L，女性 7 ～ 32U/L。

【临床意义】

1）胆道阻塞性疾病：见于原发性胆汁性肝硬化、硬化性胆管炎等。

2）肝脏疾病：①肝癌：γ-GT 明显增高。②急性病毒性肝炎：γ-GT 中度增高。③慢性肝炎、肝硬化：非活动期 γ-GT 活性一般正常；若 γ-GT 活性持续增高，提示病变活动或病情恶化。④急性和慢性酒精性肝炎、药物性肝炎：γ-GT 明显或中度以上增高。

3）其他疾病：脂肪肝、胰腺炎、胰腺肿瘤、前列腺肿瘤等，γ-GT 可轻度增高。

（4）乳酸脱氢酶及其同工酶测定

【参考值】LDH 总活性：连续检测法为 104 ～ 245U/L，速率法（30℃）为 95 ～ 200U/L。LDH 同工酶：正常人 $LDH_2 > LDH_1 > LDH_3 > LDH_4 > LDH_5$。圆盘电泳法：$LDH_1$ 32.7%±4.6%，LDH_2 45.1%±3.53%，LDH_3 18.5%±2.96%，LDH_4 2.9%±0.89%，LDH_5 0.85%±0.55%。

【临床意义】

1）急性心肌梗死：发病后 8 ～ 18 小时开始增高，24 ～ 72 小时达高峰，6 ～ 10 天恢复正常。病程中 LDH 持续增高或再次增高，提示梗死面积扩大或再次出现梗死。急性心肌梗死早期 LDH_1 和 LDH_2 均增高，LDH_1 增高更明显，$LDH_1/LDH_2 > 1$。

2）肝脏疾病：急性和慢性活动性肝炎、肝癌（尤其是转移性肝癌），LDH 明显增高。肝细胞损伤时 LDH_5 增高明显，LDH_5 是诊断肝细胞坏死的敏感指标。肝细胞坏死时 $LDH_5 > LDH_4$。阻塞性黄疸 $LDH_4 > LDH_5$。

3）其他疾病：①恶性肿瘤：LDH 增高程度与肿瘤增长速度有一定的关系，如恶性肿瘤转移至肝脏，常伴有 LDH_4 及 LDH_5 增高。②恶性贫血：LDH 极度增高，LDH_1 增高明显，且 $LDH_1 > LDH_2$。

4. 甲、乙、丙型病毒性肝炎标志物检查

（1）甲型肝炎病毒标志物检测

【参考值】抗原检测：ELISA 法、RIA 法和 RT-PCR 法：HAVAg、HAV-RNA 阴性。抗体检测：ELISA 法：抗 -HAV IgM、抗 -HAV IgA、抗 -HAV IgG 均阴性。

【临床意义】① HAVAg 阳性，见于甲型肝炎。② HAV-RNA 阳性，对甲型肝炎的诊断具有特异性，对早期诊断的意义更大。③抗 -HAV IgM 阳性，是早期诊断甲肝的特异性指标。④抗 -HAV IgA 阳性，出现在甲肝早期、急性期患者的粪便中。⑤抗 -HAV IgG 阳性是保护性抗体，是获得免疫力的标志，提示既往感染，可作为流行病学调查的指标。

（2）乙型肝炎病毒标志物检测

【参考值】ELISA 法、RIA 法：健康人检测结果均为阴性。

【临床意义】

1）HBsAg 阳性：是感染 HBV 的标志，见于乙型肝炎患者、HBV 携带者和与乙肝病毒感染相关的肝硬化、肝癌患者。

2）抗 -HBs 阳性：见于注射过乙型肝炎疫苗、曾经感染过 HBV 和乙肝恢复期。

3）HBeAg 阳性：是病毒复制的标志，传染性强。

4）抗 -HBe 阳性：表示乙肝病毒复制减少，传染性降低，但并非保护性抗体。

5）HBcAg 阳性：提示患者血清中有 HBV 存在，表示病毒复制活跃，传染性强。一般情况下血清中测不到游离的 HBcAg。

6）抗 -HBc 阳性：抗 -HBc 不是中和抗体，是反映肝细胞受到 HBV 感染的可靠指标。①抗 -HBc IgG：反映抗 -HBc 总抗体的情况，为 HBV 感染的标志，包括正在感染和既往感染。②抗 -HBc IgM：是机体感染 HBV 后在血液中最早出现的抗体，在感染急性期滴度高，抗 -HBc IgM 阳性是诊断急性乙型肝炎和判断病毒复制活跃的重要指标。

（3）丙型肝炎病毒标志物检测

【参考值】ELISA 法、RIA 法：抗 -HCV IgM、抗 -HCV IgG 均为阴性。斑点杂交试验及 RT-PCR 法：HCV-RNA 为阴性。

【临床意义】

1）HCV-RNA 阳性：见于 HCV 感染，提示 HCV 复制活跃，传染性强。HCV-RNA 阴性而抗 -HCV

IgG 阳性，提示既往有 HCV 感染。

2）抗 –HCV 阳性：抗 –HCV 是非保护性抗体，阳性是诊断 HCV 感染的重要依据。①抗 –HCV IgM 阳性：是诊断丙型肝炎的早期指标之一，是病毒复制的指标。②抗 –HCV IgG 阳性：抗 –HCV IgG 出现晚于抗 –HCV IgM，阳性表明已有 HCV 感染，输血后肝炎有 80% ～ 90% 的患者抗 –HCV IgG 阳性。

细目五　肾功能检查

1. 肾小球功能检测

（1）内生肌酐清除率（Ccr）测定

【参考值】成人（体表面积以 1.73m^2 计算）80 ～ 120mL/min。

【临床意义】

1）判断肾小球损害的敏感指标：当肾小球滤过率（GFR）降低至正常值 50% 时，Ccr 测定值可低至 50mL/min，但血肌酐、血尿素氮测定仍可在正常范围内，故 Ccr 能较早地反映 GFR。

2）评估肾功能损害的程度：①肾衰竭代偿期：Ccr51 ～ 80mL/min。②肾衰竭失代偿期：Ccr50 ～ 20mL/min。③肾衰竭期：Ccr19 ～ 10mL/min。④肾衰竭终末期（尿毒症期）：Ccr ＜ 10mL/min。

3）指导临床用药：Ccr 30 ～ 40mL/min，应限制蛋白质的摄入；Ccr ＜ 30mL/min，用噻嗪类利尿剂无效，改用袢利尿剂；Ccr ≤ 10mL/min，袢利尿剂无效，应做透析治疗。

（2）血清肌酐（Cr）测定

【参考值】全血 Cr：88 ～ 177μmol/L。血清或血浆 Cr：男性 53 ～ 106μmol/L，女性 44 ～ 97μmol/L。

【临床意义】

1）评估肾功能损害的程度：血 Cr 增高的程度与慢性肾衰竭呈正相关。肾衰竭代偿期：血 Cr ＜ 178μmol/L；肾衰竭失代偿期：血 Cr178 ～ 445μmol/L；肾衰竭期：血 Cr ＞ 445μmol/L。

2）鉴别肾前性和肾实质性少尿：①肾前性少尿：血 Cr 增高一般≤ 200μmol/L。②肾实质性少尿：血 Cr 增高常＞ 200μmol/L。

（3）血清尿素氮（BUN）测定

【参考值】成人 3.2 ～ 7.1mmol/L。

【临床意义】BUN 增高见于以下几种情况：

1）肾前性因素：①肾血流量不足：脱水、心功能不全、休克、水肿、腹水等。②蛋白质分解增加：急性传染病、脓毒血症、上消化道出血、大面积烧伤、大手术后和甲状腺功能亢进症。

2）肾性因素：见于严重肾脏疾病引起的慢性肾衰竭，如慢性肾炎、慢性肾盂肾炎、肾结核、肾肿瘤、肾动脉硬化症等的晚期。BUN 增高的程度与尿毒症病情的严重性成正比，故 BUN 测定对尿毒症的诊断及预后估计有重要意义。

3）肾后性因素：尿路结石、前列腺肥大、泌尿生殖系统肿瘤等引起的尿路梗阻。

4）BUN/Cr 的意义：正常时 BUN/Cr（单位均应为 mg/dL）为 20 : 1。①肾前性少尿：BUN 上升较快，但 Cr 不相应上升，故 BUN/Cr 常＞ 10 : 1。②器质性肾衰竭：因 BUN 与 Cr 同时增高，故 BUN/Cr ≤ 10 : 1。

（4）血 β_2– 微球蛋白（β_2–MG）测定

【参考值】正常人血中 β_2–MG 为 1 ～ 2mg/L。

【临床意义】血 β_2–MG 测定是反映肾小球滤过功能的敏感指标。任何使 β_2–MG 合成增多的疾病也可导致 β_2–MG 增高，如恶性肿瘤、IgG 肾病等。近端肾小管功能受损时，对 β_2–MG 重吸收减少，尿液中 β_2–MG 排出量增加。

（5）肾小球滤过率（GFR）测定

【参考值】男性 125±15mL/min；女性约低 10%。

【临床意义】

1）GFR 减低：见于各种原发性、继发性肾脏疾病。GFR 是反映肾功能最灵敏、最准确的指标。

2）GFR 增高：常见于肢端肥大症、巨人症、糖尿病肾病早期等。

2. 肾小管功能检测

（1）尿 β_2– 微球蛋白（β_2–MG）测定

【参考值】正常成人尿 β_2–MG < 0.3mg/L。

【临床意义】①尿 β_2–MG 增高见于肾小管–间质性疾病、药物或毒物所致的早期肾小管损伤、肾移植后急性排斥反应早期。②应同时检测血和尿 β_2–MG：只有血 β_2–MG < 5mg/L 时，尿 β_2–MG 增高才反映肾小管损伤。

（2）昼夜尿比密试验（莫氏试验）

【参考值】成人尿量 1000 ～ 2000mL/24h；昼尿量 / 夜尿量比值为（3 ～ 4）: 1；夜尿量< 750mL；至少 1 次尿比密> 1.018；昼尿中最高与最低尿比密差值> 0.009。

【临床意义】莫氏试验用于诊断各种疾病对远端肾小管稀释–浓缩功能的影响。

1）尿少、比密高：①肾前性少尿：见于各种原因引起的肾血容量不足。②肾性少尿：见于急性肾炎及其他影响 GFR 的情况。

2）夜尿多、比密低：提示肾小管功能受损，见于慢性肾炎、间质性肾炎、高血压肾病等。由于慢性肾脏病变致肾小管稀释–浓缩功能受损，患者夜尿量增多，尿最高比密< 1.018，尿最高与最低比密差< 0.009。

3）尿比密低而固定：尿比密固定在 1.010 ～ 1.012，称为等渗尿，见于肾脏病变晚期，提示肾小管重吸收功能很差，浓缩稀释功能丧失。

4）尿量明显增多:（> 4L/24h）而尿比密均< 1.006，为尿崩症的典型表现。

3. 血尿酸测定

【参考值】男性 150 ～ 416μmol/L，女性 89 ～ 357μmol/L。

【临床意义】

（1）血 UA 增高：①肾小球滤过功能损伤：见于急性或慢性肾炎等。②痛风：血 UA 明显增高是诊断痛风的主要依据。③恶性肿瘤、糖尿病、长期禁食等血 UA 也可增高。

（2）血 UA 减低：①各种原因所致的肾小管重吸收 UA 功能损害。②肝功能严重损害所致的 UA 生成减少。

细目六　常用生化检查

1. 糖代谢检查

（1）空腹血糖（FPG）测定

【参考值】葡萄糖氧化酶法：3.9 ～ 6.1mmol/L。FPG > 7.0mmol/L 称为高糖血症；FPG > 9.0mmol/L 时尿糖阳性；FPG < 3.9mmol/L 时为血糖减低；FPG < 2.8mmol/L 称为低糖血症。

【临床意义】

1）FPG 增高：生理性增高见于餐后 1 ～ 2 小时、高糖饮食、剧烈运动、情绪激动等。病理性增高见于：①各型糖尿病。②内分泌疾病：如甲状腺功能亢进症、肢端肥大症、巨人症、嗜铬细胞瘤、肾上腺皮质功能亢进症、胰高血糖素瘤等。③应激性因素：如颅脑外伤、急性脑血管病、中枢神经系统感染、心肌梗死、大面积烧伤等。④肝脏和胰腺疾病：如严重肝损害、坏死性胰腺炎、胰腺癌等。⑤其他：如呕吐、脱水、缺氧、麻醉等。

2）FPG 减低：生理性减低见于饥饿、长时间剧烈运动等。病理性减低见于：①胰岛素分泌过多：如胰岛 B 细胞增生或肿瘤、胰岛素用量过大、口服降糖药等。②对抗胰岛素的激素缺乏：如生长激素、肾上腺皮质激素、甲状腺激素等缺乏。③肝糖原储存缺乏：如重型肝炎、肝硬化、肝癌等严重肝病。④急性酒精中毒。⑤消耗性疾病：如严重营养不良、恶病质等。

（2）葡萄糖耐量试验（GTT）：现多采用 WHO 推荐的 75g 葡萄糖标准口服葡萄糖耐量试验（OGTT）。

【适应证】①无糖尿病症状，随机血糖或 FPG 异常。②无糖尿病症状，但有糖尿病家族史。③有糖尿病症状，但 FPG 未达到诊断标准。④有一过性或持续性糖尿者。⑤分娩巨大胎儿的妇女。⑥原因不明的肾脏疾病或视网膜病变。

【参考值】① FPG 3.9 ～ 6.1mmol/L。②服糖后 0.5 ～ 1 小时血糖达高峰，一般在 7.8 ～ 9.0mmol/L，峰值＜ 11.1mmol/L。③服糖后 2 小时血糖（2h PG）＜ 7.8mmol/L。④服糖后 3 小时血糖恢复至空腹水平。⑤每次尿糖均为阴性。

【临床意义】

1）诊断糖尿病（DM）：FPG ≥ 7.0mmol/L；OGTT 2h PG ≥ 11.1mmol/L；随机血糖≥ 11.1mmol/L。

2）判断糖耐量异常（IGT）：FPG ＜ 7.0mmol/L，2h PG 7.8 ～ 11.1mmol/L，且血糖到达高峰时间延长至 1 小时后，血糖恢复正常时间延长至 2 ～ 3 小时后，同时伴尿糖阳性者为糖耐量异常，其中 1/3 最终转为糖尿病。糖耐量异常常见于 2 型糖尿病、肢端肥大症、甲状腺功能亢进症等。

3）确定空腹血糖受损（IFG）：FPG 6.1 ～ 6.9mmol/L，2h PG ＜ 7.8mmol/L。

（3）血清糖化血红蛋白（GHb）检测

【参考值】HbA_1 5% ～ 8%，HbA_1c 4% ～ 6%。

【临床意义】反映的是近 2 ～ 3 个月的平均血糖水平。

1）评价糖尿病的控制程度：GHb 增高提示近 2 ～ 3 个月糖尿病控制不良，故 GHb 水平可作为糖尿病长期控制程度的监控指标。

2）鉴别诊断：糖尿病性高血糖 GHb 增高，应激性高血糖 GHb 则正常。

2. 血脂测定

（1）血清总胆固醇（TC）测定

【参考值】合适水平：＜ 5.18mmol/L；边缘水平：5.18 ～ 6.19mmol/L；增高：＞ 6.22mmol/L。

【临床意义】

1）TC 增高：① TC 增高是动脉粥样硬化的危险因素之一，常见于动脉粥样硬化所致的心、脑血管疾病。②各种高脂蛋白血症、甲状腺功能减退症、糖尿病、肾病综合征、阻塞性黄疸、类脂性肾病等。③长期高脂饮食、精神紧张、吸烟、饮酒等。

2）TC 减低：①严重肝脏疾病，如急性重型肝炎、肝硬化等。②甲状腺功能亢进症。③严重贫血、营养不良和恶性肿瘤等。

（2）血清甘油三酯（TG）测定

【参考值】合适范围：＜ 1.70mmol/L；边缘升高：1.70 ～ 2.25mmol/L；升高：≥ 2.26mmol/L。

【临床意义】

1）TG 增高：① TG 增高是动脉粥样硬化的危险因素之一，常见于动脉粥样硬化症、冠心病。②原发性高脂血症、肥胖症、糖尿病、甲状腺功能减退症、痛风、阻塞性黄疸和高脂饮食等。

2）TG 减低：见于甲状腺功能亢进症、肾上腺皮质功能减退症、严重肝脏疾病等。

（3）血清脂蛋白测定

1）高密度脂蛋白（HDL）测定

【参考值】合适范围：≥ 1.04mmoL/L；升高：≥ 1.55mmol/L；降低：＜ 1.04mmol/L。

【临床意义】① HDL-C 增高：有利于外周组织清除胆固醇，防止动脉粥样硬化的发生。HDL-C 与 TG 呈负相关，也与冠心病发病呈负相关，故 HDL-C 水平高的个体患冠心病的危险性小。② HDL-C 减低：常见于动脉粥样硬化症、心脑血管疾病、糖尿病、肾病综合征等。

2）低密度脂蛋白（LDL）测定

【参考值】合适范围：＜ 3.37mmol/L；边缘升高：3.37 ～ 4.12mmol/L；升高：≥ 4.14mmol/L。

【临床意义】① LDL-C 增高：判断发生冠心病的危险性，LDL-C 是动脉粥样硬化的危险因素之一，LDL-C 水平增高与冠心病发病呈正相关。可见于肥胖症、肾病综合征、甲状腺功能减退症、阻塞性黄疸等。② LDL-C 减低：见于无 β－脂蛋白血症、甲状腺功能亢进症、肝硬化和低脂饮食等。

3. 电解质检查

（1）血清钾测定

【参考值】3.5 ～ 5.3mmol/L。

【临床意义】

1）增高：血钾＞ 5.3mmol/L 称为高钾血症。原因：①排出减少：如急性或慢性肾衰竭少尿期、肾上腺皮质功能减退症。②摄入过多：如高钾饮食、静脉输注大量钾盐、输入大量库存血液。③细胞内钾外移增多：如严重溶血、大面积烧伤、挤压综合征、组织缺氧和代谢性酸中毒等。

2）减低：血钾＜ 3.5mmol/L 称为低钾血症。原因：①摄入不足：如长期低钾饮食、禁食。②丢失过多：如频繁呕吐、腹泻、胃肠引流等，肾上腺皮质功能亢进症、原发性醛固酮增多症、肾衰竭多尿期等，长期应用排钾利尿剂。③分布异常：细胞外液稀释，如心功能不全、肾性水肿等；细胞外钾内移，如大量应用胰岛素、碱中毒等。

（2）血清钠测定

【参考值】137 ～ 147mmol/L。

【临床意义】

1）增高：血钠＞ 147mmol/L 称为高钠血症。原因：①摄入过多：如输注大量高渗盐水。②水分丢失过多：如大量出汗、长期腹泻、呕吐。③尿排出减少：见于肾上腺皮质功能亢进症、醛固酮增多症，以及脑外伤、急性脑血管病等引起抗利尿激素分泌过多，排尿排钠减少。

2）减低：血钠＜ 137mmol/L 称为低钠血症。原因：①胃肠道失钠：如幽门梗阻、严重呕吐、腹泻、胃肠引流。②尿钠排出增多：如慢性肾衰竭多尿期、大量应用利尿剂，以及尿崩症、肾上腺皮质功能减退症等。③皮肤失钠：如大量出汗、大面积烧伤。④消耗性低钠：如肺结核、肿瘤等慢性消耗性疾病等。

（3）血清氯测定

【参考值】96 ～ 108mmol/L；血氯＞ 108mmol/L 称为高氯血症；血氯＜ 96mmol/L 称为低氯血症。

【临床意义】

1）增高：①排出减少：如急性或慢性肾衰竭少尿期、尿路梗阻。②血液浓缩：如反复腹泻、大量出汗。③吸收增加：如肾上腺皮质功能亢进症。④摄入过多：如过量输入生理盐水。

2）减低：①丢失过多：如严重呕吐、腹泻、胃肠引流。②排出过多：如肾上腺皮质功能减退症、慢性肾衰竭、糖尿病、应用利尿剂。③呼吸性酸中毒等。

（4）血清钙测定

【参考值】血清总钙：2.2 ～ 2.7mmol/L；离子钙：1.10 ～ 1.34mmol/L。血钙＞ 2.7mmol/L 称为高钙血症；血钙＜ 2.2mmol/L 称为低钙血症。

【临床意义】

1）增高：①溶骨作用增强：如甲状旁腺功能亢进症、多发性骨髓瘤等。②吸收增加：如大量应用维生素 D。③摄入过多：如静脉输入钙过多。

2）减低：①成骨作用增强：如甲状旁腺功能减退症、恶性肿瘤骨转移等。②摄入不足：如长期低钙饮食。③吸收减少：如维生素 D 缺乏症、手足搐搦症、骨质软化症、佝偻病等。④肾脏疾病：如急性或慢性肾衰竭、肾病综合征等。⑤急性坏死性胰腺炎。⑥代谢性碱中毒等。

（5）血清磷测定

【参考值】0.97 ～ 1.61mmol/L。

【临床意义】

1）增高：①磷排出减少：如肾衰竭、甲状旁腺功能减退症时肾脏排磷减少。②吸收增加：如维生素 D 中毒时，小肠磷吸收增加，肾小管对磷的重吸收增加。③磷从细胞内释出：如酸中毒、急性肝坏死或白血病、淋巴瘤等化疗后。④多发性骨髓瘤及骨折愈合期血磷升高。

2）减低：①摄入不足：如慢性酒精中毒、长期腹泻、长期静脉营养而未补磷等。②吸收减少和排出增加：如维生素 D 缺乏，肠道吸收磷减少而肾脏排磷增加。③磷丢失过多：如甲状旁腺功能亢进症时，磷从肾脏排出增多；血液透析、肾小管性酸中毒及应用噻嗪类利尿剂等。

4. 血清铁及其代谢物测定

（1）血清铁测定

【参考值】男性 10.6 ～ 36.7μmol/L，女性 7.8 ～ 32.2μmol/L，儿童 9 ～ 32.2μmol/L。

【临床意义】

1）增高：①铁利用障碍：如再生障碍性贫血、铁粒幼细胞贫血、铅中毒等。②铁释放增多：如溶血性贫血、急性肝炎、慢性活动性肝炎等。③铁蛋白增多：如反复输血、白血病、含铁血黄素沉着症。④摄入过多：如铁剂治疗过量。

2）减低：①铁缺乏：如缺铁性贫血。②慢性失血：如月经过多、消化性溃疡、慢性炎症、恶性肿瘤。③需铁增加：如生长发育期的婴幼儿、青少年，生育期、妊娠期及哺乳期的妇女等，机体需铁量增多而摄入不足。

（2）血清转铁蛋白饱和度（Tfs）测定

【参考值】33% ～ 55%。

【临床意义】

1）增高：①铁利用障碍：如再生障碍性贫血、铁粒幼细胞贫血。②血色病：Tfs ＞ 70% 为诊断血色病的可靠指标。

2）减低：①缺铁或缺铁性贫血：Tfs ＜ 15% 并结合病史即可诊断缺铁或缺铁性贫血。其准确性仅次于铁蛋白，但较血清铁和 TIBC 灵敏。②慢性感染性贫血。

（3）血清铁蛋白（SF）测定

【参考值】男性 15 ～ 200μg/L，女性 12 ～ 150μg/L。

【临床意义】

1）增高：①体内贮存铁释放增加：如急性肝细胞损害等。②铁蛋白合成增加：如炎症、肿瘤。③贫血：如溶血性贫血等。④铁的吸收率增加：如血色沉着症、含铁血黄素沉着症等。

2）减低：①体内贮存铁减少：如缺铁性贫血、大量失血、长期腹泻、营养不良。②铁蛋白合成减少：如维生素 C 缺乏等。

细目七　酶学检查

1. 血、尿淀粉酶测定

【参考值】碘 – 淀粉比色法：血清 800 ～ 1800U/L，尿液 1000 ～ 12000U/L。

【临床意义】

（1）急性胰腺炎：血淀粉酶（AMS）达 3500U/L 应怀疑此病，超过 5000U/L 即有诊断价值。尿 AMS 于发病后 12 ～ 24 小时开始增高，尿中 AMS 活性可高于血清中的 1 倍以上，多数患者 2 ～ 10 天后恢复到正常。

（2）其他胰腺疾病：如慢性胰腺炎急性发作、胰腺囊肿、胰腺癌早期、胰腺外伤等。

（3）非胰腺疾病：急性胆囊炎、流行性腮腺炎、胃肠穿孔、胆管梗阻等。

2. 心肌损伤常用酶检测

（1）血清肌酸激酶（CK）测定

【参考值】酶偶联法（37℃）：男性 38 ～ 174U/L，女性 26 ～ 140U/L。

【临床意义】

1）急性心肌梗死（AMI）：CK 在发病后 3 ～ 8 小时开始增高，10 ～ 36 小时达高峰，3 ～ 4 天后恢复正常，是 AMI 早期诊断的敏感指标之一。

2）心肌炎和肌肉疾病：病毒性心肌炎时 CK 明显增高。各种肌肉疾病，如进行性肌营养不良、多发性肌炎、骨骼肌损伤、重症肌无力时 CK 明显增高。

（2）血清肌酸激酶同工酶测定

【参考值】CK–MM：94%～96%。CK–MB：＜5%，CK–BB 极少。

【临床意义】

1）AMI：CK–MB 对 AMI 早期诊断的灵敏度明显高于 CK，且具有高度的特异性，阳性检出率达 100%。

2）其他心肌损伤：如心肌炎、心脏手术、心包炎、慢性心房颤动等 CK–MB 也可增高。

（3）乳酸脱氢酶（LDH）及其同工酶：乳酸脱氢酶（LDH）及其同工酶的详细内容见肝脏病实验室检查部分。

3. 心肌蛋白检测

（1）心肌肌钙蛋白 T（cTnT）测定

【参考值】0.02～0.13μg/L；0.2μg/L 为诊断临界值；＞0.5μg/L 可诊断 AMI。

【临床意义】

1）诊断 AMI：cTnT 是诊断 AMI 的确定性标志物。

2）判断微小心肌损伤：用于判断不稳定型心绞痛是否发生了微小心肌损伤，这种心肌损伤只有检测 cTnT 才能确诊。

3）其他：对判断 AMI 后溶栓治疗是否出现再灌注，以及预测血液透析患者心血管事件的发生都有重要价值。

（2）心肌肌钙蛋白 I（cTnI）测定

【参考值】＜0.2μg/L；1.5μg/L 为诊断临界值。

【临床意义】①诊断 AMI。②用于判断是否有微小心肌损伤，如不稳定型心绞痛、急性心肌炎。

4. 脑钠肽（BNP）测定

【参考值】BNP1.5～9.0pmol/L，判断值＞22pmol/L（100ng/L）；NT–pro–BNP＜125pg/mL。

【临床意义】

（1）心衰的诊断、监测和预后评估：BNP 升高对心衰具有极高的诊断价值。临床上，NT–pro–BNP＞2000pg/mL，可以确定心衰。

（2）鉴别呼吸困难：BNP 在心源性呼吸困难升高，肺源性呼吸困难不升高。

（3）指导心力衰竭的治疗：BNP 对心室容量敏感，半衰期短，可以用于指导利尿剂及血管扩张剂的临床应用；还可以用于心脏手术患者的术前、术后心功能的评价，帮助临床选择最佳手术时机。

细目八　免疫学检查

1. 血清免疫球蛋白及补体测定

（1）血清免疫球蛋白测定

【参考值】成人血清 IgG 7.0～16.0g/L；IgA 0.7～5.0g/L；IgM 0.4～2.8g/L；IgD 0.6～2mg/L；IgE 0.1～0.9mg/L。

【临床意义】

1）单克隆增高：①原发性巨球蛋白血症：IgM 单独明显增高。②多发性骨髓瘤：可分别见到 IgG、IgA、IgD、IgE 增高，并以此分型。③各种过敏性疾病：如支气管哮喘、过敏性鼻炎、寄生虫感染时 IgE 增高。

2）多克隆增高：表现为 IgG、IgA、IgM 均增高。见于各种慢性炎症、慢性肝病、肝癌、淋巴瘤及系统性红斑狼疮、类风湿关节炎等自身免疫性疾病。

3）Ig 减低：见于各类先天性和获得性体液免疫缺陷、联合免疫缺陷及长期使用免疫抑制剂的患者，血清中 5 种 Ig 均有降低 .

（2）血清补体的测定

1）总补体溶血活性（CH_{50}）测定

【参考值】试管法 50～100kU/L。

【临床意义】增高见于各种急性炎症、组织损伤和某些恶性肿瘤。减低见于各种免疫复合物性疾病，如肾小球肾炎等。

2）补体 C_3 测定

【参考值】单向免疫扩散法 0.85 ～ 1.7g/L。

【临床意义】增高见于急性炎症、传染病早期、某些恶性肿瘤及排斥反应等。减低见于大部分急性肾炎、狼疮性肾炎、系统性红斑狼疮、类风湿关节炎等。

2. 感染免疫检测

（1）抗链球菌溶血素“O”（ASO）测定

【参考值】乳胶凝集法（LAT）：< 500U。

【临床意义】① ASO 增高见于活动性风湿热、风湿性关节炎、链球菌感染后急性肾小球肾炎、急性上呼吸道感染、皮肤或软组织感染等。②曾有溶血性链球菌感染。

（2）肥达反应

【参考值】直接凝集法：伤寒“O”< 1∶80，“H”< 1∶160；副伤寒甲、乙、丙均< 1∶80。

【临床意义】①血清抗体效价“O”> 1∶80、“H”> 1∶160，考虑伤寒。②血清抗体效价“O”> 1∶80，副伤寒甲> 1∶80，考虑诊断副伤寒甲。③血清抗体效价“O”> 1∶80，副伤寒乙> 1∶80，考虑诊断副伤寒乙。④血清抗体效价“O”> 1∶80，副伤寒丙> 1∶80，考虑诊断副伤寒丙。⑤“O”不高，“H”增高：可能曾接种过伤寒疫苗或既往感染过。⑥“O”增高，“H”不高：可能为感染早期或其他沙门菌感染。

3. 肿瘤标志物检测

（1）血清甲胎蛋白（AFP）测定

【参考值】放射免疫法（RIA）、化学发光免疫测定（CLIA）、酶联免疫吸附试验（ELISA）：血清 < 25μg/L。

【临床意义】①原发性肝癌：AFP 是目前诊断原发性肝细胞癌最特异的标志物，血清中 AFP > 300μg/L 可作为诊断阈值。②病毒性肝炎、肝硬化：AFP 可有不同程度的增高，但常< 300μg/L。③生殖腺胚胎肿瘤、胎儿神经管畸形：AFP 可增高。

（2）癌胚抗原（CEA）测定

【参考值】RIA、CLIA、ELISA：血清< 5μg/L。

【临床意义】①诊断消化器官癌症：CEA 增高见于结肠癌、胃癌、胰腺癌等，但无特异性。②鉴别原发性和转移性肝癌：原发性肝癌 CEA 增高者不超过 9%，而转移性肝癌 CEA 阳性率高达 90%，且绝对值明显增高。③其他：肺癌、乳腺癌、膀胱癌、尿道癌、前列腺癌等 CEA 也可增高。

（3）血清癌抗原 125（CA125）测定

【参考值】RIA、ELISA：男性及 50 岁以上女性血清< 2.5 万 U/L；20 ～ 40 岁女性< 4.0 万 U/L。

【临床意义】①卵巢癌：其对卵巢癌诊断有较大的临床价值。卵巢癌患者血清 CA125 明显增高。②其他癌症：如宫颈癌、乳腺癌、胰腺癌、肝癌、胃癌、结肠癌、肺癌等，也有一定的阳性率。

（4）血清前列腺特异抗原（PSA）测定

【参考值】RIA、CLIA：血清 PSA < 4.0μg/L。

【临床意义】①前列腺癌：前列腺癌患者血清 PSA 明显增高，是前列腺癌诊断最有价值的肿瘤标志物。②其他恶性肿瘤：如肾癌、膀胱癌、肾上腺癌、乳腺癌等，PSA 也可有不同程度的阳性率。

（5）糖链抗原 19-9（CA19-9）测定

【参考值】RIA、CLIA、ELISA：血清< 3.7 万 U/L。

【临床意义】①胰腺癌、胆囊癌、胆管癌等血清 CA19-9 水平明显增高，尤其是诊断胰腺癌的敏感性和特异性较高，是重要的辅助诊断指标。②胃癌、结肠癌、肝癌等，也有一定的阳性率。

易混考点解析

肿瘤标志物检测小结

肿瘤标志物	肿瘤种类
血清甲胎蛋白（AFP）	原发性肝细胞癌最特异的标志物
癌胚抗原（CEA）	消化器官癌 + 转移性肝癌
癌抗原 125（CA125）	卵巢癌
前列腺特异抗原（PSA）	前列腺癌
糖链抗原 19–9（CA19–9）	胰腺癌

4. 自身抗体检查

（1）类风湿因子（RF）测定

【参考值】乳胶凝集法：阴性；血清稀释度＜ 1∶10。

【临床意义】①类风湿关节炎：未经治疗的类风湿关节炎患者，RF 阳性率 80%，且滴度＞ 1∶160。临床上动态观察滴定度变化，可作为病变活动及药物治疗后疗效的评价。②其他自身免疫性疾病：如多发性肌炎、硬皮病等。③某些感染性疾病：如传染性单核细胞增多症、结核病、感染性心内膜炎等，RF 也可呈阳性。

（2）抗核抗体（ANA）测定

【参考值】免疫荧光测定（IFA）：阴性；血清滴度＜ 1∶40。

【临床意义】

1）ANA 阳性：①多见于未经治疗的系统性红斑狼疮（SLE），阳性率可达 95% 以上，但特异性较差。②药物性狼疮、混合性结缔组织病、原发性胆汁性肝硬化、全身性硬皮病、多发性肌炎等患者的阳性率也较高。③其他自身免疫性疾病：如类风湿关节炎、桥本甲状腺炎等也可呈阳性。

2）荧光类型：根据细胞核染色后的荧光类型，ANA 可分为均质型、边缘型、颗粒型、核仁型 4 种。

（3）抗 Sm 抗体、抗 SSA 抗体测定

【参考值】免疫印迹试验（IBT）：阴性。

【临床意义】①抗 Sm 抗体阳性：抗 Sm 抗体为 SLE 所特有，疾病特异性达 99%，但敏感性低。②抗 SSA 抗体阳性：干燥综合征中阳性率最高，敏感性达 96%；在亚急性皮肤性狼疮、新生儿狼疮等疾病中也有很高的阳性率，还可见于类风湿关节炎、SLE 等。

（4）抗双链 DNA（dsDNA）抗体测定

【参考值】间接免疫荧光法：阴性。

【临床意义】抗 dsDNA 抗体阳性见于 SLE 活动期，阳性率达 70% ～ 90%，特异性达 95%。类风湿关节炎、慢性肝炎、干燥综合征等也可呈阳性。

细目九　尿液检查

1. 一般性状检查

（1）尿量：正常成人尿量为 1000 ～ 2000mL/24h。

1）多尿（＞ 2500mL/24h）：见于糖尿病、尿崩症、有浓缩功能障碍的肾脏疾病（如慢性肾炎、慢性肾盂肾炎等）及精神性多尿等。

2）少尿或无尿：尿量＜ 400mL/24h 或＜ 17mL/h 为少尿；尿量＜ 100mL/24h 为无尿。见于以下几种情况：①肾前性少尿：休克、脱水、心功能不全等所致的肾血流量减少。②肾性少尿：急性肾炎、慢性肾炎急性发作、急性肾衰竭少尿期、慢性肾衰竭终末期等。③肾后性少尿：尿道结石、狭窄、肿瘤等引起的尿道梗阻。

（2）颜色：正常新鲜的尿液清澈透明，呈黄色或淡黄色。

1）血尿：每升尿液中含血量＞1mL，即可出现淡红色，称为肉眼血尿，见于泌尿系统炎症、结石、肿瘤、结核等；也可见于血液系统疾病，如血小板减少性紫癜、血友病等。

2）血红蛋白尿：呈浓茶色或酱油色，镜检无红细胞，但隐血试验为阳性，见于蚕豆病、阵发性睡眠性血红蛋白尿、恶性疟疾和血型不合的输血反应等。

3）胆红素尿：见于肝细胞性黄疸和阻塞性黄疸。

4）乳糜尿：见于丝虫病。

5）脓尿和菌尿：见于泌尿系统感染，如肾盂肾炎、膀胱炎等。

（3）气味：正常尿液的气味来自尿中挥发酸的酸性物质，久置后可出现氨味。排除新鲜尿液即有氨味，提示慢性膀胱炎及尿潴留。尿呈烂苹果味，见于糖尿病酮症酸中毒。尿带蒜臭味，见于有机磷中毒。

（4）比重：正常人在普通膳食的情况下，尿比重为1.015～1.025。

1）尿比重增高：见于急性肾炎、糖尿病、肾病综合征及肾前性少尿等。

2）尿比重减低：见于慢性肾炎、慢性肾衰竭、尿崩症等。

2. 化学检查

（1）尿蛋白：健康成人经尿排出的蛋白质总量为0～80mg/24h，尿蛋白定性试验阳性或定量试验＞150mg/24h称为蛋白尿。

1）生理性蛋白尿：见于剧烈运动、寒冷、精神紧张等，为暂时性，尿中蛋白含量少。

2）病理性蛋白尿：①肾小球性蛋白尿，见于肾小球肾炎等。②肾小管性蛋白尿，见于肾盂肾炎等。③混合性蛋白尿，见于肾小球肾炎或肾盂肾炎后期等。④溢出性蛋白尿，见于多发性骨髓瘤等。⑤组织性蛋白尿，多为低分子量蛋白尿。

（2）尿糖：正常人尿内可有微量葡萄糖，定性试验为阴性，定量为0.56～5.0mmol/24h尿。当血糖增高超过肾糖阈值8.89mmol/L或血糖正常而肾糖阈值降低时，则定性检测尿糖呈阳性，称为糖尿。

1）暂时性糖尿：见于强烈精神刺激、全身麻醉、颅脑外伤、急性脑血管病等，可出现暂时性高血糖和糖尿（应激性糖尿）。

2）血糖增高性糖尿：糖尿病最常见；还可见于其他使血糖增高的内分泌疾病，如甲状腺功能亢进症、库欣综合征、嗜铬细胞瘤等。

3）血糖正常性糖尿：又称肾性糖尿，见于慢性肾炎、肾病综合征、间质性肾炎、家族性糖尿等。

（3）尿酮体：正常人定性检查尿酮体为阴性。尿酮体阳性见于糖尿病酮症酸中毒、妊娠剧吐、重症不能进食等脂肪分解增强的疾病。

3. 显微镜检查

（1）细胞

1）红细胞

【参考值】玻片法0～3/HP（高倍视野），定量检查0～5/μL。

【临床意义】尿沉渣镜检红细胞＞3/HP，称镜下血尿。见于急性肾炎、急进性肾炎、慢性肾炎、急性膀胱炎、肾结核、肾盂肾炎、肾结石、泌尿系肿瘤等。

2）白细胞和脓细胞

【参考值】玻片法0～5/HP，定量检查0～10/μL。

【临床意义】尿沉渣镜检白细胞或脓细胞＞5/HP，称镜下脓尿。多为泌尿系统感染，见于肾盂肾炎、膀胱炎、尿道炎及肾结核等。

3）上皮细胞：①扁平上皮细胞：成年女性尿中多见，临床意义不大。尿中大量出现或片状脱落且伴有白细胞、脓细胞，见于尿道炎。②大圆上皮细胞：偶见于成年人尿内，大量出现见于膀胱炎。③尾形上皮细胞：见于肾盂肾炎、输尿管炎。④小圆上皮细胞（肾小管上皮细胞）：提示肾小管病变，常见于急性肾炎；成堆出现表示有肾小管坏死，也可见于肾移植术后急性排斥反应。

（2）管型

1）透明管型：偶见于健康人；少量出现见于剧烈运动、高热等；明显增多提示肾实质病变，如肾病综合征、慢性肾炎等。

2）细胞管型：①红细胞管型：见于急性肾炎、慢性肾炎急性发作、狼疮性肾炎、肾移植术后急性排斥反应等。②白细胞管型：提示肾实质感染性疾病，见于肾盂肾炎、间质性肾炎。③肾小管上皮细胞管型：提示肾小管病变，见于急性肾小管坏死、慢性肾炎晚期、肾病综合征等。

3）颗粒管型：①粗颗粒管型，见于慢性肾炎、肾盂肾炎、药物毒性所致的肾小管损害。②细颗粒管型，见于慢性肾炎、急性肾炎后期。

4）蜡样管型：提示肾小管病变严重，预后不良。见于慢性肾炎晚期、慢性肾衰竭、肾淀粉样变性。

5）脂肪管型：见于肾病综合征、慢性肾炎急性发作、中毒性肾病。

6）肾衰竭管型：常出现于慢性肾衰竭少尿期，提示预后不良；急性肾衰竭多尿早期也可出现。

（3）菌落计数：无菌操作取清洁中段尿，做尿液直接涂片镜检或细菌定量培养是尿液中病原体的主要检测手段。尿细菌定量培养，尿菌落计数≥ 10^5/mL 为尿菌阳性，提示尿路感染；菌落计数＜ 10^4/mL 为污染（称假阳性）；菌落计数在 10^4 ～ 10^5/mL 者，不能排除感染，应复查或结合临床判断。

（4）尿沉渣计数

【参考值】红细胞：男性＜ 3×10^4/h，女性＜ 4×10^4/h。白细胞：男性＜ 7×10^4/h，女性＜ 14×10^4/h。

【临床意义】白细胞数增多见于泌尿系感染，如肾盂肾炎及急性膀胱炎；红细胞数增多见于急慢性肾炎。

细目十　粪便检查

1. 粪便标本采集

（1）质：粪便标本应新鲜，盛器要洁净干燥，不可混入尿液、消毒液或其他杂物。

（2）量：一般检查留取指头大小的粪便即可，如孵化血吸虫毛蚴最好留取全份粪便。采集标本应选取黏液、脓血部位。

（3）时间：检查痢疾中的阿米巴滋养体时，应于排便后立即取材送检，寒冷季节标本注意保温。

（4）次数：对某些寄生虫及虫卵的初筛检测，应三送三检，以提高检出率。检查蛲虫卵需用透明胶纸拭子，于清晨排便前自肛周皱襞处拭取标本镜检。

（5）其他：无粪便而又必须检查时，可经肛门指诊或采便管获取粪便。

2. 一般性状检查

（1）量：正常成人每日排便 1 次，100 ～ 300g。胃肠、胰腺病变或其功能紊乱时，粪便次数及粪量可增多或减少。

（2）颜色或性状：正常成人的粪便为黄褐色圆柱状软便，婴儿粪便呈金黄色。

1）水样或粥样稀便，见于各种感染性或非感染性腹泻，如急性胃肠炎、甲状腺功能亢进症。

2）米泔样便，见于霍乱。

3）黏液脓样或黏液脓血便，见于痢疾、溃疡性结肠炎、直肠癌等。阿米巴痢疾时，以血为主，呈暗红色果酱样。细菌性痢疾则以黏液脓样或脓血便为主。

4）冻状便，见于肠易激综合征、慢性菌痢。

5）鲜血便，多见于肠道下段出血，如痔疮、肛裂、直肠癌等。

6）柏油样便，见于各种原因的上消化道出血。

7）灰白色便，见于阻塞性黄疸。

8）细条状便，多见于直肠癌。

9）绿色粪便，提示消化不良。

10）羊粪样便，多见于老年人及经产妇排便无力者。

（3）气味：①恶臭味，见于慢性肠炎、胰腺疾病、结肠或直肠癌溃烂。②腥臭味，见于阿米巴痢疾。

③酸臭味，见于脂肪和碳水化合物消化或吸收不良。

3. 显微镜检查

（1）细胞：①红细胞，见于下消化道出血、痢疾、溃疡性结肠炎、结肠或直肠癌、痔疮、直肠息肉等。②白细胞，正常粪便中不见或偶见，大量出现见于细菌性痢疾、溃疡性结肠炎。③巨噬细胞，见于细菌性痢疾、溃疡性结肠炎。

（2）寄生虫：肠道有寄生虫时可在粪便中找到相应的病原体，如虫体或虫卵、原虫滋养体及其包囊。

4. 化学检查

（1）隐血试验：正常为阴性。阳性见于消化性溃疡活动期、胃癌、钩虫病、消化道炎症、出血性疾病等。消化道癌症呈持续阳性，消化性溃疡呈间断阳性。

（2）胆色素检查

1）粪胆红素检查：正常粪便中无胆红素。乳幼儿或成人于应用大量抗生素后，胆红素定性试验阳性。

2）粪胆原及粪胆素检查：正常粪便中可有粪胆原及粪胆素。阻塞性黄疸时含量明显减少或缺如，粪便呈淡黄色或灰白色；溶血性黄疸时含量增多，粪色加深。

5. 细菌学检查　肠道致病菌的检测主要通过粪便直接涂片镜检和细菌培养，用于菌痢、霍乱等的诊断。

细目十一　痰液检查

1. 痰液标本的收集方法

（1）留痰前应先漱口，用力咳出气管深处的痰液，以清晨第一口痰为宜，注意避免混入唾液和鼻咽分泌物。

（2）做细菌培养时，需用无菌容器留取并及时送检。

（3）做浓集结核菌检查时，需留 24 小时痰液送检。

（4）做痰液脱落细胞学检查时，最好收集上午 9 ～ 10 点的痰液立即送检。

（5）做细菌培养或脱落细胞学检查时，一般连续检查 3 次，必要时可以重复进行。

2. 一般性状检查

性状改变		临床意义
痰量	痰量增多	见于肺脓肿、慢性支气管炎、支气管扩张症、肺结核等
颜色	黄色痰	见于呼吸道化脓性感染
	黄绿色痰	见于绿脓杆菌感染、干酪性肺炎
	红色痰	见于肺结核、支气管扩张症、肺癌
	粉红色泡沫痰	见于急性肺水肿
	铁锈色痰	见于肺炎链球菌肺炎
	咖啡色痰	见于阿米巴肺脓肿
性状	黏液性痰	见于支气管炎、肺炎早期及支气管哮喘等
	浆液性痰	见于肺水肿、肺淤血
	脓性痰	见于支气管扩张症、肺脓肿
	血性痰	见于肺结核、支气管扩张症、肺癌等
气味	血腥味	血性痰带有血腥气味，见于肺结核、肺癌等
	恶臭味	见于晚期肺癌、支气管扩张症、肺脓肿等，往往有厌氧菌感染

3. 显微镜检查

（1）直接涂片检查：正常人痰液内可有少量白细胞及上皮细胞。

1）白细胞：中性粒细胞（或脓细胞）增多，见于呼吸道感染；嗜酸性粒细胞增多，见于支气管哮喘、过敏性支气管炎、肺吸虫病等；淋巴细胞增多，见于肺结核。

2）红细胞：呼吸道疾病及出血性疾病，痰中可见大量红细胞。

3）上皮细胞：鳞状上皮细胞增多，见于急性喉炎和咽炎；柱状上皮细胞增多，见于支气管炎、支气管哮喘等。

（2）染色涂片检查：主要用于检查癌细胞和细菌。

4. 病原体检查 疑为呼吸道感染性疾病时，可分别做细菌、真菌、支原体等培养。

细目十二 浆膜腔穿刺液检查

1. 浆膜腔积液分类及形成原因

（1）漏出液：漏出液为非炎症性积液。形成原因：①血浆胶体渗透压降低，如肝硬化、肾病综合征、重度营养不良等。②毛细血管内压力增高，如慢性心力衰竭、静脉栓塞等。③淋巴管阻塞，常见于肿瘤压迫或丝虫病引起的淋巴回流受阻。

（2）渗出液：渗出液为炎性积液。形成原因：①感染性，如胸膜炎、腹膜炎、心包炎等。②化学因素，如血液、胆汁、胃液、胰液等化学性刺激。③恶性肿瘤。④风湿性疾病及外伤等。

2. 渗出液与漏出液的鉴别要点

漏出液与渗出液的鉴别

鉴别要点	漏出液	渗出液
原因	非炎症所致	炎症、肿瘤或物理、化学刺激
外观	淡黄，浆液性	不定，可为黄色、脓性、血性、乳糜性
透明度	透明或微浑	多浑浊
比重	＜ 1.015	＞ 1.018
凝固	不自凝	能自凝
黏蛋白定性（Rivalta 试验）	阴性	阳性
蛋白质定量	＜ 25g/L	＞ 30g/L
葡萄糖定量	与血糖相近	常低于血糖水平
细胞计数	常＜ 100×10^6L	常＞ 500×10^6L
细胞分类	以淋巴细胞为主	根据不同的病因，分别以中性粒细胞或淋巴细胞为主，恶性肿瘤患者可找到癌细胞
细菌检查	阴性	可找到致病菌
乳酸脱氢酶	＜ 200U/L	＞ 200U/L

细目十三 脑脊液检查

1. 脑脊液检查的适应证、禁忌证

（1）适应证：①有脑膜刺激症状需明确诊断者。②疑有颅内出血。③疑有中枢神经系统恶性肿瘤。④有剧烈头痛、昏迷、抽搐及瘫痪等表现而原因未明者。⑤中枢神经系统手术前的常规检查。

（2）禁忌证：①颅内压明显增高或伴显著视乳头水肿者。②有脑疝先兆者。③处于休克、衰竭或濒危状态者。④局部皮肤有炎症者。⑤颅后窝有占位性病变者。

2. 常见中枢神经系统疾病的脑脊液特点

	压力（mmH_2O）	外观	细胞数（$\times 10^6/L$）及分类	蛋白质定性	蛋白质定量（g/L）	葡萄糖（mmol/L）	氯化物（mmol/L）	细菌
正常	侧卧位 80 ～ 180	无色透明	0 ～ 8，多为淋巴细胞	阴性	0.15 ～ 0.45	2.5 ～ 4.5	120 ～ 130	无
化脓性脑膜炎	↑↑↑	浑浊脓性，可有脓块	显著增加，以中性粒细胞为主	+++ 以上	↑↑↑	↓↓↓	↓	有致病菌
结核性脑膜炎	↑↑	微浊，毛玻璃样，静置后有薄膜形成	增加，以淋巴细胞为主	++	↑↑	↓↓	↓↓↓	抗酸染色可找到结核杆菌
病毒性脑膜炎	↑	清澈或微浊	增加，以淋巴细胞为主	+	↑	正常	正常	无
蛛网膜下腔出血	↑	血性为主	增加，以红细胞为主	+ ～ ++	↑	正常	正常	无
脑脓肿（未破裂）	↑↑	无色或黄色微浊	稍增加，以淋巴细胞为主	+	↑	正常	正常	有或无
脑肿瘤	↑↑	黄色或无色	正常或稍增加，以淋巴细胞为主	± ～ +	↑	正常	正常	无

第五单元　心电图诊断

细目一　心电图基本知识

1. 常用心电图导联

（1）肢体导联

1）标准肢体导联：Ⅰ导联：正极接左上肢，负极接右上肢；Ⅱ导联：正极接左下肢，负极接右上肢；Ⅲ导联：正极接左下肢，负极接左上肢。

2）加压肢体导联

①加压右上肢导联（aVR）：探查电极置于右上肢并与心电图机正极相连，左上、下肢连接构成无关电极并与心电图机负极相连。

②加压左上肢导联（aVL）：探查电极置于左上肢并与心电图机正极相连，右上肢与左下肢连接构成无关电极并与心电图机负极相连。

③加压左下肢导联（aVF）：探查电极置于左下肢并与心电图机正极相连，左、右上肢连接构成无关电极并与心电图机负极相连。

（2）胸导联：胸导联属单极导联，包括 V_1 ～ V_6 导联。将负极与中心电端连接，正极与放置在胸壁一定位置的探查电极相连。

V_1：胸骨右缘第 4 肋间。

V_2：胸骨左缘第 4 肋间。

V_3：V_2 与 V_4 两点连线的中点。

V_4：左锁骨中线与第 5 肋间相交处。

V_5：左腋前线 V_4 水平处。

V_6：左腋中线 V_4 水平处。

临床上诊断后壁心肌梗死，需加做 $V_7 \sim V_9$ 导联；诊断右心病变，需加做 $V_{3R} \sim V_{6R}$ 导联。

2. 心电图各波段的意义 每个心动周期在心电图上可表现为四个波（P 波、QRS 波群、T 波和 U 波）、三个段（PR 段、ST 段和 TP 段）、两个间期（PR 间期和 QT 间期）和一个 J 点（即 QRS 波群终末部与 ST 段起始部的交接点）。

（1）P 波：为心房除极波，反映左、右心房除极过程中的电位和时间变化。

（2）PR 段：电激动过程在房室交界区，以及希氏束、室内传导系统所产生的微弱电位变化，一般呈零电位，显示为等电位线（基线）。

（3）PR 间期：自 P 波的起点至 QRS 波群的起点，反映激动从窦房结发出后经心房、房室交界、房室束、束支及普肯耶纤维网传到心室肌所需要的时间。

（4）QRS 波群：为左、右心室除极的波，反映左、右心室除极过程中的电位和时间变化。

（5）ST 段：从 QRS 波群终点至 T 波起点的一段平线，反映心室早期缓慢复极的电位和时间变化。

（6）T 波：为心室复极波，反映心室晚期快速复极的电位和时间变化。

（7）QT 间期：从 QRS 波群的起点至 T 波终点，代表左、右心室除极与复极全过程的时间。

（8）U 波：为 T 波后的一个小波，产生机制未明。

细目二 心电图测量，正常心电图及临床意义

1. 心率计算及各波段测量

（1）心率计算：心率（次 / 分钟）= 60/RR（或 PP）间期的秒数（s）。心律不齐者，取 5 ～ 10 个 RR 或 PP 间距的平均值，然后算出心率。

（2）心电图各波段测量

1）测量时间：一般规定，测量各波时距应自波形起点的内缘起测至波形终点的内缘。

2）测量振幅（电压）：测量正向波形的高度，以基线上缘至波形顶点之间的垂直距离为准；测量负向波形的深度，以基线的下缘至波形底端的垂直距离为准。

3）测量 R 峰时间：从 QRS 波群起点量到 R 波顶点与等电位线的垂直线之间的距离。有切迹或 R′ 波，则以 R′ 波顶点为准。一般只测 V_1 和 V_5。

4）测量间期：① PR 间期：应选择有明显 P 波和 Q 波的导联（一般多选 Ⅱ 导联），自 P 波的起点量至 QRS 波群起点。② QT 间期：选择 T 波比较清晰的导联，测量 QRS 波起点到 T 波终点的间距。

5）ST 段移位的测量：① ST 段抬高：从等电位线上缘垂直量到 ST 段上缘。② ST 段下移：从等电位线下缘垂直量到 ST 段下缘。

2. 心电轴测定

（1）测量方法：平均 QRS 心电轴（简称心电轴）是心室除极过程中全部瞬间综合向量形成的总向量。心电轴的测量方法有目测法、振幅法、查表法 3 种。

1）目测法：根据 Ⅰ、Ⅲ 导联 QRS 波群的主波方向进行判断。①若 Ⅰ、Ⅲ 导联 QRS 波群的主波方向均向上，则电轴不偏。②若 Ⅰ 导联 QRS 波群的主波方向向上，而 Ⅲ 导联 QRS 波群的主波方向向下，则心电轴左偏（口对口向左走）。③若 Ⅰ 导联 QRS 波群的主波方向向下，而 Ⅲ 导联 QRS 波群的主波方向向上，则为心电轴右偏（尖对尖向右偏）。④若 Ⅰ、Ⅲ 导联 QRS 波群主波方向均向下，则为心电轴极度右偏或不确定电轴。

2）振幅法：分别测算出 Ⅰ、Ⅲ 导联 QRS 波群振幅的代数和（R 波为正，Q 与 S 波为负），然后将其标记于六轴系统中 Ⅰ、Ⅲ 导联轴的相应位置，并由此分别做出与 Ⅰ、Ⅲ 导联轴的垂直线，两垂直线相交点与电偶中心点的连线即为所求之心电轴。测出该连线与 I 导联轴正侧段的夹角即为心电轴的度数。

3）查表法：根据计算出来的 Ⅰ、Ⅲ 导联 QRS 振幅的代数和直接查表，即可得出心电轴的度数。

3. 心电图各波段正常范围

波段	正常范围
P 波	Ⅰ、Ⅱ、aVF ↑，aVR ↓，时限≤ 0.11 秒，电压在肢导联< 0.25mV，胸导联< 0.2mV
PR 间期	0.12 ～ 0.20 秒
QRS 波群	时限 0.06 ～ 0.10 秒，自 V_1 至 V_6，R 波逐渐增高至最大，S 波逐渐变小甚至消失
ST 段	下移< 0.05mV，抬高除 V_1 ～ V_3 导联< 0.3mV，其余导联均< 0.1mV
T 波	与主波方向一致，振幅不应低于同导联 R 波的 1/10
QT 间期	与心率快慢密切相关，心率越快，QT 间期越短，反之越长；正常为 0.32 ～ 0.44 秒
U 波	V_3 最清楚，与 T 波方向一致；U 波增高常见于低血钾

细目三　常见异常心电图及临床意义

1. 心房、心室肥大

（1）*左心房肥大心电图表现*：①P 波增宽（> 0.11s），常呈双峰型，双峰间期≥ 0.04s，以Ⅰ、Ⅱ、aVL 导联上最为显著，②在 V_1 导联上，Ptf ≤ –0.04mm · s。多见于二尖瓣狭窄，故称“二尖瓣型 P 波”，也可见于各种原因引起的左心衰竭、心房内传导阻滞等。。

（2）*右心房肥大心电图表现*：P 波高尖，其幅度≥ 0.25mV，以Ⅱ、Ⅲ、aVF 导联表现最为突出。常见于慢性肺源性心脏病，故称“肺型 P 波”，也可见于某些先天性心脏病。

（3）*左心室肥大心电图表现*：① QRS 波群电压增高：R_{V5} 或 R_{V6} > 2.5mV，R_{V5} 或 R_{V6}+S_{V1} > 4.0mV（男）或> 3.5mV（女）。②心电轴轻、中度左偏（口对口）。③ QRS 波群时间延长到 0.10 ～ 0.11s，V_5 或 V_6 导联 R 峰时间> 0.05s。④ ST–T 改变：以 R 波为主的导联中，ST 段下移≥ 0.05mV，T 波低平、双向或倒置。常见于高血压心脏病、二尖瓣关闭不全、主动脉瓣病变、心肌病等。

（4）*右心室肥大心电图表现*：① QRS 波群形态改变：V_1R/S > 1，V_5R/S < 1，V_1 或 V_3R 的 QRS 波群呈 RS、rSR′、R 或 qR 型。②心电轴右偏≥ +90°，重症可> +110°（尖对尖）。③ R_{V1}+S_{V5} > 1.05mV（重症> 1.2mV），aVR 导联的 R/Q 或 R/S > 1，R_{aVR} > 0.5mV。④ V_1 或 V_3R 等右胸导联 ST 段下移> 0.05mV，T 波低平、双向或倒置。⑤ V_1 导联 R 峰时间> 0.03s。常见于慢性肺源性心脏病、风心病二尖瓣狭窄、先天性心脏病等。

2. 心肌梗死及心肌缺血

（1）*心肌梗死*

1）基本图形：①缺血型 T 波改变：缺血发生于心内膜面，T 波高而直立；若发生于心外膜面，出现对称性 T 波倒置。②损伤型 ST 段改变：面向损伤心肌的导联出现 ST 段明显抬高，可形成单相曲线。③坏死型 Q 波：出现面向坏死区的导联出现异常 Q 波（宽度≥ 0.04s，深度≥ 1/4R）或者呈 QS 波。

2）ST 段抬高型心肌梗死的图形演变及分期

①进展期：心肌梗死数分钟后出现 T 波高耸，ST 段斜行上移或弓背向上抬高，时间在 6 小时以内。

②急性期：心肌梗死后数小时或数日，可持续 6 小时至 7 天。ST 段逐渐升高呈弓背型，并可与 T 波融合成单向曲线，此时可出现异常 Q 波，继而 ST 段逐渐下降至等电位线，直立的 T 波开始倒置，并逐渐加深。此期坏死型 Q 波、损伤型 ST 段抬高及缺血性 T 波倒置可同时并存。

③愈合期：心肌梗死后 7 ～ 28 天。抬高的 ST 段基本恢复至基线，坏死型 Q 波持续存在，缺血型 T 波由倒置较深逐渐变浅，直到恢复正常或趋于恒定不变的 T 波倒置。

④陈旧期：急性心肌梗死后数月或数年。以异常图形稳定不变为进入陈旧期的标志。ST 段和 T 波不再变化，常遗留下坏死的 Q 波持续存在终生，亦可能逐渐缩小。

3）非 ST 段抬高型心肌梗死：常见于急性心内膜下心肌梗死、小灶性心肌梗死等。心电图常表现为只有 ST 段压低和（或）T 波倒置或无 ST–T 异常。

4）心肌梗死的定位诊断：根据坏死图形（异常Q波或QS波）出现于哪些导联而作出定位诊断，见下表。

心肌梗死的心电图定位诊断

部位	特征性ECG改变导联	对应性改变导联
前间壁	$V_1 \sim V_3$	
前壁	$V_3 \sim V_5$	
广泛前壁	$V_1 \sim V_6$	
下壁	Ⅱ、Ⅲ、aVF	Ⅰ、aVL
右室	$V_3R \sim V_6R$	多伴下壁梗死

（2）心肌缺血

1）稳定型心绞痛：面对缺血区的导联上出现ST段水平型或下垂型下移≥0.1mV，T波低平、双向或倒置，时间一般小于15分钟。

2）变异型心绞痛：常于休息或安静时发病，心电图可见ST段抬高，常伴有T波高耸，对应导联ST段下移。

3）慢性冠状动脉供血不足：在R波占优势的导联上，ST段呈水平型或下垂型压低≥0.05mV，T波低平、双向或倒置。

3. 心律失常

（1）房性期前收缩的心电图表现：①提早出现的房性P′，形态与窦性P波不同。②P′R间期≥0.12s。③房性P′波后有正常形态的QRS波群。④代偿间歇不完全。

（2）室性期前收缩的心电图表现：①提早出现宽大畸形的QRS波群，其前无相关的P波或P′波。②QRS波群时限常≥0.12s。③T波方向与QRS主波方向相反。④有完全性代偿间歇。

（3）交界性期前收缩的心电图表现：①提前出现的QRS波群，形态基本正常。②出现逆行P′波，可在QRS之前（P′R＜0.12s），或QRS之后（RP′＜0.20秒），或与QRS波群相重叠。③常有完全性代偿间歇。

（4）阵发性室上性心动过速的心电图表现：①相当于一系列连续很快的房性或交界性早搏，QRS波频率为150～250次/分，节律规则。②QRS波群形态基本正常，时间≤0.10s。③ST–T无变化，或呈继发性ST段下移和T波倒置。

（5）心房颤动的心电图表现：①P波消失，代以大小不等、间距不均、形状各异的心房颤动波（f波），频率为350～600次/分，以V_1导联最为明显。②RR间距绝对不匀齐，即心室律绝对不规则。③QRS波群形态通常正常；当心室率过快时，发生室内差异性传导，QRS波群增宽畸形。

（6）房室传导阻滞的心电图表现

1）一度房室传导阻滞：窦性P波规律出现，其后均有QRS波群；PR间期延长≥0.21s（老年人＞0.22s）。

2）二度房室传导阻滞

二度Ⅰ型房室传导阻滞：①窦性P波规律出现。②PR间期进行性延长，直至出现一次QRS波群脱落（P波后无QRS波群），其后PR间期又趋缩短，之后又逐渐延长，直至QRS脱落，周而复始。③QRS波群脱落所致的最长RR间期，短于任何两个最短的RR间期之和。④QRS波群时间、形态大多正常。

二度Ⅱ型房室传导阻滞：①窦性P波规律出现，PR间期恒定（正常或延长）。②部分P波后无QRS波群（发生心室漏搏）。③房室传导比例一般为3∶2、4∶3等。

3）三度房室传导阻滞（完全性房室传导阻滞）：①P波和QRS波群无固定关系，PP与RR间距各有其固定的规律性。②心房率＞心室率。③QRS波群形态正常或宽大畸形。

（7）预激综合征的心电图表现：①PR间期＜0.12s，P波一般为窦性。②QRS波群增宽，QRS波群时间≥ 0.12s。③ QRS 波群起始部粗钝，形成预激波（Delta 波），此为心室预激在心电图上的主要表现。④可有继发性 ST–T 改变。

4. 血钾异常

（1）高钾血症：①早期出现 QT 时间缩短，T 波高尖，双支对称，基底部变窄，即“帐篷状”T 波。②随着高钾血症的加重，可出现 QRS 波增宽，幅度下降，P 波形态逐渐消失，可出现“窦性传导”。③ ST 段下降≥ 0.05mV。④严重高血钾时，可出现房室传导阻滞、室内传导阻滞、窦性停搏、室速、室扑、室颤及心脏停搏等。

（2）低钾血症：① ST 段压低，T 波低平或倒置。② U 波增高，以 V_2、V_3 导联上最明显，可＞ 0.1mV。U 波振幅可与 T 波等高，呈驼峰状，或 U ＞ T，或 T、U 波融合。③ T 波与 U 波融合时，QU 间期明显延长。④严重低血钾时，可出现各种心律失常，如房室传导阻滞，频发、多源室性期前收缩，甚至室速和尖端扭转性室速等。

第六单元　影像诊断

细目一　超声诊断

1. 超声诊断的临床应用　①检测实质性脏器。②检测某些囊性器官。③检测心脏、大血管和外周血管的结构、功能及血流动力学状态。④鉴别脏器内局灶性病变的性质。⑤检测积液。⑥对一些疾病的治疗后动态随访。⑦介入性诊断与治疗。

2. 二尖瓣、主动脉瓣病变声像图及心功能评价

（1）二尖瓣狭窄

1）二维超声：①二尖瓣增厚，回声增强，以瓣尖为主，有时可见赘生物形成的强光团。②二尖瓣活动僵硬，运动幅度减小。③二尖瓣口面积缩小（正常二尖瓣口面积约 $4cm^2$，轻度狭窄时，瓣口面积 1.5 ～ $2.0cm^2$；中度狭窄时，瓣口面积 1.0 ～ $1.5cm^2$；重度狭窄时，瓣口面积＜ $1.0cm^2$）。④腱索增粗缩短，乳头肌肥大。⑤左心房明显增大，肺动脉高压时则右心室增大，肺动脉增宽。

2）M 型超声：①二尖瓣曲线增粗，回声增强。②二尖瓣前叶曲线双峰消失，呈城墙样改变，EF 斜率减低。③二尖瓣前、后叶呈同向运动，后叶曲线套入前叶。④左心房增大。

3）多普勒超声：①彩色多普勒血流量显像：二尖瓣口见五彩镶嵌的湍流信号。②频谱多普勒：二尖瓣频谱呈单峰宽带充填形，峰值血流速度大于 1.5m/s，可达 6 ～ 8m/s。

（2）主动脉瓣关闭不全

1）二维超声：在左室长轴及主动脉根部短轴切面上，可见主动脉瓣反射增强、舒张期主动脉瓣闭合不良、左室容量负荷过重的表现。

2）M 型超声：①心底部探查，主动脉根部前后径增宽，运动幅度增大，舒张期闭合线呈双线，距离＞ 2mm。若闭合线出现扑动现象，是血液反流的有力证据。②左室探查，可见左室容量负荷过重的改变，表现为左心室内径扩大，流出道增宽，室间隔和左室后壁呈反向运动。

3）多普勒超声：舒张期可见五彩反流束自主动脉瓣口流向左室流出道。

3. 胆囊结石、泌尿系结石的异常声像图

（1）胆囊结石

1）典型特征：①胆囊内见一个或数个强光团、光斑，其后方伴声影或彗星尾。②强光团或光斑可随体位改变而依重力方向移动。但当结石嵌顿在胆囊颈部，或结石炎性粘连在胆囊壁中（壁间结石）时，看不到光团或光斑随体位改变。

2）不典型者如充填型胆结石，胆囊内充满大小不等的结石，声像图上看不见胆囊回声。胆囊区见一条强回声弧形光带，后方伴直线形宽大声影。

（2）泌尿系结石：泌尿系结石可见结石部位有强回声光团或光斑，后伴声影或彗星尾征。输尿管结石多位于输尿管狭窄处。膀胱结石可随体位依重力方向移动。膀胱结石的检出率最高，肾结石次之，输尿管结石因腹腔内肠管胀气干扰而显示较差。肾结石、输尿管结石时，可伴有肾盂积水。

4. 脂肪肝、肝硬化的异常声像图

（1）脂肪肝

1）弥漫性脂肪肝：整个肝均匀性增大，表面圆钝，边缘角增大；肝内回声增多增强，前半细而密，呈一片云雾状改变。彩色多普勒超声显示肝内血流的灵敏度降低，尤其对于较深部位的血管，血流信号较正常减少。

2）局限性脂肪肝：通常累及部分肝叶或肝段，超声表现为脂肪浸润区部位的高回声区与正常肝组织的相对低回声区，两者分界较清，呈花斑状或不规则的片状。彩色多普勒超声可显示不均匀回声区内无明显彩色血流，或正常肝内血管穿入其中。

（2）肝硬化：①肝体积缩小，逐步向右上移行。②肝包膜回声增强，呈锯齿样改变；肝内光点增粗增强，分布紊乱。③脾肿大。④胆囊壁增厚毛糙，有腹水时可呈双边。⑤可见腹水的无回声暗区。⑥门静脉内径增宽＞ 1.3cm，门静脉血流信号减弱，血流速度常在 15 ～ 25cm/s 以下；可见脐静脉重新开放。⑦癌变时在肝硬化基础上出现肝癌声像图特征，以弥漫型为多见。

细目二　放射诊断

1. 呼吸系统常见病的影像学表现

（1）慢性支气管炎：早期 X 线可无异常发现。典型慢支表现为两肺纹理增多、增粗、紊乱，肺纹理伸展至肺野外带。

（2）支气管扩张症：确诊主要靠胸部 CT 检查，尤其是高分辨力 CT（HRCT）。柱状扩张时可见“轨道征”或“戒指征”；囊状扩张时可见葡萄串样改变；扩张的支气管腔内充满黏液栓时，可见“指状征”。

（3）肺炎链球菌肺炎

1）X 线表现：①充血期：X 线无明显变化，或仅可见肺纹理增粗。②实变期：肺野出现均匀性密度增高的片状阴影，病变范围呈肺段性或大叶性分布，在大片密实阴影中常可见到透亮的含支气管影，即支气管充气征。③消散期：X 线可见实变区密度逐渐减退，表现为散在的斑片状影，大小不等，继而可见到增粗的肺纹理，最后可完全恢复正常。

2）CT 表现：在充血期即可见病变区磨玻璃样阴影，边缘模糊；实变期可见呈肺段性或大叶性分布的密实阴影，支气管充气征较 X 线检查更为清楚。

（4）支气管肺炎（小叶性肺炎）：常见于两中下肺野的中、内带，X 线表现为沿肺纹理分布的、散在密度不均的小斑片状阴影，边界模糊。CT 见两中下肺支气管血管束增粗，有大小不等的结节状及片状阴影，边缘模糊。

（5）间质性肺炎：病变常同时累及两肺，以中、下肺最为显著。X 线表现为两肺门及两中下肺纹理增粗、模糊，可呈网状，并伴有小点状影，肺门影轻度增大，轮廓模糊，密度增高。病变早期 HRCT 可见两侧支气管血管束增粗、不规则，伴有磨玻璃样阴影。较重者可有小叶性实变导致的小斑片影，肺门、纵隔淋巴结可增大。

（6）肺脓肿

1）急性肺脓肿：X 线可见肺内大片致密影，边缘模糊，密度较均匀，可侵及一个肺段或一叶的大部。在致密的实变区中可见含有液面的空洞，内壁不规整。

2）慢性肺脓肿：可见空洞壁变薄周围有较多紊乱的纤维条索状阴影。多房性空洞则显示为多个大小不等的透亮区。CT 较平片能更早、更清楚地显示肺脓肿，因此，有利于早期诊断和指导治疗。

（7）肺结核

1）原发性肺结核：表现为原发综合征及胸内淋巴结结核。①原发综合征：是由肺内原发灶、淋巴管炎及淋巴结炎三者组成的哑铃状双极现象。②胸内淋巴结结核：表现为肺门和（或）纵隔淋巴结肿大而突向肺野。

2）血行播散型肺结核：①急性粟粒型肺结核：X线可见两肺大小、密度、分布都均匀一致的粟粒状阴影，正常肺纹理显示不清。②亚急性与慢性血行播散型肺结核：X线可见以两上、中肺野为主的大小不一、密度不同、分布不均的多种性质（渗出、增殖、钙化、纤维化、空洞等）病灶。

3）继发性肺结核：包括浸润性肺结核（成人最常见）、慢性纤维空洞性肺结核，病变多在肺尖和锁骨下区开始，X线可见渗出、增殖、播散、纤维和空洞等多种性质的病灶同时存在。慢性纤维空洞性肺结核X线主要表现为两肺上部多发厚壁的慢性纤维病变及空洞，周围有广泛的纤维索条影及散在的新、老病灶，常伴有明显的胸膜增厚，病变的肺因纤维化而萎缩，出现肺不张征象，上叶萎缩使肺门影向上移位，下肺野血管纹理牵引向上及下肺叶的代偿性肺气肿，使膈肌下降、平坦，肺纹理被拉长呈垂柳状。

4）结核性胸膜炎：多见于儿童与青少年，可单独存在，或与肺结核同时出现。少量积液时X线可见患侧肋膈角变钝。大量积液时X线可见患侧均匀的密度增高阴影，阴影上方呈外高内低状，积液随体位变化而改变，后期可引起胸膜增厚、粘连、钙化。

（8）肺肿瘤：分原发性与转移性两类，原发性肿瘤有良性与恶性之分，良性少见，恶性中98%为原发性支气管肺癌，少数为肺肉瘤。

1）原发性支气管肺癌（肺癌）：按发生部位可分为三型：中心型、周围型、细支气管肺泡癌（弥漫型肺癌）。

2）转移性肿瘤：X线可见在两肺中下肺野外带，密度均匀、大小不一、轮廓清楚的棉絮样低密度影。血供丰富的肿瘤发生粟粒状转移时，可见两中下肺野轮廓光滑、密度均匀的粟粒影。淋巴转移至肺的肿瘤，则主要表现为肺门和（或）纵隔淋巴结肿大。CT发现肺部转移较平片敏感；HRCT对淋巴转移的诊断具有优势，可见肺门及纵隔淋巴结肿大、支气管血管束增粗、小叶间隔增厚及沿两者分布的细小结节影。

（9）胸膜病变

1）胸腔积液：①游离性胸腔积液：当积液达250mL左右时，站立位X线检查可见外侧肋膈角变钝；中等量积液时，患侧胸中、下部呈均匀性致密影，其上缘形成自外上斜向内下的凹面弧形，同侧膈和心缘下部被积液遮蔽；大量积液时，除肺尖外，患侧全胸呈均匀的致密增高阴影，与纵隔连成一片，患侧肋间隙增宽，膈肌下降，气管纵隔移向健侧。②包裹性胸腔积液：X线表现为圆形或半圆形密度均匀影，边缘清晰。包裹性积液局限在叶间裂时称为叶间积液。

2）气胸及液气胸：①气胸时X线显示胸腔顶部和外侧高度透亮，其中无肺纹理，透亮带内侧可见被压缩的肺边缘。②液气胸时，立位检查可见上方为透亮的气体影，下方为密度增高的液体影，且随体位改变而流动。

3）胸膜增厚、粘连、钙化：①胸膜轻度增厚时，X线表现为肋膈角变钝或消失，沿胸壁可见密度增高或条状阴影，还可见膈上幕状粘连，膈运动受限。②广泛胸膜增厚则呈大片不均匀性密度增高影，患侧肋间隙变窄或胸廓塌陷，纵隔向患侧移位，膈肌升高，活动减弱，严重时可见胸部脊柱向健侧凸起。③胸膜钙化的X线表现为斑块状、条状或片状高密度钙化影，切线位观察时，可见其包在肺的外围。

2. 循环系统常见病的影像学表现

（1）风湿性心脏病

1）单纯二尖瓣狭窄：左心房及右心室增大，左心耳部凸出，肺动脉段突出，主动脉结及左心室变小，心脏呈梨形。

2）二尖瓣关闭不全：典型患者的X线表现是左心房和左心室明显增大。

3）主动脉瓣狭窄：左心室增大，或伴左心房增大，升主动脉中段局限性扩张，主动脉瓣区可见钙化。

4）主动脉瓣关闭不全：左心室明显增大，升主动脉、主动脉弓普遍扩张，心脏呈靴形。

（2）高血压心脏病：左心室扩大，主动脉增宽、延长、迂曲，心脏呈靴形。

（3）慢性肺源性心脏病：右下肺动脉增宽≥15mm，右心室增大等。

（4）心包积液：300mL以下者，X线难以发现。中等量积液时，后前位可见心脏形态呈烧瓶形，上腔静脉增宽，心缘搏动减弱或消失等。

3. 消化系统疾病的影像学表现

（1）食管静脉曲张：X线钡剂造影可见食管中、下段的黏膜皱襞明显增宽、迂曲，呈蚯蚓状或串珠状充盈缺损，管壁边缘呈锯齿状。

（2）食管癌：X线钡剂造影可见：①黏膜皱襞改变：由于肿瘤破坏黏膜层，使正常皱襞消失、中断、破坏，形成表面杂乱的不规则影像。②管腔狭窄。③腔内充盈缺损。④不规则的龛影，早期较浅小，较大者表现为长径与食管长轴一致的长形龛影。⑤受累食管呈局限性僵硬。

（3）消化性溃疡

1）胃溃疡：上消化道钡剂造影检查的直接征象是龛影，多见于胃小弯；龛影口周围有一圈黏膜水肿造成的透明带，这种黏膜水肿带是良性溃疡的特征性表现，胃溃疡引起的功能性改变包括痉挛性改变、分泌增加、胃蠕动增强或减弱。

2）十二指肠溃疡：绝大部分发生在球部，溃疡易造成球部变形。①直接征象：球部龛影或球部变形。②间接征象：激惹征；幽门痉挛，开放延迟；胃分泌增多和胃张力及蠕动方面的改变；球部固定压痛。

（4）胃癌：上消化道钡剂造影检查可见：①胃内形态不规则的充盈缺损，多见于蕈伞型癌。②胃腔狭窄，胃壁僵硬，多见于浸润型癌。③形状不规则、位于胃轮廓之内的龛影，多见于溃疡型癌。④黏膜皱襞破坏、消失或中断。⑤肿瘤区蠕动消失。CT或MRI检查可直接观察肿瘤侵犯胃壁、周围浸润及远处转移情况，其影像表现直接反映了胃癌的大体形态，但检查时需用清水或对比剂将胃充分扩张。

（5）溃疡性结肠炎：肠气钡双重对比造影检查可见：病变肠管结肠袋变浅、消失，黏膜皱襞多紊乱、粗细不一，其中可见溃疡龛影。晚期病例X线表现为肠管从下向上呈连续性的向心性狭窄，边缘僵直，同时肠管明显缩短，肠腔舒张或收缩受限，形如硬管状。

（6）结肠癌：结肠气钡双重对比造影可见：①肠腔内肿块，形态不规则，黏膜皱襞消失。②病变处肠壁僵硬，结肠袋消失。③较大的龛影，形状不规则，边缘不整齐，周围有不同程度的充盈缺损和狭窄，肠壁僵硬，结肠袋消失。④肠管狭窄，肠壁僵硬。

（7）胃肠道穿孔：最多见于胃或十二指肠穿孔，立位X线透视或腹部平片可见两侧膈下有弧形或半月形透亮气体影。若并发急性腹膜炎则可见肠管充气积液膨胀，肠壁间隔增宽，在腹平片上可见腹部肌肉与脂肪层分界不清。

（8）肠梗阻：典型X线表现为梗阻上段肠管扩张、积气、积液，立位或侧卧位水平位摄片可见肠管扩张，呈阶梯状气液平，梗阻以下的肠管闭合，无气体或仅有少量气体。CT（尤其是螺旋CT）适用于一些危重患者、不能配合检查者及肥胖者，有助于发现腹腔包裹性或游离性气体、液体及肠坏死，帮助判断梗阻部位及病因。

4. 泌尿系统常见病的影像学表现

（1）泌尿系结石

1）肾结石：发生于单侧或双侧，可单个或多个，主要位于肾盂或肾盏内。阳性结石，X线平片可见圆形、卵圆形或桑椹状致密影，密度高而均匀或浓淡不等，或呈分层状。阴性结石，平片不能显影，造影可见肾盂内圆形或卵圆形密度减低影或充盈缺损，还可引起肾盂、肾盏积水扩张等。阳性结石需与腹腔内淋巴结钙化、肠内粪石、胆囊或胰腺结石鉴别。肾结石时腹部侧位片上结石与脊柱影重叠。CT检查表现基本同平片。

2）输尿管结石：阳性结石平片或CT可见输尿管走行区域内米粒大小的高密度影。CT可见结石上方输尿管、肾盂积水扩张；静脉肾盂造影可见造影剂中止在结石处，其上方尿路扩张。

3）膀胱结石：多为阳性。X线平片可见耻骨联合上方圆形或卵圆形致密影，边缘光滑或毛糙，密度均匀或不均匀，可呈层状，大小不一。结石可随体位而改变位置。阴性结石排泄性尿路造影可见充盈缺损影。CT可见膀胱内致密影。MRI检查呈非常低的信号。

（2）肾癌：较大肾癌X线平片可见肾轮廓局限性外突；尿路造影可见肾盏伸长、狭窄、受压变形，或肾盏封闭、扩张。CT可见肾实质内肿块，密度不定，可略高于周围肾实质，也可低于或接近于周围肾实质，肿块较大时可突向肾外，少数肿块内可有钙化影；增强扫描早期肿块有明显、不均一的强化，之后表现为相对低密度。

5. 骨与关节常见病的影像学表现

（1）长骨骨折

1）X线平片：是诊断骨折最常用、最基本的方法。可见骨皮质连续性中断、骨小梁断裂和歪曲，有边缘光滑锐利的线状透亮阴影，即骨折线。根据骨折程度把骨折分为完全性骨折、不完全性骨折。完全性骨折时，骨折线贯穿骨全径；不完全性骨折时，骨折线不贯穿骨全径。根据骨折线的形状和走行，将骨折分为横行、斜行和螺旋形。

2）CT：对解剖结构比较复杂部位（如骨盆、髋关节、肩关节、脊柱、面部等）骨折的诊断、诊断骨折碎片的数目等较普通X线有优势。

3）MRI：可清晰显示骨折周围软组织的损伤情况及骨折断端出血、水肿等。

（2）脊柱骨折：主要发生在胸椎下段和腰椎上段。

1）X线平片：可见骨折椎体压缩呈楔形，前缘骨皮质嵌压。

2）CT：对脊椎骨折的定位、骨折类型、骨折片移位程度，以及椎管有无变形、狭窄等的诊断优于普通平片。

3）MRI：对脊椎骨折及有无椎间盘突出、韧带撕裂等有较高的诊断价值。

（3）椎间盘突出（青壮年多发，下段腰椎最容易发生）

1）X线平片：①椎间隙变窄或前窄后宽。②椎体后缘唇样肥大增生、骨桥形成或游离骨块。③脊柱生理曲度变直或侧弯。Schmorl结节表现为椎体上或下面的圆形或半圆形凹陷，其边缘有硬化线，常对称见于相邻椎体的上、下面且常累及数个椎体。

2）CT：根据椎间盘变形的程度，分为椎间盘变性、椎间盘膨出、椎间盘突出3种，以椎间盘突出最为严重。①直接征象：椎间盘后缘变形，局限性突出，其内可有钙化。②间接征象：硬膜外脂肪层受压、变形，甚至消失，两侧硬膜外间隙不对称；硬膜囊受压变形和移位；一侧神经根鞘受压。

3）MRI：能很好地显示各部位椎间盘突出的图像，是诊断椎间盘突出的最好方法。①在矢状面可见突出的椎间盘向后方或侧后方伸出。②横断面上突出的椎间盘局限突出于椎体后缘。③可见硬膜外脂肪层受压、变形甚至消失和神经根鞘受压图像。

（4）急性化脓性骨髓炎

1）X线平片：发病后2周内，骨质破坏。病变区骨膜反应重，出现沿骨长轴形成的长条形死骨。干骺端骨质疏松→骨质破坏→逐渐向骨干延伸→可融合形成大的破坏区→骨皮质也受到破坏→皮质周围骨膜增生→发生骨质坏死，出现沿骨长轴形成的长条形死骨→病理性骨折。

2）CT：能较清楚地显示软组织感染、骨膜下脓肿，以及骨破坏和死骨，尤其有助于发现平片不能显示的小的破坏区和死骨。

3）MRI：对显示骨髓腔内改变和软组织感染优于平片和CT。

（5）慢性化脓性骨髓炎

1）X线平片：可见明显的修复，即在骨破坏周围有骨质增生硬化现象；骨膜的新生骨增厚，并同骨皮质融合，呈分层状，外缘呈花边状；骨干增粗，轮廓不整，骨密度增高，甚至骨髓腔发生闭塞；可见骨质破坏和死骨。

2）CT：与X线表现相似，并容易发现X线不能显示的死骨。

（6）骨关节结核：多继发于肺结核，儿童和青年多见，发病部位以椎体、骺和干骺端为多。X线主要表现为骨质疏松和骨质破坏，部分可出现冷脓肿。

（7）骨肿瘤：①骨肉瘤：葱皮样、放射状、Codman三角。②骨巨细胞瘤：典型性皂泡样，膨胀性生长。

（8）颈椎病：X线表现为颈椎生理曲度变直或向后反向成角，椎体前缘唇样骨质增生或后缘骨质增生、后翘，相对关节面致密，椎间隙变窄，椎间孔变小，钩突关节增生、肥大、变尖，前、后纵韧带及项韧带钙化。CT、MRI 对颈椎病的诊断优于普通 X 线平片，尤其对平片不能确诊的颈椎病，MRI 诊断更具有优势。

（9）类风湿关节炎：早期关节周围组织肿胀，骨质疏松；中期关节面骨质破坏、糜烂，呈小囊样变；晚期骨质疏松显著，软组织萎缩，关节半脱位或全脱位，畸形。

（10）退行性骨关节病

1）四肢关节（髋与膝关节）退行性骨关节病的 X 线表现：由于关节软骨破坏，而使关节间隙变窄，关节面变平，边缘锐利或有骨赘突出。软骨下骨质致密，关节面下方骨内出现圆形或不规整形透明区。晚期还可见关节半脱位和关节内游离骨体，但多不造成关节强直。

2）脊椎关节病（脊椎小关节和椎间盘退行性变）的 X 线表现：脊椎小关节改变包括上下关节突变尖、关节面骨质硬化和关节间隙变窄。椎间盘退行性变表现为椎体边缘出现骨赘，相对之骨赘可连成骨桥；椎间隙前方可见小骨片，但不与椎体相连，为纤维环及邻近软组织骨化后形成；髓核退行性变则出现椎间隙变窄，椎体上下骨缘硬化。

6. 常见中枢神经系统疾病的影像学表现

（1）脑血管病

1）脑出血的 CT 表现：①急性期：血肿呈圆形、椭圆形或不规则形均匀密度增高影，边界清楚，周围有环形密度减低影（水肿带），局部脑室受压移位，血液进入脑室或蛛网膜下腔时，可见脑室或蛛网膜下腔内有积血影。②吸收期：即发病后 3 ～ 7 天，可见血肿缩小、密度降低，小的血肿可以完全吸收，血肿周围变模糊，水肿带增宽。③囊变期：发病 2 个月后，较大的血肿吸收后常留下大小不等的囊腔，同时伴有不同程度的脑萎缩。

2）蛛网膜下腔出血的 CT 表现：脑沟、脑池、脑裂内密度增高影，脑沟、脑裂、脑池增大，少数严重病例周围脑组织受压移位。

3）脑梗死常见的原因有脑血栓形成、脑栓塞、低血压和凝血状态等。①缺血性脑梗死 CT 表现为发病 12 ～ 24 小时之内，CT 无异常所见；2 ～ 3 周后，病变处密度越来越低；1 ～ 2 个月后可见边界清楚的低密度囊腔。②出血性脑梗死在密度减低的脑梗死灶内，见到不规则斑点状或片状高密度出血灶影。③腔隙性脑梗死典型者可见小片状密度减低影，边缘模糊，无占位效应。MRI 对脑梗死灶发现早、敏感性高，发病后 1 小时即可见局部脑回肿胀，脑沟变浅。

（2）脑肿瘤：影像检查的目的在于确定肿瘤的有无，并对其作出定位、定量乃至定性诊断。CT、MRI 是主要的诊断手段。

（3）颅脑外伤

1）脑挫裂伤：CT 可见低密度脑水肿区内散在斑点状高密度出血灶，伴有占位效应。有的表现为广泛性脑水肿或脑内血肿。

2）颅脑出血：包括硬膜外、硬膜下、脑内、脑室和蛛网膜下腔出血等。CT 可见相应部位的高密度影。

细目三　放射性核素诊断

1. 甲状腺激素测定

【临床意义】TT_3、TT_4 联合测定对甲状腺功能的判定有重要意义。FT_3、FT_4 对诊断甲亢或甲减更加准确和敏感。其诊断价值依次是 $FT_3 > FT_4 > TT_3 > TT_4$。

2. 血清促甲状腺激素（TSH）测定

【临床意义】TSH 增高见于甲状腺功能减退症；TSH 降低主要见于甲状腺功能亢进症。

3. C 肽测定

【临床意义】①帮助糖尿病分型，了解糖尿病患者胰岛 B 细胞的功能。②鉴别糖尿病患者发生低血糖的原因。③了解移植后胰岛 B 细胞的分泌功能。④了解肝、肾功能。⑤胰岛素瘤的诊断及手术的效果评定。

4. 胰岛素测定

【临床意义】①血清胰岛素水平降低：见于 1 型糖尿病患者，空腹胰岛素水平低于参考值，口服葡萄糖后无高峰出现。②血清胰岛素水平正常或稍高：见于 2 型糖尿病患者，口服葡萄糖后高峰延迟至 2 ～ 3 小时出现。

第十二章　内科学

【本章通关解析】

内科学是一门非常重要的临床学科，在历年中医执业医师资格考试中，实践技能考试部分，涉及病案双重诊断，约占 10 分（实践技能总分 100 分）；综合笔试部分，平均每年约占 60 分（医学综合总分 600 分）。

本科目重点考查内科临床常见病和多发病：呼吸系统疾病，如慢性阻塞性肺疾病、慢性肺源性心脏病、支气管肺炎；循环系统疾病，如原发性高血压、冠心病、心力衰竭、心律失常；消化系统疾病，如消化性溃疡、肝硬化、急性胰腺炎；泌尿系统疾病，如慢性肾小球肾炎、尿路感染、慢性肾衰竭；血液系统疾病，如急性白血病、慢性粒细胞白血病；内分泌及代谢疾病，如甲状腺功能亢进症、血脂异常和糖尿病；神经系统疾病，如癫痫、脑梗死、脑出血。

考生在学习过程中，要重点掌握每种疾病的典型临床表现、有诊断价值的实验室检查、类似疾病的鉴别和治疗方法，并注意与中医病名的对应关系。

第一单元　呼吸系统疾病

细目一　慢性阻塞性肺疾病

1. 概述　慢性阻塞性肺疾病（COPD）是一种以持续存在的气流受限为特征的肺部疾病，气流受限不完全可逆，呈进行性发展，主要累及肺部，也可引起肺外各器官的损害。COPD 是我国导致慢性肺心病及慢性呼吸衰竭的最常见病因。

2. 病因　①吸烟，为最主要的病因。②职业粉尘和化学物质。③环境污染。④感染因素，包括细菌、病毒等病原体感染。⑤其他因素，如蛋白酶－抗蛋白酶失衡、氧化应激、自主神经功能失调、营养不良、气温变化等。

3. 临床表现与并发症

（1）临床表现

1）症状：①慢性咳嗽：晨间咳嗽明显，夜间有阵咳及排痰。②咳痰：白色黏液或浆液泡沫状痰。③气短及呼吸困难（COPD 的典型症状）。④喘息和胸闷。⑤其他：如食欲减退、体重下降等。

2）体征：桶状胸，呼吸变浅，频率增快，双肺语颤减弱，叩诊呈过清音，心浊音界缩小，肺下界和肝浊音界下降，呼吸音减弱，呼气延长，部分患者可闻及湿啰音和（或）散在的干啰音。

（2）并发症：慢性呼吸衰竭、自发性气胸、慢性肺心病。

4. 实验室检查及其他检查

（1）肺功能检查：肺功能检查结果是判断气流受限的主要客观指标，对 COPD 的诊断、严重度评估、疾病进展、预后及治疗反应等有重要意义。其中主要指标为第一秒用力呼气容积（FEV_1）减少，且 $FEV_1/FVC < 70\%$ 是判断气流受限的主要客观依据。

（2）胸部 X 线检查：早期无变化，晚期肺气肿，可见肺野扩大、透亮度增加、肋间隙增宽、心界缩小。

（3）动脉血气分析：可确定是否发生呼吸衰竭及其类型。

5. 诊断 诊断主要依据有长期吸烟等患病高危因素，结合临床症状、体征及肺功能检查结果等综合分析诊断。不完全可逆的气流受限是 COPD 诊断的必备条件，吸入支气管扩张剂后 $FEV_1/FVC < 70\%$，即可诊断。

6. 治疗

（1）稳定期治疗

1）健康教育与管理：戒烟是 COPD 的病因治疗措施。

2）应用支气管扩张剂：是控制 COPD 患者症状的主要治疗措施。支气管扩张剂分为 β_2 肾上腺素受体激动剂、抗胆碱能药、茶碱类药。

3）应用糖皮质激素：适用于 $FEV_1 < 50\%$ 预计值且有临床症状，以及反复加重的 COPD 患者。

4）应用祛痰药：如盐酸氨溴索等，主要用于痰液黏稠不易咳出的患者，尤其是老年人。

5）长期家庭氧疗：① $PaO_2 \leq 55mmHg$ 或 $SaO_2 \leq 88\%$，有或没有高碳酸血症。② $PaO_2$55 ～ 60mmHg，或 $SaO_2 < 89\%$，并有肺动脉高压、心力衰竭或红细胞增多症（红细胞比积 > 55%）。一般经鼻导管吸入给氧，氧流量 1.0 ～ 2.0L/min，吸氧持续时间 > 15h/d。

6）康复治疗：进行个体化呼吸生理治疗、呼吸肌锻炼等。

（2）急性加重期治疗

1）控制感染：细菌感染是导致 COPD 急性加重最常见的原因，故选用敏感抗菌药物控制感染是最重要的治疗措施。

2）扩张支气管：短效 β_2 受体激动剂适用于 COPD 急性加重期的治疗。

3）控制性氧疗：住院患者的基础治疗。

4）应用糖皮质激素：常用泼尼松龙等。

5）其他治疗：祛痰、补液、机械通气等对症治疗。

（3）预防：戒烟是最重要的预防措施，同时又是病因治疗措施。

细目二 慢性肺源性心脏病

1. 概述 慢性肺源性心脏病是由慢性支气管、肺、胸廓疾病或肺血管病变引起肺循环阻力增加，继而肺动脉高压形成，引起右心室肥大，甚至发生右心衰竭的一类心脏病。

2. 病因与发病机制

（1）病因：①慢性支气管、肺疾病：COPD 是最常见的病因，占病因的 80% ～ 90%。②严重的胸廓畸形。③肺血管疾病。④其他：原发性肺泡通气不足、睡眠呼吸暂停低通气综合征等。

（2）发病机制：①肺动脉高压形成：长期缺氧与高碳酸血症导致肺血管收缩为主要机制。②右心功能改变：右心负荷过重→右心室肥大→右心衰竭。

3. 临床表现与并发症

（1）临床表现

1）肺、心功能代偿期（缓解期）：原发病表现有 COPD 病史（咳痰喘短）、肺气肿体征，以及肺部听诊干、湿啰音。肺动脉高压和右心室肥大体征有肺动脉瓣区 S_2 亢进，三尖瓣区出现收缩期杂音，剑突下触及心脏收缩期搏动，可出现颈静脉充盈、肝淤血肿大等。

2）肺、心功能失代偿期（急性加重期）：①呼吸衰竭：急性呼吸道感染为常见病因，主要表现为低氧血症和二氧化碳潴留。②心力衰竭：以右心衰竭为主。主要体征如肝肿大压痛，肝颈静脉反流征阳性，踝以上水肿，伴颈静脉怒张。

（2）并发症：①肺性脑病：是慢性肺心病患者首要的死亡原因。②酸碱平衡失调及电解质紊乱：为最常见的并发症，其中以呼吸性酸中毒常见。③心律失常：可出现各种心律失常，其中以房性快速性心律失常多见。④休克：可由严重感染、上消化道出血、心力衰竭等诱发。⑤消化道出血。⑥其他：如功能性肾衰竭、弥散性血管内凝血。

4. 实验室检查及其他检查

（1）胸部 X 线检查：能发现肺动脉高压及右心室肥大的征象，具体表现为右下肺动脉干扩张，其横径 ≥ 15mm，肺动脉段明显突出或其高度 ≥ 3mm，心脏向左扩大等。

（2）心电图检查：电轴右偏，额面平均电轴 ≥ 90°，重度顺钟向转位，$R_{V1}+S_{V5}$ ≥ 1.05mV，R_{V1} ≥ 1.0mV 等右心室肥大的改变，以及肺型 P 波。

（3）超声心动图检查：可显示右室内径增大（≥ 20mm），右室流出道增宽（≥ 30mm），肺动脉内径增大，右室前壁厚度增加。多普勒超声心动图检查显示三尖瓣反流和右室收缩压增高。

（4）动脉血气分析：合并呼吸衰竭时，PaO_2 < 60mmHg，$PaCO_2$ > 50mmHg。

（5）血液一般检查：可见继发性红细胞增多、血红蛋白升高，合并感染时白细胞计数和中性粒细胞升高。

（6）血液生化检查：可出现电解质紊乱如低钾血症、低钠血症、低氯血症等；缺氧严重者可出现一过性肝酶升高及氮质血症等。

5. 诊断与鉴别诊断

（1）诊断：有慢性肺胸疾病，发现肺动脉高压、右心室肥大的体征或右心功能不全的征象，排除其他引起右心病变的心脏病，即可诊断。

（2）鉴别诊断：肺心病与冠心病鉴别。

1）相同之处：①均多见于中老年患者。②均可出现心脏增大、肝肿大、下肢水肿及发绀等。③慢性肺心病患者心电图 V_1 ～ V_3 可呈 QS 型，又酷似心肌梗死的心电图改变。

2）不同之处：①冠心病患者多有心绞痛或心肌梗死病史。②心脏增大主要为左心室肥大，心尖区可闻及收缩期杂音。③ X 线检查显示心脏向左下扩大。④心电图检查显示缺血型 ST–T 改变等客观改变。

6. 治疗与预防

（1）急性加重期治疗

1）控制感染：为治疗慢性肺心病的关键措施。应联合用药，一般可首选青霉素类、氨基糖苷类、氟喹诺酮类及头孢菌素类等。

2）改善呼吸功能，纠正呼吸衰竭：采取综合治疗措施。

3）控制心力衰竭：①利尿剂：宜短疗程、小剂量、间歇并联合使用排钾和保钾利尿剂。一般可用氢氯噻嗪联合螺内酯口服。②强心剂：用于感染已控制或合并室上性心动失常，心室率> 100 次 / 分，出现急性左心衰竭者。③血管扩张剂。

4）控制心律失常：选用小量毛花苷 C 或地高辛治疗。要注意避免应用 β 受体阻断剂，以免诱发支气管痉挛加重病情。

5）应用糖皮质激素：在有效控制感染的情况下，短期应用糖皮质激素，有利于纠正呼吸衰竭和心力衰竭。

6）抗凝治疗：应用低分子肝素防止肺微小动脉原位血栓形成。

7）并发症的处理（肺性脑病）：①应注意纠正酸碱失衡和电解质紊乱。②出现脑水肿时，可快速静脉滴注甘露醇。③肺性脑病出现兴奋、躁动时慎用镇静剂。

（2）缓解期治疗：呼吸生理治疗，增强机体免疫力和家庭长期氧疗。

（3）预防：慢性肺心病是慢性阻塞性肺疾病的最终结局。

细目三　支气管哮喘

1. 概述　支气管哮喘是由多种炎症细胞介导的气道慢性炎症，是一种多基因遗传性疾病，具有家族聚集倾向。临床以反复发作的喘息、呼气性呼吸困难、胸闷或咳嗽为特征，常在夜间和（或）清晨发作。

2. 病因与发病机制

（1）病因：①遗传因素。②环境因素。③激发因素。

（2）发病机制：①变态反应学说。②气道炎症学说。③神经 – 受体失衡学说。④其他机制。

3. 临床表现与并发症

（1）临床表现

1）症状

①典型表现：发作性伴哮鸣音的呼气性呼吸困难。其发作常与吸入外源性变应原有关。大多有季节性，春秋易发且日轻夜重（下半夜和凌晨易发）。

②咳嗽变异性哮喘：以发作性胸闷或顽固性咳嗽为唯一的临床表现，无喘息症状。

③运动性哮喘和药物诱发性哮喘：由运动及某些药物诱发，临床少见。

④危重哮喘：严重哮喘发作，表现为呼吸困难、发绀、大汗淋漓、四肢湿冷、脉细数，两肺满布哮鸣音等。

2）体征：发作时胸部呈过度充气状态，两肺可闻及弥漫性哮鸣音，以呼气相为主，严重者呈强迫端坐位，甚至出现发绀、心率增快、奇脉、胸腹反常运动等。

（2）并发症

1）发作期并发症：自发性气胸、纵隔气肿、肺不张、急性呼吸衰竭等。

2）晚期并发症：慢性肺心病、支气管扩张症、间质性肺炎等。

4. 实验室检查及其他检查

（1）血液检查：嗜酸性粒细胞增多。

（2）痰液检查：痰涂片镜检可见较多嗜酸性粒细胞。

（3）肺功能检查：FEV_1 占预计值的百分率最为可靠，以最大呼气流速（PEF）的测定最为方便。

（4）免疫学和过敏原检测：血清中特异性 IgE 和嗜酸性粒细胞阳离子蛋白含量测定有助于哮喘诊断。

（5）胸部 X 线检查：急性发作期两肺透亮度增加，呈过度充气状态。

（6）动脉血气分析：重度哮喘发作，PaO_2 明显下降而 $PaCO_2$ 超过正常，并可出现呼吸性酸中毒和（或）代偿性酸中毒。

5. 诊断与鉴别诊断

（1）诊断标准：①反复发作喘息、气急、胸闷或咳嗽，多与接触变应原、冷空气、物理和化学性刺激、病毒性上呼吸道感染、运动等有关。②发作时双肺可闻及散在或弥漫性以呼气相为主的哮鸣音，呼气相延长。③上述症状可经治疗缓解或自行缓解。④除外其他疾病引起的喘息、气急、胸闷和咳嗽。⑤临床表现不典型者（如无明显喘息或体征）应有下列 3 项中至少 1 项阳性：a. 支气管激发试验阳性；b. 支气管舒张试验阳性；c. 昼夜 PEF 变异率 $\geqslant$ 20%。符合①～④条或④、⑤条者，即可诊断。

（2）鉴别诊断

1）心源性哮喘：①老年人多见，有心脏病史。②常夜间发生，坐起可缓解，严重时咳粉红色泡沫痰。③心脏病体征，奔马律，肺部可闻及干湿啰音。④ X 线表现示心脏大、肺淤血。⑤治疗上强心、利尿、扩管有效（禁用肾上腺素）。

2）慢性阻塞性肺疾病（COPD）：常见于老年人、咳痰喘、桶状胸 + 过清音 + 肺功能异常。

3）支气管肺癌：症状进行性加重，无明显诱因，伴痰中带血，病理及影像学检查可诊断。

6. 治疗与预防

（1）治疗

1）脱离变应原环境：急性发作期立即使患者脱离变应原环境是防治哮喘最有效的方法。

2）药物治疗：① β_2 受体激动剂：是缓解哮喘症状的首选药物（短效沙丁胺醇，长效沙美特罗气雾剂）。②茶碱（黄嘌呤）类药物：茶碱缓释或控释片，适合夜间发作哮喘的治疗。③抗胆碱药物：吸入型抗胆碱药物如溴化异丙托品，与 β_2 受体激动剂联合吸入有协同作用，尤其适用于夜间哮喘及多痰患者。④糖皮质激素：是控制哮喘最有效的药物，根据需要选择吸入型、口服或静脉注射。⑤白三烯调节剂：常用孟鲁司特等。⑥其他：如钙拮抗剂、酮替芬、曲尼司特、色甘酸钠、血栓烷 A_2 受体拮抗剂。

3）危重哮喘的处理：①氧疗与辅助通气，保持 $PaO_2 > 60mmHg$。②解痉平喘。③纠正水、电解质及酸碱失衡。④控制感染。⑤使用糖皮质激素。

（2）预防：注射哮喘菌苗和脱敏疗法。

细目四　肺炎

1. 概述　肺炎是指包括终末气道、肺泡腔及肺间质等在内的肺实质的炎症性疾病，是临床最常见的感染性疾病。

（1）按解剖分类：大叶性（肺泡性）肺炎、小叶性（支气管性）肺炎、间质性肺炎。

（2）按病因分类：细菌性肺炎（最为常见）、非典型病原体肺炎、病毒性肺炎、肺真菌病、其他病原所致的肺炎、理化因素所致的肺炎。

（3）按患病环境分类：社区获得性肺炎（医院外）、医院内获得性肺炎（入院 48 小时后）。

2. 肺炎链球菌肺炎

（1）病因与发病机制

1）病因：肺炎链球菌为革兰阳性球菌，其中以第 3 型毒力最强。

2）发病机制：呼吸道防御功能减退→肺炎链球菌→气管、支气管→肺泡（大量繁殖）→肺泡见小孔→肺段、肺叶实变。

（2）临床表现与并发症

1）症状：①寒战、高热：呈稽留热，常伴头痛、全身肌肉酸痛、食欲不振。②咳嗽、咳痰：铁锈色痰为其特征性临床表现之一。③胸痛：多有病侧胸痛，常呈针刺样。④呼吸困难：呼吸快而浅。⑤其他：胃肠道症状；严重者可出现神志模糊、烦躁、嗜睡、谵妄、昏迷等。

2）体征：急性热病面容，呼吸浅速，面颊绯红，皮肤灼热，部分患者有鼻翼扇动、口唇单纯疱疹等。典型患者有肺实变体征，包括患侧呼吸运动减弱、触觉语颤增强、叩诊呈浊音、听诊呼吸音减低或消失，并可出现支气管呼吸音。

3）并发症：感染性休克、胸膜炎、脓胸、心肌炎、脑膜炎、关节炎。

（3）实验室检查及其他检查

1）血液一般检查：血白细胞计数及中性粒细胞分类明显升高，核左移或细胞内可见中毒颗粒。

2）病原学检查：痰直接涂片发现典型的革兰染色阳性、带荚膜的双球菌，即可初步做出病原学诊断；痰培养 24 ～ 48 小时可以确定病原体。

3）胸部 X 线检查：早期仅见肺纹理增粗、紊乱；肺实变期呈肺叶、肺段分布的密度均匀阴影，并在实变阴影中可见支气管气道征，肋膈角可有少量胸腔积液征。

（4）诊断与鉴别诊断

1）诊断：根据典型症状与体征，结合胸部 X 线检查，可做出初步诊断。对于临床表现不典型者，需认真加以鉴别。确诊有赖于病原菌检测。

2）鉴别诊断

①急性结核性肺炎：肺结核常有低热、乏力，痰中可找到结核标菌。X 线检查显示病变多在肺尖或锁骨上下，密度不均，久不消散，且可形成空洞和肺内播散。抗结核治疗有效。

②肺癌：起病缓慢，常有刺激性咳嗽和少量咯血，无明显全身中毒症状，痰中发现癌细胞可确诊。

③急性肺脓肿：咳出大量脓臭痰为其特征性表现。X 线检查可见脓腔及液平面。

（5）治疗与预防

1）一般治疗：卧床休息，高热、食欲不振者应静脉补液，注意补充足够蛋白质、热量及维生素等。

2）对症治疗：高热者采用物理降温；如有气急、发绀者应给予氧疗；咳嗽、咳痰不易者可给予溴己新口服等。

3）抗菌药物治疗：首选青霉素 G，用药途径及剂量视病情轻重及有无并发症而定。对青霉素过敏者，可用红霉素或阿奇霉素、林可霉素等，疗程通常为 5 ～ 7 天。

4）感染性休克的处理：①一般处理：平卧，吸氧，监测生命体征等。②补充血容量：是抢救感染性休克的重要措施。③纠正水、电解质和酸碱平衡紊乱。④应用糖皮质激素。⑤应用血管活性药物。⑥控制感染。⑦防治心力衰竭、肾功能不全、上消化道出血及其他并发症。

5）预防：必要时应接种肺炎疫苗。

3. 肺炎支原体肺炎

（1）病因与发病机制：由肺炎支原体引起，儿童及青年人居多。

（2）临床表现：起病较缓慢，干咳为最突出的症状，多为阵发性刺激性呛咳，发热可持续 2 ～ 3 周。

（3）实验室检查与其他检查

1）胸部 X 线检查：肺部多种形态的浸润影，呈节段性分布，以肺下野多见。

2）血液一般检查：白细胞计数正常或略高，以中性粒细胞为主。

3）血清学检查：血清支原体 IgM 抗体测定可进一步确诊。

4）病原体检测：可用于早期快速诊断。

（4）诊断与鉴别诊断

1）诊断：阵发性刺激性呛咳 +X 线表现 + 血清学检查可诊断；培养分离出肺炎支原体可确诊；血清抗体有 4 倍增高者对诊断有意义。

2）鉴别诊断：本病应与病毒性肺炎、军团菌肺炎鉴别，主要依赖于病原学检查。

（5）治疗与预防

1）治疗：多数可自愈（自限性）。抗感染治疗大环内脂类为首选，如红霉素、罗红霉素，疗程一般 2 ～ 3 周。

2）预防：避免密切接触患者。

细目五　原发性支气管肺癌

1. 概述　原发性支气管癌（简称肺癌），为起源于支气管黏膜或腺体的恶性肿瘤。肺癌的发病率与死亡率均居全球癌症首位。

2. 病因　①吸烟为最重要原因。②空气污染。③职业致癌因子。④其他（某些癌基因的活化或抗癌基因的丢失、电离辐射、病毒感染等）。

3. 病理与分类

（1）按解剖学分类：①中央型肺癌，以鳞状上皮细胞癌和小细胞肺癌（SCLC）较常见。②周围型肺癌，以腺癌较为常见。

（2）按组织病理学分类：①非小细胞肺癌：鳞癌、腺癌（最常见）、大细胞癌和其他（腺鳞癌、类癌、肉瘤样癌等）。②小细胞肺癌：在原发性肺癌中恶性程度最高。

4. 临床表现

（1）原发肿瘤：咳嗽为常见的早期症状，多呈刺激性干咳，或有少量黏液痰。如肿瘤导致远端支气管狭窄，出现持续性咳嗽，呈高调金属音，为特征性阻塞性咳嗽。

（2）肺外胸内扩散：①侵犯胸膜导致胸痛，咳嗽时胸痛加重；②压迫大气管的吸气性呼吸困难；③侵犯食管：咽下困难，支气管 – 食管瘘；④压迫喉返神经（左侧多见），声音嘶哑；⑤肺上沟瘤易压迫颈部交感神经引起 Horner 综合征。

（3）远处转移：锁骨上淋巴结是肺癌常见的转移部位。

（4）肺外异常：内分泌、神经肌肉、结缔组织、血液系统和血管的异常改变，又称副癌综合征（类癌综合征）。表现为杵状指（趾）和肥大性骨关节病等。

5. 实验室检查及其他检查

（1）影像学检查：X 线检查可见块影或可疑肿块阴影。

（2）痰脱落细胞检查：为简单而有效的早期诊断手段之一。

（3）支气管镜检查：为确诊肺癌的重要检查方法。

（4）肿瘤标志物检查：缺乏特异性，对某些肺癌的病情监测有参考价值。

（5）其他：放射性核素扫描检查利用肿瘤细胞摄取放射性核素与正常组织的差异进行肿瘤的定位、定性诊断。

6. 诊断与鉴别诊断

（1）诊断：中老年人 + 吸烟史 + 刺激性咳嗽（或痰中带血）+ 毛刺（边缘不整齐）+ 相关临床表现。

（2）鉴别诊断

1）肺结核：多见于青壮年，病程长，常有持续性发热及全身中毒症状，可有反复的咯血，痰液可检出结核杆菌，X 线检查有结核灶的特征，抗结核药物治疗有效。

2）肺炎：多见于青壮年，急性起病，寒战高热，咳铁锈色痰，血白细胞增高，抗生素治疗有效。

3）肺脓肿：起病急，中毒症状明显，伴咳大量脓臭痰，白细胞和中性粒细胞增高；胸部 X 线示肺内呈薄壁空洞，内壁光整，内有液平，周围有炎症改变。

4）结核性胸膜炎：胸腔积液多透明，呈草黄色，有时为血性。而癌性胸水增长迅速，以血性多见。

7. 治疗原则 肺癌的治疗策略应根据患者的一般情况、肺癌病理学类型、临床分期综合决策，强调个体化的综合性治疗。

（1）手术治疗：非小细胞肺癌的主要治疗方法，主要适用于Ⅰ期、Ⅱ期患者。根治性手术切除是首选的治疗措施。小细胞肺癌主张先化疗，后手术。

（2）化疗：小细胞肺癌对化疗最敏感，鳞癌次之，腺癌最差。

（3）靶向治疗：主要适合于表皮生长因子受体敏感突变的晚期非小细胞肺癌、化疗失败或无法接受化疗的非小细胞肺癌。

（4）放疗：对小细胞肺癌效果较好，其次为鳞癌和腺癌。

（5）生物反应调节剂：在肺癌治疗中能增加机体对放疗、化疗的耐受性，提高疗效。

（6）介入治疗：适用于无手术指征，化、放疗无效的晚期患者。

细目六　慢性呼吸衰竭

1. 概述 各种原因引起的肺通气和（或）换气功能严重障碍，以致在静息状态下亦不能维持足够的气体交换，导致机体缺氧伴或不伴二氧化碳潴留，从而引起一系列生理功能和代谢紊乱的临床综合征。

呼吸衰竭按血气分析分为两类（正常 PaO_2 80 ～ 100 mmHg，$PaCO_2$ 35 ～ 45mmHg）。

（1）Ⅰ型：缺氧而无二氧化碳潴留，即 PaO_2 低于 60mmHg，$PaCO_2$ 正常或降低。见于严重肺部感染性疾病、急性肺栓塞等。

（2）Ⅱ型：缺氧伴二氧化碳潴留，即 PaO_2 低于 60mmHg，$PaCO_2$ 超过 50mmHg。见于慢性阻塞性肺疾病等。

2. 病因与发病机制

（1）病因：①支气管 – 肺疾病为主要病因。②胸廓和神经肌肉病变，如胸部手术、外伤、广泛胸膜增厚、胸廓畸形、脊髓侧索硬化症等。

（2）发病机制：①肺通气不足。②通气 / 血流比例失调。③肺动 – 静脉样分流。④弥散障碍。⑤机体耗氧量增加。

3. 病理生理 主要为低氧血症与高碳酸血症对机体的影响。①中枢神经系统：肺性脑病，是导致患者死亡的首要原因。②循环系统：PaO_2 降低伴或不伴 $PaCO_2$ 升高，可导致反射性心率增快、心肌收缩率增强，心排血量增加。③呼吸系统：低氧血症对呼吸中枢的影响远小于高碳酸血症的影响。④消化系统：出现消化功能障碍。⑤肝肾功能：出现一过性肝肾功能不全。⑥代谢及电解质：$PaCO_2$ 明显升高导致呼吸性酸中毒，严重缺氧可出现代谢性酸中毒。

4. 临床表现 除原发病表现外，主要为呼吸困难、发绀及神经精神症状。

（1）原发病表现

（2）缺氧表现：①呼吸困难是最早出现的症状。②发绀是缺氧严重的表现。③精神神经系统：注意力不集中，智能及定向力障碍。④循环系统：早期血压升高、心动过速。⑤消化系统：上消化道出血、黄疸。⑥泌尿系统：蛋白尿、氮质血症。

（3）二氧化碳潴留表现：早期睡眠习惯改变，严重时昏迷、抽搐。早期血压升高，心率、呼吸加快。

5. 实验室检查及其他检查

（1）动脉血气分析：①典型Ⅰ型呼吸衰竭（换气障碍，缺氧但无 CO_2 潴留），$PaO_2 < 60mmHg$，$PaCO_2$ 正常或降低；Ⅱ型呼吸衰竭（通气不足，缺氧并有 CO_2 潴留），$PaO_2 < 60mmHg$，$PaCO_2 > 50mmHg$。② pH：pH ＞ 7.35 为代偿性呼吸性酸中毒；pH ＜ 7.35 为失代偿性呼吸性酸中毒。③ $PaCO_2$：$PaCO_2$ 升高＞ 45mmHg，提示代谢性酸中毒；$PaCO_2$ 降低＜ 35mmHg，提示代谢性碱中毒。

（2）X 线检查：用于进一步明确原发病。

6. 诊断与鉴别诊断

（1）诊断要点：①有慢性支气管 – 肺疾患导致呼吸功能障碍的原发疾病史。②缺氧和 CO_2 潴留表现。③ $PaCO_2 < 60mmHg$，$PaCO_2 > 50mmHg$。

（2）鉴别诊断

急性呼吸衰竭：慢性呼吸衰竭与急性呼吸衰竭的鉴别要点是病史、原有呼吸功能状态不同。急性呼吸衰竭原有呼吸功能正常，无慢性支气管 – 肺疾患病史，常由急性病所致，Ⅰ型呼吸衰竭多见。

7. 治疗与预防

（1）治疗原则：积极处理原发病，去除诱因；保持呼吸道通畅，纠正缺氧、二氧化碳潴留和代谢紊乱；维持心、脑、肾等重要脏器功能，防治并发症。

（2）治疗措施

1）保持气道畅通：呼吸衰竭的首要措施是保持呼吸道通畅。①应用祛痰药；②应用支气管扩张剂；③建立人工气道。

2）氧疗：应采取控制性氧疗。氧疗原则为低浓度持续给氧，吸入氧浓度低于 35%。氧疗方法常用鼻导管吸氧。

3）增加通气量：为解除二氧化碳潴留的主要措施。①应用呼吸兴奋剂；②机械通气。

4）纠正酸碱失衡和电解质紊乱：①呼吸性酸中毒：改善通气，解除 CO_2 潴留。②呼吸性酸中毒合并代谢性酸中毒：pH ＜ 7.20 时补充 5% 碳酸氢钠。③呼吸性酸中毒合并代谢性碱中毒：针对引起碱中毒的原因进行处理，如纠正低钾血症、避免通气过度等。

5）防治感染：呼吸道感染为常见诱因，应根据痰菌培养及药敏试验，选择有效抗菌药物控制感染。

6）治疗并发症：①肺性脑病：有脑水肿应脱水降颅压。②上消化道出血：用质子泵抑制剂预防，如出现呕血或柏油样便应进行输血。

（3）预防：有效预防呼吸衰竭发生的关键措施是防治呼吸道感染。

第二单元　循环系统疾病

细目一　急性心力衰竭

1. 概述　心力衰竭是指各种心脏疾病导致心脏收缩和（或）舒张功能异常，心室充盈和（或）射血能力障碍，引起以组织血流灌注不足伴有体循环或肺循环淤血的临床综合征。

（1）按照病理改变及发生功能障碍的部位分类：①左心衰竭：以肺循环淤血为特征。②右心衰竭：肺源性心脏病及某些先天性心脏病，以体循环淤血为主要表现。③全心衰竭：左、右心衰同时出现。

（2）按照病因及发病缓急分类：①急性心衰：以急性左心衰常见，表现为急性肺水肿或心源性休克。②慢性心衰：多见于器质性心脏病患者，为绝大多数器质性心脏病的最终结局。

（3）按照发生病理改变的心脏功能分类：①收缩性心衰：表现为收缩功能障碍时心排血量下降，是临床上常见的心衰。②舒张性心衰：严重的舒张期心衰见于原发性限制型心肌病、原发性肥厚型心肌病。

2. 病因与发病机制

（1）病因：急性心肌缺血事件、感染性心内膜炎、其他（高血压心脏病、心脏病基础上发生心律失常、输液过多过快等）。

（2）发病机制：心脏收缩障碍→心排血量急剧降低→肺静脉回流受阻→急性肺水肿。

3. 临床表现　急性心力衰竭起病急，为临床急危重症，临床以急性肺水肿的表现为主。①突发严重呼吸困难，呼吸频率常达每分钟 30～40 次。②强迫坐位，面色灰白，发绀，大汗，烦躁不安。③频繁咳嗽，咳粉红色泡沫状痰。④听诊两肺满布湿啰音和哮鸣音。⑤危重患者可因脑缺氧而致神志模糊甚至昏迷。

4. 诊断与鉴别诊断

（1）诊断：根据病史、典型症状与体征，一般不难做出诊断。

（2）鉴别诊断：急性心力衰竭主要应与支气管哮喘急性发作相鉴别；肺水肿并存的心源性休克应与其他原因所致的休克鉴别。

5. 治疗与预防

（1）治疗

1）一般治疗：患者取坐位，双腿下垂，以减少静脉回流；立即高流量鼻导管给氧。

2）有效镇静：吗啡 3～5mg 静脉注射。

3）快速利尿减轻心脏容量负荷：呋塞米 20～40mg 静脉注射。

4）应用血管扩张剂减轻心脏负荷：①硝酸甘油：扩张小静脉，减少回心血量，起始剂量为 10μg/min。②硝普钠：同时扩张动、静脉血管，起始剂量为 0.3μg/（kg · min）滴入。③重组人脑钠肽：具有扩血管、利尿、抑制 RAAS 和交感活性的作用。

5）应用正性肌力药增强心肌收缩力：①多巴酚丁胺：可增加心输出量，起始剂量为 2～3μg/（kg · min）。②洋地黄类药：毛花苷 C 静脉给药，最适合用于有心房颤动伴有快速心室率并已知有心室扩大伴左心室收缩功能不全者。

6）机械辅助治疗：用于急危重症患者。

7）原发病治疗：用于急性症状缓解后。

（2）预防：急性心衰是临床危重症，其预防的关键在于对原发器质性心脏病的有效管理与随访。

细目二　慢性心力衰竭

1. 概述　慢性心力衰竭是大多数心血管疾病的最终归宿，也是最主要的死亡原因。

2. 病因与发病机制

（1）基本病因

1）原发性心肌损害：①缺血性心肌损害：冠心病是最常见的病因。②心肌炎和心肌病：病毒性心肌炎及原发性扩张型心肌病为常见病因。③心肌代谢障碍性疾病：如糖尿病心肌病、甲状腺功能亢进或减低的心肌病等。

2）心脏负荷过重：①压力负荷过重：见于高血压、主动脉瓣狭窄、肺动脉高压、肺动脉瓣狭窄等使左、右心室收缩期阻力增加的疾病。②容量负荷过重：心脏瓣膜关闭不全，如二尖瓣关闭不全、主动脉瓣关闭不全等。左、右心或动静脉分流性先天性心血管病，如室间隔缺损、动脉导管未闭。

（2）诱因：①感染（为最主要、最常见的诱因，尤其是肺部感染）。②心律失常；血容量增加。③过度体力活动或情绪激动。④治疗不当。⑤其他（原有心脏病变加重或并发其他疾病）。

（3）发病机制：当病理因素的作用超过代偿能力，发生失代偿，则出现心衰的临床表现。

3. 病理生理

（1）心脏代偿机制：Frank–Starling 机制、心肌肥厚、神经 – 体液的代偿机制。

（2）体液因子的改变：心钠肽（ANP）和脑钠肽（BNP）、精氨酸加压素（AVP）、内皮素（ET）。

（3）心肌损害和心室塑造。

4. 临床表现

（1）左心衰竭：以肺淤血及心排血量降低的表现为主，症状多明显，但体征不具特征性。

1）症状：①肺淤血的表现，出现不同程度的呼吸困难，表现为劳力性呼吸困难、夜间阵发性呼吸困难、端坐呼吸、急性肺水肿（心源性哮喘，是呼吸困难最严重的状态）。②心排血量不足的表现：体能下降、乏力、疲倦；记忆力减退、焦虑、失眠等；尿量减少。

2）体征：①肺部体征：肺部湿啰音可从局限于肺底部发展到全肺。②心脏体征：心脏轻度扩大，心率加快，心音低钝，肺动脉瓣区第二心音亢进，心尖区可闻及舒张期奔马律和（或）收缩期杂音，可触及交替脉等。

（2）右心衰竭：以体循环淤血的表现为主，临床体征显著，但症状不具特异性。

1）症状：以胃肠道及肝脏淤血症状为主，表现为食欲不振、腹胀等。

2）体征：①水肿：身体低垂部位可有压陷性水肿。②颈静脉征：颈静脉搏动增强、充盈、怒张，肝颈静脉回流征阳性。③肝脏肿大：肝脏因淤血而肿大，伴压痛。④心脏体征：可出现三尖瓣关闭不全的反流性杂音。⑤发绀。

（3）全心衰竭：左、右心力衰竭均存在，有肺淤血、心排血量降低和体循环淤血的相关症状和体征。

5. 实验室检查及其他检查

（1）常规实验室检查：包括血液一般检查、尿液检查、血液生化检查等。

（2）血浆脑钠肽及 N 端前脑钠肽检测：有助于心衰的诊断及判断预后。BNP ＞ 400pg/mL 支持心衰的诊断。NT–pro BNP ＜ 300pg/mL 为正常，可排除心衰。

（3）X 线检查：是确诊左心衰肺水肿的主要依据。心影增大、肺纹理增粗（早期主要表现为肺门血管影增强，急性肺泡性肺水肿时肺门呈蝴蝶状，肺野可见大片融合的阴影）。

（4）超声心动图：是诊断心力衰竭最有价值的方法。①收缩功能：左心室收缩分数（LVEF）≤ 40% 为收缩期心力衰竭的诊断标准。②舒张功能：舒张功能不全时，E/A 比值降低。

（5）其他：放射性核素检查、心 – 肺吸氧运动试验、有创性血流动力学检查。

6. 诊断与鉴别诊断

（1）诊断

1）左心衰竭：高血压 + 呼吸困难（活动后、夜间阵发、端坐呼吸）+ 干湿啰音 + 左心扩大。

2）右心衰竭：水肿（踝水肿、重度水肿、四肢凹陷性水肿）+ 胸腔积液 + 肝大、肝颈征（+）。

（2）鉴别诊断

1）心源性哮喘与支气管哮喘：心源性哮喘见于老年人，有心脏病症状及体征，发病时肺部有干湿啰音，甚至咳粉红色泡沫痰。支气管哮喘多见于青少年，有过敏史，发作时双肺可闻及典型哮鸣音，咳出白色黏痰后呼吸困难常可缓解。血浆 BNP 水平对鉴别有较重要的参考价值。

2）心包积液、缩窄性心包炎：根据病史、心脏及周围血管征进行鉴别，超声心动图检查可确诊。

7. 治疗与预防

（1）治疗原则和目的

1）治疗目的：防止和延缓心衰的发生；阻止或延缓心肌损害进一步加重；降低死亡率。

2）分期治疗原则：按心力衰竭分期治疗，见下表。

心力衰竭的分期治疗原则

分级	治疗原则
A 期	积极治疗高血压、糖尿病、脂质紊乱等高危因素
B 期	除 A 期中的措施外，有适应证的患者使用血管紧张素转换酶抑制剂（ACEI），或 β 受体阻断剂
C 期和 D 期	按 NYHA 分级进行相应治疗

3）分级治疗原则：按心功能 NYHA 分级选择药物治疗，见下表。

心功能 NYHA 分级的治疗原则

分级	治疗原则
Ⅰ级	控制危险因素，ACEI
Ⅱ级	ACEI，利尿剂，β 受体阻断剂，用或不用地高辛
Ⅲ级	ACEI，利尿剂，β 受体阻断剂，地高辛
Ⅳ级	ACEI，利尿剂，地高辛，醛固酮受体拮抗剂；病情稳定后，慎用 β 受体阻断剂

（2）治疗措施

1）病因治疗：治疗原发病，如冠心病、心肌炎等。

2）一般治疗：休息，监测体重，控制钠盐摄入。

3）药物治疗

①利尿剂：可长期维持治疗，水肿消失后，应以最小剂量无限期使用。常用噻嗪类利尿剂如氢氯噻嗪口服、袢利尿剂如呋塞米口服或静脉注射、保钾利尿剂如螺内酯、阿米洛利口服。

② RAAS 抑制剂：a. 血管紧张素转换酶抑制剂（ACEI）：及早开始、长期维持、终生用药，如普利类。b. 血管紧张素受体阻滞剂，与 ACEI 相同，如沙坦类。c. 醛固酮受体拮抗剂：长期服用抑制心室重构，改善心衰远期预后，如螺内酯等。

③ β 受体阻断剂：阻断心肌重塑，延缓病变进展，减少复发和降低猝死率。慎用于Ⅳ级心功能的患者。

④正性肌力药：a. 洋地黄类药：适用于心力衰竭伴快速心室率者，常用药有地高辛（中度）、毛花苷 C（急性）。其毒性反应有各类心律失常，最常见室早二联律；中毒时应立即停药，补钾。b. 其他药物：肾上腺素能受体兴奋剂多巴胺小剂量应用可增强心肌收缩力，扩张血管；磷酸二酯酶抑制剂仅用于重症心力衰竭。

⑤血管扩张药：适用于中、重度慢性心力衰竭。常用：静脉扩张剂如硝酸酯类药，小动脉扩张剂如酚妥拉明等，同时扩张动、静脉药如硝普钠等。

4）舒张性心力衰竭的治疗：①药物治疗（利尿药、β 受体阻断剂等）。②维持窦性心律。③肺淤血症状明显者可用静脉扩张剂或利尿剂。④在无收缩功能障碍的情况下，禁用正性肌力药物。

5）难治性心力衰竭的治疗：①积极治疗原发病。②联合用药。③高度顽固性水肿可用血液滤过或超滤。④心脏再同步化治疗。⑤不可逆心力衰竭可考虑心脏移植。

（3）预防：慢性心衰的预防属于器质性心脏病的二级预防及三级预防措施。

细目三　心律失常

1. 概述　由于心脏冲动的起搏异常或冲动传导异常，导致心脏的频率、节律异常，统称为心律失常。

2. 分类

（1）按照发生机制分类：冲动起搏异常、冲动传导异常。

（2）按照心率快慢分类：快速性心律失常、缓慢性心律失常、快速性伴缓慢性心律失常。

（3）按照预后的影响分类：良性、潜在恶性、恶性心律失常。

3. 发生机制

（1）冲动形成异常：心房、心室与希氏束 – 普肯耶纤维在动作电位后产生除极活动的电位增高并达到阈值，引起反复激动，构成快速性心律失常。

（2）冲动传导异常：折返是快速性心律失常的最常见发生机制。

4. 常用抗心律失常药物

Ⅰ类：阻断快速钠通道。

Ⅰa 类：奎尼丁、普鲁卡因胺、丙吡胺等。

Ⅰb类：美西律、苯妥英钠、利多卡因等。

Ⅰc类：氟卡尼、恩卡尼、普罗帕酮、莫雷西嗪等。

Ⅱ类：阻断β受体，常用美托洛尔、阿替洛尔、比索洛尔等。

Ⅲ类：阻断钾通道与延长复极，包括胺碘酮和索他洛尔。

Ⅳ类：阻断慢钙通道，常用维拉帕米、地尔硫䓬等。

细目四　快速性心律失常

1. 概述　心律失常发生时，患者的心室率超过心律失常未发生时的频率，临床上较缓慢性心律失常多见，其中以窦性心动过速、过早搏动最常见，其中恶性程度最高的是心室颤动。

2. 过早搏动

（1）病因：①生理因素。②器质性心脏病。③药物过量或中毒。④电解质紊乱。⑤其他（缺血、缺氧、酸中毒、麻醉、手术等）。

（2）临床表现

1）症状：轻者可无症状或仅有心悸、心跳暂停感，严重者有头晕甚至晕厥，可诱发或加重心绞痛、低血压或心力衰竭。

2）体征：听诊时，早搏的第一心音增强，第二心音减弱或消失，之后有较长的停歇。桡动脉搏动减弱或消失。

（3）心电图诊断

1）房性过早搏动：①提前出现的P′波与窦性P波形态各异；PR间期≥0.12秒。②提前出现的QRS波群形态通常正常。③代偿间歇常不完全。

2）房室交界性过早搏动：①提前出现的室上性QRS波群，其前面无相关的P波。②有逆行P波，可在QRS波群之前、之中或之后。③QRS波群形态正常；代偿间歇多完全。

3）室性过早搏动：①提前出现的QRS波群前无相关P波。②提前出现的QRS波群宽大畸形，时限超过0.12秒，T波的方向与QRS波群的主波方向相反。③代偿间歇完全。

（4）治疗与预防

1）无器质性心脏病的过早搏动，无症状者无须药物治疗，症状明显者可给予镇静剂和β受体阻断剂等。

2）频繁发作，症状明显或伴有器质性心脏病的过早搏动，应积极治疗。

①积极治疗病因及诱因，对症治疗。

②抗心律失常药物治疗：a. 房性和交界性早搏可选用Ⅰa类、Ⅰc类、Ⅱ类和Ⅳ类抗心律失常药；b. 室性早搏多选用Ⅰ类和Ⅲ类抗心律失常药；c. 洋地黄毒性所致的室性早搏，应立即停用洋地黄，给予苯妥英钠或氯化钾等治疗。

③心动过缓时出现的室性早搏，宜给予阿托品、山莨菪碱等。

3）预防：积极治疗原发病，纠正缺氧、代谢性酸中毒、电解质紊乱、发热等病理状态，需要时可预防性用药。

3. 阵发性心动过速

（1）房性心动过速

1）自律性房性心动过速

①病因：常见于器质性心脏病、慢性肺部疾病、酗酒，以及各种代谢障碍、洋地黄中毒等。

②临床表现：常见胸闷、心悸、气促等，不严重。

③心电图诊断：a. 房率多低于200次/分；b. P波形态与窦性者不同，在Ⅱ、Ⅲ、aVF导联通常直立；c. 常合并二度Ⅰ型或Ⅱ型房室传导阻滞，P波之间的等电位线仍存在；d. 发作开始时心率逐渐加速；QRS形态、时限多与窦性相同。

④治疗与预防：出现严重血流动力学障碍，心室率在140次/分以上时，紧急治疗；洋地黄中毒引起

者，立即停用洋地黄并补钾；非洋地黄中毒引起者，可口服或静脉注射洋地黄、钙拮抗剂、β 受体阻断剂。

2）折返性房性心动过速

①心电图诊断：a. 房率多为 150 ～ 200 次 / 分，较为规则；b.P 波形态与窦性不同；c.PR 间期常延长，发生房室传导阻滞时不能终止发作；d. 心电生理检查可确诊。

②治疗与预防：参照自律性房性心动过速的治疗。

3）紊乱性房性心动过速

①病因：可见于 COPD、缺血性心脏病、充血性心力衰竭、洋地黄中毒与低钾血症患者。

②心电图诊断：通常有 3 种或 3 种以上形态各异的 P 波，PR 间期各不相同，心房率 100 ～ 130 次 / 分。

③治疗与预防：原发病的治疗十分重要；可予维拉帕米、胺碘酮；补充钾盐与镁盐。

（2）与房室交界区相关的折返性心动过速

1）病因：发生于无器质性心脏病患者，少数可由心脏疾病或药物诱发。

2）临床表现：常突发突止，持续时间不一，多由室上性早搏诱发。可有心悸、焦虑、紧张、乏力、晕眩、晕厥、心绞痛发作。查体心尖部第一心音强度恒定，心律绝对规则。

3）心电图诊断：①心率 150 ～ 250 次 / 分，节律绝对规则。②逆行 P 波可埋藏于 QRS 波群内或位于其终末部分不能辨认，P 波与 QRS 波群关系恒定。③ QRS 波群正常。④可有继发性 ST–T 改变。⑤发作突然，常由一个房早出发，下传的 PR 间期显著延长，随之引起心动过速。

4）治疗与预防

①急性发作期：a. 首选机械刺激迷走神经；b. 腺苷与钙拮抗剂；c. 洋地黄与 β 受体阻断剂；d. Ⅰa、Ⅰc 与Ⅲ类抗心律失常药；e. 其他（升高血压反射性兴奋迷走神经终止心动过速）；f. 直流电复律；g. 经静脉心房或心室起搏或经食管心房起搏；h. 射频消融术。

②预防复发：单独或联合用药。

（3）室性心动过速（室速）

1）病因：各种器质性心脏病如冠心病等；其他（代谢障碍、血钾紊乱、药物中毒、QT 间期延长综合征）；偶可发生于无器质性心脏病者。

2）临床表现

①症状：非持续性室速无症状；持续性室速有心悸、胸闷、低血压、少尿、晕厥、气促、心绞痛等。

②体征：心律轻度不规则，可有第一、第二心音分裂，收缩压可随心搏变化。如发生完全性房室分离，第一心音强弱不等，颈静脉间歇出现巨大 a 波。若心室搏动逆转或持续夺获心房，则颈静脉 a 波规律而巨大；脉搏短绌，交替脉，血压下降或测不出。

3）心电图诊断：① 3 个或 3 个以上的连续室性早搏。②心室率 100 ～ 250 次 / 分，节律略不规则。③ QRS 波群宽大畸形，时限超过 0.12 秒，ST–T 波方向与 QRS 波群主波方向一致。④ P、QRS 间无固定关系，形成房室分离。⑤可出现心室夺获与室性融合波，为室速的特征性表现。

4）治疗与预防

①终止发作：药物治疗（胺碘酮、利多卡因等）、同步直流电复律、超速起搏。

②预防复发：①去除病因及诱因。②应用抗心律失常药（胺碘酮）。③安置心脏起搏器、植入式心脏自动复律除颤器或行射频消融术。埋藏式自动复律除颤器是有效的治疗手段。④冠状动脉旁路移植手术。

（4）心房颤动

1）病因

①阵发性房颤：情绪激动、手术后、运动或急性乙醇中毒；心脏和肺部疾病患者。

②持续性房颤：见于心脏瓣膜病、冠心病、高血压心脏病、甲亢、缩窄性心包炎、心肌炎。

③孤立性房颤：见于无心脏病基础者。

2）临床表现

①症状：心悸、头晕、胸闷。

②体征：第一心音强度不同，心律绝对不规则，脉搏短绌，颈静脉搏动 a 波消失。

3）心电图诊断：① P 波消失，代之以一系列大小不等、形状不同、节律完全不规则的房颤波（f 波），频率为 350 ～ 600 次 / 分。②心室率绝对不规则，心室率通常在 100 ～ 160 次 / 分。③ QRS 波群形态正常，伴室内差异性传导时则增宽变形。

4）治疗与预防

①病因治疗：积极治疗原发疾病，消除诱因。

②急性房颤：症状显著者应积极治疗。a. 控制快速的心室率，可静脉注射毛花苷 C 将心室率控制在 100 次 / 分以下，随后给予地高辛口服维持。b. 药物或电复律。c. 房颤转复后，维持窦性心律。

③慢性房颤：a. 阵发性房颤可口服胺碘酮或普罗帕酮。b. 持续性房颤应给予复律。选用药物复律或电复律，复律前应用抗凝药物预防血栓栓塞。c. 经复律无效者，以控制心室率为主，首选药物为地高辛，也可应用 β 受体阻断剂。

④预防栓塞：口服华法林或肠溶阿司匹林。

⑤其他：外科手术、植入式心房除颤器。

⑥预防：以积极控制原发器质性心脏病为主，并有效控制血压。

细目五　缓慢性心律失常

1. 概述　缓慢性心律失常是小于 60 次 / 分的心律失常，其代表为房室传导阻滞，临床主要表现为心悸、疲劳虚弱、体力活动后气短胸闷等，严重者可引起晕厥抽搐，甚至危及生命。

2. 病因　①迷走神经张力增高。②各种器质性心脏病。③药物作用。④电解质、酸碱平衡紊乱。⑤传导系统或心肌退行性变。⑥其他（高血压、风湿热等）。

3. 临床表现

房室传导阻滞分度	临床表现
一度房室传导阻滞	通常无症状。听诊第一心音减弱
二度房室传导阻滞	可有心悸与心搏脱漏感。二度Ⅰ型患者常有头晕、乏力、心悸等，听诊第一心音强度逐渐减弱并有心搏脱漏；二度Ⅱ型第一心音强度恒定，有间歇性心搏脱漏
三度房室传导阻滞	常有疲倦、乏力、眩晕、晕厥、心绞痛、心力衰竭等，严重时可发生心源性脑缺氧综合征（阿 – 斯综合征）。听诊第一心音强弱不等，第二心音可正常或反常分裂；心率慢而规则，间或听到心房音或响亮的第一心音（大炮音）

4. 心电图诊断

房室传导阻滞分度	心电图表现
一度房室传导阻滞	PR 间期延长＞ 0.20 秒，每个 P 波后均有 QRS 波
二度Ⅰ型房室传导阻滞（文氏阻滞或莫氏Ⅰ型）	① PR 间期进行性延长，直至一个 P 波后脱漏 QRS 波。②相邻 RR 间期进行性缩短，直至 P 波不能下传心室，发生心室脱漏。③包含 P 波在内的 RR 间期小于正常窦性 PP 间期的两倍。最常见的房室传导比例为 3 : 2 或 5 : 4
二度Ⅱ型房室传导阻滞（莫氏Ⅱ型）	① PR 间期恒定不变，可正常或延长，部分 P 波后无 QRS 波群。常见 2 : 1、3 : 2、4 : 3 房室传导阻滞。如每 3 个 P 波下传 1 个 QRS 波群，呈 3 : 1 传导，称为高度房室传导阻滞
三度房室传导阻滞	① PP 与 RR 间隔各有其固定的规律，两者之间毫无关系。②心房率超过心室率。③心室率慢而规则，心室起搏点如在房室束分叉以上，心室率 40 ～ 60 次 / 分，QRS 波群正常；心室率常在 40 次 / 分以下，QRS 波群增宽

5. 治疗与预防

（1）病因治疗：积极治疗心肌缺血、心肌炎，纠正电解质及代谢紊乱等。

（2）分度治疗

1）一度与二度Ⅰ型房室传导阻滞：心室率不太慢者，无需特殊治疗，禁用进一步减慢房室传导的药物如 β 受体阻断剂、非二氢吡啶类钙拮抗剂等。

2）二度Ⅱ型与三度房室传导阻滞：①提高心室率：阿托品或异丙肾上腺素。②糖皮质激素：适用于急性心肌炎、急性心肌梗死、心脏直视手术损伤所致的房室阻滞，如氢化可的松。③高钾血症或酸中毒所致者可予 5% 碳酸氢钠。④严重者应及早给予临时性或永久性心脏起搏治疗。

（3）预防：对于有缓慢心律失常病史的患者，应慎用或禁用具有负性传导作用的药物。

细目六 心脏骤停与心肺复苏

1. 概述 心脏骤停（SCA）是指心脏收缩射血功能突然停止，导致心脏骤停的机制以快速性室性心律失常（室颤和室速）最常见，其次为严重的缓慢性心律失常或心室停顿。心脏骤停是心脏性猝死的直接原因。

心脏性猝死（SCD）是指急性症状发作后 1 小时内发生的以意识突然丧失为特征、由心脏原因引起的自然死亡。

2. 病因

（1）病因：以冠心病最常见。

（2）危险因素：既往有原发性心室颤动或心室扑动史、无脉性持续性室速史、频发性与复杂性室性快速心律失常史患者等。

3. 临床表现

（1）前驱期：频发、多源、成对出现的室早或室早 R on T。

（2）终末事件期：突发持续而严重的胸痛，伴有显著呼吸困难、心悸或眩晕等。

（3）心脏骤停：依次出现心音消失、大动脉搏动消失、血压测不出，突然出现意识丧失（心脏骤停后 10 秒内）或伴短暂抽搐（心脏骤停后 15 秒）；断续出现叹息样的无效呼吸，随后呼吸停止（心脏骤停 20 ～ 30 秒），皮肤发绀。

（4）生物学死亡：即细胞学死亡，如躯体冰冷、僵硬，皮下瘀斑等。

心脏骤停发生后立即实施心肺复苏和尽早除颤，是避免发生生物学死亡的关键。心脏复苏成功后死亡的最常见原因是中枢神经系统的损伤。

4. 心肺复苏

（1）初级心肺复苏

1）基础工作

2）胸外心脏按压：是建立人工循环的主要方法。按压次数 100 ～ 120 次 / 分，按压深度以胸骨下陷 5 ～ 6cm 为宜，按呼比 30∶2。检查心律前先进行 5 个周期的 CPR。

3）除颤：多数突发的、非创伤的心搏骤停是心室颤动所致，除颤是最好的复律方法。应在室颤发生 3 分钟内进行除颤，心搏骤停未及时发现者，在基础生命支持 2 分钟后即行除颤。

4）清除口腔异物。

5）畅通气道：仰头举颏法、仰头抬颈法。

6）人工呼吸：口对口（鼻）人工呼吸、气管内插管、其他（口对面罩呼吸、呼吸球囊面罩装置）。

7）再评估。

（2）高级心肺复苏：在基础生命支持（BLS）的基础上进行复律、建立人工气道、药物治疗和复苏后治疗等。

1）心室颤动处理：心室颤动（室颤引起的心脏骤停最有效的方法是非同步电击复律）除颤，首次电击除颤能量 200J，第二次 200 ～ 300J，第三次 360J。

2）心室停顿处理。

3）无脉搏性电活动的处理。

4）复苏药物：肾上腺素（首选复苏药物）；胺碘酮用于难治性室颤和室速；异丙肾上腺素适用于缓慢性心律失常。

5）给药途径：首选上肢静脉、颈内静脉穿刺或锁骨下静脉插管建立的静脉通道给药。

6）心脏搏动恢复后处理：①维持有效循环。②维持有效呼吸。③防治脑缺氧和脑水肿（脑复苏是心肺复苏能否最后成功的关键）。④维持水、电解质和酸碱平衡。⑤防治急性肾衰竭。

细目七　原发性高血压

1. 概述　高血压是指体循环动脉血压高于正常值，可伴有心、脑、肾和血管等靶器官损害的临床综合征。分为原发性高血压和继发性高血压两大类。

2. 病因与发病机制

（1）病因：①遗传因素。②饮食因素（高钠、低钾膳食）。③超重和肥胖。④饮酒。⑤精神紧张。⑥其他（缺乏体力活动，服用某些药物，睡眠呼吸暂停低通气综合征）。

（2）发病机制：①交感神经系统活性亢进。②肾性水钠潴留。③肾素－血管紧张素－醛固酮系统激活。④细胞膜离子转运失常。⑤胰岛素抵抗。⑥血管内皮细胞功能受损。

3. 临床表现与并发症

（1）症状

1）一般症状：早期无明显症状，仅有一些非特异性症状如头昏、头痛、颈项板紧、疲劳、心悸等，多数症状可自行缓解。

2）受累器官症状：①脑：脑出血和脑梗死是高血压最主要的并发症。②心脏：可出现心功能不全表现，并发冠心病可出现心绞痛、心肌梗死表现。③肾脏：早期可出现多尿、夜尿增多，继而出现肾功能不全，尿量减少，最终导致肾衰竭。④眼：眼底血管受累，出现视力进行性减退。

（2）体征：心音异常及心脏杂音包括主动脉瓣区第二心音亢进、收缩期杂音或收缩早期喀喇音。

（3）并发症

1）靶器官损害并发症

①心脏：出现左心室肥大称为高血压心脏病，晚期常发生心力衰竭，是慢性左心衰竭的常见病因。并发冠心病时可出现心绞痛、心肌梗死，甚至猝死。

②脑：脑血管并发症是我国原发性高血压最常见的并发症。早期可有短暂性脑缺血发作，长期血压增高可并发腔隙性脑梗死、动脉硬化性脑梗死、脑出血等。短时间内血压显著升高可出现高血压脑病等，也可诱发蛛网膜下腔出血。

③肾脏：可有蛋白尿，早期出现夜尿增多等肾小管功能异常的表现，晚期多并发慢性肾衰竭。

④血管：视网膜动脉硬化、主动脉夹层。

2）高血压急症

①高血压脑病：以舒张压增高为主，舒张压常超过120mmHg。头痛、烦躁不安、恶心、呕吐、视物模糊、精神错乱，严重者可出现神志恍惚、谵妄，甚至昏迷等。

②高血压危象：以收缩压急剧升高为主，血压可达200/110mmHg以上。心悸、汗出、烦躁、手抖等，常伴发急性脏器功能障碍如急性心力衰竭、心绞痛、脑出血、主动脉夹层动脉瘤破裂等。

3）高血压亚急症：与高血压急症的主要区别是有无新近发生的急性进行性靶器官损害。

4. 实验室检查及其他检查

（1）尿液检查：可有少量蛋白、红细胞，偶有透明管型和颗粒管型。

（2）肾功能检测：晚期肾实质损害可有血肌酐、尿素氮和尿酸升高，内生肌酐清除率降低，浓缩及稀释功能减退。

（3）血脂测定：部分患者有血清总胆固醇、甘油三酯及低密度脂蛋白胆固醇增高，高密度脂蛋白胆固醇降低。

（4）血糖、葡萄糖耐量试验及血浆胰岛素测定：部分患者有空腹和（或）餐后2小时及血胰岛素水平增高。

（5）眼底检查：可出现血管病变及视网膜病变。视网膜病变有出血、渗出、视乳头水肿等。

（6）胸部 X 线检查：可见主动脉迂曲延长，局部可见动脉粥样硬化、钙化等改变。

（7）心电图检查：可出现左心室肥厚，并发冠心病时出现相应的改变。

（8）超声心动图检查：可见主动脉内径增大，左心房扩大、左心室肥厚等高血压心脏病的改变。

（9）动态血压监测：可测定白昼与夜间各时段血压的平均值和离散度。

（10）其他检查：颈动脉多普勒检查显示颈动脉内膜中层厚度（IMT）增厚，血浆肾素活性（PRA）增加，心率变异性增大。

5. 诊断与鉴别诊断

（1）诊断：在未使用降压药物的情况下，非同日 3 次测量血压，收缩压≥ 140mmHg 和（或）舒张压≥ 90mmHg，即可诊断为高血压，具体分类见下表。

血压水平分类和定义

分类	收缩压（mmHg）		舒张压（mmHg）
正常血压	＜ 120	和	＜ 80
正常高值血压	120 ～ 139	和（或）	80 ～ 89
高血压	≥ 140	和（或）	≥ 90
1 级高血压（轻度）	140 ～ 159	和（或）	90 ～ 99
2 级高血压（中度）	160 ～ 179	和（或）	100 ～ 109
3 级高血压（重度）	≥ 180	和（或）	≥ 110
单纯收缩期高血压	≥ 140	和	＜ 90

（2）鉴别诊断：①肾实质性疾病。②肾血管性疾病。③嗜铬细胞瘤。④原发性醛固酮增多症。

（3）特殊类型高血压

1）老年高血压：年龄≥ 60 岁的高血压患者，其特点是多数患者为单纯收缩期高血压，脉压增大，血压波动性明显等。

2）儿童青少年高血压：一般为轻、中度血压升高，多数无明显自觉症状，伴有超重的患者较多，进展为成人高血压时，多伴有左心室肥厚甚至高血压心脏病。

3）难治性高血压：指经三种以上的降压药物治疗，血压仍不能达标的患者，或使用四种及四种以上降压药血压才能达标的患者。

6. 治疗与预防

（1）治疗

1）治疗策略：根据危险分层结果选择治疗方案。①高危和很高危患者：一旦确诊，应立即开始生活方式干预和药物治疗。②中危患者：在生活方式干预的同时，继续监测血压和其他危险因素 1 个月。③低危患者：在生活方式干预的同时，继续监测血压和其他危险因素 3 个月。

2）降压目标：140/90mmHg 以下。65 岁及以上的老年人收缩压应控制在 150mmHg 以下；伴有慢性肾脏疾病、糖尿病，或病情稳定的冠心病、脑血管病的高血压患者，治疗应个体化，一般可以将血压降至 130/80mmHg 以下。

3）非药物治疗：减少钠盐、增加钾盐摄入，控制体重，戒吸限酒，合理有氧运动，减轻精神压力，保持心理平衡。

4）药物治疗

①降压药治疗原则：a. 小剂量；b. 尽量应用长效制剂；c. 联合用药；d. 个体化。

②常用降压药物分类：a. 利尿剂：有噻嗪类、袢利尿剂和保钾利尿剂三类。b. β 受体阻断剂：用于轻、中度高血压，尤其是静息心率较快（＞ 80 次 / 分）或合并心绞痛及心肌梗死后患者。常用药物为洛尔类。

c. 钙通道阻滞剂：又称钙拮抗剂，可分为二氢吡啶类（如氨氯地平）和非二氢吡啶类（如维拉帕米），可用于各种程度高血压，尤其是老年人高血压或合并稳定型心绞痛时。周围血管疾病、糖尿病及合并肾脏损害的患者均可用。d. 血管紧张素转换酶抑制剂：特别适用于伴有心力衰竭、心肌梗死后、糖耐量异常或糖尿病肾病的高血压患者。常用药物为普利类。e. 血管紧张素Ⅱ受体阻滞剂：常用药物为沙坦类。f. α_1受体阻滞剂：一般不作为高血压治疗的首选药，适用于伴高脂血症或前列腺肥大的患者，也可于难治性高血压患者的治疗。常用药物为唑嗪类。

③降压治疗方案：a. 无并发症患者可以单独或者联合使用噻嗪类利尿剂、β受体阻断剂、CCB、ACEI和ARB，治疗应从小剂量开始，逐步递增剂量。b.2级高血压（＞160/100mmHg）在治疗开始时就应采用两种降压药物联合治疗，如利尿剂与ACEI或ARB；二氢吡啶类钙拮抗剂与β受体阻断剂；钙拮抗剂与ACEI或ARB等。c. 三种降压药合理的联合治疗方案，除有禁忌证外必须包含利尿剂。常用降压药的合理选择，见下表。

常用降压药物的适应证（2010中国高血压防治指南）

适应证	A（ACEI）	A（ARB）	B（β受体阻断剂）	C（CCB）	D（利尿剂）
左心室肥厚	+	+	±	+	±
稳定性冠心病	+[a]	+[a]	+	+	+
心肌梗死后	+	+	+	–[b]	+[c]
心力衰竭	+	+	+	–	+
预防心房颤动	+	+	–	–	–
脑血管病	+	+	±	+	±
颈动脉内中膜增厚	±	±	–	+	–
蛋白尿/微蛋白尿	+	+	–	–	–
肾功能不全	+	+	–	±	–[d]
老年性高血压	+	+	±	+	±
糖尿病	+	+	–	±	–
血脂异常	+	+	–	±	–

注：+适用，±可能适用，–证据不足或不适用；a冠心病二级预防，b有心肌梗死病史者可使用长效CCB，c使用螺内酯，d襻利尿剂。

5）干预相关危险因素：调脂、控制血糖、抗血小板、降低同型半胱氨酸。

6）高血压急症的治疗：①血压控制策略：控制性降压。②降压药选择：首选硝普钠。

7）高血压亚急症的治疗：联合用药。

（2）预防：①一级预防：针对整体人群。②二级预防：对已经患有高血压的患者。③三级预防：对合并严重并发症的患者。

细目八 冠状动脉性心脏病

1. 概述 冠状动脉粥样硬化病变使管腔狭窄或阻塞，导致相应心肌缺血缺氧甚至坏死的一类心脏病，与冠状动脉痉挛导致的心肌缺血缺氧，统称冠状动脉性心脏病（CHD），简称冠心病，又称缺血性心脏病。

2. 危险因素 ①年龄（多见于40岁以上的中老年人）。②性别（男＞女）。③血脂异常。④高血压。⑤吸烟。⑥糖尿病和糖耐量异常。⑦其他危险因素（肥胖、缺乏体力活动、高热量高脂肪饮食、遗传、性格因素等）。

3. 临床分型

（1）世界卫生组织分型：包括隐匿型冠心病、心绞痛、心肌梗死、缺血性心肌病型冠心病、心源性猝死。

（2）目前临床分型：①急性冠脉综合征：包括不稳定型心绞痛、非 ST 段抬高性心肌梗死、ST 段抬高性心肌梗死及冠心病猝死。②慢性心肌缺血综合征：包括稳定型心绞痛、冠脉正常的心绞痛（如 X 综合征）、无症状性心肌缺血和缺血性心力衰竭（缺血性心肌病）。

细目九 心绞痛

1. 概述 心绞痛是由于心肌发生急剧而暂时性缺血缺氧导致的临床综合征。按照 WHO 对冠心病的临床分型，心绞痛型冠心病包括稳定型与不稳定型心绞痛，本细目主要介绍稳定型心绞痛。

稳定型心绞痛亦称为劳力性心绞痛，是慢性心肌缺血综合征的主要临床类型。

2. 发病机制

（1）心肌缺血机制：因冠状动脉供血不足，心肌急剧、短暂缺血缺氧所引起的以发作性胸痛为主要表现的综合征。

（2）疼痛机制：心肌缺血，无氧代谢增加，缺血局部心肌酸性代谢产物等增多，刺激交感神经，产生疼痛。

3. 临床表现

（1）典型心绞痛发作：①诱因：体力劳动、情绪激动、饱食、寒冷、心动过速等可诱发，胸痛发生于诱因出现的当时。②部位：在胸骨体上段或中段之后，可放射至肩、左臂内侧甚至达无名指和小指，边界模糊，范围约一个手掌大小。③性质：常为压迫感、紧缩感、压榨感，多伴有濒死感。④持续时间：短暂，一般 3 ～ 5 分钟，很少超过 15 分钟。⑤缓解方式：去除诱因和（或）舌下含服硝酸甘油可迅速缓解。

（2）不典型心绞痛：疼痛感可出现在下颌至上腹部的任何部位，或没有痛感，仅有显著的胸闷感。

（3）体征：心率增快、血压升高、皮肤湿冷、出汗等。有时可出现第四心音或第三心音奔马律；暂时性心尖部收缩期杂音，第二心音分裂及交替脉。

4. 实验室检查及其他检查

（1）心电图：心电图是发现心肌缺血、诊断心绞痛最常用的检查方法。特点：①静息时心电图：约半数患者正常。②发作时心电图：ST 段压低≥ 0.1mV，提示内膜下心肌缺血，可伴有 T 波倒置。③动态心电图：连续记录 24 小时心电图，发现 ST–T 改变和各种心率失常等。④心电图负荷试验：试验结果以 ST 段水平型或下斜型压低≥ 0.1mV（J 点后 60 ～ 80ms）持续 2 分钟作为阳性标准。

（2）实验室检查：常规检测血脂、血糖等。

（3）放射性核素检查：冠状动脉供血不足部位的心肌摄取 ^{201} 铊较少。

（4）冠状动脉造影：确诊“金标准”。

（5）心脏 CTA：冠状动脉狭窄筛查的有效检查手段。

（6）其他：二维超声心动图、血管内超声显像 IVUS、光学相干断层显像 OCT 等。

5. 诊断与鉴别诊断

（1）诊断：中老年 + 吸烟史 + 胸痛 3 ～ 5 分钟 + 服硝酸甘油缓解 +ST 段水平下移。

（2）鉴别诊断

1）急性心肌梗死：①疼痛持续时间多超过 30 分钟，甚至长达数小时，多伴有发热、心律失常、心力衰竭和（或）休克，含服硝酸甘油多不能缓解。②心电图中面向梗死部位的导联 ST 段抬高，或同时有异常 Q 波。③实验室检查显示白细胞计数增高，红细胞沉降率增快，心肌坏死标志物增高。

2）心绞痛还应与心脏神经症、肋间神经痛和肋软骨炎、其他疾病引起的心绞痛相鉴别。不典型疼痛应与食管疾病、膈疝、消化性溃疡、肠道疾病、颈椎病等鉴别。

6. 治疗与预防

（1）治疗原则：改善冠状动脉的血供和降低心肌的耗氧，同时治疗动脉粥样硬化。

（2）治疗措施

1）发作时治疗：①休息：发作时立刻休息。②药物治疗：较重的发作，可使用硝酸酯制剂，如硝酸甘油、硝酸异山梨酯，舌下含化。

2）缓解期的治疗：①药物治疗：a. 硝酸酯类：硝酸异山梨酯、单硝酸异山梨酯、长效硝酸甘油；b. β受体阻断剂：特别适用于心绞痛伴有高血压及心率增快的患者，常用药物为洛尔类；c. 钙通道阻滞剂：常用药物为地平类；d. 曲美他嗪。②介入治疗。③外科手术治疗。④其他（增强型体外反搏治疗）。

（3）预防：①抗血小板聚集药，如肠溶阿司匹林。②他汀类药，可延缓冠状动脉粥样硬化斑块进展，稳定斑块，抑制炎症反应。③ ACEI 或 ARB，可以降低冠心病患者心血管死亡、非致死性心肌梗死的危险性，合并高血压、糖尿病、心功能不全的稳定型心绞痛患者均应使用。④其他（及时就诊）。

细目十　急性心肌梗死

1. 概述　急性心肌梗死是在冠状动脉病变的基础上，冠脉血供急剧而持久地减少或中断，相应的心肌严重而持久地急性缺血，引起的部分心肌坏死，为冠心病的严重类型，属于急性冠状动脉综合征的临床类型之一，即 ST 段抬高型心肌梗死（STEMI）

2. 发病机制　由于冠状动脉粥样硬化，管腔内血栓形成、粥样斑块破溃、粥样斑块内或其下发生出血、血管持久地痉挛等病理机制，致使冠状动脉血供中断且冠脉系统不能代偿，相应区域心肌严重而持久地缺血，即可发生心肌梗死。其中，冠状动脉粥样硬化斑块不稳定发生破损，继发形成闭塞性血栓，是发病的主要机制。

3. 临床表现

（1）先兆表现：最常见的是原有的稳定型心绞痛变为不稳定型，或突然出现心绞痛发作等。

（2）症状：①疼痛：疼痛为最早出现和最突出的症状，比心绞痛程度更剧烈，持续时间更长，可达数小时至数天，多无诱因，休息和含服硝酸甘油多不能缓解。②心律失常：以室性心律失常最多见。③低血压和休克。④心力衰竭：主要是急性左心衰竭。⑤胃肠道症状：疼痛剧烈时，常有恶心呕吐、上腹胀痛和肠胀气等。⑥其他：坏死心肌组织吸收可引起发热、心悸等。

（3）体征：①心脏体征：心脏浊音界增大，心率增快或减慢，心尖区第一心音减弱，可出现舒张期奔马律。②血压改变：早期可升高，随后均降低。③其他：发生心律失常、休克或心力衰竭时，出现相关体征。

4. 实验室检查及其他检查

（1）心电图检查

1）特征性改变：① ST 段抬高反映心肌损伤。②病理性 Q 波，反映心肌坏死。③ T 波倒置，反映心肌缺血。

2）动态性改变：①起病数小时内，无异常或出现异常高大两支不对称的 T 波。②数小时后，ST 段明显抬高，弓背向上与直立的 T 波连接，形成单相曲线。数小时至 2 日内出现病理性 Q 波，同时 R 波减低。③ ST 段抬高持续数日至 2 周左右，逐渐回到基线水平，T 波则变为平坦或倒置。④数周至数月后，T 波呈 V 形倒置，两支对称，为慢性期改变。

3）定位和定范围：ST 段抬高型心肌梗死的定位和范围，可根据出现特征性改变的导联判断，见下表。

心肌梗死的心电图定位诊断

部位	特征性 ECG 改变导联	对应性改变导联
前间壁	$V_1 \sim V_3$	
局限前壁	$V_3 \sim V_5$	
前侧壁	$V_5 \sim V_7$、Ⅰ、Ⅱ、aVL	
广泛前壁	$V_1 \sim V_6$	

续表

部位	特征性 ECG 改变导联	对应性改变导联
下壁	Ⅱ、Ⅲ、aVF	Ⅰ、aVL
下间壁	Ⅱ、Ⅲ、aVF	Ⅰ、aVL
下侧壁	Ⅱ、Ⅲ、aVF、V_5 ～ V_7	Ⅰ、aVL
高侧壁	Ⅰ、aVL、"高" V_4 ～ V_6	Ⅱ、Ⅲ、aVF
正后壁	V_7 ～ V_8	V_1 ～ V_3 导联 R 波增高
右室	V_3R ～ V_7R	（多伴下壁梗死）

（2）超声心动图检查：用于诊断室壁瘤和乳头肌功能失调等。

（3）放射性核素检查：可显示梗死部位和范围。

（4）实验室检查

1）血液一般检查：起病 24 ～ 48 小时后外周血白细胞可增至（10 ～ 20）$\times 10^9$/L，中性粒细胞增多，嗜酸性粒细胞减少或消失，红细胞沉降率增快。

2）血心肌坏死标记物：①肌红蛋白：起病后 2 小时内升高，12 小时内达高峰。②肌钙蛋白稍晚，是诊断心肌梗死的敏感指标。③肌酸激酶同工酶增高的程度能较准确地反映梗死的范围，其高峰出现时间是否提前有助于判断溶栓治疗是否成功。

5. 诊断与鉴别诊断

（1）诊断：中老年患者 + 吸烟史 + 胸痛＞ 30 分钟 + 服用硝酸甘油不缓解 +ST 段弓背抬高。

（2）鉴别诊断

1）急性心包炎：①胸痛与发热同时出现，咳嗽、深呼吸及身体前倾常使疼痛加剧，早期即有心包摩擦音。②心电图除 aVR 外，其余导联均有 ST 段弓背向下的抬高、T 波倒置，无异常 Q 波出现。③血清酶无明显升高。

2）急性肺动脉栓塞：①突发剧烈胸痛、气急、咳嗽、咯血或休克，有右心负荷急剧增加的表现，如发绀、右心室急剧增大、肺动脉瓣第二心音亢进、颈静脉充盈、肝肿大等。②典型心电图为出现 $S_{Ⅰ}$、$Q_{Ⅲ}$、$T_{Ⅲ}$改变，肺动脉造影可确诊。

3）急腹症：病史、体格检查、心电图、血清肌钙蛋白和血清心肌酶测定可帮助鉴别。

4）主动脉夹层：胸痛迅速达高峰，呈撕裂样，常放射至背、腹、腰或下肢，两上肢血压和脉搏有明显差别，超声心动图及胸腹 MRI 可确诊。

6. 治疗与预防

（1）治疗：治疗原则是尽快恢复心肌的血液灌注（到达医院后 30 分钟内开始溶栓或 90 分钟内开始介入治疗）。

1）监护和一般治疗：休息、监护、饮食、建立静脉通道。

2）解除疼痛：哌替啶、吗啡；硝酸甘油 0.5mg 或硝酸异山梨酯 5 ～ 10mg 舌下服用或静脉滴注。

3）再灌注治疗：于起病 3 ～ 6 小时，最迟在 12 小时内。

①介入治疗（PCI）

直接 PCI：适用于 ST 段抬高和新出现左束支传导阻滞的心肌梗死；ST 段抬高性心肌梗死并发心源性休克；适合再灌注治疗而有溶栓治疗禁忌证者；非 ST 段抬高性心肌梗死，但梗死相关动脉严重狭窄，血流≤ TIMI Ⅱ级者。

补救性 PCI：溶栓治疗后仍有明显胸痛，抬高的 ST 段无明显降低者，应尽快进行冠状动脉造影，如显示 TIMI 0 ～Ⅱ级血流，宜立即施行补救性 PCI。

②溶栓疗法：接诊患者后 30 分钟内。

适应证：a. 两个或两个以上相邻导联 ST 段抬高，起病时间短于 12 小时，年龄低于 75 岁。b.ST 段显著抬高的心肌梗死患者，年龄超过 75 岁，经慎重权衡利弊仍可考虑。c.ST 段抬高性心肌梗死，发病时间已达 12 ～ 24 小时，但如仍有进行性缺血性胸痛，广泛 ST 段抬高者也可考虑。

禁忌证：a. 既往发生过出血性脑卒中，1 年内发生过缺血性脑卒中或脑血管事件。b 颅内肿瘤。c. 近期有活动性内脏出血。d. 未排除主动脉夹层。e. 入院时严重且未控制的高血压（超过 180/110mmHg）或有慢性严重高血压病史。f. 目前正在使用治疗剂量的抗凝药或已知有出血倾向。g. 近期（2 ～ 4 周）创伤史，包括头部外伤、创伤性心肺复苏或较长时间（超过 10 分钟）的心肺复苏。h. 近期（3 周内）接受外科大手术。i. 近期（2 周内）曾有在不能压迫部位的大血管行穿刺术。

溶栓药物的应用：a. 尿激酶 30 分钟内静脉滴注 150 万～ 200 万 U。b. 链激酶（SK）或重组链激酶（rSK）150 万 U 静脉滴注，在 60 分钟内滴完。c. 重组组织型纤维蛋白溶酶原激活剂（rt–PA）100mg 在 90 分钟内静脉给予。

冠脉再通的判断：a. 心电图抬高的 ST 段于 2 小时内回降超过 50%。b. 胸痛 2 小时内基本消失。c.2 小时内出现再灌注性心律失常。d. 血清 CK–MB 酶峰值提前出现（14 小时内）。

③紧急主动脉 – 冠状动脉旁路移植术：介入治疗失败或溶栓治疗无效有手术指征者。

4）消除心律失常：①尽快电复律。②室性期前收缩或心动过速：利多卡因、胺碘酮。③室性心动过缓：阿托品。④房室传导阻滞进展到二度或三度伴血流动力学障碍：心脏起搏器。⑤室上性快速心律失常药物不能控制时：同步直流电复律。

5）控制休克：①补充血容量。②应用升压药（多巴胺或去甲肾上腺素）。③应用血管扩张剂（硝普钠或硝酸甘油）。④其他（洋地黄制剂）。

6）治疗心力衰竭：主要治疗急性左心衰竭，以应用吗啡（或哌替啶）和利尿剂为主。梗死发生后 24 小时内宜尽量避免使用洋地黄制剂。右心室梗死的患者应慎用利尿剂。

7）恢复期处理：如病情稳定，体力增进，经 2 ～ 4 个月的休息后，酌情恢复部分工作。

8）并发症的处理：并发栓塞时，用抗凝疗法。心室壁瘤如影响心功能或引起严重心律失常，宜手术。心脏破裂和乳头肌功能严重失调都可考虑手术治疗，但手术死亡率高。

9）非 ST 段抬高性心肌梗死的处理：不宜溶栓治疗。其中低危险组以阿司匹林和低分子量肝素治疗为主，中危险组和高危险组则以介入治疗为首选。其余治疗原则同上。

（2）预防

1）一级预防：通过干预生活方式、戒烟限酒等，预防动脉粥样硬化及冠心病。

2）二级预防：对已有冠心病和心肌梗死病史者，应预防再次梗死和其他心血管事件发生。

A. 抗血小板聚集（阿司匹林或氯吡格雷等）；抗心绞痛治疗（硝酸酯类）。

B. β 受体阻断剂预防心律失常，减轻心脏负荷；有效控制血压使达标。

C. 控制血脂水平；戒烟。

D. 控制饮食；治疗糖尿病。

E. 普及有关冠心病的知识，包括患者及其家属；鼓励有计划的、适当的运动锻炼。

细目十一　心脏瓣膜病

1. 概念　心脏瓣膜病是由各种病因导致瓣膜及瓣膜相关结构损害而引起单个或多个瓣膜发生急性或慢性狭窄和（或）关闭不全，出现功能障碍，从而产生相应的血流动力学异常的一类心脏疾病。心脏瓣膜中二尖瓣病变最常见，其次为主动脉瓣病变。

2. 二尖瓣狭窄

（1）病因：①风湿热，为主要病因。②退行性病变。③其他（结缔组织病、感染性心内膜炎、创伤、先天性畸形）。

（2）临床表现与并发症

1）症状：①呼吸困难：为最常见的早期症状。先有劳力性呼吸困难，随瓣膜狭窄加重，出现静息时呼吸困难、端坐呼吸和阵发性夜间呼吸困难，甚至发生急性肺水肿。②咯血：是二尖瓣狭窄患者常见的表现。a. 突然咯大量鲜血，常见于严重二尖瓣狭窄。b. 痰中带血，见于出现阵发性夜间呼吸困难的患者。c. 咳粉红色泡沫状痰，见于出现急性肺水肿时。③咳嗽咳痰：多在夜间睡眠及劳累后加重，由左心房肥大压迫喉返神经引起。④声音嘶哑、吞咽困难：为左心房肥大的压迫症状，少见。

2）体征：①视诊：重度二尖瓣狭窄常有"二尖瓣面容"；心脏视诊可见心前区隆起；右心室扩大时可见心前区心尖搏动弥散。②触诊：心尖区可触及舒张期震颤。③叩诊：心脏相对浊音界向左扩大，呈"梨形心"。④听诊：心尖区可闻及舒张中晚期隆隆样杂音，局限，不传导，是最重要的体征，具有诊断价值。

3）并发症：常见心房颤动、急性肺水肿、血栓栓塞、右心衰竭、感染性心内膜炎、肺部感染。

（3）诊断与鉴别诊断

1）诊断：有心尖区隆隆样舒张中晚期杂音及左心房肥大的证据，即可诊断为二尖瓣狭窄。若有风湿热病史，则支持风心病二尖瓣狭窄的诊断。

2）鉴别诊断

①相对性二尖瓣狭窄：病史及心脏超声检查有助于鉴别。

②严重主动脉瓣关闭不全：心脏超声检查可资鉴别。

③左房黏液瘤：心脏超声显示左心房内云雾状光点可资鉴别。

（4）治疗与预防

1）一般治疗：①有风湿热活动者应给予抗风湿治疗，预防风湿热复发，常用苄星青霉素。②预防感染性心内膜炎。③无症状者避免剧烈体力活动，定期复查。④呼吸困难者减少体力活动，限制钠盐摄入，应用利尿剂。

2）并发症的处理：①大量咯血：应取坐位，应用镇静剂，降低肺静脉压。②急性肺水肿：处理原则与急性左心衰竭所致的肺水肿相似。③心房颤动：控制心室率，预防血栓栓塞。④预防栓塞：伴有心房颤动者应长期抗凝治疗，常用华法林口服。⑤右心衰竭：限制钠盐摄入，应用利尿剂等。

3）经皮球囊二尖瓣成形术：为治疗单纯二尖瓣狭窄的首选方法。

4）外科手术：二尖瓣分离术、瓣膜置换术。

5）预防：少年儿童有效预防风湿热发病及反复风湿热活动，是预防的重要措施。

3. 二尖瓣关闭不全

（1）病因：风湿热、结缔组织病及感染性心内膜炎等。

（2）临床表现

1）症状：最早出现的突出症状是乏力，可伴有心悸，晚期发生肺淤血时出现呼吸困难。

2）体征：①视诊：发生右心衰竭时可见颈静脉怒张、肝颈静脉回流征阳性、下肢水肿等。心尖搏动呈高动力型，并向左下移位。②触诊：可触及抬举样心尖搏动。③叩诊：心界向左下扩大。④听诊：第一心音减弱，可闻及响亮、粗糙、高调、时限长的全收缩期吹风样杂音。

（3）诊断与鉴别诊断

1）诊断：根据心尖区典型的杂音伴左心房、左心室增大，即可诊断二尖瓣关闭不全，确诊有赖于超声心动图或彩色多普勒检查。

2）鉴别诊断：①三尖瓣关闭不全。②室间隔缺损。③主动脉瓣狭窄及肺动脉瓣狭窄。④肥厚性梗阻型心肌病。

（4）治疗与预防

1）内科治疗：无症状、心功能正常的患者无需特殊治疗，定期随访；有症状的患者以对症治疗为主，并积极治疗各种并发症。

2）外科治疗：①瓣膜修补术：适用于瓣环扩张或瓣膜病变较轻、活动度好、以关闭不全为主者。LVEF ≤ 20% 为禁忌证。②人工瓣膜置换术：瓣叶钙化，瓣下结构病变严重，感染性心内膜炎或合并二尖瓣狭窄者，应进行人工瓣置换术。严重左心室功能不全（LVEF ≤ 35%）或左心室重度扩张（左心室舒张末内径 LVEDD ≥ 80mm，左心室舒张末容量指数 LVEDVI ≥ 300mL/m^2）不宜行换瓣术。

3）预防：同"二尖瓣狭窄"。

4. 主动脉瓣狭窄

（1）病因：风湿热、先天性畸形及瓣膜退行性钙化等。

（2）临床表现

1）症状：典型的“三联征”：①呼吸困难：劳力性呼吸困难为常见的首发症状。②心绞痛：半数以上患者有心绞痛发作。③晕厥：多因体循环动脉压下降，脑循环灌注压降低导致脑缺血引起。

2）体征：①视诊：心尖搏动增强、弥散。②触诊：左心室肥厚明显者心尖搏动向左下移位，可触及抬举样心尖搏动；严重狭窄者，同时触诊心尖部和颈动脉可发现颈动脉搏动明显延迟；胸骨右缘第二肋间可触及收缩期震颤。③叩诊：心浊音界向左下扩大。④听诊：S_1 正常，A_2 减弱、消失或逆分裂；主动脉瓣区可闻及 4 ～ 5/6 级喷射性收缩期杂音，粗糙，吹风样，呈递增 – 递减型，向颈部或胸骨左下缘传导。

（3）诊断与鉴别诊断

1）诊断：依据典型体征、X 线胸片、超声心动图即可明确诊断，确诊依赖于心脏超声检查。

2）鉴别诊断：本病应与肥厚性梗阻型心肌病、先天性主动脉瓣狭窄相鉴别。

（4）治疗与预防

1）内科治疗：预防感染性心内膜炎、风湿热；预防心房颤动，一旦出现，应及时转复为窦性心律。发生心力衰竭时应限制钠盐摄入，可用洋地黄类药物治疗，谨慎应用利尿剂。

2）外科治疗

①人工瓣膜置换术：为治疗主动脉瓣狭窄的主要方法。重度狭窄伴发心绞痛、晕厥或心力衰竭为主要指征。

②直视下主动脉瓣分离术：主要适用于儿童、青少年的非钙化性先天性主动脉瓣严重狭窄的治疗。

③经皮球囊主动脉瓣成形术：适用于需要急诊非心脏手术的一种过渡治疗及高龄患者伴有心力衰竭等手术禁忌证者。适应证：因严重狭窄发生心源性休克者；严重狭窄但需要急性非心脏急诊手术者；严重狭窄的妊娠妇女；严重狭窄但拒绝手术者。

④经皮主动脉瓣置换术：尚不作为常规治疗方法。

3）预防：同“二尖瓣狭窄”。

5. 主动脉瓣关闭不全

（1）病因：风湿热、感染性心内膜炎等，也可见于先天畸形、主动脉瓣黏液样变性、强直性脊柱炎等。

（2）临床表现

1）症状：重者出现急性左心衰竭及低血压；慢性者最早出现心悸、心前区不适，常有头部搏动感。

2）体征：①视诊：心尖搏动呈高动力性，范围扩大并向左下移位。②触诊：心尖搏动呈抬举样，范围扩大并向左下移位。③叩诊：心浊音界向左下扩大，呈“靴形心”。④听诊：S_1 减弱，A_2 减弱或消失；胸骨左缘第 2 ～ 3 肋间及主动脉瓣区闻及与 S_2 同时开始的高调、递减型舒张早期叹气样杂音，向主动脉瓣区及心尖部传导，坐位前倾及深呼气时明显。⑤周围血管征：收缩压增高，舒张压减低，脉压增大；随心脏搏动的点头征，颈动脉和桡动脉可触及水冲脉，可见毛细血管搏动征，股动脉可闻及枪击音及双期血管杂音（Duroziez 征）。

（3）诊断与鉴别诊断

1）诊断：根据病史、典型的心脏杂音及周围血管征，结合 X 线胸片与心脏超声检查，可做出诊断。

2）鉴别诊断：主要与继发于肺动脉高压与动脉扩张的相对性肺动脉瓣关闭不全相鉴别，超声心动图可资鉴别。

（4）治疗与预防

1）内科治疗：主要为对症治疗，包括纠正心力衰竭、控制心律失常等。伴有心绞痛的患者可使用硝酸酯制剂；舒张压超过 90mmHg 者使用降压药，避免使用负性肌力药物；心力衰竭的治疗以应用洋地黄制剂、利尿剂及血管扩张剂、血管紧张素转换酶抑制剂为主。

2）外科治疗：人工瓣膜置换术为治疗该病的主要方法。

适应证：①有症状伴左心室功能不全者。②无症状伴左心室功能不全者。③有症状而左心室功能正常者，先试用内科治疗，若无改善不宜拖延手术时间。

禁忌证：LVEF ≤ 20%、LVEDD ≥ 80mm 或 LVEDVI ≥ 300mL/m^2。部分病例如创伤、感染性心内膜炎所致的瓣叶穿孔，可行瓣叶修复术；主动脉根部扩大如 Marfan 综合征患者宜行主动脉根部带瓣人工血管移植术。

3）预防：同“二尖瓣狭窄”。

第三单元　消化系统疾病

细目一　慢性胃炎

1. 概述　慢性胃炎是由各种病因引起的胃黏膜慢性炎症。慢性胃炎分为非萎缩性（以往称浅表性）、萎缩性和特殊类型三大类。

2. 病因与发病机制　①幽门螺杆菌（Hp）感染：Hp 感染是慢性胃炎最主要的病因。②自身免疫反应。③十二指肠反流。④理化及其他因素：遗传、年龄、吸烟、饮酒、饮食习惯等。

3. 病理　病理变化主要发生于黏膜层，从浅表逐渐向深部扩展至腺区，随病程发展表现为黏膜炎症、萎缩、上皮化生。异型增生（不典型增生）是胃癌的癌前病变。

4. 临床表现

（1）症状：常出现上腹痛、饱胀不适，以进餐后明显，可伴嗳气、反酸、恶心等，少数患者伴有上消化道出血。慢性胃体炎可有纳差、体重减轻及贫血等表现；发生恶性贫血的患者，可有舌炎、四肢感觉异常等表现。

（2）体征：慢性胃炎除了上腹部可有轻压痛外，一般无明显阳性体征。

5. 实验室检查及其他检查

（1）Hp 检测：^{13}碳或^{14}碳 – 尿素呼气试验具有较高的特异性和敏感性，可用于筛选及治疗后复查。

（2）胃镜检查：是诊断慢性胃炎最可靠的方法。①非萎缩性胃炎：黏膜红斑，粗糙不平，有出血点或出血斑。②萎缩性胃炎：黏膜苍白或灰白色，呈颗粒状，可透见黏膜下血管，皱襞细小。

（3）血清学检查

1）自身抗体：90% 的慢性萎缩性胃体炎抗壁细胞抗体阳性。

2）血清胃泌素水平：有助于判断萎缩是否存在及其分布与程度。

3）血维生素 B_{12} 水平测定：明显降低有助于自身免疫性胃炎的诊断。

6. 诊断与鉴别诊断

（1）诊断：慢性胃炎无特异性临床表现，确诊必须依靠胃镜检查及胃黏膜活组织病理学检查。

（2）鉴别诊断：本病应与消化性溃疡、胃癌、功能性胃肠病、慢性胆囊炎等鉴别，胃镜和胆囊 B 超有助于鉴别。

7. 治疗与预防

（1）治疗

1）一般措施：尽量避免进食刺激胃黏膜的食物，保持心情舒畅，戒烟。

2）病因治疗：①根除 Hp 治疗：以质子泵抑制剂或胶体铋剂为主，配合两种或三种抗菌药物如阿莫西林、替硝唑、克拉霉素等，10 ～ 14 天为一个疗程。目前主要使用 1 种质子泵抑制剂（PPI）+2 种抗生素 +1 种铋剂的用药方案。②十二指肠 – 胃反流治疗：应用胃黏膜保护药、促胃动力药。

3）对症治疗：腹胀、恶心、呕吐、腹痛明显者，可应用胃肠动力药如莫沙必利；伴发恶性贫血者注意长期补充维生素 B_{12} 治疗。

4）胃癌前状态的治疗：首先应进行根除 Hp 的治疗，出现恶性贫血的患者应注意长期补充维生素 B_{12}；

发现有重度异型增生时，宜内镜下或手术治疗。

（2）预防：应以筛查 Hp 感染并及时根除为主。

细目二　消化性溃疡

1. 概述　消化性溃疡（PU）主要指发生在胃和十二指肠的慢性溃疡，即胃溃疡（GU）和十二指肠溃疡（DU）。溃疡的形成与胃酸 / 胃蛋白酶的消化作用有关，溃疡的黏膜缺损超过黏膜肌层，是其区别于糜烂的主要病理特点。

2. 病因　①幽门螺杆菌（Hp）感染是引起消化性溃疡的主要病因。②药物因素：某些药物如非甾体消炎药（NSAID）、抗肿瘤药、肾上腺皮质激素等，可导致溃疡的发生。③胃酸及胃蛋白酶分泌增多是绝大多数消化性溃疡特别是 DU 发生的必要条件之一。④神经精神因素。⑤其他因素：遗传、环境、O 型血、吸烟、嗜酒、饮浓茶等。

3. 病理　DU 多发生在球部，前壁比较常见；GU 多在胃角和胃窦小弯。

4. 临床表现　消化性溃疡的典型表现为慢性、周期性、节律性的上腹部疼痛。

（1）症状

1）上腹部疼痛：①诱因：精神刺激、过度疲劳、饮食不当、服用药物、气候变化。②发作季节：反复发作，秋冬和冬春换季时易发病。③腹痛性质：钝痛、灼痛、胀痛或饥饿痛。DU 和 GU 的鉴别如下表。

胃溃疡与十二指肠溃疡的鉴别

鉴别要点	胃溃疡	十二指肠溃疡
占消化性溃疡比例	25%	70%
发病年龄	多见于中老年人	多见于青壮年
发病部位	胃角和胃窦小弯	十二指肠球部
疼痛时间	进食后加剧，夜间疼痛、节律性疼痛少见	空腹时疼痛，进食后缓解，夜间疼痛、节律性疼痛多见
疼痛部位	剑突下正中或偏左有压痛	脐上方或偏右有压痛
出血	少见	多见
幽门梗阻	少见	多见
癌变	可以癌变	不会癌变

2）其他症状：常伴有反酸、嗳气、恶心等消化道症状。

（2）体征：溃疡活动期上腹部可有局限性压痛，并发幽门梗阻、急性穿孔、上消化道出血时，出现相应体征。

（3）特殊类型的溃疡：①无症状型溃疡。②复合性溃疡。③幽门管溃疡。④球后溃疡。⑤难治性溃疡。⑥巨大溃疡。⑦老年人消化性溃疡。

（4）并发症：①出血：消化性溃疡是上消化道出血最常见的病因。②穿孔：穿孔发生率 DU 高于 GU。腹部 X 线透视见膈下游离气体影，是诊断穿孔的重要依据。③幽门梗阻：幽门梗阻多见于 DU 及幽门管溃疡。查体有胃型、胃蠕动波及振水音。X 线及胃镜检查可辅助诊断。④癌变：GU 患者年龄在 45 岁以上、疼痛的节律性消失、食欲减退、体重明显减轻、粪便隐血试验持续阳性、内科治疗效果较差者，应疑诊癌变的可能。

5. 实验室检查及其他检查

（1）胃镜检查和黏膜活检：是诊断消化性溃疡最有价值的检查方法。

内镜下溃疡分期及表现

分期	胃镜表现
活动期	黏膜充血、水肿
愈合期	溃疡缩小变浅，苔变薄，黏膜皱襞向溃疡集中
瘢痕期	红色瘢痕转变为白色瘢痕

（2）X 线钡餐检查：直接征象为龛影，对溃疡的诊断有确诊意义。

（3）Hp 检测：快速尿素酶试验是目前临床上最常用的 Hp 感染的检测方法，特异性和敏感性均高；细菌培养是诊断 Hp 感染最可靠的方法。

（3）粪便隐血试验：粪便隐血试验呈阳性，提示溃疡活动；粪便隐血持续阳性者，应进一步排除癌变的可能。

6. 诊断与鉴别诊断

（1）诊断：有慢性、周期性、节律性上腹部疼痛的典型病史，即可做出初步诊断，但确诊依靠胃镜或 X 线钡餐检查。

（2）鉴别诊断

1）胃癌：溃疡胃癌早期与溃疡不易鉴别。因此，溃疡病变应区分良、恶性。具备以下特征考虑为恶性溃疡：①溃疡形状不规则，一般较大。②底部凹凸不平，有秽苔。③边缘呈结节状隆起。④周围皱襞中断。⑤胃壁僵硬、蠕动减弱。

2）胃泌素瘤：胃泌素瘤与普通消化性溃疡的鉴别要点是溃疡多发生于不典型部位，胃酸分泌水平明显升高，空腹血清胃泌素明显升高。

7. 治疗与预防

（1）治疗的目：消除病因，解除症状，愈合溃疡，防止复发和避免并发症。

（2）治疗措施

1）一般治疗：生活规律，劳逸结合等。

2）药物治疗：DU 的治疗重点在于根除 Hp 与抑制胃酸分泌；GU 的治疗侧重于保护胃黏膜。①根除 Hp 方案：a. 三联疗法：1 种质子泵抑制剂或 1 种胶体铋剂联合克拉霉素、阿莫西林、甲硝唑（或替硝唑）3 种抗菌药物中的 2 种。b. 四联疗法：以铋剂为主的三联疗法加 1 种质子泵抑制剂。②抑制胃酸分泌：a. 碱性药（氢氧化铝等）；b. 抗胃酸分泌药：H_2 受体拮抗剂（替丁类）；质子泵抑制剂（PPI）（拉唑类）；c. 其他药物：抗胆碱能药物如山莨菪碱。③保护胃黏膜药物：胃黏膜保护药有硫糖铝、枸橼酸铋钾、米索前列醇等。

3）治疗并发症：急性上消化道出血、急性穿孔、幽门梗阻。

4）外科治疗：适用于大量或反复出血，内科治疗无效者；急性穿孔；瘢痕性幽门梗阻；GU 癌变或癌变不能除外者；内科治疗无效的顽固性溃疡。

5）维持治疗：GU 经治疗溃疡愈合者，可停用药物治疗；有反复急性加重的患者，需要时可长期口服适量药物维持治疗。

6）治疗策略：Hp 阳性者，先给予根除 Hp 治疗，根除后再给予 2 ～ 4 周（DU）或 4 ～ 6 周（GU）的抗酸治疗；Hp 阴性者，常规给予 4 ～ 6 周（DU）或 8 周（GU）抗酸治疗。

（3）预防：对未患病者，年度健康查体检测 Hp，发现阳性应进行有效根除治疗。

细目三　胃癌

1. 概述　胃癌是发生于胃黏膜上皮细胞的恶性肿瘤，占胃恶性肿瘤的 95% 以上。

2. 病因　①幽门螺杆菌（Hp）感染。②饮食因素。③环境因素。④遗传因素。⑤癌前变化：a. 癌前病变：包括异型增生和上皮内瘤变。b. 癌前状态：包括萎缩性胃炎（伴或不伴肠化及恶性贫血）、腺瘤型息肉（尤其直径超过 2cm 者）、胃溃疡、残胃炎、胃黏膜巨大皱襞症。

3. 病理 胃癌可发生于胃的任何部位，但最常见于胃窦，依次为贲门、胃体。

（1）根据病变形态分类：①早期：隆起性（息肉型）、平坦性（胃炎型）、凹陷性（溃疡型）。②进展期：隆起形、局限溃疡型、浸润溃疡型、弥漫浸润型。

（2）WTO 组织学分类：腺癌、鳞腺癌、髓样癌、印戒细胞癌、鳞状细胞癌、未分化癌。

（3）根据癌细胞分化程度分类：高分化癌、中分化癌、低分化癌。

（4）转移途径：①直接蔓延。②淋巴结转移。③血行播散。④种植转移。

4. 临床表现

（1）症状：进展期胃癌常见的症状有体重减轻、上腹痛、食欲不振、乏力等。①上腹疼痛：为最常见症状。②食欲减退：可为首发症状。③恶心呕吐：胃窦癌引起幽门梗阻时可出现恶心呕吐，呕吐物为黏液及宿食，有腐臭味。④呕血、黑便：中晚期胃癌隐血便常见，癌瘤侵蚀大血管时可引起大量呕血和黑便。⑤全身症状：可出现低热、疲乏、体重减轻、贫血等。

（2）体征：腹部肿块是胃癌的主要体征，多在上腹部偏右，可触及坚实可移动的结节状肿块，伴压痛；发生淋巴转移，可触及左锁骨上淋巴结肿大即 Virchow 淋巴结。

5. 实验室检查及其他检查

（1）血液检查：呈低色素性贫血，血沉增快，血清癌胚抗原（CEA）阳性。

（2）粪便隐血试验：常持续阳性，可作为胃癌筛查的首选方法。

（3）X 线钡餐检查：采用气钡双重对比法。X 线征象有充盈缺损、癌性龛影、皮革胃及胃潴留等表现。

（4）胃镜检查：是诊断早期胃癌最重要的手段。①早期胃癌：小息肉样隆起、凹陷或平坦，黏膜粗糙，碰触易出血，可见斑片状糜烂。②进展期胃癌：表面凹凸不平，伴有糜烂及污秽苔，取活检组织时易出血，也可是巨大溃疡型，底部覆有污秽灰白苔，溃疡边缘呈结节状隆起，无聚合皱襞，病变处无蠕动。

（5）超声内镜检查：可显示胃壁各层与周围 5cm 范围内的声学结果，能清晰观察肿瘤的浸润范围与深度，了解有无周围转移。

6. 诊断与鉴别诊断

（1）诊断：胃癌诊断主要依赖于胃镜及活组织检查。40 岁以上 + 上腹不适、食欲不振、体重明显减轻者 + 持续黑便 + 治疗不缓解 + 胃镜及活检。

（2）鉴别诊断：胃癌应与胃溃疡、胃原发淋巴瘤、胃平滑肌肉瘤、慢性萎缩性胃炎及胃邻近恶性肿瘤（如原发性肝癌、胰腺癌、食管癌）等进行鉴别。X 线、内镜、B 超等检查可助鉴别。

7. 治疗原则 早期选择手术治疗，中晚期采用综合疗法。手术治疗是目前唯一有可能根治胃癌的手段。

细目四 溃疡性结肠炎

1. 概述 溃疡性结肠炎是一种发生在直肠和结肠的慢性非特异性炎症性疾病，是炎症性肠病的常见类型。病变主要局限于大肠黏膜与黏膜下层，多呈反复发作的慢性病程。

2. 病因与发病机制

（1）病因：①免疫因素：肠道黏膜免疫反应的激活是直接原因。②遗传因素。③感染因素。④精神神经因素。

（2）发病机制：致病因素→肠黏膜损伤（直肠和乙状结肠）→自身免疫反应→慢性、持续的炎症（溃疡糜烂）。

3. 病理 病变部位在直肠和乙状结肠。病理改变以溃疡糜烂为主，具有弥散性、浅表性、连续性的特点，早期易出血，后形成小溃疡继而大片融合。

4. 临床表现

（1）消化系统表现：①腹泻：为最主要的症状，常反复发作或持续不愈，黏液血便是本病活动期的重要表现。②腹痛：多在左下或下腹部，亦可涉及全腹，有疼痛→便意→排便→缓解的规律。③体征：轻中型患者仅左下腹部压痛，有些患者可触及呈管状的乙状结肠。

（2）全身表现：急性期可有发热，重症患者常出现高热，尤易发生低钾血症。

（3）肠外表现：伴关节炎、结节性红斑、虹膜炎、强直性脊柱炎、坏疽性脓皮病、复发性口腔溃疡、慢性肝炎等。

5. 实验室检查及其他检查

（1）血液检查：血红蛋白降低，为小细胞低色素性贫血。

（2）粪便检查：常有黏液脓血便，镜检见红细胞、白细胞和巨噬细胞。粪便培养致病菌阴性。

（3）结肠镜检查：是诊断与鉴别诊断的最重要手段。内镜下特征：①急性期：肠黏膜充血水肿，分泌亢进，可有针尖大小的红色斑点和黄白色点状物，肠壁痉挛，皱襞减少。②慢性期：黏膜粗糙不平，呈细颗粒状，血管模糊，质脆易出血，有假息肉形成。③活组织检查显示特异性炎性病变和纤维瘢痕，同时可见糜烂、隐窝脓肿、腺体排列异常及上皮变化等。

（4）X 线检查：①黏膜粗乱或颗粒样改变。②多发性浅溃疡见小龛影，亦可有炎症性息肉而表现为多个小的圆形或卵圆形充盈缺损。③肠管缩短，结肠袋消失，肠壁变硬，可呈铅管状。

6. 诊断与鉴别诊断

（1）诊断：慢性或反复发作性腹泻、脓血黏液便、腹痛，伴不同程度的全身症状 + 粪便无病原体 + 内镜检查。

（2）鉴别诊断

1）急性自限性结肠炎：粪便检查可分离出致病菌，抗生素治疗有良好效果。

2）克罗恩病（Crohn 病）：结肠镜及 X 线检查病变主要在回肠末段和邻近结肠，呈非连续性、非弥漫性分布并有其特征改变。

3）大肠癌：多见于中老年人，经直肠指检常可触到肿块。结肠镜或 X 线钡剂灌肠检查对鉴别诊断有价值，活检可确诊。

4）肠易激综合征：粪便可有黏液，但一般无脓血，显微镜检查正常，隐血试验阴性。结肠镜检查无器质性病变证据。

7. 治疗与预防

（1）治疗原则：控制急性发作，缓解病情，减少复发，防止并发症。

（2）治疗措施

1）一般治疗：强调休息，注意饮食及营养。

2）药物治疗：①氨基水杨酸制剂：常用柳氮磺吡啶（SASP），适用于轻、中型患者及重型经糖皮质激素治疗病情缓解者。②糖皮质激素：抑制非特异性抗炎和免疫反应，对急性发作期疗效好。适用于重型或暴发型，以及柳氮磺吡啶治疗无效的轻型、中型患者。③免疫抑制剂：上述两类治疗无效者可试用环孢素，可取得暂时缓解而避免急症手术。

3）手术治疗：①紧急手术指征：并发大量或反复严重出血、肠穿孔，重型患者合并中毒性巨结肠经积极内科治疗无效，伴有严重毒血症状者。②择期手术指征：并发癌变及长期内科治疗无效者。

（3）预防：①轻症患者首次确诊后应争取规范彻底治疗。②有指征时及时手术治疗。③注意随访。

细目五　肝硬化

1. 概述　各种原因导致的肝脏出现以弥漫性纤维化、再生结节和假小叶形成为病理特征的慢性肝病，是不同病因长期损害肝脏引起的慢性、进行性、弥漫性肝病的终末阶段。

2. 病因　①病毒性肝炎（我国）。②慢性酒精中毒（国外）。③非酒精性脂肪性肝病。④长期胆汁淤积。⑤肝脏循环障碍。⑥其他（血吸虫感染等）。

3. 临床表现与并发症

（1）代偿期：症状轻微，表现为乏力、食欲减退、腹部不适、恶心、上腹部隐痛、轻微腹泻等，症状多呈间歇性。查体见肝脏轻度肿大，质地偏硬，无或轻度压痛，脾轻度或中度肿大。肝功能检查多数正常或轻度异常。

（2）失代偿期

1）肝功能减退表现：①全身症状：常见消瘦、纳减、乏力、精神萎靡、夜盲、浮肿、舌炎、不规则低热等。②消化道症状：常见上腹饱胀不适、恶心呕吐、易腹泻 。③出血和贫血：皮肤黏膜出血、贫血等，与凝血因子合成减少有关。④内分泌失调：男性性欲减退、毛发脱落、乳房发育，女性月经失调、闭经、不孕等；肝掌，蜘蛛痣，脐周静脉曲张呈水母头样，黄疸，腹部移动性浊音阳性，右侧肝性胸水。

2）门静脉高压症的表现：①脾肿大。②侧支循环建立和开放：食管、胃底静脉曲张，腹壁、脐周、痔静脉曲张及腹膜后组织间隙静脉曲。

3）腹水：是肝硬化失代偿期最突出的体征之一。

（3）并发症：①急性上消化道出血：多为食管、胃底静脉曲张破裂所致，是最常见的并发症和主要死因，表现为呕血与黑便。②肝性脑病：为晚期肝硬化最严重的并发症，也是最常见的死亡原因之一，主要表现为神经和精神方面的异常。③原发性肝癌。④感染。⑤肝肾综合征。⑥肝肺综合征。⑦其他：门脉高压性胃病、电解质和酸碱平衡紊乱、门静脉血栓形成等。

4. 实验室检查及其他检查

（1）肝功能检查：①血清白蛋白降低而球蛋白增高，白蛋白与球蛋白比例降低或倒置。②血清 ALT 与 AST 增高 。③凝血酶原时间在代偿期多正常，失代偿期则有不同程度延长。④重症者血清胆红素有不同程度增高。⑤血清Ⅲ型前胶原肽、透明质酸、层粘连蛋白等肝纤维化指标可显著增高。

（2）甲胎蛋白：若超过 500μg/L 或持续升高，应疑合并肝癌。

（3）腹水检查：一般为漏出液，腹水呈血性，应高度怀疑癌变，应做细胞学检查。

（4）X 线检查：食管静脉曲张时，食管吞钡 X 线检查显示虫蚀样或蚯蚓状充盈缺损，以及纵行黏膜皱襞增宽；胃底静脉曲张时，吞钡检查可见菊花样充盈缺损。

（5）超声检查：肝硬化时肝实质回声增强、不规则、不均匀，为弥漫性病变。

（6）肝穿刺活检：是确诊代偿期肝硬化的唯一方法。若见有假小叶形成，可确诊。

5. 诊断与鉴别诊断

（1）诊断

1）早期肝硬化的诊断：病毒性肝炎、长期饮酒 + 肝功能损害和门静脉高压临床表现 + 其他检查 + 肝活检。

2）失代偿期肝硬化诊断：①有病毒性肝炎、长期大量饮酒等可导致肝硬化的有关病史。②有肝功能减退和门静脉高压的临床表现。③肝功能指标检测有血清白蛋白下降、血清胆红素升高及凝血酶原时间延长等。④ B 超或 CT 提示肝硬化改变，内镜检查证实食管、胃底静脉曲张。⑤肝活组织检查见假小叶形成是诊断本病的金标准。

（2）鉴别诊断

1）肝肿大的鉴别：与原发性肝癌、脂肪肝或血吸虫病等鉴别。

2）脾肿大的鉴别：与慢性髓细胞性白血病、特发性门脉高压症或疟疾等鉴别。

3）腹水的鉴别：与充血性心力衰竭、结核性腹膜炎、慢性肾炎或腹膜肿瘤等鉴别。

6. 治疗与预防

（1）治疗原则：肝硬化目前尚无特效治疗方法。失代偿期患者以对症治疗为主，改善肝功能，及时发现和救治危急并发症。

（2）治疗措施

1）病因治疗：针对引起肝硬化的病因进行相应的治疗，包括抗病毒治疗、免疫治疗等。

2）一般治疗：①休息：肝功能代偿期患者可参加一般轻工作；肝功能失代偿期或有并发症者，需卧床休息。②饮食：宜进高热量、高蛋白、足量维生素、低脂肪及易消化的食物。

3）药物治疗：保护肝细胞治疗、抗肝纤维化治疗、抗病毒治疗。

4）腹水的治疗：①限制水、钠的摄入：一般每天钠盐摄入量低于 5g，如有稀释性低钠血症、难治性腹水则应严格控制进水量在每日 800 ～ 1000mL。②应用利尿剂：轻度腹水患者首选螺内酯口服，疗效不佳或腹水较多时，螺内酯和呋塞米联合应用。③提高血浆胶体渗透压：提高血浆胶体渗透压，有利于肝功能恢复和腹水的消退。④放腹水疗法：仅限用于利尿剂治疗无效，或由于大量腹水引起呼吸困难者。⑤其他治疗：自身腹水浓缩回输术、外科治疗等。

5）并发症治疗：包括治疗上消化道出血、预防再次出血和治疗肝性脑病。

6）其他对症治疗：纠正水、电解质平衡失调。

7）肝移植：肝移植是一种公认有效的治疗方法。

细目六　原发性肝癌

1. 概述　原发性肝癌是起源于肝细胞或肝内胆管上皮细胞的恶性肿瘤，是我国常见恶性肿瘤之一，死亡率高。

2. 病因

（1）病毒性肝炎（乙肝、丙肝）。

（2）黄曲霉毒素污染（最强的致癌剂）。

（3）肝硬化。

（4）家族史及遗传因素。

（5）其他：①酒精中毒。②亚硝胺类物质。③有机氯类农药。④雄激素及类固醇。⑤微量元素如低硒、锌及高镍、砷等。⑥铁代谢障碍。

3. 病理

（1）按大体形态分类：块状型（最多见，易发生破裂）、结节型、弥漫型、小癌型。

（2）按组织学分类：肝细胞型（占肝癌的 90%，大多伴肝硬化）、胆管细胞型、混合型。

（3）按转移途径分类

1）肝内转移：发生最早的转移是肝内转移，形成癌栓。

2）肝外转移：①血行转移（最常见部位为肺）。②淋巴转移（最常见部位为肝门淋巴结）。③种植转移。

4. 临床表现

（1）症状：①肝区疼痛：最常见，呈持续性胀痛或隐痛。②消化系统症状：食欲减退最常见。晚期可出现恶心、呕吐或腹泻。③转移灶症状：症状因肝癌的转移部位不同而异。④全身症状：进行性消瘦、乏力、发热较多见。⑤伴癌综合征：内分泌或代谢异常，主要表现为自发性低血糖症、红细胞增多症、高钙血症等。

（2）体征：①肝肿大：绝大多数患者有肝肿大，进行性肝肿大是特征性体征之一。②黄疸。③脾肿大。④腹水征。

5. 实验室检查及其他检查

（1）甲胎蛋白（AFP）检测：是当前诊断肝细胞癌最特异的标志物，有助于原发性肝癌的早期诊断。AFP 检查诊断肝细胞癌的标准：① AFP 超过 500μg/L 持续 4 周。② AFP 由低浓度逐渐升高不降。③ AFP 超过 200μg/L 持续 8 周。AFP 浓度通常与肝癌大小呈正相关。

（2）异常凝血酶原（DCP）检测：对原发性肝癌有较高的特异性。

（3）超声检查：能确定肝脏占位性病变的病灶性质、病变部位、播散及转移情况。

（4）CT、MRI：对肝癌定位和定性诊断具有重要的临床价值。

（5）肝动脉造影：是目前诊断小肝癌的最佳方法。

（6）肝组织活检或细胞学检查：是目前获得直径 2cm 以下小肝癌确诊的有效方法。

6. 诊断与鉴别诊断

（1）诊断：不明原因肝区疼痛 + 消瘦 + 进行性肝肿大且质硬 +AFP、B 超、CT 等有关检查。原发性肝癌的临床诊断及对普查发现的亚临床肝癌的诊断标准。

1）非侵入性诊断标准：①影像学标准：两种影像学检查均显示有直径超过 2cm 的肝癌特征性占位性病变。②影像学结合 AFP 标准：一种影像学检查显示有直径超过 2cm 的肝癌特征性占位性病变，同时伴有 AFP ≥ 400μg/L。

2）组织学诊断标准：肝穿刺活检以证实存在原发性肝癌的组织学特征。

（2）鉴别诊断

1）继发性肝癌：AFP 多为阴性，通过病理检查和找到肝外原发癌可以确诊。

2）肝脓肿：发热，肝区疼痛和压痛。超声引导下行诊断性肝穿刺有助于确诊。

3）肝硬化：B 超、CT 等影像学检查多可鉴别。应注意肝硬化与原发性肝癌可共存。

4）肝脏临近脏器的肿瘤：AFP 为阴性，B 超、CT 等检查有助于鉴别，必要时通过剖腹探查明确诊断。

5）肝非癌性占位性病变：肝血管瘤、肝囊肿等，通过 B 超、CT 检查有助于鉴别，必要时通过腹腔镜明确诊断。

7. 治疗原则

（1）治疗原则：早期患者首选根治性肝切除术；中晚期患者可实施肝动脉栓塞化疗或局部消融治疗。

（2）手术切除：早期肝癌尽量手术切除，肝切除术是治疗肝癌最有效的方法。

（3）综合治疗：不能切除者应采取综合治疗措施，包括分子靶向治疗、放射治疗、介入治疗、局部消融治疗、生物治疗、全身化疗。其中介入治疗已成为肝癌治疗的主要方法，包括：①经皮股动脉穿刺肝动脉栓塞化疗术（是非手术治疗肝癌患者的首选方法）。②肝动脉灌注性化疗。③无水酒精注射疗法。

细目七　急性胰腺炎

1. 概述　急性胰腺炎（AP）是胰腺组织自身消化，导致局部炎症反应甚至引发全身炎症反应及多系统器官功能障碍的炎症性损伤疾病，临床以急性上腹痛伴恶心、呕吐、发热及血淀粉酶、脂肪酶升高为特点。

2. 病因与发病机制

（1）病因：①胆石症及胆道感染等是急性胰腺炎的主要病因。②大量饮酒和暴食。③胰管梗阻。④代谢障碍（高甘油三酯血症）。⑤其他（高钙血症、药物、病毒感染等）。

（2）发病机制：病因→胰腺分泌增加、排泄障碍→胰酶消化自身胰腺组织→胰腺出血坏死。

3. 临床症状

（1）症状：①腹痛：为本病主要和首发症状。初起疼痛位于中上腹或左上腹部，持续性疼痛伴阵发性加剧，可向腰背部呈束带状放射。②恶心、呕吐（吐后腹痛不缓解）。③发热。④休克。⑤其他（可伴有肺不张、胸腔积液，部分患者血糖升高）。

（2）体征

1）轻症急性胰腺炎（MAP）：体征常与主诉腹痛的程度不相符。

2）重症急性胰腺炎（SAP）：上腹压痛明显，伴腹肌紧张及反跳痛。若脐周皮肤出现青紫，称 Cullen 征；两腰部皮肤呈暗灰蓝色，称 Grey–Turner 征。

（3）并发症

1）局部并发症：①胰腺脓肿。②胰腺假性囊肿。

2）全身并发症：①急性呼吸衰竭。②急性肾衰竭。③心力衰竭与心律失常。④消化道出血。⑤胰性脑病。⑥脓毒症。⑦高血糖；⑧慢性胰腺炎。

4. 实验室检查及其他检查

（1）标志物检测：①淀粉酶测定：血清淀粉酶在起病 2 ～ 12 小时开始上升，约 24 小时达高峰，48 小时左右开始下降，多持续 3 ～ 5 天。血清淀粉酶超过正常值上限 3 倍（＞ 500 苏氏单位 / 升）即可确诊急性胰腺炎。②血清脂肪酶测定：对延迟就诊的患者有诊断价值，且特异性高。但其升高程度与病情严重度不呈正相关。

（2）血液一般检查：白细胞增多及中性粒细胞分类比例增加，中性粒细胞核左移。

（3）血生化检查：①暂时性血糖升高。②血胆红素升高。③暂时性血钙降低。④血清 AST、LDH 可升高。⑤血甘油三酯（可出现高甘油三酯血症）。⑥ C 反应蛋白，发病 72 小时后升高，超过 150mg/L，提示胰腺炎组织坏死。

（4）腹部影像学检查

1）腹部 X 线平片：对排除其他急腹症如消化道穿孔等有重要意义。

2）腹部 B 超：对胰腺肿大、脓肿及假性囊肿有诊断意义。

3）腹部 CT：根据影像学改变进行分级，对 AP 的诊断和鉴别诊断、评估其严重程度，特别是对鉴别 MAP 和 SAP，以及附近器官是否累及具有重要价值。

5. 诊断与鉴别诊断

（1）诊断：AP 作为急腹症之一，应在患者就诊后 48 小时内明确诊断。①急性、持续性中上腹痛。②血淀粉酶或脂肪酶超过正常值上限 3 倍。③急性胰腺炎的典型影像学改变。

以上三条任意两条符合即可确诊。

（2）鉴别诊断

1）消化性溃疡急性穿孔：腹部 X 线透视见膈下游离气体有助于诊断。

2）胆囊炎和胆石症：腹痛以右上腹多见，向右肩背部放射，右上腹压痛，Murphy 征阳性。B 超检查有助于鉴别。

3）急性肠梗阻：以腹痛、呕吐、腹胀、排便排气停止为特征，肠鸣音亢进或消失，腹部平片可见肠腔内气液平面。

4）急性心肌梗死：血、尿淀粉酶多正常，心肌损伤标志物升高，心电图见心肌梗死的相应改变及动态改变。

（3）分级诊断

1）轻症急性胰腺炎的诊断依据：有剧烈而持续的上腹部疼痛，伴有恶心、呕吐，轻度发热，上腹部压痛，但无腹肌紧张，同时有血清淀粉酶和（或）尿淀粉酶显著升高，排除其他急腹症者，即可以诊断。

2）重症急性胰腺炎的诊断依据：患者除具备轻症急性胰腺炎的诊断标准外，还具有局部并发症（胰腺坏死、假性囊肿、脓肿）和（或）器官衰竭。

（4）分期诊断

1）急性期：发病后 2 周内，以全身炎症反应综合征及脏器功能障碍为主要表现，是患者的死亡高峰期。

2）进展期：发病后 2 ～ 4 周。

3）感染期：发病 4 周后，出现胰腺及胰周坏死性改变伴有感染、脓毒症。出现多系统器官功能障碍，是患者的第二个死亡高峰期。

6. 治疗与预防

（1）治疗：急性胰腺炎治疗的关键是明确并去除病因，控制炎症。

1）监护与一般治疗：AP 病情变化复杂，应加强监护。

2）减少胰液分泌，抑制胰酶活性：①禁食。②抑制胃酸分泌（常用 H_2 受体拮抗剂或质子泵抑制剂）。③应用生长抑素。④抑制胰酶活性（用于 SAP 的早期）。

3）防治感染。

4）营养支持。

5）急诊内镜治疗。

6）外科治疗：手术适应证有：①胰腺坏死合并感染。②胰腺脓肿。③胰腺假性囊肿。④胆道梗阻或感染。⑤诊断未明确，疑有腹腔脏器穿孔或肠坏死者行剖腹探查术。

7）中医中药治疗：常用大承气汤加减。

（2）预防：积极治疗胆系疾病，尤其是有症状的胆系疾病患者，应注意随访。

第四单元　泌尿系统疾病

细目一　慢性肾小球肾炎

1. 概述　慢性肾小球肾炎以蛋白尿、血尿、高血压、水肿为基本临床表现，是引起慢性肾功能不全最常见的原因。

2. 病因　绝大多数患者病因尚不明确。

3. 临床表现

（1）血尿：多为镜下血尿，尿沉渣镜检红细胞可增多，可见管型。

（2）蛋白尿：轻度尿异常，尿蛋白常在 1 ～ 3g/d。

（3）水肿：以眼睑及脚踝部晨起水肿为特点，严重时可呈现全身性水肿，具有肾源性水肿的临床特点。

（4）高血压：高血压可为首发表现，严重时出现高血压脑病及高血压心脏病。

（5）其他：肾性贫血（红细胞正色素性贫血）；眼底出血、渗出，视乳头水肿；肾功能轻度受损。

4. 实验室检查及其他检查

（1）尿液检查：可见轻重不等的蛋白尿，多为非选择性蛋白尿。

（2）肾功能检测：早期正常或轻度受损（肌酐清除率下降或轻度氮质血症）。晚期出现血肌酐升高、肌酐清除率下降。

（3）肾穿刺活检：治疗效果欠佳且病情进展者，应做肾穿刺病理检查。

（4）肾脏超声：双肾病变呈一致性，表现为肾实质回声增强、双肾体积缩小等。

5. 诊断与鉴别诊断

（1）诊断：临床表现如血尿、蛋白尿、水肿和高血压者，均应疑诊慢性肾炎。诊断困难时，应做肾穿刺行病理学检查。

（2）鉴别诊断

1）继发性肾小球疾病（狼疮性肾炎）：系统性红斑狼疮多见于女性，可伴有发热、皮疹、关节炎等多系统受累表现，实验室检查血中可见狼疮细胞，抗 Ds-DNA 抗体、抗 Sm 抗体、抗核抗体阳性等，肾组织学检查有助于诊断。

2）高血压肾损害：患者年龄较大，先有高血压后出现蛋白尿，尿蛋白定量多低于 1.5g/d。

3）慢性肾盂肾炎：多见于女性，常有尿路感染病史，多次尿沉渣检查见白细胞、细菌，尿细菌培养异常。

6. 治疗与预防

（1）治疗

1）治疗目的：防止或延缓肾功能进行性恶化，改善缓解临床症状及防治严重并发症。

2）饮食治疗：优质低蛋白饮食，蛋白质摄入量 0.6 ～ 1.0g/(kg · d)，以优质蛋白（牛奶、蛋、瘦肉等）为主。

3）控制高血压，减少蛋白尿：高血压是加速病情进展的重要危险因素。尿蛋白＜ 1.0g/d 时，血压应控制＜ 130/80mmHg；尿蛋白≥ 1.0g/d 时，血压应控制＜ 125/75mmHg。药物首选 ACEI 或 ARB，血压控制不达标时联合应用钙拮抗剂、β 受体阻断剂和利尿剂等。

4）抗血小板聚集：可延缓病变进展，部分患者可减少蛋白尿。

5）糖皮质激素和细胞毒药物：不作常规应用。

6）避免加重肾脏损害的因素：如感染、劳累、妊娠及应用肾毒性药物等。

（2）预防：预防溶血性链球菌、乙型肝炎病毒感染，以及与链球菌相关的急性肾炎，对预防慢性肾炎有一定的积极意义。

细目二 尿路感染

1. 概述 尿路感染是各种病原微生物引起的尿路感染性疾病，其中以细菌感染最为多见。

2. 病因与发病机制

（1）病因：最常见致病菌为革兰阴性杆菌，其中大肠埃希菌感染占全部尿路感染的 80% ～ 90%，其次为变形杆菌、克雷伯杆菌。

（2）发病机制：感染途径：①上行感染（为最主要感染途径）。②血行感染（少见）。③直接感染（极少见）。④淋巴道感染（罕见）。

（3）易感因素：①尿路梗阻。②膀胱输尿管反流。③机体免疫力低下。④神经源性膀胱。⑤妊娠。⑥医源性因素。

3. 临床表现

（1）膀胱炎（下尿路感染）：常见于年轻女性，主要表现为膀胱刺激征，即尿频、尿急、尿痛，尿液常浑浊，并有异味，约 30% 患者出现血尿。一般无明显的全身感染症状，少数患者可有腰痛、低热等。血白细胞计数多不增高。

（2）急性肾盂肾炎（上尿路感染）：常发生于育龄妇女。①泌尿系统症状：出现膀胱刺激征、腰痛和（或）下腹部痛，查体可见肋脊角及输尿管点压痛、肾区压痛和叩击痛。②全身感染症状：出现寒战、发热、头痛、恶心呕吐、食欲不振等。

（3）慢性肾盂肾炎：临床表现不典型，半数以上患者可有急性肾盂肾炎病史，后出现程度不同的低热、间歇性尿频、排尿不适、腰部酸痛等。

（4）无症状细菌尿：指患者有真性细菌尿，而无尿路感染的症状，多为大肠埃希菌。

4. 实验室检查及其他检查

（1）血液一般检测：急性肾盂肾炎时，血白细胞及中性粒细胞数可升高。

（2）尿液检查：尿沉渣镜检白细胞＞ 5/HP，诊断意义较大；白细胞管型多提示为肾盂肾炎。

（3）尿细菌学检查：取清洁中段尿，必要时导尿或膀胱穿刺取标本，进行培养及药敏试验。如细菌定量培养菌落计数≥ 10^5/mL，可确诊。

（4）亚硝酸还原试验：尿路感染时阳性率约为 80%，可作为筛查试验。

（5）影像学检查：尿路 X 线及 B 超检查的主要目的是及时发现引起尿路感染反复发作的易感因素。

（6）其他：尿沉渣中抗体包裹细菌阳性者多为肾盂肾炎。

5. 诊断与鉴别诊断

（1）诊断

1）确立诊断：典型的尿路感染应有膀胱刺激征、感染等全身症状及输尿管压痛、肾区叩击痛等体征，结合尿液改变和尿液细菌学检查，即可确诊。

2）区分上、下尿路感染：尿路感染的诊断成立后，应判定是上尿路感染还是下尿路感染。上尿路感染的判断依据：全身症状 + 局部症状和体征 + 以下表现：①膀胱冲洗后尿培养阳性。②尿沉渣镜检见白细胞管型，除外间质性肾炎、狼疮性肾炎等。③尿 N- 乙酰 -β-D- 氨基葡萄糖苷酶（NAG）、β_2-MG 升高。④尿渗透压降低。

3）慢性肾盂肾炎：①反复发作的尿路感染病史。②影像学显示肾外形凹凸不平，且双肾大小不等，或静脉肾盂造影见肾盂肾盏变形、缩窄。③合并持续性肾小管功能损害。

（2）鉴别诊断

1）全身性感染疾病：注意尿路感染的局部症状，并做尿沉渣和细菌学检查，鉴别不难。

2）肾结核：膀胱刺激征多较明显，晨尿结核杆菌培养可呈阳性，尿沉渣可找到抗酸杆菌。

3）尿道综合征：多见于中年妇女，仅有膀胱刺激征，尿频较排尿不适更加突出。

4）慢性肾小球肾炎：慢性肾盂肾炎当出现肾功能减退、高血压时应与慢性肾小球肾炎相鉴别。慢性肾盂肾炎常有尿路刺激征，细菌学检查阳性，影像学检查可表现为双肾不对称性缩小。

6. 治疗与预防

（1）治疗原则：积极彻底进行抗菌治疗，消除诱发因素，防止复发。

（2）治疗措施

1）一般治疗：发热或症状明显时应卧床休息等。

2）抗菌治疗：a. 选用致病菌敏感的抗菌药物，一般首选对革兰阴性杆菌敏感的抗菌药物。b. 选用在尿和肾内浓度高的抗菌药物。c. 选用肾毒性小、副作用少的抗菌药物。d. 单一药物治疗失败、严重感染、混合感染、耐药菌株出现时应联合用药。e. 根据感染轻重选择给药途径（口服、静脉注射等）。f. 对不同类型的尿路感染给予不同治疗时间。

①急性膀胱炎：目前推荐短疗程（3 天）疗法：选用氟喹诺酮类、半合成青霉素、头孢类及磺胺类等抗菌药物中的一种。

②急性肾盂肾炎：尿标本采集后立即进行治疗，一般首选对革兰阴性杆菌有效的抗菌药物。热退后连续用药 3 天改为口服，总疗程一般为 7 ～ 14 天。

③慢性肾盂肾炎：治疗的关键是去除易感因素。

3）再发性尿路感染的治疗

①重新感染：多数病例有尿路感染症状，治疗方法与首次发作相同。

②复发：严格按照药敏试验结果选择杀菌性抗菌药物治疗，疗程不少于 6 周。

4）疗效评定：治愈（尿菌阴性）和治疗失败（治疗后尿菌仍阳性或疗程结束后于第 2 或 6 周复查尿菌仍是阳性，且为同一种菌株）。

（3）预防：个人预防措施、医源性预防措施。

细目三　慢性肾脏病（慢性肾衰竭）

1. 概述　慢性肾脏病（CKD）是指各种原因引起的慢性肾脏结构和功能障碍（肾脏损伤病史超过 3 个月）。慢性肾衰竭（CRF）是指 CKD 引起的肾小球滤过率下降及与此相关的代谢紊乱和临床症状组成的综合征。

2. 病因与发病机制

（1）病因（慢性肾衰竭）：主要有糖尿病肾病、高血压肾小动脉硬化、原发性与继发性肾小球肾炎、肾小管间质病变（慢性肾盂肾炎、慢性尿酸性肾病、梗阻性肾病、药物性肾病等）、肾血管病变、遗传性肾病（多囊肾、遗传性肾炎）等。

（2）发病机制

1）肾功能进行性恶化的机制：主要有高滤过、肾小管高代谢、肾小球基底膜通透性改变等。

2）尿毒症症状的发病机制：尿毒症毒素作用、营养与代谢失调、内分泌异常。

3. 临床表现

（1）水、电解质及酸碱失衡表现：①代谢性酸中毒（可加重高钾血症）。②水钠代谢紊乱。③钾代谢紊乱（出现或加重高钾血症）。④钙磷代谢紊乱（低钙血症和高磷血症）。⑤镁代谢紊乱（轻度高镁血症）。

（2）各系统表现

1）心血管系统：可有血压升高，加重左心室负荷和心肌重构；高血压、容量负荷加重、贫血等可加重心力衰竭。心血管系统病变为最常见的死亡原因。

2）消化系统：食欲不振、恶心、呕吐常为首发症状。

3）神经系统：常见乏力、精神不振、记忆力下降、头痛、失眠、肌痛、肌萎缩、情绪低落等。

4）血液系统：肾脏分泌促红素减少，为贫血的主要原因。

5）呼吸系统：体液过多、酸中毒可出现呼吸困难。

6）其他：骨痛、近端肌无力、骨折；皮肤瘙痒；腕管综合征。

4. 实验室检查及其他检查

（1）血液检查：①血尿素氮、血肌酐升高；可合并低蛋白血症。②贫血显著（正红细胞性贫血）。③酸中毒时，血气分析显示代谢性酸中毒（pH < 7.35 和血 HCO_3^- < 22mmol/L）。④低血钙，高血磷。⑤血钾紊乱等。

（2）尿液检查：①尿蛋白量多少不等，晚期尿蛋白反而减少。②尿沉渣检查可有不等的红细胞、白细胞和颗粒管型。③尿渗透压降低，甚至为等张尿。

（3）肾功能检查：①肌酐清除率（Ccr）和肾小球滤过率（GFR）下降。②肾小管浓缩 – 稀释功能下降。③肾血流量及同位素肾图示肾功能受损。

（4）其他：X 线、B 超、CT 等检查显示肾脏体积缩小，肾皮质变薄等。

5. 诊断 慢性肾脏病史 + 厌食、恶心呕吐、腹泻、头痛、意识障碍 + 肾功能检查有不同程度的减退。

6. 治疗与预防

（1）治疗：早、中期患者的主要治疗措施包括病因及诱因的治疗、营养治疗、并发症治疗、胃肠道透析等。终末期患者除上述治疗外，以透析和肾移植为主要有效治疗方法。

1）延缓病情进展：基本原则是积极治疗原发病、消除危险因子和保护残存肾功能。①积极控制高血压。②严格控制血糖。③控制蛋白尿。④营养疗法。⑤ ACEI 和 ARB 的应用。⑥其他（减轻肾小管高代谢，纠正高脂血症，应用活血化瘀药等）。

2）非透析治疗：①纠正水、电解质失衡和酸中毒。②控制高血压。③纠正贫血。④低血钙、高血磷与肾性骨病的治疗。⑤防治感染。⑥高脂血症的治疗。⑦吸附剂治疗。⑧其他（合并糖尿病应注意监测血糖，高尿酸血症主张非药物治疗）。

3）肾脏替代疗法：包括维持性血液透析、腹膜透析及肾移植。透析治疗的指征：①血肌酐≥ 707.2μmol/L。②尿素氮≥ 28.6mmol/L。③高钾血症。④代谢性酸中毒。⑤尿毒症症状。⑥水潴留（浮肿、血压升高、高容量性心力衰竭）。⑦并发贫血（血细胞压积低于 15%）、心包炎、高血压、消化道出血、肾性骨病、尿毒症脑病。

4）肾移植：成功的肾移植可恢复正常的肾功能（包括内分泌和代谢功能），可使患者几乎完全康复。

5）治疗目标：慢性肾脏病患者依据临床分期不同，对各项影响肾功能的主要因素的控制目标不同，见下表。

慢性肾脏病患者各项重要指标的治疗目标

具体项目	控制目标
CKD 患者 1 ～ 5 期（尿白蛋白 / 肌酐≥ 30mg/g）	≤ 130/80mmHg
CKD 患者 1 ～ 5 期（尿白蛋白 / 肌酐< 30mg/g）	≤ 140/90mmHg
空腹血糖（糖尿病患者）	5.0 ～ 7.2mmol/L
睡前血糖（糖尿病患者）	6.1 ～ 8.3mmol/L
HbA1c（糖尿病患者）	< 7g/L
蛋白尿	< 0.5g/24h
GFR 下降速度（每年）	< 4.0mL/min
Scr 升高速度（每年）	< 50.0μmol/L

（2）预防：①对于存在慢性肾脏病高危因素的原发病患者，首先要提高对慢性肾衰竭诊断的敏感性。②对已有的肾脏疾患或可能引起肾损害的疾病进行及时有效的治疗。③对已确诊的慢性肾脏病患者，应严格规范、个体化治疗。④对已经进入慢性肾衰竭阶段的患者，及时纠正各种代谢异常及各系统症状。

第五单元　血液系统疾病

细目一　缺铁性贫血

1. 概述　贫血是指人体外周血红细胞容量减少，低于正常范围下限的一种常见的临床症状，缺铁性贫血指体内贮存铁缺乏，影响血红蛋白合成所引起的一种小细胞低色素性贫血。

诊断标准：在海平面地区6个月到低于6岁儿童血红蛋白＜110g/L，6～14岁儿童血红蛋白＜120g/L，成年男性血红蛋白＜130g/L，成年女性血红蛋白＜120g/L，孕妇血红蛋白＜110g/L。

2. 病因　①铁的丢失过多：慢性失血是成年人引起缺铁性贫血的最常见原因。②铁需求增加而摄入量不足：婴幼儿、儿童，尤其是早产儿、孪生儿或母亲原有贫血者等，若长期食物含铁不足，也可发生缺铁。③铁吸收不良：如胃部手术后，影响铁的吸收等。

3. 临床表现

（1）缺铁原发病的表现：包括消化性溃疡、消化系统恶性肿瘤或痔疮导致的消化道出血症状等。

（2）组织缺铁的表现：是机体缺铁后最早出现的临床表现。常见精神行为异常，如烦躁、易怒、注意力不集中、异食癖，体力、耐力下降，易患各种感染，儿童生长发育迟缓、智力低下，反复发生口腔炎、舌炎、口角炎、缺铁性吞咽困难，毛发干枯、易脱落，皮肤干燥，指（趾）甲缺乏光泽、脆薄易裂，重者指（趾）甲变平，呈匙状甲。

（3）贫血的表现：常见乏力、易倦、头昏、头痛、耳鸣、心悸、气促、纳差等，伴面色苍白、心率增快、心尖区收缩期杂音等。

4. 实验室检查

（1）血象：典型表现为小细胞低色素性贫血。MCV低于80fL，MCHC低于32%。

（2）骨髓象：骨髓增生活跃，幼红细胞增生，中幼红细胞及晚幼红细胞比例增高。骨髓铁染色显示骨髓小粒可染铁消失，铁粒幼红细胞消失或显著减少。

（3）铁代谢检查：①血清铁及总铁结合力测定：血清铁浓度常低于8.9μmol/L，总铁结合力超过64.4μmol/L，转铁蛋白饱和度常降至15%以下。②血清铁蛋白测定：血清铁蛋白低于12μg/L可作为缺铁依据。

（4）缺铁性红细胞生成检查：红细胞游离原卟啉（FEP）缺铁时增高，超过0.9μmol/L（全血），FEP/Hb超过4.5μg/gHb有诊断意义。

5. 诊断与鉴别诊断

（1）诊断：有明确的缺铁病因和临床表现；小细胞低色素性贫血；血清铁低于8.9μmol/L，总铁结合力高于64.4μmol/L，转铁蛋白饱和度低于15%；血清铁蛋白低于12μg/L，FEP/Hb高于4.5μg/gHb；骨髓铁染色显示骨髓小粒可染铁消失。上述实验室指标中以骨髓可染铁及血清铁蛋白测定最有诊断意义。

（2）鉴别诊断：主要与低色素性贫血相鉴别，如珠蛋白生成障碍性贫血、慢性病性贫血、铁粒幼细胞贫血。

6. 治疗与预防

（1）病因治疗：尽可能明确病因，针对病因治疗。

（2）铁剂治疗

1）口服铁剂：是治疗缺铁性贫血的首选方法，最常用硫酸亚铁片。

2）注射铁剂：肌注铁剂应严格掌握适应证：①口服铁剂后有严重消化道反应而不能耐受者。②口服铁剂不能奏效者，如有胃肠道铁吸收障碍。③需要迅速纠正缺铁者，如妊娠后期贫血严重。④严重消化道疾患，如消化性溃疡、溃疡性结肠炎等，口服铁剂可加剧原发病者。⑤不易控制的慢性出血，失铁量超过肠道所能吸收的铁量。常用注射铁剂有右旋糖酐铁和山梨醇枸橼酸铁，给药途径是臀部深位肌注。

计算方法：所需补充铁的总剂量（mg）=［150－患者血红蛋白（g/L）］× 体重（kg）×0.33。

（3）预防：对于生长发育期的婴幼儿、青少年，应纠正偏食，注意含铁丰富食物的摄入，定期查、治肠道寄生虫感染。

细目二 再生障碍性贫血

1. 概述 再生障碍性贫血（AA，简称再障），是由多种病因引起的原发性骨髓造血功能衰竭综合征，临床主要表现为骨髓造血功能低下、全血细胞减少和贫血、出血、感染。

2. 病因与发病机制

（1）病因：①药物及化学物质：药物及化学物质是引起获得性再障的首位病因。最常见的药物是氯霉素等抗生素、抗肿瘤药和保泰松等解热镇痛药。②电离辐射。③感染。

（2）发病机制：再障的主要发病机制是免疫异常。①造血干祖细胞缺陷。②造血微环境缺陷。③免疫功能异常。④遗传因素。

3. 临床表现 主要临床表现为进行性贫血、出血及感染。

（1）重型再生障碍性贫血（SAA）：起病急，进展快，病情重。①贫血：苍白、乏力、头昏、心悸和气短等症状进行性加重。②感染：多数患者有发热。发热可以是首发症状。③出血：出血部位最常见于皮肤黏膜等。

（2）非重型再生障碍性贫血（NSAA）：起病和进展较缓慢，贫血、感染和出血的程度较 SAA 轻，也较易控制。

4. 实验室检查

（1）血象：全血细胞减少，呈正常细胞正色素性贫血。

（2）骨髓象：SAA 患者骨髓穿刺活检见骨髓小粒很少，脂肪滴显著增多，骨髓有核细胞量少，幼红细胞、粒系细胞及巨核细胞均明显减少或无；淋巴细胞、浆细胞、组织嗜碱性粒细胞等非造血细胞相对增多。

（3）其他：CD^{+}_{4} 细胞与 CD^{+}_{8} 细胞比值降低，Th_1 与 Th_2 细胞比值升高。

5. 诊断与鉴别诊断

（1）诊断

1）典型再障的诊断标准：①全血细胞减少，网织红细胞＜0.01，淋巴细胞比例增高。②一般无肝、脾肿大。③骨髓多部位增生减低，造血细胞减少，非造血细胞比例增高，骨髓小粒空虚。有条件者做骨髓活检，可见造血组织均匀减少。④除外引起全血细胞减少的其他疾病，如阵发性睡眠性血红蛋白尿、骨髓增生异常综合征、急性白血病等。⑤一般抗贫血治疗无效。

2）不典型再障的诊断依据：需要进行动态观察慎重诊断，多次和多处骨髓穿刺。

3）重型再障的血象检查诊断标准：①网织红细胞低于 0.01，绝对值低于 15×10^9/L。②中性粒细胞绝对值低于 0.5×10^9/L。③血小板低于 20×10^9/L。

（2）鉴别诊断：与阵发性睡眠性血红蛋白尿、骨髓增生异常综合征、低增生性急性白血病等相鉴别。

6. 治疗与预防

（1）治疗措施

1）一般治疗：预防感染，禁用对骨髓和血小板功能有抑制作用的药物等。

2）支持疗法：①纠正贫血。②控制出血。③控制感染。④护肝治疗。

3）刺激骨髓造血：①雄激素：为治疗 NSAA 的首选药物。②造血生长因子：特别适用于 SAA。③造血干细胞移植：对 40 岁以下，无感染及其他并发症，有合适供体的 SAA 患者，可考虑造血干细胞移植。

4）应用免疫抑制剂：抗胸腺细胞球蛋白及抗淋巴细胞球蛋白是目前治疗重型再障的主要药物。

5）异基因骨髓移植：用于急性型和重型再障。年龄低于 40 岁的患者，最好在未输血之前尽早进行。

（2）疗效判断标准：①基本治愈。②缓解。③明显好转。④治疗无效。

（3）预防：加强环境治理与保护，避免频繁、过多接触各类电离辐射。

细目三　白血病

1. 概述　白血病是一类造血干细胞的恶性克隆性疾病，因白血病细胞自我更新增强、增殖失控、分化障碍、凋亡受阻而停滞在细胞发育的不同阶段。在骨髓和其他造血组织中，白血病细胞大量增生累积，使正常造血受抑制并浸润其他器官和组织。

2. 分类

（1）根据白血病细胞的成熟程度和自然病程：分为急性白血病（AL）和慢性白血病（CL）。

（2）根据主要受累的细胞系列

1）急性白血病分型：急性淋巴细胞白血病（简称急淋白血病或急淋，ALL）、急性髓细胞白血病（简称急粒白血病或急粒，AML）。

2）慢性白血病分型：慢性髓细胞白血病（简称慢粒白血病或慢粒，CML）、慢性淋巴细胞白血病（简称慢淋白血病或慢淋，CLL）、少见类型的白血病如毛细胞白血病（HCL）、幼淋巴细胞白血病（PLL）等。

3. 病因　①生物因素（主要是病毒和免疫功能异常）。②物理因素。③化学因素。④遗传因素。⑤其他血液病。

细目四　急性白血病

1. 概述　急性白血病是造血干细胞的恶性克隆性疾病，发病时骨髓中异常的原始细胞及幼稚细胞（白血病细胞）大量增殖并抑制正常造血，广泛浸润肝、脾、淋巴结等各种脏器。分为急性淋巴细胞白血病和急性粒细胞白血病两大类。

2. 临床表现

（1）起病特点：可急骤或较缓慢。急骤者常有高热、贫血、出血倾向等。

（2）正常血细胞减少的表现：①发热和感染：感染以咽峡炎、口腔炎最多见。严重感染可致菌血症或败血症，是急性白血病最常见的死亡原因之一。②出血：牙龈出血、鼻出血、皮肤瘀斑均为常见症状。③贫血：幼红细胞发育被异常增生的白血病细胞所干扰。呈正常细胞性贫血。

（3）白血病细胞增多的表现：①淋巴结和肝脾肿大。②骨骼及关节：胸骨中下段压痛，此体征有助于诊断与鉴别诊断。③神经系统：中枢神经系统白血病（CNL）以脑膜浸润最多见。CNL 以儿童急性淋巴细胞白血病最多见。④其他：皮下浸润表现为皮疹或皮下结节等。

3. 实验室检查

（1）血象：贫血及血小板减少极常见。

（2）骨髓象：是确诊白血病的主要依据。骨髓增生明显活跃或极度活跃，原始细胞等于或超过全部骨髓有核细胞的 30%。正常造血细胞严重受抑制，正常幼红细胞及巨核细胞减少。白血病性原始细胞形态有异常改变。

（3）细胞化学染色：细胞化学染色有助于急性白血病的分类鉴别。

（4）免疫学检查：细胞遗传学检查有助于白血病的诊断分型及治疗监测。

（5）染色体和基因改变：白血病常伴有特异性的染色体和基因改变。

（6）血液生化改变：血清尿酸浓度增高，特别在化疗期间，尿酸排泄量增加。

4. 诊断与鉴别诊断

（1）诊断：临床有发热、感染、出血、贫血等症状，查体有淋巴结、肝脾肿大及胸骨压痛，外周血片有原始细胞，骨髓细胞形态学及细胞化学染色显示其某一系列原始细胞≥ 30%，即可诊断。

（2）鉴别诊断

1）骨髓增生异常综合征：骨髓中原始细胞低于 20%。

2）传染性单核细胞增多症：血象中出现异型淋巴细胞。

3）巨幼细胞贫血：骨髓中原始细胞不增多，幼红细胞 PAS 反应常为阴性，叶酸、维生素 B_{12} 治疗有效。

4）急性粒细胞缺乏症恢复期：血小板正常，原、幼粒细胞中无 Auer 小体及染色体异常。短期内骨髓成熟粒细胞恢复正常。

5. 治疗与预防

（1）治疗措施：①化学治疗是当前主要的治疗措施。②支持治疗以保证化疗顺利进行，防止并发症。③骨髓移植是当前将白血病完全治愈最有希望的措施。

（2）一般治疗：①应对高白细胞血症：血中白细胞＞ 100×10^9/L 时，应紧急使用血细胞分离机。②防治感染。③纠正严重贫血。④防治高尿酸血症。⑤维持营养平衡。

（3）抗白血病治疗

1）治疗方案：①第一阶段诱导缓解治疗：主要方法是化学治疗，目标是使患者迅速获得完全缓解（CR）。②第二阶段缓解后治疗：主要方法为化疗和造血干细胞移植（HSCT）。

2）急性早幼粒细胞白血病（APL，M3）的治疗：诱导缓解治疗首选维 A 酸，缓解率可达到 85%。

3）AML 的治疗：诱导缓解治疗常用 DA（3+7）、IA、HA 方案，总完全缓解率为 65% ～ 80%。

4）急性淋巴细胞白血病的治疗。

5）髓外白血病的防治。

6）化学治疗结果：治疗目的是达到完全缓解并延长生存期。

（4）预防：预防应以环境因素为主。

易混考点解析

再生障碍性贫血和白血病的鉴别

鉴别要点	再障	白血病
机制	造血功能障碍	白血病细胞恶性克隆性增生
白细胞计数	减少	增多
血红蛋白	减少	减少
血小板	减少	减少
临床表现	进行性贫血、出血及感染	发热，感染，出血，贫血
肝、脾、淋巴结	不大	增大
骨髓象	骨髓小粒很少，脂肪滴显著增多，骨髓有核细胞量少，幼红细胞、粒系细胞及巨核细胞均明显减少或无；淋巴细胞、浆细胞、组织嗜碱性粒细胞等非造血细胞相对增多	骨髓增生明显活跃或极度活跃，原始细胞等于或超过全部骨髓有核细胞的 30%；正常造血细胞严重受抑制，正常幼红细胞及巨核细胞减少；白血病性原始细胞形态有异常改变
治疗用药	NSAA 首选雄激素；SAA 主要应用抗胸腺细胞球蛋白及抗淋巴细胞球蛋白	化学治疗是当前主要的治疗措施；骨髓移植是当前完全治愈白血病最有希望的措施

细目五　慢性髓细胞白血病

1. 概述　CML 是慢性白血病最多见的临床类型，是一种发生在造血干细胞的恶性骨髓增殖性血液系统疾病。

2. 临床表现　临床可有低热、出汗及消瘦等代谢亢进表现。患者常伴有左上腹坠痛或食后饱胀感，发热、贫血及出血均不多见，脾脏肿大是本病的主要体征。

3. 实验室检查

（1）血液一般检查：白细胞计数明显增多为 CML 的特征，可高达（100.0 ～ 800.0）$\times10^9$/L。白细胞分类可见到各发育阶段的粒系细胞。

（2）骨髓象：骨髓中有核细胞显著增多，以粒系为主，主要为中、晚幼粒细胞及杆状核细胞，原粒细胞不超过 10%。嗜酸和嗜碱性粒细胞增多。红系细胞少，粒、红比例增高。巨核细胞增多或正常，晚期减少。

（3）中性粒细胞碱性磷酸酶（NAP）测定：有助于区别类白血病及其他骨髓增生性疾病。

（4）细胞遗传学检查：90% 以上患者的受累细胞中有 Ph 染色体。Ph 染色体阴性者比阳性者预后差。

4. 诊断与鉴别诊断

（1）诊断：持续性外周血白细胞明显升高者，均应进行肝脾检查及骨髓检查。一般根据典型血象及骨髓象改变、脾肿大等不难做出诊断。对早期诊断困难或不典型的患者，应进行 Ph 染色体、BCR-ABL 融合基因检查。

（2）鉴别诊断

1）类白血病反应：常并发于严重感染、恶性肿瘤等基础疾病。外周血白细胞很少超过 $50.0\times10^9/L$，中性粒细胞胞浆中有中毒颗粒和空泡；NAP 呈强阳性；Ph 染色体及 BCR-ABL 融合基因阴性；原发病控制后血象可恢复正常。

2）其他骨髓增生性疾病：增生的主要细胞类型不同，Ph 染色体及 BCR-ABL 融合基因阴性，而 NAP 增高。

3）骨髓纤维化：骨髓活检示纤维组织增生较明显。

5. 治疗与预防

（1）治疗

1）分子靶向治疗：伊马替尼为第一代酪氨酸激酶抑制剂，可以有效阻止 BCR-ABL 融合基因阳性的细胞增殖；尼洛替尼、达沙替尼为第二代酪氨酸激酶抑制剂，治疗 CML 能获得更快更好的疗效，已逐渐成为治疗 CML-CP 的一线药物。

2）化学治疗：羟基脲为周期特异性抑制 DNA 合成药物，单独使用仅限于高龄患者或有合并症、不能耐受酪氨酸激酶抑制剂的患者。

3）干扰素：用于不适合酪氨酸激酶抑制剂和造血干细胞移植的患者，联合小剂量阿糖胞苷治疗。

4）造血干细胞移植：异基因造血干细胞移植是根治 CML 的方法，但在 CML 慢性期不作为一线治疗。

（2）预防：针对与白血病发病相关的致病因素进行预防。

细目六　白细胞减少症

1. 概述　白细胞减少症是指由多种原因引起的周围血白细胞持续低于 $4.0\times10^9/L$ 的一组综合征。

2. 病因　①粒细胞生成减少、成熟障碍。②粒细胞破坏过多。③粒细胞分布紊乱。

3. 临床表现

（1）症状：多数患者有头晕、乏力、食欲减退、低热、失眠多梦、腰痛等非特异性表现。

（2）血象：白细胞数一般为（2.0 ～ 4.0）$\times10^9/L$，中性粒细胞百分比正常或轻度减低，淋巴细胞相对增多；粒细胞可有核左移或右移，胞浆有毒性颗粒、空泡等改变。红细胞及血小板大致正常。

（3）骨髓象：可呈代偿性增生，或增生低下，或粒细胞成熟障碍等。

4. 诊断与鉴别诊断

（1）诊断：白细胞计数持续低于 $4.0\times10^9/L$；骨髓检查可观察粒细胞增生，除外其他血液病。

（2）鉴别诊断：需与白细胞不增多症白血病、急性再障等鉴别。

5. 治疗与预防

（1）治疗：①去除病因。②一般治疗。③控制感染。④糖皮质激素。⑤促进粒细胞生成药物：重组人集落刺激因子、维生素 B_4、核苷酸、鲨肝醇、利血生等。

（2）预防：通过病因防治；严格防止各种感染。

细目七　原发免疫性血小板减少症

1. 概述　原发免疫性血小板减少症（ITP）又称特发性血小板减少性紫癜，是一组免疫介导的血小板过度破坏所致的出血性疾病，以广泛皮肤、黏膜及内脏出血，血小板减少，骨髓巨核细胞发育成熟障碍，血小板生存时间缩短及血小板膜糖蛋白特异性自身抗体出现等为特征。

2. 病因 ①免疫因素（主要原因）。②感染。③脾功能的作用。④其他因素。

3. 临床表现

（1）急性型（儿童多见）

1）起病方式：多数患者发病前 1 ～ 2 周有上呼吸道等感染史，特别是病毒感染史。

2）出血：①皮肤、黏膜出血。②内脏出血（颅内出血是主要的死亡原因）。③其他（贫血甚至休克等）。

（2）慢性型（青年女性多见）

1）起病方式：起病隐匿，多在常规查血时偶然发现。

2）出血倾向：症状较轻，表现为皮肤、黏膜出血，如瘀点、紫癜、瘀斑及外伤后出血不止等。鼻出血、牙龈出血亦很常见。女性患者多以月经量过多为主要表现。

3）其他：长期月经量过多可出现失血性贫血。

4. 实验室检查

（1）血象：急性型发作期血小板计数常低于 20×10^9/L，慢性型常在（30 ～ 80）$\times10^9$/L。

（2）出凝血检查：出血时间延长；血块退缩不良；毛细血管脆性试验阳性；凝血时间正常；血小板寿命明显缩短。

（3）骨髓象：①急性型骨髓巨核细胞数量轻度增加或正常，慢性型骨髓巨核细胞显著增加。②巨核细胞发育成熟障碍，急性型尤为明显，表现为巨核细胞体积变小，胞质内颗粒减少，幼稚巨核细胞增加。③有血小板形成的巨核细胞显著减少（低于 30%）。④红系及粒、单核系正常。

（4）免疫学检测：多数可检出血小板相关抗体（PA IgG、IgM）及相关补体（PAC_3）。

5. 诊断与鉴别诊断

（1）诊断：①广泛出血累及皮肤、黏膜及内脏。②多次检查血小板计数减少。③脾不肿大或轻度肿大。④骨髓巨核细胞数增多或正常，有成熟障碍。⑤并具备下列 5 项中任何 1 项：泼尼松治疗有效；脾切除术治疗有效；血 PAIg 阳性；血 PAC_3 阳性；血小板寿命测定缩短。⑥排除继发性血小板减少症。

（2）鉴别诊断：确诊时需排除继发性血小板减少症。

6. 治疗与预防

（1）一般治疗：出血症状严重者，应卧床休息，防止创伤，避免使用可能引起血小板减少的药物。

（2）应用糖皮质激素：为首选的治疗药物，适用于急性型和慢性型发作期。

（3）免疫抑制剂：对糖皮质激素疗效不佳且不愿切脾者或脾切除术后疗效不佳者，可单一应用免疫抑制剂治疗，也可与小剂量糖皮质激素合用，常用长春新碱、环磷酰胺等。

（4）脾切除术：是慢性型患者重要的治疗方法。适应证：①经糖皮质激素治疗 3 ～ 6 个月无效。②对糖皮质激素疗效较差，或减少剂量即易复发。③对糖皮质激素有禁忌证者。④放射性核素标记血小板输入体内后，脾区的放射指数较高者。手术中切除副脾者疗效可能更好。一般认为脾切除后血小板数持续正常达半年以上者为治愈。

（5）其他治疗：①达那唑。②输新鲜血液。③大剂量球蛋白。④血浆置换。

（6）急性情况的处理：急性情况包括：①血小板低于 20×10^9/L。②出血严重、广泛。③疑有或已发生颅内出血。④近期将实施手术或分娩。处理措施：①输注血小板。②静脉注射免疫球蛋白。③应用甲泼尼龙。④血浆置换。

（7）预防：预防发病，预防出血。

细目八　骨髓增生异常综合征

1. 概述 骨髓增生异常综合征（MDS）是一组起源于造血干细胞，以病态造血及高风险向急细胞白血病转化为特征的血液病。

2. 病因 病因尚不明确。

3. 临床表现 ①贫血：表现为乏力、疲倦、活动后心悸气短；②并发各种感染等。

4. 实验室检查

（1）血象和骨髓象检查：持续性全血细胞减少，一系减少少见，多为红细胞减少，Hb＜100g/L，中性粒细胞＜1.8×10^9/L，血小板＜100×10^9/L；骨髓增生度多在活跃以上，1/3～1/2 患者达明显活跃以上，少部分呈增生减低。多数 MDS 患者出现两系以上病态造血。

（2）细胞遗传学检查：40%～70% 的 MDS 患者有克隆性染色体核型异常。

（3）病理检查：骨髓病理活检 MDS 患者在骨小梁旁区和间区出现 3～5 个或更多的呈簇状分布的原粒和早幼粒细胞。

（4）免疫学检查：可检测到骨髓细胞表型发生异常。

（5）分子生物学检测：可检出体细胞性基因突变。

5. 诊断与鉴别诊断

（1）诊断：贫血、出血、感染＋全血细胞减少＋骨髓病态造血＋病理学改变＋细胞遗传学异常。

（2）鉴别诊断

1）再生障碍性贫血：MDS 常需与慢性再生障碍性贫血鉴别。MDS 患者的网织红细胞可正常或升高，外周血可见到有核红细胞，骨髓病态造血明显，早期细胞比例不低或增加，染色体异常。

2）阵发性睡眠性血红蛋白尿症：可出现全血细胞减少和病态造血。

3）巨幼细胞贫血：由于叶酸、维生素 B_{12} 缺乏所致，补充后可纠正贫血。MDS 患者补充无效。

4）慢性髓细胞白血病（CML）：CML 的 Ph 染色体、BCR-ABL 融合基因检测为阳性。

6. 治疗与预防

（1）治疗：①支持治疗。②促造血治疗。③应用生物反应调节剂。④去甲基化药物。⑤联合化疗。⑥异基因造血干细胞移植：为目前唯一有治愈 MDS 可能性的治疗方法。

（2）预防：原发性 MDS 病因尚不清楚，无明确的预防措施。继发性 MDS 发病与接触烷化剂、放射线、有机毒物等有关，应避免接触。

第六单元　内分泌与代谢疾病

细目一　甲状腺功能亢进症

1. 概述 甲状腺毒症是指循环血液中甲状腺激素过多，引起以神经、循环、消化等系统兴奋性增高和代谢亢进为主要表现的一组临床综合征，分为甲亢型和非甲亢型。甲亢是指甲状腺腺体本身产生甲状腺激素过多而引起的甲状腺毒症。

2. 病因 病因主要是弥漫性毒性甲状腺肿（Graves 病，GD）、多结节性毒性甲状腺肿和甲状腺自主高功能腺瘤，其中 GD 是甲状腺功能亢进症的最常见病因。Graves 病为器官特异性自身免疫病。

3. 临床表现

（1）甲状腺毒症表现：①高代谢综合征（怕热多汗、皮肤潮湿、低热等）。②精神神经系统（神经过敏、多言好动、烦躁易怒等）。③心血管系统（心悸、气短、胸闷等）。④肌肉骨骼系统（肌无力和肌肉萎缩）。⑤其他（对称性黏液性水肿等）。

（2）甲状腺肿大：双侧甲状腺弥漫性、对称性肿大，质地表现不同，多柔软，无压痛，肿大的甲状腺随吞咽而上下移动。甲状腺上下极可触及震颤，闻及血管杂音，为甲亢的特异性体征。

（3）眼征

1）单纯性突眼：①轻度突眼：突眼度 19～20mm。② Stellwag 征：瞬目减少，炯炯发亮。③上睑挛缩，睑裂增宽。④ von Graefe 征：双眼向下看时，由于上眼睑不能随眼球下落，显现白色巩膜。⑤ Joffroy 征：眼球向上看时，前额皮肤不能皱起。⑥ Mobius 征：双眼看近物时，眼球辐辏不良。

2）浸润性突眼：多见于成年男性，常有明显症状，如眼内异物感、眼部胀痛、畏光、流泪、复视及视力减退等。

（4）特殊表现

1）甲状腺危象：诱因有感染、手术、创伤、精神刺激及放射性碘治疗等。临床表现为体温超过 39℃，心率＞140 次/分，烦躁不安，大汗淋漓，厌食，恶心呕吐，腹泻，继而出现虚脱、休克、嗜睡或谵妄，甚至昏迷。

2）淡漠型甲亢：多见于老年人，起病隐匿，全身症状明显，以纳差、乏力、消瘦、淡漠为主要表现，高代谢表现、甲状腺肿大及眼征不明显。

3）亚临床甲亢。

4）甲状腺毒症性心脏病。

5）妊娠期甲亢。

6）胫前黏液性水肿。

4. 实验室检查及其他检查

（1）血清甲状腺激素测定：① TT_3 和 TT_4：TT_3 较 TT_4 更为灵敏，更能反映本病的程度与预后。② FT_3 和 FT_4：游离甲状腺激素是实现该激素生物效应的主要部分，且不受血中 TBG 浓度和结合力的影响，是诊断甲亢的首选指标。

（2）TSH 测定：是反映甲状腺功能最敏感的指标，也是反映下丘脑－垂体－甲状腺轴功能，鉴别原发性与继发性甲亢的敏感指标。

（3）甲状腺自身抗体测定：TSH 受体抗体（TRAb）阳性率 75%～96%，是确定甲亢病因、诊断 GD 的指标之一。

（4）甲状腺摄 ^{131} 碘率：主要用于甲状腺毒症的病因鉴别。

（5）其他检查：超声、CT、MRI 等有助于甲状腺、异位甲状腺肿和球后病变性质的诊断。

5. 诊断与鉴别诊断

（1）诊断

1）甲亢：①高代谢症状和体征。②甲状腺肿大。③血清 TT_3、FT_3、TT_4、FT_4 增高，TSH 减低。具备以上三项诊断即可成立。

2）GD：①甲亢。②甲状腺弥漫性肿大（触诊和 B 超证实）。③眼球突出和其他浸润性眼征。④胫前黏液性水肿。⑤ TRAb、TSAb 阳性。⑥ TGAb、TPOAb 阳性。①②项为诊断必备条件，少数病例可以无甲状腺肿大。③～⑤项虽为诊断的辅助条件，但是 GD 甲亢诊断的重要依据。⑥项虽非本病的致病性抗体，但提示本病的自身免疫病因。

（2）鉴别诊断

1）亚急性甲状腺炎：发病与病毒感染有关。多有发热，短期内甲状腺肿大，触之坚硬而疼痛。

2）慢性淋巴细胞性甲状腺炎：发病与自身免疫有关。多见于中年女性，甲状腺弥漫肿大，尤其是峡部肿大更为明显，质较坚实。本病常可逐渐发展成甲减。

6. 治疗与预防

（1）治疗措施：适当休息，避免精神紧张及过度劳累。

（2）甲状腺功能亢进的治疗

1）抗甲状腺药物：硫脲类（如丙硫氧嘧啶）和咪唑类（如甲巯咪唑和卡比马唑）。

适应证：①病情轻、中度患者。②甲状腺轻、中度肿大。③年龄低于 20 岁。④孕妇、高龄或由于其他严重疾病不适宜手术者。⑤手术前和 ^{131} 碘放射治疗前的准备。⑥手术后复发且不适宜 ^{131} 碘放射治疗者。

停药指征：①肿大的甲状腺明显缩小。②所需的药物维持量小。③血 T_3、T_4、TSH 测定长期在正常范围内。④ TSAb 或 TRAb 转阴。

2）^{131} 碘放射治疗：主要并发症为甲状腺功能减退。

适应证：①成人 GD 伴甲状腺肿大Ⅱ度以上。② ATD 治疗失败或过敏。③甲亢手术后复发。④甲状腺毒症性心脏病或甲亢伴其他病因的心脏病。⑤甲亢合并白细胞和（或）血小板减少或全血细胞减少。⑥老年甲亢。⑦甲亢合并糖尿病。⑧毒性多结节性甲状腺肿。⑨自主功能性甲状腺结节合并甲亢。

禁忌证：妊娠和哺乳期妇女。

3）手术治疗：实施个体化甲状腺次全切除术等。

适应证：①中、重度甲亢，长期服药无效，停药后复发，或不愿长期服药者。②甲状腺显著肿大，压迫邻近器官。③胸骨后甲状腺肿伴甲亢者。④结节性甲状腺肿伴甲亢者

禁忌证：①伴严重 Graves 眶病。②合并较重心、肝、肾疾病，不能耐受手术。③妊娠初 3 个月和第 6 个月以后。

4）其他治疗：① β 受体阻断剂适用于各类甲亢。②复方碘液仅适用于甲状腺危象及手术前准备。

（3）Graves 眶病的治疗：①畏光：戴有色眼镜。②角膜异物感：人工泪液。③保护角膜：夜间遮盖。④眶周水肿：抬高床头。⑤轻度复视：棱镜矫正。⑥强制性戒烟。⑦有效控制甲亢。

（4）甲状腺危象的治疗：积极治疗甲亢是预防危象发生的关键。

（5）预防：预防发病，规范治疗，预防危象与致残。

细目二　甲状腺功能减退症

1. 概述　甲减是由于甲状腺结构和功能异常，导致甲状腺激素分泌及合成减少，或发生甲状腺激素抵抗，引起全身代谢减低的临床综合征。临床以全身低代谢表现，以及血清低 T_4、低 T_3 和高 TSH 表现为主，主要病理改变为黏多糖在组织和皮肤堆积，呈黏液性水肿。

2. 病因　①自身免疫性损伤（最常见的原因）。②甲状腺破坏。③摄碘过量。④抗甲状腺药物。

3. 临床表现

（1）病史特点：有 ^{131} 碘放射治疗史、甲状腺手术史、桥本甲状腺炎及 Graves 病等病史或甲状腺疾病家族史。

（2）症状：以代谢率减低和交感神经兴奋性下降为主，典型症状有怕冷、少汗、乏力、手足肿胀感、嗜睡、记忆力减退、关节疼痛、体重增加、便秘、女性月经紊乱或月经过多、不孕等。

（3）体征：典型体征有面色苍白、表情呆滞、反应迟钝、声音嘶哑、听力障碍、颜面及眼睑水肿、唇厚、舌大常有齿痕（甲减面容），皮肤干燥、粗糙，皮温低，毛发稀疏干燥，脉率缓慢，跟腱反射时间延长等。

4. 实验室检查及其他检查

（1）甲状腺功能检查：原发性甲减者血清 TSH 增高，血清总 T_4（TT_4）、游离 T_4（FT_4）均降低。三者升降的程度与病情严重程度相关。血清总 T_3（TT_3）、游离 T_3（FT_3）早期正常，晚期减低。

（2）自身抗体检查：甲状腺过氧化物酶抗体（TPO-Ab）和甲状腺球蛋白抗体（TgAb）是诊断自身免疫甲状腺炎（包括桥本甲状腺炎、萎缩性甲状腺炎）的主要指标。

（3）其他：可有轻、中度贫血，血清总胆固醇升高。

5. 诊断　有甲减的症状和体征，血清 TSH 增高，TT_4、FT_4 均降低，即可诊断原发性甲减。

6. 治疗与预防

（1）治疗

1）治疗目标：①临床症状和体征缓解，生活质量改善。②血清 TSH、TT_4、FT_4 逐渐恢复到正常范围。

2）药物治疗：主要措施为甲状腺素补充或替代治疗。左甲状腺素（L-T_4）是目前最常用的药物。

3）亚临床甲减的治疗：根据患者不同年龄、婚育情况进行分层治疗。

4）黏液性水肿昏迷的治疗：①去除或治疗诱因。②补充甲状腺激素。③应用糖皮质激素。④对症治疗。

（2）预防：维持碘摄入量在尿碘 100 ～ 199μg/L 安全范围是防治甲减的基础预防措施。

细目三 糖尿病

1. 概述

（1）概念：糖尿病（DM）是一组由于胰岛素分泌和（或）作用缺陷所引起的，以慢性血葡萄糖（血糖）水平增高为特征的代谢性疾病。典型症状有多饮、多食、多尿、消瘦等。

（2）分类：①1 型糖尿病（T1DM）：B 细胞破坏，常导致胰岛素绝对缺乏。②2 型糖尿病（T2DM）：从以胰岛素抵抗为主伴胰岛素分泌不足到以胰岛素分泌不足为主伴胰岛素抵抗。③其他特殊类型糖尿病。④妊娠期糖尿病。

2. 病因 总的来说，遗传因素及环境因素共同参与其发病过程。

3. 临床表现及并发症

（1）临床表现

1）无症状期：糖耐量减低（IGT）和空腹血糖受损（IFG）被认为是糖尿病的前期状态。

2）典型症状："三多一少"，即多尿、多饮、多食和体重减轻。

3）其他：反应性低血糖可为首发表现，可有皮肤瘙痒，尤其是外阴瘙痒等。

（2）并发症

1）急性并发症：常见酮症酸中毒、高渗高血糖综合征、乳酸性酸中毒等。

2）慢性并发症

①大血管病变：动脉粥样硬化的患病率较高。

②微血管病变：是糖尿病的特异性并发症。a. 糖尿病肾病：是 T1DM 患者的主要死亡原因。b. 糖尿病性视网膜病变：是失明的主要原因之一。c. 其他：糖尿病心肌病，可诱发心力衰竭、心律失常、心源性休克和猝死。

③神经系统并发症：a. 中枢神经系统并发症。b. 周围神经病变：最常见，通常为对称性，下肢较上肢严重，病情进展缓慢。c. 自主神经病变：较常见，并可较早出现，影响胃肠、心血管、泌尿生殖系统功能。

④糖尿病足。

⑤其他：白内障、青光眼等。

4. 实验室检查及其他检查

（1）糖代谢相关检查：①尿糖测定：为诊断的重要线索，但非诊断依据。②血糖测定：是诊断的主要依据，也是长期监控病情和判断疗效的主要指标。③口服葡萄糖耐量试验（OGTT）。④糖化血红蛋白 A_1（$GHbA_1$）测定，是监测糖尿病病情的重要指标。$GHbA_1 \geq 65g/L$ 有助于糖尿病的诊断。

（2）胰岛功能检测：①胰岛素释放试验。② C 肽释放试验。③其他（静脉注射葡萄糖 – 胰岛素释放试验、胰升糖素 –C 肽刺激试验）。

（3）并发症相关检查：根据病情需要，选用血脂四项、肝肾功能等。

（4）自身免疫反应的标志性抗体检测：ICA、IAA 和 GAD–Ab 测定。

5. 诊断与鉴别诊断

（1）诊断线索："三多一少" 症状 + 血糖异常升高为依据。

（2）诊断标准：见下表。

DM、IFG 和 IGT 的诊断标准（1999 年，WHO）

诊断类型	血糖〔mmol/L（mg/dL）〕
糖尿病（DM）	FPG ≥ 7.0（126），或 OGTT 2h PG 或随机血糖≥ 11.1（200）
空腹血糖受损（IFG）	FPG ≥ 6.1 ～ 7.0（110 ～ 126），且 2h PG ＜ 7.8（140）
糖耐量减低（IGT）	FPG ＜ 7.0（126），且 OGTT 2h PG ≥ 7.8 ～ 11.1（140 ～ 200）

注：FPG 为空腹血糖，PG 为随机血糖，随机指餐后任何时间。注意随机血糖不能用于诊断 IFG 和 IGT。

（3）分型诊断

1 型糖尿病与 2 型糖尿病的鉴别要点

鉴别要点	1 型糖尿病	2 型糖尿病
年龄	多见于儿童和青少年	多见于中老年
起病	急	多数缓慢
症状（三多一少）	明显	较轻或缺如
酮症酸中毒	易发生	少见
自身免疫性抗体	阳性率高	阴性
血浆胰岛素和 C 肽	低于正常	正常、高于正常或轻度降低
治疗原则	必须胰岛素基础治疗	基础治疗、口服降糖药，必要时用胰岛素

（4）并发症和伴发病诊断：经常伴随出现的有肥胖、高血压、血脂异常等。

（5）鉴别诊断：肾性糖尿和继发性糖尿病。

6. 治疗与预防

（1）治疗目标：纠正代谢紊乱，使血糖、血脂、血压降至正常或接近正常，消除症状，防止或延缓并发症，提高生活质量，延长寿命。具体目标见下表。

中国 2 型糖尿病的控制目标

项目	目标值
血糖 *〔mmol/L（mg/dL）〕	空腹 3.9 ～ 7.2（70 ～ 130），非空腹＜ 10.0（180）
HbA1c（g/L）	＜ 70
血压（mmHg）	＜ 130/80
HDL-C〔mmol/L（mg/dL）〕	男性＞ 1.0（40），女性＞ 1.3（50）
TG（mmol/L）	＜ 1.7（150mg/dL）
LDL-C〔mmol/L（mg/dL）〕	未合并冠心病＜ 2.6（100），合并冠心病＜ 1.8（70）
体重指数（BMI，kg/m^2）	＜ 24
尿白蛋白 / 肌酐比值〔mg/mmol（mg/g）〕	男性＜ 2.5（22），女性＜ 3.5（31）
尿白蛋白排泄率〔μg/min（mg/d）〕	＜ 20（30）
主动有氧活动（分钟 / 周）	≥ 150

注：* 表示毛细血管血糖。

（2）治疗措施

1）糖尿病教育。

2）医学营养治疗。

3）运动疗法。

4）血糖监测。

5）口服降糖药物治疗

①促胰岛素分泌剂

a. 磺脲类（SUs）：主要作用为刺激胰岛 B 细胞分泌胰岛素。

适应证：作为单药治疗主要用于新诊断的 T2DM 非肥胖患者、用饮食和运动治疗血糖控制不理想时。

禁忌证：T1DM，有严重并发症或晚期 B 细胞功能很差的 T2DM，儿童糖尿病等。

不良反应：①低血糖反应（最常见）。②体重增加。③皮肤过敏反应。④消化系统症状。⑤心血管系统症状。

常用药物：格列吡嗪和格列齐特的控释片，早餐前半小时服用。

b. 格列奈类：快速作用的胰岛素促分泌剂，主要用于控制餐后高血糖。较适合于 T2DM 早期餐后高血糖阶段或以餐后高血糖为主的老年患者。可单独使用或与二甲双胍、胰岛素增敏剂等联合使用。禁忌证与 SUs 相同。常用瑞格列奈或那格列奈。

②双胍类：主要作用机制为抑制肝葡萄糖输出，也可改善外周组织对胰岛素的敏感性，增加对葡萄糖的摄取和利用。

适应证：① T2DM 尤其是无明显消瘦的患者，以及伴血脂异常、高血压或高胰岛素血症的患者，作为一线用药。② T1DM 与胰岛素联合应有可能减少胰岛素用量和血糖波动。

禁忌证：①肾、肝、心、肺功能减退及高热患者禁忌，慢性胃肠病、慢性营养不良、消瘦者不宜使用本药。② T1DM 不宜单独使用本药。③ T2DM 合并急性严重代谢紊乱、严重感染、外伤、大手术、孕妇及哺乳期妇女等。④对药物过敏或有严重不良反应者。⑤酗酒者。⑥肌酐清除率低于 60mL/min 时不宜应用。

不良反应：①消化道反应。②皮肤过敏反应。③乳酸性酸中毒：为最严重的副作用。二甲双胍极少引起乳酸性酸中毒。

③噻唑烷二酮类（TZDs，格列酮类）：为胰岛素增敏剂，能明显减轻胰岛素抵抗，可单独使用或与其他降糖药物合用。常用罗格列酮或吡格列酮。

适应证：T2DM 患者，尤其是肥胖、胰岛素抵抗明显者。

禁忌证：不宜用于 T1DM、孕妇、哺乳期妇女和儿童。

不良反应：水肿、体重增加，有心脏病、心力衰竭倾向或肝病者不用或慎用。单独应用不引起低血糖。

④ α－葡萄糖苷酶抑制剂（AGI）：抑制 α－葡萄糖苷酶，延迟碳水化合物吸收，降低餐后高血糖。为治疗 T2DM 一线药物，尤其适用于空腹血糖正常而餐后血糖明显升高者，可单独用药或与其他降糖药物合用。

6）胰岛素治疗

适应证：① 1 型糖尿病。② 2 型糖尿病经饮食、运动和口服降糖药治疗未获得良好控制者。③糖尿病酮症酸中毒、高渗性昏迷和乳酸性酸中毒伴高血糖时。④各种严重的糖尿病急性或慢性并发症。⑤手术、妊娠和分娩。⑥ 2 型糖尿病 B 细胞功能明显减退者。⑦某些特殊类型糖尿病。目前主张 2 型糖尿病患者早期使用胰岛素，以保护 B 细胞功能。

使用原则：早晚使用胰岛素，以保护 B 细胞功能；小剂量开始，个性化，及时调整剂量。

不良反应：低血糖（最常见）、过敏反应、局部反应（注射局部红肿、皮下脂肪萎缩或增生）、胰岛素水肿。

7）手术治疗：通过腹腔镜操作的减肥手术。

8）并发症治疗：①糖尿病肾病应用 ACEI 或 ARB。②糖尿病视网膜病变可使用羟基苯磺酸钙、ACEI、ARB、蛋白质激酶 C-β 抑制剂等。③糖尿病周围神经病变可用甲基维生素 B_{12}、肌醇、α－硫辛酸及对症治疗。④糖尿病足，积极治疗血管病变和末梢神经。

9）胰腺移植和胰岛细胞移植：仅限于伴终末期肾病的 1 型糖尿病患者。

（3）预防：强调三级预防。

细目四　糖尿病酮症酸中毒

1. 概念　糖尿病酮症酸中毒（DKA）是由于糖尿病患者发生胰岛素重度缺乏及升糖激素异常升高，引起糖、脂肪、蛋白质代谢紊乱，出现以高血糖、酮症、代谢性酸中毒和脱水为主要表现的严重急性并发症，为最常见的糖尿病急症。

2. 病因　本症多发生在 1 型糖尿病。常见诱因有各种感染、胰岛素治疗中断或不适当减量。

3. 临床表现 DKA 分为三个临床阶段：①早期血酮升高称酮血症，尿酮排出增多称酮尿症，统称为酮症期。②代偿性酮症酸中毒，晚期血 pH 值下降，为失代偿性酮症酸中毒，称为酮症酸中毒期。③病情进一步发展，出现神志障碍，甚至昏迷，称为糖尿病酮症酸中毒昏迷。

酮症早期表现为“三多一少”症状加重，伴有明显疲倦等症状。酸中毒时则出现食欲减退，恶心呕吐，极度口渴，尿量增多，呼吸深快，呼气有烂苹果味。后期尿少、失水等。晚期常有不同程度的意识障碍等。

4. 实验室检查 尿糖及尿酮呈强阳性。血糖为 16.7 ～ 33.3mmol/L，甚至更高；初期血钾可正常或升高，治疗后钾可迅速下降。

5. 诊断 “三多一少”症状加重，有恶心、厌食、酸中毒、脱水、休克、昏迷，尤其是呼出气有酮味（烂苹果味）、血压低而尿量多者，不论有无糖尿病病史，均应考虑本症的可能。早期诊断是决定治疗成败的关键。

6. 治疗与预防

（1）治疗原则：快速静脉补液恢复有效循环血容量，以适当速度降低血糖，纠正电解质及酸碱平衡失调，积极查明和消除诱因，防治并发症，降低病死率。

（2）救治措施

1）静脉补液：补液是治疗的关键环节，常规首先补充 0.9% 氯化钠注射液，当血糖下降至 13.9mmol/L 时可开始应用含糖的液体如 5% 葡萄糖注射液，并按每 2～4g 葡萄糖加入 1U 短效胰岛素比例应用胰岛素。

2）应用胰岛素：目前采用持续小剂量（短效）胰岛素治疗方案，即每小时每千克体重给予 0.1U 胰岛素，使血清胰岛素浓度恒定达到 100 ～ 200μU/mL。

3）纠正电解质及酸碱平衡失调：①纠正酸中毒：严重酸中毒者，血 pH 值低于 7.1，HCO_3^- 低于 5mmol/L 者应给予补碱治疗，但补碱不宜过多、过快，常用 5% 碳酸氢钠注射液。②纠正低血钾：补钾应根据血钾和尿量。

4）去除诱因及防治并发症：防治脏器功能衰竭，控制感染。

（3）预防：①规范、有效控制血糖。②及时防治感染等并发症和其他诱因。③掌握胰岛素治疗的适应证。④通过健康教育与随访，要求患者不可随意自行调整胰岛素用量。

细目五　血脂异常

1. 概述 血浆中脂质的量和质发生异常，一般指血浆胆固醇（CH）或（和）甘油三酯（TG）升高，或高密度脂蛋白胆固醇（HDL-C）降低，也称为血脂紊乱，但不能用“高脂血症”代替该疾病。

2. 分类 ①高胆固醇血症（仅总胆固醇↑）。②高甘油三酯血症（仅甘油三酯↑）。③混合型高脂血症（总胆固醇、甘油三酯二者↑）。④低高密度脂蛋白血症（仅高密度脂蛋白胆固醇↓）。

3. 临床表现 高峰年龄为 50～69 岁，血脂异常主要表现为黄色瘤、早发性角膜环及脂血症眼底改变，以黄色瘤较为常见。

4. 实验室检查 测定空腹（12 小时以上）血浆或血清血脂四项是诊断的主要方法。

5. 诊断 家族史及个人生活方式、体检等可提供诊断线索，实验室检测可明确诊断。诊断标准见下表。

中国 ASCVD 一级预防人群血脂合适水平和异常分层标准 [mmol/L（mg/dL）]

分层	TC	LDL-C	HDL-C	非 HDL-C	TG
理想水平		＜ 2.6（100）		＜ 3.4（130）	
合适水平	＜ 5.2（200）	＜ 3.4（130）		＜ 4.1（160）	＜ 1.7（150）
边缘升高	≥ 5.2（200） 且＜ 6.2（240）	≥ 3.4（130） 且＜ 4.1（160）		≥ 4.1（160） 且＜ 4.9（190）	≥ 1.7（150） 且＜ 2.3（200）
升高	≥ 6.2（240）	≥ 4.1（160）		≥ 4.9（190）	≥ 2.3（200）
降低			＜ 1.0（40）		

6. 治疗与预防

（1）治疗原则：①根据患者个体ASCVD危险程度，决定是否启动药物治疗。②以生活方式干预为基础。③将控制LDL-C水平达标作为防控ASCVD危险的首要干预靶点。④明确患者个体干预目标值，并使调脂治疗达到目标值。⑤调脂药物首选他汀类。⑥可与其他调脂药物如依折麦布或中药制剂联合使用。

（2）治疗性生活方式干预：①控制饮食。②改善生活方式。

（3）药物治疗

1）主要降低胆固醇的药物：①他汀类：是目前首选的降胆固醇药物。适用于高胆固醇血症、混合性高脂血症和ASCVD患者。目前常用药物有阿托伐他汀、瑞舒伐他汀、氟伐他汀等。②肠道胆固醇吸收抑制剂：常用依折麦布。单药或与他汀类联合治疗高胆固醇血症、以胆固醇升高为主的混合性高脂血症。禁用于妊娠期和哺乳期妇女。③胆酸螯合剂：适用于高胆固醇血症、以胆固醇升高为主的混合性高脂血症。常用考来烯胺等。④普罗布考：适用于高胆固醇血症。

2）主要降低甘油三酯的药物：贝特类、烟酸类、高纯度鱼油制剂和新型调脂药物。

（4）其他治疗：脂蛋白血浆置换、肝移植和其他手术治疗。

（5）预防：从小养成健康合理的饮食习惯，避免过多摄入高胆固醇、高油脂、高糖食物。

细目六 高尿酸血症与痛风

1. 概述 高尿酸血症（HUA）是由于嘌呤代谢障碍，尿酸生成过多或（和）尿酸排泄减少引起血尿酸水平超过420μmol/L的代谢性疾病。痛风是由于尿酸盐沉积所致的异质性疾病。

2. 病因和分类

（1）病因

1）高尿酸血症的发病原因：①尿酸生成增多。②尿酸排泄减少。

2）痛风的发病原因：①高尿酸血症。②遗传因素。③其他（某些疾病如肾脏疾病、恶行肿瘤化疗等）。

（2）分类

1）高尿酸血症分为：①原发性高尿酸症。②继发性高尿酸症。

2）痛风分为：①原发性痛风。②继发性痛风。③特发性痛风。

3. 临床表现

（1）无症状期：仅有一过性或持续性高尿酸血症等。

（2）急性发作期：急性关节炎，多是首发症状。起病急骤，多在午夜剧痛而惊醒，呈刀割样。单侧第一跖趾关节疼痛最常见，其余依次为足底等。

（3）痛风石：痛风石是痛风的特征性表现，典型部位在耳郭，也常见于反复发作的关节周围，以及尺骨鹰嘴、滑车和跟腱内。

（4）肾脏病变：表现为痛风性肾病及尿酸性肾石病、急性肾衰竭等。

（5）眼部病变：有睑缘炎、眼睑皮下组织痛风石等。

4. 实验室检查及其他检查

（1）血尿酸测定：血尿酸超过420μmol/L为高尿酸血症，但血尿酸水平波动性较大。

（2）尿尿酸测定：检测目的是判断高尿酸血症的主要原因是尿酸生成增多还是尿酸排泄减少。

（3）X线检查：痛风患者可见病变周围软组织肿胀，关节软骨及骨皮质破坏。典型者表现为骨质穿凿样或虫蚀样缺损。

（4）滑囊液或痛风石内容物检查：偏振光显微镜下可见双折光的针形尿酸盐结晶。

（5）关节超声：能较敏感地发现尿酸盐沉积征象，超声检查关节肿胀患者有双轨征或不均匀低回声与高回声混合团块影，可辅助诊断痛风。

（6）关节CT或MRI检查：受累部位可见高密度痛风石，可辅助诊断痛风。

5. 诊断与鉴别诊断

（1）诊断

1）高尿酸血症：日常嘌呤饮食状态下，非同日 2 次空腹血尿酸水平超过 420μmol/L，即可诊断。

2）痛风：在高尿酸血症基础上，出现特征性关节炎表现，尿路结石，或肾绞痛发作，即应考虑痛风；如在滑囊液及痛风石中找到尿酸盐结晶，即可确诊。

（2）鉴别诊断

1）类风湿关节炎：以青中年女性多见，好发于小关节和腕、踝、膝关节，伴明显晨僵。血尿酸不高，但有高滴度的类风湿因子。X 线检查示关节面粗糙，间隙狭窄，甚至关节面融合。

2）风湿性关节炎：多见于年轻女性，表现为大关节游走性、对称性红、肿、热、痛，无关节畸形，可伴其他风湿活动的临床表现及实验室依据，如血沉增快、抗链球菌溶血素“O”增高等。

3）创伤性关节炎及化脓性关节炎：前者有外伤史，后者伴发热、白细胞增高等全身感染中毒症状。血、尿尿酸均正常。

6. 治疗与预防

（1）治疗目标：控制高尿酸血症，预防尿酸盐结晶形成，快速有效控制急性关节炎，保护关节与肾功能。

（2）高尿酸血症的治疗

1）非药物治疗：进行健康教育，鼓励并督促患者改变生活方式和饮食习惯，是治疗高尿酸血症的基础。

2）药物治疗：①促尿酸排泄药：常用药物有苯溴马隆。②抑制尿酸生成药物：别嘌醇、非布司他。③碱性药物。④新型降尿酸药：拉布立酶、普瑞凯希。

3）其他治疗：对于继发性高尿酸血症患者，积极治疗原发病。

（3）痛风的治疗

1）非药物治疗：同高尿酸血症的非药物治疗。

2）药物治疗

①急性发作期的治疗：尽早（24 小时以内）使用非甾体消炎药、秋水仙碱和糖皮质激素可有效抗炎镇痛。

②发作间歇期和慢性期的治疗：在急性发作缓解 2 周后，从小剂量开始应用降尿酸药，逐渐加量，根据血尿酸的目标水平调整至最小有效剂量并长期甚至终身维持。

3）伴发疾病的治疗：良好控制伴发疾病，防止代谢异常互相影响。

4）手术治疗：根据个体病情需要，必要时可手术剔除痛风石，矫正残毁关节。

（4）预防：原发性高尿酸血症及痛风的预防，以改善生活方式、改善饮食结构、保证每日饮水量及排尿量为主，保持标准体重，并对其他代谢指标如血脂、血糖及血压加以监测。

第七单元　结缔组织病

细目一　类风湿关节炎

1. 概述　类风湿关节炎是以对称性多关节炎为主要临床表现的异质性、系统性、自身免疫性疾病。多发生于中年女性，男女之比为 1∶3。

2. 病因与发病机制　病因与环境因素、遗传易感性有关。免疫功能紊乱被认为是 RA（类风湿关节炎）的主要发病机制。

3. 病理　RA 的基本病理改变是滑膜炎。急性期滑膜表现为渗出性和细胞浸润性；慢性期形成许多绒毛样突起，对关节造成破坏、畸形、功能障碍。

4. 临床表现

（1）关节表现：①晨僵：晨僵持续时间和关节炎症的程度呈正比。它常被作为观察本病活动指标之一。②关节痛与压痛：关节痛是最早出现的症状。最常出现的部位为腕关节、掌指关节、近端指间关节，其次是足趾、膝、踝、肘、肩等关节。③关节肿胀。④关节畸形。⑤特殊关节。⑥关节功能障碍。

（2）关节外表现：①类风湿结节：是较常见的关节外表现。发现类风湿结节提示 RA 处于活动期。②类风湿血管炎：系统性血管炎少见，可查见指甲下或指端的小血管炎，其表现和滑膜炎的活动性无直接相关性。③肺脏受累表现：肺间质病变、结节样改变、Caplan 综合征、胸膜炎。④心脏受累表现：急性和慢性的 RA 患者都可以出现心脏受累，其中心包炎最常见。⑤神经系统表现：神经受压是 RA 患者出现神经系统表现的主要原因，受压的周围神经病变与相应关节的滑膜炎的严重程度相关。⑥血液系统表现：贫血的程度与病情活动度相关，尤其是与关节的炎症程度相关。⑦ Felty 综合征：是指 RA 患者伴有脾大、中性粒细胞减少，甚至有贫血和血小板减少。⑧干燥综合征：口干、眼干是此综合征的主要表现。

5. 实验室检查及其他检查

（1）血液一般检查：有轻度至中度贫血，多呈正红细胞正色素性贫血，活动期血小板可增高，白细胞计数及分类大多正常。

（2）炎性标记物：可判断类风湿关节炎活动程度。活动期血沉增快，C 反应蛋白升高。

（3）自身抗体检测：自身抗体有利于 RA 与其他炎性关节炎的鉴别，包括抗环瓜氨酸肽（CCP）抗体、抗核周因子（APF）抗体等。①类风湿因子（RF）：见于约 70% 的患者，滴度一般与本病的活动性和严重性呈比例。②抗角蛋白抗体谱：抗 CCP 抗体对 RA 的诊断敏感性和特异性高，有助于 RA 的早期诊断。

（4）关节影像学检查

1）X 线摄片：首选双手指及腕关节摄片检查。骨损害的 X 线表现分为四期：

Ⅰ期：可见关节周围软组织肿胀或关节端骨质疏松。

Ⅱ期：可见关节间隙狭窄。

Ⅲ期：可见关节面出现虫蚀样破坏。

Ⅳ期：可见关节脱位或半脱位或关节强直（纤维性强直或骨性强直）。

2）CT 和 MRI：CT 有助于发现早期骨侵蚀和关节脱位。MRI 有助于发现关节内透明软骨、滑膜、肌腱、韧带和脊髓病变。

（5）关节滑液检查：滑液增多，微浑浊，黏稠度降低，白细胞升高。

（6）关节镜及针刺活检：关节镜对诊断及治疗均有价值，针刺活检操作简单、创伤小。

6. 诊断与鉴别诊断

（1）诊断：①晨僵持续至少 1 小时（≥ 6 周）。② 3 个或 3 个以上关节肿（≥ 6 周）。③腕关节或掌指关节或近端指间关节肿（≥ 6 周）。④对称性关节肿（≥ 6 周）。⑤类风湿皮下结节。⑥手和腕关节的 X 线片有关节端骨质疏松和关节间隙狭窄。⑦类风湿因子阳性（该滴度在正常的阳性率低于 5%）。上述 7 项中，符合 4 项即可诊断。

（2）鉴别诊断

1）骨关节炎：①发病年龄多在 50 岁以上。②主要累及膝、髋等负重关节和手指远端指间关节。③关节活动后疼痛加重，经休息后明显减轻。④血沉轻度增快，RF 阴性。⑤ X 线检查显示关节边缘呈唇样骨质增生或骨疣形成。

2）痛风性关节炎：①患者多为成年男性。②关节炎的好发部位为第一跖趾关节。③伴有高尿酸血症。④关节附近或皮下可见痛风结节。⑤血清自身抗体阴性。

3）强直性脊柱炎：①青年男性多见，起病缓慢。②主要侵犯骶髂关节及脊柱，或伴有下肢大关节的非对称性肿胀和疼痛。③ X 线片可见骶髂关节侵蚀、破坏或融合。④ 90% ～ 95% 患者 HLA-B27 阳性而 RF 为阴性。⑤有家族发病倾向。

4）系统性红斑狼疮：① X 线检查无关节骨质改变。②患者多为女性。③常伴有面部红斑等皮肤损害。④多数有肾损害或多脏器损害。⑤血清抗核抗体和抗双链 DNA 抗体显著增高。

7. 治疗与预防

（1）治疗原则：强调早期治疗、联合用药和个体化原则。

（2）治疗措施

1）一般治疗：适当的关节功能锻炼、物理疗法。

2）药物治疗

①非甾体抗炎药（NSAID）：具有镇痛消肿作用，应与改变病情的抗风湿药联合使用。常用药物如塞来昔布、美洛昔康、双氯芬酸。

②改变病情的抗风湿药（DMARD）：较 NSAID 发挥作用慢，有改善和延缓病情进展的作用。一般首选甲氨蝶呤（MTX），并作为联合治疗的基本药物。

③糖皮质激素：具有良好的抗炎作用。

④植物药制剂：常用的植物药制剂包括雷公藤多苷、青藤碱、白芍总苷等。

3）外科手术治疗：关节置换术、滑膜切除术。

（3）预防：预防发病、预防肢体功能残疾。

细目二　系统性红斑狼疮

1. 概述　系统性红斑狼疮是多系统损害的慢性系统性自身免疫疾病，其血清中出现以抗核抗体为代表的多种自身抗体。病程以病情缓解和急性发作交替为特点，有肾及中枢神经系统损害者预后较差。

2. 病因　系统性红斑狼疮发病与遗传因素、环境因素、内分泌因素有关。

3. 病理　基本病理改变是炎症反应和血管异常，坏死性血管炎，可发生于任何器官。

4. 临床表现

（1）全身表现：常见症状为发热，以低中度热为常见，可表现为各种热型。其他有乏力、体重下降等。

（2）皮肤与黏膜表现：皮疹最常见，包括颊部蝶形红斑、盘状红斑，指掌部和甲周红斑，指端缺血，面部及躯干皮疹等，其中以颊部蝶形红斑最具特征性。

（3）浆膜炎：包括双侧中小量胸腔积液和（或）心包积液。

（4）肌肉骨骼表现：关节痛是常见的症状之一，出现在指、腕、膝关节。常出现对称性多关节肿痛。

（5）狼疮肾炎（LN）：是 SLE 最常见、最严重的临床表现。肾衰竭是 SLE 常见的死亡原因。

（6）心血管损害：气促、心前区不适、心律失常。

（7）肺损害：可发生狼疮肺炎。

（8）神经系统损害：即神经精神狼疮（NP-SLE），轻者仅有偏头痛、性格改变、记忆力减退或轻度认知障碍。

（9）消化系统表现：消化系统表现可为首发症状。

（10）血液系统表现：活动性 SLE 患者血红蛋白下降、白细胞和（或）血小板减少常见。

（11）抗磷脂抗体综合征：动脉和（或）静脉血栓形成，习惯性自发性流产，血小板减少，抗磷脂抗体阳性。

（12）干燥综合征：有唾液腺和泪腺功能不全。

（13）眼部表现：出血、视乳头水肿、视网膜渗出物等。

5. 实验室检查及其他检查

（1）一般检查：血常规检查可有贫血、白细胞减少和（或）血小板减少。

（2）自身抗体

1）抗核抗体（ANA）：呈阳性。

2）抗双链 DNA（dsDNA）抗体：特异性强，对确诊 SLE 和判断其活动性有较大参考价值。

3）抗 Sm 抗体：为标志性抗体之一，特异性强，可作为回顾性诊断的依据。

4）抗磷脂抗体：阳性率为 30% ～ 40%。

5）抗核糖体 P 蛋白抗体：阳性率约为 15%。

6）其他自身抗体：20% ～ 40% 患者类风湿因子阳性。

（3）补体：总补体（CH_{50}）↓、C_3 ↓、C_4 ↓。

（4）狼疮带试验：70% ～ 90% 患者可见在真皮与表皮连接处有荧光带。

（5）肾活检：对狼疮肾炎的分型诊断、治疗、估计预后均有一定的价值。

（6）其他检查：有利于早期发现 SLE 患者的各系统损害。

6. 诊断与鉴别诊断

（1）诊断（SLE 分类标准）：①颊部红斑。②盘状红斑。③光过敏。④口腔溃疡。⑤关节炎。⑥浆膜炎。⑦肾脏病变。⑧神经病变。⑨血液学疾病。⑩免疫学异常。⑪ 抗核抗体。

上述 11 项中，符合 4 项或 4 项以上，在除外感染、肿瘤和其他结缔组织病后，即可诊断为 SLE。

（2）鉴别诊断：与类风湿关节炎、皮炎、癫痫等鉴别。

7. 治疗与预防

（1）治疗

1）一般治疗：注意休息等。

2）基本药物治疗

①轻型 SLE：可使用非甾体抗炎药、抗疟药、小剂量激素泼尼松，也可短期局部应用激素治疗皮疹。

②重型 SLE：a. 糖皮质激素：为治疗 SLE 的基础药物。b. 环磷酰胺：为重症 SLE 的有效治疗药物之一。c. 硫唑嘌呤：适用于中等度严重病例，脏器功能恶化缓慢者。d. 环孢素：对狼疮肾炎有效。

3）免疫球蛋白：用于病情严重和（或）并发全身严重感染患者。

4）对症治疗：①轻型以皮损和（或）关节痛为主的患者，可选用羟氯喹联合非甾体抗炎药。②有发热、皮损、关节痛及浆膜炎并有轻度蛋白尿患者，宜用泼尼松。③ NP-SLE 应用甲泼尼龙冲击疗法，同时环磷酰胺冲击治疗，也可选用鞘内注射地塞米松 10mg 及甲氨蝶呤 10mg。④有抽搐者给予抗癫痫药、降颅压等支持治疗、对症治疗。⑤溶血性贫血和（或）血小板减少者应用甲泼尼龙冲击治疗。⑥抗磷脂抗体综合征予抗血小板药及华法林。

5）狼疮危象的治疗：大剂量甲泼尼松龙冲击治疗。

6）其他治疗：①血浆置换。②人造血干细胞移植。③生物制剂。

7）缓解期治疗：病情控制后，需接受长期维持治疗，使用不良反应最少的药物和最小有效剂量，以达到抑制疾病复发的目的。常用泼尼松 5 ～ 10mg，每日晨服。

8）妊娠生育：患者无重要脏器损害，病情稳定 1 年以上，细胞毒免疫抑制剂停用半年以上，泼尼松维持量低于 10mg/d，可以妊娠。

（2）预防：预防发病，预防狼疮危象。

第八单元　神经系统疾病

细目一　癫痫

1. 概述　不同病因引起的，以脑部神经元高度同步化异常放电导致的临床综合征，是以脑部功能可逆性异常发作为特点的慢性脑部疾病。

2. 病因

（1）病因分类：①症状性癫痫。②特发性癫痫。③隐源性癫痫。

（2）影响发作的因素：①年龄。②遗传因素。③睡眠。④机体内环境变化。⑤患者一般状态。

3. 分类与临床表现　痫性发作与癫痫综合征分类复杂，包括癫痫发作分类和癫痫综合征分类。癫痫发作是指一次发作的全过程，癫痫综合征是一组疾病的总称。

（1）癫痫发作分类

1）部分性发作

①单纯部分性发作：无意识障碍，可分为运动、体觉或特殊感觉、自主神经、精神性症状发作。

②复杂部分性发作：有意识障碍，可分为先有单纯部分性发作，继而有意识障碍；开始即有意识障碍，其中又分为仅有意识障碍和意识障碍伴自动症。

③部分性发作继发为全面性发作：单纯部分性发作发展为复杂部分性发作。

2）全面性发作：最初的发作临床表现及脑电图均提示双侧脑部异常放电，发作早期即出现意识障碍，包括全面性强直－阵挛发作、强直性发作、阵挛性发作、失神发作（典型与非典型）、肌阵挛发作、失张力发作。

（2）癫痫综合征分类：①与部位有关的癫痫。②全面性癫痫和癫痫综合征。③未能确定的部分性或全面性癫痫或癫痫综合征。

（3）常见癫痫发作的临床表现：具有短暂性、刻板性、间歇性、反复发作性的特点。

1）部分性发作

①单纯部分性发作：部分运动性发作、体觉性发作或特殊感觉性发作、自主神经性发作、精神性发作。

②复杂部分性发作：仅有意识障碍的发作、伴有自动症的发作。

③部分性发作继发为全面性发作。

2）全面性发作

①全面性强直－阵挛发作（GTCS）：即大发作，以意识丧失和全身对称性抽搐为特征。

a. 强直期：突然意识丧失，摔倒在地，全身骨骼肌持续性收缩等。

b. 阵挛期：震颤幅度增大并延及全身，呈对称性、节律性四肢抽动，先快后慢。最后一次强烈阵挛后抽搐停止，所有肌肉松弛。

在以上两期中可出现心率增快，血压升高，汗液、唾液和支气管分泌物增多，瞳孔扩大等自主神经征象；呼吸暂时中断致皮肤发绀，瞳孔散大，对光反射、深反射、浅反射消失，病理反射阳性。

c. 痉挛后期：阵挛期后尚有短暂的强直痉挛，造成牙关紧闭和大小便失禁。

②强直性发作：肌肉强烈收缩，使身体固定于特殊体位，头眼偏斜，躯干呈角弓反张，呼吸暂停，瞳孔散大。

③阵挛性发作：婴儿肢体呈节律性反复抽动。

④失神发作：突然发生和突然终止的意识丧失是失神发作的特征。典型失神发作通常称小发作。

⑤肌阵挛发作：全身或某一肌群短暂闪电样肌肉收缩。

⑥失张力性发作：肌张力突然丧失，表现为头部和肢体下垂，或跌倒。

4. 诊断与鉴别诊断

（1）诊断

1）病史：详细而又准确的病史资料是诊断的主要依据，如整个发病过程等。

2）脑电图：脑电图是诊断癫痫最重要的辅助诊断依据。必要时进行 24 小时长程脑电图监测。

①全面性强直－阵挛发作：典型的脑电图改变是强直期开始出现逐渐增强的棘波样节律，然后频率降低，波幅增高，阵挛期出现弥漫性慢波，痉挛后期呈现脑电抑制。

②强直性发作：典型的改变是暴发性多棘波。

③肌阵挛发作：呈现多棘－慢波。

3）影像学及实验室检查：脑部影像学检查有助于明确症状性癫痫的病因。

（2）鉴别诊断

癫痫发作与假性癫痫发作的鉴别要点

鉴别要点	癫痫发作	假性癫痫发作
发病地点	无规律性	有来自他人的诱因
临床表现	突然发作	发作形式多样化，伴有哭闹、手足抽动、过度换气等
眼球与瞳孔改变	上睑及眼球上翻，瞳孔扩大，对光反射消失	双目紧闭，眼球运动活跃，瞳孔大小正常
皮肤黏膜改变	常伴有发绀	无改变或发白、发红
抗阻力运动	不能完成	可以完成
伴随情况	常有摔伤、舌咬伤、尿失禁	无
持续时间与缓解方式	数分钟，可自行终止	持续时间长，安抚后可缓解
病理反射	巴宾斯基征阳性	阴性

5. 治疗与预防

（1）发作时治疗

1）一般处理：对全面性强直－阵挛发作患者，慎防跌伤、舌咬伤、骨折、窒息等意外伤害等。

2）癫痫持续状态的救治：维护生命体征稳定，支持心肺功能，尽快控制发作，防治脑损伤。

①迅速控制发作：a. 安定类药物：为首选药，成年患者首选地西泮 10 ～ 20mg，缓慢静脉注射。b. 苯妥英钠：溶于 0.9% 氯化钠注射液中缓慢静脉注射。c. 异戊巴比妥钠。d.10% 水合氯醛：为辅助抗癫痫药物，保留灌肠给药。

②对症治疗。

③维持治疗。

（2）发作间歇期的治疗

1）治疗原则：①早期治疗。②选药与用药个体化。③观察药物的疗效及不良反应。④增减药物及停药。

2）抗癫痫药物

①传统抗癫痫药：a. 苯妥英钠：对全面性强直－阵挛发作及部分性发作有效。b. 卡马西平：为部分性发作的首选药物；对复杂部分性发作的作用优于其他抗癫痫药。c. 丙戊酸：为广谱抗癫痫药，是全面性强直－阵挛发作合并典型失神发作的首选药物。d. 苯巴比妥：为小儿癫痫的首选药物。

②新型抗癫痫药：a. 托吡酯：作为难治性部分发作及继发性全面性强直－阵挛发作的单药或附加治疗药。b. 拉莫三嗪：作为部分性发作及全面性强直－阵挛发作的单药或附加治疗药。

3）手术治疗。

（3）预防：①预防症状性癫痫。②避免诱发因素。③预防发生癫痫状态。

易混考点解析

癫痫类型	首选治疗药物	副作用
癫痫持续状态	安定类药物	—
部分性发作	卡马西平	加重失神发作和肌阵挛发作
全面性强直－阵挛发作合并典型失神发作	丙戊酸	—
小儿癫痫	苯巴比妥	—
全面性强直－阵挛发作及部分性发作	苯妥英钠	加重失神发作和肌阵挛发作

细目二　短暂性脑缺血发作

1. 概述　短暂性脑缺血发作（TIA）是指局部脑动脉血供不足引起局部脑组织或视网膜缺血，出现短暂的神经功能缺失的一组疾病。临床症状一般持续不超过 1 小时，24 小时内完全恢复，无本次事件的责任病灶的证据。

2. 病因与发病机制

（1）病因：主要为动脉粥样硬化，其他有动脉狭窄、器质性心脏病、血液成分异常等。

（2）发病机制：①血流动力学改变。②微栓塞。

3. 临床表现　TIA 好发于中老年人，24 小时内完全恢复，可反复发作。

（1）颈内动脉系统 TIA：少见，常见症状有一过性单眼失明或视觉障碍，发作性偏身瘫痪或单肢瘫痪，发作性偏身感觉障碍或单肢感觉障碍，发作性偏盲或视野缺损。

（2）椎－基底动脉系统 TIA：多见，且易反复发作，持续时间较短。常见症状有发作性眩晕，常伴有恶心、呕吐，多数患者出现眼球震颤。可出现单眼或双眼皮质盲或视野缺损，或复视、共济失调、吞咽困难、构音障碍和交叉性瘫痪等。

4. 实验室检查及其他检查

（1）颅脑 CT 或 MRI：绝大多数患者无与症状相关的病灶。

（2）血液生化检测：部分患者代谢指标异常。

（3）颈动脉及椎－基底动脉 B 超：部分患者发现颈动脉或椎－基底动脉形成粥样硬化斑块。

（4）血液一般检查：部分患者可有红细胞比容异常升高、血小板异常升高等。

5. 诊断与鉴别诊断

（1）诊断:50 岁以上＋不良嗜好病史＋突然局灶性神经功能缺失发作，持续数分钟,24 小时内完全恢复。

（2）鉴别诊断

1）癫痫部分性发作：表现为发作性肢体抽搐或感觉异常，持续时间仅数秒至数分钟，脑电图多有典型改变，有助于鉴别诊断。

2）梅尼埃病：表现为发作性眩晕、呕吐，但持续时间较长，多超过 24 小时，且常发生于年轻人，常有耳鸣和听力减退。

6. 治疗与预防

（1）治疗：最重要的治疗目标是避免发生卒中或新的 TIA，治疗卒中危险因素。

1）一般治疗：积极有效控制高血压、糖尿病、血脂异常等。

2）抗血小板聚集治疗：用于非心源性栓子为病因的患者，口服阿司匹林可预防卒中和降低死亡率。

3）抗凝治疗：肝素、华法林。

4）外科治疗：动脉内膜切除术，或颈动脉血管成形术及支架置入术等。

（2）预防：应以心脑血管疾病的一级预防措施为主。

细目三　脑梗死

1. 概述　脑梗死又称为缺血性脑卒中，是各种原因导致脑动脉供血严重障碍甚至中断，相应脑组织发生缺血、缺氧性坏死，从而出现相应神经功能缺失的一组急性脑血管病，是最常见的急性脑血管病。

（1）脑梗死的临床分型：完全性前循环梗死（TACI）、部分性前循环梗死（PACI）、后循环梗死（POCI）和腔隙性脑梗死（LACI）。

（2）脑梗死的病因学分型：大动脉粥样硬化型、小动脉闭塞型、心源性脑栓塞型、其他病因型、不明原因型。

（3）病理生理分型：可分为脑血栓形成、脑栓塞及血流动力学机制导致的脑梗死。

2. 病因

（1）脑血栓形成：动脉粥样硬化病。

（2）脑栓塞：指来自身体各部位的栓子随血流进入脑动脉引起脑动脉阻塞，导致脑组织缺血、坏死。最常见的病因是心源性脑栓塞，以心脏瓣膜病二尖瓣狭窄伴房颤所形成的附壁血栓脱落及瓣膜病并发感染性心内膜炎的赘生物脱落多见。

3. 临床表现

（1）脑血栓形成

1）一般表现：常在安静或睡眠中发病，起病较缓，症状在数小时或 1 ～ 2 天内进展达高峰。

2）常见脑动脉闭塞的表现

①颈内动脉闭塞综合征：可有视力减退或失明、一过性黑蒙、Horner 综合征等。

②大脑中动脉：出现典型的“三偏征”，即病变对侧偏瘫、偏身感觉障碍和同向偏盲，伴有眼向病灶侧凝视，优势半球病变伴失语等。

③大脑前动脉：病变对侧中枢性面、舌瘫；下肢重于上肢的偏瘫；对侧足、小腿运动和感觉障碍等。

④大脑后动脉：对侧同向偏盲及丘脑综合征。优势半球受累，有失读、失写、失用及失认。

⑤椎－基底动脉：突发眩晕、呕吐、共济失调，并迅速出现昏迷、面瘫、四肢瘫痪、去脑强直、眼球固定、瞳孔缩小、高热等。

⑥小脑后下动脉或椎动脉：a. 延髓背外侧综合征：突发头晕、呕吐、眼震；同侧面部痛、温觉丧失，吞咽困难，共济失调，Horner 征；对侧躯干痛、温觉丧失。b. 中脑腹侧综合征：病侧动眼神经麻痹，对侧偏瘫。c. 脑桥腹外侧综合征：病侧外展神经和面神经麻痹，对侧偏瘫。d. 闭锁综合征：意识清楚，四肢瘫痪，不能说话和吞咽。

⑦特殊类型脑梗死：大面积脑梗死、分水岭脑梗死。

（2）脑栓塞

1）一般表现：可发生于任何年龄，以青壮年多见。多在活动中发病，无明显前驱症状，病情可在数秒钟达高峰。

2）神经功能缺失表现：同脑血栓形成。具有复发和出血的倾向。

（3）临床分型

1）完全性卒中：发病后神经功能缺失症状较重、较完全，常有完全性瘫痪及昏迷，于数小时内（短于 6 小时）达到高峰。

2）进展性卒中：发病后神经功能缺失症状在 48 小时内逐渐进展或呈阶梯式加重。

3）可逆性缺血性神经功能缺失：发病后神经缺失症状较轻，持续 24 小时以上，但可于 3 周内恢复，不留后遗症。

4. 实验室检查及其他检查

（1）颅脑 CT：急性脑梗死通常在起病 24 ～ 48 小时后可见低密度病变区，并能发现周围水肿区，以及有无合并出血和脑疝。

（2）颅脑磁共振（MRI）：可早期发现大面积脑梗死，特别是脑干和小脑的病灶，以及腔隙性梗死。

（3）脑脊液：应在 CT 或 MRI 检查后才考虑是否进行腰椎穿刺。

（4）经颅多普勒（TCD）检查：对评估颅内外血管狭窄、闭塞、痉挛等及侧支循环建立情况有意义，并用于溶栓治疗的监测。

（5）其他：数字减影血管造影（DSA）、磁共振成像血管造影（MRA）对脑血管畸形、脑动脉瘤、脑血管狭窄和判断闭塞的部位有诊断意义。

5. 诊断与鉴别诊断

（1）诊断

1）脑血栓形成：①中年以上，有动脉硬化、高血压、糖尿病等病史，常有短暂性脑缺血发作病史。②静息状态下或睡眠中发病，迅速出现局限性神经功能缺失症状，并持续 24 小时以上。神经系统症状和体征可用某一血管综合征解释。③意识常清楚或轻度障碍，多无脑膜刺激征。④脑部 CT、MRI 检查可显示梗死部位和范围，并可排除脑出血、肿瘤和炎症性疾病。

2）脑栓塞：①有冠心病心肌梗死、心脏瓣膜病、心房颤动等病史。②体力活动中骤然起病，迅速出现局限性神经功能缺失症状，症状在数秒钟到数分钟达到高峰，并持续 24 小时以上。神经系统症状和体征可用某一血管综合征解释。③意识常清楚或轻度障碍，多无脑膜刺激征。④脑部 CT、MRI 检查可显示梗死部位和范围，并可排除脑出血、肿瘤和炎症性疾病。

（2）鉴别诊断

1）颅内占位病变：病程长，有进行性颅内高压和局限性神经体征，造影可有脑血管移位，CT、MRI 可发现占位病灶。

2）中枢性面瘫与周围性面瘫：脑卒中引起的面瘫为中枢性面瘫，表现为病灶对侧眼裂以下面瘫，皱眉和闭眼动作正常，常伴舌瘫和偏瘫。周围性面瘫表现为同侧表情肌瘫痪，额纹减少或消失，眼睑闭合不全，无偏瘫。

6. 治疗与预防

（1）治疗

1）治疗原则：尽早治疗、个体化治疗、综合性治疗。

2）急性期治疗：①一般治疗：保持呼吸道通畅，控制血压，控制血糖，控制脑水肿，预防感染，防治消化道出血，维持水、电解质平衡；预防深静脉血栓形成，首选低分子肝素。②溶栓治疗：目前尚不作为常规治疗方法。③抗血小板聚集治疗：未接受溶栓治疗的患者应在 48 小时内尽早服用阿司匹林 150 ～ 325mg/d，2 周后按二级预防措施用药；也可应用氯吡格雷等药物。④抗凝治疗。⑤神经保护治疗。⑥降纤治疗。⑦介入治疗。

3）恢复期治疗：康复治疗、控制卒中危险因素、抗血小板聚集治疗。

（2）预防：一级预防、二级预防、三级预防。

细目四　脑出血

1. 概述　脑出血是由于脑内血管破裂导致的非外伤性脑实质内的出血。

2. 病因与发病机制

（1）病因：最主要的病因是高血压性动脉硬化，其他有脑动脉粥样硬化、血液病、动脉瘤、抗凝及溶栓治疗等。

（2）发病机制：①微动脉夹层动脉瘤的形成。②脑组织病理改变。③全脑症状的发生机制。④罪犯血管。

3. 临床表现

（1）一般表现：以 50 岁以上的高血压患者多见，通常在情绪激动和过度用力时急性起病。发病时血压明显升高，突然出现剧烈头痛、头晕、呕吐，意识障碍和神经缺失症状常在数分钟至数小时内达高峰。

（2）出血部位的定位表现

1）壳核出血（内囊外侧型）：可出现典型的“三偏”征，即对侧偏瘫、对侧偏身感觉障碍和对侧同向偏盲。部分病例双眼向病灶侧凝视，称为同向偏视。

2）丘脑出血（内囊内侧型）：出现“三偏”征，以感觉障碍明显。上、下肢瘫痪程度基本均等；眼球上视障碍，可凝视鼻尖，瞳孔缩小，对光反射消失。

3）桥脑出血：一侧脑桥少量出血，表现为交叉性瘫痪，两眼向病灶侧凝视麻痹。

4）小脑出血：常有眩晕，频繁呕吐，后枕剧痛，步履不稳，构音障碍，共济失调，眼球震颤，而无瘫痪。

5）脑叶出血：出现头痛、呕吐、脑膜刺激征及出血脑叶的定位症状。

6）脑桥出血：大量出血累及双侧被盖部及基底部，患者迅速出现昏迷、针尖样瞳孔、呕吐咖啡渣样胃内容物，随后出现中枢性高热、中枢性呼吸衰竭、四肢瘫痪及去大脑强直发作。

4. 实验室检查及其他检查

（1）颅脑 CT：可显示血肿部位和形态，以及是否破入脑室。血肿灶为高密度影，边界清楚。

（2）MRI：可明确出血部位、范围、脑水肿和脑室情况。除高磁场强度条件下，急性期脑出血不如CT 敏感。

（3）脑血管造影：可以除外动脉瘤、血管畸形。

（4）脑脊液检查：脑出血表现为脑脊液压力增高，呈均匀血性。

（5）其他：如血液一般检查、凝血功能检查、血液生化检查、心电图等。

5. 诊断与鉴别诊断

（1）诊断要点：①中老年高血压病患者活动与情绪激动时突然发病。②迅速出现偏瘫、失语等局灶性神经症状 + 剧烈头痛、呕吐、意识障碍。③颅脑 CT 检查见高密度区可以确诊。

（2）鉴别诊断

常见脑卒中的鉴别诊断

鉴别要点	动脉血栓性脑梗死	脑栓塞	脑出血	蛛网膜下腔出血
发病年龄	60 岁以上多见	青壮年多见	50 ～ 60 岁多见	不定
常见病因	动脉粥样硬化	房颤	高血压及动脉粥样硬化	动脉瘤、血管畸形
起病状态	多于安静、血压下降时	不定	活动、情绪激动、血压升高时	活动、激动时
起病速度	较缓（小时、天）	最急（秒、分）	急（分、小时）	急（分）
意识障碍	较少	少，短暂	常有，进行性加重	少，轻，谵妄
头痛、呕吐	少有	少有	常有	剧烈
偏瘫等	有	有	多有	多无
脑膜刺激征	无	无	偶有	明显
头颅 CT	脑内低密度灶	脑内低密度灶	脑内高密度灶	蛛网膜下腔高密度影
脑脊液	多正常	多正常	血性，压力高	均匀血性
DSA	可见阻塞的血管	可见阻塞的血管	可见破裂的血管	可见动静脉畸形或动脉瘤

6. 治疗与预防

（1）治疗

1）内科治疗：①一般治疗。②减轻脑水肿、降低颅内压。③调整血压。④亚低温治疗。⑤止血治疗。⑥并发症的处理：控制抽搐首选苯妥英钠或地西泮静脉注射，可重复使用，同时用长效抗癫痫药物。

2）外科治疗：手术指征：①基底核区中等量以上出血（壳核出血 30mL 及以上，丘脑出血 15mL 及以上）。②小脑出血 10mL 及以上或血肿直径 3cm 及以上，或合并明显脑积水。③重症脑室出血。④合并脑血管畸形、动脉瘤等血管病变者。

3）康复治疗：患者一旦生命体征平稳，病情稳定不再进展，即可尽早开始康复治疗，进行分阶段综合性康复治疗。

（2）预防：关键预防措施是良好地控制血压使血压持续达标，延缓脑动脉粥样硬化及微动脉夹层动脉瘤的形成。

细目五　蛛网膜下腔出血

1. 概述　原发性蛛网膜下腔出血是脑表面血管破裂后，血液直接流入蛛网膜下腔；继发性蛛网膜下腔出血是脑出血破入蛛网膜下腔。

2. 病因与发病机制

（1）病因：原发性蛛网膜下腔出血最常见的病因是脑底囊性动脉瘤破裂。

（2）发病机制：动脉瘤破裂→血液涌入蛛网膜下腔→脑水肿和颅内压增高、梗阻性脑积水、脑血管痉挛。

3. 临床表现

（1）一般表现：起病前数天或数周有头痛、恶心症状，常在剧烈运动和活动中突然起病，剧烈头痛呈爆裂样发作，可放射至枕后或颈部，并伴喷射性呕吐；体检脑膜刺激征明显。

（2）定位表现：部分患者有局灶性体征，一侧后交通动脉瘤破裂时，可有同侧动眼神经麻痹，短暂或持久的单瘫、偏瘫、失语等。

（3）严重并发症：①再出血（10～14天）。②迟发性脑血管痉挛（可继发脑梗死）。③脑积水（1周内）。

4. 实验室检查及其他检查

（1）颅脑CT：出现脑基底部脑池、脑沟及外侧裂的高密度影。

（2）脑脊液检查：脑脊液在起病12小时后呈特征性改变，为均匀血性，压力增高，离心后呈淡黄色。

（3）脑血管造影：可明确动脉瘤、脑血管畸形的部位、大小，但急性期可能诱发再出血。

（4）其他：眼底检查可有视乳头水肿。

5. 诊断与鉴别诊断

（1）诊断：剧烈头痛＋"脖子硬"（脑膜刺激征）＋眼底玻璃体膜下片块状出血；颅脑CT检查呈阳性，脑脊液呈均匀血性；有条件可选择DSA、MRA、CTA等脑动脉造影，有助于明确病因。

（2）鉴别诊断：与急性脑膜炎鉴别。

6. 治疗与预防

（1）治疗：蛛网膜下腔出血急性期的治疗目的是防治再出血，降低颅内压，防治继发性脑血管痉挛，积极治疗原发病。

（2）预防：有效控制蛛网膜下腔出血的危险因素，如吸烟、高血压、酗酒、吸毒等。

第九单元　常见急危重症

细目一　休克

1. 概述　强烈致病因素侵袭→有效循环血量显著下降→不能维持机体脏器与组织的正常灌注→代谢紊乱和全身各系统的功能障碍。

病理学特征：重要脏器组织微循环灌注不足、代谢紊乱和全身各系统的功能障碍。

2. 病因与分类　见下表。

休克的病因及分类

原因	分类	常见原发病
低血容量	失血性休克	消化道大出血、异位妊娠破裂、产后大出血、动脉瘤及血管畸形破裂等
	失液性休克	严重烧伤、急性腹膜炎、肠梗阻、严重呕吐及腹泻等
	创伤性休克	严重骨折、挤压伤、大手术等
心泵功能障碍	心源性休克	急性心肌梗死、肺栓塞、急性重症心肌炎、严重二尖瓣狭窄伴心动过速、严重心律失常等
	心脏压塞性休克	大量心包积液、心包内出血、张力性气胸等
血管功能失常	感染性休克	脓毒症、重症肺炎、中毒性菌痢、化脓性胆管炎、创面感染、流行性脑脊髓膜炎、流行性出血热等
	过敏性休克	药物、食物、异种蛋白等过敏
	神经源性休克	创伤、剧痛、脊髓损伤、麻醉、神经节阻滞剂、大量放胸腹水等
	细胞性休克	氰化物、杀虫剂、生物素中毒及缺氧、低血糖等

3. 病理生理　有效循环血容量绝对或相对不足是各类休克的本质。

（1）休克早期（微血管痉挛期、微循环缺血缺氧期）：代偿的目的是维持动脉血压，从而保障心、脑血液供应，血液重新分配；心脑血流量维持正常 + 四肢末端明显缺血变化。

（2）休克期（微血管扩张期、可逆性休克失代偿期）：血液淤积加重组织缺氧，全身皮肤青紫、发凉，甚至发绀；血压显著下降，进一步加重组织缺血缺氧。

（3）休克晚期（微循环衰竭期、休克失代偿期）：由于血液浓缩，血液处于高凝状态，呼吸衰竭，严重低氧血症，酸中毒，重要器官发生不可逆损伤。

4. 临床表现

（1）休克早期（微血管痉挛期）：①面色苍白，四肢冰凉，出冷汗，口唇或四肢末梢轻度发绀，神志清，伴有轻度兴奋、烦躁不安。②血压大多正常，脉搏细速，脉压可有明显减小，也可骤降（见于大失血），所以血压下降并不是判断早期休克的指标。③呼吸深而快。④尿量减少。

（2）休克期（微血管扩张期）：①全身皮肤苍白与青紫交织、发凉，口渴明显。②表情淡漠，反应迟钝。③体温正常或降低。④脉搏细弱，浅静脉萎陷，收缩压进行性下降至 60 ～ 80mmHg，心音低钝。⑤可出现呼吸衰竭。⑥出现少尿甚至无尿。

（3）休克晚期（微循环衰竭期）：①全身静脉塌陷，皮肤发绀，四肢厥冷，汗冷黏稠。②意识不清甚至昏迷。③体温不升。④脉搏细弱，血压极低甚至测不到，心音呈单音（胎心律）。⑤呼吸衰竭，严重低氧血症，酸中毒。⑥无尿，出现急性肾衰竭。⑦全身出血倾向：上消化道、泌尿道、肺、肾上腺等出血。⑧多器官功能衰竭：急性心力衰竭、呼吸衰竭、肾衰竭、肝衰竭、脑功能障碍等。

5. 诊断

（1）诊断要点：①有诱发休克的诱因。②意识障碍。③脉搏细速，超过 100 次 / 分，或不能触及。④四肢湿冷，胸骨部位皮肤指压征，皮肤呈花斑样，黏膜苍白或发绀，尿量小于 30mL/h。⑤收缩压低于 80mmHg。⑥脉压低于 20mmHg。⑦高血压患者收缩压较基础血压下降 30% 以上。

符合第①条及②、③、④条中的两项，和⑤、⑥、⑦条中的一项，即可诊断。

（2）分期诊断

休克分期及指标变化

指标	休克早期	休克期	休克晚期
神志	清楚、烦躁	淡漠	模糊、昏迷
口渴	有	较重	严重
肤色	苍白	苍白、发绀	青紫、花斑样
肢温	正常或湿冷	发凉	冰冷
血压	正常、脉压小	收缩压低、脉压更小	血压更低或测不出
脉搏	增快、有力	更快	细速或摸不清
呼吸	深快	浅快	表浅、不规则
压甲	1 秒恢复	迟缓	更迟缓或不能恢复
颈静脉	充盈	塌陷	空虚
尿量	正常	少尿	少尿或无尿

6. 治疗与预防

（1）治疗

1）病因防治：积极防治引起休克的原发病，去除休克的原始动因如有效止血、控制感染、镇痛、抗过敏等。

2）紧急处理：①体位：除心源性休克患者外，取平卧体位，或头胸与下肢均抬高 20°～30°。②护理：

保暖、镇静、少搬动。③吸氧。④建立静脉通路。⑤重症监护。

3）抗休克治疗：①补充血容量（及时和尽早）。②纠正电解质、酸碱平衡失调。③应用血管活性药物。④维护脏器功能。

4）其他治疗措施：纳洛酮、环氧化酶抑制剂。

（2）预防：①从病因预防。②从病理分期预防。

细目二　急性上消化道出血

1. 概述　急性上消化道出血是指屈氏韧带以上的消化道，包括食管、胃、十二指肠、上段空肠，以及上消化道的附属器官肝、胰、胆囊的病变引起的出血，是消化系统最常见的急危症。上消化道大出血是指在短时期内的失血量超过 1000mL 或循环血容量的 20%。

2. 病因　临床上最常见的病因是消化性溃疡，其次是食管－胃底静脉曲张破裂、急性胃黏膜病变及胃癌。

3. 临床表现　取决于病变性质、部位、失血量、失血速度、患者的年龄和一般状况等。

（1）呕血和黑便：呕血和黑便为上消化道出血的基本表现及特征性表现。

（2）失血性周围循环衰竭：急性大量出血，因循环血容量迅速减少，静脉回心血量相应不足，导致周围循环衰竭。

（3）发热：24 小时内出现发热，体温多在 38.5℃以下，持续 3 ～ 5 天后可降至正常。此发热的性质属于吸收热。

（4）贫血：消化道大量出血后均有急性失血后贫血。

（5）氮质血症：大量血液蛋白质的消化产物在肠道被吸收，血中尿素氮浓度可暂时升高。

4. 诊断

（1）上消化道出血的诊断：根据呕血、黑便和失血导致的全身表现。呕吐物或大便隐血试验呈强阳性，血红蛋白浓度、红细胞计数及血细胞比容下降。

（2）上消化道大出血的诊断：根据呕血、黑便伴有明确的失血性周围循环衰竭的临床表现，以及快速出现的失血性贫血、肠源性氮质血症。

（3）病因诊断：①胃镜：是目前诊断上消化道出血病因的首选检查方法。②选择性腹腔动脉造影：是发现血管畸形、血管瘤等血管病变致消化道出血的唯一方法，一般不作为首选。③ X 线钡餐检查：病变在十二指肠降段以下小肠段者有特殊诊断价值。

5. 治疗与预防

（1）治疗

1）一般治疗：患者应卧床休息，防止窒息。吸氧。大量出血时应禁食，烦躁不安者可给予适量镇静剂。观察呕血和黑便情况。

2）补充血容量：快速建立静脉输液通道，立即配血。紧急输血的指征：①患者改变体位时出现晕厥、血压下降和心率加快。②收缩压低于 90mmHg（或较基础压下降超过 25%）。③血红蛋白低于 70g/L，或红细胞比容低于 25%。

3）止血治疗

①食管－胃底静脉曲张破裂大出血：a. 药物止血：常用垂体后叶素静脉注射。b. 气囊压迫止血。c. 内镜治疗：硬化栓塞疗法是控制食管静脉曲张破裂出血的重要方法。d. 经皮经颈静脉肝穿刺肝内门体分流术。e. 手术治疗。

②非静脉曲张破裂大出血：最常见于消化性溃疡。a. 提高胃内 pH 值。b. 局部止血措施。c. 内镜下止血。d. 手术治疗。

（2）预防：①针对病因预防。②预防药源性出血。

细目三　急性中毒

1. 概述　一定量的毒物短时间内进入机体，产生相应的毒性损害，起病急，病情重，甚至危及生命。

（1）病因：职业性中毒、生活性中毒。

（2）处理原则

1）一般处理：边实施救治，边采集病史，留取含毒物或采血送检等。

2）清除未吸收的毒物：①口服中毒：催吐、洗胃、导泻、灌肠。②皮肤、黏膜吸收中毒：立即清水冲洗。③吸入中毒：移离中毒现场，吸氧。④注射中毒：用止血带或布条扎紧注射部位近心端。

2. 急性一氧化碳中毒

（1）病因与中毒机制

1）病因：任何含碳的物质不完全燃烧。

2）中毒机制：吸入CO→85%与血液中血红蛋白结合→拮抗血红蛋白使其丧失正常的携氧能力→机体器官缺氧。

（2）临床表现

1）轻度：碳氧血红蛋白浓度为10%～20%，以剧烈头痛、头晕、乏力、恶心、呕吐、视物不清、嗜睡、意识模糊为特点。查体见口唇黏膜呈樱桃红色。

2）中度：碳氧血红蛋白浓度为30%～40%，出现神志不清，皮肤、黏膜呈明显樱桃红色，伴多汗、烦躁不安，逐渐出现意识障碍，进入昏迷状态。查体可见瞳孔对光反射、角膜反射迟钝。

3）重度：碳氧血红蛋白浓度为50%，进入昏迷状态，伴反复惊厥发作，大小便失禁，血压下降，呼吸不规则，瞳孔扩大，各种反射减弱甚至消失等。

4）迟发性脑病：精神、意识障碍，锥体外系功能障碍，锥体系功能障碍，大脑皮层局灶性功能缺失，周围神经炎等。

（3）诊断：吸入较高浓度CO的接触史，急性发生的中枢神经损害的症状和体征，碳氧血红蛋白浓度大于10%。

（4）治疗与预防

1）一般处理：立即将患者搬移至空气新鲜处，松解衣服，卧床休息，注意保暖，保持呼吸道通畅等。

2）纠正缺氧：为关键性治疗。应用面罩吸入纯氧，或高压氧舱。高压氧舱为最有效的治疗方法。

3）防治脑水肿：应用20%甘露醇或（和）糖皮质激素、利尿剂治疗。

4）对症处理：高热者给予物理降温及药物降温等。

5）其他治疗：静脉滴注细胞色素C、维生素C等。

6）预防：进行健康教育与科普知识宣传。

3. 急性有机磷杀虫药中毒

（1）病因与中毒机制

1）病因：①职业性中毒。②生活性中毒。

2）中毒机制：杀虫药＋胆碱酯酶活性部分→磷酰化胆碱酯酶→失去水解乙酰胆碱的能力→乙酰胆碱蓄积。

（2）临床表现

1）毒蕈碱样表现（M样症状）：为出现最早的表现。①腺体分泌增加：表现为流泪、流涎、大汗等。②平滑肌痉挛：表现为恶心、呕吐、腹痛等。③心脏抑制：表现为心动过缓。④瞳孔扩约肌收缩：表现为瞳孔缩小，呈针尖样。

2）烟碱样表现：见于中、重度中毒。面部、四肢甚至全身肌肉颤动，严重时出现肌肉强直性痉挛、抽搐，表现为牙关紧闭、颈项强直，伴有脉搏加速、血压升高、心律失常等，随后出现肌力减退、瘫痪，严重时因呼吸肌麻痹而出现周围性呼吸衰竭，部分患者出现意识障碍。

3）中枢神经系统表现：头痛、头晕、行走不稳、共济失调等，病情严重者可出现烦躁、抽搐，甚至发生脑水肿，进入昏迷状态。

4）其他：①局部皮损。②迟发性脑病。③中间综合征。

（3）诊断

1）诊断要点：有机磷杀虫药接触史+刺激性蒜臭味，出现毒蕈碱样、烟碱样及中枢神经系统表现；测定血胆碱酯酶活力<70%，为有机磷杀虫药中毒的特异性指标。

2）分级诊断

①轻度中毒：以头痛、恶心呕吐、多汗、视物不清、乏力、瞳孔缩小等毒蕈碱样症状为主要临床表现，全血胆碱酯酶活力70%～50%。

②中度中毒：除轻度中毒的表现外，出现肌肉颤动，瞳孔缩小呈针尖样，伴有呼吸困难、流涎、腹痛、腹泻、步态不稳，意识可清醒，全血胆碱酯酶活力50%～30%。

③重度中毒：除中度中毒的表现外，出现脑水肿、肺水肿、呼吸麻痹等，表现为呼吸困难、发绀、大小便失禁、抽搐及昏迷，全血胆碱酯酶活力低于30%。

（4）治疗与预防

1）一般处理：立即使患者脱离中毒现场，脱去被污染的衣物、鞋袜及首饰、佩戴物，保持呼吸道通畅。

2）清除毒物：经皮肤、毛发中毒者，应用肥皂水或清水彻底清洗。经口中毒者，立即刺激咽喉部催吐，并经胃管洗胃。选择洗胃液应注意：敌百虫中毒禁用2%碳酸氢钠洗胃；内吸磷、对硫磷、甲拌磷、乐果等中毒禁用高锰酸钾溶液洗胃。

3）应用特效解毒药物：①抗胆碱能药物：常用阿托品，以早期、足量、反复、持续快速阿托品化为原则。②胆碱酯酶复能剂：常用药物有碘解磷定、氯解磷定、双复磷等。

4）对症治疗：应用糖皮质激素，及时给予机械通气辅助呼吸治疗。

5）预防。

4. 急性酒精中毒

（1）病因与中毒机制

1）病因：一次性大量饮用含酒精的酒类饮品是中毒的主要原因。

2）中毒机制：酒精随着血液循环→经肝脏分解、代谢（超出肝脏代谢能力）→蓄积→中枢神经系统抑制、代谢异常等。

（2）临床表现

1）兴奋期：中毒早期出现头痛、乏力、欣快、兴奋、言语增多、喜怒无常等，有时粗鲁无礼，易感情用事，面色潮红或苍白，呼出气带酒味。

2）共济失调期：动作不协调，步态不稳，动作笨拙，言语含糊不清，可伴有眼球震颤、复视、躁动、精神错乱等表现。

3）昏迷期：出现恶心、呕吐、倦怠而进入昏迷期，表现为昏睡，面色苍白，皮肤湿冷，口唇发绀，瞳孔散大，体温下降，脉搏细弱，严重者发生呼吸、循环功能衰竭而死亡。

（3）诊断：大量饮酒史，结合临床表现与血清酒精浓度测定。血清中有乙醇且含量明显增加，为诊断的重要依据。

（4）治疗与预防

1）治疗

①兴奋期与共济失调期：多无须特殊处理。

②昏迷期治疗

a. 一般处理：保持呼吸道通畅，及时清除咽喉部分泌物，加强护理，防止发生窒息，鼻导管吸氧。

b. 促进酒精排出体外：中毒症状较重者，可予以催吐（禁用阿扑吗啡），必要时用1%碳酸氢钠洗胃，期间要预防吸入性肺炎。严重中毒时可用腹膜透析或血液透析促使体内酒精排出。

c. 促进酒精氧化：应用50%葡萄糖注射液100mL加入普通胰岛素20U静脉注射，同时静脉注射维生

素 B_1、维生素 B_6 及烟酸各 100mg，促进酒精氧化等。

d. 应用纳洛酮：纳洛酮是阿片类物质的特异性拮抗剂。

e. 对症治疗：静脉补液维持水、电解质和酸碱平衡；积极防治休克；烦躁或过度兴奋患者可用小剂量地西泮，避免使用吗啡、氯丙嗪、苯巴比妥类镇静药；发生脑水肿者可应用脱水剂或高渗葡萄糖注射液治疗；发生呼吸衰竭时，给予人工辅助呼吸，以维持患者的呼吸功能。

2）预防：根据个体能力适度饮酒，尽量不饮用含酒精的饮料。

细目四 中暑

1. 概述 中暑是指长时间暴露于高温或强烈热辐射环境，引起以体温调节中枢功能障碍、汗腺功能衰竭及水、电解质紊乱等对高温环境适应不全表现为特点的一组疾病。

2. 病因与发病机制

（1）病因：①环境温度过高。②机体产热增加。③机体散热减少。④汗腺功能障碍。⑤其他（老年体弱、过度疲劳等）。

（2）发病机制：下丘脑体温调节中枢能控制产热和散热，以维持正常体温的相对稳定。

3. 临床表现

（1）热（日）射病：又称为中暑高热。典型的临床表现是高热（体温常超过 41℃）、无汗和意识障碍（中暑高热三联征）。体征：皮肤干燥、灼热，无汗，潮红或苍白色，周围循环衰竭时出现发绀；脉率增快，血压偏低，脉压升高，可伴有心律失常。实验室检查：血白细胞计数和中性粒细胞分类增多，蛋白尿和管型尿，血 BUN、AST 和 ALT、LDH、CK 增高，血 pH 值降低，血钠、钾降低。

（2）热痉挛：常先有大量出汗，随后四肢肌肉、腹壁肌肉甚至胃肠道平滑肌发生阵发性痉挛和疼痛。体征：四肢肌肉触痛、心率增快、呼吸加速。实验室检查多有血钠和血氯降低，血及尿肌酸增高等。

（3）热衰竭：先有头痛、头晕、恶心，继之口渴，胸闷，面色苍白，冷汗淋漓，脉搏细弱或缓慢，血压偏低，严重者出现晕厥，手足抽搐。体征：可见患者精神不振，反应迟钝，出汗多，危重者出现周围循环衰竭的表现。实验室检查多有低钠和低钾血症。

4. 诊断与鉴别诊断

（1）诊断：高温环境重体力劳动 + 体温升高、肌肉痉挛和（或）晕厥，可大量出汗也可无汗。

（2）鉴别诊断：热（日）射病与脑炎、有机磷杀虫药中毒等鉴别；热衰竭与消化道出血、异位妊娠破裂出血、低血糖症等鉴别；热痉挛伴腹痛应与各种急腹症鉴别。

5. 治疗与预防

（1）治疗

1）补充水、电解质：口服凉盐水、清凉含盐饮料。

2）降温治疗：①物理降温：可将患者浸浴在 4℃水中，并按摩四肢皮肤，促进散热。②药物降温：氯丙嗪是协助物理降温的常用药物。

3）对症治疗：①保持呼吸道通畅，吸氧。②纠正电解质紊乱及酸中毒。③休克者应用升压药。

4）应用糖皮质激素：对高温引起机体的应激和组织反应，以及防治脑水肿、肺水肿，均有一定的效果，可用于热（日）射病。

5）其他：加强护理，特别是热（日）射病昏迷患者，提供营养丰富的食物及维生素 B 族和维生素 C。

（2）预防：①高危人群的预防：指导高危人群合理生活、穿衣，必要时饮用清凉饮料等。②一般人群的预防：在高温环境中停留长达 2 ～ 3 周，应日常饮用含钾、镁和钙盐的防暑饮料。

第十三章　传染病学

【本章通关解析】

传染病学在中医执业医师资格考试中占据重要地位，历年出题约占20分（医学综合总分600分），考题各单元均有涉及。然考题浅显，知识点容易理解、记忆，与临床结合紧密，故应在全面复习基础上注重对传染病学总论、病毒感染、细菌感染所致各种疾病的传染源、传播途径、易感人群、流行病学特征、临床表现、诊断、治疗及预防等知识熟悉掌握。其中病毒性肝炎、流行性感冒、人感染高致病性禽流感、艾滋病、流行性出血热、狂犬病、流行性乙型脑炎、流行性脑脊髓膜炎、伤寒、细菌性痢疾、霍乱等应重点掌握。

第一单元　传染病学总论

细目一　感染与免疫

1. 概念

（1）传染病：是由各种病原微生物和寄生虫感染人体后产生的有传染性的疾病。感染性疾病包括传染病，但范围更广泛，且不一定具有传染性。

（2）传染病学：是一门临床学科，是研究传染病在人体发生、发展、传播、诊断、治疗和预防的科学。

（3）感染：是病原体与人体相互作用的过程。病原体主要是病原微生物和寄生虫。感染分为首发感染、重复感染（同一病原体）、混合感染（同时感染两种或两种以上的病原体）、重叠感染（在感染某种病原体基础上又被其他病原体感染）。

2. 感染过程的表现

（1）病原体被清除：病原体被消灭、不留痕迹、不发病，包括非特异性免疫屏障作用、特异性免疫清除。

（2）隐性感染：又称亚临床感染。“三无一有最常见”：三无（无症状、无体征、无辅助检查异常），一有（有抗体），最常见（5个感染过程最常见）。

（3）显性感染：又称临床感染，最不常见；有症状、有体征、有辅助检查＋有病原、有免疫。

（4）病原携带状态：无症状＋带菌/毒。不出现临床症状而能排出病原体，强调传染别人，最易流行传播。

（5）潜伏性感染：择机（免疫力低）发病。潜伏性感染一般不排出病原体，不传染。

一般隐性感染者最多见，病原携带者次之，显性感染者比率最低。

3. 感染过程中病原体的作用　感染后能否发病与病原体的致病作用、宿主的免疫功能和外环境三个因素有关。病原体的致病作用包括：

（1）侵袭力：病原体侵入机体并在机体内生长、繁殖的能力。

（2）毒力：病原体释放毒素和毒力因子的能力。

（3）数量：相同病原体感染，致病力与病原体数量成正比，但不同病原体最低致病量有很大的差别。

（4）变异性：致病力可能增强或减弱。

4. 感染过程中免疫应答的作用

（1）保护性免疫

1）非特异性免疫：与生俱来，又称先天性免疫或自然免疫，包括天然屏障（皮肤）、吞噬作用、体液因子等。

2）特异性免疫：宿主对抗原具有特异性识别能力并产生免疫应答反应，具有特异性及二次免疫应答，但不能遗传。包括细胞免疫和体液免疫。体液免疫中会产生免疫球蛋白：IgM 抗体最先出现，是近期感染的标志，持续时间不长；IgG 为恢复期抗体，持续时间长，多用于回顾性诊断和流行病学调查。

（2）变态反应：是机体对某些抗原初次应答后，再次接受相同抗原刺激时，发生的一种以机体生理功能紊乱或组织细胞损伤为主的特异性免疫应答。变态反应有Ⅰ型变态反应（速发型）、Ⅱ型变态反应（细胞溶解型）、Ⅲ型变态反应（免疫复合物型）、Ⅳ型变态反应（迟发型）等四型。其中Ⅰ型变态反应（速发型）是临床最常见的一种。

5. 感染病的发病机制 组织损伤的发生机制包括直接损伤、毒素作用、免疫机制。

细目二 传染病的流行过程

1. 流行过程的基本条件

（1）传染源：①患者；②隐性感染者；③病原携带者；④受感染的动物。

（2）传播途径：①呼吸道传播；②消化道传播；③接触传播；④虫媒传播；⑤血液和体液传播；⑥母婴传播；⑦土壤传播；⑧医源性感染。

（3）易感人群

1）人群易感性增高的因素：包括新生儿加入、易感人群迁入、免疫人口消退或死亡、患者成为易感人群、新的传染病出现。

2）降低人群易感性的因素：免疫接种、传染病流行或隐性感染后免疫人口增加。

2. 影响流行过程的因素 ①自然因素；②社会因素；③个人行为因素。

细目三 传染病的特征

1. 基本特征

（1）病原体：病原学检查是传染病的确诊依据。

（2）传染性：传染性是传染病与非传染性疾病的最主要区别。

（3）流行病学特征：①流行性：散发、流行、大流行、暴发；②季节性；③地方性；④外来性。

2. 临床特征

（1）病程发展的阶段性

1）潜伏期：从病原体侵入机体至开始出现临床症状为止的时期；是检疫工作者和传染病医师诊断、追溯传染源、确定检疫期、选择免疫方式的重要依据。

2）前驱期：从起病至症状明显开始为止的时期。

3）症状明显期：在此期间患者表现出该传染病所特有的症状和体征，如特征性的皮疹、肝脾大和脑膜刺激征、黄疸、器官功能障碍或衰竭等。

4）恢复期：机体免疫力增长到一定程度，体内病理生理过程基本终止，患者的症状及体征基本消失，临床上称为恢复期。

5）复发与再燃：稳定退热一段时间，由于病原体再度繁殖，使发热等初发症状再度出现，称为复发。有些患者在恢复期，体温未稳定下降至正常，又再度升高，此为再燃。

6）后遗症：在恢复期结束后机体功能仍长期不能恢复正常。

（2）常见的症状与体征

1）发热：传染病的发热过程分为三个阶段，即体温上升期、极期和体温下降期。热型是传染病的重要特征之一，具有鉴别诊断意义。

2）发疹：麻疹的口腔黏膜斑（科氏斑）为常见的黏膜疹。

3）毒血症状：病原体的代谢产物和毒素可引起全身中毒症状。

4）单核－吞噬细胞系统反应：表现为肝、脾和淋巴结的肿大。

（3）临床类型：根据临床过程的长短，分为急性、亚急性和慢性传染病。根据病情的轻重，分为轻型、中型、重型及暴发型传染病。根据临床特征，分为典型和非典型传染病。典型相当于中型或普通型，是传染病中最常见的一型。

细目四　传染病的诊断

1. 流行病学资料　流行病学资料在传染病的诊断中占重要地位，包括地区分布、时间分布、人群分布。

2. 临床资料　临床资料包括病史、症状和体格检查。

3. 实验室检查及其他检查

（1）实验室检查

1）常规检查：包括血、尿、粪常规检查和生化检查。

2）病原学检查：①病原体的直接检出或分离培养，是传染病病原学诊断的“金指标”。②分子生物学检测（分子杂交技术和聚合酶链反应），是传染病病原学诊断发展的方向。

3）免疫学检测：应用已知的抗原、抗体检测患者血清或体液中相应的抗体或抗原，是最常用的免疫学检测方法。

（2）其他检查：内镜检查、影像学检查、活体组织检查。

细目五　传染病的治疗

1. 治疗原则

（1）综合治疗的原则：治疗、护理与隔离、消毒并重，一般治疗、对症治疗与特效治疗结合。

（2）中医中药的治疗原则：积极参与。

2. 治疗方法

（1）一般治疗：包括隔离、护理、饮食及心理治疗、支持治疗。

（2）对症治疗：包括降温、镇静、强心、改善微循环、纠正水电解质失衡及电解质紊乱、应用糖皮质激素，以及血液透析和血浆置换等。

（3）病原治疗：抗菌治疗、抗寄生虫治疗、抗病毒治疗。抗病毒药物包括广谱抗病毒药物（如利巴韦林）、抗 RNA 病毒药物（如奥司他韦）、抗 DNA 病毒药物（如阿昔洛韦常用于疱疹病毒感染，更昔洛韦对巨细胞病毒感染有效）。

（4）血清免疫制剂治疗。

（5）康复治疗。

（6）中医药治疗。

细目六　传染病的预防

1. 管理传染源　甲类为强制管理传染病（2 小时内上报），包括鼠疫和霍乱两种；乙类为严格管理传染病（24 小时内上报），包括传染性非典型肺炎、艾滋病、病毒性肝炎等；丙类属监测管理传染病，包括流行性感冒等。乙类传染病中传染性非典型肺炎、肺炭疽和脊髓灰质炎等按甲类传染病报告和管理。做到早发现、早诊断、早报告、早隔离、早治疗。

2. 切断传播途径

（1）隔离：①严密隔离；②呼吸道隔离；③消化道隔离；④血液－体液隔离；⑤接触隔离；⑥昆虫隔离；⑦保护性隔离。

（2）消毒。

3. 保护易感人群

（1）提高非特异性免疫力：改善营养、锻炼身体等。

（2）提高特异性免疫力：接种疫苗、菌苗、类毒素等。

第二单元　病毒感染

细目一　病毒性肝炎

病毒性肝炎是由肝炎病毒引起的以肝脏炎性损害为主的一组传染病，有甲、乙、丙、丁、戊五型。

1. 病原学　5 种肝炎病毒中，乙肝病毒（HBV）为 DNA 病毒，甲肝病毒（HAV）、丙肝病毒（HCV）、丁肝病毒（HDV）、戊肝病毒（HEV）为 RNA 病毒。

2. 流行病学

类型	传染源	传播途径	易感人群	流行特征
甲肝	急性期患者和亚临床感染者	粪 – 口途径传播	儿童感染 HAV 已减少，成人感染 HAV 相对增多	世界各地均有发生
乙肝	急、慢性患者及病毒携带者	①输血及血制品，以及使用污染的注射器或针刺器具等传播；②母婴传播；③性接触传播；④密切接触传播	低发区高峰年龄为 20 ～ 40 岁。高发区高峰年龄为 4 ～ 8 岁	有地区性差异，有性别差异，无明显季节性；以散发为主，有家庭聚集现象；婴幼儿感染多见
丙肝	急、慢性患者及病毒携带者	同乙肝	成年人	见于世界各国，主要为散发，多见于成人，尤以输血与使用血制品者、静脉药瘾者、血液透析者、肾移植者、同性恋者等为多见
丁肝	急、慢性患者及病毒携带者	同乙肝	HBsAg 阳性的急、慢性肝炎或无症状携带者	在世界各地均有发现，但感染率差异较大
戊肝	急性期患者和亚临床感染者	同甲肝	成年人为主	存在流行和散发两种形式

3. 发病机制与病理

（1）发病机制：一般为免疫应答损伤。免疫损伤、缺血、缺氧及内毒素损伤等“三重打击”是导致 HBV 所致肝衰竭的主要机制。

（2）病理：基本病理改变是肝细胞变性和坏死、炎症渗出反应、肝细胞再生、纤维组织增生。

1）急性肝炎：肝脏肿大，肝细胞变性、坏死 + 临床表现，如 ALT 升高、发热、肝区痛、纳差厌油。

2）慢性肝炎

①基本病变：a. 炎性坏死：碎屑坏死（PN）及桥接坏死（BN）是判断炎症活动度的重要形态学指标。b. 纤维化。

②病变的分级、分期：见下表。

慢性肝炎炎症活动度分级与纤维化程度分期标准

炎症活动度（G）			肝纤维化程度（S）	
级	汇管区级周围	小叶内	期	纤维化程度
0	无炎症	无炎症	0	无
1	汇管区炎症	变性及少数点、灶状坏死灶	1	汇管区扩大、纤维化，窦周级小叶内纤维化
2	轻度 PN	变性，点、灶状坏死，或嗜酸小体	2	汇管区周围纤维化，纤维间隔形成，小叶结构完整
3	中度 PN	变性、融合坏死重或见 BN	3	纤维间隔形成，小叶结构紊乱，无肝硬化
4	重度 PN	BN 范围广，累及多个小叶（多小叶坏死）	4	早期肝硬化

3）重型肝炎：表现为肝体积缩小（肝细胞大量坏死），凝血指标差，黄疸升高快、总量高，肝性脑病。急性重型肝炎表现为肝细胞呈一次性大量坏死；亚急性重型肝炎表现为新旧不等的大块坏死；慢加急性重型肝炎表现为慢性损害基础上出现新的肝细胞坏死病变；慢性重型肝炎表现为肝纤维化及慢性结节形成合并肝细胞坏死。

4）淤胆型肝炎：毛细血管及小胆管内胆栓形成，黄疸非常高且持续。

5）肝炎肝硬化：是慢性肝炎的发展结果。肝组织病理表现为弥漫性肝纤维化及假小叶形成。

4. 临床表现 各型肝炎的潜伏期长短不一。甲型肝炎 2 ～ 6 周（平均 4 周）；乙型肝炎 4 ～ 24 周（平均 3 个月）；丙型肝炎 2 ～ 26 周（平均 7.4 周）；丁型肝炎 4 ～ 20 周；戊型肝炎 2 ～ 9 周（平均 6 周）。

（1）急性肝炎

1）黄疸型：①前期：消化道症状明显，传染性强。②黄疸期：巩膜首先出现黄染，尿色似浓茶色。③恢复期：黄疸消退，症状消失。

2）无黄疸型：此型较多见，少数可转为黄疸型，临床症状、体征及肝功能损害程度轻。

（2）慢性肝炎：乙、丙、丁型多见。病史超过半年，常见症状有乏力、食欲不振、腹胀、尿黄。体征有肝病面容、肝掌、蜘蛛痣、脾大等。根据肝功能损害程度分为轻度、中度、重度。

（3）重型肝炎（肝衰竭）

1）急性重型肝炎：又称急性肝衰竭、暴发型肝炎。2 周内极度乏力，黄疸，出血，肝性脑病。

2）亚急性肝衰竭：急性起病，2 ～ 26 周出现重型肝炎核心表现。

3）慢加急重型肝衰竭：慢性肝病基础上的急性或亚急性肝衰竭。

4）慢性重型肝炎：有慢性肝病的病史、临床症状和体征，以及实验室指标改变者。

（4）淤胆型肝炎：胆汁淤积为主要表现，黄疸持续 3 周以上，大便灰白，皮肤瘙痒。

（5）肝炎肝硬化：肝炎肝纤维化分为代偿性肝炎肝硬化和失代偿性肝炎肝硬化。失代偿性肝炎肝硬化，患者可出现腹水、肝性脑病及门静脉高压引起的食管、胃底静脉明显曲张或破裂出血。

（6）隐匿性慢性乙型肝炎：血清 HBsAg 阴性，但血清和（或）肝组织中 HBV DNA 阳性，并可有慢性肝炎的临床表现，肝功正常。

（7）HBV 携带者：慢性 HBV 携带者和非活动性 HBsAg 携带者，无症状，肝功正常。

5. 实验室检查与其他检查

（1）血常规：慢性重型肝炎、肝炎肝硬化、脾大及脾功能亢进时可有不同程度的血小板、白细胞及红细胞减少。

（2）尿常规：黄疸的患者尿胆素及尿胆原常阳性，有助于黄疸的鉴别。

（3）肝功能：①血清转氨酶：临床用于肝病诊断的转氨酶主要有两种，即丙氨酸氨基转移酶（ALT）

和天门冬氨酸氨基转移酶（AST）。ALT 为目前诊断肝炎最有价值的酶活力测定。重型肝炎会有“酶胆分离”现象。②血清胆红素：明显升高，提示肝脏损伤或有胆汁淤积。③蛋白质：肝脏损伤严重则白蛋白减少，球蛋白常增加，A/G 比值下降或倒置。④凝血酶原时间（PT）和凝血酶原活动度（PTA）：PTA ≤ 40% 为肝细胞大量坏死的肯定界限，为重型肝炎诊断及判断预后的重要指标，如 PTA ＜ 20% 则预后不良。⑤血胆固醇（Ch）：Ch 明显减少提示肝病病情严重。⑥转肽酶（γ-GT，GGT）：此酶灵敏度高，特异性差。⑦碱性磷酸酶（ALP/AKP）：骨骼疾患及肝胆疾患可明显升高。⑧甲胎蛋白（AFP）：AFP 明显升高或进行性升高提示肝癌；重型肝炎肝细胞坏死后再生时也升高。

（4）病原学检查

1）HAV：抗 -HAV IgM 是新近感染的证据，出现较早，为甲型肝炎早期诊断最常用而简便的可靠指标。抗 -HAV IgG 是过去感染的标志。

2）HBV：① HBsAg：是感染 HBV 后最早出现的血清学标志。HBsAg 是 HBV 现症感染的指标之一，可见于急性乙型肝炎潜伏期、急性期患者，以及各种慢性 HBV 感染者（慢性 HBV 携带者、非活动性慢性 HBsAg 携带者、慢性乙型肝炎患者和与 HBV 感染相关的肝硬化及肝癌患者）。②抗 -HBs：唯一的保护性抗体，见于乙肝恢复期、HBV 既往感染者和乙肝疫苗接种后。③ HBcAg：血液中一般无游离的 HBcAg，若血清中测出，说明 HBV 复制活跃，有传染性。④抗 -HBc：感染 HBV 后第一个出现的抗体。抗 -HBC Igm 阳性是近期感染或急性的标志；抗 -HBc IgG 阳性表示既往感染。⑤ HBeAg：HBeAg 与 HBV DNA 有着良好的相关性，是病毒复制活跃、传染性强的标志。⑥抗 -HBe：抗 -HBe 的出现预示着病毒复制减少或终止，传染性减弱。

3）HCV：①抗 -HCV：抗 -HCV 阳性可诊断为 HCV 感染。抗 -HCV IgM 阳性更多见于现症感染者。② HCV RNA 阳性表示体内有 HCV 复制，有传染性，可用于 HCV 感染的早期诊断及疗效评估。

4）HDV：① HDVAg：HDVAg 阳性是急性 HDV 感染的直接证据。②抗 -HDV：抗 -HDV IgM 阳性是 HDV 现症感染的标志。急性 HDV 感染者抗 -HDV IgM 一过性升高。③ HDV RNA：血清或肝组织中 HDV RNA 是 HDV 现症感染的直接证据。

5）HEV：抗 -HEV 转阳性或滴度由低到高，或抗 -HEV 滴度＞ 1∶20，或抗 -HEV IgM 阳性对急性戊型肝炎有诊断意义。

（5）肝穿刺活组织学检查：对病毒性肝炎的诊断和分型十分重要。

（6）影像学检查：包括超声波检查、CT、MRI。

6. 诊断与鉴别诊断

（1）诊断：了解各型肝炎的特点及其相互之间的鉴别（第一步判断急、慢、重、淤，第二步判断甲、乙、丙、丁、戊）。

（2）鉴别诊断：①各类型病毒性肝炎；②传染性单核细胞增多症；③药物性或中毒性肝炎；④酒精性肝炎；⑤非酒精性脂肪性肝炎；⑥自身免疫性肝病。

7. 治疗

（1）急性肝炎：急性病毒性肝炎多为自限性，一般不需抗病毒治疗。

（2）慢性肝炎：①休息。②饮食。③抗病毒治疗：是慢性乙型肝炎和丙型肝炎的治疗关键。抗 HBV 药物核苷类似物抗病毒作用较强；慢性丙型肝炎的最佳治疗方案现以泛基因型 DAA 方案为主，见下表。④调节免疫疗法。⑤抗肝纤维化。

临床常用泛基因型直接抗病毒药物

类别	药品	规格	使用剂量
NS5A 抑制剂	达拉他韦	30mg 或 60mg，片剂	1 片，每日 1 次（早上服用）
NS5B 聚合酶核苷类似物抑制剂	索磷布韦	400mg，片剂	1 片，每日 1 次（早上服用）

续表

类别	药品	规格	使用剂量
NS5B 聚合酶核苷类似物抑制剂 /NS5A 抑制剂	索磷布韦 + 维帕他韦	400mg 索磷布韦和 100mg 维帕他韦，片剂	1 片，每日 1 次
NS3/4A 蛋白酶抑制剂 /NS5A 抑制剂	格卡瑞韦 + 哌仑他韦	100mg 格卡瑞韦和 40mg 哌仑他韦，片剂	3 片，每日 1 次（随食物服用）

（3）重型肝炎：①一般治疗及支持治疗；②病因治疗；③促进肝细胞再生；④抗内毒素血症；⑤防治并发症；⑥人工肝支持系统和肝细胞移植；⑦肝移植。

8. 预防

（1）管理传染源：报告登记、隔离消毒、献血管理等。

（2）切断传播途径：水源、注射器消毒等。

（3）保护易感人群

1）甲型肝炎：甲肝减毒活疫苗或灭活疫苗均有较好的预防效果。

2）乙型肝炎：①乙肝免疫球蛋白（HBIG）：主要用于阻断 HBV 的母婴传播及意外暴露的被动免疫。②乙型肝炎疫苗：主要用于新生儿和高危人群的乙肝预防。

细目二　流行性感冒

流行性感冒，简称流感，是由流感病毒引起的急性呼吸道传染病，主要通过飞沫传播，潜伏期短，传染性强，传播迅速。

1. 病原学　流感病毒属正黏病毒科。甲型流感病毒宿主广泛，易发生变异。变异的主要形式：①抗原漂移：变异幅度小，属于量变，不会引起流感的大规模流行，出现频率较高且有逐渐积累效应。②抗原转换：变异幅度大，属于质变，形成新的病毒亚型，由于人群对抗原转换后出现的新亚型缺少免疫力，往往会引起流感的全球性大流行，发生频率较低且缓慢。

2. 流行病学

（1）传染源：主要为流感患者和隐性感染者，潜伏期即有传染性，发病 3 日内传染性最强。

（2）传播途径：经呼吸道 – 空气飞沫传播，也可通过直接接触或病毒污染物品间接接触传播。

（3）易感人群：普遍易感，感染后获得对同亚型病毒免疫力，但免疫不持久，无交叉免疫。

（4）流行特征：易引起流行和大流行。一般散发，多发于冬春季。显著特点是突然暴发，迅速蔓延，波及面广，具有周期性。甲型流感常引起暴发流行；乙型流感呈局部流行或散发，亦可大流行；丙型以散发为主。

3. 发病机制与病理　单纯型流感病变主要发生在上、中呼吸道，表现为纤毛柱状上皮细胞的变性、坏死和脱落，黏膜充血、水肿和单核细胞浸润。流感病毒性肺炎的病理特征为肺充血、水肿，支气管黏膜坏死，气道内有血性分泌物，黏膜下层灶性出血，肺泡内含有渗出液，严重时有肺透明膜形成。

4. 临床表现　潜伏期通常为 1 ～ 3 日，最短数小时。起病多急骤，主要以全身中毒症状为主，呼吸道症状轻微或不明显。发热通常持续 3 ～ 4 日。

（1）单纯型流感：最常见，骤起畏寒、发热，头痛、全身酸痛、咽干、乏力及食欲减退等全身症状明显。

（2）肺炎型流感：较少见，多发生在 2 岁以下的小儿、老人、孕妇或原有慢性基础疾病者。其特点是在发病后 24 小时内出现高热、烦躁、呼吸困难、咳血痰和明显发绀，可进行性加重，应用抗菌药物无效，可因呼吸循环衰竭在 5 ～ 10 日内死亡。

（3）其他类型：较少见。中毒型主要表现为高热、循环障碍、血压下降、休克及 DIC 等。

（4）并发症

1）呼吸道并发症：细菌性气管炎、细菌性支气管炎、细菌性肺炎。

2）肺外并发症：瑞氏综合征、中毒性休克、骨骼肌溶解、心肌炎、心包炎。

5. 实验室检查与其他检查

（1）血液检查：白细胞计数大多减少，中性粒细胞显著减少，淋巴细胞相对增加。

（2）病毒分离：灵敏度高，但实验要求高、费时。

（3）血清学检查：灵敏度、特异性均较差。

（4）病毒特异抗原及其核酸检查：检测甲、乙型流感病毒型特异的核蛋白（NP）或基质蛋白（M_1）及亚型特异的血凝素蛋白。

（5）快速诊断法：取患者鼻黏膜压片染色找到包涵体，免疫荧光检测抗原。

（6）胸部影像学检查：重症患者胸部X线检查可显示单侧或双侧肺炎，少数可伴有胸腔积液等。

6. 诊断与鉴别诊断

（1）诊断：一般冬春季节，在同一地区，短时间之内出现大量流感样病例，应考虑流感。

1）疑似病例：流行病学史、临床表现。

2）确诊病例：流行病学史、临床表现、实验室病原学检查。

（2）鉴别诊断

1）普通感冒：通常流感全身症状比普通感冒重，而普通感冒呼吸道局部症状更突出。

2）传染性非典型肺炎（SARS）：临床上以发热、乏力、头痛、肌肉关节疼痛等全身症状和干咳、胸闷、呼吸困难等呼吸道症状为主要表现，配合SARS病原学检测阳性，可做出SARS的诊断。

7. 治疗

（1）治疗原则：①隔离患者，流行期间对公共场所加强通风和空气消毒；②及早应用抗流感病毒药物治疗，只有早期（起病1～2日内）使用才能取得最佳疗效；③加强支持治疗和防治并发症，密切观察和监测并发症；④合理应用对症治疗药物，应用解热药、缓解鼻黏膜充血药物、止咳祛痰药物等对症治疗药物。

（2）抗流感病毒药物治疗

1）离子通道M_2阻滞剂：金刚烷胺和甲基金刚烷胺。

2）神经氨酸酶抑制剂：奥司他韦是目前最为理想的抗病毒药物，发病初期使用，能特异性抑制甲、乙型流感病毒的神经氨酸酶，从而抑制病毒的释放。

8. 预防

（1）控制传染源：早发现、早报告、早隔离、早治疗，隔离时间为1周或热退后2日。

（2）切断传播途径：流感流行期间，尽量少去公共场所，注意通风，加强公共场所的消毒。

（3）保护易感人群：接种流感疫苗、应用抗流感病毒药物预防。

细目三　人感染高致病性禽流感

1. 病原学　禽流感病毒属于正黏病毒科，属甲型流感病毒，包括其全部亚型，分为高致病性、低致病性和非致病性三大类。其中H5和H7亚型为高致病型，又以H5N1致病性最强。

2. 流行病学

（1）传染源：主要为病禽、带毒的禽。

（2）传播途径：经呼吸道传播，通过密切接触感染的禽类及其分泌物、排泄物，受污染的水及直接接触病毒株被感染。

（3）易感人群：人类对禽流感病毒普遍不易感，缺乏免疫力。

（4）发病季节：禽流感一年四季均可发生，但冬、春季节多暴发流行。

3. 发病机制与病理　病理改变以肺部最明显，可见到肺泡和支气管黏膜损伤严重，肺实质出血和坏死，肺泡内大量淋巴细胞浸润，肺泡内有透明膜形成，有严重的弥漫性损伤，并伴有间隔纤维形成。

4. 临床表现　潜伏期一般为1～7日，通常为2～4日。起病急，类似流感，临床表现。主要为高热、咳嗽、呼吸困难。H7N9患者病情严重可出现急性呼吸窘迫综合征、休克、多脏器功能衰竭等表现。

5. 实验室检查与其他检查

（1）血常规：外周血白细胞、淋巴细胞和血小板减少。

（2）骨髓穿刺：显示细胞增生活跃。

（3）血生化检查：ALT、AST 升高。

（4）病原及血清学检查：①病毒抗原及基因检测：取患者呼吸道标本，采用免疫荧光法检测甲型流感病毒核蛋白抗原及禽流感病毒 H 亚型抗原；②病毒分离：从患者呼吸道标本分离禽流感病毒；③血清学检查有助于回顾性诊断。

（5）其他检查：严重者 X 线检查可呈"白肺"。

6. 诊断与鉴别诊断

（1）诊断：①医学观察病例：1 周内有流行病学接触史者，出现流感样症状，对其进行 7 日医学观察；②疑似病例：有流行病学史和临床表现，呼吸道分泌物抗原检测阳性者；③临床诊断病例：被诊断为疑似病例，且与其有共同暴露史的人被诊断为确诊病例者；④确诊病例：临床诊断病例分离出病毒，且发病初期和恢复期双份血清抗体滴度 4 倍或以上升高。

（2）鉴别诊断

流感和人禽流感的鉴别

	流行性感冒	人感染高致病性禽流感
传染源	流感患者和隐性感染者	患禽流感或携带禽流感病毒的鸡、鸭、鹅等家禽
传播途径	经呼吸道－空气飞沫传播，也可通过直接接触或病毒污染物品间接接触传播	呼吸道传播，也可通过密切接触感染的禽类及其分泌物、排泄物，日常接触受病毒污染的物品和水，以及实验室直接接触病毒毒株被感染
易感人群	普遍易感	人对禽流感病毒不易感。高危人群：12 岁以下儿童、与家禽（尤其是病死禽）密切接触的人群、与病人密切接触者（包括医务人员）
流行特征	发病率高和流行过程短，无明显季节性，散发于冬春季	四季均可发生，但冬春季节多暴发流行。夏季发病较少，多呈散发
临床表现	潜伏期通常为 1 ～ 3 日，最短数小时。起病多急骤，主要以全身中毒症状为主，呼吸道症状轻微或不明显。可分为单纯型流感和肺炎型流感	潜伏期一般为 1 ～ 7 日，通常在 2 ～ 4 日。早期类似普通感冒，可伴消化道症状；重症患者高热不退，病情发展迅速。可出现急性肺损伤、急性呼吸窘迫综合征（ARDS）、肺出血、胸腔积液、全血细胞减少、多脏器功能衰竭、休克及瑞氏（Reye）综合征等多种严重并发症，病死率高达 50%。体征可见眼结膜充血、咽部充血、肺部干啰音，半数患者有肺部实变体征
抗病毒治疗	离子通道 M_2 阻滞剂（金刚烷胺或甲基金刚烷胺）或神经氨酸酶抑制剂（奥司他韦）	神经氨酸酶抑制剂（奥司他韦）或离子通道 M_2 阻滞剂（金刚烷胺或金刚乙胺）

7. 治疗

（1）一般治疗：对疑似和确诊患者应进行隔离治疗。

（2）对症治疗：儿童忌用阿司匹林或含阿司匹林的药物，避免引起儿童 Reye 综合征。

（3）抗流感病毒治疗：应在发病 48 小时内使用抗流感病毒药物。①神经氨酸酶抑制剂：奥司他韦；②离子通道 M_2 阻滞剂：金刚烷胺和金刚乙胺。

（4）抗生素治疗：提示继发细菌感染时使用，可选用氟喹诺酮类或大环内酯类抗生素。

（5）重症患者的治疗：对出现呼吸障碍者给予吸氧及其他呼吸支持，防治继发细菌感染，必要时进行免疫调节治疗。

8. 预防 管理传染源，切断传播途径，保护易感人群。

细目四 艾滋病

艾滋病是由人免疫缺陷病毒（HIV）引起的以侵犯辅助性T淋巴细胞（CD_4^+T lymphocytes，Th）为主，造成细胞免疫功能缺损为基本特征的传染性疾病，最后继发各种严重机会性感染和恶性肿瘤。

1. 病原学 获得性免疫缺陷综合征是由人免疫缺陷病毒引起的性传播疾病。HIV破坏CD_4^+淋巴细胞，为单链RNA病毒，分为HIV-1和HIV-2两个亚型，目前全球流行的多为HIV-1。HIV对热敏感，对甲醛、紫外线和γ射线不敏感。

2. 流行病学

（1）传染源：艾滋病患者和无症状HIV感染者是本病的传染源，尤其是后者。

（2）传播途径：①性接触传播（主要传播途径）；②血源传播；③母婴传播；④其他途径。

（3）易感人群：人群普遍易感。

3. 发病机制与病理 ①HIV在人体细胞内感染复制；②机体免疫细胞数量减少和功能障碍：HIV破坏细胞免疫（CD_4^+T淋巴细胞为主），最终并发各种机会性感染和肿瘤。

4. 临床表现

（1）急性HIV感染期：少数急性感染以发热最为常见，可伴有头痛、咽痛、恶心、呕吐、腹泻、皮疹、关节痛、淋巴结肿大及神经系统症状。一般只有在对高危人群，如静脉吸毒或同性恋者的随访中才能发现，随后进入长期无症状感染期。

（2）无症状感染期：可由原发感染或急性感染症状消失后延伸而来，持续时间一般为6～8年，短可数月，长可达15年。临床无明显症状，但血中可检出病毒及抗体，有传染性。

（3）艾滋病期：为感染HIV后的最终阶段。CD_4^+T淋巴细胞计数明显下降，多少于200/μL；HIV血浆病毒载量明显升高。此期主要表现为持续1个月以上的发热、盗汗、腹泻，体重减轻10%以上；部分患者可表现为神经精神症状，如记忆力减退、表情淡漠、性格改变、头痛、癫痫及痴呆等，另外还可出现持续性全身性淋巴结肿大。

（4）并发症：艾滋病期可并发各系统的各种机会性感染及恶性肿瘤。①呼吸系统：肺孢子菌肺炎最为常见，也是主要的死因。②中枢神经系统：如隐球菌脑膜炎、结膜性脑膜炎等。③消化系统：肠道隐孢子虫感染较为常见，表现为慢性持续性腹泻，水样便可达数月之久。④口腔：可见鹅口疮、舌毛状白斑、复发性口腔溃疡、牙龈炎等。⑤皮肤：可见带状疱疹、传染性软疣、尖锐湿疣等。⑥眼部：可见巨细胞病毒性和弓形体性视网膜炎。⑦肿瘤：卡波西肉瘤是艾滋病患者最常见的肿瘤，由人疱疹病毒8型感染所致。

5. 实验室检查与其他检查

（1）常规检查：不同程度的贫血和白细胞计数降低。尿蛋白常阳性。血清转氨酶、肌酐、尿素氮可升高。

（2）免疫学检查：T淋巴细胞绝对计数下降；CD_4^+T淋巴细胞减少，$CD_4^+/CD_8^+ < 1.0$；链激酶、植物血凝素等迟发型变态反应性皮试常阴性。

（3）病原学检测：①抗体检测：包括筛查试验和确认试验。②抗原检测：检测血或体液中HIV特异性抗原。③病毒载量测定。④蛋白质芯片。

（4）其他检查：X线检查有助于了解肺部并发肺孢子菌、真菌、结核杆菌感染及卡波西肉瘤等情况。

6. 诊断与鉴别诊断

（1）诊断标准

1）急性期：流行病学史和临床表现，结合实验室HIV抗体由阴性转为阳性即可诊断。

2）无症状期：有流行病学史，HIV抗体阳性即可诊断。

3）艾滋病期：流行病学史，实验室检查HIV抗体阳性，加上临床表现或者并发症即可诊断；CD_4^+T淋巴细胞计数＜200/μL也可帮助诊断。

（2）鉴别诊断：除流行病学史外，病原学检查是主要鉴别方法。

7. 预防

（1）管理传染源：宣传，普查，关注高危人群。

（2）切断传播途径：暴露后预防采用三联药物治疗，推荐首选方案为替诺福韦（TDF）/ 恩曲他滨（FTC）+ 整合酶抑制剂（INSTI）。

（3）保护易感人群：目前尚无成功应用于易感者的疫苗。

细目五　流行性出血热

流行性出血热又称肾综合征出血热（HFRS），是由汉坦病毒（HV）引起的一种自然疫源性急性传染病。临床上以发热、低血压休克和肾损害为主要表现。

1. 病原学　由于抗原结构的差异，汉坦病毒目前至少有 23 个血清型。WTO 认定的有Ⅰ～Ⅳ型。我国主要流行的是Ⅰ、Ⅱ型，近年来发现有Ⅲ型。

2. 流行病学

（1）传染源：汉坦病毒具有多宿主性和动物源性，其中以鼠类为主要传染源。人不是主要的传染源。

（2）传播途径：呼吸道传播、消化道传播、接触传播、垂直传播、虫媒传播。

（3）易感人群：人群普遍易感。

（4）流行特征：①地区性；②明显季节性和周期性；③人群分布：发病以青壮年为主，野外工作者和农民发病率高。

3. 发病机制与病理

（1）发病机制：①病毒直接作用；②免疫损伤作用。

（2）病理：基本病理变化为小血管和毛细血管变性、坏死，肾脏病变最明显，其次是心、肝、脑等脏器。

4. 临床表现　本病潜伏期为 4 ～ 46 日，一般为 7 ～ 14 日。典型患者的临床经过可分为发热期、低血压休克期、少尿期、多尿期及恢复期。

（1）发热期：①感染中毒症状：弛张热或稽留热、三痛（头痛、腰痛和眼眶痛）、全身酸痛、疲惫、胃肠道症状。②毛细血管损伤：三红征（颜面、颈、上胸部明显潮红，呈酒醉貌），眼结膜、咽部充血。③肾脏损害：蛋白尿、血尿和少尿倾向。

（2）低血压休克期：一般发生于 4 ～ 6 病日。发热末期或热退同时血压下降，热退病重是本期特点。

（3）少尿期：一般发生于 5 ～ 8 病日，持续 2 ～ 5 日。主要为肾功能损害，24 小时尿量少于 400mL 为少尿，少于 50mL 为无尿。患者常有厌食、恶心、呕吐、腹胀、腹泻、头晕、头痛、烦躁不安、嗜睡、抽搐，甚至昏迷等表现。

（4）多尿期：一般发生于 9 ～ 14 日，持续 7 ～ 14 日，长者可达数月之久。本期水电解质紊乱达到高峰，常见低钠血症、低钾血症，甚至可再次引发休克。

（5）恢复期：病程的 3 ～ 4 周开始，尿量逐渐恢复正常，症状逐渐消失，体力恢复。

5. 实验室检查与其他检查

（1）一般检查

1）血常规：白细胞计数升高，血红蛋白和红细胞升高，血小板减少。

2）尿常规：早期出现尿蛋白，尿镜检发现管型和红细胞。

3）血液生化检查：①血尿素氮及肌酐：多数患者在低血压休克期，少数患者在发热后期，尿素氮和肌酐开始升高，多尿移行期末达高峰，多尿后期开始下降。②血酸碱度：发热期血气分析以呼吸性碱中毒多见，休克期和少尿期以代谢性酸中毒为主。③电解质。④肝功能。

4）凝血功能检查。

5）其他检查：心电图、眼压和眼底、胸部 X 线。

（2）血清学检查：血清特异性抗体 IgM 阳性有早期诊断意义。

（3）病原学检查：应用 RT-PCR 检测汉坦病毒 RNA，敏感性高，有早期诊断价值。

6. 诊断与鉴别诊断 诊断：①流行病学史（疫区、季节、鼠类接触史）。②临床表现：包括发热、出血、肾损害三大主症，“三红”“三痛”，热退病情反而加重，有临床五期经过等。③实验室检查。

7. 治疗

（1）早发现，早休息，早治疗和少搬动（“三早一少”）是关键。

（2）“四关”：休克、出血、肾衰竭和继发感染。

1）发热期：①抗病毒；②减轻外渗；③改善中毒症状；④预防 DIC。

2）低血压休克期：主要是抗休克，力争稳定血压，预防重要脏器衰竭。措施：①补充血容量；②纠正酸中毒；③使用血管活性药；④应用糖皮质激素；⑤强心。

3）少尿期：治疗以稳定机体内环境，促进利尿，导泻和透析治疗为主。

4）多尿期：移行期和多尿早期的治疗同少尿期。多尿后期主要是维持水和电解质平衡，防治继发感染。

5）恢复期：应注意补充营养，适当休息，逐步恢复活动量。出院后仍应休息 1 ～ 2 个月。定期复查肾功能、血压和垂体功能。

（3）积极防治并发症：病程中应积极防治腔道大出血、心衰、肺水肿、急性呼吸窘迫综合征及各种继发感染等。

8. 预防

（1）控制传染源：防鼠、灭鼠是预防本病的关键措施。

（2）切断传播途径：注意食品卫生，防止食品被鼠类污染；注意个人防护，不用手接触鼠及其排泄物；注意灭螨。

（3）保护易感人群：疫区内高危人群可接种疫苗。

细目六 狂犬病

狂犬病又称恐水病，是由狂犬病毒引起的以侵犯中枢神经系统为主的人畜共患急性传染病。

1. 病原学 狂犬病毒属弹状病毒科拉沙病毒属。

2. 流行病学

（1）传染源：带狂犬病毒的动物是本病的传染源。一般来说狂犬病的患者不是传染源。

（2）传播途径：本病主要通过被患病动物咬伤传播。

（3）易感人群：人群普遍易感。

3. 病理 病理变化主要为急性弥漫性脑脊髓炎。镜下内基小体是本病特异且具有诊断价值的病变。

4. 临床表现

（1）潜伏期：长短不一，短则 5 日，最长可达 10 年以上，一般 1 ～ 3 个月。

（2）前驱期：对痛、声、风、光等刺激开始敏感，并有咽喉紧缩感。

（3）兴奋期：患者高度兴奋，表现为极度恐惧、恐水、恐风。恐水是本病的特殊症状。

（4）麻痹期：痉挛减少或停止，患者逐渐安静，出现弛缓性瘫痪，尤以肢体软瘫为多见。呼吸变慢及不整，心搏微弱，神志不清，最终因呼吸麻痹和循环衰竭而死亡。

5. 实验室检查

（1）血、尿常规和脑脊液检查：轻度蛋白尿；脑脊液压力正常或升高。

（2）病原学检查：抗原检查，阳性率 90%。

（3）病毒抗体检测：缺少早期诊断价值。

6. 诊断与鉴别诊断

（1）诊断：根据患者过去被病兽或可疑病兽咬伤、抓伤史及典型的临床症状，如恐水、恐风、咽喉肌痉挛等，即可做出临床诊断。但在疾病早期，儿童及咬伤不明确者易误诊。确诊有赖于病原学检测或尸检发现脑组织内基小体。

（2）鉴别诊断：本病应与病毒性脑炎、破伤风、古兰－巴雷综合征、脊髓灰质炎相鉴别，流行病学资料和特殊症状是鉴别要点。

7. 治疗 无特效治疗方法，强调在咬伤后及时预防性治疗，对发病后患者以对症综合治疗为主。严格隔离患者，防止唾液等污染；病室要避光、安静，没有噪音和流水声；对症治疗。呼吸衰竭是本病死亡的主要原因，必要时可采用气管切开、人工呼吸机等措施维持呼吸，纠正呼吸衰竭。

8. 预防

（1）控制传染源：①登记家养犬，并定期进行预防接种。②捕杀、深埋狂犬、病犬。

（2）保护易感者

1）伤口的处理：对刚被咬伤者，要及时治疗。在咬伤的当时，先局部挤压、针刺使其尽量出血，再用20%肥皂水充分冲洗创口，后用5%碘酊反复涂拭。除非伤及大血管需紧急止血外，伤口一般不予缝合或包扎，以便排血引流。如有抗狂犬病免疫球蛋白或免疫血清，则在伤口底部和周围行局部浸润注射。此外，要注意预防破伤风及细菌感染。

2）预防接种：疫苗接种可用于暴露后预防，也可用于暴露前预防。①暴露后预防：共接种5次，每次2mL肌注，在0、3、7、14、28日各注射1次；严重咬伤者，可于0～6日，每日注射疫苗1针，以后分别于10、14、30、90日各注射1次。②暴露前预防：共接种3次，每次2mL肌注，于0、7、28日进行，1～3年加强注射一次。

3）免疫球蛋白注射：常用马或人源性抗狂犬病毒免疫球蛋白和免疫血清，以人狂犬免疫球蛋白（HRIG）为佳。

细目七　流行性乙型脑炎

流行性乙型脑炎亦称日本脑炎，简称乙脑，是经蚊虫传播乙型脑炎病毒而引起的以脑实质炎症为主要病变的中枢神经系统急性传染病。临床上以高热、意识障碍、抽搐、病理反射及脑膜刺激征为特征，重症患者常出现呼吸衰竭，病死率高，部分可留有严重后遗症。

1. 病原学 乙型脑炎病毒属虫媒病毒乙组的黄病毒科，核心为单股正链RNA。

2. 流行病学

（1）传染源：乙脑是人畜共患的自然疫源性疾病。人和动物感染乙脑病毒后可发生病毒血症，成为传染源。猪是重要传染源。

（2）传播途径：通过蚊虫叮咬而传播。被感染的候鸟、蝙蝠等也可作为乙脑病毒的越冬宿主。

（3）易感人群：人群对乙脑病毒普遍易感。

（4）流行特征：东南亚和西太平洋地区是乙脑的主要流行区。

3. 发病机制与病理

（1）发病机制：乙脑患者脑组织损伤主要与乙脑病毒对神经组织的直接侵袭有关，可致神经细胞坏死、胶质细胞增生及炎性细胞浸润。

（2）病理：全身性感染，但主要病变在中枢神经系统。以大脑皮质、间脑和中脑病变最为严重，可累及脊髓。部位越低，损伤越轻。

4. 临床表现

（1）潜伏期：潜伏期为4～21日，一般为10～14日。

（2）初期：病程的1～3日。起病急骤，发热，伴头痛、食欲不振、呕吐等。头痛是乙脑最常见和最早出现的症状，疼痛部位不定。

（3）极期：病程的4～10日。具有诊断意义的症候多在此期出现，多为脑实质损害的表现。①高热：此期发热达顶点，可达40℃以上。②意识障碍：表现可轻可重，可见嗜睡、谵妄、昏迷或定向力障碍等。③惊厥或抽搐：多于病程第2～5日出现，发生率40%～60%，是病情严重的表现。④呼吸衰竭：为本病最严重的表现之一，也是最主要的死亡原因（占70%～80%），多见于深度昏迷的患者，主要为中枢性呼吸衰竭。⑤颅内高压及脑膜刺激征：患者可伴有脑膜刺激征，如颈项强直、克尼格征和布鲁辛斯基征阳性。⑥其他神经系统症状和体征：常有浅反射先减弱后消失，膝、跟腱反射等深反射先亢进后消失，锥体束征阳性。高热、抽搐和呼吸衰竭是乙脑极期的严重表现，三者相互影响，互为因果。

（4）恢复期：病程的 8 ～ 12 日。患者体温逐渐下降，于 2 ～ 5 日内降至正常，神经系统症状和体征逐日好转，一般于 2 周左右可完全恢复。

（5）后遗症期：发病半年后。5% ～ 20% 的重症患者仍有意识障碍、痴呆、失语、肢体瘫痪、扭转痉挛和精神失常等，称为后遗症。

（6）并发症：以支气管肺炎最常见，其次为肺不张、败血症、尿路感染、褥疮等。

（7）临床分型：①轻型（＜39℃）；②普通型（39 ～ 40℃，浅昏迷）；③重型（＞40℃，中度昏迷并抽搐）；④极重型（暴发型）（反复抽搐，深度昏迷，迅速出现脑疝及中枢性呼吸衰竭）。

5. 实验室检查

（1）血象：白细胞计数增高，多为（10 ～ 20）$\times 10^9$/L，中性粒细胞 80% 以上。

（2）脑脊液：脑脊液压力增高，外观清或微浑；白细胞计数多为（50 ～ 500）$\times 10^9$/L，个别可高达 1000×10^9/L 以上；分类早期以中性粒细胞稍多，以后以单核细胞为主；糖及氯化物正常；蛋白质轻度升高。

（3）血清学检查：特异性 IgM 抗体测定。目前多用此法进行早期诊断。

（4）病原学检查：①病毒分离；②病毒抗原或核酸检测。

6. 诊断和鉴别诊断

（1）诊断：①流行病学资料：严格的季节性，10 岁以下儿童多见；②临床特征：起病急、高热、头痛、呕吐、意识障碍、抽搐、病理征及脑膜刺激征阳性等；③实验室检查：血清特异性 IgM 或脑脊液抗原检测阳性可作出早期诊断等。

（2）鉴别诊断

1）中毒性菌痢：肛拭子取便或生理盐水灌肠镜检，可见大量白细胞或脓细胞。

2）结核性脑膜炎：多有结核病史或接触史；脑脊液检查呈毛玻璃样；其薄膜涂片或培养可见抗酸杆菌。胸部 X 片、眼底及结核菌素试验等有助于诊断。

3）化脓性脑膜炎：脑脊液外观浑浊，白细胞计数常在 1000×10^9/L 以上，中性粒细胞占 90% 以上，脑脊液及血液细菌学检查可找到相应的病原菌。

4）其他病毒性脑炎：确诊有赖于血清学检查或病毒分离。

7. 治疗 主要是采取积极对症治疗、支持治疗和护理。重点处理好高热、抽搐和呼吸衰竭等危重症候，降低病死率和防止后遗症的发生。

（1）一般治疗：隔离，支持疗法，注意水、电解质平衡等。

（2）对症治疗：高热、抽搐及呼吸衰竭是危及患者生命的三大症候。措施：①降温。②止痉：高热所致者以降温为主；脑水肿所致者以脱水降低颅内压为主，用 20% 甘露醇；因脑实质病变引起的抽搐，可使用镇静剂，首选地西泮。③防治呼吸衰竭：氧疗，可选用鼻导管或面罩给氧，纠正患者缺氧状态；由脑水肿所致者应用脱水剂；中枢性呼吸衰竭有呼吸表浅、节律不整或发绀时，可用呼吸兴奋剂。

（3）糖皮质激素的应用。

（4）恢复期及后遗症处理。

8. 预防 以防蚊、灭蚊及预防接种为预防乙脑的关键。

（1）控制传染源：减少猪群的病毒血症，能有效控制人群乙脑的流行。

（2）切断传播途径：防蚊、灭蚊为主要措施。

（3）保护易感人群：预防接种是保护易感人群的关键措施。

第三单元　细菌感染

细目一　流行性脑脊髓膜炎

流行性脑脊髓膜炎是由脑膜炎奈瑟菌引起的一种急性化脓性脑膜炎，以突发高热、头痛、呕吐、皮肤黏膜瘀点和脑膜刺激征为主要临床表现。本病经呼吸道传播，冬春季多见，全球分布，呈散发或流行，儿童易患。部分患者暴发起病，可迅速致死。

1. 病原学　脑膜炎奈瑟菌属奈瑟菌属，革兰染色阴性双球菌，呈肾形或卵圆形，有荚膜，无芽孢。

2. 流行病学

（1）传染源：患者和带菌者是本病的传染源，因此带菌者作为传染源的意义更重要。

（2）传播途径：病原菌主要通过咳嗽、喷嚏、说话等由飞沫借空气经呼吸道传播。

（3）人群易感性：人群普遍易感。

（4）流行特征：本病遍及全世界，我国各地区均有病例发生。

3. 发病机制与病理

（1）发病机制：内毒素是重要的致病因素。脑膜炎奈瑟菌更易激活凝血系统，造成 DIC 及继发性纤溶亢进。

（2）病理

1）败血症期：主要病变为血管内皮损害，血管壁炎症、坏死和血栓形成及血管周围出血。

2）脑膜炎期：病变在软脑膜和蛛网膜，早期主要以血管充血、少量浆液性渗出及局灶性小血管多见。

3）暴发型脑膜脑炎型：病变主要在脑实质，脑细胞有明显充血和水肿。

4. 临床表现　潜伏期 1 ～ 7 日，一般为 2 ～ 3 日。

（1）普通型（90%）：①前驱期（上呼吸道感染期）：传染性最强；少数患者有类感冒症状或咽痛、鼻咽部黏膜充血及分泌物增多。②败血症期：中毒症状、瘀点瘀斑、皮疹。③脑膜炎期：脑膜刺激征阳性。④恢复期：体温渐降至正常，症状好转，瘀斑、瘀点消失，神经系统检查正常，一般 1 ～ 3 周痊愈。

（2）暴发型：①休克型：急骤起病，寒战高热，感染性休克。②脑膜脑炎型：主要以中枢神经系统症状为主。③混合型：兼有上述两型的临床表现，是本病最严重的一型，病死率最高。

（3）轻型：多发生于本病流行后期，病变轻微。

（4）慢性型：极少见，以间歇发热、皮疹及关节疼痛为特征。诊断主要依据发热期反复多次的血培养阳性。

5. 实验室检查

（1）血象：白细胞计数明显增加，一般在 20×10^9/L 左右，中性粒细胞百分比为 80% ～ 90%。

（2）脑脊液检查：明确诊断的重要方法。初起或休克型患者脑脊液多无改变；其他型可见脑脊液压力升高，外观浑浊，白细胞计数明显增高，蛋白质增高，而糖及氯化物明显降低。

（3）细菌学检查：①涂片：革兰染色后查找病原体，阳性率可达 60% ～ 80%，因此为早期诊断本病的重要方法。②细菌培养：取患者血液、瘀斑组织液、脑脊液、骨髓等作病原菌培养，阳性者可确诊，但阳性率低。

（4）血清学检查：①特异性抗原检测：检测血、脑脊液中的脑膜炎奈瑟菌抗原，具有灵敏度高、特异性强、快捷等优点。主要用于早期诊断，阳性率 90% 以上。②特异性抗体检测：恢复期血清效价大于急性期 4 倍以上有诊断价值，阳性率可达 70%。

（5）分子生物学检查：应用 PCR 技术检测血清和脑脊液中的脑膜炎奈瑟菌 DNA，敏感性、特异性高。

6. 诊断与鉴别诊断

（1）诊断

1）流行病学资料：冬春季发病，当地有本病发生或流行，或与患者密切接触。

2）临床表现：突起高热、头痛、呕吐，皮肤黏膜瘀点、瘀斑，脑膜刺激征。

3）实验室检查：白细胞及中性粒细胞明显升高，脑脊液呈化脓性改变，尤其是细菌学培养阳性及流脑特异性血清免疫检测阳性为确诊的主要依据。

（2）鉴别诊断

1）流行性乙型脑炎：有严格的季节性，在7～9月间流行。无皮肤黏膜瘀点。脑脊液澄清，白细胞数很少超过 1.0×10^9/L，以淋巴细胞为主，糖和氯化物正常。血清或脑脊液特异性 IgM 抗体检测有诊断价值。

2）结核性脑膜炎：起病缓，病程长，有结核病史或密切接触史，有低热、盗汗、消瘦等结核常见症状，无皮肤瘀点，无季节性。脑脊液呈毛玻璃状，白细胞在 0.5×10^9/L 以下，以淋巴细胞为主。脑脊液涂片可检出抗酸杆菌。

7. 治疗

（1）普通型流脑的治疗

1）一般治疗：早诊断，早隔离，保证液体量、热量及电解质供应等。

2）病原治疗：一旦高度怀疑流脑，应在30分钟内给予抗菌治疗。①青霉素：为首选药，较大剂量青霉素能使脑脊液内药物达到有效浓度，从而获得满意疗效。②头孢菌素类：第三代头孢菌素对脑膜炎奈瑟菌抗菌活性高，易通过血脑屏障。

3）对症治疗：高热时应用物理及药物降温；惊厥时用地西泮；颅内高压应予脱水剂。

（2）暴发型流脑的治疗

1）休克型：①病原治疗：首选第三代头孢菌素或青霉素；②抗休克治疗：扩充血容量及纠正酸中毒；应用血管活性药物；③ DIC 的治疗：高度怀疑有 DIC 宜尽早应用肝素；④肾上腺皮质激素的使用：适用于毒血症症状明显的患者，常用药物如地塞米松等。

2）脑膜炎型：①病原治疗：同休克型。②脑水肿治疗：用20%甘露醇及时脱水可以减轻脑水肿。③呼吸衰竭的处理：及时吸氧、吸痰，保持呼吸道通畅，给予呼吸兴奋剂洛贝林、尼可刹米交替静脉注射。④对症治疗：高热及惊厥者予物理及药物降温，必要行亚冬眠疗法。

（3）慢性型流脑的治疗：主要以病原治疗为主。

8. 预防

（1）控制传染源：早发现，早隔离，早治疗。患者一般隔离至症状消失后3日，密切接触者应医学观察7日。

（2）切断传播途径：搞好环境卫生，注意室内通风，流行期间避免到拥挤的公共场所，外出应戴口罩。

（3）保护易感人群：菌苗注射、药物预防。

细目二　伤寒

伤寒是由伤寒杆菌经消化道传播引起的急性肠道传染病。临床特征为持续发热、表情淡漠、相对缓脉、玫瑰皮疹、肝脾肿大和白细胞少等。有时可出现肠出血、肠穿孔等严重并发症。

1. 病原学　伤寒杆菌属沙门菌属D组，革兰染色阴性，含有菌体O、鞭毛H、表面Vi抗原。O抗原和H抗原的抗原性较强，可刺激机体产生相应的特异性、非保护性 IgM 和 IgG 抗体，临床可用于血清凝集试验（肥达反应）。

2. 流行病学

（1）传染源：患者和带菌者是本病唯一的传染源。

（2）传播途径：主要经粪－口途径传播。

（3）易感人群：人群普遍易感。

（4）流行特征：世界各地均有发病，夏秋季高发，以学龄儿童和青年多见。

3. 发病机制与病理

（1）发病机制：伤寒杆菌由胃进入回肠淋巴结（坏死溃疡可形成肠穿孔、肠出血），入血形成菌血症（表现为发热、皮疹、相对缓脉），侵入单 – 核巨噬系统出现肝脾大，并可在胆囊中继续传染。

（2）病理特点：全身单核 – 吞噬细胞系统的炎性增生反应，形成“伤寒细胞”，聚集成团形成“伤寒结节”。

（3）病变部位：回肠末端肠壁（右下腹痛）的集合淋巴结与孤立淋巴滤泡。

4. 临床表现 潜伏期 3 ～ 60 日，通常 1 ～ 2 周。

（1）典型伤寒

1）初期（侵袭期）（第 1 周）：缓慢起病，发热最早出现，呈弛张热型，于 3 ～ 7 日内达 39℃或以上，伴有头痛、全身不适、乏力、食欲减退、腹部不适等症。

2）极期（第 2 ～ 3 周）：①高热：稽留热型；②消化系统表现：腹胀、便秘、腹部压痛，以右下腹明显；③神经系统表现：呈特殊的中毒面容，表情淡漠，反应迟钝，听力减退；④循环系统表现：可有相对缓脉、重脉；⑤肝脾大，出血，肠穿孔常在本期；⑥皮疹：玫瑰疹，散在分布于前胸和上腹部。

3）缓解期（第 4 周）：病情开始好转。本期仍有肠出血或肠穿孔的危险。

4）恢复期（第 5 周）：体温已恢复正常，食欲好转，常有饥饿感。

（2）不典型伤寒：包括轻型、暴发型、迁延型、逍遥型、小儿伤寒、老年人伤寒。

（3）再燃与复发

1）再燃：伤寒缓解期患者，体温开始下降，但尚未达到正常时，又再度升高，持续 5 ～ 7 日后退热。

2）复发：患者进入恢复期，体温正常 1 ～ 3 周后，发热等临床症状再度出现。

（4）慢性带菌者：多为胆囊带菌，胆囊造影可发现胆石或胆囊功能障碍。

（5）并发症：常见的并发症有肠出血、肠穿孔、中毒性肝炎、中毒性心肌炎、肺炎、胆囊炎、骨髓炎、肾盂肾炎等。

5. 实验室检查

（1）常规检查

1）血液：嗜酸性粒细胞计数减少或消失，有助于诊断和判断病情。

2）尿液：可有少量蛋白尿或管型。

3）粪便：可有便血或粪便隐血试验阳性。

（2）血清学检查：伤寒血清凝集试验又称为肥达反应。肥达反应的临床意义：①“O”效价≥ 1∶80，“H”效价≥ 1∶160，或者“O”抗体效价有 4 倍以上升高，才有诊断价值。②每周检查 1 次，如凝集效价逐次递增，则更具诊断意义。③只有“O”抗体效价升高，可能是疾病的早期。④仅有“H”抗体效价升高，而“O”抗体效价不高，可能是患过伤寒，或接种过伤寒、副伤寒菌苗的回忆反应。⑤“O”抗体效价升高只能推断为伤寒类感染，不能区别伤寒或副伤寒，诊断时需依鞭毛抗体凝集效价而定。⑥若肥达反应阴性，不能排除伤寒。

（3）病原学检查：细菌培养是确诊伤寒的主要手段。①血培养：病程第 1 周阳性率最高，可达 80% ～ 90%。②骨髓培养：阳性率较血培养为高，可达 90%。阳性率受病程及应用抗菌药物的影响小。③粪便培养：整个病程中均可阳性，第 3 ～ 4 周阳性率最高，可达 75%。④尿培养：早期常为阴性，病程 3 ～ 4 周阳性率约 25%。

6. 诊断与鉴别诊断

（1）诊断：①流行病学资料；②临床表现（持续性发热 1 周以上、特殊中毒面容、相对缓脉、玫瑰疹、肝脾大等典型表现，出现肠出血和肠穿孔等并发症）；③实验室检查。

（2）鉴别诊断

1）病毒感染：上呼吸道和消化道病毒感染均可出现较长时间的发热、腹部不适、白细胞减少等类似于伤寒的表现。但病毒感染起病较急，常伴有明显的上呼吸道症状或肠道症状，多无特殊中毒面容、玫瑰疹、相对缓脉等伤寒特征性表现，肥达反应及细菌培养均为阴性。

2）斑疹伤寒：流行性斑疹伤寒多见于冬春季，地方性斑疹伤寒多见夏秋季。一般起病较急，脉搏快，多有明显头痛。第 5 ～ 6 病日出现皮疹，数量多，且可有出血性皮疹。外斐反应阳性。治疗后退热快。

7. 治疗

（1）一般治疗：①隔离与休息：给予消化道隔离。发热期患者必须卧床休息。②护理：注意皮肤及口腔的护理，密切观察体温、脉搏、血压等。③饮食：给予高热量、高维生素、易消化、低糖、低脂肪的无渣饮食。

（2）对症治疗：①高热：适当应用物理降温，慎用解热镇痛类药，以免虚脱。②便秘：可用开塞露或用生理盐水低压灌肠。禁用泻剂和高压灌肠。③腹泻：可用收敛药，忌用鸦片制剂。④腹胀：可用松节油腹部热敷及肛管排气。禁用新斯的明类药物。⑤激素的应用：对毒血症症状明显和高热患者，如无禁忌，可在足量有效抗菌治疗下短期使用糖皮质激素，疗程 1 ～ 3 日。

（3）病原治疗：①氟喹诺酮类：是治疗伤寒的首选药物，常用的有氧氟沙星、左氧氟沙星等。②头孢菌素类：孕妇、儿童、哺乳期妇女等常用第三代头孢菌素。

（4）带菌者的治疗：成人带菌者可用氨苄西林、阿莫西林、氧氟沙星、环丙沙星等治疗，疗程 4 ～ 6 周。

（5）并发症的治疗

1）肠出血：绝对卧床休息，禁食，密切观察血压、脉搏、神志变化及粪便情况；如患者烦躁不安，可给予镇静剂；禁用泻剂及灌肠。注意水电解质的补充，应用止血药，必要时酌情输血。经积极内科治疗仍出血不止者，应考虑手术治疗。

2）肠穿孔：禁食，胃肠减压，静脉补充液体，保证热量供给和水电解质平衡，加强抗菌特别是抗革兰阴性菌及厌氧菌的抗菌药。必要时可考虑外科手术治疗。

8. 预防

（1）控制传染源：及早隔离，体温正常 15 日后，大便培养每周 1 次，连续 2 次阴性方可解除隔离。患者及带菌者的排泄物、用具等应严格消毒。

（2）切断传播途径：是预防伤寒的关键措施。搞好“三管一灭”（管理饮食、水源、粪便，消灭苍蝇）。

（3）保护易感人群：对高危人群可进行预防接种。

细目三　细菌性痢疾

细菌性痢疾简称菌痢，是由志贺菌感染引起的肠道传染病。菌痢主要通过消化道传播，终年散发，夏秋季可引起流行。其主要病理变化为直肠、乙状结肠的炎症与溃疡。主要表现为腹痛、腹泻、排黏液脓血便及里急后重等，可伴有发热及全身毒血症状，严重者可出现感染性休克和（或）中毒性脑病。

1. 病原学　志贺菌属于肠杆菌科，为革兰阴性杆菌，菌体短小，无荚膜和芽孢，有菌毛，为兼性厌氧菌。根据生化反应和菌体 O 抗原不同，可将志贺菌分为 A、B、C、D 四群。志贺菌可产生内毒素及外毒素。内毒素可引起全身反应如发热、毒血症及休克等。外毒素即志贺毒素，有肠毒性、神经毒性和细胞毒性。

2. 流行病学

（1）传染源：主要是急、慢性菌痢患者和带菌者。

（2）传播途径：主要经粪 – 口途径传播。

（3）人群易感性：人群普遍易感。

（4）流行特征：菌痢主要集中发生在发展中国家，尤其是医疗条件差且水源不安全的地区。

3. 发病机制与病理

（1）发病机制：志贺菌进入机体后是否发病，取决于三个要素：细菌数量、致病力和人体抵抗力。志贺菌经口进入体内，在结肠黏膜上皮细胞和固有层中繁殖、释放毒素，致肠黏膜炎症、坏死及溃疡，出现腹痛、腹泻、黏液脓血便等。志贺菌的主要致病物质是内毒素。

（2）病理：主要病变部位是乙状结肠和直肠，严重者可以波及整个结肠甚至回肠末端。

4. 临床表现 潜伏期一般为 1 ～ 4 日，短者可为数小时，长者可达 7 日。

（1）急性菌痢

1）典型菌痢：起病急，有发热（体温可达 39℃或更高）、腹痛、腹泻、里急后重、黏液或脓血便，并有头痛、乏力、食欲减退等全身中毒症状。

2）轻型菌痢：全身中毒症状轻微，可无发热或有低热。腹泻水样或稀糊便，每日 10 次以内，可有黏液，但无脓血，腹痛较轻，可有左下腹压痛，里急后重较轻。

3）重型菌痢：多见于老年、体弱和营养不良的患者。急起发热，腹泻每日 30 次以上，为稀水脓血便，偶尔排出片状假膜，甚至大便失禁，腹痛、里急后重明显。

4）中毒型菌痢：起病急骤，发展快，病势凶险。突起畏寒、高热，全身中毒症状重，可有烦躁、嗜睡、昏迷或抽搐等，数小时内可迅速发生循环衰竭和呼吸衰竭。肠道症状不明显或缺如。①休克型（周围循环衰竭型）：较为常见，以感染性休克为主要表现；②脑型（呼吸衰竭型）：以中枢神经系统表现为主；③混合型：以上两型均有。

（2）慢性菌痢：急性菌痢反复发作或迁延不愈达 2 个月以上者即为慢性菌痢。分为慢性迁延型、急性发作型、慢性隐匿型。其中以慢性迁延型最为多见，慢性隐匿型最少。

5. 实验室检查与其他检查

（1）大便常规：粪便外观为黏液、脓血便，镜检可见白细胞（≥ 15 个 / 高倍视野）、脓细胞和少数红细胞，如见到吞噬细胞则更有助于诊断。

（2）血常规：急性菌痢白细胞计数增多，可达（10 ～ 20）$\times10^9$/L，以中性粒细胞为主。

（3）细菌培养：粪便培养出志贺菌是确诊的主要依据。

（4）特异性核酸检测：采用核酸杂交或 PCR 可直接检查粪便中的志贺菌核酸，具有灵敏度高、特异性强、对标本要求低等优点。

6. 诊断与鉴别诊断

（1）诊断：①流行病学资料：夏秋季有不洁饮食或与菌痢患者有接触史。②临床表现：急性菌痢患者有发热、腹痛、腹泻、黏液或脓血便、里急后重。慢性菌痢患者常有急性菌痢史，病程超过两个月。③实验室检查：确诊需粪便培养志贺菌阳性。

（2）鉴别诊断

1）细菌性痢疾与阿米巴痢疾：见下表。

细菌性痢疾与阿米巴痢疾的鉴别

鉴别要点	细菌性痢疾	阿米巴痢疾
病原学	志贺菌	溶组织阿米巴原虫
流行病学	散发或流行或暴发	散发
潜伏期	1 ～ 7 日	数周至数月
全身症状	起病急，全身中毒症状重，多有发热	起病缓，全身中毒症状轻或无，多无发热
腹部表现	腹痛、腹泻较重，便次频繁，左下腹压痛	腹痛轻，便次少，右下腹轻度压痛
里急后重	明显	不明显
粪便检查	量少，外观多呈黏液脓血便，镜检可见大量脓细胞、少量红细胞及巨噬细胞，粪便培养志贺菌阳性	量多，呈暗红色果酱样，有特殊臭味，红细胞多于白细胞，可见夏科 – 雷登结晶，可找到溶组织阿米巴滋养体或包囊
结肠镜检查	主要为肠黏膜弥漫性充血、水肿、浅表溃疡	散发潜行溃疡，周围红晕，溃疡间肠黏膜大多正常

2）中毒性菌痢与乙脑：乙脑多发生于夏秋季，常有高热、惊厥、昏迷等表现，需与中毒性菌痢相鉴别。乙脑起病与进展相对缓慢，循环衰竭少见，意识障碍及脑膜刺激征明显，脑脊液可有蛋白及白细胞增高，粪便检查多无异常。乙脑病毒特异性抗体 IgM 阳性可资鉴别。

7. 治疗

（1）急性菌痢

1）一般治疗及对症治疗：隔离至消化道症状消失，大便培养连续两次阴性。中毒症状重者应卧床休息。

2）病因治疗：抗菌治疗，首选氟喹诺酮类药物，二线药物主要为三代头孢菌素。

（2）中毒性菌痢：病情凶险，应及时采取以对症治疗为主的综合救治措施。

1）对症治疗：降温止惊。高热可致惊厥，加重脑缺氧及脑水肿，应积极给予物理降温，必要时给予退热药。

休克型：①迅速扩充血容量及纠正酸中毒；②由于属低排高阻型休克，可予抗胆碱类药物改善微循环障碍，如山莨菪碱；③短期使用糖皮质激素；④保护心、脑、肾等重要脏器功能；⑤有早期 DIC 者可予肝素抗凝治疗。

脑型：①减轻脑水肿，可给予 20% 甘露醇；②防治呼吸衰竭，保持呼吸道通畅，及时吸痰、吸氧。

2）抗菌治疗：儿童首选头孢曲松等三代头孢菌素。

（3）慢性菌痢

1）一般治疗：注意生活规律，进食易消化的食物，忌食生冷、油腻及刺激性食物，积极治疗肠道寄生虫病及其他慢性消化道疾患。

2）病原治疗：根据病原菌药敏试验结果选用有效抗菌药物，通常联合或交替使用两种不同类型的抗菌药物，延长疗程，必要时可多疗程治疗。也可用 0.3% 小檗碱液、5% 大蒜素液、2% 磺胺嘧啶银悬液等灌肠液保留灌肠，每次 100 ～ 200mL，每晚一次，10 ～ 14 日为一疗程。灌肠液中可添加小剂量糖皮质激素以提高疗效。

3）对症治疗：有肠道功能紊乱者可采用镇静或解痉药物。有菌群失调者可予微生态制剂。

8. 预防　菌痢的预防应采用以切断传播途径为主的综合预防措施。

（1）管理传染源：急、慢性患者和带菌者应隔离或定期进行随访，并给予彻底治疗，直至大便培养阴性。

（2）切断传播途径：做好“三管一灭”，养成良好的个人卫生习惯。

（3）保护易感人群：目前尚无获准生产的可有效预防志贺菌感染的疫苗。

细目四　霍乱

霍乱是由霍乱弧菌引起的烈性肠道传染病，为我国甲类传染病，也是国际检疫传染病。霍乱患者典型的临床表现为起病急，腹泻剧，多伴呕吐，并可由此导致脱水、肌肉痉挛，严重者可发生循环衰竭和急性肾衰竭。

1. 病原学　O_1 群霍乱弧菌为霍乱的主要致病菌。霍乱弧菌能产生内毒素、外毒素。外毒素即霍乱肠毒素，是主要致病因素。

2. 流行病学

（1）传染源：患者和带菌者是传染源。

（2）传播途径：主要通过粪－口途径传播，日常生活接触和苍蝇等媒介传播也是重要的传播途径。

（3）易感人群：人群普遍易感。

（4）流行季节与地区：在我国霍乱流行季节为夏秋季，以 7 ～ 10 月为多。流行地区主要是沿海一带。

（5）O_{139} 群霍乱的流行特征：病例无家庭聚集性，发病以成人为主，男性多于女性，主要经水和食物传播。O_{139} 群是首次发现的新流行株，人群普遍易感。在霍乱地方性流行区，人群对 O_1 群霍乱弧菌有免疫力，但不能保护免受 O_{139} 群霍乱弧菌的感染。现有的霍乱菌苗对 O_{139} 群霍乱无保护作用。

3. 发病机制与病理

（1）发病机制：霍乱弧菌到达肠道后，穿过肠黏膜表面的黏液层，黏附于小肠上段黏膜上皮细胞刷状缘并大量繁殖，在局部产生大量霍乱肠毒素导致发病，形成霍乱特征性的剧烈水样腹泻。

（2）病理：剧烈腹泻和呕吐，导致体内水和电解质大量丢失，迅速出现脱水、电解质和酸碱平衡紊乱，严重者可出现循环衰竭。本病病理特点主要是严重脱水导致的一系列改变，而组织器官器质性损害轻微。

4. 临床表现 潜伏期 1 ～ 3 日，短者数小时，长者 7 日。

（1）典型表现

1）泻吐期：多以剧烈腹泻开始，病初大便尚有粪质，迅速成为黄色水样便或米泔水样便，无粪臭，每日可达数十次，甚至失禁。一般无发热和腹痛（O_{139} 群除外），无里急后重。呕吐多在腹泻数次后出现，常呈喷射状，呕吐物初为胃内容物，后为水样，严重者亦可为米泔水样，轻者可无呕吐。本期持续数小时至 2 ～ 3 日。

2）脱水期：由于频繁的腹泻和呕吐，大量水和电解质丧失，患者迅速出现脱水和循环衰竭。

3）恢复期或反应期：患者脱水如能得到及时纠正，多数症状迅速消失。

（2）临床分型：见下表。

霍乱临床分型

临床表现	轻型	中型	重型
脱水程度（体重 %）	小于 5%	5% ～ 10%	10% 以上
精神状态	尚好	呆滞或不安	极度烦躁或静卧不动，甚至昏迷
声音嘶哑	无	轻度	嘶哑或难以发音
皮肤	稍干，弹性略差	干燥，缺乏弹性	弹性消失
发绀	无	有	明显
口唇	稍干	干燥	极度干燥
眼窝、囟门	稍陷	明显	深陷，目闭不紧
指纹皱瘪	无	有	干瘪
肌肉痉挛	无	有	严重
脉搏	正常	细数	弱而速或无
血压	正常	12 ～ 9.33kPa	低于 9.33kPa 或 0
尿量	略减少	＜ 500mL	＜ 50mL
血浆比重	1.025 ～ 1.030	1.031 ～ 1.040	＞ 1.040

（3）并发症

1）肾衰竭：是霍乱最常见的严重并发症，也是常见的死因。

2）急性肺水肿：代谢性酸中毒可导致肺循环高压，后者又因补充大量不含碱的盐水而加重。

3）其他：如低钾综合征、心律失常等。

5. 实验室检查与其他检查

（1）一般检查：①血液检查：脱水致血液浓缩，外周血红细胞、白细胞和血红蛋白均增高。②尿液检查：部分患者尿中可有少量蛋白、红白细胞及管型。③粪便常规：可见黏液或少许红、白细胞。

（2）血清学检查：抗菌抗体中的抗凝集素抗体在病后第 5 日出现，1 ～ 3 周达高峰。若双份血清抗凝集素抗体滴度增长 4 倍以上，有诊断意义。

（3）病原学检查：①粪便涂片染色：取粪便或早期培养物涂片做革兰染色镜检，可见革兰阴性、稍弯曲的弧菌。②悬滴检查：此检查可用于快速诊断。③增菌培养：所有疑为霍乱的患者，除做粪便显微镜检外，均应进行增菌培养。④ PRC：可快速诊断及进行群与型的鉴别。⑤快速辅助检测：目前使用较多的是霍乱弧菌胶体金快速检测法，用于快速诊断。

6. 诊断与鉴别诊断

（1）诊断

1）疑似霍乱诊断标准：具有下列两项之一者，诊断为疑似霍乱：①凡有典型临床症状，如剧烈腹泻，水样便（黄水样、清水样、米泔样或血水样），伴有呕吐，迅速出现脱水，循环衰竭及肌肉痉挛（特别是腓肠肌）的首发病例，在病原学检查尚未肯定前，应诊断为疑似霍乱。②霍乱流行期间有明确接触史（如同餐、同住或护理者等），并发生泻吐症状，而无其他原因可查者。

2）临床诊断：霍乱流行期间的疫区内，凡有霍乱典型症状，粪便培养 O_1 群及 O_{139} 群霍乱弧菌阴性，但无其他原因可查者。

3）确定诊断：具有下列三项之一者，可诊断为霍乱：①凡有腹泻症状，粪便培养 O_1 群或 O_{139} 群霍乱弧菌阳性。②在流行期间的疫区内有腹泻症状，做双份血清抗体效价测定，如血清凝集试验呈 4 倍以上或杀弧菌抗体呈 8 倍以上增长者。③在疫源检查中，首次粪便培养检出 O_1 群或 O_{139} 群霍乱弧菌，前 5 日内有腹泻症状者。

4）带菌者：指无腹泻或呕吐等临床症状，但粪便中检出 O_1 群或（和）O_{139} 群霍乱弧菌者。

（2）鉴别诊断：应与其他病原体所引起的腹泻相鉴别。

7. 治疗　本病的处理原则是严格隔离，迅速补充水及电解质，以纠正脱水、电解质平衡紊乱和酸中毒，辅以抗菌治疗及对症治疗。

（1）一般治疗：可给予流质饮食，但剧烈呕吐者应禁食，恢复期逐渐增加饮食，重症患者应注意保暖、给氧、监测生命体征。

（2）补液治疗：及时足量补液是治疗本病的关键。补液的原则是早期、快速、足量，先盐后糖，先快后慢，纠酸补钙，见尿补钾。

1）静脉补液：采用 5∶4∶1 溶液，即每升液体含氯化钠 5g，碳酸氢钠 4g 和氯化钾 1g，另加 50% 葡萄糖注射液 20mL 以防止低血糖。临床分型的轻、中、重型分别给 3000 ～ 4000mL、4000 ～ 8000mL、8000 ～ 12000mL。

2）口服补液：口服补液盐。低渗口服补液盐（口服补液盐Ⅲ）尤适用于儿童。

（3）抗菌治疗：目前常用药物为氟喹诺酮类，如环丙沙星等。

（4）对症治疗：中毒性休克，可给予糖皮质激素和血管活性药物；出现心衰、肺水肿者应调整输液速度，酌情使用利尿剂及强心剂等。

8. 预防

（1）控制传染源：停用抗菌药物后大便培养每日 1 次，连续 3 次阴性方可解除隔离。

（2）切断传播途径：改善环境卫生，加强饮水和食品管理。

（3）保护易感人群：霍乱疫苗的研制已转向口服疫苗方向。目前，此类疫苗主要用于保护地方性流行区的高危人群。

细目五　结核病

结核病是由结核分枝杆菌引起的慢性感染性疾病，可累及全身多个脏器，以肺结核最为常见。

1. 病原学　结核分枝杆菌属于放线菌目、分枝杆菌科、分枝杆菌属，可分为人结核分枝杆菌、牛结核分枝杆菌、非洲分枝杆菌和田鼠分枝杆菌等。

2. 流行病学

（1）传染：开放性肺结核患者的排菌是结核传播的主要来源。

（2）传播途径：呼吸道传播、消化道传播、垂直传播、其他途径传播。

（3）易感人群：生活贫困、居住拥挤、营养不良等因素是社会经济落后地区人群结核病高发的原因。免疫抑制状态患者尤其好发结核病。

（4）流行特征：高耐药性导致结核病难以控制。

3. 病理　基本病理变化包括渗出型病变、增生型病变、干酪样坏死。

4. 临床表现

（1）肺结核的症状和体征：①全身症状：发热为肺结核最常见的全身中毒性症状，多数为长期低热。②呼吸系统症状：浸润性病灶患者咳嗽轻微，干咳或仅有少量黏液痰。③体征：继发性肺结核好发于上叶尖后段，故听诊于肩胛间区闻及细湿啰音，有较大提示性诊断价值。

（2）肺外结核的临床类型和表现：结核病是一个全身性的疾病，肺结核仍是结核病的主要类型，但其他系统的结核病亦不能忽视。

5. 实验室检查

（1）细菌学检查：痰结核分枝杆菌检查是确诊肺结核最特异性的方法，包括涂片抗酸染色镜检、细菌培养、分子生物学检测。

（2）影像学检查：X 线影像表现取决于病变类型和性质。

（3）免疫学检查：①结核菌素试验（TST）特异性低；②特异性结核抗原可反映机体是否存在结核感染。

6. 诊断与鉴别诊断

（1）诊断

1）病史和临床表现：肺结核常有低热、乏力、消瘦。

2）潜伏性结核感染的诊断（略）

3）活动性结核的诊断：痰中找到结核杆菌，抗结核治疗有效，即可诊断肺结核。

4）肺外结核的诊断（略）

5）结核病的诊断分类

中国肺结核分类法（按病变部位）

分类	分类标准
原发性肺结核（代号：Ⅰ型）	为原发结核感染所致的临床病症，包括原发复合征及胸内淋巴结结核
血行播散型肺结核（代号：Ⅱ型）	包括急性血行播散型肺结核（急性粟粒型肺结核）及亚急性、慢性血行播散型肺结核
继发性肺结核（代号：Ⅲ型）	肺结核中的一个主要类型，包括浸润性、纤维空洞性及干酪性肺炎等
气管、支气管结核（代号：Ⅳ型）	包括气管、支气管黏膜及黏膜下层的结核病
结核性胸膜炎（代号：Ⅴ型）	临床上已排除其他原因引起的胸膜炎，包括结核性干性胸膜炎、结核性渗出性胸膜炎、结核性脓胸

（2）鉴别诊断

1）肺癌：肺癌多见于 40 岁以上男性，多有刺激性咳嗽、胸痛和进行性消瘦。胸片上结核球周围可有卫星灶、钙化，而肺癌病灶边缘常有切迹、毛刺。胸部 CT 对鉴别有帮助。

2）肺炎：细菌性肺炎起病急，伴高热、寒战、胸痛、气急，X 线片示病变常局限于一个肺叶或肺段，血白细胞计数、中性粒细胞增多，抗生素治疗有效可协助鉴别。

7. 预防 预防措施包括：①建立防治系统；②早期发现和彻底治疗；③疫苗接种。

细目六　布鲁菌病

布鲁菌病又称波状热，是布鲁菌感染引起的自然疫源性疾病，临床上以长期发热、多汗、乏力、肌肉和关节疼痛、肝、脾及淋巴结肿大为主要特点。

1. 病原学 布鲁菌属是一组革兰阴性短小杆菌，兼性细胞内寄生，没有鞭毛，不形成芽孢或荚膜。

2. 流行病学

（1）传染源：与人类有关的传染源主要是羊、牛及猪，其次是犬、鹿、马、骆驼等。布鲁菌病首先在染菌动物间传播，造成带菌或发病，然后波及人类。

（2）传播途径：①经皮肤及黏膜接触传染；②经消化道传染；③经呼吸道传染；④其他，如苍蝇携带、蜱虫叮咬等。

（3）易感人群：人群普遍易感，病后可获较强免疫力，因此再次感染者很少。疫区居民可因隐性感染而获免疫。

（4）流行特征：全球性疾病。

3. 发病机制与病理　几乎所有的组织器官均可侵犯，以单核－吞噬细胞系统最为常见。

4. 临床表现　潜伏期一般为 1 ～ 3 周，平均 2 周。

（1）急性感染（6 个月内）：主要症状为发热（多为不规则热，少数为典型的波状热）、多汗（夜间或凌晨热退时大汗淋漓）、乏力、肌肉和关节疼痛、睾丸疼痛等。

（2）慢性感染（6 个月以上）：布鲁菌病可以局限在几乎所有的器官，最常局限在骨、关节、中枢神经系统。

（3）并发症和后遗症：①血液系统；②眼睛；③神经、精神系统；④心血管系统；⑤运动系统；⑥其他。

5. 实验室检查及其他检查

（1）外周血象：白细胞计数正常或偏低，淋巴细胞相对或绝对增加，可出现少数异型淋巴细胞。

（2）病原学检查：取血液、骨髓、组织、脑脊液等做细菌培养，急性期培养阳性率高。

（3）免疫学检查：①平板凝集试验：用于初筛；②试管凝集试验；③补体结合试验；④抗人球蛋白试验；⑤酶联免疫吸附试验（ELISA）：1∶320 为阳性，可分别定量检测特异性 IgG、IgM 和 IgA 型抗体水平，灵敏性和特异性均较好。

（4）特殊检查：并发骨关节损害可行 X 线、MRI、CT 等影像学检查。

6. 诊断与鉴别诊断

（1）诊断

1）急性感染可通过流行病学史、临床表现和实验室检查诊断：①流行病学接触史：有传染源密切接触史或疫区生活接触史。②具有该病临床症状和体征并排除其他疑似疾病。③实验室检查：病原分离、试管凝集试验、ELISA 等检查阳性。

凡具备①、②项和第③项中的任何一项检查阳性即可确诊为布鲁菌病。

2）慢性感染者和局灶性感染者诊断有时相当困难，获得细菌培养结果最为可靠。

（2）鉴别诊断：与长期发热性疾病进行鉴别。

7. 治疗

（1）急性感染

1）对症和一般治疗。

2）病原治疗：①成人及 8 岁以上儿童：首选多西环素（又称强力霉素）联合利福平；或多西环素联合链霉素。② 8 岁以下儿童：采用利福平联合复方新诺明治疗，也可采用利福平联合氨基糖苷类药物治疗。③孕妇：可采用利福平联合复方新诺明治疗；如果在妊娠 2 周内发生布鲁菌病，选用三代头孢菌素类药物联合复方新诺明治疗，可减少妊娠中断的发生。药物治疗对孕妇存在潜在危险性，应权衡利弊使用。④并发症：存在并发症者一般可考虑应用三联或三联以上药物治疗，并需适当延长疗程。

（2）慢性感染：治疗较为复杂，包括病原治疗、脱敏治疗、对症治疗。

8. 预防　对疫区传染源进行检疫。必要时可用药物预防。

第四单元　消毒与隔离

细目一　消毒

1. 消毒的概念　消毒是用物理、化学、生物学的方法清除或杀灭体外环境中的病原微生物，使其达到无害化程度的过程。

灭菌是一个绝对的概念，是指用物理或化学方法除去或杀灭全部微生物的过程。灭菌后的物品必须是完全无菌的。

2. 消毒的目的　防止病原体传播发散，引起流行；防止患者再感染，发生交叉感染；保护医护人员。

3. 消毒的种类

（1）预防性消毒：能控制或减少未被发现或未被管理的传染源污染所引起的传染病传播。

（2）疫源地消毒

1）随时消毒（传染源仍在）。

2）终末消毒：①患者的终末处理；②病室单位的终末处理。终末消毒的目的是完全杀灭和清除患者所播散遗留的病原体。终末消毒应在患者离开后立即进行。

4. 消毒方法

（1）消毒方法的分类

1）灭菌法：杀灭包括细菌芽孢的一切微生物。主要有热力、电离辐射、微波等物理方法和甲醛、戊二醛、过氧乙酸、环氧乙烷等化学灭菌剂。

2）高效消毒法：能杀灭一切细菌繁殖体（包括分枝杆菌）、病毒、真菌及其孢子，并对细菌芽孢有显著杀灭作用。主要有紫外线消毒法和臭氧、含氯消毒剂、过氧化氢等。

3）中效消毒法：杀灭除细菌芽孢以外的各种微生物。主要有超声波消毒法和中效消毒剂如醇类、碘类、酚类消毒剂等。

4）低效消毒法：只能消灭细菌繁殖体、部分真菌和亲脂性病毒。物理低效消毒方法有通风换气、冲洗和洗手等；化学低效消毒剂有氯己定（洗必泰）、苯扎溴铵（新洁尔灭）等。

（2）物理消毒法

1）热力消毒法：用热力破坏微生物结构，是应用最早、效果可靠、使用最广泛的方法。①干热消毒灭菌法：燃烧法、干烤法；②湿热消毒灭菌：煮沸消毒法、高压蒸汽灭菌法、巴氏消毒法、流动蒸汽消毒法。

2）光照消毒法：又称辐射消毒法，主要是利用紫外线的杀菌作用，使菌体蛋白质发生光解、变性而致细菌死亡。包括日光暴晒法、紫外线灯管消毒法、臭氧灭菌灯消毒法。

3）电离辐射灭菌法：利用放射性核素 ^{60}Co 发射高能 γ 射线或电子加速器产生的高能电子束进行辐射灭菌。

4）微波消毒灭菌法：靠微波产热灭菌。常用于食物及餐具的消毒、医疗药品及耐热非金属材料器械的消毒灭菌。

5）过滤除菌：院内常用过滤除菌来清除空气及液体中的微生物。

（3）化学消毒法：分为灭菌剂和高、中、低效消毒剂。常用的化学消毒剂有醇类（75% 乙醇等）、碘类消毒剂（碘酊、碘伏等）、含氯化合物（漂白粉、次氯酸钠、84 消毒液等）、醛类、杂环类气体消毒剂、过氧化物类（双氧水等）、酚类、季铵盐类（新洁尔灭、消毒净等）和洗必泰等。

5. 消毒方法的监测

（1）物理测试法：通过仪表来测试消毒时的温度、压力及强度等。

（2）化学指示剂测试法：利用其颜色变化指示灭菌时所达到的温度。

（3）生物指示剂测试法：利用非致病菌芽孢作为指示菌以测定灭菌效果。

（4）自然菌采样测定法：用于表面消毒效果检测。

（4）无菌检查法：检测样品中的需氧菌、厌氧菌和真菌，除阳性对照外，其他均不得有菌生长。

细目二 隔离

1. 隔离的概念 隔离是将传染期内的传染病患者或病原携带者置于不能传染给他人的条件之下，暂时避免与周围人群接触，防止病原体扩散，便于管理和消毒，同时也使患者得到及时的治疗。

2. 隔离的种类

（1）严密隔离：适用于经飞沫、分泌物、排泄物直接或间接传播的烈性传染病及传播途径不明的传染病，如鼠疫（肺鼠疫）、肺炭疽、传染性非典型肺炎、霍乱等的隔离。凡传染性强、病死率高的传染病均需采取严密隔离。

（2）呼吸道隔离：适用于以空气中的飞沫传播为主的传染病，如肺结核、流脑等的隔离。

（3）肠道隔离：适用于以粪－口途径传播为主的传染病，如伤寒、细菌性痢疾等。

（4）接触隔离：适用于经体表或伤口直接或间接接触而感染的疾病，如破伤风、气性坏疽等。

（5）血液－体液隔离：主要用于预防直接或间接接触传染性血液或体液的传染性疾病，如乙型肝炎、丙型肝炎、艾滋病等。

（6）虫媒隔离：适用于以昆虫为媒介而传播的疾病，如乙型脑炎、流行性出血热、疟疾等。

（7）保护性隔离：适用于抵抗力低或极易感染的患者，如严重烧伤、早产儿、白血病等。

3. 隔离的期限 根据传染病的最长传染期确定。

细目三 医院感染

1. 医院感染的概念

（1）定义：医院感染是指住院患者在医院内获得的感染，包括在住院期间发生的感染和在医院内获得出院后发生的感染，但不包括入院前已开始或者入院时已处于潜伏期的感染。医院工作人员在医院内获得的感染也属医院感染。

（2）诊断标准

1）属于医院感染的情况：①入院 48 小时后发生的感染为医院感染；自入院起超过平均潜伏期后发生的感染（入院至发病的时间>潜伏期）。②在原有感染基础上出现其他部位新的感染（除外脓毒血症迁徙灶），或在原感染已知病原体基础上又分离出新的病原体（排除污染和原来的混合感染）的感染。③新生儿在分娩过程中和产后获得的感染。④由于诊疗措施激活的潜在性感染，如疱疹病毒、结核杆菌等的感染。⑤医务人员在医院工作期间获得的感染。

2）不属于医院感染的情况：①皮肤黏膜开放性伤口只有细菌定殖而无炎症表现；②由于创伤或非生物性因子刺激而产生的炎症表现；③新生儿经胎盘获得（出生后 48 小时内发病）的感染，如单纯疱疹、弓形体、水痘等；④患者原有的慢性感染在医院内急性发作；⑤潜在感染激活（如带状疱疹、梅毒、结核）。

3）临床常见的医院感染：①中心导管相关血流感染；②呼吸机相关肺炎；③导尿管相关尿路感染；④手术部位感染。

2. 医院感染的防护原则 标准预防，即医院所有的患者均被视为具有潜在传染的患者，须进行隔离，这是预防医院感染的有效措施。

（1）标准预防基本特点：①强调双向防护；②既要防止血源性疾病的传播，也要防止非血源性疾病的传播；③根据疾病的主要传播途径，采取相应的隔离措施，包括接触隔离、空气隔离和飞沫隔离。

（2）标准预防操作原则。

（3）隔离措施：接触隔离、空气隔离、飞沫隔离。

医学人文

第十四章　医学伦理学

【本章通关解析】

医学伦理学在中医执业医师资格考试中权重较小，平均每年约占 10 分（医学综合总分 600 分）。本科目题型多样，要点分散，涵盖面广，但试题较简单，与实际工作生活联系密切。常识性知识可在应试中发挥重要作用。

学习本科目应在全面复习的基础上重点掌握医学伦理学的基本观念、医学道德的基本原则和规范体系、医患关系道德、临床科研道德要求及医学道德评价等重点内容。学习中力求联系实际，重在理解；观其大略，不需精确；运用多样记忆，重视解题技巧。

第一单元　医学伦理学与医学目的、医学模式

细目一　医学伦理学

1. 伦理学、医学伦理学、医学道德　伦理学亦称道德哲学，是关于道德现象及其理论的学科。

医学伦理学是伦理学与医学相互交融的一门学科，是应用伦理学的理论、方法研究医学活动中的道德的科学。

医学伦理学的主要目的，是为医疗实践及其相关领域的活动，提供价值标准和行为规范。

医学道德是医务人员的职业道德，简称医德，是医务人员处理与病人、与社会关系的原则和规范。

2. 医学伦理学的研究对象、研究内容

（1）研究对象：①道德现象，包括医德意识现象、医德规范现象、医德活动现象。②道德关系，包括医务人员与病人的关系，与病人家属的关系；医务人员之间的关系；医务人员与社会的关系；医务人员与医学发展的关系。

（2）研究内容：①医学道德理论：医学道德的起源、本质、特点、发生发展规律、社会作用；医学历史中的医学道德；医学伦理学的基本理论；医学伦理学的发展趋势。②医学道德规范体系：如医德的原则、规范、范畴。③医学道德实践：如医学道德教育和修养、医德评价的标准和方法、医学临床、卫生保健、医学研究、医学发展中问题的道德研究。

细目二　医学目的、医学模式

1. 医学目的　医学目的是为满足社会需求而确定的目标，体现了对医务人员的理想和愿望。医学的目的激励着医务人员的行为，引领着医学技术的发展方向。

2. 医学模式的类型

（1）神灵主义医学模式：原始的医学模式，认为疾病乃是神灵的惩罚。

（2）自然哲学医学模式：以古代朴素的唯物论和辩证法为指导，如阴阳五行学说等。

（3）机械论医学模式：是在西方经验哲学和现代物理学的影响下发展起来的医学模式，把人比作机器，用机械观解释一切人体现象。

（4）生物医学模式：疾病的机制是外界特定的生物或理化因素，作用于人体的细胞、组织或器官上，导致形态学或化学上的变化和功能障碍。

（5）生物－心理－社会医学模式：心理、社会因素与疾病的发生、发展、转化有着密切的联系。

第二单元　中国医学的道德传统

时期	医学家	道德境界
古代	张仲景	“救人活命”“上以疗君亲之疾，下以救贫贱之厄”
	孙思邈	《备急千金要方》中的“论大医习业”“论大医精诚”
现代	张孝骞	被尊为“医圣”“协和”泰斗、“湘雅轩辕”；座右铭是“戒、慎、恐、惧”；临床思维诊治模式是“和病人在一起”“在病人面前，我们永远是个小学生”；诊治病人态度是“我们诊治病人就要有‘如临深渊，如履薄冰’的态度”
	林巧稚	妇产科专家，被尊称为“万婴之母”
当代	屠呦呦	共和国勋章、诺贝尔生理学或医学奖、联合国教科文组织生命科学研究金奖等殊荣获得者，研究发现青蒿素治疗疟疾
	钟南山	我国“公共卫生事件应急体系建设的重要推动者”，“非典”“新冠”功勋

第三单元　医学伦理学的理论基础

细目一　生命论

1. 生命神圣论　是指人的生命至高无上，神圣不可侵犯。

2. 生命质量论

（1）标准：主要质量（个体的身体或智力状态）、根本质量（生命的意义和目的，与其他人在社会和道德上的相互作用）和操作质量（如智商，用来测知智能方面的质量）。

（2）意义：有利于提高人口素质；有利于控制人口增长；有利于人类自我认识的飞跃。

3. 生命价值论　是生命神圣与生命质量统一的理论。生命价值论将生命的内在价值和外在价值统一起来，可以避免就个体生命的某一阶段或某个时期来判断生命的价值。

细目二　人道论

1. 医学人道主义的含义　医学人道主义的内涵包括：在关于人的价值标准问题上，认为人的生命是宝贵的；人的生命和尊严具有最高的价值，应当受到尊重。

2. 医学人道主义的核心内容　尊重病人的生命、人格、权利。

细目三　美德论

医德品质的内容

（1）仁爱：以人道主义的精神关心爱护病人，尊重病人的各项权利，同情病人的痛苦，全身心地为病人服务。

（2）严谨：严肃认真的工作作风，表里如一的做人准则，精勤不倦的科学精神。

（3）诚挚：忠诚医学科学，潜心医学事业，对病人要讲诚信，具有宽厚、诚挚的人格品德。

（4）公正：对待病人一视同仁，在医疗资源分配等问题上公平公正。

（5）奉献：以病人和社会的利益为重。为维护病人和社会利益，敢于牺牲自身利益。

细目四　功利论

1. 功利论的含义　功利论，是以“功利”作为道德标准的学说。功利论认为人的本性就是追求快乐和幸福。由于利益是幸福和快乐的基础，所以追求利益就成为道德的标准。

2. 医德功利的特征　①使病人尽早康复；②具有明确的为病人解除病痛的动机。

细目五　道义论

1. 道义论的含义　强调人的责任、义务。人与人之间的相互尊重、关心、帮助成为社会道义。

2. 医学道义论　强调医务人员的责任和义务。尊重病人，理解病人的疾苦，提供诊治。

第四单元　医学道德的规范体系

细目一　医学道德原则

1. 尊重　尊重病人的人格、自主决定权、隐私、病人家属。

2. 无伤　从病人的利益出发，为病人提供最佳的诊治、护理。

3. 公正　一视同仁，公平对待每一位病人，公正分配医疗卫生资源，公正对待病人。

细目二　医学道德规范

医学道德规范的内容　救死扶伤，忠于医业；钻研医术，精益求精；一视同仁，平等待患；慎言守密，礼貌待人；廉洁奉公，遵纪守法；互学互尊，团结协作。

细目三　医学道德范畴

1. 权利与义务

（1）权利

1）病人权利：平等医疗权、自主权、知情同意权、监督权、保密和隐私权、拒绝治疗及试验权。

2）医务人员权利：有权对病人的疾病做出判断，采取必要的治疗措施；开具诊断证明；有权要求病人或病人家属配合诊治。

（2）义务：不以获取某种相应的权利或报偿为前提的特点。

2. 情感与良心

（1）情感：同情感、责任感、事业感。三个特点，即医学职业的特殊性、理智性、纯洁性。

（2）良心：道德责任感和自我评价能力。

（3）医德良心的作用：医疗行为前的选择作用；医疗行为中的监督作用；医疗行为后的评价作用。

3. 审慎与保密

（1）审慎：周密思考和医疗过程中的谨慎认真。

（2）保密：对病人隐私的保密；体现病人对医务人员的信任。

4. 荣誉与幸福

（1）荣誉：个人荣誉与集体荣誉的统一。

（2）幸福：物质生活和精神生活的统一。

第五单元　处理与病人关系的道德要求

细目一　医患关系的特点

1. 医患关系　医患关系是医疗活动中首要的关系，是医学伦理学的核心问题和主要研究对象。医患关系的内容包括技术方面的关系（诊疗方案、措施的制定和实施而产生的关系）和非技术方面的关系（道德、经济、价值、法律）等。

2. 医患关系的模式　主动－被动型、指导－合作型、共同参与型。

3. 影响医患关系的主要因素　医生（医疗观、道德修养、服务态度和责任感等）、病人（就医道德、对医务人员是否信任等）、管理及社会（医院管理制度是否科学完备，卫生法规是否健全）。

4. 处理与病人关系的道德原则　以病人利益为本；尊重病人权利；一视同仁。

细目二　与病人沟通的道德要求

1. 与病人沟通的原则　尊重原则、自律原则、科学原则。

2. 与病人沟通的方法　①认真、仔细地倾听；②有针对性地说明；③在沟通中深入分析、及时判断。

3. 医患冲突的防范　理解病人及家属心情；发现矛盾，及时沟通化解；出现纠纷，尽快向上级和有关部门报告，有效处置。

第六单元　处理医务人员之间关系的道德要求

细目一　正确处理医务人员之间关系的意义

①有利于提高医疗服务水平；②有利于医务人员成才。

细目二　正确处理医务人员之间关系的道德原则

互相尊重、互相支持、互相监督、互相学习。

第七单元　临床诊疗的道德要求

细目一　临床诊疗的道德原则

1. 最优化原则　也叫最佳方案原则。其内容是：疗效较佳，安全无害，痛苦最小，耗费最少。是最普通、最基本的治疗原则。

2. 知情同意原则　知情同意原则是临床诊疗工作中基本的伦理准则之一。

3. 保密原则　保守医疗秘密，不得随意泄露病人的疾病情况等个人隐私。

4. 生命价值原则　是医疗行为选择的重要伦理依据。

细目二　临床诊断的道德要求

1. 中医四诊的道德要求　安神定志、实事求是。

2. 体格检查的道德要求　全面系统，认真细致；关心体贴，减少痛苦；尊重病人，心正无私。

3. 辅助检查的道德要求　目的明确，诊治需要；知情同意，尽职尽责；综合分析，切忌片面；密切联系，加强协作。

细目三　临床治疗的道德要求

1. 诊治急症病人的道德要求　①诊治急症病人，随机性强，时间性强，协作性强；②争分夺秒，全力抢救，及时与家属沟通，敢于承担风险，与相关科室医务人员密切配合。

2. 中医治疗的道德要求　帮助病人建立对中医治疗的认知、尊重隐私、减轻痛苦、确保安全。

3. 药物治疗的道德要求　①对症下药，剂量安全；②合理配伍，细致观察；③节约费用，公正分配。

4. 手术治疗的道德要求　术前严格掌握手术指征；术中精诚团结，密切协作；术后促进病人康复。

5. 心理治疗的道德要求　①掌握和运用心理治疗的知识、技巧，给病人以心理支持；②以健康、稳定的心理状态去影响和帮助病人；③为病人的隐私保密。

6. 康复治疗的道德要求　①理解病人，热爱康复工作；②躯体康复与心理康复并重；③密切合作。

7. 临终关怀的道德要求　①尊重病人的人格、权利；②照护为主，缓解病人的疼痛；③给病人以心理支持；④给病人家属以安慰。

细目四　新技术临床应用的道德要求

1. 实施人类辅助生殖技术的伦理原则　①有利于病人的原则；②夫妻双方自愿和知情同意的原则；③确保后代健康的原则；④维护社会公益的原则；⑤互盲和保密的原则；⑥严防精子、卵子商品化的原则；⑦伦理监督原则。

2. 人体器官移植的伦理原则　①知情同意原则；②尊重原则；③效用原则；④禁止商业化原则；⑤保密原则；⑥伦理审查原则。

3. 人类胚胎干细胞研究和应用的伦理原则　①尊重原则；②知情同意原则；③安全和有效原则；④防止商品化原则。

4. 基因诊断和基因治疗的伦理原则　①尊重与平等原则；②知情同意原则；③保护隐私原则；④以治疗为目的原则。

第八单元　医学研究的道德要求

细目一　医学科研工作的基本道德要求

医学研究的基本道德要求

（1）道德准则：实事求是，真诚协作。

（2）工作作风：严肃的治学态度，严格的工作作风，严密的科学手段。

细目二　人体试验的道德要求

人体试验的道德原则　①知情同意原则；②维护病人利益原则；③医学目的原则；④伦理审查与科学审查统一原则。

第九单元　医学道德的评价与良好医德的养成

细目一　医学道德评价

1. 医学道德评价的标准

（1）疗效标准：是否有利于疾病的缓解、痊愈和保障生命安全。这是评价和衡量医务人员医疗行为是否符合道德及道德水平高低的重要标志。

（2）社会标准：医疗行为是否有利于人类生存环境的保护和改善。

（3）科学标准：医疗行为是否有利于促进医学科学的发展和社会的进步。

2. 医学道德评价的依据　动机与效果统一、目的和手段统一。

3. 医学道德评价的方式　内心信念、社会舆论、传统习俗。

细目二　医学道德教育的方法

①提高医德认识；②培养医德情感；③养成医德行为和习惯。

细目三　医学道德修养

1. 医学道德修养的意义　良好的医德修养是医务人员的职业特征，是社会对医务人员的期望，是医疗卫生事业发展的保障。

2. 医学道德修养的途径　坚持实践。

第十单元　医学伦理学文献

细目一　国外文献

1.《赫尔辛基宣言》（涉及人类受试者医学研究的伦理准则）（2000 年修订）　①必须保护受试者准则。②必须符合医学目的准则。③必须经受试者知情同意准则。④必须接受伦理审查准则。

2. 生命伦理学《吉汉宣言》（2000 年）　主张科技必须考虑公共利益。意识到生物学与医学的巨大进展，保证人权的迫切需要，滥用这个进展可能给人权带来的危险。

3.《国际性研究中的伦理与政策问题：发展中国家的临床试验》（2001 年）　①对临床试验伦理行动的基本要求。②提供已确定的有效治疗作为对照。③公平对待和尊重参加者。④获得试验后利益。⑤在国际性临床试验中确保保护研究参加者。

4. 国际人类基因组组织（HUGO）伦理委员会关于《人类基因组数据库的声明》（2002 年）　建议：①人类基因组数据库是全球的公共财产。②个人、家庭、社群、商业实体、机构和政府应促进这项公共财产。③应该鼓励数据的自由流动以及从使用数据库研究中所获利益的公平和公正的分配。④应尊重个人、家庭与社群的选择和隐私。⑤应保护个人、家庭与社群，防止歧视和侮辱。⑥研究人员、机构与商业实体有权为数据库做出智力和财政贡献而获得公平回报。

5. 国际医学科学组织委员会《人体生物医学研究国际道德指南》（2002 年 8 月修订）　指南由 21 条指导原则组成，旨在规范各国的人体生物医学研究政策，根据各地情况应用伦理标准，以及确立和完善伦理审查机制。

细目二　国内文献

1.《突发公共卫生事件应急条例》（2003 年 5 月 9 日国务院 375 号令）　①总则。②预防与应急准备。③报告与信息发布。④应急处理。⑤法律责任。⑥附则。

2. 中华人民共和国卫生部《人类辅助生殖技术和人类精子库伦理原则》（2003 年）　①有利于病人的原则。②知情同意的原则。③保护后代的原则。④社会公益原则。⑤保密原则。⑥严防商业化的原则。⑦伦理监督的原则。

3. 中华人民共和国科技部、卫生部《人胚胎干细胞研究伦理指导原则》（2003 年）　该文件明确了人胚胎干细胞的来源定义、获得方式、研究行为规范等，并再次申明中国禁止进行生殖性克隆人的任何研究；禁止买卖人类配子、受精卵、胚胎或胎儿组织。

4. 中华人民共和国国家中医药管理局《中医药临床研究伦理审查管理规范》（2010）　该文件对开展中

医药临床研究的医疗机构、科研院所、高等院校的伦理委员会建设作出了规定，对在中药临床研究中受试者安全作出了具体要求。

5. 中华人民共和国卫生与计划生育委员会《涉及人的生物医学研究伦理审查办法》(2016) 该文件进一步明确了医疗卫生伦理委员会的职责和任务，补充了伦理审查的原则、规程、标准和跟踪审查的相关内容，进一步阐述了知情同意的基本内容和操作规程。

第十五章　卫生法规

【本章通关解析】

卫生法规在中医执业医师资格考试中权重较小，平均每年约占10分（医学综合总分600分）。其题型多样，要点分散，涵盖面广，但试题较简单，最易拿分。本科目所考内容主要是一些常用的法条、法规，法条有的内容就是要点，法条没有的内容就是错误选项。

历年考点主要分布在《医师法》《传染病防治法》《药品管理法》《突发公共卫生事件应急条例》《医疗纠纷预防和处理条例》等章节。学习本科目应力求联系实际，重在理解；观其大略，不需精确；运用多样记忆，重视解题技巧。

1. 卫生法的各种具体表现形式　①《宪法》；②法律；③卫生行政法规；④地方性卫生法规；⑤卫生规章；⑥卫生标准；⑦卫生国际条约。

2. 卫生法的基本原则　①卫生保护原则；②预防为主原则；③公平原则；④保护社会健康原则；⑤患者自主原则。

3. 卫生法律责任　①卫生民事责任；②卫生行政责任；③卫生刑事责任。

4. 卫生法中的民事责任特征　①主要是财产责任；②是一方当事人对另一方的责任；③是补偿当事人的损失；④在法律允许的条件下，民事责任可以由当事人协商解决。

5. 构成损害赔偿的民事责任应同时具备的条件　①损害的事实存在；②行为的违法性；③行为人有过错；④损害事实与行为人的过错有直接的因果关系。

6.《民法典》规定承担民事责任的方式　停止侵害；排除妨碍；消除危险；返还财产；恢复原状；修理、重作、更换；继续履行；赔偿损失；支付违约金；消除影响、恢复名誉；赔礼道歉。

7. 民事责任的主要形式　“赔偿损失”。

8. 卫生行政处罚的种类　警告、罚款、没收非法财物、没收违法所得、责令停产停业、暂扣或吊销有关许可证。

9. 卫生行政处分的种类　警告、记过、记大过、降级、撤职、开除等形式。

10. 实现刑事责任的方式　实现卫生刑事责任的方式是刑罚，包括主刑和附加刑。主刑包括管制、拘役、有期徒刑、无期徒刑、死刑，只能单独适用；附加刑包括罚金、剥夺政治权利、没收财产。既可以独立适用，也可以附加适用。

11. 医师的概念　医师是指依法取得执业医师资格或者执业助理医师资格，经注册在医疗、预防、保健机构中执业的专业医务人员。包括执业医师和执业助理医师。

12. 执业医师资格考试的条件　具有下列条件之一的，可以参加执业医师资格考试：

（1）具有高等学校医学专业本科以上学历，在执业医师指导下，在医疗、预防、保健机构中试用期满一年的。

（2）取得执业助理医师执业证书后，具有高等学校医学专科学历，在医疗、预防、保健机构中工作满二年的。具有中等专业学校医学专业学历，在医疗、预防、保健机构中工作满五年的。

（3）以师承方式学习传统医学满三年或者经多年实践医术确有专长的，经县级以上人民政府卫生行政部门确定的传统医学专业组织或者医疗、预防、保健机构考核合格并推荐的。

13. 执业助理医师资格考试的条件　具有下列条件之一的，可以参加执业助理医师资格考试：

（1）具有高等学校医学专科学历或者中等专业学校医学专业学历，在执业医师指导下，在医疗、预防、保健机构中试用期满一年的，可以参加执业助理医师资格考试。

（2）以师承方式学习传统医学满三年或者经多年实践医术确有专长的，经县级以上人民政府卫生行政部门确定的传统医学专业组织或者医疗、预防、保健机构考核合格并推荐。

14. 医师注册的条件及办理

（1）取得医师资格的，可以向所在地县级以上人民政府卫生行政部门申请注册。

（2）受理申请的卫生行政部门应当自收到申请之日起三十日内准予注册，并发给由国务院卫生行政部门统一印制的医师执业证书。

（3）医疗、预防、保健机构可以为本机构中的医师集体办理注册手续。

（4）医师经注册后，可以在医疗、预防、保健机构中按照注册的执业地点、执业类别、执业范围执业，从事相应的医疗、预防、保健业务。

（5）未经医师注册取得执业证书，不得从事医师执业活动。

15. 执业医师不予注册的情形 ①无民事行为能力或者限制民事行为能力；②受刑事处罚，刑罚执行完毕不满二年或者被依法禁止从事医生职业的期限未满；③被吊销医师执业证书不满二年；④因医师定期考核不合格被注销注册不满一年；⑤法律、行政法规规定不得从事医疗卫生服务的其他情形。

受理申请的卫生健康主管部门对不予注册的，应当自受理申请之日起二十个工作日内书面通知申请人和其所在医疗卫生机构，并说明理由。

16. 医师的义务

（1）树立敬业精神，恪守职业道德，履行医师职责，尽职尽责救治患者，执行疫情防控等公共卫生措施。

（2）遵循临床诊疗指南，遵守临床技术操作规范和医学伦理规范等。

（3）尊重、关心、爱护患者，依法保护患者隐私和个人信息。

（4）努力钻研业务，更新知识，提高医学专业技术能力和水平，提升医疗卫生服务质量。

（5）宣传推广与岗位相适应的健康科普知识，对患者及公众进行健康教育和健康指导。

（6）法律、法规规定的其他义务。

17.《医师法》规定的行政责任

（1）违反《医师法》规定，医师在执业活动中有下列行为之一的，由县级以上人民政府卫生健康主管部门责令改正，给予警告；情节严重的，责令暂停六个月以上一年以下执业活动直至吊销医师执业证书：

①在提供医疗卫生服务或者开展医学临床研究中，未按照规定履行告知义务或者取得知情同意；

②对需要紧急救治的患者，拒绝急救处置，或者由于不负责任延误诊治；

③遇有自然灾害、事故灾难、公共卫生事件和社会安全事件等严重威胁人民生命健康的突发事件时，不服从卫生健康主管部门调遣；

④未按照规定报告有关情形；

⑤违反法律、法规、规章或者执业规范，造成医疗事故或者其他严重后果。

（2）违反《医师法》规定，医师在执业活动中有下列行为之一的，由县级以上人民政府卫生健康主管部门责令改正，给予警告，没收违法所得，并处一万元以上三万元以下的罚款；情节严重的，责令暂停六个月以上一年以下执业活动直至吊销医师执业证书：

①泄露患者隐私或者个人信息；

②出具虚假医学证明文件，或者未经亲自诊查、调查，签署诊断、治疗、流行病学等证明文件或者有关出生、死亡等证明文件；

③隐匿、伪造、篡改或者擅自销毁病历等医学文书及有关资料；

④未按照规定使用麻醉药品、医疗用毒性药品、精神药品、放射性药品等；

⑤利用职务之便，索要、非法收受财物或者牟取其他不正当利益，或者违反诊疗规范，对患者实施不必要的检查、治疗造成不良后果；

⑥开展禁止类医疗技术临床应用。

（3）违反《医师法》规定，医师未按照注册的执业地点、执业类别、执业范围执业的，由县级以上人民政府卫生健康主管部门或者中医药主管部门责令改正，给予警告，没收违法所得，并处一万元以上三万元以下的罚款；情节严重的，责令暂停六个月以上一年以下执业活动直至吊销医师执业证书。

（4）严重违反医师职业道德、医学伦理规范，造成恶劣社会影响的，由省级以上人民政府卫生健康主管部门吊销医师执业证书或者责令停止非法执业活动五年直至终身禁止从事医疗卫生服务或者医学临床研究。

（5）违反《医师法》规定，非医师行医的，由县级以上人民政府卫生健康主管部门责令停止非法执业活动，没收违法所得和药品、医疗器械，并处违法所得二倍以上十倍以下的罚款，违法所得不足一万元的，按一万元计算。

（6）违反《医师法》规定，医疗卫生机构未履行报告职责，造成严重后果的，由县级以上人民政府卫生健康主管部门给予警告，对直接负责的主管人员和其他直接责任人员依法给予处分。卫生健康主管部门和其他有关部门工作人员或者医疗卫生机构工作人员弄虚作假、滥用职权、玩忽职守、徇私舞弊的，依法给予处分。

18. 禁止生产（包括配制）、销售假药　有下列情形之一的，为假药：①药品所含成分与国家药品标准规定的成分不符；②以非药品冒充药品或者以他种药品冒充此种药品；③变质的药品；④药品所标明的适应证或者功能主治超出规定范围。

19. 禁止生产（包括配制）、销售劣药　有下列情形之一的，为劣药：①药品成分的含量不符合国家药品标准；②被污染的药品；③未标明或者更改有效期的药品；④未注明或者更改产品批号的药品；⑤超过有效期的药品；⑥擅自添加防腐剂、辅料的药品；⑦其他不符合药品标准的药品。

20. 特殊药品　包括：①麻醉药品；②精神药品；③医疗用毒性药品；④放射性药品。国家对其实行特殊管理。

21.《处方管理办法》的相关规定

第二十三条规定：为门（急）诊患者开具的麻醉药品注射剂，每张处方为一次常用量；控缓释制剂，每张处方不得超过 7 日常用量；其他剂型，每张处方不得超过 3 日常用量。

第一类精神药品注射剂，每张处方为一次常用量；控缓释制剂，每张处方不得超过 7 日常用量；其他剂型，每张处方不得超过 3 日常用量。哌甲酯用于治疗儿童多动症时，每张处方不得超过 15 日常用量。

第二类精神药品一般每张处方不得超过 7 日常用量；对于慢性病或某些特殊情况的患者，处方用量可以适当延长，医师应当注明理由。

第二十四条规定：为门（急）诊癌症疼痛患者和中、重度慢性疼痛患者开具的麻醉药品、第一类精神药品注射剂，每张处方不得超过 3 日常用量；控缓释制剂，每张处方不得超过 15 日常用量；其他剂型，每张处方不得超过 7 日常用量。

第五十条规定：处方由调剂处方药品的医疗机构妥善保存。普通处方、急诊处方、儿科处方保存期限为 1 年，医疗用毒性药品、第二类精神药品处方保存期限为 2 年，麻醉药品和第一类精神药品处方保存期限为 3 年。

22.《医疗用毒性药品管理办法》的相关规定

第九条规定：医疗单位供应和调配毒性药品，凭医师签名的正式处方，每次处方剂量不得超过 2 日极量。

23. 处方的管理规定

第十九条规定：处方一般不得超过 7 日用量。急诊处方一般不得超过 3 日用量。对于某些慢性病、老年病或特殊情况，处方用量可适当延长，但医师应当注明理由。

第三十七条规定：药师调剂处方时必须做到“四查十对”：查处方，对科别、姓名、年龄；查药品，对药名、剂型、规格、数量；查配伍禁忌，对药品性状、用法用量；查用药合理性，对临床诊断。

24.《药品管理法》规定的行政责任

（1）生产、销售假药的，没收违法生产、销售的药品和违法所得，责令停产停业整顿，吊销药品批准证明文件，并处违法生产、销售的药品货值金额十五倍以上三十倍以下的罚款；货值金额不足十万元的，按十万元计算。情节严重的，吊销药品生产许可证、药品经营许可证或者医疗机构制剂许可证，十年内不受理其相应申请。药品上市许可持有人为境外企业的，十年内禁止其药品进口。

（2）生产、销售劣药的，没收违法生产、销售的药品和违法所得，并处违法生产、销售的药品货值金额十倍以上二十倍以下的罚款。违法生产、批发的药品货值金额不足十万元的，按十万元计算。违法零售的药品货值金额不足一万元的，按一万元计算。情节严重的，责令停产停业整顿直至吊销药品批准证明文件、药品生产许可证、药品经营许可证或者医疗机构制剂许可证。生产、销售的中药饮片不符合药品标准，尚不影响安全性、有效性的，责令限期改正，给予警告，可以处十万元以上五十万元以下的罚款。

25. 我国对传染病防治实行的方针 预防为主，防治结合，分类管理，依靠科学，依靠群众。

26. 法定传染病的分类

（1）甲类传染病：鼠疫、霍乱。

（2）乙类传染病：传染性非典型肺炎、艾滋病、病毒性肝炎、脊髓灰质炎、人感染高致病性禽流感、麻疹、流行性出血热、狂犬病、流行性乙型脑炎、登革热、炭疽、细菌性和阿米巴性痢疾、肺结核、伤寒和副伤寒、流行性脑脊髓膜炎、百日咳、白喉、新生儿破伤风、猩红热、布鲁菌病、淋病、梅毒、钩端螺旋体病、血吸虫病、疟疾。

（3）丙类传染病：流行性感冒、流行性腮腺炎、风疹、急性出血性结膜炎、麻风病、流行性和地方性斑疹伤寒、黑热病、包虫病、丝虫病。除霍乱、细菌性和阿米巴性痢疾、伤寒和副伤寒以外的感染性腹泻病。

特别说明：①对乙类传染病中传染性非典型肺炎、炭疽中的肺炭疽和脊髓灰质炎，采取本法所称甲类传染病的预防、控制措施。② 2020 年 1 月，经国务院批准，中华人民共和国国家卫生健康委员会发布公告，将新型冠状病毒感染的肺炎纳入《中华人民共和国传染病防治法》规定的乙类传染病，并采取甲类传染病的预防、控制措施。

27. 国家建立传染病预防的相关制度 国家实行有计划的预防接种制度。国家对儿童实行预防接种证制度。国家免疫规划项目的预防接种实行免费。医疗机构、疾病预防控制机构与儿童的监护人应当相互配合，保证儿童及时接受预防接种，具体办法由国务院制定。

28. 各级医疗机构和疾病预防控制机构在传染病预防控制中的职责 各级医疗机构必须严格执行国务院卫生行政部门规定的管理制度、操作规范，防止传染病的医源性感染和医院感染。

29. 医疗机构发现传染病时应采取的措施

（1）医疗机构发现甲类传染病时，应当及时采取下列措施：①对病人、病原携带者，予以隔离治疗，隔离期限根据医学检查结果确定；②对疑似病人，确诊前在指定场所单独隔离治疗；③对医疗机构内的病人、病原携带者、疑似病人的密切接触者，在指定场所进行医学观察和采取其他必要的预防措施。

拒绝隔离治疗或者隔离期未满擅自脱离隔离治疗的，可以由公安机关协助医疗机构采取强制隔离治疗措施。

（2）医疗机构对本单位内被传染病病原体污染的场所、物品及医疗废物，必须依照法律、法规的规定实施消毒和无害化处置。

30. 各级政府部门在传染病发生时应采取的紧急措施

（1）传染病暴发、流行时，县级以上地方人民政府应当立即组织力量，按照预防、控制预案进行防治，切断传染病的传播途径。必要时，报经上一级人民政府决定。可以采取下列紧急措施并予以公告：①限制或者停止集市、影剧院演出或者其他人群聚集的活动。②停工、停业、停课。③封闭或者封存被传染病病原体污染的公共饮用水源、食品以及相关物品。④控制或者扑杀染疫野生动物、家畜家禽。⑤封闭可能造成传染病扩散的场所。

（2）甲类、乙类传染病暴发、流行时，县级以上地方人民政府报经上一级人民政府决定，可以宣布本行政区域部分或者全部为疫区；国务院可以决定并宣布跨省、自治区、直辖市的疫区；省、自治区、直辖市人民政府可以决定对本行政区域内的甲类传染病疫区实施封锁。

31. 相关机构及其人员违反《传染病防治法》有关规定应当承担行政责任 医疗机构违反本法规定的下列情形之一的，由县级以上人民政府卫生行政部门责令改正，通报批评，给予警告；造成传染病传播、流行或者其他严重后果的，对负有责任的主管人员和其他直接责任人员，依法给予降级、撤职、开除的处分，并可以依法吊销有关责任人员的执业证书；构成犯罪的，依法追究刑事责任。

32. 突发公共卫生事件应急工作的方针及原则

（1）方针：突发事件应急工作，应当遵循预防为主、常备不懈的方针。

（2）原则：贯彻统一领导、分级负责、反应及时、措施果断、依靠科学、加强合作的原则。

33. 突发事件的报告情形和报告时限要求 突发事件监测机构、医疗卫生机构和有关单位发现有下列情形之一的，应当在2小时内向所在地县级人民政府卫生行政主管部门报告。接到报告的卫生行政主管部门应当在2小时内向本级人民政府报告，并同时向上级人民政府卫生行政主管部门和国务院卫生行政主管部门报告。县级人民政府应当在接到报告后2小时内向设区的市级人民政府或者上一级人民政府报告。设区的市级人民政府应当在接到报告后2小时内向省、自治区、直辖市人民政府报告。省、自治区、直辖市人民政府应当在接到报告1小时内，向国务院卫生行政主管部门报告：①发生或者可能发生传染病暴发、流行的；②发生或者发现不明原因的群体性疾病的；③发生传染病菌种、毒种丢失的；④发生或者可能发生重大食物和职业中毒事件的。

34. 医疗纠纷的处理原则 应当遵循公平、公正、及时的原则，实事求是，依法处理。

35. 医疗纠纷的处理途径 ①双方自愿协商；②申请人民调解；③申请行政调解；④向人民法院提起诉讼；⑤法律、法规规定的其他途径。

36. 病历资料、现场实物等的封存与处理 患者死亡，医患双方对死因有异议的，应当在患者死亡后48小时内进行尸检；具备尸体冻存条件的，可以延长至7日。尸检应当经死者近亲属同意并签字。

37. 医疗机构的法律责任 医疗机构篡改、伪造、隐匿、毁灭病历资料的，对直接负责的主管人员和其他直接责任人员，由县级以上人民政府卫生主管部门给予或者责令给予降低岗位等级或者撤职的处分，对有关医务人员责令暂停6个月以上1年以下执业活动；造成严重后果的，对直接负责的主管人员和其他直接责任人员给予或者责令给予开除的处分，对有关医务人员由原发证部门吊销执业证书；构成犯罪的，依法追究刑事责任。

38. 鉴定机构、尸检机构的法律责任 尸检机构出具虚假尸检报告的，由县级以上人民政府卫生、司法行政部门依据职责没收违法所得，并处5万元以上10万元以下罚款，对该尸检机构和有关尸检专业技术人员责令暂停3个月以上1年以下尸检业务，对直接负责的主管人员和其他直接责任人员给予或者责令给予降低岗位等级或者撤职的处分；情节严重的，撤销该尸检机构和有关尸检专业技术人员的尸检资格，对直接负责的主管人员和其他直接责任人员给予或者责令给予开除的处分；构成犯罪的，依法追究刑事责任。

39.《中华人民共和国中医药法》施行的时间 自2017年7月1日起施行。

40. 发展中医药事业的原则、方针 国家大力发展中医药事业，实行中西医并重的方针，鼓励中医、西医相互学习，相互补充，协调发展，发挥各自优势，促进中西医结合。

41. 中医医疗广告管理 医疗机构发布中医医疗广告，应当经所在地省、自治区、直辖市人民政府中医药主管部门审查批准；未经审查批准，不得发布。

42. 中医医师（考核取得）的法律责任 经考核取得医师资格的中医医师超出注册的执业范围从事医疗活动的，由县级以上人民政府中医药主管部门责令暂停六个月以上一年以下执业活动，并处一万元以上三万元以下罚款；情节严重的，吊销执业证书。

43. 医疗机构内的所有从业人员 包括管理人员、医师、护士、医技人员、药学技术人员、其他人员。

44. 医疗机构从业人员基本行为规范 以人为本，践行宗旨。坚持救死扶伤、防病治病的宗旨，以病人为中心，全心全意为人民健康服务。

45.《中华人民共和国基本医疗卫生与健康促进法》的施行时间 自 2020 年 6 月 1 日起施行。

46. 发展医疗卫生与健康事业的原则、方针 坚持以人民为中心，为人民健康服务。医疗卫生事业应当坚持公益性原则。

47. 医疗卫生人员定期到基层和艰苦边远地区从事医疗卫生的工作制度 执业医师晋升为副高级技术职称的，应当有累计一年以上在县级以下或者对口支援的医疗卫生机构提供医疗卫生服务的经历。